综合性医院
全科医学规范化学科建设探索

主　编　张　萌　蒋龙元　何　文

副主编　周天恩　苏　磊

编　者（以姓氏笔画为序）

王吉文	中山大学孙逸仙纪念医院	张哲明	惠州市大亚湾人民医院
王鑫睿	中山大学孙逸仙纪念医院	张润锦	中山大学孙逸仙纪念医院
田景炜	中山大学孙逸仙纪念医院	张璟璐	中山大学孙逸仙纪念医院
丘宇茹	中山大学孙逸仙纪念医院	陈　亮	中山大学孙逸仙纪念医院
朱　颉	中山大学孙逸仙纪念医院	陈晓彤	中山大学孙逸仙纪念医院
刘淑琼	中山大学孙逸仙纪念医院	陈淑英	中山大学附属第一医院
关冬霞	中山大学孙逸仙纪念医院	林　茵	中山大学孙逸仙纪念医院
阳　盼	中山大学孙逸仙纪念医院	林小鸿	中山大学孙逸仙纪念医院
麦皓尘	中山大学孙逸仙纪念医院	金小岩	中山大学孙逸仙纪念医院
苏　磊	中山大学附属第一医院	周天恩	佛山市第一人民医院
李　晨	中山大学附属第一医院	赵继伟	中山大学孙逸仙纪念医院
李俊航	佛山市第一人民医院	胡星云	中山大学孙逸仙纪念医院
李祖勇	中山大学孙逸仙纪念医院	黄良通	中山大学孙逸仙纪念医院
杨世亮	中山大学孙逸仙纪念医院	梁淑敏	中山大学孙逸仙纪念医院
吴文霞	中山大学孙逸仙纪念医院	蒋龙元	中山大学孙逸仙纪念医院
吴敬国	中山大学附属第一医院	曾志芬	中山大学孙逸仙纪念医院
何　文	中山大学附属第一医院	曾朝涛	中山大学孙逸仙纪念医院
张　萌	中山大学孙逸仙纪念医院	温立强	中山大学孙逸仙纪念医院
张　蓉	中山大学孙逸仙纪念医院	熊小强	中山大学孙逸仙纪念医院

人民卫生出版社

·北　京·

图书在版编目（CIP）数据

综合性医院全科医学规范化学科建设探索 / 张萌，蒋龙元，何文主编 . —北京：人民卫生出版社，2023.12

ISBN 978-7-117-35908-5

Ⅰ. ①综…　Ⅱ. ①张…②蒋…③何…　Ⅲ. ①医院 — 学科建设　Ⅳ. ①R197.32

中国国家版本馆 CIP 数据核字（2024）第 006122 号

人卫智网	www.ipmph.com	医学教育、学术、考试、健康，购书智慧智能综合服务平台
人卫官网	www.pmph.com	人卫官方资讯发布平台

综合性医院全科医学规范化学科建设探索

Zonghexing Yiyuan Quankeyixue Guifanhua Xueke Jianshe Tansuo

主　　编：张　萌　蒋龙元　何　文
出版发行：人民卫生出版社（中继线 010-59780011）
地　　址：北京市朝阳区潘家园南里 19 号
邮　　编：100021
E - mail：pmph @ pmph.com
购书热线：010-59787592　010-59787584　010-65264830
印　　刷：人卫印务（北京）有限公司
经　　销：新华书店
开　　本：787×1092　1/16　印张：39
字　　数：949 千字
版　　次：2023 年 12 月第 1 版
印　　次：2024 年 2 月第 1 次印刷
标准书号：ISBN 978-7-117-35908-5
定　　价：118.00 元

打击盗版举报电话：010-59787491　E-mail: WQ @ pmph.com
质量问题联系电话：010-59787234　E-mail: zhiliang @ pmph.com
数字融合服务电话：4001118166　E-mail: zengzhi @ pmph.com

主 编 简 介

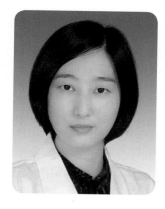

张 萌

　　中山大学孙逸仙纪念医院全科医学科专科主任。广东省医学会全科医学分会委员、广东省医院协会全科医学管理专业委员会委员、广东省保健协会老年医学与保健分会副主任委员、广东省医师协会老年医学科医师分会常务委员、广东省精准医学应用学会精准老年慢病分会常务委员、广东省基层医药学会全科医学专业委员会常务委员、广东省健康管理学会老年医学专业委员会常务委员。中山大学孙逸仙纪念医院首批注册全科执业证的全科医师及全科医学科管理者,发表SCI及核心期刊论文20余篇,主持及参与国家级、省市级、校级课题7项。

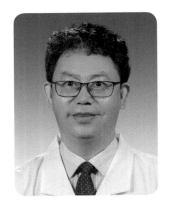

蒋龙元

　　主任医师,博士后合作导师,中山大学孙逸仙纪念医院急诊大科主任,国家临床重点专科学科带头人,国家重点急诊住院医师规培基地主任。国家卫生健康委员会应急处置指导专家,中国医师协会急诊医师分会委员,中国急诊专科医联体副主席,中华医学会急诊医学分会委员,广东省医师协会急诊医师分会主任委员,广东省急诊专科医联体主席。发表专业论著200余篇,其中SCI论文10余篇。先后主持广东省自然科学基金、广东省科技计划项目3项,参与国家级、省市级科研课题近10项。主编专著3部,副主编及担任编委著作12部,近年来获广东省科学技术厅成果二、三等奖各1项,获中山大学教学成果奖二、三等奖各1项。

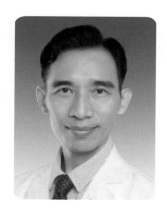

何 文

　　主任医师,中山大学附属第一医院老年病科主任。擅长老年病、心血管病,研究方向为衰弱和痴呆。中国医师协会老年医学科医师分会委员,中国阿尔茨海默病防治协会理事,中国南方老年医学联盟秘书长,广东省健康管理学会老年医学分会主任委员,广东省保健协会老年医学与保健分会主任委员,广东省医师协会全科医师分会副主任委员,广东省中医药学会老年病专业委员会副主任委员。主持国家自然科学基金面上项目1项,主持广州市科技计划重点项目1项,发表论文10余篇,副主编学术专著1部。

序 一

综合性医院建制和发展全科医学，是我国医疗改革的重要战略布局。2016 年，政府工作报告指出，要加快培养全科医生；2018 年，国家卫生健康委员会提出公立三甲医院必须独立设置全科医学科、大力建设全科规范化培训基地。综合性医院全科医学科的医、教、研水平，对社区全科医疗乃至我国全科医疗体系的建设格局有着直接和深远的影响，与我国医疗改革的顺利推进并实现"大健康"目标密切相关。近五年，综合性医院全科医学科在探索中前行，取得初步发展；接下来的五年，全科医学科将进入快速发展的阶段。如何定位和规划综合性医院全科医学科的学科发展，是值得我们认真思考的问题。

本书的主编张萌教授，是我院全科医学科的初行者、学科建设的领头人，一直在一线参与科室的临床和管理工作，全程见证了我院全科医学科的起步和发展，在全科医学科运行方面积累了丰富的经验。《综合性医院全科医学规范化学科建设探索》将其和多位全科专家建设全科的规范和思考凝练出来，首次从综合性医院的视角出发，对如何建立三甲医院全科医学科的医、教、研规范，如何发挥三甲医院全科在带动包括社区全科在内的全科体系的医疗水平、人才培养、师资力量、全科科研的重要作用以及如何引领医学人文、高端医疗、医联体的快速发展等——展开论述。此书丰富并具备前瞻性的内容有望吸引全科领域的专家，来共同讨论及研判综合性医院全科医学科的发展路径，从而促进整个全科医学体系的发展，为早日实现人民群众获得优质的全科医疗服务的目标做出积极探索。

中国科学院院士
中山大学孙逸仙纪念医院院长
中山大学医学部主任

2023 年 8 月 1 日

序 二

非常高兴看到这本书的问世!

《综合性医院全科医学规范化学科建设探索》不同于目前已出版的全科医学相关的教材和书籍,其针对的不再是宽泛意义上、基层社区的全科医学,而是我国第一本阐述综合性医院全科医学学科发展和管理实践的探索性论著。

2009年,中共中央、国务院发布了《关于深化医药卫生体制改革的意见》,提出"健全基层医疗卫生服务体系"是解决我国医疗资源紧缺和分布不均的根本办法;次年,卫生部、发改委等六个部门联合颁布了《以全科医生为重点的基层医疗队伍建设规划》,确立了全科医疗体系和全科医生在我国卫生体制改革中的重要地位——全科医生要充分发挥保障居民健康和合理控制医疗费用"守门人"的作用。因此,快速培养大量合格的全科医生,是顺利推行我国医疗体制改革的当务之急。全科医学人才的培养,必须依靠规范的全科医学教育体系。2018年,国家卫生健康委员会发布了《住院医师规范化培训基地(综合医院)全科医学科设置指导标准(试行)》,要求综合性医院独立设置全科医学科,做好全科专业住院医师规范化培训的基地建设,其主要目的是将综合性医院优质的临床和教学资源引入基层全科医生的培养体系。全科医学科对于高度专科化发展的综合性医院来说,是一个全新的事物,其临床思维、学科发展路径和专科大相径庭。全科医学科必须做好自身学科建设,才能匹配三级甲等医院的医疗体系,才能在全科师资带教中保持先进性。独立建制3年多以来,在全科专业人才不足、人才培养系统不健全、科研平台缺乏的背景下,综合性医院全科医学科一直在摸索中前行,逐步形成了全科的临床和管理规范;接下来,如何培育优秀的全科师资,担负起培养合格基层全科医生的重任;如何搭建全科科研平台、培养全科优秀人才、推进全科学科建设;如何进一步挖掘和提升全科医学科在综合性医院的重要功能,是综合性医院全科医学科同仁们面临的重大挑战。

本书的主编均为在综合性医院见证全科医学科建制、发展的资深医生,他们不仅是临床实践者,也是学科管理者。他们将从自身的视角出发,总结梳理综合性医院全科医学科的运行规范,探索未来全科医学科的学科发展路径,希望能引起国内全科医疗体系专家的关注,为充分发挥综合性医院全科医学科的重要作用做出一定的指引和铺垫。

中山大学全科教研室主任

中山大学附属第一医院全科医学规培基地主任、教研室主任

王中畜

2023年8月1日

前　言

深化医疗卫生体制改革,逐步实现"健康进家庭、小病在社区、大病进医院、康复回社区"的医疗服务新格局,确保人人享有基本医疗卫生服务,是我国医疗卫生体制改革的目标之一。作为改革的主力军,基层全科医生必须具备良好的临床处置和健康管理能力。快速地培养具备岗位胜任力的基层全科医生,是我国医疗改革顺利推进的重要保障。

2018 年 8 月,国家卫生健康委员会办公厅印发了《住院医师规范化培训基地(综合医院)全科医学科设置指导标准(试行)》,要求住院医师规范化培训基地的综合性医院要加强全科专业基地建设,增加全科医疗诊疗科目,独立设置全科医学科。其主要目的是将综合性医院丰厚优质的临床和教学资源引入培养合格的基层全科医生体系,以保障和推进我国医疗体制改革的实施。

综合性医院按照国家要求独立建制全科医学科至今,短短 3 年余,目前尚处于初级发展阶段,大部分只完成了基本人员配备;接下来的 5 到 10 年,综合性医院的全科医学科将进入快速发展阶段。作为综合性医院的一个二级学科,全科医学科的学科发展不同于广义的社区全科医疗,它需要谋求在医学、教学、科研各个维度的全面快速发展,达到与综合性医院相匹配的水平和高度;而全科专业人才、科研平台缺乏的现状,使其面临着巨大的压力;同时,我们也要非常清晰地认识到,综合性医院全科医学科发展是以快速培养优质的基层全科医生为最终目的和战略任务,因此其发展必须兼顾社区医疗的特性。综合性医院全科医学科如何定位和规划学科发展、培养全科人才和师资;如何在强大的学科建设基础上,形成规范高效的教学体系、完成国家赋予的时代使命,是值得我们总结和思考的。

为此,我们汇集了包括临床、药学、继续教育科、医务科等各个部门中亲历综合性医院全科医学科建制发展的专家,从临床、教学、科研三个方面,管理和实践两个维度,总结综合性医院全科医学科初步的发展过程,探索管理和实践规范,以及对未来学科建设问题和功能定位提出一些思考,希望引起包括综合性医院和社区基层卫生机构在内的全科领域专家的关注,共同探讨,一起成长,为形成综合性医院全科医学科的学科发展规范、健全我国高效的全科医疗体系以及医疗体制改革的顺利实施做出全科医学人才应有的贡献。

全书共分为四篇。第一篇为概论篇,编者回顾了我国全科医学的发展史,讲述了我国全科医学的发展和展望,并对综合性医院全科医学科的建立做了简要介绍。第二篇为临床管理实践篇,包括综合性医院全科医学科运行实践探索、常见慢性病的全科诊疗要点、慢性病共病及多重用药管理、健康管理和疾病预防、常见未分化疾病的全科诊治要点、全科常见危重症的识别和处理、围手术期的全科精准管理、全科常见操作、综合性医院全科医学科在分级诊疗中的作用及实践探索、综合性医院全科医学科和社区的转诊及连续性管理、全科医疗助力特需医疗健康发展、中医学中的全科管理理念以及全科医学科的人文素养和随访管理等内容;第三篇为教学管理实践篇,包括全科教学组织架构、全科教学大纲、全科轮转培训计划、教学活动的实施、常用教学方法在规范化培训中的应用、全科住院医师规范化培训基地考核制度、优秀全科人才及师资队伍建设、全科相关的联动、全科住院医师规范化培训档案管理、综合性医院如何做好全科住院医师规范化培训管理等;第四篇为科研管理实践篇,包括全科医学科科研现状、全科医学科研的必要性、全科医学如何开展科研、如何规范地开展临床研究等内容。

　　由于编者经验有限,且综合性医院全科医学科的发展仍处于探索阶段,书中难免存在不足与疏漏之处,恳请各位专家和广大读者提出宝贵意见。

张　萌

2023 年 9 月

目　录

第一篇　概　论

第二篇　临床管理实践

第三篇　教学管理实践

第四篇　科研管理实践

第一篇
概　　论

第一章

我国全科医学的发展和展望

第一节　我国全科医学的发展史

我国全科医学起步晚、发展缓慢,欧美先于我国 50 年开始建设全科医学体系。1947 年,美国通科医疗学会(American Academy of General Practice, AAGP)成立。1953 年,英国全科医生学院(British College of General Practitioners)成立。1989 年,我国第一个全科医学培训机构——全科医生培训中心在首都医科大学成立。同年 11 月,第一届国际全科医学学术会议在北京召开,这些事件均促进了全科医学概念在我国的萌芽和传播。1993 年,中华医学会全科医学分会成立,标志着我国全科医学学科的正式诞生。1995 年 8 月,中华医学会全科医学分会成为世界全科医生组织(World Organization of National Colleges, Academies and Academic Associations of General Practitioners, WONCA)的成员。尽管如此,在 1997 年以前,我国医疗仍以专科化布局为主,全科医学规模狭小,发展缓慢。

20 世纪 60 年代以来,随着医疗的高度专科化发展和新兴技术的广泛应用,世界各国普遍面临着医疗费用高涨和日益增长的医疗经济压力。在我国,由于人口老龄化进程快、基层人口占比大,加上老百姓趋高就医的传统观念,使得医疗资源分布不均,人民群众的健康需求与卫生资源不足的矛盾更加凸显,医疗卫生体制改革显得尤为重要和迫切。此外,随着社会的进步和医学模式的转变,人们不断更新着对“健康”内涵的理解。“健康”不再局限于“无病”或“无虚弱的状态”,而是“身体、精神的健康和社会适应的完好状态”,传统医学理念、单纯的生物学模式因其片面性和局限性已经不能满足健康新概念的需求;而全科医学因其“全方位、全过程”的医疗服务定位,且包含了丰富的人文和社会内涵,与“医学应以促进人类健康为目标”这一理念高度契合。由此,中共中央、国务院于 2009 年 3 月印发了《关于深化医药卫生体制改革的意见》,提出要“加强基层医疗卫生人才队伍建设,特别是全科医生的培养培训,着力提高基层医疗卫生机构服务水平和质量”;次年,国家发展改革委、卫生部等六部委联合印发了《以全科医生为重点的基层医疗卫生队伍建设规划》,明确指出“加强以全科医生为重点的基层医疗卫生队伍建设,对改善城乡居民健康水平和降低医疗费用具有重要作用,是健全基层医疗卫生服务体系、提高基层医疗卫生服务水平的基础工程”,确立了全科医疗体系和全科医生在卫生体制改革中的重要地位——全科医生要充分发挥保障居民健康和控制医疗费用支出“守门人”的作用。但彼时由于全科医学仍为我国医学发展的一个边缘学科,岗位吸引力不足,导致我国全科医生在数量上严重匮乏、医生临床处置和健康管理能力不足,难担重任。可见,快速培养大量合格的全科医生、填补全科医生的重大缺口,是顺利推行医疗体制改革的当务之急。全科医学人才的培养,必须依靠规范的全科医学教育体系。1999 年,首届全国全科医学教育工作会议召开,标志着我国全科医学教育工作进入规范化发展阶段。2011 年 7 月,国务院颁布《关于建立全科医生制度的指导意见》,指出要"逐步建立和完善中国特色全科医生培养、使用和激励制度,全面提高基层医疗卫生服务水平"。由此,我国全科医疗借着制度改革的春风,进入快速发展阶段。2013 年,国家卫生计生委等部委联合印发了《关于开展全科医生特设岗位计划试点工作的暂行办法》,引导和鼓励优秀的医疗卫生人才到基层医疗卫生机构从事全科医疗工作。2018 年 1 月,国务院办公厅印发的《关于改革完善全科医生培养与使用激励机制的意见》再次强调,全科医生的培养,对于加强基层医疗卫生服务体系建设、推进家庭医师签约服务、建立分级诊疗制度、维护和增进人民群众健康具有重要意义。2019 年,国家卫生健康委员会(以下简称"国家卫健委")制定了《全科医生转岗培训大纲(2019 年修订版)》,扩大全科医生转岗培训实施范围,鼓励二级及以上医院有关专科医生参加全科医生转岗培训,加快壮大全科医生队伍。在学科建设方面,目前全国大部分省、区、市均成立了地方全科医学分会,大部分医药院校建立了全科医学学院(系),积极探索全科医学的本科和研究生教育。《中国全科医学》《中华全科医学杂志》等专业医学杂志在 1998—2003 年之间相继创刊。2003 年 WONCA 第 13 届亚太地区会议在北京召开。2017 年后,海峡两岸全科医学学术会议每年召开一次。我国全科医疗的发展逐步获得了世界全科医学组织的关注和认可,全科医学科走上学科发展的正轨,呈现出蓬勃的发展态势。各项制度的健全和激励、全科医学教育的发展,使得全科医疗的队伍不断壮大,全科医生的素质不断提高,全科医疗体系初具规模。截至 2020 年 4 月,我国已设立社区卫生服务中心 3.5 万个,乡镇卫生院 3.6 万个,基本形成了覆盖全国城市的社区卫生服务网络。2020 年 10 月,国务院新闻办公室就"十三五"卫生健康改革发展有关情况举行发布会,指出从 2015 到 2019 年,每万人全科医生数从 1.38 人增长到 2.61 人,每千人医疗卫生机构床位数从 5.11 张增长到 6.3 张,每千人执业(助理)医师数从 2.22 人增长到 2.77 人,每千人注册护士数从 2.37 人增长到 3.18 人。近 90% 的家庭 15 分钟内能够到达最近医疗点。

第二节 我国全科医学的发展目标和规划

展望未来,随着《"健康中国 2030"规划纲要》发布,"推进健康中国建设""坚持预防为主""优化健康服务""强化早诊断、早治疗、早康复""坚持以基层为重点"等要求,将全科医学的发展提到了更加重要的位置,对新时代全科医生提出了更高的要求。全科医生作为居民健康的"守门人",主要在基层社区医疗卫生服务机构承担预防保健、常见病和多发病的诊疗和转诊、患者康复和慢性病管理、健康管理等一体化服务,是实施分级诊疗的主力军。习近平同志在中央全面深化改革委员会第十二次会议上强调"要持续加强全科医生培养、分级诊疗等制度建设",足以彰显基层全科医生的重要性和国家的高度重视。培养具有岗位胜任力的优秀全科医生、建设完善的全科教学体系及模式是当前医疗改革的重中之重。

全科医疗的发展和全科医学体系的建设,成为各大省份、城市主体"十四五"规划的重要组成部分。《天津市基层卫生健康事业发展"十四五"规划》的内容贴合实际需求,能较好地反映我国全科医疗未来的发展目标和具体实施路径,主要包括以下内容:①要提高家庭医生签约服务质量,丰富家庭医生签约服务内容;进一步织牢织密基层医疗卫生服务网络,提升门诊医疗服务能力和急诊急救能力,加强常见病、多发病诊治能力,优化家庭医生签约服务内涵;要提升基层突发公共卫生事件应急能力建设,强化基层医疗卫生机构预检分诊、隔离观察、协同转运、应急处置功能,发挥家庭医生和乡村医生健康守门人作用,发挥基层公共卫生应急管理的业务支撑平台作用,统筹做好疫情公共卫生事件防控和日常诊疗、慢性病管理、健康指导等工作;②要加强示范性社区培训基地建设,创建能够优质开展基层人才培养培训的示范性社区培训基地,与三级医疗机构建立人才培养的合作关系,通过3到5年时间使基层人才队伍整体素质明显提高,每个区至少有1~2家示范性社区培训基地;③要加强社区医院建设,鼓励基层医疗卫生机构根据患者需求及机构人才特长,积极推行特色诊疗服务;④要加强标准化全科门诊服务流程建设,实施慢性病医防融合工程,在全市基层医疗卫生机构推进急危重症及慢性病示范门诊单元建设,建立基层医疗卫生机构与上级医院联动机制,衔接基层慢性病药物配备使用,有效减轻慢性病患者的社会负担与经济负担;⑤要加强基层数字健康共同体建设,实现一体化便捷医疗健康服务、按病种建设全方位全周期的健康管理服务。到2025年,计划全市每万名常住人口将拥有4名全科医生,居民健康档案规范化电子建档率达到90%,老年人健康管理率达到80%,高血压患者规范管理率达到80%,糖尿病患者规范管理率达到80%。

深圳市则计划从2019年至2023年将全科医生岗位列入事业单位人才紧缺岗位目录,这也是深圳首次将全科医生列入"紧缺岗位"。《深圳市卫生健康事业发展"十四五"规划》指出,到2025年,全市每万名常住人口拥有5名以上全科医生;到2030年,全市每万名常住人口拥有6名以上全科医生,全科医生队伍基本满足健康深圳建设需求。

由此可见,在过去的数十年,我国全科医学取得了一定的发展,但从目前的学科制度、学科建设、岗位胜任力和职业归属感来说,我国的全科医学发展仍处于初级发展阶段,全科医生队伍距离2030年的培养目标还有大约40万的"缺口",全科医学的建设仍面临着不少困难和挑战。我们应通过观念转变和制度改革,促进高等医学院校和全科人才培养基地重视全科医学的发展,积极推动全科医学的平台建设、师资队伍建设、完善教学监测评估和督导反馈机制,不断提升全科住院医师规范化培训质量和全科医生继续教育水平,促进教育的同质化和快速发展;同时,应深入推进全科学术组织的引导协调作用,包括自身的建设以及其他专科学会之间的合作,既吸取他们优秀的学科发展经验,又要避免盲目照搬,要牢牢抓住全科特色,规范和协作并重,为广大基层全科医生及其团队发挥引领和标杆作用。要树立全科医生的职业自信,减少全科医生的流失,帮助他们认清全科医学科的发展是医改政策落地、医疗模式转变的必然趋势,在"健康中国2030"的大背景下,全科医学将迎来最好的机遇和时代。全科医生应及时把握这些契机,做好个体职业规划,努力提升自我,不断增强全科医生的职业自信和胜任力,为我国全科医学体系的建设添砖加瓦,在我国深化医疗体制改革、促进全民健康的医学事业中践行初心、不负使命。同时,"十四五"规划的目标和举措对全科医生提出了更高的要求,全科医生应响应国策,心系人民健康,勇于担当、与时俱进,不断提升自身的临床处置能力和健康管理能力,成为在慢性病及未分化疾病管理、门诊规范化诊疗、家庭医生签约随访、数字化信息共享及联动上级医院等方面的高水平全科专业人才。

第二章

综合性医院全科医学科概论

一、综合性医院设立全科医学科的背景和意义

全科医疗（general practice）是将全科医学理论应用于患者、家庭和社区照顾，为个人、家庭、社区提供可及性、持续性、综合性、协调性的基层医疗保健服务。在医疗体制改革规划中，高度专科化的综合性医院被定位为处置疑难急危重症、承担医疗科研、发展高精尖技术和促进医工融合的主体，这一定位似乎与全科医疗的理念和服务范畴格格不入，甚至背道而驰。

深化医疗卫生体制改革，逐步实现"健康进家庭、小病在社区、大病进医院、康复回社区"的医疗服务新格局，确保人人享有基本医疗卫生服务，是我国医疗卫生体制改革的目标之一。作为改革中的主力军，基层全科医生必须具备良好的临床处置和健康管理能力，才能肩负重任、满足时代需求。但是，社区基层医院由于在接诊病种上长期处于较为单一和固化的模式，知识更新不及时、缺乏临床科研平台和规范化培训，使得其在知识的全面性、临床思辨能力、疑难病例的甄别以及一些新药和新指南上的知晓度上存在明显的缺陷，这势必影响其医疗服务质量。在教学上，由于带教老师自身能力的局限、教学理念陈旧、教学内容单调、教学资源贫乏，缺失统筹和监管等，教学质量常常不尽如人意。科研上，社区医生的科研参与度不高、能力不足。科研内容单一盲目，缺乏创新或贴合全科医疗发展的深度思考，科研难以发挥促进临床发展和医疗改革的作用。显而易见，基层医疗机构服务能力不足，再加上其医疗设备简陋、岗位吸引力不足，最终导致基层卫生服务机构的社会认同度、医生自我认同度均偏低，从而直接影响基层医疗机构的家庭医生签约率和双向转诊率，诸多政策难以落地和实施，医疗改革举步维艰。因此，大力培养高质量的全科医生，快速提升基层医疗卫生机构的医疗服务能力，单靠社区基层医院自身的力量难见成效。

综合性医院经过数十年的快速发展，拥有丰厚优质的临床和教学资源、高端先进的科研平台、成熟稳健的监管体系，理应承担起培养全科医生的职责。2018年8月，国家卫生健康委员会办公厅印发了《住院医师规范化培训基地（综合医院）全科医学科设置指导标准（试行）》，要求住院医师规范化培训基地的综合性医院要加强全科专业基地建设，增加全科医疗诊疗科目，独立设置全科医学科。由此，综合性医院纷纷响应国策，将之前挂靠在急诊、老年医学科、神经内科、综合科、特需病房等其他专科的全科医学科独立建制，并逐步配套设立全科医学科住院医师规范化培训基地及全科医学教研室。综合性医院建制全科医学科是适应中国国情、实现医疗模式转变、落实医疗体系改革的一项重要发展战略。全科医学科将为高度专科化的综合性医院补充全科医学理念，帮助新时代医生实现从"以生物医学为基础、以

疾病为中心的诊疗思维"模式向"以患者为中心、整合生物 - 心理 - 社会的系统思维方式"模式转变,完善专科医生的知识结构,增强其人文素质,这将更加契合老龄化、多病共存患者的就医需求。更为重要的是,综合性医院将以医院优越的人才、资源、科研优势为支撑,在全科医学的临床、教学、科研三大职能方面发挥引领协作功能,为社区基层全科医生提供规范优质的培训基地、引入先进的临床和教学理念,高效培养合格的基层全科医生,为我国医疗改革的成功实施提供强有力的人才保障。

二、综合性医院全科医学科的定位

我国国情的特殊性、全科和专科医学模式和诊疗理念的巨大差距以及学科功能定位的不同,决定了在综合性医院发展全科医学科,不能盲目照搬专科发展的经验或是国外既成的全科医疗套路。因此,探索适合我国国情的综合性医院全科医学科的学科建设和发展规范势在必行,且任重道远。

综合性医院全科医学科应从国家医疗改革的战略高度出发,清晰自身职责,准确定位学科发展方向;学科带头人应从高度专科化的思维中转换观念,认识到全科医学强调"以人为本""全人全程"管理,是致力于健康及慢性病管理、全科医学人才培养与学术研究的综合性临床学科。其工作的重心应围绕"如何进行规范的学科建设"和"实施高质量的全科医生培养"两大主题展开,以"实施高质量的全科医生培养"为目标,在实现这一目标的过程中,不断摸索综合性医院全科医学学科发展的道路和方法。在促进自身学科发展的同时,努力完成这一战略任务。从 2018 年独立建制至今,综合性医院的全科医学科作为一个新兴的临床二级学科,正逐步完善人员配置、人才梯队建设,不断摸索和完善全科特色的临床诊疗规范,其学科建设尚处于初级阶段。在专科强势发展和多学科会诊模式日益成熟的综合性医院,全科医学的医疗、教学和科研如何发展,如何挖掘和把握全科特色,如何应对各种困难和挑战,这是我们必须清晰认识和努力思考的问题。

三、综合性医院全科医学科目前存在的问题和策略

虽然综合性医院设置全科医学科已纳入我国全科医生规范化培训基地建设的必要条件,但实际运行中仍存在诸多问题,如学科定位、诊疗范畴模糊不清、学科建设有名无实、科研平台缺失、教学秩序混乱和基层联动流于形式等,严重影响着学科建设和发展。以下将从教学、临床、科研三方面提出一些问题或困惑。

(一) 全科医学科人才短缺,师资队伍有待加速优化

全科规范化培训基地分为综合性医院和基层社区医院两个部分。综合性医院的全科医学科应加快全科人才培养。目前国内独立运行的全科医学科中,高级职称的比例仍较少,师资队伍的学历层次仍需提高。我国各大高校从 2015 年才开始招收全科医学硕士研究生,博士招生点更是屈指可数。相当一部分综合性医院的全科医学科还未配备硕士生导师,全科硕士需调剂给专科导师培养。目前,综合性医院全科医学科的医生大部分已完成转岗或加注全科,但他们多数是专科研究生学历的年轻医生,专科诊治思维先入为主,没有经过全科临床的历练。他们的临床处置、科研课题都以专科为基础。这批医生要成为优秀的全科师资,必须自己先转换观念、加强全科医学的学习、练就过硬本领、提升教学能力,才能成为合格的带教老师。另外,全科医生规范化培训还要求学员到各个专科轮转学习,必然存在专

科医生带教全科医生的情况。专科医生的教学内容要求深入前沿，而全科则要求全面宽泛。但实践中往往没有实施分层教学，经常把全科学员和专科学员混合在一起开展教学活动，没有区分好全科和专科教学大纲的要求，以上均使得规范化培训后的全科医生仍无法胜任贯穿全科理念的社区基层工作。为此，有些综合性医院提出全程导师负责制，指定1名全科师资负责学员全程的规范化培训，这样便于实现全科与专科的双重管理，互相监督和促进。在基层，学员们能更接近真实的工作场景，但调查显示，学员对社区基地教学质量的满意度远低于综合性医院。因此，综合性医院全科规范化培训对象除了学员，还应包括基层社区带教老师，可采取定期召集社区医师到综合性医院的全科医学科进行教学查房观摩、参加病例讨论和业务学习，综合性医院的全科师资定期下沉基层示范教学、指导查房等措施，以提高基层的医疗技能水平和教学能力。

（二）全科接诊患者群体不清晰，双向转诊未能真正实现

全科医学作为临床二级学科，首先需要设立全科门诊及病房，开展以患者为中心的医疗活动。全科医学科提供医疗服务的对象，应是多系统疾病和未分化疾病（medically unexplained disease，MUD）患者。但目前很多全科门诊仅作为患者无法预约到专科号的一个备选，患者就诊时往往只要求医生按照专科处方开具药物，不愿意向全科医生详细讲述自己的病情；甚至有相当一部分综合性医院未能认识到全科医学科的重要性，门诊不做任何宣传，多数患者不知道全科医学科门诊的存在或对其概念模糊，全科门诊门可罗雀，带教师资自身临床能力缺乏锻炼，教学病源严重不足。全科门诊亦丧失了为多病共存患者提供多系统疾病一站式诊治服务或为未分化疾病患者提供精准分诊的功能。全科病房也存在类似情况，收治病种缺乏标准和指征，因专科床位不足入住全科病房的专科患者比比皆是。这部分患者因为涉及高度专科化的手术、化疗等医疗决策，全科医生在处置过程中不能发挥主导作用，更加谈不上全人、全程管理。没有契合全科诊疗特色的患者，就失去了合格的病例资源和规范的教学场景，全科规范化培训的教学质量将大打折扣。全科医生和学员的职业胜任力和归属感也将大大降低。

此外，全科医学科发挥桥梁作用，实现综合性医院与社区医疗机构的双向转诊、上下联动目前仍未真正落实：作为全科医生规范化培训的实践基地，社区医院负责辖区居民的健康服务工作，可以把疑难危重的患者转诊到综合性医院进行诊治，但最后往往成了社区医院转移危重患者的单向通道，使得社区医院的职责更像是门急诊，缺乏对患者的持续关注及后续的追踪随访；而综合性医院的危重患者在病情趋于稳定、需要长期的康复治疗及慢性病管理时，转回社区存在较大的困难，不能真正实现双向转诊。同时，因大数据系统未全面铺开，社区医疗的健康资料和综合医院的信息资料不能共享，导致患者重复检查，浪费财力、物力及时间，患者的诊疗活动缺乏连续性及系统性。因此，应进一步明确综合性医院全科医学的定位、明确全科接诊患者群体，建设好社区实践基地，进一步规范双向转诊的形式和内容，建立健全数字化信息系统，实现社区和综合性医院的数据共享，形成系统、规范的诊疗模式。

（三）全科科研平台匮乏，科研能力薄弱

作为新时代科研型医院的全科人才，我们必须具备过硬的"医、教、研"素养。综合性医院的全科医学科想要获得快速、全面的发展，培养优秀的全科人才，必须搭建科研平台、促进自身科研发展。全科医学科的科研应以临床研究为主，兼顾教学科研和医疗管理模式等主题。我们要善于从临床实践中发现问题，凝练成科学的研究课题。要积极借助医院的临

床研究帮扶平台,培养规范的临床研究思路和学术行为。全科科研必须是全科特色的科研:全科医学是一个整合了临床、预防、康复以及人文等多学科于一体的综合性专业学科,这决定了全科科研无法也不应盲目追随其他专科的科研步伐,而应牢牢把握学科自身优势,探索一条具有全科医学特色的科研发展道路。全科科研选题应以慢性病管理、多病共存、未分化疾病、跨专科疾病、多专科交叉疾病、健康管理和疾病预防、心身疾病等为突破口,服务对象相对固定,强调人文和随访,侧重大数据和延续性。全科医学科研的发展路径应以团队合作为基本模式。综合性医院的医生学历层次较高,多数都具备一定的科研基础和系统的科研思维,但是较难接触到大样本的慢性患者群,因此慢性病危险因素分析、健康管理、营养与疾病的关系、家庭照护等方面的流行病研究无法实施。而社区医务人员恰恰是这部分人群的主要接触者,但由于科研水平有限,他们很难完成数据整合和统计分析。综合性医院全科医学科应依靠医院科研实力,发挥引领辐射作用,通过医联体、教培实践基地联动等,和社区基层医生共同搭建科研平台。鼓励医护人员在全科医学的大背景下,发展自己的亚专科方向。亚专科方向可延续研究生课题的专科研究;或通过外派进修学习及科室统筹分配。全科医学科正处于学科发展的最好时机,在国家高度重视全科、大力培养全科医生新型人才的契机下,全科医生应紧跟国家重大需求和时代步伐,把个人的职业规划和全科医学的发展紧密结合在一起,勇攀学术高峰。

(四) 全科医生职业归属感弱,岗位吸引力不足

我国全科医学起步较晚,群众对全科医生的认同度不高,社区卫生资源配置不合理,全科医生发展前景模糊,职业吸引力不足,很多全科医学生在完成规范化培训后不愿回到全科或社区工作,人才流失严重,"首诊在基层"的服务模式难以落实,这些都是阻碍全科医学发展的客观问题。因此,国家应针对全科医生的职业发展、职称评定、薪资待遇等方面给予一定的政策倾斜;国家相关部门应重视对全科医学人才培养体系相关政策与运行机制的研究,尽快着力解决全科医学学科发展中面临的关键问题,提高全科医生的职业认同感。应进一步强化国家政策导向,完善有关配套政策与措施,整体调控、宏观管理、协调组织、统筹规划,明确各级各类医疗卫生机构的功能定位,优化区域内卫生资源布局,实现资源互补和资源利用最大化。积极推进大医院与基层医疗卫生机构、全科医生与专科医生的资源共享和协同发展。

四、综合性医院全科医学科的建设经验和发展路径

综合性医院全科医学科在探索中不断成长,复旦大学附属中山医院、浙江大学医学院附属邵逸夫医院等已经建立起一批比较成熟的全科医学科,积累了丰富的学科建设经验,初步形成了综合性医院全科医学科的运行标准,基本达到了国家对全科发展的要求。总结其发展过程,可以发现通过建设"教学共同体"和"医联体",发挥综合性医院全科医学科的枢纽桥梁作用,是实现其自身学科建设和社区基层医疗机构共同发展的有效路径。

如浙江大学医学院附属邵逸夫医院探索并首创以综合性医院为龙头,携手区域医疗机构(包括县医院、社区卫生服务中心、乡镇卫生院、村卫生室等)共同构建教学共同体,以全科专业能力为导向,培养基层全科师资为目的,采用播种式、级联式的培养方法,创建一体化、可持续的全科人才培养体系,以促进基层全科医生能力提升,为真正解决基层全科医生能力不足的现况、稳步推进分级诊疗制度提供了新范式。全科医学科依托综合性医院优越的专

业人才、设备资源、科研基础,推进了各级医疗机构间协作协同发展。在助力全科医学科建设与发展中,创新全科医学培训平台。

除了教学共同体,建设以综合性医院为核心、涵盖一级到三级医疗机构的大型紧密型医联体也是一条经过实践检验的高效路径。全科医学科融贯医联体中的各级医院,畅通双向交流与合作渠道,可有效促进现代化医院的多元化发展。综合性医院逐步建立互联网与资源共享,可促进医院的延续性服务。而社区医疗机构则通过网络系统共享患者健康档案资源,开展家庭医生签约、双向转诊、早期筛查、慢性病监测以及康复照护等,切实提高医疗服务的延续性。

从 2018 年 8 月综合性医院按照国家要求逐步独立建制全科医学科起,全科医学科的学科建设取得了哪些成果;是否达到了国家在综合性医院设置全科医学科的目的;在高度专科化的综合性医院,全科医生如何快速成长起来;全科医学科如何抓住全科特色,获得更好的学科发展,完成国家赋予的时代使命……本书将从临床、教学、科研三方面总结综合性医院全科医学科初步的发展过程,探索学术规范,以及对未来学科建设问题和功能定位提出一些思考,希望引起全科领域专家的关注,共同探讨,一起成长,为形成综合性医院全科医学科的学科发展规范、健全我国高效的全科医疗体系以及医疗体制改革的顺利实施做出全科医学人才应有的贡献。

(蒋龙元)

参 考 文 献

[1] 中共中央, 国务院. 关于深化医药卫生体制改革的意见 [EB/OL].(2009-03-17)[2022-12-18]. http://www. gov. cn/jrzg/2009-04/06/content_1278721. htm.

[2] 国家发展改革委, 卫生部, 中央编办, 等. 六部门: 建设以全科医生为重点的基层医疗卫生队伍 [EB/OL].(2010-04-01)[2022-12-18]. http://www. gov. cn/gzdt/2010-04/01/content_1571324. htm.

[3] 国务院. 关于建立全科医生制度的指导意见 [EB/OL].(2011-07-06)[2022-12-18]. http://www. gov. cn/zwgk/2011-07/07/content_1901099. htm.

[4] 国家卫生计生委, 财政部, 人力资源社会保障部, 等. 关于开展全科医生特设岗位计划试点工作的暂行办法 [EB/OL].(2014-12-10)[2022-12-18]. http://www. nhc. gov. cn/renshi/s3573/201506/95ab1b809af34adeb15ced0bf2ce93a1. shtml.

[5] 国务院办公厅. 关于改革完善全科医生培养与使用激励机制的意见 [EB/OL].(2018-01-14)[2022-12-18]. http://www. gov. cn/gongbao/content/2018/content_5264866. htm.

[6] 国家卫生健康委办公厅. 关于印发全科医生转岗培训大纲 (2019 年修订版) 的通知 [EB/OL].(2019-03-29)[2022-12-18]. http://www. nhc. gov. cn/qjjys/s7945/201904/f0359ac60f714d5a82575a2f2155286a. shtml.

[7] 天津市卫生健康委员会. 关于印发天津市基层卫生健康事业发展"十四五"规划的通知 (津卫基层〔2021〕262 号)[EB/OL].(2021-06-08)[2022-12-18]. http://law. foodmate. net/show-209102. html.

[8] 国家卫生健康委员会. 关于印发住院医师规范化培训基地 (综合医院) 全科医学科设置指导标准 (试行) 的通知 [EB/OL].(2018-09-03)[2022-12-18]. http://www. nhc. gov. cn/qjjys/s3593/201809/951a65647c41459b858ccf1c26fc1acb. shtml.

第二篇
临床管理实践

第一章

综合性医院全科医学科运行实践探索

综合性医院的全科医学科分为全科病房和全科门诊。全科医学科接诊的疾病,应符合全科医学特征。如:

（1）未分化疾病。

（2）临床多发病、常见病的门诊治疗。

（3）慢性病、多病共存患者的健康管理。

（4）预防保健、健康宣教。

综合性医院的全科医学科,应重点解决社区医院解决不了的疑难杂症或危重症;全科医生在诊疗过程实施快速高效分诊后,或独立诊治,或及时请相关专科介入诊治,从而完成对患者的诊疗工作。

第一节　现阶段全科医学科运行实践探索

现阶段综合性医院的全科医学科病房,多数以既往综合科的定位,收治着来自全院各大专科的患者,如肝胆外科、泌尿外科、乳腺外科、肿瘤内科、内分泌科、消化内科、儿科、介入科、耳鼻喉科等,实质上仍然是收治专科患者,是包括了全部临床学科的"全科"病房。每个患者的主要专科疾病诊断明确,在确定手术或抗肿瘤治疗方案时,由专科医生主导;全科医生完成围手术期管理及其他对症支持治疗。

虽然全科医学科在欧美已有近百年的历史和成熟的体系,但在我国仍是一个新生名词。在全科医学的概念和理念未广泛普及前,在全科医学的学科建设未能充分发展前,这一阶段是其学科发展的必经阶段。全科医生要充分认识到,目前综合性医院的全科医学科处于初级发展阶段,表现为:①医护人数刚刚满足临床需求,高层次的人才匮乏,人才梯队尚未建立;②临床体量不大、门诊量难以达标;③临床诊疗未能形成学科特色、全科特色人才不凸显;④科研能力薄弱、科研平台尚未建立;⑤带教师资能力和经验不足。

全科医生在这一阶段中逐步成长、逐步被专科和医院所认可。在这一阶段,全科医学科应以逐步完善科室制度、虚心广泛学习为主。

一、制定规章制度,确保医疗质量

专科患者收治在全科病房,医疗管理的风险指数显著提高。全科医生对专科疾病不如专科精通,专科医生不能实地观察病情,全科向专科反馈信息不及时或不准确,或专科处理滞后,都容易导致医疗差错。所以,全科医疗的学科带头人和管理层要充分地认识到这一点,用规章制度去管理,在高风险的医疗行为上严堵漏洞、规避风险。例如,对于高度专科化、高风险系数的化疗及手术患者,可以制定全科医学科化疗确认单(表 2-1-1)和手术确认单(表 2-1-2),管床医生和责任护士只有在双人完成所有项目确认后才执行手术或化疗医嘱。

表 2-1-1　全科医学科化疗确认单

姓名:_____　年龄:_____　床号:_____

主要诊断			
病理诊断及分期			
拟行化疗方案			
是否手术 / 日期			
手术名称			
主管专科		专科教授	
我科主管医生		专科协管医生	

请在化疗前确认下列项目的执行情况

项目	完成情况
3 天内血常规、肝肾功能检查、心电图	有　　　无
乙肝三对半	日期　　　结果
肝炎系列	日期　　　结果
T-SPOT	日期　　　结果
PPD 皮试	日期　　　结果
心脏彩超	日期　　　结果
胸部 X 线 / 胸部 CT 检查	日期　　　结果
化疗知情同意书(首次必须专科签署)	有　　　无
自备药物知情同意书	有　　　无
有无超说明书使用及完善相关手续	有　　　无
双人审核及双人签名	有　　　无

确认者签名:

确认日期:　　　年　　　月　　　日　　　时

表 2-1-2 全科医学科手术确认单

姓名：_____ 床号：_____ 住院号：_____

主要诊断	
拟行手术名称	
手术日期	
主管专科		主刀教授	
我科主管医生		专科协管医生	

主刀医生授权级别必须大于或等于拟行手术级别，并请手术医生签字确认。

项目	完成情况
拟行手术级别：_____ 主刀医生手术分级授权级别：_____	主刀医生签名：
术前讨论／术前小结	有　　　无
手术是否含有新技术或新项目 新技术是否已备案 新技术是否已开展	有　　　无 是　　　否 是　　　否
手术安全核查表	有　　　无
手术风险评估表	有　　　无
手术标识（必须由专科医生进行标识）	有　　　无
长期医嘱是否已停	有　　　无
病理单（冰冻、石蜡）	有　　　无
护士手术患者交接核对单	有　　　无
影像学资料（视情况）	有　　　无
手术同意书	有　　　无
耗材同意书	有　　　无
委托书	有　　　无
临床废弃标本使用同意书	有　　　无
输血同意书	有　　　无

确认者签名：

确认日期：　　年　　月　　日　　时

对应的医疗核心制度，包括《国家限制类技术目录（2022 年版）》《广东省限制类医疗技术目录（2019 年版）》《广东省手术分级管理制度》《广东省新技术和新项目准入制度》《广东省医疗机构抗肿瘤药物分级管理限制使用级参考清单》,院内制度《超说明书用药备案清单》等。这些制度可以避免手术医生在全科开展超权限手术、抗肿瘤药物超说明书应用以及无监管状态实施新技术。全科的管床医生和医疗组长需要及时查阅医务科发布的各类资质权限以及通过上述表格和专科医生确认,确保在全科实施的手术或化疗合法合规。用制度管理科室,关注医院质控科、医务科等相关管理部门反馈的医疗质量指标,药事、输血、医疗不良事件、床位使用率、医保、运行病历自查和病历按时归档率等责任到人,每月反馈,持续改进,不断提升医疗质量,实现高水平管理。

二、主动学习,实现高水平精准诊疗

全科接诊的病种,归根到底,仍然是由一个个专科疾病构成的。和专科不同的是,全科诊疗的理念更关注全人,而不只是疾病本身。管理收治在全科病房的专科病种,等同于去专科病房进修学习,是掌握该种专科疾病最好的实践机会。每管理1例这样的患者,全科医生都应该主动去学习教科书里的相关内容,查阅最新指南或共识,拓宽自己的知识面,提升临床处置能力。比如糖尿病,也属于全科医生需要掌握的慢性病管理范畴,和专科医生共管患者,了解降糖药物的新进展,根据患者的实际情况制定个性化的降糖策略,为日后实施糖尿病的慢性病管理以及带教积累经验。全科医学科还可以通过邀请营养科会诊,学习糖尿病相关的饮食和能量管理,实现比单一专科更全面的管理。在科室层面,可以同步组织学习慢性病的相关指南、典型病例梳理学习或疑难病例讨论,不断夯实理论和实践水平。只有不断地主动学习,具备扎实的专科疾病诊疗知识,全科医生才能逐步成长起来,对专科疾病形成熟练的诊疗路径,保持综合性医院全科诊疗活动中的高水平和先进性。综合性医院的全科病房诊疗应比社区医院全科医疗更规范、更全面,且兼顾前沿的诊疗理念和行为。在全科门诊,亦是同样的道理。目前全科门诊的患者大多数是定期按照专科处方来开取专科药物,全科医生此时要做的,绝不仅仅是开个处方,更不能妄自菲薄、垂头丧气,觉得价值感缺失,而是应该通过主动详细询问患者病史、近期血糖和血压控制情况,结合专科处方,虚心学习、反复实践,逐步提升自己的临床诊疗水平。

三、乘着临床研究的春风,逐步建立全科科研平台

《住院医师规范化培训内容与标准(2022年版)》《全科医生转岗培训大纲(2019年修订版)》《全科医生规范化培养标准(试行)》均明确提出全科医生应具备结合实际工作发现问题、解决问题、提升科研教学工作的能力。现阶段全科医生的科研能力薄弱,科研平台匮乏。全科医生应该坚定开展科研的决心,并以临床研究为突破口和重点,逐步建立有全科特色的科研平台。随着医研转化的热潮,综合性医院的科研正从基础研究向临床研究转变,临床研究逐步在综合性医院兴起。中山大学孙逸仙纪念医院在2021年成立了临床研究部;同年6月,开始定期举办"逸仙临床研究沙龙",邀请各大名家就临床研究选题、实施过程、质量管理和统计学方法教授全院职工,还开设了"临床研究方法学门诊",随时解答大家的疑问。也是在2021年,《中国全科医学》杂志开设了科研服务平台,针对科研选题与设计、文献检索、数据统计与处理、课题申报等方面为全科医生提供帮助与支持;关注全科医生科研培训方案及评价标准的制定,完善全科医学科研体系网络;连续刊载全科医学热点研究方向、科研培训、科研方法学/工具研究等文章。同时,该刊官网"中国全科医学网"设置"科研服

务"版块,关注国内外最新全科科研动态,内容涵盖科研设计、写作指导、科研培训、论文质量评估等方面,可实现线下一对一全程科研指导。以往专科科研平台的搭建,大部分都基于基础研究。因此,在临床研究方面,大家都处于起步阶段。全科医生应搭乘好临床研究的"早班车",紧跟大部队的步伐,积极学习临床研究规范,在临床工作中凝练科学问题,逐步形成科研团队,搭建全科科研平台。

四、积极参加师资培训,逐步提升带教能力

综合性医院全科医学科的建立初衷,是以"培训大量合格的社区全科医生、助力我国医改"为主要目的。所以,在提升自我的同时,重点培养其带教能力是个人和科室发展的重中之重。科室要尽快完善教学管理框架、遴选出合格的师资,并制定好全科基地、全科教研室、全科医学科的带教规章制度,尤其是制定师资考核制度和激励政策,以促进全科带教的高质高效发展。要协调鼓励师资参加国家级、省级和院级的各种师资培训,不断提高带教水平;在科内要充分强调带教工作的重要性,动员全科参与到"小讲课""病例讨论"和"教学查房"中来,教学相长。鼓励大家开展教学工作方面的反思,不断改进教学理念和方法;鼓励大家开展教学方面的研究,建立教学科研平台。

第二节　现阶段全科医学科学科建设路径探索

全科医学目前在综合性医院仍属于弱势学科,全科医生的职业归属感淡薄。

医生的职业归属感来源于自我和社会的价值认同度。在过去的数十年,专科的高度发展和人民群众趋高就医的思维定式使全科医生的职业归属感淡薄,全科医生在工作中常常掺杂消极情绪,缺乏学习动力,直接影响个人和科室的发展。因此,讲述职业前景、增强职业自信,应该是全科医生岗前培训的第一课。可以尝试从以下几方面展开教育。

(1)讲述职业背景,强调"培养优秀的全科医生、大力发展全科医疗,是目前我国医疗改革的战略性任务"。习近平同志在中央全面深化改革委员会第十二次会议上强调,要"持续加强全科医生培养、分级诊疗等制度建设,推动公共卫生服务与医疗服务高效协同、无缝衔接"。在医疗改革和"健康中国 2030"的大背景下,全科医学迎来了非常好的发展机遇,全科医生应正确认识到自身的价值和使命,及时把握契机,做好职业规划,努力提升自我,不断增强职业自信和胜任力。

(2)树立正确观念,全科医生要清晰认识到"全科特色的医疗服务是专科医疗服务不能替代的"。全科医学具备"全人""全程"的诊疗优势,这是专科无法替代的。例如,随着社会老龄化的加剧,越来越多的老年人罹患多种慢性病,处于多病共存、多重用药(polypharmacy)的状态(详见本篇第三章)。一项调查显示,老年患者中多重用药达 5 种以上的比例占 43.88%。患者在多个专科看诊,开取各种专科用药。但这些药物中有无重复用药、药物之间有无相互作用,单靠其中一个专科难以把关。这需要全科医生的关注和评估。又比如,治疗决策高度专科化的肿瘤患者,随着抗肿瘤治疗突飞猛进的新进展,其中位生存期延长,其他系统性疾病如高血压,糖尿病,或是抗肿瘤药物如免疫检查点抑制剂导致的免

疫性胰腺炎、严重的糖尿病、免疫性结肠炎等同样影响其健康状况和寿命,以及所有肿瘤患者均会出现的焦虑、抑郁等不良情绪反应,这些都亟待被重视和干预。

因此,要认识到全科医学是一个极具专科特色的二级学科,这种专科特色就是提供"全人、全程"的医疗服务。全科医学的学科发展路径也应该紧扣"全科特色"这个主题,关注单一专科无法完善处置的疾病或病理状态,体现全科特色诊疗优势;全科医疗如何具有辨识度,如何做好全科特色的医疗服务,这是综合性医院全科医生在高度专科化的医疗布局下应该认真思考的问题。

全科医学科可以在科内结合医生的原专业和个人意愿,探索发展亚专科,其方向可以是:①慢性病管理;②未分化疾病;③多病共存、多重用药;④围手术期管理。围绕上述四个方面,全科医学科应力争在医、教、研方面寻求快速和长足的发展。

一、紧扣"全科"特色,发展亚专科,让医生在"全"的前提下"术业有专攻"

目前综合性医院的全科医学科,全科研究生毕业的医生只占一小部分,大部分为专科医生加注或转注全科。确定亚专科方向时,可以结合他们以往的专科背景,在全科理念下,同时培养其专科优势。比如,内分泌专业研究生毕业的全科医生,可以将其归入慢性病管理亚专科组。他们在处置糖尿病、高血脂、高尿酸等代谢综合征的慢性病患者时,可以发挥亚专科特长,更好地为患者提供医疗服务。又比如,围手术期管理,其实是一个多专科交叉融合的范畴,其中有非常多需要关注的临床问题,尤其对于多病共存的老年患者,其围手术期管理的重要性和手术本身不相伯仲,如围手术期血压、血糖的管理;营养、能量的管理;术后早期康复包括饮食和肢体活动指导;感染的预防和处理;深静脉血栓的预防和治疗;患者的心理状态调整等。这些存在多种慢性病的患者如果收治在专科病房,其管理模式大多是外科医生主管手术部分,其他疾病请相关专科会诊。但会诊往往存在滞后性,且会诊医生难以实施持续的跟踪和治疗策略调整。全科病房可以填补这种空缺,全科医生不断积累关于围手术期各种问题的处置经验,保证患者围手术期医疗安全,成为全科病房一大特色。

发展亚专科,对于医生个人来讲,能够帮助他们在掌握全科知识的前提下,在某一专科上具备优势,病例的积累、资源的集中,利于其临床能力的提高、科研素材的收集,从而推动个人的快速成长,增强其职业价值感;对于全科医学科来讲,在全科的大理念和发展下,在慢性病、未分化疾病、多病共存、围手术期管理上逐步培育亚专科人才和团队,利于学科特色的建设,从而促进学科发展。

二、紧扣"全科"特色,发展亚专科,逐步建立全科特色的科研平台

全科医生科研能力普遍薄弱,全科医学科研平台缺乏。目前全科医生在研的课题,均为研究生专科课题的延续,尚未形成学科特色,无可持续性。

尽早开展规范的全科特色的临床研究,搭建全科科研平台,是全科医生自我成长和推动学科发展的重要举措。在全科科研上,我们应该清晰地认识以下几点。

(1)全科科研无法也不应盲目追随其他专科科研步伐,而应牢牢把握学科自身优势,探索一条具有全科医学特色的科研发展道路。其选题应以多病共存、未分化疾病、跨专科疾病等为突破口。

（2）全科科研应以团队合作为基本模式。综合性医院全科医学科应依靠医院强大的科研实力，发挥引领辐射作用，通过医联体、教培实践基地联动等，和社区基层医生共同搭建科研平台。

（3）应鼓励在全科医学的大背景下，全科医护发展自己的亚专科研究方向。

（4）全科科研内容丰富，且融合多种学科知识。

在上述亚专科方向，有很多重要的临床问题往往被忽视。例如，长期需要服用抗血栓（包括抗血小板、抗凝）药物的患者需要进行手术治疗时，目前的手术时机是否处于必须服用这些药物的窗口期？为了防止术中出血，这些药物是否必须停用？停用这些药物后，发生急性血栓事件的风险有多大？目前大多数临床科室所采用的"低分子肝素桥接抗血小板药物"的做法是否规范有效？事实上，要回答上述问题并不容易，这需要收集患者的具体资料，并准确评估，其中就可以确定一些临床研究课题。这些问题容易被专科忽视，且稍微处理不当，对患者的健康危害极大。全科医生应该从全人管理的角度出发，准确评估，确立围手术期个性化的抗血栓药物治疗方案，既避免术中出血，又严防血栓事件发生，协助患者顺利安全地度过围手术期。

全科医生应该依靠综合性医院强大的科研支撑，和专科积极合作，努力培养自己规范的临床研究思维和方法，突破科研这一壁垒，在全科医学科逐步形成科研氛围，建立可持续发展、具备全科特色的科研平台。

除了上述四个临床方向，全科医生的科研选题和专科相比，其实更具优势。比如和基层社区的联动，可以开展一些慢性病管理、健康教育和疾病预防主题的研究。由于全科医学的发展在我国处于初级阶段，有关全科医疗的政策处于探索阶段，如全科医生委托服务、双向转诊服务、家庭医生为本的全民健康管理、针对重点人群的健康管理模式、儿童健康保险计划、社区健康服务的职工分配权益、社区健康服务区别化管理模式、公立健康服务的表现评价、城郊社区健康服务、社区为本的在家康复护理、全科医生薪酬等，这些也可以作为全科医生研究的选题，为我国全科医学发展制定策略提供依据。

三、构建紧密合作平台，加强信息化建设，促进学科高质量发展

全科医疗以患者为中心，权衡患体综合情况，采取全面的治疗对策。综合性医院可以尝试以全科牵头进行疑难及多学科会诊的新模式，从分诊、转诊、合作提供全程的医疗服务，实现精准高效诊治。在不断学习专科高超的临床、科研、教学、管理水平的同时，全科医生亦要把全人的理念、预防疾病的观点传播出去。

我国分级诊疗的精髓是以患者为中心，提供便捷、优质、连续、高效的健康服务。全科医学致力于健康管理、慢性病管理、全科医学人才培训与学术研究等，其发展趋势与分级诊疗本质不谋而合，已逐渐成为推动医改、落实分级诊疗的一个重要学科。分级诊疗制度下，社区基层医院疑难杂症转诊需求量增多，患者常处于诊断不明确或多系统疾病共存的情况，而综合性医院专科采取越来越细分的亚专业发展模式（如心血管内科又细分为高血压、心力衰竭、冠心病介入、心电生理介入等亚专科；骨外科细分为关节、脊柱、运动损伤等亚专科），如果直接由社区联系综合性医院的专科，转诊可能会存在难以精准对接的问题，转诊合理性欠理想。先由全科医生进行病情判断，随后二次精确转诊，做好基层与专科转诊衔接，更有利于实现精准高效诊治，详见本篇第十章。

四、构建信息化管理平台

开展病案调阅、文献阅读、绩效考评结果查询、线上教学资源共享、处方点评与指导意见等各项授权活动。基于信息化管理平台的优势,得以实现多端设备互联与大数据智能存取功能,从而实现综合性医院和社区医院患者的连续性管理,以及临床科研平台的建立和资源的辐射。

总之,综合性医院全科医学正处于学科发展的初级阶段,要客观认识到目前在人才梯度、临床和科研能力上的不足,但同时,也要意识到全科医学正处于一个难得的学科发展时机,以及全科人所肩负的历史使命。紧扣"全科"特色,发展亚专科,培养全科人才,是可以探索的学科发展路径。综合性医院全科医学任重而道远,其成立和发展具有重大的意义,值得每一个全科医生为之努力。

（张　萌）

参 考 文 献

［1］国家卫生健康委办公厅. 全科医生转岗培训大纲 (2019 年修订版)[EB/OL].(2019-03-29)[2023-02-19] http://www. nhc. gov. cn/qjjys/s7945/201904/f0359ac60f714d5a82575a2f2155286a. shtml.
［2］曹丰, 陈蕊, 王小宁, 等. 中国老年疾病临床多中心报告 [J]. 中华老年多器官疾病杂志, 2018, 17 (11): 801-808.

常见慢性病的全科诊疗要点

本章节重点关注常见慢性病管理。笔者将结合最新的专科和基层相关指南及共识,凝练出全科医生需要掌握的慢性病临床诊疗要点,除了强调疾病本身的诊疗规范,还包括重点高危人群的识别与筛查、疾病的预防、双向转诊指征以及由基层向上级医院转诊前处理等内容。

第一节　高　血　压

一、高血压的诊断

(一) 血压水平分类和诊断标准

高血压的定义为在未使用降压药物的情况下,非同日 3 次测量诊室血压,收缩压 (SBP)≥140mmHg 和 / 或舒张压(DBP)≥90mmHg。患者既往有高血压史,目前正在使用降压药物,血压虽然低于 140/90mmHg,仍应诊断为高血压。根据血压升高水平,又进一步将高血压分为 1 级、2 级和 3 级(表 2-2-1)。动态血压监测的高血压诊断标准为:平均 24 小时的 SBP/DBP ≥130/80mmHg;白天血压 ≥135/85mmHg;夜间血压 ≥120/70mmHg。家庭血压监测的高血压诊断标准为 135/85mmHg 及以上,与诊室血压的 140/90mmHg 相对应。

表 2-2-1　血压水平分类和定义

分类	SBP/mmHg		DBP/mmHg
正常血压	<120	和	<80
正常高值	120~139	和 / 或	80~89
高血压	≥140	和 / 或	≥90
1 级高血压(轻度)	140~159	和 / 或	90~99
2 级高血压(中度)	160~179	和 / 或	100~109
3 级高血压(重度)	≥180	和 / 或	≥110
单纯收缩期高血压	≥140	和	<90

注:当 SBP 和 DBP 分属于不同级别时,以较高的分级为准。以上分类适用于 18 岁以上任何年龄的成年人。

（二）继发性高血压筛查

新诊断高血压患者应该进行常见的继发性高血压筛查。常见可导致继发性高血压的疾病有：原发性醛固酮增多症、嗜铬细胞瘤／副神经节瘤、库欣综合征、药物性高血压、肾实质性高血压、动脉狭窄（包括肾动脉狭窄及主动脉狭窄）、阻塞性睡眠呼吸暂停低通气综合征（obstructive sleep apnea hypopnea syndrome，OSAHS）。

二、高血压的评估

所有高血压患者均需进行心血管风险评估，以协助判断启动药物降压治疗的时机、确定个体化的血压控制目标及调整药物治疗方案。

根据心血管风险，可将高血压患者分为低危、中危、高危和很高危 4 个层次。《中国高血压防治指南（2018 年修订版）》在心血管风险因素方面，增加了（130~139）/（85~89）mmHg 范围；将高同型半胱氨酸血症的诊断标准改为 ≥ 15μmol/L；临床疾病中增加了心房颤动；将糖尿病分为新诊断与已治疗但未控制两种情况。

三、高血压的治疗

（一）治疗目标

一般高血压患者，血压降至 140/90mmHg 以下，合并糖尿病、冠心病、心力衰竭、慢性肾脏疾病伴有蛋白尿的患者，如能耐受，应降至 130/80mmHg 以下；年龄在 65~79 岁的患者血压降至 150/90mmHg 以下，如能耐受，可进一步降至 140/90mmHg 以下；80 岁及以上患者降至 150/90mmHg 以下。

（二）降压达标的方式

除高血压急症和亚急症外，对大多数高血压患者而言，应在 4 周内将血压逐渐降至目标水平。

（三）生活方式干预

减少钠盐摄入（每人每日食盐摄入量逐步小于 6g），增加钾摄入；控制体重（BMI<24kg/m²；腰围：男性<90cm，女性<85cm）；戒烟；不饮或限制饮酒；中等强度运动，每次持续 30~60 分钟，每周 4~7 次；减轻精神压力。

（四）降压药物治疗

1. 降压药物启动的时机　在改善生活方式的基础上，血压仍 ≥ 140/90mmHg 和／或高于目标血压。

2. 降压药应用的基本原则　常用降压药物包括钙通道阻滞剂（calcium channel blocker，CCB）、血管紧张素转换酶抑制药（angiotensin converting enzyme inhibitor，ACEI）、血管紧张素受体阻滞药（angiotensin receptor blocker，ARB）、利尿剂和 β 受体拮抗剂五类，以及由上述药物组成的固定配比复方制剂。根据不同人群特点，有针对性、个体化选择药物治疗。

应根据血压水平和心血管风险选择初始单药或联合治疗。对血压 ≥ 160/100mmHg、高于目标血压 20/10mmHg 的高危患者，或单药治疗未达标的高血压患者应进行联合降压治疗。

3. 常用降压药物的种类和特点

（1）二氢吡啶类 CCB：常见代表药物有氨氯地平、硝苯地平缓释片等。适用于老年高血压、单纯收缩期高血压、伴有稳定型心绞痛、冠状动脉或颈动脉粥样硬化及周围血管病患者。

常见不良反应包括反射性交感神经激活导致心跳加快、面部潮红、脚踝部水肿、牙龈增生等。二氢吡啶类 CCB 没有绝对禁忌证，但心动过速与心力衰竭患者应慎用。急性冠脉综合征患者一般不推荐使用短效硝苯地平。非二氢吡啶类 CCB，也可用于降压治疗，常见不良反应包括抑制心脏收缩功能和传导功能、二度至三度房室传导阻滞。心力衰竭患者禁忌使用。

(2)ACEI：常见代表药物有福辛普利、依那普利等，其降压作用明确，对糖脂代谢无不良影响。限盐或加用利尿剂可增加 ACEI 的降压效应。尤其适用于伴慢性心力衰竭、心肌梗死后心功能不全、糖尿病肾病、非糖尿病肾病、代谢综合征、蛋白尿或微量白蛋白尿患者。最常见不良反应为干咳，多见于用药初期，症状较轻者可坚持服药，不能耐受者可改用 ARB。禁忌证为双侧肾动脉狭窄、高钾血症患者及妊娠妇女。

(3)ARB：常见代表药物有厄贝沙坦、缬沙坦等。尤其适用于伴左心室肥厚、心力衰竭、糖尿病肾病、冠心病、代谢综合征、微量白蛋白尿或蛋白尿患者以及不能耐受 ACEI 的患者，并可预防心房颤动。双侧肾动脉狭窄、高钾血症者及妊娠妇女禁用。

(4)利尿剂：尤其适用于老年高血压、单纯收缩期高血压或伴心力衰竭患者，也是难治性高血压的基础药物之一。其不良反应与剂量密切相关，故通常应采用小剂量。噻嗪类利尿剂可引起低血钾，长期应用者应定期监测血钾，并适量补钾，痛风者禁用。高尿酸血症以及明显肾功能不全者慎用，后者如需使用利尿剂，应使用袢利尿剂。保钾利尿剂如阿米洛利、醛固酮受体拮抗剂如螺内酯等也可用于控制难治性高血压。在利尿的同时不增加钾的排出，与其他具有保钾作用的降压药如 ACEI 或 ARB 合用时需注意发生高钾血症的危险。

(5)β 受体拮抗剂：常见代表性药物有美托洛尔、比索洛尔等。尤其适用于伴快速性心律失常、冠心病、慢性心力衰竭、交感神经活性增高以及高动力状态的高血压患者。二、三度房室传导阻滞和哮喘患者禁用。慢性阻塞性肺疾病、运动员、周围血管病或糖耐量异常者慎用。糖脂代谢异常时一般不首选 β 受体拮抗剂，必要时也可慎重选用高选择性 β 受体拮抗剂。

(6)α 受体拮抗剂：不作为高血压治疗的首选药，适用于高血压伴前列腺增生患者，也用于难治性高血压患者的治疗。体位性低血压者禁用。心力衰竭者慎用。

4. 联合用药

(1)适应证：血压 ≥ 160/100mmHg 或高于目标血压 20/10mmHg 的高危人群，往往初始治疗即需要应用 2 种降压药物。如血压超过 140/90mmHg，也可考虑初始小剂量联合降压药物治疗。如仍不能达到目标血压，可在原药基础上加量，或可能需要 3 种甚至 4 种以上降压药物。

(2)二联方案可选择：ACEI 或 ARB+ 噻嗪类利尿剂；二氢吡啶类 CCB+ACEI 或 ARB；二氢吡啶类 CCB+ 噻嗪类利尿剂；二氢吡啶类 CCB+β 受体拮抗剂。

(五) 高血压急症的处理

1. 定义和评估　高血压急症是指原发性或继发性高血压患者在某些诱因作用下，血压突然和显著升高（一般超过 180/120mmHg），同时伴有进行性心、脑、肾等重要靶器官功能不全的表现。

高血压亚急症是指血压显著升高但不伴急性靶器官损害。区别高血压急症与高血压亚急症的唯一标准，并非血压升高的程度，而是有无新近发生的急性进行性的靶器官损害。

2. 治疗

(1)治疗原则：严密监测患者生命体征，查找并去除诱因。尽快使用静脉降压药物，以阻止靶器官进一步损害,对受损的靶器官给予相应的处理;防止并发症的发生。

(2)药物选择:根据受累的靶器官及肝肾功能状态选择药物。理想的药物应能预期降压的强度和速度,保护靶器官功能,并方便调节。经过初始静脉用药血压趋于平稳,可以开始口服药物,静脉用药逐渐减量至停用。

(3)降压的幅度及速度:逐渐将血压调控至适宜水平。初始阶段(1 小时内)血压控制的目标为平均动脉压的降低幅度不超过治疗前水平的 25%。在随后的 2~6 小时内将血压降至较安全水平,一般为 160/100mmHg 左右。如果可耐受,在以后 24~48 小时逐步降压达到正常水平。

(4)注意事项:高血压急症的血压控制建立在保证重要脏器灌注基础上。过快或过度降压容易导致其组织灌注压降低,诱发缺血事件,应注意避免。

(5)高血压亚急症的治疗:在 24~48 小时将血压缓慢降至 160/100mmHg。可通过口服降压药控制。

四、高血压的社区全程管理

社区规范化的高血压管理方案可以提高患者的知晓率、治疗率和控制率。

1. 初诊患者　初诊患者应注意排查有无合并靶器官损害以及相关临床合并症,排除继发性高血压的可能。对高血压患者进行心血管综合危险度评估;确定治疗目标,了解治疗的副作用;确定是否要干预其他心血管危险因素;给予生活方式指导和药物治疗;了解生活方式改变及药物治疗依从性,并了解患者执行的困难。制定随访方案;建议进行家庭血压监测登记并加入高血压管理。

2. 随诊　应评估有无高血压相关的症状及体征;了解治疗的副作用。

3. 长期随访　随访的主要内容是血压水平、用药情况、不良反应,同时应关注心率、血脂、血糖等其他危险因素,靶器官损害和临床合并症。可采用分级管理。

(1)一级管理:针对血压控制达标患者,建议每 3 个月随访 1 次,维持目前药物治疗方案。

(2)二级管理:针对血压控制未达标患者,建议强化生活方式干预并长期坚持,随访频率为 2~4 周 1 次,调整药物治疗方案。

五、高血压的转诊指征

(一)社区初诊高血压转出条件

1. 合并严重的临床情况或靶器官损害,需要进一步评估治疗。

2. 多次测量血压水平达 3 级,需要进一步评估治疗。

3. 怀疑继发性高血压患者。

4. 妊娠和哺乳期妇女。

5. 高血压急症及亚急症。

6. 因诊断需要到上级医院进一步检查。

(二)社区随诊高血压转出条件

1. 采用 2 种以上降压药物规律治疗,血压仍不达标者。

2. 血压控制平稳的患者,再度出现血压升高并难以控制者。

3. 血压波动较大,临床处理有困难者。

4. 随访过程中出现新的严重临床疾病或原有疾病加重。

5. 患者服降压药后出现不能解释或难以处理的不良反应。

6. 高血压伴发多重危险因素或靶器官损害而处理困难者。

（三）上级医院转回基层社区的条件

1. 高血压诊断已明确。

2. 治疗方案已确定。

3. 血压及伴随临床情况已控制稳定。

（吴文霞）

参 考 文 献

［1］《中国高血压防治指南》修订委员会. 中国高血压防治指南 2018 年修订版 [J]. 心脑血管病防治, 2019, 19 (1): 1-44.

［2］中华医学会, 中华医学会临床药学分会, 中华医学会杂志社, 等. 高血压基层合理用药指南 [J]. 中华全科医师杂志, 2021, 20 (1): 21-28.

第二节　2 型糖尿病

一、糖尿病的诊断

空腹血糖、随机血糖或口服葡萄糖耐量试验（OGTT）2 小时血糖是诊断糖尿病的主要依据。按病因将糖尿病分为 1 型糖尿病、2 型糖尿病、特殊类型糖尿病和妊娠期糖尿病 4 种类型。本章节内容仅讨论 2 型糖尿病的诊治要点。糖代谢状态分类和糖尿病诊断标准见表 2-2-2 和表 2-2-3。

表 2-2-2　糖代谢状态分类（世界卫生组织 1999 年）

糖代谢状态	静脉血浆葡萄糖 /（mmol/L）	
	空腹血糖	糖负荷后 2h 血糖
正常血糖	<6.1	<7.8
空腹血糖受损（IFG）	6.1~7.0	<7.8
糖耐量减低（IGT）	<7.0	7.8~11.1
糖尿病	≥7.0	≥11.1

注：1. 空腹血糖受损和糖耐量减低统称为糖调节受损，也称糖尿病前期。

2. 空腹血糖正常参考范围下限通常为 3.9mmol/L。

3. 糖尿病的诊断依据静脉血浆葡萄糖而不是毛细血管血糖测定结果。

表 2-2-3 糖尿病的诊断标准

诊断标准	静脉血浆葡萄糖或 HbA$_{1c}$ 水平
典型糖尿病症状	
加上随机血糖	≥ 11.1mmol/L
或加上空腹血糖	≥ 7.0mmol/L
或加上 OGTT 2h 血糖	≥ 11.1mmol/L
或加上 HbA$_1$c	≥ 6.5%
无糖尿病典型症状者,需改日复查确认	

注:1. OGTT 为口服葡萄糖耐量试验;HbA$_{1c}$ 为糖化血红蛋白。

2. 典型糖尿病症状包括烦渴多饮、多尿、多食、不明原因体重下降。

3. 随机血糖指不考虑上次用餐时间,一天中任意时间的血糖,不能用来诊断空腹血糖受损或糖耐量减低。

4. 空腹状态指至少 8 小时没有摄入热量。

二、2 型糖尿病的治疗

(一) 治疗目标

2 型糖尿病患者常合并其他代谢综合征,包括高血压、血脂异常、肥胖等。因此,2 型糖尿病的治疗应该是综合性的,包括合并代谢异常的控制(表 2-2-4)。

表 2-2-4 中国 2 型糖尿病的综合控制目标

测量指标	目标值
毛细血管血糖 /(mmol/L)	
空腹	4.4~7.0
非空腹	<10.0
糖化血红蛋白 /%	<7.0
血压 /mmHg	<130/80
总胆固醇 /(mmol/L)	<4.5
高密度脂蛋白胆固醇 /(mmol/L)	
男性	>1.0
女性	>1.3
三酰甘油 /(mmol/L)	<1.7
低密度脂蛋白胆固醇 /(mmol/L)	
未合并动脉粥样硬化性心血管疾病	<2.6
合并动脉粥样硬化性心血管疾病	<1.8
体重指数 /(kg·m^{-2})	<24.0

(二) 医学营养与运动治疗

1. 医学营养 糖尿病患者医学营养的主要目标是达到并维持合理体重,获得良好的血糖、血压、血脂的控制以及延缓糖尿病并发症的发生。

（1）能量：根据患者身高、体重、性别、活动量状况等进行系数调整（表 2-2-5）。不推荐糖尿病患者长期接受极低能量（<3 344kJ/d）的营养治疗。

表 2-2-5　成人糖尿病患者每日每千克标准体重能量供给量　　　　　　单位：kJ/（kg·d）

身体活动水平	体重过低	正常体重	超重或肥胖
重（如搬运工）	188~209	167	146
中（如电工安装）	167	125~146	125
轻（如坐式工作）	146	104~125	84~104
休息状态（如卧床）	104~125	84~104	62~84

注：1. 标准体重参考世界卫生组织（1999 年）的计算方法：男性标准体重 =［身高（cm）-100］× 0.9（kg）；女性标准体重 =［身高（cm）-100］× 0.9（kg）-2.5（kg）。

2. 根据我国体重指数的评判标准：BMI ≤ 18.5kg/m² 为体重过低，18.6~23.9kg/m² 为正常体重，24.0~27.9kg/m² 为超重，≥ 28.0kg/m² 为肥胖。

（2）脂肪：脂肪提供的能量应占总能量的 20%~30%。尽量减少饱和脂肪酸、反式脂肪酸的摄入量。

（3）碳水化合物：膳食中碳水化合物所提供的能量占总能量的 50%~65%。应选择低血糖生成指数（glycemic index，GI）碳水化合物，减少精加工谷类的摄入。

（4）蛋白质：①对于肾功能正常的糖尿病患者，推荐蛋白质的供能比为 15%~20%，宜选择优质蛋白质；②有蛋白尿或肾小球滤过率下降者应控制摄入量在每日每千克标准体重 0.8g。

（5）饮酒：女性一天饮酒的酒精量不超过 15g，男性不超过 25g（15g 酒精相当于 350ml 啤酒、150ml 葡萄酒或 45ml 蒸馏酒）。每周饮酒不超过 2 次。

（6）盐：①食盐摄入量限制在每天 5g 以内；②尽量减少味精、酱油、盐浸等加工食品和调味酱等调味品。

2. 运动治疗　规律运动可增加胰岛素敏感性、提高生活质量，有助于控制血糖、减少心血管危险因素。对于糖尿病高危人群，运动可作为糖尿病的一级预防措施，但要遵循以下原则：①运动治疗宜在相关专业人员指导下进行；②成年 T2DM 患者每周至少进行 150 分钟（如每周运动 5 天、每次 30 分钟）中等强度（50%~70% 最大心率，运动时有点费力，心跳和呼吸加快但不急促）的有氧运动。即使 1 次进行短时的体育运动（如 10 分钟），每天累计 30 分钟，也是有益的；③如无禁忌证，每周最好进行 2~3 次抗阻运动（两次锻炼间隔 ≥ 48 小时），锻炼肌肉力量和耐力；④养成健康的生活习惯，培养活跃的生活方式，如增加日常身体活动、打破久坐行为、减少静坐时间；⑤严重低血糖、糖尿病酮症酸中毒等急性代谢并发症、合并急性感染、增殖性视网膜病变、严重心脑血管疾病（不稳定型心绞痛、严重心律失常、一过性脑缺血发作）等情况下禁忌运动，病情控制稳定后方可逐步恢复运动。

（三）药物治疗

1. 口服降糖药物治疗原则

（1）二甲双胍：为 T2DM 患者控制高血糖的一线用药和药物联合中的基本用药。

（2）磺脲类药物、格列奈类药物、α- 葡萄糖苷酶抑制剂、噻唑烷二酮类（TZD）、二肽基肽酶Ⅳ抑制剂（DPP-4i）、钠 - 葡萄糖耦联转运体 2 抑制剂（SGLT2i）、胰高糖素样肽 -1 受体激动剂（GLP-1RA）和胰岛素是主要联合用药。

（3）T2DM 患者 HbA_{1c} 不达标时可根据低血糖风险、体重、经济条件、药物可及性等因素选择联用药物。

（4）无论 HbA_{1c} 水平是否达标，T2DM 患者合并动脉粥样硬化性心血管疾病（atherosclerotic cardiovascular disease，ASCVD）、ASCVD 高风险、心力衰竭或慢性肾脏病，建议首先联合有心血管疾病和慢性肾脏病获益证据的 GLP-1RA 或 SGLT2i。

2. 胰岛素治疗推荐

（1）T2DM 患者在生活方式和口服降糖药联合治疗的基础上，若血糖仍未达到控制目标，尽早（3 个月）开始胰岛素治疗。

（2）T2DM 患者的胰岛素起始治疗可以采用每日 1~2 次胰岛素。

（3）对于 $HbA_{1c} \geqslant 9.0\%$ 或空腹血糖 $\geqslant 11.1mmol/L$ 同时伴明显高血糖症状的新诊断 T2DM 患者可考虑实施短期（2 周至 3 个月）胰岛素强化治疗。

（4）胰岛素强化治疗可以采用每天 2~4 次注射或胰岛素泵方法。

（5）T2DM 患者采用餐时 + 基础胰岛素（4 次 /d）与每日 3 次预混胰岛素类似物治疗的降糖疗效和安全性相似。

（6）在糖尿病病程中（包括新诊断的 T2DM），出现无明显诱因的体重显著下降时，应该尽早使用胰岛素治疗。

三、高危人群筛查及双向转诊

（一）2 型糖尿病高危人群筛查

高危人群定义：具有下列任何一个及以上的糖尿病危险因素者，可视为 2 型糖尿病高危人群。

1. 年龄 $\geqslant 40$ 岁。

2. 有糖尿病前期（糖耐量异常、空腹血糖受损或两者同时存在）史。

3. 超重（$BMI \geqslant 24kg/m^2$）或肥胖（$BMI \geqslant 28kg/m^2$）和 / 或向心性肥胖（男性腰围 $\geqslant 90cm$，女性腰围 $\geqslant 85cm$）。

4. 静坐生活方式。

5. 一级亲属中有 2 型糖尿病家族史。

6. 有妊娠期糖尿病史的妇女。

7. 高血压（收缩压 $\geqslant 140mmHg$ 和 / 或舒张压 $\geqslant 90mmHg$），或正在接受降压治疗。

8. 血脂异常［高密度脂蛋白胆固醇（HDL-cholesterol，HDL-C）$\leqslant 0.91mmol \cdot L^{-1}$ 和 / 或甘油三酯（triglyceride，TG）$\geqslant 2.22mmol \cdot L^{-1}$］，或正在接受调脂治疗。

9. ASCVD 患者。

10. 有一过性类固醇糖尿病病史者。

11. 多囊卵巢综合征（polycystic ovarian syndrome，PCOS）患者或伴有与胰岛素抵抗相关的临床状态（如黑棘皮症等）。

12. 长期接受抗精神病药物和 / 或抗抑郁药物治疗和他汀类药物治疗的患者。

其中,糖尿病前期人群及向心性肥胖是 2 型糖尿病最重要的高危人群。

（二）上转至二级及以上医院的标准

1. 诊断困难和特殊患者

（1）初次发现血糖异常,临床分型不明确者。

（2）儿童和青少年（年龄<18 岁）糖尿病患者。

（3）妊娠和哺乳期妇女血糖异常者。

2. 治疗困难

（1）原因不明或经基层医生处理后仍反复发生低血糖者。

（2）血糖、血压、血脂长期治疗不达标者。

（3）血糖波动较大,基层处理困难,无法平稳控制者。

（4）出现严重降糖药物不良反应难以处理者。

3. 并发症严重

（1）糖尿病急性并发症:严重低血糖或高血糖伴或不伴有意识障碍（糖尿病酮症、疑似为糖尿病酮症酸中毒、高血糖高渗状态或乳酸性酸中毒）,需紧急转诊。转诊前应建立静脉通道,给予静脉滴注生理盐水补液治疗。

（2）糖尿病慢性并发症（视网膜病变、肾病、神经病变、糖尿病足或周围血管病变）的筛查、治疗方案的制定和疗效评估在机构处理有困难者。

（3）糖尿病慢性并发症导致严重靶器官损害需要紧急救治者,需紧急转诊,如急性心脑血管病;糖尿病肾病导致的肾功能不全[估算的肾小球滤过率（eGFR）$<60ml/(min \cdot 1.73m^2)$]或大量蛋白尿;糖尿病视网膜病变导致的严重视力下降;糖尿病外周血管病变导致的间歇性跛行和缺血性疼痛等。

（4）糖尿病足出现皮肤颜色的急剧变化;局部疼痛加剧并有红肿等炎症表现;新发生的溃疡;原有的浅表溃疡恶化并累及软组织和骨组织;播散性的蜂窝织炎、全身感染征象;骨髓炎等,也需紧急转诊。

（5）其他医生判断患者需上级医院处理的情况或疾病时。

（三）转回基层医疗卫生机构的标准

1. 初次发现血糖异常,已明确诊断和确定治疗方案且血糖控制比较稳定。

2. 糖尿病急性并发症治疗后病情稳定。

3. 糖尿病慢性并发症已确诊、制定了治疗方案、已进行疗效评估,病情已得到稳定控制。

4. 其他经上级医疗机构医生判定可以转回基层继续治疗管理的患者。

（吴文霞）

参 考 文 献

［1］中华医学会糖尿病学分会. 中国 2 型糖尿病防治指南 (2020 年版)(上)[J]. 中国实用内科杂志, 2021, 41 (08): 668-695.

［2］中华医学会糖尿病学分会. 中国 2 型糖尿病防治指南 (2020 年版)(下)[J]. 中国实用内科杂志, 2021, 41

(09): 757-784.

[3] 阎德文, 肖新华. 2 型糖尿病分级诊疗与质量管理专家共识 [J]. 中国医学前沿杂志 (电子版), 2020, 12 (05): 38-53.

[4] 中华医学会糖尿病学分会, 国家基层糖尿病防治管理办公室. 国家基层糖尿病防治管理手册 (2019)[J]. 中华内科杂志, 2019, 58 (10): 713-735.

第三节　血　脂　异　常

一、定义

血脂异常通常指血清中总胆固醇（total cholesterol, TC）和 / 或甘油三酯（TG）水平升高, 因为脂质不溶或微溶于水, 必须与蛋白质结合以脂蛋白形式存在才能在血液中循环, 所以血脂异常是通过高脂蛋白血症表现出来的, 统称为高脂蛋白血症（hyperlipoproteinemia）, 简称为高脂血症（hyperlipidemia）。实际上血脂异常也泛指包括低高密度脂蛋白胆固醇血症在内的各种血脂异常。

（一）病因分类

1. 继发性高脂血症　是指由其他疾病所引起的血脂异常。可引起血脂异常的疾病主要有肥胖、糖尿病、肾病综合征、甲状腺功能减退症、肾衰竭、肝脏疾病、系统性红斑狼疮、糖原贮积症、骨髓瘤、脂肪萎缩症、急性卟啉病、多囊卵巢综合征等。此外, 一些药物如利尿剂、非心脏选择性 β 受体拮抗剂、糖皮质激素等也可能引起继发性血脂异常。

2. 原发性高脂血症　是由于单一基因或多个基因突变所致。多具有家族聚集性, 有明显的遗传倾向, 特别是单一基因突变者, 故临床上通常称为家族性高脂血症（familial hyperlipidemia, FH）。

（二）血脂异常的意义

其主要危害是增加 ASCVD 的发病危险, 血脂合适水平和异常切点主要适用于 ASCVD 一级预防目标人群（表 2-2-6）。

表 2-2-6　我国 ASCVD 一级预防血脂合适水平和异常分层标准　　　　单位：mmol/L（mg/dl）

分层	TC	LDL-C	HDL-C	TG
理想水平		<2.6(100)		
合适水平	<5.2(200)	<3.4(130)		<1.7(150)
边缘水平	≥5.2(200)~ <6.2(240)	≥3.4(130)~ <4.1(160)		≥1.7(150)~ <2.3(200)
升高	≥6.2(240)	≥4.1(160)		≥2.3(200)
降低			<1.0(40)	

注：LDL-C 为低密度脂蛋白胆固醇。

二、高危因素筛查

血脂异常的筛查早期检出血脂异常个体,监测其血脂水平变化,是有效实施 ASCVD 防治措施的重要基础。建议:① 20~40 岁成年人至少每 5 年检测 1 次血脂;② 40 岁以上男性和绝经期后女性每年检测血脂;③ ASCVD 患者及其高危人群,应每 3~6 个月检测 1 次血脂;④因 ASCVD 住院患者,应在入院时或入院 24 小时内检测血脂。

血脂检测的重点对象为:① 有 ASCVD 病史者;② 存在多项 ASCVD 危险因素(如高血压、糖尿病、肥胖、吸烟)的人群;③ 有早发性心血管病家族史者(指男性一级直系亲属在 55 岁前或女性一级直系亲属在 65 岁前患缺血性心血管病),或有家族性高脂血症患者;④ 皮肤或肌腱黄色瘤及跟腱增厚者。

三、总体心血管风险评估

依据 ASCVD 发病危险采取不同强度干预措施是血脂异常防治的核心策略。总体心血管危险评估是血脂异常治疗决策的基础;总体心血管危险评估应按推荐的流程进行;对年龄低于 55 岁人群应关注心血管病余生危险。

心血管评估危险分层如下。

1. 极高危　ASCVD 患者,包括急性冠脉综合征(acute coronary syndrome,ACS)、稳定性冠心病、血运重建术后、缺血性心肌病、缺血性脑卒中、短暂性脑缺血发作、外周动脉粥样硬化病等。

2. 高危

(1)低密度脂蛋白胆固醇(LDL-C)≥ 4.9mmol/L 或 TC ≥ 7.2mmol/L;

(2)糖尿病患者的 LDL-C 为 1.8~4.9mmol/L 或 TC 为 3.1~7.2mmol/L 且年龄 ≥ 40 岁。

3. 对不符合上述条件者,评估 10 年 ASCVD 的发病风险,评估方法见表 2-2-7。

表 2-2-7　10 年 ASCVD 发病风险评估方法

	危险因素 / 个	血清胆固醇水平分层 /(mmol/L)		
		3.1 ≤ TC < 4.1 或 1.8 ≤ LDL-C < 2.6	4.1 ≤ TC < 5.2 或 2.6 ≤ LDL-C < 3.4	5.2 ≤ TC < 7.2 或 3.4 ≤ LDL-C < 4.9
无高血压	0~1	低危	低危	低危
	2	低危	低危	中危
	3	低危	中危	中危
有高血压	0	低危	低危	低危
	1	低危	中危	中危
	2	中危	高危	高危
	3	高危	高危	高危

注:危险因素包括吸烟、低 HDL-C 及男性 ≥ 45 岁或女性 ≥ 55 岁;慢性肾病患者的危险评估及治疗请参见特殊人群血脂异常的治疗;低危为发病风险 < 5%;中危为发病风险在 5%~9%;高危为发病风险 ≥ 10%。

4. ASCVD10 年发病风险为中危且年龄<55 岁者,评估余生危险,具有以下任意 2 项及以上危险因素者,定义为高危:①收缩压≥160mmHg 或舒张压≥100mmHg;②非 HDL-C≥5.2mmol/L(200mg/dl);③ HDL-C<1.0mmol/L(40mg/dl);④ BMI≥28kg/m²;⑤吸烟。

四、治疗

(一)治疗目标

血脂异常危险分层及治疗目标值详见表 2-2-8。

表 2-2-8　血脂异常危险分层及治疗目标值

危险分层	疾病和危险因素	LDL-C 目标值/(mmol/L)
极高危	ASCVD 患者	<1.8
高危	LDL-C≥4.9mmol/L 或 TC≥7.2mmol/L; 糖尿病患者 1.8mmol/L≤LDL-C<4.9mmol/L 或 3.1mmol/L≤TC≤7.2mmol/L,且年龄≥40 岁; 高血压+2 项及以上危险因素	<2.6
中危	无高血压,2 项及以上危险因素; 高血压+1 项危险因素	<3.4
低危	无高血压,0~1 项危险因素; 高血压,无危险因素	<3.4

注:ASCVD 包括急性冠脉综合征、稳定性冠心病、血运重建术后、缺血性心肌病、缺血性脑卒中、短暂性脑缺血发作、外周动脉粥样硬化病等;危险因素有吸烟、年龄(男性≥45 岁,女性≥55 岁)、HDL-C<1.0mmol/L(40mg/dl)。

1. 治疗原则

(1)临床上应根据个体 ASCVD 危险程度,决定是否启动药物调脂治疗。

(2)将降低 LDL-C 水平作为防控 ASCVD 危险的首要干预靶点,非 HDL-C 可作为次要干预靶点。

(3)调脂治疗需设定目标值:极高危者 LDL-C<1.8mmol/L;高危者 LDL-C<2.6mmol/L;中危和低危者 LDL-C<3.4mmol/L。

(4)LDL-C 基线值较高不能达到目标值者,LDL-C 至少降低 50%。极高危患者 LDL-C 基线在目标值以内者,LDL-C 仍应降低 30% 左右。

(5)临床调脂达标,首选他汀类调脂药物。起始宜应用中等强度他汀类药物,根据个体调脂疗效和耐受情况,适当调整剂量,若胆固醇水平不能达标,与其他调脂药物联合使用。

2. LDL-C 目标值　对极高危者生活方式进行干预的同时,立即启动他汀类药物进行调脂治疗。对高危者生活方式进行干预的同时应立即启动中等强度他汀类药物治疗;对低、中危者生活方式干预 6 个月 LDL-C 仍未达标者,启动低、中强度他汀类药物治疗,或者 LDL-C 至少降低 30%。

3. 非 HDL-C 目标值　在 LDL-C 达标的情况下,对于高 TG 血症的 ASCVD 高危和极高危患者应积极控制 TG 水平。高 TG 血症的心血管病高危患者应在他汀类药物的基础上加用贝特类药物。以下情况需启动贝特类药物治疗:① TG≥5.6mmol/L 时,应立即启动贝特类药物治疗,预防急性胰腺炎;② LDL-C 已达标但 TG≥2.3mmol/L 的心血管疾病高风险患者(如糖尿病患者)的一级预防;③ LDL-C 已达标但 TG ≥ 2.3mmol/L 的 ASCVD 患者的二级预防。

对于 HDL-C<1.0mmol/L(40mg/dl)者,主张控制饮食和改善生活方式,目前尚无药物干预的足够证据。

(二)生活方式改变

无论任何年龄阶段、无论是否进行药物治疗,都必须坚持控制饮食和健康的生活方式。推荐:①食物多样,谷类为主;②吃动平衡,健康体重;③多吃蔬果、奶类、大豆;④适量吃鱼、禽、蛋、瘦肉;⑤少盐少油,控糖限酒;⑥尽量避免使用对血脂有不利影响的药物。

(三)药物治疗

1. 他汀类药物　代表性药物有阿托伐他汀、舒伐他汀、瑞舒伐他汀等。他汀类药物亦称 β-羟基-β-甲戊二酸单酰辅酶 A(β-hydroxy-β-methylglutaryl-coa,HMG-CoA)还原酶抑制剂,能够抑制胆固醇合成限速酶 HMG-CoA 还原酶,减少胆固醇合成,继而上调细胞表面 LDL 受体,加速血清 LDL 分解代谢。他汀类药物是血脂异常治疗的基石。使用他汀类药物的不良反应主要有以下几种。

(1)肝功能异常:主要表现为转氨酶升高,发生率 0.5%~3.0%,呈剂量依赖性。建议使用他汀类药物治疗开始后每 4~8 周复查肝功能,如无异常,则逐步调整为每 6~12 个月复查 1 次。谷丙转氨酶(GPT)和/或谷草转氨酶(GOT)轻度升高,无相关临床表现以及肝脏损害的其他证据无须减量或者停药,建议每 4~8 周重复检测肝功能相关指标。转氨酶升高达正常值上限 3 倍以上及合并总胆红素升高患者,应减量或停药,且仍需每周复查肝功能,直至恢复正常。他汀类药物禁用于活动性肝病、不明原因转氨酶持续升高和任何原因转氨酶升高超过 3 倍正常上限、失代偿性肝硬化及急性肝衰竭患者。非酒精性脂肪肝或非酒精性脂肪性肝炎患者,可安全应用他汀类药物。慢性肝脏疾病或代偿性肝硬化不属于他汀类药物的禁忌证。

(2)肌肉不良反应:包括肌痛、肌炎和横纹肌溶解。患者有肌肉不适和/或无力,且连续检测肌酸激酶呈进行性升高时,应减少他汀类药物的剂量或停药。肌炎及严重的横纹肌溶解较罕见,且往往发生于合并多种疾病和/或联合使用多种药物的患者。药物相互作用相对较小的他汀类药物,可能降低肌病风险。如果发生肌病可以考虑:①更改他汀种类;②调整药物剂量;③间断给药;④药物联合治疗,在他汀类药物的基础上加用其他调脂药(如依折麦布等),减少单独他汀类药物治疗的用量,减少相关肌病的发生。

(3)长期服用他汀类药物有增加新发糖尿病的危险:发生率 9%~12%,属于他汀类效应。他汀类药物对心血管疾病的总体益处远大于新增糖尿病危险,无论是糖尿病高危人群还是糖尿病患者或 ASCVD 患者,有他汀类药物治疗适应证者都应坚持服用此类药物。

2. 胆固醇吸收抑制剂　他汀类药物与胆固醇吸收抑制剂依折麦布联合应用可产生良好协同作用,联合治疗可使血清 LDL-C 在他汀治疗的基础上再下降 18% 左右,且不增加他汀类药物的不良反应。推荐剂量为 10mg/d,安全性和耐受性良好,不良反应轻微且多为一过性,主要表现为头疼和消化道症状,禁用于妊娠期和哺乳期。

3. 贝特类药物　可降低血清 TG 水平和升高 HDL-C 水平。常用药物有非诺贝特片、苯扎贝特。常见不良反应与他汀类药物类似。

4. 前蛋白转化酶枯草溶菌素 9(PCSK9)抑制剂　PCSK9 是肝脏合成的分泌型丝氨酸

蛋白酶,可与 LDL 受体结合并使其降解,从而减少 LDL 受体对血清 LDL-C 的清除。通过抑制 PCSK9,可阻止 LDL 受体降解,促进 LDL-C 的清除。已在国外批准上市的 PCSK9 抑制剂有阿利西尤单抗(alirocumab)注射液和依洛尤单抗(evolocumab)注射液。

5. 其他治疗措施　脂蛋白血浆置换、肝移植、部分回肠旁路手术和门腔静脉分流术,作为辅助治疗措施用于非酒精性脂肪肝病患者。脂蛋白血浆置换效果肯定。

五、随访管理

血脂异常患者在药物治疗开始后 4~8 周复查血脂、肝功能、肌酸激酶,若血脂达标控制,且未出现特殊不良反应,可改为每 6~12 个月复查 1 次;长期达标者可每年复查 1 次。如血脂未达标,则需要调整降脂治疗方案,如调整剂量或种类、联合应用不同机制的降脂药物进行治疗。每次调整方案时,均应在治疗 6 周内进行复查。若反复调整降脂治疗方案,仍不能达标,则建议向综合性医院心内科转诊。

（吴文霞）

参 考 文 献

［1］诸骏仁, 高润霖, 赵水平, 等. 中国成人血脂异常防治指南 (2016 年修订版)[J]. 中华心血管病杂志, 2016, 44 (10): 833-853.
［2］中华医学会, 中华医学会杂志社, 中华医学会全科医学分会, 等. 血脂异常基层诊疗指南 (2019 年)[J]. 中华全科医师杂志, 2019,18 (05): 406-416.

第四节　稳定性冠心病

一、诊断

（一）定义

稳定性冠心病(stable coronary artery disease, SCAD),也称慢性冠状动脉综合征(chronic coronary syndrome, CCS),包括 3 种情况,即慢性稳定型心绞痛、缺血性心肌病和急性冠脉综合征(acute coronary syndrome, ACS)之后稳定的病程阶段。

慢性稳定型心绞痛是在冠状动脉固定性严重狭窄基础上,由运动、情绪波动或其他应激诱发,导致心肌负荷增加,从而引起心肌急剧、短暂缺血缺氧的临床综合征。通常为一过性的胸部不适,其特点为短暂的胸骨后压榨性疼痛或憋闷感(心绞痛)。

缺血性心肌病指由于长期心肌缺血导致心肌局限性或弥漫性纤维化,从而产生心脏收缩和 / 或舒张功能受损,引起心脏扩大或僵硬、慢性心力衰竭、心律失常等一系列表现的临床综合征。

ACS 之后稳定的病程阶段,通常无症状,表现为长期、静止、无典型缺血症状的状态。

(二) 症状

1. **部位**　通常位于胸骨体之后,可波及心前区,有手掌大小范围,甚至横贯前胸,界限不很清楚。常放射至左肩、左臂内侧达无名指和小指,或至颈、咽或下颌部。

2. **性质**　胸痛常为压迫、发闷、紧缩或胸口沉重感,有时被描述为颈部扼制或胸骨后烧灼感,但不像针刺或刀扎样锐性痛。可伴有呼吸困难,也可伴有非特异性症状如乏力或虚弱感、头晕、恶心、坐立不安或濒死感。呼吸困难可能为 SCAD 的唯一临床表现,有时与肺部疾病引起的气短难以鉴别。胸痛发作时,患者往往被迫停止正在进行的活动,直至症状缓解。

3. **持续时间**　通常持续数分钟至 10 余分钟,大多数情况下 3~5 分钟,很少超过 30 分钟,若症状仅持续数秒,则很可能与心绞痛无关。

4. **诱因**　与劳累或情绪激动相关是心绞痛的重要特征。当心脏负荷增加时,心绞痛常被诱发。疼痛多发生于劳累或激动的当时,而不是劳累之后。含服硝酸酯类药物常可在数分钟内使心绞痛缓解。

典型心绞痛:胸骨后不适感,其性质和持续时间具有明显特征;劳累或情绪应激可诱发;休息和 / 或硝酸酯类药物治疗后数分钟内可缓解。

非典型心绞痛(有可能):符合上述特征中的 2 项。

非心绞痛性质的胸痛:仅符合上述特征中的 1 项,或都不符合。

了解病史后,可通过胸痛性质、性别、年龄 3 个因素,综合推断 SCAD 的验前概率(pre-test probability, PTP),即罹患 SCAD 的临床可能性(表 2-2-9)。

表 2-2-9　有稳定性胸痛症状患者的临床验前概率　　　　单位: %

年龄 / 岁	典型心绞痛		非典型心绞痛		非心绞痛性质的胸痛	
	男性	女性	男性	女性	男性	女性
30~39	59	28	29	10	18	5
40~49	69	37	38	14	25	8
50~59	77	47	49	20	34	12
60~69	84	58	59	28	44	17
70~79	89	68	69	37	54	24
>80	93	76	78	47	65	32

注: PTP<15% 为低概率; 15% ≤ PTP ≤ 65% 为中低概率; 65%<PTP ≤ 85% 为中高概率; PTP>85% 为高概率。

(三) 辅助检查

1. **实验室检查**　常规检查包括血常规、尿常规、粪便常规、血糖、血脂、肝肾功能,必要时检测心肌酶、氨基末端脑利尿钠肽前体。

2. **心电图**　所有患者就诊时均建议行静息心电图;对疑似伴有心律失常的 SCAD 患者建议行动态心电图监测。

3. **胸部 X 线**　心绞痛症状不典型或怀疑有肺部疾病的患者可完善胸部 X 线检查;如考虑有心力衰竭,亦可行胸部 X 线检查。

4. 心脏彩超　所有患者均建议行静息经胸超声心动图检查。

5. 负荷试验　包括负荷心电图、负荷心脏彩超、核素心肌灌注显像（包括 SPECT 和 PET）。指南推荐对 65%＜PTP ≤ 85% 或左室射血分数（LVEF）＜50% 无典型症状的患者，建议首先行负荷影像学检查；对静息心电图异常、可能影响正常解读负荷心电图波形改变的患者，建议行负荷影像学检查；既往进行过血运重建（PCI 或 CABG）有缺血症状的患者，应考虑行负荷影像学检查；如需评估 CT 血管成像（computed tomography angiography，CTA）显示的临界病变缺血的严重程度，应考虑行负荷影像学检查。

6. 冠状动脉 CTA　冠状动脉 CTA 有较高的阴性预测价值，灵敏度 95%~99%。若冠状动脉 CTA 未见狭窄病变，一般可不进行有创性检查。对于 PTP 为中低度（15%~65%）的疑诊 SCAD 者，冠状动脉 CTA 的诊断价值较大。冠状动脉 CTA 的特异度较低，为 64%~83%。钙化会显著影响 CTA 对狭窄程度的判断，可能高估狭窄程度。因此，CTA 对钙化严重的患者来讲，仅能作为参考。

7. 冠状动脉造影　对无法进行负荷影像学检查、LVEF＜50% 且有典型心绞痛症状的患者，或从事特殊行业（如飞行员）的患者，冠状动脉造影在 SCAD 的确诊或排除中有较高价值。经无创性检查危险分层后若要确定是否需行血运重建治疗，则应行冠状动脉造影检查。对高 PTP 伴有典型性胸痛，或临床证据提示不良事件风险高的患者，可不进行无创性检查，直接行早期冠状动脉造影以确立血运重建策略。冠状动脉造影检查发现心外膜下冠状动脉直径狭窄超过 50%，且患者有典型心绞痛症状或无创性检查显示患者有心肌缺血证据，可诊断为冠心病。

二、鉴别诊断

（一）ACS

症状恶化加重，程度更剧烈或持续时间更长，含服硝酸甘油疗效变差，可伴心律失常、心力衰竭和 / 或休克。心电图 ST 段抬高或下移，或同时有异常 Q 波和 / 或 T 波改变。心肌损伤标志物（肌钙蛋白 I 或 T）增高。

（二）非冠心病的心脏性疾病

严重主动脉瓣狭窄或关闭不全、风湿性冠状动脉炎、梅毒性主动脉炎引起冠状动脉口狭窄或闭塞、严重未控制的高血压、主动脉夹层、心包炎、肥厚型心肌病、扩张型心肌病、特纳综合征等病均可引起心绞痛，根据其他临床表现鉴别。

（三）消化系统疾病

1. 食管疾病　反流性食管炎，常呈胃灼热感，与体位改变和进食有关，饱餐后、平卧位易发生。

2. 胆道疾病　包括胆石症、胆囊炎、胆管炎，疼痛常在右上腹部，也可在上腹部、胸部，可伴消化道症状。

（四）胸壁疾病

1. 肋骨炎、肋软骨炎、肋骨骨折、胸锁骨关节炎　局部常有肿胀和压痛、颈胸肌神经根病变，如颈、胸椎病等。

2. 肋间神经痛　疼痛常累及 1~2 个肋间，不一定局限于胸前，多呈持续性刺痛或灼痛，咳嗽、用力呼吸和身体转动可使疼痛加剧，沿神经行径处有压痛，手臂上举活动时局部有牵拉疼痛。

(五) 肺部疾病

肺栓塞、肺动脉高压,伴气短、头晕、右心负荷增加,可相应检查肺部其他疾病,如肺炎、气胸、胸膜炎、睡眠呼吸暂停综合征等。

(六) 精神疾病导致的躯体化症状

短暂(几秒)刺痛或持久(几小时)隐痛,患者常喜欢深吸气或叹息性呼吸,以缓解症状,部位多在左胸乳房下心尖部附近,或经常变动。症状多在情绪波动后出现,体力活动时反觉舒适。常伴心悸、疲乏、头昏、失眠及其他焦虑和/或抑郁的临床表现。

三、治疗

(一) 药物治疗

其目的包括缓解症状及预防心血管事件。

1. 缓解症状、改善缺血的药物 包括 β 受体拮抗剂、硝酸酯类药物和钙通道阻滞剂(calcium channel blocker,CCB)。缓解症状与改善缺血的药物应与预防心肌梗死和死亡的药物联合使用。

(1)β 受体拮抗剂:通过抑制心脏 β 肾上腺素能受体,减慢心率、减弱心肌收缩力、降低血压以减少心肌耗氧量,还可通过延长舒张期以增加缺血心肌灌注,因而可以减少心绞痛发作和提高运动耐量。只要无禁忌证,β 受体拮抗剂应作为初始治疗药物。选择性 β_1 受体拮抗剂更佳,如琥珀酸美托洛尔、比索洛尔。用药期间心率宜控制在 55~60 次 /min。

(2)硝酸酯类:为内皮依赖性血管扩张剂,能减少心肌需氧和改善心肌灌注,从而改善心绞痛症状。舌下含服或喷雾用硝酸甘油仅作为心绞痛急性发作时缓解症状用药,也可在运动前数分钟预防使用。心绞痛发作时,可舌下含服硝酸甘油 0.3~0.6mg,每 5 分钟含服 1 次直至症状缓解,15 分钟内含服最大剂量不超过 1.2mg。长效硝酸酯类用于降低心绞痛发作的频率和程度,并可增加运动耐量,适用于慢性长期治疗。每天用药时应注意给予足够的无药间期(8~10 小时),以减少耐药性的发生。

(3)CCB:通过改善冠状动脉血流和减少心肌耗氧发挥缓解心绞痛的作用。CCB 分为二氢吡啶类和非二氢吡啶类,共同的药理特性为选择性抑制血管平滑肌、使心肌 L 型钙通道开放。不同点在于与钙通道孔隙结合位点不同,二氢吡啶类药物对血管的选择性更佳(包括氨氯地平、硝苯地平、非洛地平)。长效硝苯地平具有很强的动脉舒张作用,不良反应小,适合联合 β 受体拮抗剂用于伴有高血压的心绞痛患者。非二氢吡啶类药物可降低心率(包括维拉帕米、地尔硫䓬)。地尔硫䓬治疗劳力性心绞痛较维拉帕米不良反应小。心力衰竭患者应避免使用 CCB,因其可使心功能恶化,增加死亡风险,尤其是短效的二氢吡啶类以及具有负性肌力作用的非二氢吡啶类。

(4)其他药物:①曲美他嗪。通过调节心肌能量底物,提高葡萄糖有氧氧化比例,能改善心肌对缺血的耐受性及左心功能,缓解心绞痛。②伊伐布雷定。伊伐布雷定通过选择性抑制窦房结起搏电流,达到减慢心率的作用,从而延长心脏舒张期,改善冠状动脉灌注,降低心肌氧耗,对心肌收缩力和血压无影响。

2. 改善预后的药物 主要包括抗血小板药物、调脂药物、β 受体拮抗剂和血管紧张素转换酶抑制药(ACEI)或血管紧张素受体阻滞药(ARB)。

（1）抗血小板药物：抗血小板药物在预防缺血性事件中起着重要作用。无 ACS 及经皮冠状动脉介入治疗（percutaneous coronary intervention，PCI）病史者，推荐阿司匹林长期服用（75~100mg、1 次 /d）。

（2）调脂药物：SCAD 患者如无禁忌，应依据其血脂基线水平首选起始剂量中等强度的他汀类调脂药物，根据个体调脂疗效和耐受情况，适当调整剂量，推荐以 LDL-C 为首要干预靶点，目标值 LDL-C＜1.8mmol/L。

（二）血运重建

对强化药物治疗下仍有缺血症状及存在较大范围心肌缺血证据的 SCAD 患者，如预判选择 PCI 或冠状动脉旁路移植术（coronary artery bypass grafting，CABG）治疗的潜在获益大于风险，可根据病变特点选择相应的治疗策略。

（三）危险因素的管理

包括生活方式调整、戒烟、限酒，达标控制血糖、血压、血脂等危险因素。

四、转诊

（一）紧急转诊

1. 稳定型心绞痛病情变化发生急性心肌梗死　一旦确定急性心肌梗死，在社区宜先按急性心肌梗死处理，可参照相应指南。

2. 稳定性冠心病转变为不稳定型心绞痛

（1）近 48 小时内发生缺血性胸痛加重。

（2）出现严重心律失常。

（3）低血压（收缩压 ≤ 90mmHg）。

（4）左心室功能不全（LVEF＜40%），存在与缺血有关的肺水肿，出现第三心音、新的或加重的奔马律。

（5）休息时胸痛发作伴 ST 段变化大于 0.1mV，新出现 Q 波或束支传导阻滞。紧急转诊时应嘱患者立即卧床休息，给予吸氧，监测血压、心率等生命体征和心肺体征，无禁忌证者立即嚼服肠溶阿司匹林 300mg 及氯吡格雷 300mg 或替格瑞洛 180mg，建立静脉通道。

（二）普通转诊

1. 根据病情，需要进行进一步检查评估，如冠状动脉造影、心脏 MRI、心脏负荷试验等基层医疗机构无法完成的项目。

2. 冠心病危险因素控制不理想，希望转诊上级医院，更好地控制危险因素。

3. 经过规范化治疗症状控制不理想，仍有频繁心绞痛发作。

（吴文霞）

参 考 文 献

［1］ 中华医学会, 中华医学会杂志社, 中华医学会全科医学分会, 等. 稳定性冠心病基层诊疗指南 (2020 年) [J]. 中华全科医师杂志, 2021, 20 (03): 265-273.

［2］王斌, 李毅, 韩雅玲. 稳定性冠心病诊断与治疗指南 [J]. 中华心血管病杂志, 2018, 46 (09): 680-694.

［3］GENDERS T S, STEYERBERG E W, ALKADHI H, et al. A clinical prediction rule for the diagnosis of coronary artery disease: validation, updating, and extension [J]. European Heart Journal, 2011, 32 (11): 1316-1330.

第五节　慢性心力衰竭

一、诊断与评估

（一）定义和分类

心衰是多种原因导致心脏结构和 / 或功能的异常改变, 使心室收缩和 / 或舒张功能发生障碍, 从而引起的一组复杂临床综合征, 主要表现为呼吸困难、疲乏和液体潴留（肺淤血、体循环淤血及外周水肿）等。

1. 根据左室射血分数（LVEF）, 分为以下三种情况。

（1）射血分数降低性心衰（heart failure with reduced ejection fraction, HFrEF）: 具有临床症状和 / 或体征, LVEF＜40%。

（2）射血分数保留性心衰（heart failure with preserved ejection fraction, HFpEF）: 具有临床症状和 / 或体征, LVEF≥50%, 利尿钠肽升高, 并符合以下至少 1 条: ①左心室肥厚和 / 或左心房扩大; ②心脏舒张功能异常。

（3）中间范围射血分数心衰（heart failure with mid-range ejection fraction, HFmrEF）: 具有临床症状和 / 或体征, 40%≤LVEF≤49%, 利尿钠肽升高, 并符合以下至少 1 条: ①左心室肥厚和 / 或左心房扩大; ②心脏舒张功能异常。

2. 根据心衰发生的时间、速度, 分为慢性心衰和急性心衰。

（二）诊断

1. 临床表现　心力衰竭常见的症状为劳力性呼吸困难、夜间阵发性呼吸困难、端坐呼吸、运动耐量降低、疲劳、夜间咳嗽、腹胀、食欲缺乏等。

2. 体征　心衰主要体征有颈静脉怒张、肺部啰音、第三心音（奔马律）、肝颈静脉回流征阳性、下肢水肿等。

3. 辅助检查

（1）心电图: 心力衰竭患者几乎都存在心电图异常, 因此均应接受心电图检查。如果存在心律失常或无症状性心肌缺血应行 24 小时动态心电图。

（2）胸部 X 线检查: 可提供肺淤血、肺水肿和心脏增大的信息, 但 X 线检查正常并不能除外心衰。

（3）生物学标志物: ①利尿钠肽。如脑利尿钠肽（brain natriuretic peptide, BNP）或氨基末端脑利尿钠肽前体（NT-proBNP）测定: 用于心衰筛查、诊断和鉴别诊断、病情严重程度及预后评估。BNP＜100ng/L、NT-proBNP＜300ng/L 时通常可排除急性心衰。BNP＜35ng/L、NT-proBNP＜125ng/L 时通常可排除慢性心衰, 但其灵敏度和特异度较急性心衰低。诊断急性心衰时 NT-proBNP 水平应根据年龄和肾功能进行分层：50 岁以下的患者 NT-proBNP 水平>450ng/L，50 岁以上>900ng/L，75 岁以上应>1 800ng/L，肾功能不全(肾小球滤过率<60ml/min)时应>1 200ng/L。②心肌酶、肌钙蛋白 I/T 可协助急性心肌梗死诊断。

(4)超声心动图：是评估心衰患者心脏结构和功能的首选方法。心脏彩超检查可了解患者的房室容量、左右心室收缩和舒张功能、室壁厚度、瓣膜功能和肺动脉高压的信息。超声心动图是目前临床上唯一可判断舒张功能不全的成像技术。

(5)心脏 CTA：适用于低、中度可疑冠心病的心衰患者，以排除冠状动脉狭窄。

(6)冠状动脉造影：适用于经药物治疗后仍有心绞痛的患者；合并有症状的室性心律失常或有心脏停搏史的患者；有冠心病危险因素、无创检查提示存在心肌缺血的心衰患者。

(7)其他特殊检查：包括心脏磁共振(CMR)、负荷超声心动图、核素心室造影等。

4. 评估　纽约心脏病学会(NYHA)按诱发心衰症状的活动程度将心功能的受损状况分为 4 级(表 2-2-10)。

表 2-2-10　纽约心脏病学会(NYHA)心功能分级

分级	症状
Ⅰ级	活动不受限，日常体力活动不引起明显的气促、疲乏或心悸
Ⅱ级	活动轻度受限，休息时无症状，日常活动可引起明显的气促、疲乏或心悸
Ⅲ级	活动明显受限，休息时可无症状，轻于日常活动即引起显著的气促、疲乏、心悸
Ⅳ级	休息时也有症状，任何体力活动均会引起不适；如无须静脉给药，可在室内或床边活动者为Ⅳa；不能下床并需静脉给药支持者为Ⅳb级

二、治疗

(一)非药物治疗

慢性 HFrEF 患者的治疗目标是改善临床症状和生活质量，预防或逆转心脏重构，减少再住院，降低死亡率。包括去除诱因、改变生活方式、限钠低脂饮食、戒烟，肥胖患者应减轻体重。严重心衰伴明显消瘦(心脏恶病质)者，应给予营养支持。失代偿期应卧床休息，多做被动运动以预防深部静脉血栓形成。

(二)药物治疗

主要包括利尿剂、肾素-血管紧张素系统抑制剂(ACEI 或 ARB)、血管紧张素受体脑啡肽酶抑制剂(ARNI)、β 受体拮抗剂、醛固酮受体拮抗剂、伊伐布雷定、洋地黄类药物、其他(血管扩张药物、能量代谢药物)。

1. 利尿剂　利尿剂可消除水钠潴留，有效缓解心衰患者的呼吸困难及水肿，改善运动耐量。

(1)适应证：有液体潴留证据的心衰患者均应使用利尿剂。

(2)禁忌证：①从无液体潴留的症状及体征；②痛风是噻嗪类利尿剂的禁忌证；③已知对某种利尿剂过敏或者存在不良反应。

(3)应用方法：根据患者淤血症状和体征、血压及肾功能选择起始剂量，以体重每天减轻 0.5~1.0kg 为宜。一旦症状缓解、病情控制，即以最小有效剂量长期维持。利尿剂开始应用或增加剂量 1~2 周后,应复查血钾和肾功能。有明显液体潴留的患者,首选袢利尿剂。噻嗪类利尿剂仅适用于有轻度液体潴留、伴有高血压且肾功能正常的心衰患者。

（4）不良反应：电解质紊乱、低血压、肾功能恶化。

2. 肾素 - 血管紧张素系统抑制剂　指南推荐在 HFrEF 患者中应用 ACEI 或 ARB 或 ARNI,抑制肾素 - 血管紧张素系统,联合应用 β 受体拮抗剂及在特定患者中应用醛固酮受体拮抗剂的治疗策略,以降低心衰的发病率和死亡率。

（1）ACEI：能降低 HFrEF 患者的住院风险和死亡率,改善症状和运动能力。

1）适应证：所有 HFrEF 患者均应使用 ACEI,除非有禁忌证或不能耐受。

2）禁忌证：①使用 ACEI 曾发生血管神经性水肿（导致喉头水肿）；②妊娠妇女；③双侧肾动脉狭窄。

3）以下情况须慎用：①血肌酐>221μmol/L（2.5mg/dl）或 eGFR<30ml/（min·1.73m^2）；②血钾>5.0mmol/L；③症状性低血压（收缩压<90mmHg）；④左心室流出道梗阻（如主动脉瓣狭窄、梗阻性肥厚型心肌病）。

4）使用方法：尽早使用,从小剂量开始,逐渐递增,每隔 2 周剂量倍增 1 次,直至达到最大耐受剂量或目标剂量。

5）不良反应：肾功能恶化,高钾血症,低血压,干咳,血管神经性水肿。

（2）ARB：耐受性好,长期使用可改善血流动力学,降低心衰的死亡率和因心衰再住院率,特别是对不能耐受 ACEI 的患者。

1）适应证：推荐用于不能耐受 ACEI 的 HFrEF 患者；对因其他适应证已服用 ARB 的患者,如随后发生 HFrEF,可继续服用 ARB。

2）禁忌证：除血管神经性水肿外,其余同 ACEI。

3）应用方法与不良反应监测：从小剂量开始,逐渐增至推荐的目标剂量或可耐受的最大剂量。开始应用及调整剂量后 1~2 周内,应监测血压、肾功能和血钾。

4）不良反应：包括低血压、肾功能恶化和高钾血症等,极少数患者也会发生血管神经性水肿。

（3）ARNI：ARNI 有 ARB 和脑啡肽酶抑制剂的作用,后者可升高利尿钠肽、缓激肽和肾上腺髓质素及其他内源性血管活性肽的水平。ARNI 的代表药物是沙库巴曲缬沙坦钠。

1）适应证：对于 NYHA 心功能 Ⅱ~Ⅲ 级、有症状的 HFrEF 患者,若能够耐受 ACEI/ARB,推荐以 ARNI 替代 ACEI/ARB,以进一步减少心衰的发病率及死亡率。

2）禁忌证：①有血管神经性水肿病史；②双侧肾动脉严重狭窄；③妊娠妇女、哺乳期妇女；④重度肝损害（蔡尔德 - 皮尤改良评分为 C 级）,胆汁性肝硬化和胆汁淤积；⑤已知对 ARB 或 ARNI 过敏。

3）以下情况者须慎用：①血肌酐>221μmol/L（2.5mg/dl）或 eGFR<30ml/（min·1.73m^2）；②血钾>5.4mmol/L；③症状性低血压（收缩压<95mmHg）。

4）应用方法：患者由服用 ACEI/ARB 转为 ARNI 前血压应稳定,并停用 ACEI 36 小时,因为脑啡肽酶抑制剂和 ACEI 联用会增加血管神经性水肿的风险。小剂量开始,每 2~4 周剂量加倍,逐渐滴定至目标剂量。起始治疗和剂量调整后应监测血压、肾功能和血钾。

5）不良反应：主要是低血压、肾功能恶化、高钾血症和血管神经性水肿。相关处理同 ACEI。

3. β 受体拮抗剂　HFrEF 患者长期应用 β 受体拮抗剂(琥珀酸美托洛尔、比索洛尔及卡维地洛),能改善症状和生活质量,降低死亡、住院、猝死风险。

(1)适应证:病情相对稳定的 HFrEF 患者均应使用 β 受体拮抗剂,除非有禁忌证或不能耐受。

(2)禁忌证:心源性休克、病态窦房结综合征、二度及以上房室传导阻滞(无心脏起搏器)、心率<50 次 /min、低血压(收缩压<90mmHg)、支气管哮喘急性发作期。

(3)用法:尽早使用,NYHA 心功能Ⅳ级患者应在血流动力学稳定后使用。起始剂量须小,每隔 2~4 周可剂量加倍,逐渐达到指南推荐的目标剂量或最大可耐受剂量,并长期使用。静息心率降至 60 次 /min 左右的剂量为 β 受体拮抗剂应用的目标剂量或最大耐受剂量。在慢性心衰急性失代偿期,可继续维持使用;心动过缓(50~60 次 /min)和血压偏低(收缩压 85~90mmHg)的患者可减少剂量;严重心动过缓(<50 次 /min)、严重低血压(收缩压<85mmHg)和休克患者应停用,但在出院前应再次启动 β 受体拮抗剂治疗。

(4)不良反应:心衰恶化、心动过缓和房室传导阻滞、低血压。

4. 醛固酮受体拮抗剂　研究证实在使用 ACEI/ARB、β 受体拮抗剂的基础上加用醛固酮受体拮抗剂,可使 NYHA 心功能Ⅱ~Ⅳ级的 HFrEF 患者获益,降低全因死亡、心血管死亡、猝死和心衰住院风险。

(1)适应证:LVEF ≤ 35%、使用 ACEI/ARB/ARNI 和 β 受体拮抗剂治疗后仍有症状的 HFrEF 患者;急性心肌梗死后且 LVEF ≤ 40%,有心衰症状或合并糖尿病者。

(2)禁忌证:①肌酐>221μmoL/L(2.5mg/dl)或 GFR<30ml/(min·1.73m²);②血钾>5.0mmol/L;③妊娠妇女。

(3)用法:螺内酯的初始剂量为 10~20mg,每天 1 次,至少观察 2 周后再加量,目标剂量 20~40mg,每天 1 次。使用醛固酮受体拮抗剂治疗后 3 天和 1 周应监测血钾和肾功能,前 3 个月每月监测 1 次,以后每 3 个月 1 次。

(4)不良反应:主要是肾功能恶化和高钾血症,如血钾>5.5mmol/L 或 eGFR<30ml/(min·1.73m²)应减量并密切观察,血钾>6.0mmol/L 或 eGFR<20ml/(min·1.73m²)应停用。螺内酯可引起男性乳房疼痛或乳腺增生症(发生率 10%),为可逆性。

5. 伊伐布雷定　通过特异性抑制心脏窦房结起步电流,减慢心率。

(1)适应证:NYHA 心功能Ⅱ~Ⅳ级、LVEF ≤ 35% 的窦性心律患者,合并以下情况之一可加用伊伐布雷定:①已使用 ACEI/ARB/ARNI、β 受体拮抗剂、醛固酮受体拮抗剂,β 受体拮抗剂已达到目标剂量或最大耐受剂量,心率仍 ≥ 70 次 /min;②心率 ≥ 70 次 /min,对 β 受体拮抗剂禁忌或不能耐受者。

(2)禁忌证:①病态窦房结综合征、窦房传导阻滞、二度及以上房室传导阻滞、治疗前静息心率<60 次 /min;②血压<90/50mmHg;③急性失代偿性心衰;④重度肝功能不全;⑤心房颤动 / 心房扑动;⑥依赖心房起搏。

(3)用法:起始剂量 2.5mg,2 次 /d。治疗 2 周后,根据静息心率调整剂量,每次剂量增加 2.5mg,使患者的静息心率控制在 60 次 /min 左右,最大剂量 7.5mg,2 次 /d。对合用 β 受体拮抗剂、地高辛、胺碘酮的患者应监测心率和 Q-T 间期,因低钾血症和心动过缓合并存在是发生严重心律失常的易感因素,特别是长 Q-T 间期综合征患者。避免与 CYP3A4 强抑制剂(如唑类抗真菌药、大环内酯类抗生素)合用。

（4）不良反应：最常见为光幻视和心动过缓。如发生视觉功能恶化，应考虑停药。心率 <50 次 /min 或出现相关症状时应减量或停用。

6. 洋地黄类药物　通过抑制钠钾 ATP 酶，产生正性肌力作用，增强副交感神经活性，减慢房室传导。

（1）适应证：应用利尿剂、ACEI/ARB/ARNI、β 受体拮抗剂和醛固酮受体拮抗剂，仍持续有症状的 HFrEF 患者。

（2）禁忌证：①病态窦房结综合征、二度及以上房室传导阻滞患者；②心肌梗死急性期（<24 小时），尤其是有进行性心肌缺血者；③预激综合征伴心房颤动或心房扑动；④梗阻性肥厚型心肌病。

（3）用法：地高辛 0.125~0.25mg/d，老年、肾功能受损者、低体重患者可 0.125mg，1 次 /d 或隔天 1 次，应监测地高辛血药浓度，建议维持在 0.5~0.9μg/L。

（4）不良反应：①心律失常。最常见为室性早搏，快速性房性心律失常伴有传导阻滞是洋地黄中毒的特征性表现。②胃肠道症状。③神经精神症状（视觉异常、定向力障碍）。不良反应常出现于地高辛血药浓度 >2.0μg/L 时，也见于地高辛血药浓度较低时，如合并低钾血症、低镁血症、心肌缺血、甲状腺功能减退。

（三）心衰患者的心脏植入型电子器械治疗

主要包括 2 项内容：①心脏再同步化治疗（CRT）。用于纠正心衰患者的心脏失同步以改善心衰。②植入型心律转复除颤器（ICD）治疗。用于心衰患者心脏性猝死的一级或二级预防。

三、慢性心力衰竭管理

慢性心衰管理应包括诊治全程，实现从医院到社区的无缝衔接，包括：住院期间心衰管理团队即应与患者进行接触和宣教，鼓励患者和家属参与随访；根据病情和危险分层制订出院计划和随访方案；出院后通过随访和患者教育，提高患者依从性和自我护理能力，进行药物调整、心理支持，如果心衰症状加重应及时处理。

（一）随访管理

根据患者情况确定随访频率和内容，心衰住院患者出院后 2~3 个月内、失代偿期稳定后过渡阶段病情不稳定，需进行药物调整和监测，应适当增加随访频率，每 2 周 1 次，病情稳定后改为 1~2 个月 1 次。

（二）随访内容

1. 监测症状、NYHA 心功能分级、血压、心率、心律、体重、肾功能和电解质。

2. 调整神经内分泌拮抗剂剂量达到最大耐受或目标剂量。

3. 利尿剂剂量逐渐过渡为口服最小有效量。

4. 针对病因的药物治疗。

5. 合并症的药物治疗。

6. 评估治疗依从性和不良反应。

7. 必要时行 BNP/NT-proBNP、胸部 X 线、超声心动图、动态心电图等检查。

8. 关注有无焦虑和抑郁。

（三）慢性心衰的动态管理内容

患者如出现原因不明的疲乏或运动耐力明显降低，以及心率增加 15~20 次 /min，可能是心衰加重的最早期征兆。如果患者体重短期内明显增加,尿量减少、入量大于出量提示液体潴留,需要及时调整药物治疗,如加大利尿剂剂量或静脉应用利尿剂,根据患者生命体征调整其他药物的剂量,必要时转专科医院。

(四) 慢性心力衰竭的预防

1. 对心衰危险因素的干预

(1) 高血压:存在多种心血管疾病危险因素、靶器官损伤或心血管疾病的高血压患者,血压应控制在 130/80mmHg 以下。

(2) 血脂异常:对冠心病患者或冠心病高危人群,推荐使用他汀类药物预防心衰。

(3) 糖尿病:糖尿病是心衰发生的独立危险因素,近来研究显示 SGLT2 抑制剂能降低具有心血管高危风险的 2 型糖尿病患者的死亡率和心衰住院率。

(4) 其他危险因素:对肥胖、糖代谢异常的控制,戒烟和限酒有助于预防或延缓心衰的发生。

(5) 检测 BNP 以筛查高危人群:建议检测 BNP 水平以筛查心衰高危人群(心衰 A 期),控制危险因素和干预生活方式有助于预防左心室功能障碍或新发心衰。

2. 对无症状的左心室收缩功能障碍的干预　所有无症状的 LVEF 降低的患者,推荐使用 ACEI 或 ARB 和 β 受体拮抗剂预防或延缓心衰发生。血压不达标患者应优化血压控制,预防发展为有症状的心衰。冠心病伴持续缺血表现的患者应尽早行血运重建治疗。

3. 健康教育　主要内容需涵盖心衰的基础知识、症状的监控、药物治疗及依从性、饮食指导和生活方式干预等。

4. 转诊

(1) 基层医疗卫生机构初诊或怀疑心衰,需明确病因和治疗方案的心衰患者。

(2) 基层医疗卫生机构就诊的慢性稳定性心衰患者病情加重,经常规治疗不能缓解,出现以下情况之一,应及时转诊:①心衰症状、体征加重,如呼吸困难、水肿加重、生命体征不稳定;② BNP 等心衰生物标志物水平明显增高;③原有心脏疾病加重;④出现新的疾病,如肺部感染、电解质紊乱、心律失常、肾功能恶化、血栓栓塞等;⑤需进一步调整治疗方案,需要有创检查及治疗,包括血运重建、心脏手术、ICD、CRT 等。

(3) 诊断明确、病情平稳的心衰患者每半年应由专科医生进行一次全面评估,对治疗方案进行评估和优化。

(吴文霞)

参 考 文 献

[1] 中华医学会心血管病学分会心力衰竭学组, 中国医师协会心力衰竭专业委员会, 中华心血管病杂志编辑委员会. 中国心力衰竭诊断和治疗指南 2018 [J]. 中华心力衰竭和心肌病杂志, 2018, 2 (4): 196-197.
[2] 中华医学会, 中华医学会杂志社, 中华医学会全科医学分会, 等. 慢性心力衰竭基层诊疗指南 (2019 年) [J]. 中华全科医师杂志, 2019, 18 (10): 936-947.

第六节　慢性阻塞性肺疾病

一、定义及分期

慢性阻塞性肺疾病(chronic obstructive pulmonary disease,COPD)简称慢阻肺,是一种以持续气流受限为特征的可以预防和治疗的常见疾病。气流受限多呈进行性发展,与气道和肺对有毒颗粒或气体的慢性炎症反应增强有关。急性加重和合并症对个体患者整体疾病的严重程度产生影响。慢性气流受限由小气道疾病(阻塞性支气管炎)和肺实质破坏(肺气肿)共同引起,两者在不同患者中所占比例不同。

慢性阻塞性肺疾病的分期包括①急性加重期:患者表现为咳嗽、咳痰、气短和/或喘息加重,痰量增多,脓性或黏液脓性痰,可伴有发热等,呼吸道症状加重,超过日常变异水平,需要改变治疗方案;②稳定期:咳嗽、咳痰和气短等症状稳定或症状轻微,病情基本恢复到急性加重前的状态。

慢阻肺的诊断应根据临床表现、危险因素接触史、体征及实验室检查等资料,综合分析确定。典型慢阻肺的诊断:呼吸困难、慢性咳嗽或咳痰;危险因素暴露史;肺功能检查吸入支气管扩张剂后第 1 秒用力呼气容积(FEV_1)占用力肺活量(FVC)之比值(FEV_1/FVC)<0.7提示气流受限,且除外其他疾病。

二、评估

(一)慢阻肺高危人群

符合以下 1 个及以上特征的人群均属于慢阻肺的高危人群:①年龄 ≥35 岁;②吸烟或长期接触"二手烟"污染;③患有某些特定疾病,如支气管哮喘、变应性鼻炎、慢性支气管炎、肺气肿等;④直系亲属中有慢阻肺家族史;⑤居住在空气污染严重地区,尤其是二氧化硫等有害气体污染的地区;⑥长期从事接触粉尘、有毒有害化学气体、重金属颗粒等工作;⑦在婴幼儿时期反复患下呼吸道感染;⑧居住在气候寒冷、潮湿地区以及使用燃煤、木柴取暖;⑨维生素 A 缺乏或者胎儿时期肺发育不良;⑩营养状况较差,体重指数较低。

(二)综合评估

评估目的在于确定疾病的严重程度,包括气流受限的严重程度、患者健康状况及未来不良事件的发生风险(如急性加重、住院或者死亡等),以最终指导治疗。慢阻肺稳定期病情评估如下。

(1)症状评估:可采用改良版英国医学研究委员会呼吸困难问卷(mMRC 问卷)(表 2-2-11)对呼吸困难严重程度进行评估,或采用慢阻肺评估测试(COPD assessment test,CAT)进行综合症状评估(表 2-2-12)。

(2)肺功能评估:慢阻肺患者根据气流受限程度分为 1~4 级,见表 2-2-13。

表 2-2-11　改良版英国医学研究委员会呼吸困难问卷（mMRC）对呼吸困难严重程度的评估表

mMRC 分级	呼吸困难严重程度
0 级	只在剧烈活动时感到呼吸困难
1 级	在平地快步行走或步行爬小坡时出现气短
2 级	由于气短，比同龄人走得慢，或者以自己的速度在平地上行走时需要停下来休息
3 级	在平地上行走 100m 左右或数分钟后需要停下来喘气
4 级	因为严重呼吸困难而不能离开房屋或者换衣服时出现呼吸困难

注：mMRC 仅反映呼吸困难程度，0~1 分为症状少，2 分以上为症状多。

表 2-2-12　慢性阻塞性肺疾病评估测试（CAT）

症状	评分	症状
我从不咳嗽	0 1 2 3 4 5	我总是在咳嗽
我一点痰也没有	0 1 2 3 4 5	我有很多痰
我没有任何胸闷的感觉	0 1 2 3 4 5	我有很严重的胸闷感觉
当我爬坡或上 1 层楼梯时，没有气喘的感觉	0 1 2 3 4 5	当我爬坡或上 1 层楼梯时，感觉严重喘不过气来
我在家里面能够做任何事情	0 1 2 3 4 5	我在家里做任何事情都很受影响
尽管我有肺部疾病，但对外出很有信心	0 1 2 3 4 5	由于我有肺部疾病，对离开家一点信心都没有
我的睡眠非常好	0 1 2 3 4 5	由于我有肺部疾病，睡眠相当差
我精力旺盛	0 1 2 3 4 5	我一点精力都没有

注：1. 数字 0~5 表示严重程度，请标记最能反映你当前情况的选项，在数字上打√。

2. 每个问题只能标记 1 个选项。

3. CAT 评分为综合症状评分，分值范围 0~40 分（0~10 分：轻微影响；11~20 分：中等影响；21~30 分：严重影响；31~40 分：非常严重影响），10 分以上为症状多。

表 2-2-13　慢性阻塞性肺疾病气流受限严重程度的肺功能分级（基于支气管扩张剂后 FEV_1）

肺功能分级	气流受限程度	FEV_1 占预计值的百分比 /%
GOLD 1 级	轻度	≥80
GOLD 2 级	中度	50~79
GOLD 3 级	重度	30~49
GOLD 4 级	极重度	<30

注：GOLD—慢性阻塞性肺疾病全球倡议；FEV_1—第 1 秒用力呼气容积。

（3）急性加重风险评估：根据症状、肺功能、过去 1 年急性加重史等预测未来急性加重风险。高风险患者具有下列特征：症状多，mMRC 评分 ≥2 分或 CAT 评分 ≥10 分；FEV_1 占预计值百分比<50%；过去 1 年中至重度急性加重 ≥2 次或因急性加重住院 ≥1 次。

（4）慢性合并症的评估：常发生于慢阻肺患者的合并症，包括心血管疾病、骨骼肌功能障碍、代谢综合征、骨质疏松、抑郁、焦虑和肺癌。

（5）慢阻肺急性加重期病情评估：慢阻肺急性加重是指呼吸道症状急性加重超过日常变异水平并且需要改变治疗方案。病情严重程度可分为①轻度：仅需使用短效支气管扩张剂治疗；②中度：使用短效支气管扩张剂和抗生素，有的需要加用口服糖皮质激素；③重度：需要住院或急诊治疗。重度急性加重可能并发急性呼吸衰竭。

三、转诊

当患者出现以下情况，建议向综合医院呼吸专科转诊。

（一）紧急转诊

当慢阻肺患者出现中至重度急性加重，经过紧急处理后症状无明显缓解，需要住院或行机械通气治疗，应考虑紧急转诊。

1. 普通病房住院指征

（1）症状显著加剧，如突然出现的静息状况下呼吸困难。

（2）重度慢阻肺。

（3）出现新的体征或原有体征加重（如发绀、神志改变、外周水肿）。

（4）有严重的合并症（如心力衰竭或新出现的心律失常）。

（5）初始药物治疗急性加重失败。

（6）高龄患者。

（7）诊断不明确。

（8）院外治疗无效或医疗条件差。

2. 入住监护病房指征

（1）对初始急诊治疗反应差的严重呼吸困难。

（2）意识状态改变，包括意识模糊、昏睡、昏迷。

（3）持续性或进行性加重的低氧血症［动脉血氧分压（PaO_2）<40mmHg（5.32kPa）］和／或严重或进行性加重的呼吸性酸中毒（pH<7.25），氧疗或无创通气治疗无效。

（4）需要有创机械通气治疗。

（5）血流动力学不稳定、需要使用升压药。

（二）普通转诊

1. 因确诊或随访需求或条件所限，需要做肺功能等检查。

2. 经过规范化治疗症状控制不理想，仍有频繁急性加重。

3. 为评价慢阻肺合并症或并发症，需要做进一步检查或治疗。

四、稳定期治疗

（一）治疗目标

慢阻肺稳定期患者的治疗目标是：①减轻当前症状，包括缓解症状、改善运动耐力和改善健康状况；②降低未来风险，包括预防疾病进展，预防和治疗急性加重，减少病死率。

（二）药物治疗

药物治疗应遵循以下原则，优先选择吸入药物，坚持长期规律治疗，个体化治疗。

1. 支气管扩张剂是慢阻肺治疗的基本药物,针对有呼吸困难和运动受限患者的最初治疗包括短效 β_2 受体激动剂(short-acting beta2-agonist,SABA),如沙丁胺醇或特布他林,或短效抗胆碱能药物(short-acting antimuscarinic,SAMA),如异丙托溴铵。这些药物为"按需"使用。

2. 根据患者症状、肺功能、急性加重风险进行分层。对于轻度或中度气流受限(FEV_1 占预计值百分比 ≥50%)的患者,在吸入技术和依从性都良好的情况下,如果短效支气管扩张剂未控制症状,可增加长效抗胆碱能药物(long-acting antimuscarinic antagonist,LAMA)或长效 β_2 受体激动剂(long-acting beta2-agonist,LABA)。上述药物治疗后,患者仍持续存在症状,建议采用联合治疗,包括吸入性糖皮质激素(ICS)+LABA、双支气管扩张剂(LAMA+LABA)。

3. 有严重气流阻塞(FEV_1 占预计值百分比<50%)、症状多或频发急性加重的患者,建议采用联合治疗,包括 ICS+LABA 或 LAMA+LABA。

4. 如果诊断慢阻肺合并哮喘,起始治疗应该为 ICS+LABA。

5. 经上述治疗症状缓解不明显、频发急性加重的患者,可以采取 ICS+LABA+LAMA 三联治疗。

6. 其他辅助治疗药物包括茶碱缓释片、抗氧化治疗等。

7. 康复、教育和自我管理 肺康复是对患者进行全面评估后为患者量身打造的全面干预,包括运动训练、教育和自我管理干预。

8. 氧疗 慢阻肺稳定期患者进行长期家庭氧疗的具体指征:PaO_2 ≤55mmHg(7.32kPa)或动脉血氧饱和度(SaO_2)≤88%,有或无高碳酸血症;PaO_2 为 55~60mmHg(7.32~7.98kPa)或 SaO_2<89%,并有肺动脉高压、右心衰竭或红细胞增多症(血细胞比容>0.55)。长期氧疗一般是经鼻导管吸入氧气,流量 1.0~2.0L/min,每日吸氧持续时间大于 15 小时。长期氧疗的目标是使患者在海平面水平静息状态下达到 PaO_2 ≥60mmHg(7.98kPa)和 / 或使 SaO_2 升至 90%。

9. 其他 包括无创通气和外科治疗。

五、慢阻肺急性加重期的治疗

超过 80% 的急性加重患者可以在门诊接受药物治疗,包括使用支气管扩张剂、糖皮质激素和抗生素。慢阻肺急性加重早期、病情较轻的患者可以在基层医疗卫生机构治疗,但应注意病情变化,一旦初始治疗效果不佳,症状进一步加重,要及时转送二级及以上医院诊治。处理方案包括以下几方面。

1. 评估症状的严重程度,进行胸部 X 线检查。

2. 监测动脉血气或血氧饱和度,决定是否需要氧疗。

3. 支气管扩张剂治疗 增加短效支气管扩张剂的剂量和 / 或频率,联合 SABA(如沙丁胺醇 2.5mg 或特布他林 5mg,3 次 /d,雾化吸入)和 SAMA(如异丙托溴铵 500μg,3~4 次 /d,雾化吸入),或者两种速效支气管扩张剂的复方制剂(如复方异丙托溴铵,每支 2.5ml,含异丙托溴铵 500μg 和沙丁胺醇 2.5mg,每次 2.5ml,3~4 次 /d,雾化吸入),使用储雾罐或雾化器雾化吸入治疗。

4. 考虑雾化 ICS(如吸入用布地奈德混悬液,每次 2mg,3~4 次 /d,疗程 10~14 天,雾化吸入)或口服糖皮质激素(如泼尼松 30~40mg/d,共 5~7 天)治疗。在中至重度慢阻肺急性加重患者中,全身使用糖皮质激素可改善 FEV_1、氧合状态和缩短康复及住院时间,推荐剂量为甲泼尼龙 40mg/d,治疗 5 天,静脉应用与口服疗效相当。

5. 目前推荐抗菌药物治疗的指征

(1)呼吸困难加重、痰量增加和脓性痰 3 个必要症状。

(2)需要有创或无创机械通气治疗。

临床上选择抗生素要考虑有无铜绿假单胞菌感染的危险因素:①近期住院史;②经常(>4 次 /a)或近期(近 3 个月内)抗菌药物应用史;③病情严重(FEV_1 占预计值百分比<30%);④应用口服类固醇激素(近 2 周服用泼尼松>10mg/d)。

6. 其他对症及支持治疗 包括辅助排痰、氧疗、呼吸机辅助通气等。

六、随访与评估

一旦确诊慢阻肺,即纳入慢阻肺患者分级管理,定期对患者进行随访与评估。建议对重度以上慢阻肺(FEV_1 占预计值百分比<50%)每 6 个月检查 1 次,对轻 / 中度慢阻肺(FEV_1 占预计值百分比 ≥50%)每年检查 1 次。检查内容应包括以下几方面。

1. 吸烟状况(一有机会就提供戒烟疗法)。

2. 肺功能(FEV_1 占预计值百分比)是否下降。

3. 吸入剂使用方法 多达 90% 的患者存在吸入技术不正确的问题,需要在每次检查时检查吸入剂技术,并在必要时更正。

4. 患者了解其疾病以及自我管理的能力。

5. 急性加重频率 每年两次或以上为频繁加重,考虑专科医生转诊。

6. 运动耐量 mMRC 呼吸困难分级 3 级或以上,应转诊进行肺疾病康复。

7. BMI 过高或过低,或随时间变化,为不良预后指标,考虑饮食干预。

8. 如果吸入空气 SaO_2<92%,应转诊专科医生进行血氧评估。

9. 疾病的心理影响 采用量表工具量化焦虑或抑郁程度,并提供治疗。

10. 并发症 出现肺源性心脏病等并发症,为不良预后指标,应转诊专科医生。

（吴文霞）

参 考 文 献

［1］ 王辰, 迟春花, 陈荣昌, 等. 慢性阻塞性肺疾病基层诊疗指南 (2018 年)[J]. 中华全科医师杂志, 2018, 17 (11): 856-870.

［2］ 中华医学会呼吸病学分会慢性阻塞性肺疾病学组, 中国医师协会呼吸医师分会慢性阻塞性肺疾病工作委员会. 慢性阻塞性肺疾病诊治指南 (2021 年修订版)[J]. 中华结核和呼吸杂志, 2021, 44 (03): 170-205.

［3］ 何权瀛. 二、三级医院间三种常见呼吸系统疾病的双向转诊建议 [J]. 中华全科医师杂志, 2015, 14 (11): 835-837.

[4] 何权瀛,张荣葆,谭星宇.综合医院与社区卫生服务机构联合防控慢性阻塞性肺疾病 [J]. 中华全科医师杂志, 2008, 7 (08): 553-555.

[5] FLETCHER C M. Standardised questionnaire on respiratory symptoms: a statement prepared and approved by the MRC Committee on the Aetiology of Chronic Bronchitis (MRC breathlessness score)[J]. BMJ, 1960, 2: 1662.

[6] JONES P W, HARDING G, BERRY P, et al. Development and first validation of the COPD assessment test [J]. Eur Respir J, 2009, 34 (3): 648-654.

第七节　支气管哮喘

一、定义

哮喘是由多种细胞以及细胞组分参与的慢性气道炎症性疾病,临床表现为反复发作的喘息、气急,伴或不伴胸闷或咳嗽等症状,同时伴有气道高反应性和可变的气流受限,随着病程延长可导致气道结构改变,即气道重塑。哮喘是一种异质性疾病,具有不同的临床表型。

二、诊断

(一) 诊断标准

1. 典型哮喘的临床症状和体征

(1)反复发作性喘息、气促,伴或不伴胸闷或咳嗽,夜间及晨间多发,常与接触变应原、冷空气、物理、化学性刺激以及上呼吸道感染、运动等有关。

(2)发作时及部分未控制的慢性持续性哮喘,双肺可闻及散在或弥漫性哮鸣音、呼气相延长。

(3)上述症状和体征可经治疗缓解或自行缓解。

2. 可变气流受限的客观检查

(1)支气管扩张试验阳性[吸入支气管扩张剂后,第一秒用力呼气容积(FEV_1)增加>12%,且 FEV_1 绝对值增加>200ml];或抗感染治疗 4 周后与基线值比较 FEV_1 增加>12%,且 FEV_1 绝对值增加>200ml(除外呼吸道感染)。

(2)支气管激发试验阳性:一般应用吸入激发剂为醋甲胆碱或组胺,通常以吸入激发剂后 FEV_1 下降 ≥ 20%,判断结果为阳性,提示存在气道高反应性。

(3)呼气流量峰值(peak expiratory flow, PEF)平均每日昼夜变异率(至少连续 7 天每天 PEF 昼夜变异率之和 / 总天数 7)>10%,或 PEF 周变异率{(2 周内最高 PEF 值 – 最低 PEF 值)/ [(2 周内最高 PEF 值 + 最低 PEF)× 1/2]× 100% }>20%。符合上述症状和体征,同时具备气流受限客观检查中的任一条,并除外其他疾病所引起的喘息、气促、胸闷及咳嗽,可以诊断为哮喘。

(二) 不典型哮喘的诊断

临床上还存在着无喘息症状,也无哮鸣音的不典型哮喘,患者仅表现为反复咳嗽、胸闷或其他呼吸道症状。

1. 咳嗽变异性哮喘（cough variant asthma，CVA） 咳嗽作为唯一或主要症状，无喘息、气促等典型哮喘的症状和体征，同时具备可变气流受限客观检查中的任何一条，除外其他疾病所引起的咳嗽，按哮喘治疗有效。

2. 胸闷变异性哮喘（chest tightness variant asthma，CTVA） 胸闷作为唯一或主要症状，无喘息、气促等典型哮喘的症状和体征，同时具备可变气流受限客观检查中的任一条，排除其他疾病所引起的胸闷。

3. 隐匿性哮喘 指无反复发作喘息、气促、胸闷或咳嗽的表现，但长期存在气道反应性增高者。

三、评估

（一）哮喘非急性发作期的控制水平分级

哮喘非急性发作期亦称慢性持续期，指患者虽然没有哮喘急性发作，但在相当长的时间内仍有不同频率和不同程度的喘息、咳嗽、胸闷等症状，可伴有肺通气功能下降。哮喘非急性发作期的严重度评估采用哮喘控制水平分级，评估内容包括对目前哮喘症状控制和未来发作风险的评估，见表 2-2-14。

表 2-2-14　哮喘控制水平的评估

项目	内容	评估事项
A. 哮喘症状控制	过去 4 周，患者是否存在： ①日间哮喘症状，>2 次/周 ②哮喘造成夜醒 ③症状需使用缓解性药物，>2 次/周 ④哮喘引起活动受限	良好控制：无任何一项 部分控制：有 1~2 项 未控制：有 3~4 项
B. 哮喘结局不佳的危险因素	①诊断时以及之后要定期评估危险因素，尤其对于出现过哮喘加重的患者 ②在起始治疗时测定 FEV_1，使用"控制性药物"3~6 个月后，记录患者最佳肺功能，之后周期性进行风险评估	如果有任何一项，都会增加患者加重的风险，即使患者哮喘症状较少
a. 哮喘加重的危险因素		
重要危险因素	存在未控制的哮喘症状	
其他潜在可改善的危险因素	① SABA 应用量大 ② ICS 使用不足：未使用、依从性差、使用不当 ③ FEV_1 低，尤其是 <60% 预计值 ④支气管扩张后较高的可逆性 ⑤重大心理/社会经济问题 ⑥接触史：吸烟、变应原 ⑦合并症：肥胖、慢性鼻窦炎、明确的食物过敏 ⑧痰或血液嗜酸性粒细胞增多 ⑨妊娠	
其他主要的独立危险因素	①曾因哮喘气管插管/ICU 治疗 ②过去 12 个月 ≥1 次严重发作	

续表

项目	内容	评估事项
b. 发展为固定性气流受限的危险因素	①早产,低出生体重,以及婴儿体重增加较多 ②无 ICS 治疗 ③接触史:吸烟,有毒化学物质,职业暴露 ④初始 FEV$_1$ 低,慢性黏液分泌过多,痰或血液嗜酸性粒细胞增多	
c. 发生药物不良反应的危险因素	①系统:频繁使用口服糖皮质激素;长期、高剂量和/或强效 ICS;同时服用 P450 抑制剂 ②局部:高剂量或强效 ICS,吸入装置差	

注:FEV$_1$ 为第 1 秒用力呼气容积;ICS 为吸入性糖皮质激素;SABA 为短效 β$_2$ 受体激动剂。

(二)哮喘急性发作期的病情严重程度分级

急性发作期是指喘息、气急、胸闷或咳嗽等症状突然发生或症状加重,伴有呼气流量降低,常因接触变应原等刺激物或治疗不当所致。哮喘急性发作时严重程度可分为轻度、中度、重度和危重 4 级,见表 2-2-15。

表 2-2-15　哮喘急性发作时病情严重程度的分级

临床特点	轻度	中度	重度	危重
气短	步行、上楼时	稍事活动	休息时	休息时明显
体位	可平卧	喜坐位	端坐呼吸	端坐呼吸或平卧
讲话方式	连续成句	单词	单字	不能讲话
精神状态	可有焦虑,尚安静	时有焦虑或烦躁	常有焦虑、烦躁	嗜睡或意识模糊
出汗	无	有	大汗淋漓	大汗淋漓
呼吸频率	轻度增加	增加	常>30 次/min	常>30 次/min
辅助呼吸肌活动及三凹征	常无	可有	常有	胸腹矛盾呼吸
哮鸣音	散在,呼吸末期	响亮、弥散	响亮、弥散	减弱乃至无
脉率/(次/min)	<100	100~120	>120	脉率变慢或不规则
奇脉	无,<10mmHg	可有,10~25mmHg	常有,10~25mmHg(成人)	无,提示呼吸肌疲劳
最初支气管扩张剂治疗后 PEF 占预计值或个人最佳值百分比	>80%	60%~80%	<60% 或 100L/min 或作用时间<2h	无法完成检测
PaO$_2$(吸空气)/mmHg	正常	≥60	<60	<60
PaCO$_2$/mmHg	<45	≤45	>45	>45
SaO$_2$(吸空气)/%	>95	91~95	≤90	≤90
pH	正常	正常	正常或降低	降低

注:1. PEF 为呼气流量峰值;SaO$_2$ 为动脉血氧饱和度。

2. 只要符合某一严重程度的指标 ≥4 项,即可提示为该级别的急性发作。

3. 1mmHg=0.133kPa。

（三）诊断哮喘后的进一步评估

1. 评估患者是否有合并症,如变应性鼻炎、鼻窦炎、胃食管反流、肥胖、阻塞性睡眠呼吸暂停、抑郁和焦虑等。

2. 评估哮喘的触发因素,如职业、环境、气候变化、药物和运动等。

3. 评估患者药物使用的情况:哮喘患者往往需要使用支气管扩张剂来缓解喘息、气急、胸闷或咳嗽症状,支气管扩张剂的用量可以作为反映哮喘严重程度的指标之一,过量使用这类药物不仅提示哮喘未控制,也和哮喘频繁急性发作以及死亡高风险有关。此外,还要评估患者药物吸入技术和长期用药的依从性。

4. 评估患者的临床控制水平:无肺功能设备的基层医疗机构可以采用哮喘控制测试（asthma control test,ACT）问卷评估哮喘患者的控制水平,见表2-2-16。

表 2-2-16　哮喘控制测试（ACT）问卷

问题	1分	2分	3分	4分	5分	得分
在过去4周内,在工作、学习或家中,有多少时候哮喘妨碍您进行日常活动?	所有时间	大多数时候	有些时候	很少时候	没有	
在过去4周内,您有多少次呼吸困难?	每天>1次	每天1次	每周3~6次	每周1~2次	完全没有	
在过去4周内,因为哮喘症状（喘息、咳嗽、呼吸困难、胸闷或疼痛）,您有多少次在夜间醒来或早上比平时早醒?	每周≥4晚	每周2~3晚	每周1次	1~2次	没有	
在过去4周内,您有多少次使用急救药物治疗（如沙丁胺醇）?	每天≥3次	每天1~2次	每周2~3次	每周1次或更少	没有	
您如何评估过去4周内您的哮喘控制情况?	没有控制	控制很差	有所控制	控制良好	完全控制	

注：20~25分为哮喘得到良好控制；16~19分为哮喘部分控制；5~15分为哮喘未控制。

（四）评估患者有无未来急性发作的危险因素

哮喘未控制、接触变应原、有上述合并症、用药不规范、依从性差以及过去1年中曾有哮喘急性发作急诊或住院等都是未来哮喘急性发作的危险因素。

四、转诊

当患者出现以下情况,建议向综合性医院呼吸专科转诊。

（一）紧急转诊

当哮喘患者出现中度及以上程度急性发作,经过紧急处理后症状无明显缓解时应考虑紧急转诊。

（二）普通转诊

1. 因确诊或随访需求,需要做肺功能检查(包括支气管扩张试验、支气管激发试验、运动激发试验等)。

2. 为明确变应原,需要做变应原皮肤试验或血清学检查。

3. 经过规范化治疗哮喘仍然不能得到有效控制。

五、治疗

（一）药物治疗

治疗哮喘的药物可以分为控制药物、缓解药物以及重度哮喘的附加治疗药物。长期治疗方案的制定可参考表 2-2-17。

表 2-2-17　哮喘患者长期(阶梯式)治疗方案

治疗方案	第 1 级	第 2 级	第 3 级	第 4 级	第 5 级
推荐选择控制药物	不需使用药物	低剂量 ICS	低剂量 ICS 联合 LABA	中或高剂量 ICS+LABA	添加治疗,如噻托溴铵、口服激素、IgE 单克隆抗体、抗 IL-5 药物
其他选择控制药物	低剂量 ICS	LTRA 低剂量茶碱	中或高剂量 ICS 低剂量 ICS 联合 LTRA 或联合茶碱	高剂量 ICS 联合 LTRA 或联合茶碱	高剂量 ICS 联合 LABA 加其他治疗,如联合 LAMA、茶碱或低剂量口服激素(注意不良反应)
首选缓解药物	按需使用低剂量 ICS 联合福莫特罗复合制剂				
其他可选缓解药物	按需使用 SABA				

注:1. ICS 为吸入性糖皮质激素;LTRA 为白三烯调节剂;LABA 为长效 β_2 受体激动剂;SABA 为短效 β_2 受体激动剂。

2. 该推荐适用于成人、青少年和 ≥6 岁儿童。

3. 茶碱不推荐用于<12 岁儿童。

4. 6~11 岁儿童,第 3 级治疗首选中等剂量 ICS。

5. 噻托溴铵软雾吸入剂用于有哮喘急性发作史患者的附加治疗,但不适用于<12 岁儿童。

1. 升级治疗　当目前级别的治疗方案不能控制哮喘(症状持续和 / 或发生急性发作),应给予升级治疗,选择更高级别的治疗方案直至哮喘得到控制为止。升级治疗前需排除和纠正下列影响哮喘控制的因素:①药物吸入方法不正确;②依从性差;③持续暴露于触发因素(如变应原、烟草、空气污染、β 受体拮抗剂或非甾体抗炎药等);④存在合并症所致呼吸道症状及影响生活质量;⑤哮喘诊断错误等。

2. 降级治疗

(1)当哮喘症状控制且肺功能稳定至少 3 个月后,治疗方案可考虑降级,若患者存在急性发作危险因素或固定性气流受限,需要在严密监控下进行降级治疗。

(2)选择合适时机进行降级治疗:避开呼吸道感染、妊娠、旅游等。

(3)每一次降级治疗都应视为一次试验,使患者参与到治疗中,记录哮喘状态(症状控制、肺功能、危险因素),书写哮喘行动计划,密切观察症状控制情况、PEF 变化,并定期随访,确保患者有足够的药物恢复到原来的治疗方案。

(4)通常每 3 个月减少 ICS 剂量 25%~50% 是安全可行的。若患者使用最低剂量控制药物达到哮喘控制 1 年,并且哮喘症状不再发作,可考虑停用药物治疗。

(二)非药物治疗

1. 脱离变应原　部分患者能找到引起哮喘发作的变应原或其他非特异刺激因素,使患者立即脱离并长期避免接触变应原是防治哮喘最有效的方法。

2. 戒烟及避免香烟暴露　鼓励患者及家人戒烟。

3. 体育运动　建议哮喘患者进行规律的体育活动;为运动诱发哮喘发作的患者提供运动相关的建议。

4. 职业性哮喘　了解所有成年起病的哮喘患者的职业情况,尽可能识别和去除职业相关的哮喘。

5. 药物　应用非甾体抗炎药(NSAID)前应询问患者有无哮喘,并告知哮喘患者若哮喘症状加重时需停用 NSAID;并非所有哮喘患者都禁用阿司匹林等 NSAID,只有既往服用 NSAID 后哮喘症状加重者才限制使用该类药物。

6. 健康饮食　建议哮喘患者多吃水果、蔬菜。

六、长期管理和随访

全科医生应该为哮喘患者建立健康档案,定期对哮喘急性发作患者和慢性持续期患者进行随访,随访应包括以下内容。

(一)评估哮喘控制水平

检查患者的症状或 PEF 日记,评估症状控制水平(ACT 评分),如有加重应帮助分析加重的诱因;评估有无并发症。

(二)评估肺功能

哮喘初始治疗 3~6 个月后应复查肺功能,随后多数患者应至少每 1~2 年复查 1 次,但对具有急性发作高危因素、肺功能下降的患者,应适当缩短肺功能检查时间。

(三)评估治疗问题

评估治疗依从性及影响因素;检查吸入装置使用情况及正确性,必要时进行纠正;教育患者需配备缓解药物;询问对其他有效干预措施的依从性(如戒烟);检查哮喘行动计划,如果哮喘控制水平或治疗方案变化时应及时更新哮喘行动计划。

(吴文霞)

参 考 文 献

[1] 中华医学会呼吸病学分会哮喘学组. 支气管哮喘防治指南 (2020 年版)[J]. 中华结核和呼吸杂志, 2020, 43 (12): 1023-1048.

[2] 中华医学会, 中华医学会杂志社, 中华医学会全科医学分会, 等. 支气管哮喘基层诊疗指南 (2018 年)[J]. 中华全科医师杂志, 2018, 17 (10): 751-762.

第八节　胃食管反流病

一、症状

胃食管反流病（gastroesophageal reflux disease，GERD）的典型症状为胃灼热和反流，不典型症状包括胸痛、上腹烧灼感、上腹痛、上腹胀、嗳气等，分为反流性食管炎（reflux esophagitis，RE）和非糜烂性反流病（nonerosive reflux disease，NERD）。对于胸痛患者，应首先排除心脏因素后才能进行 GERD 评估。

二、诊断

1. 根据典型的胃灼热和反流症状可拟诊 GERD。

2. 质子泵抑制剂（PPI）试验性治疗可作为具有典型反流症状患者简便易行的初步诊断方法。

3. 建议具有反流症状的初诊患者行内镜检查以排除上消化道恶性肿瘤、诊断反流性食管炎、反流性狭窄和巴雷特食管。

4. 食管反流监测可提供反流的客观证据，以明确诊断。单纯食管 pH 监测可检测酸反流，食管阻抗 pH 监测可同时检测酸反流和非酸反流。

5. 食管高分辨率测压可检测 GERD 患者的食管动力状态，并作为抗反流内镜下治疗和外科手术前的常规评估手段。

三、治疗

1. 调整生活方式是 GERD 患者的基础治疗手段，包括减肥、戒烟、抬高床头等。

2. PPI 或新型抑酸药钾离子竞争性酸阻滞剂（P-CAB）是治疗 GERD 的首选药物，单剂量治疗无效可改用双倍剂量，一种抑酸剂无效可尝试换用另一种，疗程为 4~8 周。

3. 维持治疗方法包括按需治疗和长期治疗。抑酸剂初始治疗有效的 NERD 和轻度食管炎（洛杉矶分级为 A 和 B 级）的患者可采用按需治疗，PPI 或 P-CAB 为首选药物。

4. PPI 或 P-CAB 停药后症状复发、重度食管炎（洛杉矶分级为 C 和 D 级）患者通常需要长期维持治疗。

5. 注意长期抑酸治疗可能发生的不良反应，以及药物间的相互作用。

6. 抗酸剂可快速缓解反流症状。

7. 促动力药联合抑酸药物对缓解 GERD 患者的症状可能有效。

8. 内镜下射频消融术可改善 GERD 患者症状。

9. 胃底折叠术对 GERD 患者疗效明确。

10. GERD 为哮喘、慢性咳嗽和喉炎的可能原因，在确诊前须先排除非反流因素。不明原因的哮喘、慢性咳嗽和喉炎，若有典型的反流症状，可进行抑酸治疗试验。

11. 对于抑酸治疗无效的食管外症状患者，需进一步评估以寻找相关原因。

四、随访

RE 尤其是重度食管炎(洛杉矶分级为 C 级和 D 级)患者,治疗后应定期随访。

五、其他情况

1. 巴雷特食管是 GERD 的并发症,诊断需要依赖内镜和病理检查。

2. 对于存在异型增生的巴雷特食管患者,应积极进行随访、内镜或手术治疗。

3. 合并食管狭窄的患者经扩张后需抑酸维持治疗,以改善吞咽困难的症状和减少再次扩张的需要。

4. 难治性 GERD 指双倍剂量 PPI 治疗 8 周后反流、胃灼热等症状无明显改善。引起难治性 GERD 的原因很多,处理首先应检查患者的服药依从性,优化 PPI 的使用或更换 P-CAB。需行内镜、食管高分辨率测压和食管阻抗 pH 监测等检查。

5. 药物治疗失败的难治性 GERD,经全面、细致的检查除外其他病因,确实存在反流证据的,可权衡利弊后行内镜或手术治疗。

6. 合并食管裂孔疝的 GERD 患者常规剂量 PPI 效果欠佳时,剂量可以加倍。

(吴文霞)

参 考 文 献

中华医学会消化病学分会. 2020 年中国胃食管反流病专家共识 [J]. 中华消化杂志, 2020, 40 (10): 649-663.

第九节　消化性溃疡

一、病因与发病机制

消化性溃疡(peptic ulcer)的发病机制主要与胃、十二指肠黏膜的损伤因素和黏膜自身防御修复因素之间失去平衡有关。常见病因有:①幽门螺杆菌(*Helicobacter pylori*,Hp)感染为消化性溃疡重要的发病原因和复发因素之一;②胃酸起重要作用;③药物如 NSAID、糖皮质激素、某些抗肿瘤药物、抗血小板药物和部分抗凝药均可诱发消化性溃疡,甚至是导致上消化道出血的发生;④吸烟、饮食因素、遗传、应激与心理因素、胃十二指肠运动异常等在消化性溃疡的发生中也起到一定作用。

二、诊断

1. 典型症状为中上腹痛、反酸,胃与十二指肠溃疡鉴别的重要临床依据为腹痛发生与进餐时间的关系。消化性溃疡的中上腹痛呈周期性、节律性发作。发生于餐后 0.5~1.0 小时的腹痛多见于胃溃疡,而十二指肠溃疡的腹痛则常发生于空腹时。然而这也不是绝对的,由于抗酸剂和抑酸剂等的广泛使用,症状不典型的患者日益增多。无症状的消化性溃疡可见于 NSAID 和阿司匹林服药史,这部分患者可以上消化道出血为首发症状,或表现为恶心、厌食、食欲缺乏、腹胀等消化道非特异性症状。

2. 主要并发症包括上消化道出血、穿孔和幽门梗阻等,甚至是发展为消化道肿瘤。

3. 胃镜检查是诊断消化性溃疡最主要的方法。

4. 为明确是否存在幽门螺杆菌感染,应常规做尿素酶试验、组织学检测,或核素标记 ^{13}C 或 ^{14}C 呼气试验等。血清抗体检测只适用于人群普查,因其不能分辨是否为现症感染,故亦不能用于判断 Hp 根除治疗是否有效。国际共识认为,粪便抗原检测方法的准确性与呼气试验相似。

5. 消化性溃疡还应与胃癌、淋巴瘤、克罗恩病、结核病、巨细胞病毒感染等继发的上消化道溃疡相鉴别。

三、治疗

(一) 一般治疗

作息规律、饮食清淡,戒烟、戒酒等。

(二) 抑酸治疗

抑酸治疗是缓解消化性溃疡症状、愈合溃疡的最主要措施。首选 PPI。PPI 治疗可降低胃内酸度,与溃疡尤其是十二指肠溃疡的愈合存在直接关系。消化性溃疡治疗通常采用标准剂量 PPI,每日 1 次,早餐前 0.5 小时服药。治疗十二指肠溃疡的疗程为 4~6 周,胃溃疡为 6~8 周,通常胃镜下溃疡愈合率均>90%。对于存在高危因素和巨大溃疡患者,建议适当延长疗程。PPI 的应用可降低上消化道出血等并发症的发生率。对 Hp 阳性的消化性溃疡,应常规行 Hp 根除治疗,在抗 Hp 治疗结束后,仍应继续使用 PPI 至疗程结束。

推荐 PPI 用于治疗胃泌素瘤或 G 细胞增生等致促胃液素分泌增多而引起的消化性溃疡,也是 NSAID 所致溃疡药物治疗的首选。H_2 受体拮抗剂的抑酸效果逊于 PPI,常规采用标准剂量,每日 2 次,对十二指肠溃疡的疗程需要 8 周,用于治疗胃溃疡时疗程应更长。

Hp 阳性消化性溃疡的基本治疗为根除 Hp。根除 Hp 可使溃疡愈合,并且是预防复发的有效措施。《第六次全国幽门螺杆菌感染处理共识报告》根除 Hp 治疗方案:铋剂 +PPI+2 种抗菌药物组成的四联疗法。是否根除成功需要评估,应在根除治疗结束至少 4 周后进行。

(三) 保护胃黏膜

胃黏膜保护剂的联合使用,可以提高消化性溃疡愈合的质量,有助于减少复发。由于胃黏膜保护剂可促进前列腺素合成,清除并抑制自由基,增加胃黏膜血流,对 NSAID 溃疡也有一定的治疗作用。

(四) 维持治疗

PPI 或 H_2 受体拮抗剂的维持治疗可以用于非 Hp 感染、Hp 根除失败以及其他不明原因的复发性消化性溃疡的预防。

(五) 消化性溃疡复发的处理

致消化性溃疡复发的主要原因有 HP 感染、长期服用 NSAID 和阿司匹林,其他原因还包括吸烟、饮酒、不良生活习惯等。对于复发性溃疡的治疗,应首先分析其原因,做出相应的处理。长期服用 NSAID 和阿司匹林是导致消化性溃疡复发的重要因素,如因原发病需要不能停药者可更换为选择性环氧合酶 -2 抑制剂,并同时服用 PPI。

(六) 其他注意事项

疑消化性溃疡并发急性出血时,应尽可能在 24 小时内行急诊胃镜检查,有循环衰竭征象者,应先迅速纠正循环衰竭后再行胃镜检查。

氯吡格雷与 PPI 联用利大于弊。

（吴文霞）

参 考 文 献

［1］袁耀宗, 王贞贞. 消化性溃疡诊断与治疗规范 (2016 年, 西安)[J]. 中华消化杂志, 2016, 36 (08): 508-513.
［2］中华医学会, 中华医学会杂志社, 中华医学会全科医学分会, 等. 幽门螺杆菌感染基层诊疗指南 (2019 年)[J]. 中华全科医师杂志, 2020, 19 (05): 397-402.

第十节　骨质疏松症

一、定义

骨质疏松症(osteoporosis)是最常见的骨骼疾病,是一种以骨量低、骨组织微结构损坏,导致骨脆性增加,易发生骨折为特征的全身性骨病。

二、分类

骨质疏松症可发生于任何年龄,但多见于绝经后女性和老年男性。骨质疏松症分为原发性和继发性两大类。

1. 原发性骨质疏松症:包括绝经后骨质疏松症(Ⅰ型)、老年骨质疏松症(Ⅱ型)和特发性骨质疏松症(包括青少年型)。绝经后骨质疏松症一般发生在女性绝经后 5~10 年内;老年骨质疏松症一般指 70 岁以后发生的骨质疏松;特发性骨质疏松症主要发生在青少年,病因尚未明。

2. 继发性骨质疏松症:指由任何影响骨代谢的疾病和 / 或药物及其他明确病因导致的骨质疏松。本章节主要针对原发性骨质疏松症。

三、高危因素筛查

(一) 高危人群
具备以下任何 1 条即为高危人群。
1. 具有不明原因慢性腰背疼痛的 50 岁以上女性和 65 岁以上男性。
2. 45 岁之前自然停经或双侧卵巢切除术后的女性。

3. 各种原因引起的性激素水平低下的成年人。

4. 有脆性骨折家族史的成年人。

5. 存在多种骨质疏松危险因素者,如高龄、吸烟、制动、长期卧床等。

6. 具有以下病史者:①影响骨代谢的疾病。包括性腺功能减退症等多种内分泌系统疾病、风湿免疫性疾病、胃肠道疾病、血液系统疾病、神经肌肉疾病、慢性肾病及心肺疾病等。②服用影响骨代谢的药物。包括糖皮质激素、抗癫痫药物、芳香化酶抑制剂、促性腺激素释放激素类似物、抗病毒药物、噻唑烷二酮类药物、质子泵抑制剂和过量甲状腺激素等。

7. 采用国际骨质疏松基金会(IOF)骨质疏松症风险一分钟测试题(表 2-2-18),只要其中有一题回答为"是",即为骨质疏松症高危人群。

8. 亚洲人骨质疏松自我筛查工具(osteoporosis self-assessment tool for Asians,OSTA)指数 ≤ -4 者。

表 2-2-18　国际骨质疏松基金会骨质疏松症风险一分钟测试题

因素	问题	回答
不可控因素	父母曾被诊断有骨质疏松或曾在摔倒后骨折吗?	是□否□
	父母中一人有驼背吗?	是□否□
	实际年龄超过 40 岁吗?	是□否□
	是否成年后因为轻摔后发生过骨折?	是□否□
	是否经常摔倒(去年超过一次)或因为身体较虚弱而担心摔倒?	是□否□
	40 岁以后的身高是否减少超过 3cm?	是□否□
	是否体重过轻?（BMI＜19kg/m²）	是□否□
	是否曾服用类固醇激素(如可的松、泼尼松)连续超过 3 个月?	是□否□
	是否患有类风湿关节炎?	是□否□
	是否被诊断出有甲状腺功能亢进或甲状旁腺功能亢进、1 型糖尿病、克罗恩病或乳糜泻等胃肠疾病或营养不良?	是□否□
	女士回答:您是否在 45 岁之前就绝经了?	是□否□
	女士回答:除了怀孕、绝经或子宫切除外,是否曾停经超过 12 个月?	是□否□
	女士回答:是否在 50 岁前切除卵巢又没有服用雌/孕激素补充剂?	是□否□
	男士回答:是否出现过阳痿、性欲减退或其他雄激素过低的相关症状?	是□否□
生活方式可控因素	是否经常大量饮酒(每天饮用超过两单位的乙醇,相当于啤酒 500ml、葡萄酒 150ml 或烈酒 50ml)?	是□否□
	是否目前习惯吸烟或曾经吸烟?	是□否□
	是否每天运动量少于 30min?	是□否□
	是否不能食用乳制品,又没有服用钙片?	是□否□
	每天从事户外活动时间是否少于 10min,又没有服用维生素 D?	是□否□
结果判断	上述问题,只要其中有一题回答结果为"是",即为阳性,提示存在骨质疏松症风险,建议进行骨密度检查或 FLAX 风险评估。	

注:BMI 为体重指数;FRAX 为骨折风险测评工具。

（二）高危因素

1. 不可控因素　包含种族、年龄、女性绝经、脆性骨折家族史。其中种族罹患骨质疏松症风险从高到低依次为白种人、黄种人、黑种人。

2. 可控因素　包括不健康生活方式、影响骨代谢的疾病和药物、跌倒及其危险因素、环境因素及自身因素。

（三）筛查工具

IOF 骨质疏松症风险一分钟测试题和 OSTA 指数评估（表 2-2-19）可作为疾病风险评估的初筛工具。WHO 推荐的骨折风险预测工具（FRAX）可用于评估患者未来 10 年发生髋部骨折及主要骨质疏松性骨折的概率。此外还有跟骨定量超声测定法（quantitative ultrasound system，QUS），易进行社区筛查。

表 2-2-19　OSTA 指数评估

风险级别	OSTA 指数
低风险	>−1
中风险	−1~−4
高风险	<−4

注：1. OSTA 指数 ＝［体重（kg）－ 年龄（岁）］× 0.2。
2. 仅适用于绝经后妇女，其特异性不高，需结合其他危险因素进行判断。

四、诊断

骨质疏松症的诊断基于全面的病史采集、体格检查、骨密度测定、影像学检查及必要的生化测定。临床上诊断原发性骨质疏松症应包括两方面：确定是否为骨质疏松症和排除继发性骨质疏松症。

（一）依据骨密度测定的诊断

见表 2-2-20。

表 2-2-20　基于双能 X 射线吸收法（DXA）测定骨密度分类标准

分类	T 值
正常	≥−1.0
低骨量	>−2.5~<−1.0
骨质疏松	≤−2.5
严重骨质疏松	≤−2.5＋脆性骨折

注：T 值 ＝（实测值 － 同种族同性别正常青年人峰值骨密度）/ 同种族同性别正常青年人峰值骨密度的标准差。

（二）基于脆性骨折的诊断

脆性骨折是指受到轻微创伤或日常活动中即发生的骨折。如髋部或椎体发生脆性骨折，不依赖于骨密度测定，临床上即可诊断骨质疏松症。而在肱骨近端、骨盆或前臂远端发生的脆性骨折，即使骨密度测定显示低骨量（−2.5<T 值<−1.0），也可诊断骨质疏松症，见表 2-2-21。

表 2-2-21 骨质疏松症诊断标准

骨质疏松症的诊断标准（符合以下三条之一者）
髋部或椎体脆性骨折
DXA 测量的中轴骨骨密度或桡骨远端 1/3 骨密度的 T 值 ≤ −2.5
骨密度测量符合低骨量（−2.5<T 值<−1.0）＋肱骨近端、骨盆或前臂远端脆性骨折

（三）鉴别诊断

与原发性骨质疏松鉴别,如影响骨代谢的内分泌疾病(甲状腺及甲状旁腺疾病、性腺疾病、肾上腺疾病等)、类风湿关节炎等免疫性疾病,影响钙和维生素 D 吸收和代谢的消化系统和肾脏疾病、神经肌肉疾病、多发性骨髓瘤等恶性疾病、长期服用糖皮质激素或其他影响骨代谢药物。

五、治疗

骨质疏松症的主要防治目标包括改善骨骼生长发育、促进成年期达到理想的峰值骨量;维持骨量和骨质量、预防增龄性骨丢失;避免跌倒和骨折。

骨质疏松症的初级预防指尚无骨质疏松但具有骨质疏松症危险因素者,应防止或延缓其发展为骨质疏松症并避免发生第一次骨折。骨质疏松症二级预防和治疗是指已有骨质疏松症或已经发生过脆性骨折,防治目的是避免发生骨折或再次骨折。

（一）调整生活方式

1. 加强营养、均衡膳食 建议摄入富含钙、低盐和适量蛋白质的均衡膳食,推荐每日蛋白质摄入量为 0.8~1.0g/kg,并每天摄入牛奶 300ml 或相当量的奶制品。

2. 充足日照 建议上午 11:00 到下午 3:00 间,尽可能多地暴露皮肤于阳光下 15~30 分钟(取决于日照时间、纬度、季节等因素),每周两次,以促进体内维生素 D 的合成。

3. 规律运动 建议进行有助于骨健康的体育锻炼和康复治疗。适合于骨质疏松症患者的运动包括负重运动及抗阻运动,推荐规律的负重及肌肉力量练习,以减少跌倒和骨折风险。肌肉力量练习包括重量训练,其他抗阻运动及行走、慢跑、太极拳、瑜伽、舞蹈和乒乓球等。

4. 戒烟。

5. 限酒。

6. 避免过量饮用咖啡。

7. 避免过量饮用碳酸饮料。

8. 尽量避免或少用影响骨代谢的药物。

（二）骨健康基本补充剂

1. 钙剂 充足的钙摄入对获得理想骨峰值、减缓骨丢失、改善骨矿化和维护骨骼健康有益。2017 年版《中国居民膳食营养素参考摄入量》建议,18~49 岁成年人每日钙推荐摄入量为 800mg(元素钙),50 岁及以上人群每日钙推荐摄入量为 1 000mg。营养调查显示我国居民每日膳食约摄入元素钙 400mg,故尚需补充元素钙约 500~600mg/d。

2. 维生素 D 成人维生素 D 推荐摄入量为 10μg/d,65 岁及以上老年人推荐维生素 D 摄入量为 15μg/d。维生素 D 用于防治骨质疏松症时,剂量可为 20~30μg/d,可耐受最高摄入量为 50μg/d。

(三) 骨质疏松症的药物治疗

抗骨质疏松药物疗程应个体化,所有治疗应至少坚持 1 年,在最初 3~5 年治疗期后,应该全面评估患者发生骨质疏松性骨折的风险。骨质疏松症同其他慢性疾病一样,不仅要长期、个体化治疗,也需药物联合或序贯治疗。根据药物作用机制和特点,对联合用药暂提出以下建议。

1. 同时联合方案　钙剂及维生素 D 作为基础治疗药物,可以与骨吸收抑制剂或骨形成促进剂联合使用,不建议联合应用相同作用机制的药物。

2. 序贯联合方案　尚无明确证据指出禁忌各种抗骨质疏松药物序贯应用。特别是如下情况要考虑药物序贯治疗:某些骨吸收抑制剂治疗失效、疗程过长或存在不良反应时;骨形成促进剂(甲状旁腺素类似物等)的推荐疗程仅为 18~24 个月,此类药物停药后应序贯治疗。

具体药物包括双膦酸盐(阿仑膦酸钠、阿仑膦酸钠维 D、唑来膦酸、利塞膦酸等)、降钙素、雌激素、选择性雌激素受体调节剂、甲状旁腺激素类似物、核因子 κB 受体活化因子配体(RANKL)抑制剂、活性维生素 D 及其类似物。

(1)双膦酸盐类:双膦酸盐是目前临床上应用最为广泛的抗骨质疏松症药物。双膦酸盐与骨骼羟磷灰石的亲和力高,能够特异性结合到骨重建活跃的骨表面,抑制破骨细胞功能,从而抑制骨吸收。主要包括阿仑膦酸钠、唑来膦酸、利塞膦酸钠、伊班膦酸钠、依替膦酸二钠和氯膦酸二钠等,详见表 2-2-22。

该类药物不良反应包括以下几种。

1)胃肠道不良反应:包括上腹疼痛、反酸等症状。有活动性胃及十二指肠溃疡、反流性食管炎者、功能性食管活动障碍者慎用。

2)一过性"流感样"症状:首次口服或静脉输注含氮双膦酸盐可出现一过性发热、骨痛和肌痛等流感样不良反应,多在用药 3 天内明显缓解,症状明显者可用非甾体抗炎药或其他解热镇痛药对症治疗。

3)肾脏毒性:进入血液的双膦酸盐类药物约 60% 以原形从肾脏排泄,对于肾功能异常的患者,应慎用此类药物或酌情减少药物剂量。特别是静脉输注的双膦酸盐类药物,每次给药前应检测肾功能,肌酐清除率<35ml/min 者禁用。尽可能使患者水化,静脉输注唑来膦酸的时间应不少于 15 分钟,伊班膦酸钠静脉输注时间不少于 2 小时。

4)下颌骨坏死:绝大多数(超过 90%)发生于恶性肿瘤患者应用大剂量注射双膦酸盐以后,以及存在严重口腔疾病的患者,如严重牙周病或多次牙科手术等。对有严重口腔疾病或需要接受牙科手术的患者,不建议使用该类药物。降低发生风险的措施:在开始治疗前完成必要的口腔手术,在口腔手术前后使用抗生素,采用抗菌漱口液,拔牙后正确闭合创面,保持良好的口腔卫生。对存在高风险患者(伴有糖尿病、牙周病、使用糖皮质激素、免疫缺陷、吸烟等)需要复杂侵入性口腔手术时,建议暂停双膦酸盐治疗 3~6 个月后,再实施口腔手术,术后 3 个月如无口腔特殊情况,可恢复使用双膦酸盐。

5)非典型股骨骨折:即在低暴力下发生在股骨小转子以下到股骨髁上之间的骨折,可能与长期应用双膦酸盐类药物有关。对于长期使用双膦酸盐患者(3 年以上),一旦出现大腿或者腹股沟部位疼痛,应进行双股骨 X 线摄片检查,明确是否存在非典型股骨骨折,MRI 或核素骨扫描均有助于确诊。一旦发生,应立即停止使用双膦酸盐等抗骨吸收药物。

表 2-2-22　双膦酸盐类常见用法及注意事项

项目	阿仑膦酸钠	唑来膦酸	利塞膦酸钠	伊班膦酸钠	依替膦酸二钠	氯膦酸二钠
用法	每片 70mg:口服每次 1 片,每周 1 次;每片 10mg:口服每次 1 片,每日 1 次	每瓶 5mg,静脉滴注,每年 1 次	每片 35mg:口服每次 1 片,每周 1 次;每片 5mg:口服每次 1 片,每日 1 次	每安瓿瓶 1mg,2mg 静脉滴注,每 3 个月 1 次	每片 0.2g,口服每次 1 片,每日 2 次	每粒 200mg,口服每次 2 或 4 粒,每日 1 或 2 次
口服/输注方法	空腹服用,用 200~300ml 白水送服,服药后 30min 内避免平卧,应保持直立体位(站立或坐立),此期间应避免进食牛奶、果汁等任何食品和药品	静脉滴注至少 15min,药物使用前应进行充分水化	空腹服用,用 200~300ml 白水送服,服药后 30min 内避免平卧,应保持直立体位(站立或坐立),此期间应避免进食牛奶、果汁等任何食品和药品	静脉滴注药物前注意充分水化,2mg 加入 0.9% 氯化钠溶液 250ml,静脉滴注 2h 以上,嘱患者多喝水	两餐同服用,本品应间断,周期性服药,即服药两周,停药 11 周,然后再开始第 2 周期服药,停药期间可补充钙剂及维生素 D;服药 2h 内,避免食用高钙食品(含矿物质的维生素、抗酸药)牛奶或奶制品、含钙食品	空腹服用,服药 1h 内,避免进食牛奶、食物或含其他二价钙离子的药物
注意事项	胃及十二指肠溃疡、反流性食管炎者慎用	低钙血症者慎用,严重维生素 D 缺乏者需注意补足量的维生素 D;患者在首次输注药物后可能出现一过性发热,肌肉关节疼痛等流感样症状,多数在 1~3d 内缓解,严重者可予以非甾体抗炎药对症处理;不建议预防性使用	胃及十二指肠溃疡、反流性食管炎者慎用	低钙血症者慎用,严重维生素 D 缺乏者需注意补充生素 D;患者在首次输注药物后可能出现发热,肌肉疼痛等流感样症状,多数在 1~3d 内缓解,严重者可予以非甾体抗炎药对症处理	肝肾功能损害者慎用	肝肾功能损害者慎用,开始治疗时,可能会出现腹泻,该反应通常为轻度
禁忌证	导致食管排空延迟的食管疾病;不能站立或坐直 30min 者;对本品任何成分过敏者;肌酐清除率小于 35ml/min 者;孕妇和哺乳期妇女	对本品或其他双膦酸盐类药物过敏者;肌酐清除率小于 35ml/min 者;孕妇及哺乳期妇女	导致食管排空延迟的疾病;不能站立或坐直 30min 者;对本品任何成分过敏者;肌酐清除率小于 35ml/min 者;孕妇及哺乳期妇女	低钙血症者;对本品或其他双膦酸类药物过敏者;孕妇及哺乳期妇女	肌酐清除率小于 35ml/min 者,或血肌酐 >5mg/dl(或 >442μmol/L)者;对本品或其他双膦酸盐类药物过敏者;孕妇及哺乳期妇女	肌酐清除率小于 35ml/min 者;骨软化者;对本品或其他双膦酸盐类药品或其他双膦酸盐类药物过敏者;孕妇及哺乳期妇女

（2）降钙素：是一种钙调节激素，能抑制破骨细胞的生物活性，减少破骨细胞数量，减少骨量丢失并增加骨量，并且能明显缓解骨痛，对骨质疏松症及其骨折引起的骨痛有效。目前应用于临床的降钙素类制剂有两种：鳗鱼降钙素类似物和鲑降钙素。降钙素总体安全性良好，少数患者使用后出现面部潮红、恶心等不良反应，偶有过敏现象，按说明书意见确定是否做过敏试验。

（3）绝经激素治疗：绝经激素治疗包括雌激素补充疗法和雌、孕激素补充疗法。绝经激素治疗能减少骨丢失，降低骨质疏松性椎体、非椎体及髋部骨折的风险，是防治绝经后骨质疏松症的有效措施。使用过程需注意以下方面不良反应，包括子宫内膜癌、乳腺癌、心血管疾病、血栓及体重增加。在使用激素补充治疗时应遵循以下原则：①明确治疗的利与弊；②绝经早期开始用（<60 岁或绝经 10 年之内）收益更大，风险更小；③应用最低有效剂量；④治疗方案个体化；⑤局部问题局部治疗；⑥坚持定期随访和安全性监测（尤其是乳腺和子宫）；⑦是否继续用药，应根据每位妇女的特点，每年进行利弊评估。

（4）选择性雌激素受体调节剂类：选择性雌激素受体调节剂类药物不是雌激素，可与雌激素受体结合，在不同靶组织导致受体空间构象发生不同改变，从而在不同组织发挥类似或拮抗雌激素的不同生物效应。如雷洛昔芬在骨骼与雌激素受体结合，发挥类雌激素的作用，抑制骨吸收，增加骨密度，降低椎体骨折发生的风险；而在乳腺和子宫则发挥拮抗雌激素的作用，因而不刺激乳腺和子宫，有研究表明其能够降低雌激素受体阳性浸润性乳腺癌的发生率。有静脉栓塞病史及有血栓倾向者，如长期卧床和久坐者禁用。对心血管疾病高风险的绝经后女性的研究显示，雷洛昔芬并不增加冠状动脉疾病和卒中风险。雷洛昔芬不适用于男性骨质疏松症患者。

（5）甲状旁腺激素类似物：甲状旁腺激素类似物是当前促骨形成的代表性药物，国内已上市的特立帕肽是重组人甲状旁腺激素氨基端 1~34 活性片段。间断小剂量使用能刺激成骨细胞活性，促进骨形成，增加骨密度，改善骨质量，降低椎体和非椎体骨折的发生风险。临床常见的不良反应为恶心、肢体疼痛、头痛和眩晕。特立帕肽治疗时间不宜超过 24 个月，停药后应序贯使用抗骨吸收药物治疗，以维持或增加骨密度，持续降低骨折风险。

（6）RANKL 抑制剂：地诺单抗是一种核因子 κB 受体活化因子配体（RANKL）抑制剂，为特异性 RANKL 的完全人源化单克隆抗体，能够抑制 RANKL 与其受体 RANK 的结合，减少破骨细胞形成、功能和存活，从而降低骨吸收、增加骨量、改善皮质骨或松质骨的强度。主要用于治疗有较高骨折风险的绝经后骨质疏松症。

（7）活性维生素 D 及其类似物：目前国内上市用于治疗骨质疏松症的活性维生素 D 及其类似物有 1α- 羟维生素 D_3（α- 骨化醇）和 1,25- 双羟维生素 D_3（骨化三醇）两种。活性维生素 D 及其类似物更适用于老年人、肾功能减退以及 1α- 羟化酶缺乏或减少的患者，具有提高骨密度、减少跌倒、降低骨折风险的作用。长期使用时，应在医师指导下进行，不宜同时补充较大剂量的钙剂，并建议定期监测患者血钙和尿钙水平。在治疗骨质疏松症时，可与其他抗骨质疏松药物联合应用。

（四）疗效判定

1. 主要疗效指标

（1）随访患者在治疗期间是否发生（髋部、椎体和前臂等部位）脆性骨折：出现两次及以上新发脆性骨折，视为疗效较差或无效；无新发或仅一次脆性骨折视为有效或可能有效，观察时限至少为 3 年。抗骨质疏松治疗能够降低 40%~70% 的骨折风险,但不能完全消除。如有新发骨折则需重新评估病情,调整治疗方案。

（2）骨密度:根据本单位情况,选择(桡骨或跟骨)QUS 或 DXA 检测骨密度,每年至少 1 次。

2. 次要疗效指标

（1）实验室指标:根据本单位检验条件,检测血常规、血钙、尿钙、血磷、25- 羟基维生素 D、碱性磷酸酶（ALP）、骨碱性磷酸酶（B-ALP）、骨钙素（OCN）、护骨因子（OPG）、甲状旁腺激素、抗酒石酸酸性磷酸酶（TRAP）、降钙素、雌二醇、睾酮等的水平。

（2）骨形成标志物:包括血清 I 型原胶原氨基端肽（PINP）,骨吸收标志物包括血清 I 型胶原 C- 末端肽交联（CTX）。治疗 3 个月后,CTX 降低大于 50%,PINP 升高大于 30%,说明治疗有效。

（3）停药期间的监测:停药期间及停药 1~2 年后均要规律随访、评估上述指标。

（4）高质量随访:随访患者治疗后的不良反应和规范服药、生活方式管理、营养管理、运动管理以及防跌倒措施等情况,并进行生活质量评价。

六、分级诊疗、双向转诊及疾病管理

一级医院负责骨质疏松高危人群初筛、建档、健康教育、随访、基础治疗及转诊。二级医院负责明确诊断、规范治疗,疑难病例转诊三级医院,对病情稳定者可下转一级医院。三级医院负责疑难病例诊治,待病情稳定后转诊到一、二级医疗机构进行后续治疗、康复、随访。

规范管理骨质疏松症患者,可提高患者对骨质疏松的认知水平,增强信念,提高治疗的依从性,具体方式可参照糖尿病等慢性病的自我管理、同伴管理等方式。基层骨质疏松症管理的随访内容包括:①复查骨密度及骨标志物;②二次和二次以上骨折发生情况;③发生脆性骨折后生存状况;④是否有脊柱变形、身高变短;⑤是否有长期服用类固醇激素;⑥是否出现绝经现象;⑦是否进行骨营养剂补充;⑧是否全程规范治疗;⑨健康宣教;⑩跌倒风险评估及防跌倒指导;⑪是否有不健康的生活方式;⑫是否伴发新诊断糖尿病、甲状腺功能亢进症、甲状旁腺功能亢进症等影响骨代谢疾病。

随访形式可采用电话随访、上门随访、微信或移动 APP 等移动终端随访,有研究表明微信随访可提高骨质疏松症患者依从性和认知水平。

（吴文霞）

参 考 文 献

［1］ 中国健康促进基金会基层医疗机构骨质疏松症诊断与治疗专家共识委员会. 基层医疗机构骨质疏松症诊断和治疗专家共识 (2021)[J]. 中国骨质疏松杂志, 2021, 27 (07): 937-944.

［2］ 马远征, 王以朋, 刘强, 等. 中国老年骨质疏松症诊疗指南 (2018)[J]. 中华健康管理学杂志, 2018, 12 (06): 484-509.

［3］ 中华医学会骨质疏松和骨矿盐疾病分会. 原发性骨质疏松症诊疗指南 (2017)[J]. 中华骨质疏松和骨矿盐疾病杂志, 2017, 10 (5): 413-444.

［4］NAYAK S, EDWARDS D L, SALEH A A, et al. Systematic review and meta-analysis of the performance of clinical risk assessment instruments for screening for osteoporosis or low bone density [J]. Osteoporos Int, 2015, 26 (5): 1543-1554.

［5］FUJIWARA S. Fracture risk assessment tool [J]. Clin Calcium, 2006, 16 (9): 1487-1491.

［6］KANIS J A, HARVEY N C, COOPER C, et al. A systematic review of intervention thresholds based on FRAX: a report prepared for the National Osteoporosis Guideline Group and the International Osteoporosis Foundation [J]. Arch Osteoporos, 2016, 11 (1): 25.

［7］KANIS J A, MCCLOSKEY E V, JOHANSSON H, et al. European guidance for the diagnosis and management of osteoporosis in postmenopausal women [J]. Osteoporos Int, 2013, 24 (1): 23-57.

第十一节　骨 关 节 炎

一、定义

骨关节炎（osteoarthritis，OA）是由多种因素引起关节软骨纤维化、皲裂、溃疡和脱失而导致的以关节疼痛为主要症状的退行性疾病，常累及膝关节、髋关节、脊柱和手等部位；其病理特点为关节软骨变性破坏、软骨下骨硬化或囊性变、关节边缘骨质增生、滑膜炎症、关节囊挛缩、韧带松弛或挛缩等。该病容易发生于中老年人，65 岁以上人群有半数以上罹患 OA。

二、诊断

（一）高危人群

存在以下危险因素的一项或多项即为高危人群：年龄在 40 岁及以上、女性、肥胖或超重、有创伤史，还包括存在膝关节周围肌肉萎缩、长期从事负重劳动等特殊职业、家族中有 OA 患者、肠道菌群紊乱等危险因素者。髋关节 OA 的高危人群还包括存在髋臼发育不良、股骨颈凸轮样畸形、长期从事负重劳动等特殊职业或家族中有 OA 患者等危险因素者。

（二）症状、体征

最常见的临床症状包括关节疼痛和关节活动受限。最常见体征为压痛和关节畸形。骨摩擦音（感）和肌肉萎缩常见于膝关节 OA。

（三）辅助检查

疑似 OA 患者应首选 X 线检查，必要时可行 CT、MRI 及超声等检查进一步明确退变部位、退变程度以及进行鉴别诊断。

1. X 线检查　X 线片上的 OA 受累关节典型表现为非对称性关节间隙变窄、关节边缘骨赘形成以及软骨下骨硬化和 / 或囊性变。膝关节 OA 患者标准 X 线检查包括站立前后位、侧位和髌骨轴位。髋关节 OA 标准 X 线检查为双侧髋关节正位或骨盆正位。髋关节间隙变窄是用于诊断髋关节 OA 的最佳影像学证据。手部 OA 标准 X 线检查为双手正位，主要在受累指间关节、掌指关节或第一腕掌关节处可见 OA 典型 X 线表现。

2. MRI　可以观察到 OA 关节的软骨厚度变薄、缺损、骨髓水肿、关节积液以及膝关节半月板变性、损伤和腘窝囊肿等，对于临床诊断早期 OA 有一定价值，目前多用于 OA 的鉴别诊断和临床研究。

3. CT　OA 在 CT 上常表现为受累关节间隙狭窄、软骨下骨硬化、囊性变和骨赘增生等，多用于 OA 的鉴别诊断和关节置换术前评估。

4. 鉴别诊断　应与自身免疫性疾病关节炎、感染性关节炎、痛风、假性痛风以及关节损伤等鉴别。

三、评估

临床医生在制定治疗方案前，应针对以下几个方面对 OA 患者进行评估。

1. 病变部位及程度评估，可用疼痛视觉模拟评分法（visual analogue scale，VAS）工具对 OA 疼痛进行评分与分级，1~3 分为轻度疼痛，4~6 分为中度疼痛，7~10 分为重度疼痛。

2. 合并疾病评估，特别是有无合并肥胖、营养不良、糖尿病等疾病。

3. 环境心理评估，包括患者的社交状态、心理预期，是否存在睡眠不良、抑郁或焦虑等情况。

4. 治疗风险评估，特别是拟对患者进行药物镇痛治疗时，需要了解患者的心血管风险和胃肠道风险。

5. 患者具体情况、主观意愿及预期评估。

四、治疗

治疗目标：应依据患者年龄、性别、体重指数、病变部位及程度等采用阶梯化与个体化治疗方案，以达到减轻疼痛、改善或恢复关节功能、提高患者生活质量、延缓疾病进展和矫正畸形的目的。《骨关节炎诊疗指南（2018 年版）》首次提出 OA 阶梯化与个体化的治疗方案。阶梯化治疗方案包括基础治疗、药物治疗、修复性治疗及重建手术治疗，具体见图 2-2-1。

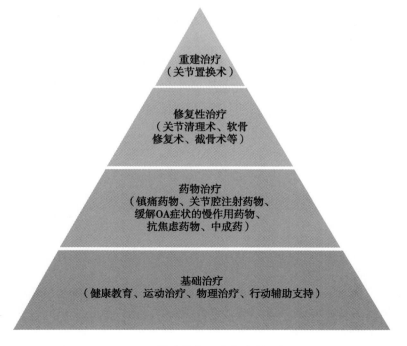

图 2-2-1　骨关节炎阶梯化治疗示意图

《中国骨关节炎疼痛管理临床实践指南(2020 年版)》推荐意见见表 2-2-23。

表 2-2-23 《中国骨关节炎疼痛管理临床实践指南(2020 年版)》推荐意见汇总

推荐条目	OA 疼痛管理具体措施
推荐 1	对 OA 疼痛患者开展健康教育,内容包括疼痛相关医学知识与患者自我管理等(1C)
推荐 2	对肥胖的 OA 疼痛患者控制体重,包括饮食管理、调整生活方式等(1A)
推荐 3	运动治疗可以有效缓解 OA 疼痛、改善关节功能,包括有氧运动、肌力训练以及关节活动训练等(1A)
推荐 4	物理治疗可有效缓解膝关节 OA 疼痛症状,包括脉冲超声疗法和干扰电流电刺激疗法等(1B)
推荐 5	用 NSAIDs 可作为膝关节 OA 疼痛的首选治疗药物,尤其适用于合并胃肠疾病、心血管疾病或身体虚弱的患者(1B)
推荐 6	OA 疼痛症状持续存在或中重度疼痛患者可以口服 NSAIDs,包括非选择性 NSAIDs 和选择性 COX-2 抑制剂,但需警惕胃肠道和心血管不良事件(1B)
推荐 7	不推荐将阿片类药物(含曲马多)作为缓解 OA 患者疼痛的一线药物(3B)
推荐 8	长期、慢性、顽固性全身广泛性疼痛或伴有抑郁的 OA 疼痛患者可以使用度洛西汀(2B)
推荐 9	重度疼痛或经治疗后无缓解甚至持续加重的 OA 患者,可于关节腔内注射糖皮质激素以短期缓解疼痛,但不宜多次注射(1B)
推荐 10	轻至中度疼痛或经治疗后无缓解甚至持续加重的 OA 患者,可于关节腔内注射透明质酸(1B)
推荐 11	需要长期给药的 OA 慢性疼痛患者可以口服双醋瑞因镇痛(1C)
推荐 12	不推荐氨基葡萄糖或硫酸软骨素用于 OA 患者镇痛(3C)
推荐 13	可以合理应用针灸和中药等干预控制 OA 疼痛(2D)
推荐 14	因持续性疼痛或多关节疼痛而长期服药的 OA 患者,尤其是伴有心血管或胃肠道疾病时,需要监测治疗的有效性和患者的安全性(1D)

注:1 为强推荐,2 为弱推荐,3 为不推荐;A~D 分别代表证据质量高、中、低、极低。

(吴文霞)

参 考 文 献

[1] 中华医学会骨科学分会关节外科学组. 骨关节炎诊疗指南 (2018 年版)[J]. 中华骨科杂志, 2018, 38 (12): 705-715.

[2] 中华医学会骨科学分会关节外科学组. 中国骨关节炎疼痛管理临床实践指南 (2020 年版)[J]. 中华骨科杂志, 2020, 40 (08): 469-470.

[3] 中华医学会骨科学分会关节外科学组, 中国医师协会骨科医师分会骨关节炎学组, 国家老年疾病临床医学研究中心湘雅医院, 等. 中国骨关节炎诊疗指南 (2021 年版)[J]. 中华骨科杂志, 2021, 41 (18): 1291-1314.

第十二节 脑 卒 中

一、脑卒中康复管理模式

康复是脑卒中患者管理中重要的组成部分,能有效降低脑卒中后功能致残,加速康复进程,促进患者提高生活质量,回归社会和家庭。《中国脑血管病临床管理指南》推荐神经内科、康复科及社区医院三级康复网络的脑卒中康复管理模式。三级康复单位工作重点各有侧重、有效衔接,能更有效地达到康复治疗的目的。

二、脑卒中功能障碍的康复

(一)运动障碍康复

1. 脑卒中卧床期应将患者摆放于良肢位。鼓励患侧卧位,适当健侧卧位,尽可能少采用仰卧位,应尽量避免半卧位,保持正确的坐姿、站姿。

2. 推荐脑卒中患者进行良肢位摆放,能有效降低肢体痉挛,提高患侧肢体功能康复疗效。

3. 脑卒中卧床期患者应尽早在护理人员或者康复师的帮助下渐进性地进行体位转移训练,并注意安全性问题。

4. 脑卒中卧床期患者应坚持肢体关节活动度训练,注意保护患侧肢体,避免机械性损伤。

5. 尽早进行体位转移及关节活动可预防坠积性肺炎、深静脉血栓和压疮等并发症的发生。

6. 急性脑卒中肢体瘫痪的患者应在病情稳定(生命体征平稳,48小时内病情无进展)后尽快离床,借助器械进行站立、步行康复训练。

7. 急性脑卒中应重视瘫痪肢体的肌力训练,针对相应的肌肉进行渐进式抗阻训练,等速肌力训练可以改善脑卒中瘫痪肢体的功能。

8. 针对相应的肌肉进行功能性电刺激治疗、肌电生物反馈疗法,结合常规康复治疗,可以提高瘫痪肢体的肌力和功能。

9. 脑卒中偏瘫患者早期应积极进行站立训练及步行训练(包括抗重力肌训练、患侧下肢负重支撑训练、患侧下肢迈步训练及站立重心转移训练等),以尽早获得基本步行能力。

10. 应用综合步态分析系统对偏瘫步态进行客观分析,是制定精细化的步行康复训练方案,提高步行康复质量的有效方法。

11. 可以借助下肢机器人、减重装置、矫形器等辅助步行能力的恢复。

12. 痉挛的评估工具推荐改良阿什沃思量表(Modified Ashworth scale)、改良 Tardieu 痉挛评定量表。

13. 肌电图具有客观量化的指标,其操作较为费时、复杂,但仍可以推广使用。

14. 脑卒中后痉挛状态治疗的原则是以提高功能任务为主要目的。治疗痉挛的方法是阶梯式的,首先采用保守疗法,逐渐过渡到侵入式的疗法。

15. 推荐使用体位摆放、被动伸展、关节活动度训练、中医推拿治疗等来缓解痉挛。

16. 推荐使用神经肌肉电刺激、局部肌肉震动治疗方法。

17. 推荐使用口服药物包括乙哌立松、巴氯芬、替扎尼定,脑卒中后局部肌肉痉挛推荐使用肉毒毒素局部注射治疗。

18. 经颅直流电刺激、重复经颅磁刺激、经皮电刺激、体外冲击波治疗等可以用于缓解痉挛,但要结合常规运动疗法选择性使用。

19. 针灸治疗脑卒中痉挛的疗效与针灸方法、患者病程和针灸部位的选择有较大关系,应结合临床有选择性地使用。

20. 鞘内注射巴氯芬、选择性脊髓后根切断术、酒精注射阻滞周围神经治疗目前不作为常规痉挛治疗手段。

(二)感觉障碍康复

1. 推荐脑卒中患者应进行感觉障碍评估,内容应包括躯体感觉、视觉和听觉等。

2. 推荐对脑卒中患者根据脑部病变部位,预先进行相应的感觉检查。

3. 推荐对脑卒中感觉障碍患者使用各种感觉刺激进行康复。

4. 推荐对脑卒中感觉障碍患者使用经皮电刺激进行康复。

5. 可考虑使用虚拟现实环境来改善感知觉功能。

6. 代偿性扫视训练可考虑用于改善视野丧失后的功能缺损,提高功能性日常生活能力,但不能有效减轻视觉缺损。

7. 结合棱镜可能有助于患者代偿视野缺损。

8. 可考虑使用虚拟现实环境来改善视空间功能。

(三)吞咽功能障碍康复

1. 建议所有急性脑卒中患者经口进食、饮水前均应完成吞咽功能筛查来鉴别是否存在误吸。

2. 建议吞咽功能筛查由言语治疗师或其他经过培训的健康护理人员进行。

3. 对于有可疑误吸风险的患者应进一步给予仪器检查来明确是否存在误吸及明确导致吞咽困难的原因,并指导治疗方案。

4. 吞咽障碍的仪器检查方法应根据临床实际需要选择纤维光学内镜吞咽功能评估和/或电视透视下吞咽能力检查,二者在评估吞咽障碍时相辅相成。

5. 所有吞咽障碍患者均应在48小时内进行营养及水分补给的评价,定期检测患者体重变化。

6. 在脑卒中吞咽康复和干预的过程中,应用神经可塑性的原则是合理的。

7. 行为干预被认为可能是吞咽治疗的一部分,进行口腔卫生管理以降低脑卒中后吸入性肺炎风险。

8. 针灸治疗被认为可能是吞咽障碍的辅助治疗。

9. 药物治疗、神经肌肉电刺激、咽部电刺激、物理刺激、经颅直流电刺激、经颅磁刺激目前尚不能确定受益。

10. 不能安全有效进食的脑卒中患者,应在脑卒中发病7天内开始肠内营养(管饲)。

11. 不能安全有效进食的脑卒中患者,且病程>4周,可以考虑放置经皮胃造瘘管。

（四）认知障碍康复

1. 推荐对所有脑卒中患者进行认知损害筛查。

2. 当筛查显示存在认知损害时，进行更详细的神经心理学评估，以明确认知的优势和弱势领域。

3. 推荐使用丰富的环境以增加认知活动的参与。

4. 使用认知康复提高注意力、记忆力和执行功能是合理的。

5. 使用包括实践、代偿和适应技术的认知训练策略以增加患者独立性是合理的。

6. 代偿策略被认为可能改善记忆功能。

7. 虚拟现实训练可推荐用于言语、视觉和空间学习，但其有效性尚不完全确定。

8. 锻炼可考虑作为改善脑卒中后认知和记忆的辅助疗法。

9. 经颅直流电刺激提高复杂注意力（工作记忆）仍是实验性的。

10. 针刺用于提高认知功能仍不完全确定。

11. 可考虑对肢体失用症进行策略训练或姿势训练。

12. 可考虑对肢体失用症进行有或无运动想象训练的任务实践。

13. 可考虑对口面失用症进行自我管理的计算机治疗。

14. 重复给予视觉干预措施，如棱镜适应、视觉扫描训练、视动刺激、虚拟现实、肢体活动、心理意象、棱镜适应联合颈部振动来改善忽视症状是合理的。

15. 可考虑使用经颅磁刺激、经颅直流电刺激来改善忽略症状。

16. 认知疗法的药物多奈哌齐、尼莫地平、美金刚在治疗脑卒中后认知损害中的作用尚不完全确定，可作为辅助治疗选择。

（五）心肺功能障碍康复

推荐意见包括以下几条。

1. 应评估脑卒中后体力活动水平和日常生活相关的活动，并确定在家务、职业和休闲娱乐方面的体力活动需求；评估脑卒中患者心肺功能康复的意愿、自信心、体力活动的障碍及能产生积极作用的社会支持。

2. 意识障碍及吞咽困难状态下发生的误吸是导致脑卒中相关性肺炎的最主要原因，应尽早进行吞咽功能评定和心肺功能评定。

3. 脑卒中后肺炎应首先选择经验性抗生素治疗，加强患者呼吸道分泌物的管理。

4. 伴吞咽障碍的脑卒中患者，入院后予鼻饲喂养并进行吞咽功能训练，避免气管误吸；指导喂养时患者体位、食物的营养和性状等；做好营养支持，提高患者机体免疫力。

5. 推荐为脑卒中存活者制定个体化的康复运动方案，以改善心肺功能。

6. 脑卒中卧床患者应该尽早离床接受常规的运动功能康复训练，以提高患者的心血管能力；下肢肌群具备足够力量的脑卒中患者，建议进行增强心血管适应性方面的训练，如活动平板训练、水疗等。

7. 重症脑卒中合并呼吸功能下降、肺内感染的患者，建议加强床边的呼吸道管理和呼吸功能康复，以改善呼吸功能、增加肺通气和降低脑卒中相关性肺炎的发生率和严重程度，改善患者的整体功能。

8. 脑卒中后血氧分压、氧饱和度、肺活量和第1秒用力呼气量可以作为评价肺功能的监测指标。

（六）心理障碍康复

推荐意见主要包括以下几种。

1. 在没有禁忌证的情况下，脑卒中后抑郁的患者应接受抗抑郁药治疗，并密切监测治疗效果，定期评估抑郁、焦虑和其他精神症状。

2. 推荐使用结构式抑郁量表，进行常规脑卒中后抑郁筛选，对患者进行脑卒中教育，并给出恰当的建议。

3. 推荐用失语抑郁量表对脑卒中后抑郁患者进行心理评定，单次评定应在 24 小时内完成，建议每周评定 1 次。

4. 推荐使用药物治疗来改善脑卒中后抑郁，可以选择 5- 羟色胺选择性重摄取抑制剂治疗脑卒中后抑郁。

5. 对于情绪不稳或假性延髓麻痹造成情绪困扰的患者，应用 5- 羟色胺选择性重摄取抑制剂进行试验性治疗。

6. 推荐对持续性情感障碍或残疾恶化的脑卒中存活者提供专业的精神或心理科医师会诊。

7. 患者教育、咨询服务和社会支持可考虑作为脑卒中后抑郁治疗的组成部分。

8. 推荐使用正念减压及正念认知疗法治疗脑卒中后抑郁。可考虑联合药物与经颅直流电磁刺激、高压氧疗法、运动疗法及音乐疗法等康复治疗技术治疗脑卒中后抑郁。

9. 推荐使用贝克焦虑量表对脑卒中后焦虑进行评定。

10. 推荐使用 5- 羟色胺选择性重摄取抑制剂对脑卒中后焦虑进行治疗。

11. 推荐使用正念减压及正念认知疗法治疗脑卒中后焦虑。

三、合并症

（一）皮肤破损

脑卒中患者保持机体充足的营养和水分供给、动态体位管理，能有效减少相同骨隆突部位受压时间，降低皮肤破损风险。建议使用专门的气垫床，能减少或避免皮肤摩擦、减小皮肤压力、提供适当的支撑面、避免局部过度潮湿。

（二）挛缩

1. 已经发生挛缩或挛缩高风险的患者，应提供积极的运动训练。

2. 功能电刺激治疗、体外冲击波治疗可能对缓解挛缩有效。

3. 口服降肌张力药物及局部肌肉进行肉毒毒素靶向注射治疗对长期肌张力过高造成的挛缩可能有效。

4. 保守治疗无效时，可考虑行手术松解术或矫形器辅助治疗。

（三）深静脉血栓形成

深静脉血栓患者应接受正规抗凝治疗，包括普通肝素、低分子肝素及维生素 K 拮抗剂及新型口服抗凝药物。使用间歇性充气加压，通过对小腿肌肉和血管间歇性施加压力来刺激血液流动。暂无证据能证明使用加压弹力袜能治疗和预防深静脉血栓和肺栓塞的发生。

（四）肠道和膀胱失禁推荐意见

1. 推荐对住院的急性脑卒中患者进行膀胱功能评估，了解脑卒中发病前的泌尿系统病史，对尿失禁或尿潴留的患者通过膀胱扫描或排尿后间歇性导尿记录容量来评估尿潴留。

2. 通过定时排尿及盆底肌训练可改善出院回家后脑卒中患者的尿失禁。

3. 应对住院的急性脑卒中患者进行肠道功能评估,包括脑卒中发病前大便硬度、排便频率和时间,并收集脑卒中发病前肠道治疗史。

(五)偏瘫性肩痛

1. 推荐向患者及其家属开展脑卒中后预防肩痛和肩部护理方面的教育。

2. 临床评估可有效指导偏瘫性肩痛治疗方案的选择,包括肌肉骨骼评定、痉挛状态评估、肩关节半脱位识别及局部感觉障碍检查。

3. 肉毒毒素注射能有效减轻肩部痉挛状态及痉挛相关性关节活动受限引起的疼痛;对于存在神经性疼痛的偏瘫性肩痛患者,建议使用神经调节性止痛药。

4. 对于肩关节半脱位患者可考虑体位保持及使用支持性装置和肩带,不推荐使用高位滑轮训练。

5. 超声可作为肩部软组织损伤的诊断工具,针刺、神经肌肉电刺激、肩胛上神经阻滞及肩峰下或肩关节注射皮质类固醇可作为偏瘫性肩痛的一种辅助治疗手段。

(六)肩 - 手综合征推荐意见

1. 对肩 - 手综合征患者,建议适度抬高患肢并配合被动活动,联合应用神经肌肉电刺激比单纯抬高患肢更有效。

2. 对于手肿胀明显的患者可采取短期应用类固醇激素治疗。

3. 外用加压装置有利于减轻肢体末端肿胀。

(七)脑卒中后中枢性疼痛推荐意见

1. 中枢性脑卒中后疼痛的诊断应基于已有的诊断标准且排除其他原因引起的疼痛。根据患者需要、治疗反应和不良反应来个体化选择中枢性脑卒中后疼痛的治疗药物。多学科疼痛管理联合药物治疗可能有效。

2. 阿米替林和拉莫三嗪是合理的一线治疗药物;普瑞巴林、加巴喷丁、卡马西平或苯妥英钠被认为是二线治疗药物。

(八)脑卒中后骨质疏松推荐意见

1. 推荐对脑卒中患者定期进行营养评估,明确其对钙、维生素 D 和维生素 K 补充剂的需求。

2. 建议为脑卒中患者制订个体化的有氧运动和肌力训练计划,可降低脑卒中后骨质疏松症和骨折的风险。

3. 对于有骨折病史的女性脑卒中患者,推荐应用二磷酸盐类药物治疗骨质疏松,促进骨折愈合。

脑卒中患者多合并高血压、糖尿病、冠心病、血脂异常等诸多疾病,在全科综合管理过程中,应注意密切观察患者血压、血糖情况,避免血压过低从而加重心、脑血管供血不足。避免出现低血糖,而导致脑功能恶化。此外液体出入量管理监测亦尤为重要,脑卒中后遗症期,患者因主动饮水的欲望不足,进食液体量不足,往往会导致血容量不足,以致心、脑血管灌注不足,进一步加重大脑缺血、血氧损害及脑功能的衰退。因此,应特别关注患者进食液体量及尿量情况,在情况允许下鼓励患者增加进食液体,保障有效循环血容量。

（吴文霞）

参 考 文 献

张通, 赵军, 白玉龙, 等. 中国脑血管病临床管理指南 (节选版): 卒中康复管理 [J]. 中国卒中杂志, 2019, 14 (08): 823-831.

第十三节　湿　　疹

一、定义与病因

湿疹是由多种内外因素引起的一种具有明显渗出倾向的炎症性皮肤病,伴有明显瘙痒,易复发,严重影响患者的生活质量。湿疹的病因目前尚不明确。机体内因包括免疫功能异常 (如免疫失衡、免疫缺陷等) 和系统性疾病 (如内分泌疾病、营养障碍、慢性感染、肿瘤等) 以及遗传性或获得性皮肤屏障功能障碍。外因有环境或食品中的变应原、刺激原、微生物、环境温度或湿度变化、日晒等均可以引发或加重湿疹。社会心理因素如紧张、焦虑也可诱发或加重本病。

二、诊断

(一) 临床表现

湿疹可以分为急性、亚急性及慢性三期。急性期表现为红斑、水肿基础上粟粒大丘疹、丘疱疹、水疱、糜烂及渗出,病变中心往往较重,而逐渐向周围蔓延,外围又有散在丘疹、丘疱疹,故境界不清。亚急性期红肿和渗出减轻,糜烂面结痂、脱屑。慢性湿疹主要表现为粗糙肥厚、苔藓样变,可伴有色素改变,手足部湿疹可伴发甲的改变。皮疹一般对称分布,常反复发作,自觉症状为瘙痒,甚至剧痒。

(二) 实验室诊断

主要用于鉴别诊断和筛查病因,血常规检查可有嗜酸粒细胞增多,部分患者有血清 IgE 增高,变应原检查有助于寻找可能的致敏原,斑贴试验有助于诊断接触性皮炎,真菌检查可鉴别浅部真菌病,疥虫检查可协助排除疥疮,血清免疫球蛋白检查可帮助鉴别具有湿疹皮炎皮损的先天性疾病,皮损细菌培养可帮助诊断继发细菌感染等,必要时应行皮肤组织病理学检查。

(三) 鉴别诊断

需与下列疾病鉴别。

1. 应与其他各类病因和临床表现特异的皮炎相鉴别,如特应性皮炎、接触性皮炎、脂溢性皮炎、淤积性皮炎、神经性皮炎等。

2. 应与类似湿疹表现的疾病相鉴别,如浅部真菌病、疥疮、多形性日光疹、嗜酸粒细胞增多综合征、糙皮病和皮肤淋巴瘤等。

3. 与少见的具有湿疹样皮损的先天性疾病相鉴别,如威斯科特 - 奥尔德里奇综合征(Wiskott-Aldrich syndrome)。

三、治疗

治疗以控制症状、减少复发、提高患者生活质量为目的。从整体考虑,兼顾近期疗效和远期疗效,特别要注意治疗中的医疗安全。

(一) 基础治疗

1. 宣教　向患者说明疾病的性质、转归、疾病对机体的影响、有无传染性、临床疗效及可能的不良反应等,指导患者寻找和避免环境中常见的变应原及刺激原,避免搔抓及过度清洗,对环境、饮食、使用防护用品、皮肤清洁方法等也应提出相应建议。

2. 避免诱发或加重因素　通过详细采集病史、细致体检、合理使用诊断试验,仔细查找各种可疑病因及诱发或加重因素,以达到去除病因、治疗的目的。

3. 保护皮肤屏障功能　湿疹患者皮肤屏障功能有破坏,易继发刺激性皮炎、感染及过敏而加重皮损,因此保护屏障功能非常重要。应选用对患者皮肤无刺激的治疗,预防并适时处理继发感染,对皮肤干燥的亚急性及慢性湿疹加用保湿剂。

(二) 局部治疗

局部治疗是湿疹治疗的主要手段。应根据皮损分期选择合适的药物剂型。急性期无水疱、糜烂、渗出时,建议使用炉甘石洗剂、糖皮质激素乳膏或凝胶;大量渗出时应选择冷湿敷,如 3% 硼酸溶液、0.1% 盐酸小檗碱溶液、0.1% 依沙吖啶溶液等;有糜烂但渗出不多时可用氧化锌油剂。亚急性期皮损建议外用氧化锌糊剂、糖皮质激素乳膏。慢性期皮损建议外用糖皮质激素软膏、硬膏、乳剂或酊剂等,可合用保湿剂及角质松解剂,如 20%~40% 尿素软膏、5%~10% 水杨酸软膏等。

外用糖皮质激素制剂依然是治疗湿疹的主要药物。初始治疗应该根据皮损的性质选择合适强度的糖皮质激素:轻度湿疹建议选弱效糖皮质激素如氢化可的松、地塞米松乳膏;中度湿疹建议选择中效激素,如曲安奈德、糠酸莫米松等;重度肥厚性皮损建议选择强效糖皮质激素如哈西奈德、卤米松乳膏;儿童患者、面部及皮肤皱褶部位皮损一般应用弱效或中效糖皮质激素即有效。强效糖皮质激素连续应用一般不超过 2 周,以减少急性耐受及不良反应。钙调磷酸酶抑制剂如他克莫司软膏、吡美莫司乳膏对湿疹有治疗作用,且无糖皮质激素的副作用,尤其适合头面部及间擦部位湿疹的治疗。细菌定植和感染往往可诱发或加重湿疹,因此抗菌药物也是外用治疗的重要方面。可选用各种抗菌药物的外用制剂,也可选用糖皮质激素和抗菌药物的复方制剂。其他外用药如焦油类、止痒剂、非甾体抗炎药外用制剂等,可以根据情况选择应用。

(三) 系统治疗

1. 抗组胺药　根据患者情况选择适当抗组胺药止痒抗炎。

2. 抗生素　对于伴有广泛感染者建议系统应用抗生素 7~10 天。维生素 C、葡萄糖酸钙等有一定抗过敏作用,可以用于急性发作或瘙痒明显者。

3. 糖皮质激素　一般不主张常规使用。但可用于病因明确、短期可以祛除病因的患者,如接触因素、药物因素引起者或自身敏感性皮炎等;对于严重水肿、泛发性皮疹、红皮病等为迅速控制症状也可以短期应用,但必须慎重,以免发生全身不良反应及病情反跳。

4. 免疫抑制剂　应当慎用,要严格掌握适应证。仅限于其他疗法无效、有糖皮质激素应用禁忌证的重症患者,或短期系统应用糖皮质激素病情得到明显缓解后、需减用或停用糖皮质激素时使用。

5. 其他　物理治疗有紫外线照射疗法,其他还有中医中药疗法。

四、复诊及随访

本病易复发,建议患者定期复诊。急性湿疹患者最好在治疗后 1 周、亚急性湿疹患者在治疗后 1~2 周、慢性湿疹患者在治疗后 2~4 周复诊 1 次。复诊时评价疗效、病情变化、是否需进一步检查以及评价依从性等。

对于反复发作、持续不愈的病例,要注意分析其原因,常见的原因有以下几种。

1. 刺激性因素　由于皮肤屏障功能的破坏,新的或弱刺激原,甚至正常情况下无刺激性的物质也成为刺激原。注意治疗用药也可产生刺激。

2. 忽略接触变应原　忽略了家庭中、职业及业余爱好中的某些接触变应原。

3. 交叉过敏　注意仔细检查交叉变应原。

4. 继发过敏　注意避免对药物(尤其是糖皮质激素)及化学物质(如手套中的橡胶乳)产生继发过敏。

5. 继发感染　皮肤屏障功能破坏及糖皮质激素等的应用,易引起继发细菌或真菌感染。

6. 不利因素　日光、炎热的环境、持续出汗,寒冷干燥均可使病情加重。

7. 全身因素　如糖尿病患者易瘙痒、继发皮肤感染等。

(吴文霞)

参 考 文 献

李邻峰, 高兴华, 顾恒, 等. 湿疹诊疗指南 (2011 年)[J]. 中华皮肤科杂志, 2011, 44 (01): 5-6.

第十四节　失　　眠

一、定义与分类

失眠是指尽管有合适的睡眠机会和睡眠环境,依然对睡眠时间和 / 或质量感到不足,并且影响日间社会功能的一种主观体验。主要症状表现为入睡困难(入睡潜伏期超过 30 分钟)、睡眠维持障碍(整夜觉醒次数 ≥ 2 次)、早醒、睡眠质量下降和总睡眠时间减少(通常少于 6.5 小时),同时伴有日间功能障碍。失眠引起的日间功能障碍包括疲劳、情绪低落或激惹、躯体不适、认知障碍。根据病程,可分为短期失眠(<3 个月)和慢性失眠(≥ 3 个月)。

二、诊断

（一）慢性失眠的诊断标准（必须同时符合 1~6 项标准）

1. 存在以下一种或多种睡眠异常症状（患者自述，或者照料者观察到）

（1）入睡困难。

（2）睡眠维持困难。

（3）比期望的起床时间更早醒来。

（4）在适当的时间不愿意上床睡觉。

2. 存在以下一种或者多种与失眠相关的日间症状（患者自述，或者照料者观察到）

（1）疲劳或全身不适感。

（2）注意力不集中或记忆障碍。

（3）社交、家庭、职业或学业等功能损害。

（4）情绪易烦躁或易激动。

（5）日间思睡。

（6）行为问题（比如：多动、冲动或攻击性）。

（7）精力和体力下降。

（8）易发生错误与事故。

（9）过度关注睡眠问题或对睡眠质量不满意。

3. 睡眠异常症状和相关的日间症状不能单纯用没有合适的睡眠时间或不恰当的睡眠环境来解释。

4. 睡眠异常症状和相关的日间症状至少每周出现 3 次。

5. 睡眠异常症状和相关的日间症状持续至少 3 个月。

6. 睡眠和觉醒困难不能被其他类型的睡眠障碍更好地解释。

（二）短期失眠的诊断标准

符合慢性失眠第 1~3 及第 6 条标准，但病程不足 3 个月和 / 或相关症状出现的频率未达到每周 3 次。

（三）鉴别诊断

失眠需要与精神障碍、躯体疾病、药物或物质滥用以及其他类型的睡眠障碍相鉴别，如呼吸相关性睡眠障碍、不宁腿综合征、周期性肢体运动障碍等。

三、治疗

（一）治疗目标

改善睡眠质量，增加有效睡眠时间；恢复日间社会功能，提高生活质量；防止短期失眠转化为慢性失眠；减少与失眠相关的躯体疾病或与精神疾病共病的风险；尽可能避免包括药物在内的各种干预方式带来的负面效应。

（二）干预措施

包括心理治疗、药物治疗、物理治疗和中医治疗。短期失眠患者应积极寻找并消除诱因。如效果不佳，应尽早应用药物治疗。慢性失眠患者，在建立良好的睡眠卫生习惯基础上，加用药物治疗。

1. 心理治疗　主要包括睡眠卫生教育和针对失眠的认知行为治疗（cognitive behavioral therapy for insomnia，CBT-I）。强调睡眠卫生教育的重要性，在此基础上，开展其他治疗手段。CBT-I 能有效纠正错误的睡眠认知与不恰当的行为饮食，重建正确的睡眠觉醒认知模式，持续改善失眠的临床症状，且没有不良反应。

2. 药物治疗　主要包括苯二氮䓬受体激动剂（benzodiazepine receptor agonists，BZRAs）、褪黑素受体激动剂、食欲素受体拮抗剂和具有催眠效应的抗抑郁药物，见表 2-2-24。

表 2-2-24　临床常用具有镇静催眠作用的药物

药物名称	达峰时间 /h	半衰期 /h	成人睡前口服剂量 /mg	主要适应证	常见不良反应	备注
非苯二氮䓬类						
唑吡坦	0.50~3.00	0.70~3.50	10.00	入睡困难或睡眠维持障碍	头晕、头痛、遗忘	老年人 5.00mg
佐匹克隆	1.50~2.00	≤5.00	7.50	入睡困难或睡眠维持障碍	口苦	老年人 3.75mg
右佐匹克隆	≤1.00	≤6.00	1.00~3.00	入睡困难或睡眠维持障碍	味觉异常	老年人 1.00~2.00mg
扎来普隆	≤1.00	≤1.00	5.00~10.00	入睡困难	头晕、共济障碍	老年人 5.00~10.00mg
苯二氮䓬类						
艾司唑仑	3.00	10.00~24.00	1.00~2.00	入睡困难或睡眠维持障碍	宿醉、口干、虚弱；高剂量可致呼吸抑制	老年人 0.50mg；老年人可出现呼吸抑制
氟西泮	≤0.50	30.00~100.0	15.00~30.00	入睡困难或睡眠维持障碍	宿醉、头晕、乏力、共济失调	老年人15.00mg，注意半衰期过长
夸西泮	≤0.50	20.00~40.00	7.50~15.00	入睡困难或睡眠维持障碍	站立不稳、思睡、口干、头晕、头痛	老年人减量
替马西泮	1.20~1.60	3.50~18.40	15.00~30.00	入睡困难或睡眠维持障碍	头晕、共济障碍	老年人 7.50~15.00mg
三唑仑	0.25~0.50	1.50~5.50	0.125~0.50	入睡困难	遗忘、欣快、胃部不适、头痛头晕、皮肤刺痛	一类精神药品，短期使用
阿普唑仑	1.00~2.00	12.0~15.0	0.40~0.80	入睡困难或睡眠维持障碍	撤药反应、呼吸抑制、头痛、乏力、言语不清	老年人半衰期约 19.00h
地西泮	0.50~2.00	20.0~70.0	5.00~10.00	入睡困难或睡眠维持障碍	思睡、头痛、乏力、共济失调	主要用于焦虑伴失眠
劳拉西泮	≤2.00	12.0~18.0	2.00~4.00	入睡困难或睡眠维持障碍	疲劳、思睡	主要用于焦虑伴失眠

续表

药物名称	达峰时间 /h	半衰期 /h	成人睡前口服剂量 /mg	主要适应证	常见不良反应	备注
褪黑素类						
褪黑素缓释片	未知	6.00	2.00	入睡困难或睡眠维持障碍	无明确描述	适用于大于 55 岁的失眠人群
雷美替胺	0.75	1.00~2.60	8.00	入睡困难	疲乏、头晕、恶心呕吐、失眠恶化、幻觉	禁与氟伏沙明联用
阿戈美拉汀	未知	1.00~2.00	25.00~50.00	抑郁症	头痛、恶心和乏力	
具有催眠作用的抗抑郁药物						
多塞平	1.50~4.00	10.00~50.00	6.00	睡眠维持障碍	思睡、头痛	老年人剂量减半
阿米替林	2.00~5.00	10.00~100.00	10.00~25.00	抑郁症	过度镇静、直立性低血压、抗胆碱能作用、心脏损害	
曲唑酮	1.00~2.00	3.00~14.00	25.00~150.00	抑郁症	直立性低血压、头晕、阴茎异常勃起	适用于焦虑 / 抑郁伴失眠
米氮平	0.25~2.00	20.00~40.0	3.75~15.00	抑郁症	过度镇静、食欲 / 体重增加、抗胆碱能作用	适用于焦虑 / 抑郁伴失眠
食欲素受体拮抗剂苏沃雷生	0.50~6.00	9.00~13.00	10.00~20.00	入睡困难、睡眠维持障碍	残余的镇静作用	发作性睡病禁用

（吴文霞）

参 考 文 献

张鹏, 李雁鹏, 吴惠涓, 等. 中国成人失眠诊断与治疗指南 (2017 版)[J]. 中华神经科杂志, 2018, 51 (05): 324-335.

第十五节　肿　　瘤

　　肿瘤是威胁我国居民健康的重要疾病。由于外科、化疗、放疗、免疫治疗、生物细胞治疗技术的飞速发展，肿瘤患者的生存期得到明显延长，相当一部分患者进入带瘤生存状态，他们往往合并了其他系统的慢性疾病，但常常因为肿瘤的存在，忽略对这些慢性病的管理，且多数患者存在焦虑、抑郁等心理健康问题。因此，肿瘤患者应被纳入慢病管理，更多地被关注和规范管理。

　　肿瘤患者常常在术后、化疗后即时出院，在伤口换药、拆线期、化疗副反应最强烈的时期就诊全科门诊。全科医生应该如何接诊这些患者、关注哪些方面，本节将尝试加以详述。

一、术后管理

　　肿瘤患者经过穿刺、PET-CT、组织活检等相关检查完成肿瘤诊断后，可手术治疗的患者在医院进行手术治疗。经过手术治疗的患者通常会在手术切口未完全愈合的情况下出院，因此大多数患者经常需要再次前往医院进行手术切口换药处理，同时需要观察手术切口愈合情况。根据不同肿瘤类型、身体状况等表现，患者可能会出现手术切口愈合不良、脂肪液化、手术切口感染等，需要前往外科专科门诊或者造口专科门诊对手术切口进行进一步处理。

　　另外，有部分患者经过影像学等检查考虑为良性病变，行局部肿物切除或活检，行快速冰冻病理结果提示为良性病变。但是考虑快速冰冻病理与术后石蜡病理存在误差，因此在该类患者返院门诊复诊时应积极追踪石蜡病理报告，如存在差异或回报为恶性，应嘱患者前往专科进一步就诊治疗。

二、化疗后管理

　　非原位癌患者常规需要进行肿瘤的化疗治疗。但是对于不同器官、系统肿瘤，同一部位不同类型的肿瘤，甚至同一类型肿瘤的不同 TNM 分期，其化疗方案都有可能存在差异。因为在肿瘤药物化疗过程中，使用的绝大多数抗肿瘤药缺乏选择性，因此在杀伤和损害肿瘤细胞的同时，对正常组织细胞（骨髓、胃肠道上皮、毛囊、生殖细胞）亦产生毒性作用。所以肿瘤化疗患者可出现全身性毒性及免疫抑制，严重时毒性反应可造成不可逆性的损害，甚至导致死亡。因此有必要对正常抗肿瘤药的主要毒副反应加以研究，引起重视，以便及早预防，正确处理。因此，化疗后患者门诊复诊时，医生更需要关注不同化疗药物导致的各种不良反应，以便早期处理，减少患者的毒副反应。

（一）主要毒副反应

　　1. 骨髓抑制　　化疗后的骨髓抑制是抗肿瘤药中最常见的毒性反应。大多数抗肿瘤药物均可导致骨髓抑制，以白细胞减少最为多见，其次为血小板减少，贫血较少见，偶有患者出现三系减少。因为粒细胞与血小板的生命周期较短，大约为 6~7 小时，因此对化疗药物的反应更为敏感，更容易被抑制。而红细胞的生命周期约为 120 天，因此肿瘤患者较少出现贫血表现。但晚期肿瘤需长期化疗的患者,也可出现红细胞减少,因此对于该类患者也需要注意红细胞减少情况。另外需要注意,有少数抗肿瘤药(烷化剂、亚硝脲类等)易致严重而不易恢复的骨髓抑制。对于不同的患者,因为自身身体状况及药物剂量等不同,各类抗肿瘤药的骨髓抑制严重程度反应不一。

粒细胞减少为骨髓抑制的主要表现,也是骨髓抑制性化疗药物引起的主要不良事件,是骨髓抑制性化疗最严重的血液学毒性。当外周血中性粒细胞绝对计数低于 $2.0 \times 10^9/L$ 时可诊断为粒细胞减少症,根据中性粒细胞的数量可将粒细胞减少分为 4 级。①1 级:中性粒细胞轻度减少,$1.5 \times 10^9/L \leqslant$ 中性粒细胞绝对计数 $< 2.0 \times 10^9/L$。②2 级:中性粒细胞中度减少,$1.0 \times 10^9/L \leqslant$ 中性粒细胞绝对计数 $< 1.5 \times 10^9/L$。③3 级:中性粒细胞重度减少,$0.5 \times 10^9/L \leqslant$ 中性粒细胞绝对计数 $< 1.0 \times 10^9/L$。④4 级:危及生命,中性粒细胞绝对计数 $< 0.5 \times 10^9/L$。

血小板减少是另外一种常见的骨髓抑制表现,也称为肿瘤化疗相关性血小板减少症,是指抗肿瘤化疗药物对骨髓巨核细胞产生抑制作用,导致外周血中血小板计数低于 $100 \times 10^9/L$。根据血小板计数情况来评估血小板减少症的严重程度,同样可分为 4 级。①1 级:$75 \times 10^9/L \leqslant$ 血小板计数 $< 100 \times 10^9/L$。②2 级:$50 \times 10^9/L \leqslant$ 血小板计数 $< 75 \times 10^9/L$。③3 级:$25 \times 10^9/L \leqslant$ 血小板计数 $< 50 \times 10^9/L$。④4 级:血小板计数 < 25。

2. 胃肠道反应 胃肠道反应也是抗肿瘤治疗过程中常见的毒性反应之一,以恶心、呕吐最为常见。目前根据呕吐出现的时间可将呕吐分为以下 3 类。

(1)急性恶心、呕吐:主要指给予化疗药物后 24 小时以内发生的恶心呕吐。通常在治疗后 5~6 小时达到高峰,该类型恶心呕吐的程度常最为严重。机制主要与肠嗜铬细胞释放 5-羟色胺(5-HT)有关。

(2)迟发性恶心、呕吐:指在给予化疗药物 24 小时后出现的恶心呕吐。其中 40%~50% 发生于化疗后 24~48 小时,有时可持续 5~7 天,其严重程度多较急性恶心呕吐轻,但往往持续时间较长。对患者营养状况及生活质量影响较大。其发生机制不太明确。

(3)预期性恶心、呕吐:条件反射所致,常见于既往化疗恶心呕吐控制不良的患者。其特点是恶心呕吐发生于化疗前,如患者看到或听到该化疗药物名称或嗅到该药气味时即可诱发恶心呕吐。

化疗药物所致消化道毒性反应机制非常复杂,不同药物、同一药物不同剂量等可有不同程度的消化道反应。而目前针对化疗后消化道反应的药物主要根据消化道反应程度来决定,因此提出化疗药物的致吐风险分度表(表 2-2-25)。

大多数患者需要联合使用两种甚至多种化疗药物治疗,而在联合化疗中可能存在叠加作用,大约有 80% 的患者可出现胃肠道反应。而且随着疗程的增加,化疗药物不断积累,胃肠道反应的发生频率和严重程度均可明显增加。因此在门诊随访时更需要注意患者的消化道症状,必要时予以药物治疗。

3. 神经毒性 肿瘤化疗药物引起的神经毒性较为少见,但是顺铂、卡铂、紫杉醇类引起周围神经病变却较为常见,与药物的用量及长期使用导致药物累积有关。如果存在多种药物联用可增加神经毒性的发生风险,主要表现为下肢麻木、感觉异常、深部跟腱反射降低或消失,严重可致莱尔米特征(当患者向前屈曲时突发短暂的电击样休克,感觉向下扩散至全身,是由脊髓后索病变造成的)。

表 2-2-25　化疗药物的致吐风险分度

致吐水平	呕吐频率	药物
高度	>90%	环磷酰胺和多柔比星(或表柔比星)联合方案;六甲蜜胺;达卡巴嗪;氮芥 卡莫司汀>250mg/m²;顺铂≥50mg/m²;环磷酰胺>1.5g/m² 等
中度	30%~90%	卡铂;异环磷酰胺;洛莫司汀;放线菌素 D;多柔比星;表柔比星 去甲氧基柔红霉素;伊立替康;伊马替尼(口服);替莫唑胺(口服) 依托泊苷(口服);长春瑞滨(口服)等 环磷酰胺≤1.5g/m²;卡莫司汀≤250mg/m²;顺铂<50mg/m²;阿糖胞苷≥1g/m² 甲氨蝶呤>250mg/m²;美法仑>50mg/m²;奥沙利铂>75mg/m²
低度	10%~30%	门冬酰胺酶;阿糖胞苷 100~200mg/m²;氟尿嘧啶;脂质体多柔比星;米托蒽醌 丝裂霉素 C;依托泊苷;多西他赛;紫杉醇;卡培他滨;吉西他滨 托泊替康;西妥昔单抗;培美曲塞;曲妥珠单抗等
极低度	<10%	干扰素;苯丁酸氮芥;羟基脲;美法仑;博来霉素;甲氨蝶呤<50mg/m²; 硫鸟嘌呤;长春碱;长春新碱;长春瑞滨;氟达拉滨;贝伐珠单抗;吉非替尼; 利妥昔单抗等

注:呕吐频率为未使用止吐药物预防时的数据。

另外,在长春新碱大剂量(>2mg)应用时,容易出现肠麻痹和尿潴留,甚至出现腱反射消失、运动功能和浅表感觉障碍等。长春新碱引起中枢神经系统病变或毒性较少见,一旦出现则较严重,尤其对儿童可危及生命或留下后遗症。

4. 心脏毒性反应　抗肿瘤药中柔红霉素、多柔比星等蒽环类抗肿瘤药物及部分靶向药物容易引起心脏毒性。该类毒性反应主要分为急性心脏毒性与迟发性心脏毒性。其中急性心脏毒性通常发生在单次大剂量静脉给药后,患者可无明显症状,主要为心电图的变化,如窦性心动过速、低电压、T 波变平、ST 段下降和心律失常,这种变化是可逆的、一过性的。而迟发性的心脏毒性则是由剂量累积所致,常发生在治疗期间或完成治疗后数周,主要为心肌损害而致的心力衰竭。另外,大剂量环磷酰胺亦可引起较严重的心脏毒性,甚至可出现致死性心力衰竭。

5. 泌尿系统毒性反应　抗肿瘤药引起的泌尿系统毒性反应发生率较少,通常有以下几种情况:其一,是对泌尿系统的损害,如大剂量环磷酰胺及异环磷酰胺,在体内代谢生成丙酰胺经泌尿系统排出,可引起化学性膀胱炎;其二,是抗肿瘤药在治疗敏感的恶性淋巴瘤或白血病时,大量肿瘤细胞在短时间内崩解,核酸代谢增加,产生大量尿酸,在泌尿系统形成结晶,引起阻塞,影响肾功能;其三,是抗肿瘤药直接损害肾脏,如顺铂由肾小管分泌时,与蛋白质及 DNA 等大分子结合而损伤肾小管,病理学上可见肾小管细胞萎缩、坏死,肾脏皮质及髓质出现囊性扩张,引起肾炎而出现慢性肾功能衰竭。

(二)毒副反应的处理

1. 骨髓抑制的处理　临床上对抗肿瘤药的毒副反应常采用积极的预防措施及发生后的对症处理,减少剂量直至停药仍作为处理的一般原则。对于抗肿瘤药物的骨髓抑制毒性反应,目前尚无有效的防治方法,因此需要在临床中加强观察,尤其是在每一个疗程后的门诊复查中,至少每周复查 1 次血常规查看白细胞及血小板情况,甚至在化疗后 1 周时可增加复查血常规频率。

对于来门诊就诊的肿瘤患者,医生应注意查看患者粒细胞及血小板的情况,并根据结果予以对症治疗。目前针对粒细胞减少症患者,主要使用的刺激白细胞药物分为短效和长效两种。短效的升白细胞药物有重组人粒细胞集落刺激因子(rhG-CSF);长效的升白细胞药物有聚乙二醇化重组人粒细胞刺激因子(PEG-rhG-CSF)。对于在化疗后接受过或者正在接受预防性短效升白细胞治疗的患者可继续予以升白细胞治疗,而对于预防性使用长效升白细胞药物治疗的患者,若中性粒细胞低于 $0.5 \times 10^9/L$,且持续超过 3 天,可使用短效升白细胞药物进行补救治疗。对于化疗后未接受过预防性升白细胞治疗的患者,如无感染风险可无须予以升白细胞治疗,而对于存在感染风险的患者,需积极予以短效升白细胞治疗。

目前针对血小板减少患者的治疗主要有输注血小板、促血小板生成素(包括重组人白介素 -11、重组人血小板生成素)以及血小板生成素受体激动剂(如罗米司亭、艾曲波帕、阿伐曲泊帕等)。药物的选择存在一定的差异。

在门诊诊治过程中,如遇到存在出血的患者,可根据 WHO 出血分级标准(表 2-2-26)与血小板减少的分级来决定是否需要输注血小板治疗。对于 WHO 出血分级 2 级及以上出血症状者推荐输注血小板;WHO 出血分级 0~1 级且血小板计数达到预防性输注指征的患者,也可输注血小板;血小板计数 $\leqslant 10 \times 10^9/L$ 时,需预防性输注血小板;某些有活动性出血的实体瘤,尤其是存在坏死性成分时,即使血小板计数 $> 10 \times 10^9/L$,也可给予预防性血小板输注。

表 2-2-26　WHO 出血分级标准

等级	出血类型
1 级	稀疏、散在分布的皮肤瘀点、瘀斑
	鼻出血或口咽出血持续时间 <30min
2 级	消化道、呼吸道、肌肉骨骼或软组织出血,未引起血流动力学紊乱,在 24h 内不需要输注红细胞
	鼻出血或口咽出血持续时间 >30min
	有症状的口腔黏膜血疱
	弥散分布的皮肤瘀点、瘀斑
	血尿
	侵入性操作或手术部位异常渗血
	非月经期间的阴道出血
	浆膜腔出血
	视网膜出血,不伴视野缺损
3 级	需要输注红细胞的出血(尤其是发生在 24h 内),但未出现血流动力学紊乱
	严重的浆膜腔出血
	CT 发现的无症状性颅内出血

续表

等级	出血类型
4 级	视网膜出血伴视野缺损
	有症状的非致命性脑出血
	有血流动力学紊乱(低血压,收缩压或舒张压降低>30mmHg)的出血
	任何原因引起的致命性出血

对于无出血表现的患者,则需要根据血小板计数分级情况决定下一步治疗,如血小板计数在 2~3 级之间时,可予以促血小板生成的药物治疗,同时根据患者是否存在出血风险,必要时可予以输注血小板补充治疗。对于血小板高于 $75 \times 10^9/L$ 的患者可继续观察,无须使用促血小板生成药物治疗,定期监测即可;而对于血小板低于 $25 \times 10^9/L$ 的患者,则需要输注血小板的同时予以促血小板生存的治疗。

出现粒细胞减少和血小板减少的患者往往还在化疗过程中。如有出现 1 级粒细胞减少和血小板减少的患者,予以积极升白细胞及升血小板治疗后大多可回升至正常水平,必要时需调整化疗时间,在下次化疗过程中可预防性予以升白细胞等治疗。对于发生 2 级甚至更严重的粒细胞减少和血小板减少情况的患者,除了积极予以药物治疗外,还需要嘱患者前往专科就诊,以判断是否需要调整化疗方案或调整化疗药物剂量等。

2. 胃肠道反应的处理　目前针对化疗可能出现胃肠道反应的肿瘤患者,大多在使用化疗药物前均有辅以止呕药物的治疗,因此在化疗后专门因消化道症状而就诊门诊的患者较少。但在化疗后 7 天内仍有部分接受中枢止呕药物治疗后仍有明显消化道反应的患者,该类患者大多数已接受高度致吐化疗药物治疗,可予以 5-HT$_3$ 受体拮抗剂口服止呕治疗。对于轻度消化道反应的患者,可口服氯丙嗪 10~20mg 或三氟拉嗪 10~20mg 对症治疗。

部分在化疗过程中未给予止呕药物预防呕吐的患者,可能出现频繁且剧烈的呕吐,因此在就诊时可根据化疗药物的致吐风险予以相应的药物治疗,具体治疗方案见表 2-2-27。

表 2-2-27　推荐的镇吐治疗方案

致吐风险	急性恶心呕吐(第 1 天)	迟发型恶心呕吐(第 2~5 天)
高度	5-HT$_3$ 受体拮抗剂 +DEX+NK-1 受体拮抗剂	DEX+NK-1 受体拮抗剂
中度	5-HT$_3$ 受体拮抗剂 +DEX+NK-1 受体拮抗剂(部分)或 5-HT$_3$ 受体拮抗剂 +DEX	DEX 或 5-HT$_3$ 受体拮抗剂或甲氧氯普胺或 DEX+NK-1 受体拮抗剂(部分)
低度	DEX	无
极低度	无	无

注: DEX—地塞米松。

3. 神经毒性的识别和处理　虽然出现神经毒性的化疗药物不多,但是近年来也发现许多药物可预防抗肿瘤药物引起的神经毒性。其中常用的药物有维生素 B$_1$、维生素 B$_{12}$、亚甲蓝或美司钠,可预防异环磷酰胺的神经毒性;神经毒性调节剂氨磷汀及生物调节剂 α 干扰素、γ 干扰素、非格司亭等,具有降低、延迟和预防顺铂引起的神经毒性作用;神经生长因子可减少或逆转紫杉醇的神经毒性。对周围神经病变者,给予维生素 B$_1$ 和维生素 B$_{12}$ 等营养神经的药物,对症处理,积极治疗,都能收到一定疗效。而对于甲氨蝶呤引起的神经毒性可予以氨茶碱静脉滴注治疗。大多数消化道反应可在化疗结束后 1 周左右缓解,因此绝大多数患者可继续耐受化疗,无须调整化疗方案及化疗时间。

4. 心脏毒性的处理 因为化疗药物的心脏毒性大多为迟发性反应,因此在门诊中可能会遇到一定比例的化疗后心功能不全的患者,因此化疗后 2~3 个疗程及化疗结束后 1 个月内需及时复查心脏彩超。对于抗肿瘤药引起的迟发性心脏毒性的治疗、预防药物主要有自由基清除剂,如辅酶 Q10、维生素 C、维生素 E 及锌离子螯合剂右丙亚胺等,有一定预防多柔比星等抗肿瘤药心脏毒性的作用。辅酶 Q10 是细胞代谢剂和细胞呼吸剂,还具有重要抗氧化和非特异性免疫增强作用,能促进氧化磷酸化反应,保护生物膜结构完整。

5. 泌尿系统毒性反应的处理 对抗肿瘤药引起的泌尿系统毒性反应较少,在门诊中也较少遇见。除一般处理外,现发现氨磷汀有明显的保护作用。它不仅能保护肾脏,对神经、耳及骨髓亦有一定的保护作用;它是一种放射保护剂,亦能保护细胞毒抗肿瘤药引起的毒性。氨磷汀是半胱氨酸的衍生物,是一个有机磷酸化的氨巯基前体药,在体内被细胞膜结合的碱性磷酸酶催化成活性代谢物 WR-1605 后,由细胞摄入而发挥其对化疗药物或放疗毒性的保护作用。氨磷汀可选择性地保护由顺铂引起的肾毒性而不影响其抗肿瘤效应,临床一般应用在使用细胞毒抗肿瘤药或放疗前 15~30 分钟,单次应用氨磷汀 740mg/m^2 或 910mg/m^2,静脉滴注 15 分钟,可明显降低前者引起的血液学毒性和顺铂引起的肾毒性、耳毒性和神经毒性,亦可减轻放疗对正常组织的损害,但不降低其抗肿瘤疗效。虽然氨磷汀存在一些不良反应,但易为患者忍受,主要有暂时性恶心、呕吐、热感、轻度嗜睡,静脉滴注期间口腔内有金属异味,偶有过敏反应、暂时性低血钙,但临床最明显的是出现剂量限制性的低血压,以上不良反应与剂量有关,量大副反应重,可对症处理,辅以联合用药,如地塞米松、甲氧氯普胺、昂丹司琼注射液。

三、放疗后管理

放疗作为肿瘤治疗的手段之一,通常是患者行手术、化疗等治疗后辅以局部的抗肿瘤治疗,也是部分针对放疗敏感的肿瘤患者的首选抗肿瘤治疗方案。然而,目前采用的射线穿透技术需要穿透皮肤、黏膜、肌肉等组织才能到达肝、肺、脑等肿瘤病灶或者手术区域,所以射线会无法避免地损伤到肿瘤患者的各种组织,一方面,由于离子射线可破坏细胞染色体,因此在杀伤癌细胞的同时也影响正常细胞的分裂;另一方面,放疗局部的电离作用会形成氧化自由基,会引起局部的炎症,长期治疗甚至可形成纤维化、坏死和继发肿瘤。

针对放疗后出现的各种反应,放射治疗肿瘤协作组 RTOG(Radio Therapy Oncology Group)针对放疗的毒性反应制定了急性放射损伤分级与晚期放射损伤分级标准(表 2-2-28、表 2-2-29)。

在众多放疗后副反应的表现中,以皮肤的表现最为常见,根据患者为急性放射反应或晚期放射损伤可给予不同的处理。

针对急性放射性皮肤反应,除了需要保持皮肤清洁、穿柔软干净衣物、减少摩擦外,针对皮肤不良反应的主要治疗措施包括以下 4 个方面:①保持皮肤中的含水量;②减轻主观感觉和抑制炎症,可使用抗组胺剂、泛醇和皮质激素等。③减少自由基的堆积,如使用复合维生素等;④增加皮肤中的含氧量。

表 2-2-28　急性放射反应评分标准

器官组织	0级	1级	2级	3级	4级
皮肤	无变化	点或片状红斑；脱毛；干性脱皮；出汗减少	明显红斑；斑状湿性脱皮；中度水肿	融合性湿性脱皮；凹陷性水肿	溃疡；出血；坏死
黏膜	无变化	红斑；轻微疼痛不需止痛药	斑状黏膜炎性浆液渗出炎；中度疼痛需止痛药	融合纤维黏膜炎；严重疼痛需麻醉药	溃疡；出血；坏死
眼	无变化	轻微结膜炎可伴有或不伴有巩膜充血；流泪增加	伴有或不伴有需用激素或抗生素处理角膜炎的中度结膜炎；需人工泪液的眼干燥症；伴有畏光的虹膜炎	伴有角膜溃疡的严重的角膜炎；客观的视力或视野减少；急性青光眼；全眼球炎	失明（单侧或双侧）
耳	无变化	伴红斑疼痛的外耳道炎；可有继发性干性脱皮，但无须药物治疗	需用药治疗的中度外耳道炎；浆液性中耳炎	有渗出或湿性的严重外耳道炎；症状性听力下降；非药物性耳鸣	耳聋
唾液腺	无变化	轻微口干；轻度黏稠唾液；轻度味觉改变如金属味；这些改变不反映进食习惯的改变如进食时增加用水	中度口干；黏稠唾液；明显味觉改变	完全口干	急性唾液腺坏死
咽和食管	无变化	轻微吞咽困难需一般的止痛药或非麻醉药镇痛；需半流饮食	中度吞咽困难；麻醉药镇痛；流质	严重吞咽困难脱水或体重下降>15%；需胃饲或静脉输液	完全阻塞；溃疡；穿孔；窦道
喉	无变化	轻、中度声嘶；不需止咳药的咳嗽；黏膜水肿	持续声嘶但能发声；牵涉性耳痛、喉痛、片状纤维渗出或轻度杓状水肿；不需麻醉药；需止咳药的咳嗽	轻声讲话；喉痛或牵涉性耳痛需麻醉药；融合性纤维渗出；明显杓状水肿	明显呼吸困难、喘鸣、需气管切开的咯血或需插管
上消化道	无变化	厌食伴体重下降≤5%治疗前水平；恶心但不需止呕药；不需抗副交感神经药或止痛药的腹部不适	厌食伴体重下降>5%~15%（相比治疗前水平）；恶心或呕吐需止呕药；需抗副交感神经药或止痛药的腹部不适	厌食伴体重下降>15%治疗前水平或需鼻胃管或胃肠外营养支持；恶心和/或呕吐需鼻胃管或胃肠外营养支持；药物不能抑制的严重腹痛/腹胀（X线平片证实扩张肠环）	亚急性或急性肠梗阻胃肠穿孔，需输血的出血；需胃肠减压或肠管改道的腹痛

续表

器官组织	0级	1级	2级	3级	4级
下消化道	无变化	不需药物处理的大便次数增加或习惯的改变；不需止痛药的直肠不适	需抗副交感神经药的腹泻；不需卫生纸的黏液排出；需止痛药的直肠或腹痛	需胃肠外营养支持的腹泻或需卫生纸的出血；腹胀（X线平片证实扩张肠环）	急性或亚急性肠梗阻，窦管，穿孔和需输血的出血；需胃肠减压或肠管改道的腹痛或里急后重
肺	无变化	轻度干咳或用力性呼吸困难	需麻醉药、止咳药的持续咳嗽；轻微活动时呼吸困难	麻醉药、止咳药无效的严重咳嗽或休息时呼吸困难；有临床或放射学证据的肺炎；需间隙吸氧或激素治疗	严重呼吸不足；持续吸氧或辅助通气
生殖泌尿	无变化	小便次数或夜尿量为治疗前两倍；不需药物治疗的小便困难、尿急	小便或夜尿间隔超过1h；需局部麻醉的小便困难、尿急、膀胱痉挛	小便或夜尿间隔小于1h；需频繁定时麻醉药治疗的小便困难；盆腔痛、膀胱痉挛；伴或不伴血块的肉眼血尿	需输血的血尿；非继发于尿道血块、溃疡或坏死的急性膀胱阻塞
心脏	无变化	无症状但心电图有客观改变或无其他心脏病的心包异常	有症状伴心电图有客观改变和放射学发现充血性心衰或心包疾病；不需特别治疗	对治疗有反应的充血性心衰、心悸或心包疾病	充血性心衰、心悸或心包疾病；对非外科治疗无反应的心律失常
中枢神经系统	无变化	功能完全正常（如能工作）伴有轻微神经症状，不需用药治疗	需家里护理的神经症状；需护理支持；需激素、抗癫痫药	需住院治疗的神经症状	严重神经损害包括瘫痪、昏迷、每周癫痫发作>3次，需住院治疗
白细胞计数/$\times 10^9 \cdot L^{-1}$	≥4.5	3.0~<4.5	2.0~<3.0	1.0~<2.0	<1.0
血小板计数/$\times 10^9 \cdot L^{-1}$	>130	90~<130	50~<90	25~<50	<25或自动出血
中性粒细胞计数/$\times 10^9 \cdot L^{-1}$	≥1.9	1.5~<1.9	1.0~<1.5	0.5~<1.0	<0.5或败血症
血红蛋白/$g \cdot L^{-1}$	≥110	95~<110	<95	需成分输血	
红细胞压积/%	≥32	28~<32	<28	需成分输血	

表 2-2-29　后期放射损伤评分标准（1987 年）

器官组织	0 级	1 级	2 级	3 级	4 级
皮肤	无变化	轻度萎缩，色素沉着，部分头发脱落	片状萎缩，中度毛细血管扩张，全部头发脱落	明显萎缩，交叉性毛细血管扩张	溃疡
皮下组织	无变化	轻度硬化(纤维化)和皮下脂肪组织丧失	中度纤维化但无症状；轻微照射野收缩或<10%边长	严重硬化和皮下组织丧失；照射野收缩>10%边长	溃疡
黏膜	无变化	轻度萎缩和干燥	中度萎缩和毛细血管扩张或少黏液	明显萎缩和完全干燥；严重毛细血管扩张	溃疡
唾液腺	无变化	轻微口干；对刺激反应好	中度口干；对刺激反应差	明显口干；对刺激无反应	纤维化
脊髓	无变化	轻度莱尔米特征	重度莱尔米特征	在治疗水平或以下出现客观的神经症状	单、双侧或四肢麻痹
脑	无变化	轻度头痛；昏睡	中度头痛；严重昏睡	严重头疼；严重中枢神经系统功能障碍(部分肌力减退或运动障碍)	癫痫发作；瘫痪；昏迷
眼	无变化	无症状白内障；轻微角膜溃疡或角膜炎	症状性白内障；中度角膜溃疡；轻度视网膜病变或青光眼	严重角膜炎；严重视网膜病变或剥离；严重青光眼	全眼球炎；眼盲
喉	无变化	声嘶；轻度杓状水肿	中度杓状水肿；软骨炎	严重水肿；严重软骨炎	坏死
肺	无变化	无症状或轻微症状(干咳)轻微放射影像征象	中度有症状的纤维化或肺炎(严重咳嗽)；低热；斑点状放射影像征象	严重有症状的纤维化或肺炎；致密状放射影像征象	严重呼吸不足；持续吸氧或辅助通气
心	无变化	无症状或轻微症状；暂时性T波倒置和ST改变、窦性心动过速[心率>110次/min(休息)]	中度用力心悸；轻微心包炎；正常心形或持续性异常T波和ST改变；低QRS	严重心悸；心包积液；缩窄性心包炎；中度心衰；心脏增大；心电图异常	心脏压塞；严重心衰；严重缩窄性心包炎
食管	无变化	轻微纤维化；进食固体食物时轻微吞咽困难；无吞咽痛	不能正常地进食固体食物；半流；有扩张指征	严重纤维化；流质；有吞咽痛；需扩张	坏死；穿孔；窦道

续表

器官组织	0级	1级	2级	3级	4级
小/大肠	无变化	轻微腹泻；轻微痉挛；每天大便5次；轻微直肠渗液或出血	中度腹泻；中度痉挛；每天大便>5次；过多直肠渗液或间歇出血	需外科处理的阻塞或出血	坏死；穿孔；窦道
肝	无变化	轻微疲倦；恶心；消化不良；轻微异常肝功能	中度症状；某些肝功能异常；人血清白蛋白正常	肝功能不全；肝功能明显异常；低白蛋白；水肿或腹水	坏死；肝性脑病
肾	无变化	暂时蛋白尿；无高血压；轻微肾功能损害；尿素25~35mg/dl；肌酐1.5~2.0mg/dl；肌酐清除率>75%	持续中度蛋白尿(2+)；轻微高血压；无相关贫血；中度肾功能损害；尿素36~60mg/dl；肌酐2.5~4.0mg/dl；肌酐清除率50%~74%	严重蛋白尿；严重高血压；持续贫血；重度肾功能损害；尿素>60mg/dl；肌酐>4mg/dl；肌酐清除率<50%	恶性高血压；尿毒症昏迷；尿素>100%
膀胱	无变化	轻微上皮萎缩轻微毛细血管扩张（显微镜下血尿）	中度尿频；全面毛细血管扩张；间歇性肉眼血尿	严重尿频；排尿困难严重；毛细血管扩张（常为瘀点）；常有血尿；膀胱容量减少(<150ml)	坏死缩窄性膀胱（容量<100ml）；严重出血性膀胱炎
骨	无变化	无症状；无生长迟缓骨密度减少	中度痛或压痛；生长迟缓；不规则骨硬化	严重痛或压痛；生长停滞；致密性骨硬化	坏死；自发性骨折
关节	无变化	轻度关节僵硬；轻度运动受限	中度关节僵硬；中度关节痛；中度关节运动受限	严重关节僵硬、疼痛合并严重关节运动限制	坏死；完全固定

注：1. 急性放射反应评分标准用于评价放射治疗毒性的等级。它适用于放疗第1天至第90天。其后则用后期放射反应评分标准。

2. 评价者必须努力将疾病与治疗引起的体征和症状区分开来。

3. 必须准确评价患者治疗前的基数。

4. 任何引起死亡的毒性为5级。

对于晚期放射性损伤，如皮肤发生溃疡、纤维化、角化不全、坏死等慢性不良反应，可应用类视黄醇治疗角化不全直到角化完全为止，溃疡则需局部或全身应用抗生素抗感染，用己酮可可碱、维生素E和γ干扰素抑制局部纤维化。当保守治疗无效时，甚至需要进行皮瓣移植手术修复受损皮肤。

因此在门诊接诊过程中如患者的放射性反应为1~2级，可予以药物等积极处理，无须调整放疗方案，但是对于出现3~4级放射性反应则需要嘱患者前往放疗专科就诊，同时需暂停放疗等处理。

四、肿瘤患者的心理状态

癌症是一种人们普遍担心的疾病,大多数患者对于癌症的第一态度为恐惧。恐惧是对想象或实际威胁的理性反应,表现为广泛的主观、自主和行为变化。相比之下,恐惧症是一种特殊形式的恐惧,它与情境的需求不成比例,患者无法解释或推理,超出自愿控制范围,并导致对恐惧情境的回避。

在门诊诊治过程中,全科医生可能会遇到部分健康人群因自身对肿瘤疾病的认知不全,从而出现对癌症恐惧的表现,因此"癌症恐惧症"被定义为恐惧或相信一个人患有癌症,尽管医学证据未经证实或医学证据相反。这种过度的恐惧让人们变得焦虑,以至于无法正常生活和工作。这种恐惧症最轻微和最短暂的形式是在疾病或失去患有癌症的亲密朋友或亲人之后发展起来的。

真正的恶性肿瘤患者对癌症的恐惧可能比健康的人更为强烈。目前对于癌症诊断和治疗过程中研究最为广泛的分别是抑郁和焦虑,这也是肿瘤患者最容易出现的两种心理反应。

(一) 抑郁症(depressive disorder)

抑郁症以连续且长期的心情低落为主要的临床特征,是心理疾病中最重要的类型。临床表现大多数为长时间的情绪低落、消沉,从一开始的闷闷不乐到最后的悲痛欲绝,自卑、痛苦、悲观、厌世,感觉活着每一天都是在绝望地折磨自己,消极、逃避,最后甚至有自杀倾向和行为。患者可有胸闷,气短等躯体化症状,严重者会出现幻听、被害妄想症、多重人格等精神分裂症状。

对于肿瘤患者而言,有多种因素可导致抑郁症。与其他人群一样,认知也可以发挥重要作用。特别关注的焦点是绝望,即事件的结果将是负面的,并且无法采取任何措施对其进行改变。癌症的复发或转移尤其可能促成这一信念,甚至有研究表明,绝望的心理是复发或晚期疾病患者抑郁的重要预测因子。因此抑郁也可能是治疗的直接生物学结果。

早在 2012 年,美国国家综合癌症网络(NCCN)就已制定了基于共识的临床实践指南,用于治疗癌症患者的抑郁症,并将其作为整体肿瘤治疗的一部分。鉴于有证据表明非正式筛查方法通常会导致对遇险的认识不足,该指南建议当时使用经过验证的筛查工具,例如心理痛苦量表。初次就诊时就可进行评估,其后定期进行。对于中度至重度心理痛苦并表现出情绪障碍迹象和症状的患者,应及时进行评估,以找出促成因素(如疼痛和并用药物的影响)。随后的建议包括开始心理治疗和服用抗抑郁药(可能与抗焦虑药合用)。

(二) 焦虑

焦虑主要是对亲人或自己生命安全、前途命运等的过度担心而产生的一种烦躁情绪。其中含有着急、挂念、忧愁、紧张、恐慌、不安等成分。它与危急情况和难以预测、难以应付的事件有关。但是并无客观原因而长期处于焦虑状态的属于异常焦虑,是精神病的一种表现。

在肿瘤患者中,焦虑是对疾病(如癌症)的诊断所造成威胁的可预测反应。恐惧和担忧通常表现为与疾病相关的侵入性认知,与情绪发生的频率成比例地引起焦虑。肿瘤相关症状发生后不久,以及在肿瘤的评估和诊断阶段,焦虑通常很常见。化疗和放疗的开始也与焦虑加剧有关。这些治疗的结束也可能会增加焦虑,因为如果没有密切的监测和常规治疗,患者可能会变得更加脆弱。另外在诊断后的 6 个月内,年轻患者和独居患者发生临床上显著焦虑症的风险有所增加。除了作为对癌症的心理反应而出现之外,用于治疗癌症的药物(例如皮质类固醇)以及由于癌症及其治疗而引起的其他疾病(例如疼痛和内分泌系统疾病)也可能引起或加剧焦虑和代谢变化。

与抑郁症相似,美国国家癌症协会已于 2019 年重新修订了基于共识的临床实践指南来治疗癌症患者的焦虑,这也是其整体治疗方法的一部分。首先,制定初筛工具(The Distress Thermometer),然后在临床问诊前基于制定的初筛工具进行的初步筛查,针对存在中度至重度窘迫并表现出焦虑症迹象和症状的患者,进行进一步评估,以识别可能需要解决的促成因素(例如:疼痛、恐惧、过度悲伤等)。根据评估结果和修改贡献因素的影响,后续建议包括开始心理治疗或抗焦虑药物治疗(可能与抗抑郁药合用)。

心理和社会因素在癌症诊断和治疗引起的重大问题的病因学和持久性中起着重要作用,包括抑郁症、焦虑症等。因此,心理和行为干预可以在预防和管理这些问题中起主要或重要的辅助作用,全科医生在门诊中可与患者积极沟通,缓解患者焦虑情绪;如患者心理状态明显不佳,甚至有出现自杀倾向时,须嘱患者及家属积极前往心理科处理,避免加重患者心理负担,进而影响患者的肿瘤治疗。

五、老年肿瘤患者

在所有的肿瘤患者中,老年肿瘤患者不同于年轻肿瘤患者,存在其自身独特的临床特点:①预期生存时间有限,限制其生存时间的可能不是癌症;②身体条件较差,合并症多,对抗癌治疗的耐受性降低;③身体条件差异较大,不能以年龄作为唯一标准;④老年人癌症的生物学行为与年轻人不同,癌症进展可能相对缓慢;⑤癌症对治疗的反应与年轻患者不同。

因此在老年肿瘤门诊中,全科医生更需要关注老年综合征,这是指易发生于老年人的,由多种疾病或原因造成的,同一种临床表现或问题的症候群。常见的老年综合征有跌倒、痴呆、精神错乱、抑郁、窘迫、骨质疏松、疲劳和虚弱等。

对于老年肿瘤患者,在治疗以前,要先进行全面的老年综合评估(comprehensive geriatric assessment,CGA)。这是一种对老年人客观健康状况进行全面综合评估的系统程序,评估内容包括多种共病和功能状态,这些因素会影响老年人的癌症预后和治疗选择。经过评估可以发现潜在的老年病问题,预测抗癌治疗的毒副作用,判断预后,估算预期寿命,进行有针对性的干预。条件允许的情况下,肿瘤科医生应该与老年病学科医生合作,以便在认知功能、身体功能、基础疾病、多药治疗、老年综合征、营养障碍等方面做出正确判读和干预。

对于老年肿瘤患者,还有一个需要关注的情况,那就是进入老年以后,身体会出现多系统多脏器的功能损害,也成为多病共存。首先,共病可能改变癌症的生物学行为;其次,抗癌治疗可能会与共病相互作用,影响机体的功能状态或恶化共病,这包括药物之间的相互作用;再次,共病可能会使老人对抗癌治疗的耐受力降低,抗癌治疗的风险增高;第四,共病可能影响非癌相关的预期寿命。对于一个疾病缠身的老人来说,影响其寿命的可能不是癌症;最后,共病可能影响治疗效果。因为大多数老年肿瘤患者存在多病共存,因此很多老人每天都要服用多种药物,这会带来难以预测的风险,包括药物副作用和药物相互作用。因此在门诊诊治过程中更需要注意。

六、合并基础疾病的肿瘤患者

随着抗肿瘤治疗技术的进展,肿瘤患者生存期延长,肿瘤患者是否合并慢性病或已经存在的慢性病都应该被充分地重视。因此,应该对肿瘤患者给予规范的体检,特别要注意是否使用过可能影响代谢系统的药物,如 PD-1 抑制剂可诱发 1 型糖尿病或甲状腺功能异常。对于肿瘤患者慢性病的治疗,则应该选择个性化方案和目标。如对于一个预估生存期 2 年左右的患者,不应太强求血糖、血压的控制而限制饮食,应尽量调整药物以提高患者的生活质量和营养状态。对于预估生存期在 5 年以上的患者,慢性病的管理目标应和非肿瘤患者保持一致。但在抗肿瘤治疗的每一个阶段,应该区别对待。如手术前后、化疗前后,应及时调整降糖药物方案。如化疗期间患者食欲缺乏,能量摄入较少,应降低降糖药物的剂量,以防低血糖的发生。

七、肿瘤患者门诊的健康宣教

针对肿瘤门诊患者的健康宣教,不应只是对于肿瘤本身的宣教,还需要全方面涉及心理、生活、运动、饮食等宣教。因此对于门诊肿瘤的患者,全科医生可以常规做好以下健康宣教内容。

1. 要精神饱满、情绪乐观,生活安排得丰富多彩。这有利于争得与癌症斗争的胜利,为尽快重返工作岗位创造条件。精神上高度紧张,情感上过于脆弱,情绪易于波动等都会引起食寝不安、身体抗癌能力下降,导致病情恶化。

2. 生活要有规律,既不要卧床大养,也不要过度劳累,更不要随着性子来。无论作息时间、学习、娱乐都要有规律。规律的生活可使机体处于正常的工作状态,降低肿瘤复发和转移的风险。

3. 要注意调节饮食。癌症患者在康复期要设法增进食欲,饭菜要清淡可口、荤素搭配、粗精兼食,既不能单调乏味又不可过于油腻,以易消化吸收为宜。进食时要环境轻松、心情愉快、不偏食、不过多忌食,更不要暴饮暴食。

4. 要积极治疗其他并发症。由于癌症患者一般体质较弱,往往伴有其他疾病,如上呼吸道感染、肺炎、肠炎、糖尿病、心脑血管疾病等,在康复期要进行积极治疗,为全面康复创造有利条件。

5. 要进行适当的体育锻炼。体质的增强体质意味着抗癌能力的增强。患者可根据自身体质情况,选择散步、慢跑、打太极拳、习剑、游泳等活动项目,运动量以不感到疲劳为度。

（张润锦）

参 考 文 献

［1］中国临床肿瘤学会指南工作委员会. 中国临床肿瘤学会 (CSCO) 肿瘤放化疗相关中性粒细胞减少症规范化管理指南 (2021)[J]. 临床肿瘤学杂志, 2021, 26 (7): 11.

［2］JORDAN K, KASPER C, SCHMOLL H J. Chemotherapy-induced-nausea and vomiting: current and new standards in the antiemetic prophylaxis and treatment. Eur J Cancer, 2005, 41: 199.

［3］BERGER M J, ETTINGER D S, ASTON J, et al. NCCN guidelines insights: antiemesis, version 2. 2017 [J]. Journal of the National Comprehensive Cancer Network, 2017, 15 (7): 883-893.

［4］HESKETH P J, KRIS M G, GRUNBERG S M, et al. Proposal for classifying the acute emetogenicity of cancer chemotherapy [J]. J Clin Oncol, 1997, 15: 103.

［5］COX J D, STETZ J, PAJAK T F. Toxicity criteria of the Radiation Therapy Oncology Group (RTOG) and the European Organization for Research and Treatment of Cancer (EORTC)[J]. Int J Radiat Oncol Biol Phys, 1995, 31 (5): 1341-1346.

［6］BROTHERS B M, ANDERSEN B L. Hopelessness as a predictor of depressive symptoms for breast cancer patients coping with recurrence [J]. Psycho-Oncology, 2009, 18: 267-275.

［7］ROTH A J, KORNBLITH A B, BATEL-COPEL L, et al. Rapid screening for psychologic distress in men with prostate carcinoma [J]. Cancer, 1998, 82: 1904-1908.

［8］RIBA M B, DONOVAN K A, ANDERSEN B, et al. Distress management, version 3. 2019, NCCN clinical practice guidelines in oncology [J]. Journal of the National Comprehensive Cancer Network, 2019, 17 (10): 1229-1249.

［9］DOTAN E, WALTER L C, BROWNER I S, et al. NCCN guidelines[®] insights: older adult oncology, version 1. 2021 [J]. J Natl Compr Canc Netw, 2021, 19 (9): 1006-1019.

第三章

慢性病共病及多重用药管理

慢性病共病是指 2 种或 2 种以上的慢性病同时存在于同一个体,也经常被称为多种慢性病共存。慢性病共病在中老年人中非常普遍,一项研究显示,2018 年我国 60 岁以上老人慢性病共病的患病率为 65.14%;慢性病共病患者中,有 32.46% 同时患 2 种慢性病,25.58% 患 3 种慢性病,17.52% 患 4 种慢性病,24.44% 同时患 5 种及以上慢性病。

慢性病共病往往也同时带来了多重用药或潜在不适当用药(potentially inappropriate medication,PIM)的问题,对患者的身体健康、生活质量、心理和精神状态、经济负担等都有很大的影响。在临床工作上,慢性病共病给慢性病的管理和控制提出了更高的要求,尤其是当患者出现急性并发症、发生其他急性合并症或者需要手术治疗时,多种共存的基础病将会带来更多的棘手问题和更大的挑战。

慢性病共病不是不同疾病的简单叠加,治疗上更不应该"各自为政",而要把慢性病共病看作一个有机结合的整体。共病的慢性病之间可以存在多种不同的关系。

1. 共病的慢性病存在共同的病因或高危因素,例如糖尿病、血脂异常、痛风共病可能归因于患者肥胖、不良饮食习惯、酗酒等因素。这时候,针对该个体的健康教育及高危因素的控制就显得尤为重要。

2. 共病的慢性病可能导致某些共同的不良后果,例如高血压、糖尿病均可导致心脑血管并发症或者慢性肾脏病、视网膜病变等。这时候,对慢性病的控制目标往往要更严格,而对并发症的一级预防和二级预防往往更积极。

3. 共病的慢性病之间存在因果关系,例如糖尿病引起慢性肾脏病、高血压引起慢性心力衰竭等。这时候,病因治疗与控制和延缓症状均同等重要。

4. 共病的慢性病之间没有机制上的联系,但是治疗上存在矛盾或者禁忌、某器官功能下降影响所需药物的代谢,例如冠心病共病消化性溃疡、慢性肾脏病或者肝硬化失代偿期合并其他慢性病等。这时候,药物的选择及剂量的调整、不良反应的监测显得尤为重要。

全科医学科在慢性病共病的处理上有其独特的优势,相对于专科,全科医学科更能以患者为中心,而非以疾病或系统为中心,提供综合性、整体性、连贯性及个体化的照顾。在专科,多种慢性病共病患者常需要通过请多专科会诊来决定不同系统的诊治方案。这种传统的会诊模式有其局限性。一来患者等候会诊的时间较长,相关检查结果出来后或者患者病情发生变化时,向专科反馈的过程也比较滞后。二来,不同的专科医生对同一问题可能存在不同甚至相悖的意见,或者同一专科不同的会诊医生也可能有不同的意见,给管床医生及患者带来困惑。再者,高度专科化的培训和临床工作,可能会导致专科医生对本专业以外的疾病缺乏洞察力及敏感性,容易忽略一些严重并发症的早期表现,给医疗安全带来隐患。最后,这种会诊模式不利于高效及良好的医患沟通。而全科医学病房,在经过系统的人员培训、运行实践及在规范的病房管理下,可以克服上述问题。全科医学科慢性病共病的管理目标是为患者解决主要问题的同时促进整体康复,减少不必要的专科会诊,避免重复检查、用药或不合理用药,减少出院后反复多专科复诊的次数,增加长期随访的依从性。

第一节　常见的慢性病共病

慢性病共病的疾病组合非常多,共病的疾病数从 2 种到 10 余种不等。本篇仅选取临床上最常见的、比较具有代表性的或者影响较大但又容易被忽视的共病组合进行阐述,并在核心组合的基础上进行拓展。

一、高血压、糖尿病共病

高血压、糖尿病共病是全科医学门诊及病房最常见的 2 种慢性病共病组合之一。有流行病学研究表明,24.3% 的门诊高血压患者合并糖尿病。另有研究表明,40% 的 2 型糖尿病患者在诊断糖尿病时已存在高血压,而 85% 的糖尿病肾病患者有高血压。高血压、糖尿病共存也是 3 种以上慢性病共存的核心组合之一,在两者共存的基础上,经常叠加动脉粥样硬化性心血管疾病(atherosclerotic cardiovascular disease,ASCVD)、慢性心力衰竭、心房颤动、慢性肾脏病、血脂异常等疾病。

(一)评估

高血压、糖尿病共病会让患者的心、脑、肾、眼及周围血管的并发症显著升高,因此对患者其他高危因素及并发症的评估非常重要,也是全科医生对患者进行健康教育、生活行为干预、治疗、疾病监测的前提和基础。

对于收治于全科医学病房的高血压、糖尿病共存患者,首要的评估任务是判断有无高血压急症或糖尿病的急性并发症。住院期间继续通过病史询问、体格检查及相关辅助检查获得以下信息及数据:疾病的病程及控制情况、药物依从性、其他合并用药、运动及饮食习惯、有无吸烟或被动吸烟、有无酗酒、体力及营养状况、睡眠情况及有无打鼾或呼吸暂停、体重指数、腰围、心电图、必要时行动态血压及动态心电图监测、心脏彩超、颈部及周围血管彩超、眼底检查、踝肱指数、空腹及餐后血糖、C 肽、血脂、肌酐、尿酸、糖化血红蛋白、尿蛋白定量等。有相关症状者可进一步行运动负荷试验或冠脉 CTA 等无创影像学检查,筛查有无冠心病。

经过评估后要对以下问题有清晰的评价和记录:高血压的分级和心血管风险分层,有无继发性高血压,有无靶器官的损害,是否合并糖尿病慢性并发症,胰岛功能如何,是否合并慢性肾脏病及肾功能分级,是否合并冠心病、脑梗死或其他 ASCVD,ASCVD 的危险分层。

(二)治疗

1. 控制目标　根据《中国高血压防治指南(2018 年修订版)》的建议,高血压合并糖尿病患者的降压目标为<130/80mmHg,老年或严重冠心病患者,降压目标值可放宽至140/90mmHg;血糖控制目标为 HbA$_{1c}$<7%;空腹血糖 4.4~7.0mmol/L,餐后 2 小时血糖或随机血糖<10mmol/L,容易发生低血糖、病程长、老年人、合并症或并发症多、难以自我血糖监

测的患者,血糖控制目标可以适当放宽。

收缩压为 130~139mmHg 或者舒张压为 80~89mmHg 者,可进行不超过 3 个月的非药物治疗,如血压不能达标,应采用药物降压治疗。血压 ≥ 140/90mmHg 的患者,或伴微量白蛋白尿的患者应在非药物治疗基础上立即开始药物治疗。

2. 药物的选择　高血压合并糖尿病患者降压药的选择建议首先考虑 ACEI 或 ARB,或者以 ACEI/ARB 为基础的联合用药。β 受体拮抗剂可能影响糖脂代谢,且容易掩盖低血糖所致的交感神经兴奋症状,故一般慎用于合并糖尿病患者,若必须使用,如合并冠心病、快速性心律失常时,可慎重选用高选择性的 β 受体拮抗剂。大剂量噻嗪类利尿剂亦可能引起血糖升高,在使用过程中也必须注意。

在降糖药的选择方面,二甲双胍是 2 型糖尿病的一线治疗药物。新型钠 - 葡萄糖耦联转运体 2(SGLT2)抑制剂或 GLP-1 受体激动剂,除了能有效降低血糖,还有减重及轻度降低收缩压的作用,非常适用于糖尿病和高血压共病患者,尤其适用于同时合并超重或肥胖患者。有临床试验证明,SGLT2 类药物恩格列净、卡格列净和 GLP-1 受体激动剂利拉鲁肽能够降低心血管不良事件风险。根据《中国 2 型糖尿病防治指南(2020 年版)》的建议,合并 ASCVD 或心血管高危的 T2DM 患者,不论其 HbA_{1c} 是否达标,只要没有禁忌证,都应该在二甲双胍的基础上加用 SGLT2 抑制剂或 GLP-1 受体激动剂。

其他药物:高血压、糖尿病共存患者几乎都是 ASCVD 极高危或高危人群,务必进行 ASCVD 的筛查及 ASCVD 危险分层(ASCVD 危险分层的评估流程见临床管理实践篇第二章第三节),据此确定血脂的控制目标值,并决定是否使用降脂药物,临床首选他汀类药物。此外,高血压、糖尿病共存患者建议长期使用抗血小板药物作为心脑血管疾病的一级预防,药物可选择小剂量阿司匹林(75~150mg/d),不能耐受者可使用氯吡格雷(75mg/d)代替。

(三) 拓展

高血压、糖尿病、高尿酸血症或痛风共病:高尿酸血症或痛风和高血压、糖尿病共享众多高危因素,如肥胖、运动不足、过度进食(尤其是含糖或果糖饮料)、酗酒等,因此在临床上经常可以看见三者捆绑出现。高尿酸血症本身亦是心血管病的独立高危因素之一,故三者共存时对尿酸水平的控制往往更严格。根据《中国高尿酸血症与痛风诊疗指南(2019)》的推荐意见,有高血压、糖尿病、脂代谢异常、肥胖、脑卒中、冠心病、心功能不全、尿酸性肾结石、肾功能损害(慢性肾脏病 2 期及以上)等合并症之一的无症状高尿酸血症患者在血尿酸水平 ≥ 480μmol/L 时应启动降尿酸药物治疗,血尿酸控制目标建议为 <360μmol/L。无上述合并症的无症状高尿酸血症患者,可在血尿酸 ≥ 540μmol/L 时启动降尿酸药物治疗,建议控制在 <420μmol/L 的水平。若为痛风患者,当其合并高血压或者糖尿病,建议在血尿酸 ≥ 420μmol/L 即启动降尿酸药物治疗,而血尿酸控制目标建议为 <300μmol/L。

在药物选择方面,高尿酸血症与痛风患者合并高血压时,建议降压药物首先考虑氯沙坦和 / 或钙通道阻滞剂,噻嗪类利尿剂如氢氯噻嗪、吲达帕胺等会影响尿酸的代谢,禁用于痛风患者,如需使用利尿剂,可选择袢利尿剂。高尿酸血症与痛风患者合并糖尿病时,降糖药首选同时可以降尿酸的药物。目前明确具有降尿酸作用的降糖药物主要有 α- 葡萄糖苷酶抑制剂、胰岛素增敏剂、二肽基肽酶Ⅳ抑制剂(DPP-4i)、钠 - 葡萄糖耦联转运体 2 抑制剂(SGLT2i)和二甲双胍。

二、高血压、冠心病共病

据一项基于上海社区老年患者的流行病学研究,高血压、冠心病、糖尿病位列社区就诊老年人疾病谱的前 3 位,其中,高血压 + 冠心病是 2 种慢性病共存的病种构成的第 1 位。

（一）评估

高血压、冠心病共病患者首要的评估内容为是否合并急性冠脉综合征或者急性心肌梗死。其次,应了解患者的活动耐力情况及心功能分级,是否合并慢性心衰,血压控制是否达标,症状控制是否理想,是否合并心律失常如心房颤动,血脂是否达标,血小板聚集是否受抑制,是否合并糖耐量异常或糖尿病等。其他如饮食和运动习惯、心血管其他高危因素、药物依从性、社会心理状态、睡眠情况等应作为全科医学科病房的常规诊疗内容进行评估。

（二）治疗

1. 控制目标　高血压合并冠心病患者推荐的降压目标为 <140/90mmHg,如能耐受,可降至 <130/80mmHg,但是舒张压不宜降至 60mmHg 以下,以免影响冠状动脉供血。高龄、存在冠状动脉严重狭窄病变的患者,血压不宜过低;如果合并慢性心力衰竭,推荐的降压目标为 130/80mmHg。

2. 药物的选择　稳定型心绞痛的患者降压药物应首选 β 受体拮抗剂或者 CCB,两者均可以降低心肌的耗氧量,减少心绞痛发作。如果血压控制欠理想,可以合并使用 ACEI 和 ARB 或者利尿剂。非 ST 段抬高急性冠脉综合征仍以 β 受体拮抗剂或者 CCB 作为首选,但是不推荐使用短效的硝苯地平,以免血压波动过大;在合并心力衰竭时,因 CCB 可能降低心肌收缩力,应慎用。对于急性 ST 段抬高心肌梗死患者,β 受体拮抗剂和肾素 - 血管紧张素系统抑制剂在心肌梗死后长期服用可以明显改善患者预后,如无禁忌证应早期使用,效果不佳时可联合使用 CCB 或利尿剂。

（三）拓展

1. 高血压、冠心病、慢性心力衰竭共病　高血压、冠心病共存患者,如同时合并射血分数降低性心衰（HFrEF）,降压药物首先推荐 ACEI（如不能耐受者可用 ARB 替代）、β 受体拮抗剂或醛固酮拮抗剂。这三种药物的联合是治疗 HErEF 的基本方案,可以降低死亡率及改善预后,又能良好控制血压。在此基础上仍未能控制血压或心衰症状者,常需要加上袢利尿剂或噻嗪类利尿剂。

2. 高血压、冠心病、糖尿病共病　高血压、冠心病共存患者,若同时合并糖尿病,HbA_{1c} 目标值 ≤7% 是适用的,对年龄较大、糖尿病病程较长、存在低血糖高危风险患者,HbA_{1c} 目标应控制在 ≤7.5% 或 <8.0%;对慢性疾病终末期患者,如心功能 NYHA 分级为 Ⅲ~Ⅳ 级,终末期肾脏病,恶性肿瘤伴有转移,中、重度认知功能障碍等,HbA_{1c} 控制目标可放宽至 <8.5%。在糖尿病药物的选择方面,SGLT2i 或 GLP-1 受体激动剂能降低心血管不良事件的风险,非常适用于糖尿病、高血压、冠心病共病患者。需要注意的是,罗格列酮因可使缺血性心血管疾病的风险增高,禁用于合并冠心病患者。

3. 高血压、冠心病、心房颤动共病　高血压既是冠心病的危险因素,也是心房颤动的重要危险因素,因此高血压、冠心病、心房颤动共病患者在临床上并不少见。根据可查阅到的数据,冠心病患者合并房颤的比例为 6%~21%,房颤患者合并冠心病的比例为 20%~30%。冠心病患者需要抗血小板治疗以减少心肌缺血事件,而房颤患者需要抗凝治疗以预防血栓栓塞事件,但两者联用可能会导致出血风险升高,故用药前要充分做好血栓栓塞风险评估及出血风险评估。非瓣膜病性房颤患者常采用 CHA$_2$DS$_2$-VASc 评分(表 2-3-1),评分 ≥ 2 分的非瓣膜性房颤患者推荐口服抗凝药物(OAC)治疗。瓣膜性房颤具有明确的抗凝适应证,不需要再进行血栓栓塞风险评估。出血风险的评估多采用 HAS-BLED 评分(表 2-3-2),HAS-BLED 评分 ≥ 3 分提示高出血风险,应注意筛查并纠正可逆性的出血危险因素。根据 2020 年发表的《冠心病合并心房颤动患者抗栓管理中国专家共识》的建议,稳定性冠心病合并房颤者如有抗凝指征,推荐 OAC 单药治疗。除非患者冠状动脉事件风险非常高且出血风险较低,否则不主张 OAC 联合抗血小板治疗。高缺血风险,即弥漫性多支病变且合并以下至少 1 种情况:①需药物治疗的糖尿病;②再发心肌梗死;③外周动脉疾病;④估算的肾小球滤过率 eGFR 为 15~59ml/(min·1.73m^2)。具有上述情况同时无高出血风险的患者,可考虑在长期口服抗凝药的基础上加用单一抗血小板治疗(阿司匹林 75~100mg/d 或氯吡格雷 75mg/d)。对于适合新型口服抗凝药(NOAC)的患者,NOAC 优于华法林。急性冠脉综合征或行 PCI 者合并心房颤动,默认的策略为:PCI 围手术期予三联治疗(OAC+ 双联抗血小板治疗),随后双联治疗(OAC+ 单一抗血小板治疗),6~12 个月后单用 OAC,但根据缺血、血栓风险及出血风险的不同,用药的时间有所不同。

表 2-3-1　非瓣膜性心房颤动患者血栓栓塞 / 卒中危险的 CHA$_2$DS$_2$-VASc 评分

危险因素	积分
慢性心力衰竭 / 左心室功能障碍(C)	1
高血压(H)	1
年龄 ≥ 75 岁(A)	2
糖尿病(D)	1
卒中 /TIA/ 血栓栓塞(S)	2
血管疾病(V)	1
年龄 65~74 岁(A)	1
性别(女性,Sc)	1
总积分	10

注:TIA—短暂性脑缺血发作;血管疾病包括心肌梗死、复合型主动脉斑块及外周动脉疾病。

表 2-3-2　出血风险评估 HAS-BLED 评分

危险因素	积分
高血压(收缩压 >160mmHg)(H)	1
肾功能或肝功能异常(各 1 分)(A)	1 或 2
卒中史(S)	1
出血(B)	1
国际标准化比值易波动(L)	1
年龄 >65 岁(E)	1
药物或酗酒(各 1 分)(D)	1 或 2
总积分	9

三、高血压、帕金森病共病

帕金森病是一种常见的神经系统退行性疾病,主要表现为以震颤、肌强直、动作迟缓及姿势平衡障碍为核心的运动症状及嗅觉减退、便秘、体位性低血压、睡眠障碍和抑郁等非运动症状。帕金森病和高血压一样,常见于中老年人,并且发病率随着年龄的增加而升高,故临床上两者共存的情况并不少见。两种疾病及其治疗药物的相互影响非常多,但在临床上却经常被忽视。

首先,帕金森病患者常见血压异常,这是其自主神经功能障碍的重要表现。帕金森病患者血压异常的表现包括血压昼夜节律紊乱(如夜间高血压、觉醒低血压及血压变异性升高)、卧位高血压、体位性低血压和餐后低血压。故对帕金森病、高血压共存的患者,卧立位血压检测及 24 小时动态血压监测应作为常规评估项目。对明确有夜间高血压的患者,睡前服用降压药能够显著降低夜间高血压、恢复勺型血压模式。夜间高血压伴体位性低血压的帕金森病患者,推荐床头抬高 10°~20° 的卧床方式,并通过缓慢渐进式起床,穿戴弹力袜等减少体位性低血压的发生。

在降压药的选择方面,大多数一线降压药物可用于帕金森病患者,其中长效的钙通道阻滞剂在改善血压变异性方面效果较为明显,也更适用于老年患者。中枢性降压药如利血平、可乐定等可能导致药物性帕金森综合征或加重帕金森病运动症状,应避免使用。α 受体拮抗剂如多沙唑嗪、特拉唑嗪等可能会引起或加重体位性低血压,亦不适用于合并帕金森病患者。

帕金森病的主要生化改变为纹状体区多巴胺递质减少,多巴胺与乙酰胆碱递质失衡,治疗药物的主要作用机制为增加中枢多巴胺的浓度(如多巴丝肼),减少多巴胺的代谢(如 B 型单胺氧化酶抑制剂、儿茶酚氧位甲基转移酶抑制剂等),直接激动多巴胺受体(如多巴胺受体激动剂吡贝地尔、普拉克索等)或者使用抗胆碱能药物(如苯海索)以恢复多巴胺和乙酰胆碱递质的平衡。因为多巴胺受体也广泛存在于心血管系统及消化系统,因此上述药物均有可能引起体位性低血压或者血压波动。故用药应从小剂量开始,其间密切监测血压,根据患者的耐受性逐渐加量,必要时调整原有降压药的剂量或种类。

值得一提的是,当帕金森病患者因为反复呕吐、急腹症或其他原因突然停用或减少原有抗帕金森病药物时,可能会出现危及生命的撤药恶性综合征(malignant syndrome,MS)。患者可表现为高热、肌强直、意识障碍或精神症状、自主神经功能障碍(常见血压升高、心动过速、异常出汗等)、横纹肌溶解、肾功能衰竭等,临床上可被误诊为高血压危象、脓毒血症等,需结合病史仔细甄别,及时加用原有抗帕金森病药物是抢救恶性综合征的关键。

四、糖尿病、抑郁焦虑障碍共病

糖尿病患者患抑郁焦虑障碍的风险是普通人群的 2 倍。有研究表明,约 1/4 的 T1DM/T2DM 患者存在不同程度的抑郁状态。除了遗传易感性、社会经济地位、个人经历和性格特点等常规的情感障碍高危因素外,糖尿病患者对糖尿病的负面认知,对并发症的焦虑,对反复扎指尖测血糖及胰岛素注射的恐惧,对美食的不满足及渴求,血糖的波动等均是诱发焦虑及抑郁的常见原因。而另一方面,过度的焦虑或抑郁,往往不利于糖尿病病情的控制,主要原因有以下几方面:①抑郁和焦虑情绪,尤其是合并睡眠障碍时,通过大脑边缘系统的作用,可使糖皮质激素、肾上腺素等升糖激素水平升高，并加重胰岛素抵抗，不利于血糖控制；②部分抑郁和焦虑患者合并食欲异常如神经性贪食或神经性厌食，可导致血糖波动大、肥胖或营养不良、脂质代谢异常等不良后果；③抑郁障碍患者常合并情绪悲观、动力低下、兴趣缺失，容易导致治疗的依从性差，饮食及运动治疗难以落实，甚至拒绝服药或监测等。而情绪焦虑者出于对低血糖或血糖升高的担忧，又容易使血糖控制不达标或反复出现低血糖；④某些抗抑郁药物或精神类药物对糖、脂代谢及体重有不良影响。

（一）评估

糖尿病合并抑郁焦虑障碍的危害不小，但是得到的重视却不多。有研究表明，约有 45% 的糖尿病患者存在心理健康问题及严重的精神困扰而没有被发现。在国内，这种认识不足和高度专科化的诊疗模式有关，毕竟，能同时拥有心理 / 精神障碍知识的内分泌医生并不多，而转导心理医师或精神科医生往往不被大多数患者接受，并可能加重患者本身的焦虑及抑郁情绪。全科医生具备一定的精神心理学的知识，执业范围包括常见的情绪障碍和精神障碍、躯体形式障碍及身心疾病，而且全科医生在和患者的长期接触中，已经对患者的社会家庭情况、个人兴趣和习惯以及患者对疾病和药物的观念等有一定的了解，在处理内科慢性病和精神心理障碍并存上有其一定的优势。

初步的评估往往来自深入的交谈，内容包括但不限于患者对自身健康及心理状态的评价和感受，对糖尿病及相关诊疗措施的认知和感受，获得医学知识及医疗资源的途径，患者在糖尿病的自我管理中是否遇到困难，最担心的问题是什么，是否觉得活着没意思或者有轻生的念头或尝试，是否有入睡困难或者早醒等。需要注意的是，部分患者的焦虑情绪或抑郁情绪，甚至幻觉、妄想等精神症状是低血糖的临床表现之一，务必要询问患者出现情绪或精神异常时是否合并心慌、手抖、出汗和饥饿感，是否和进食或使用胰岛素相关，有无检测血糖等。

对可疑合并抑郁焦虑障碍的患者，建议进一步行量表评估。常用的量表包括汉密尔顿抑郁量表（HAMD）、抑郁自评量表（SDS）、贝克忧郁量表（BDI）、9 项患者健康问卷抑郁量表（PHQ-9）、匹兹堡睡眠质量指数（PSQI）等。半定量化的量表能为用药及监测病情变化提供良好的依据。

（二）治疗

1. 理解和共情　来自医务人员和家属的理解和共情有助于患者减轻自责及释放压力，千万不能指责患者怕痛、管不住嘴、迈不开腿、态度消极等，要充分理解他们的处境及感受。有了理解和共情作为前提，患者才愿意与医务人员或家属深入沟通交流，坦诚表达对自身及疾病的真实看法和感受，才能发现问题并进行后续的治疗。

2. 纠正认知偏差　糖尿病患者对疾病的焦虑或消极情绪往往来自不客观的认知或猜测，过分夸大短期血糖波动的后果，对并发症的发生过于恐惧。有些患者的不良认知来源于身边个别案例，有些来源于非专业的网络或媒体，因此获取的信息相对比较片面。全科医生在向患者进行健康教育的时候，传递的信息要客观、公正、科学，既不夸大事实，也不要轻描淡写。在措辞方面要注意正面的鼓励，强调糖尿病及其并发症都是可防可治的，重点指导护理及观察的细节，而不要过度强调后果。与其说"如果你不好好控制饮食、加强运动，你的血糖就会很难控制"，不如说"如果你能控制饮食、加强运动，那血糖就更容易达标了"。与其说"糖尿病患者的抵抗力很差，一旦碰破皮，就会变成糖尿病足，严重的要截肢"，不如说

"糖尿病患者 1 年内新发足部溃疡的概率约为 8%,溃疡愈合后年再发率可能会更高,但是如果你控制好血糖,注意足部护理,大概率是不会得的,一旦有足部皮肤发红、疼痛或溃疡等情况,需要尽早就医"。

3. 调整治疗方案及支持 根据患者实际所面临的困难,必要时调整治疗方案。比如部分患者对疼痛非常敏感,频繁监测指尖血糖或使用胰岛素注射无疑会诱发焦虑,可以在满足病情需要的前提下减少监测指尖血糖的次数,或者改为感应式(无创)血糖监测;短效胰岛素改为预混或长效胰岛素 + 口服降糖药等。饮食控制及运动疗法需根据患者的个人偏好及实际执行力进行调整,从简单开始,逐步增加难度。支持是指一些可以方便患者获取治疗意见、有利于增加患者依从性的具体措施,比如提前为患者制作的血糖登记表、简单易操作的饮食指导、微信公众号、有医护人员组织和引导的病友群等。

4. 心理咨询及心理治疗 对于沟通交流能力良好又有心理咨询意愿的患者,尤其是合并心理创伤或者来自疾病以外的社会心理因素者,推荐其进行正规的心理咨询和心理治疗。

5. 药物治疗 部分抗抑郁药物及多数抗精神病药物可能影响血糖控制及引起体重增加,故药物治疗应慎重,而且用药前需要跟患者充分沟通,告知其用药的必要性、按医嘱服药的重要性,叮嘱患者不可自行突然加量或者停药。5- 羟色胺选择性重摄取抑制剂(SSRIs)如氟西汀、帕罗西汀、舍曲林、氟伏沙明,选择性 5- 羟色胺及去甲肾上腺素再摄取抑制剂(SNRIs)如文拉法辛均可作为糖尿病合并抑郁障碍的一线用药。若患者合并明显的睡眠障碍,可短期按需使用苯二氮䓬类受体激动剂(BZRAs)助眠,常用的药物包括苯二氮䓬类药物艾司唑仑、阿普唑仑,非苯二氮䓬类药物如唑吡坦、佐匹克隆等。目前在临床上使用较多的新型抗精神病药物奥氮平及抗抑郁药米氮平,常见的副作用包括食欲增加、血糖水平升高及甘油三酯水平升高,体重增加很常见,不建议糖尿病患者使用。

6. 转到精神科治疗 严重的抑郁障碍或者合并自杀倾向、幻觉、妄想等精神病性症状、合并偏执型人格障碍或药物成瘾等建议转到精神专科治疗。

五、肝硬化和糖尿病共病

肝硬化和糖尿病共病在临床上十分常见,这里指的肝硬化主要为肝炎后肝硬化或酒精性肝硬化,而与肝硬化并存的糖尿病可以是 2 型糖尿病或者肝源性糖尿病。有研究显示,糖耐量异常可见于 80% 以上的肝硬化患者,有 20%~40% 的肝硬化患者可发展为糖尿病。肝硬化和糖尿病共病的病因非常复杂,可能的发病机制有:肝硬化时肝糖原合成、储存及异生能力下降,葡萄糖磷酸化受影响,导致血糖升高;肝脏对胰岛素的摄取及代谢减少,外周胰岛素受体数目及亲和力降低,导致胰岛素抵抗;肝脏对胰高血糖素、生长激素等升糖激素灭活减少,导致血糖升高;HBV 感染可能直接侵害胰岛细胞,导致胰岛 β 细胞功能障碍,不能分泌成熟的胰岛素。此外,年龄、饮酒史也是肝硬化和糖尿病共病的危险因素。

肝硬化和糖尿病之间的相互影响众多。首先,肝脏作为人体最大的能量代谢和糖原合成及储存的器官,肝硬化时肝糖原储备不足,糖原和葡萄糖之间的相互转换利用受限,患者既容易出现高血糖,亦容易出现低血糖症状。其次,因为肝功能的损害,绝大多数口服降糖药不适宜用于肝硬化和糖尿病共病患者,推荐使用胰岛素注射控制血糖,但需警惕低血糖反应的可能。至于血糖的控制目标,目前暂无明确循证医学证据表明积极或严格控制血糖会影响肝硬化的预后,鉴于患者容易出现低血糖反应且预期寿命有限,血糖控制目标可适当放松,但具体目标暂无指南推荐。合并糖尿病的肝硬化患者发生消化道出血、肝性脑病、肝肾综合征和自发性腹膜炎的概率高于不伴糖尿病者,发展为肝癌的概率也更高,因此更需要加强观察及监测。

六、慢性阻塞性肺疾病和心血管疾病共病

这里所指的心血管疾病包括冠状动脉粥样硬化性心脏病、慢性心力衰竭、高血压、心房颤动等,因很多患者常合并上述两种或以上情况,且处理的原则基本一致,故在本章中合并讨论。

(一) 评估

当慢性阻塞性肺疾病跟心血管疾病共病时,患者的临床表现往往会更复杂,临床预后显著差于仅患其中一种疾病时。一方面,因急性冠脉综合征或心肌梗死、充血性心力衰竭住院的患者,合并 COPD 者较未合并者病死率更高。另一方面,COPD 急性加重期间及随后 90 天内,患者发生心血管事件如心肌梗死、不稳定型心绞痛、短暂性脑缺血发作、卒中、猝死的风险亦增加。

在临床表现上,心力衰竭所致的活动后气促、胸闷、咳嗽、运动耐力下降等症状和 COPD 的呼吸困难及耐力下降等往往难以完全区分,这时候使用改良版英国医学研究委员会呼吸困难问卷(mMRC 问卷)或者慢阻肺评估测试(CAT)并不能反映 COPD 的真实病情,但是评估患者气流受限严重程度的肺功能分级尚能比较客观地反映患者肺功能的情况。在患者出现呼吸困难突然加重,或伴有胸闷、胸痛等症状时,需谨慎鉴别 COPD 急性加重、急性左心衰竭、急性冠脉综合征或心肌梗死、气胸、肺栓塞等可能病因。仔细的肺部叩诊和听诊可以发现明显的气胸。COPD 患者合并急性左心衰竭发作时,因为肺气肿及肺血管床减少,且部分患者可能合并右心功能衰竭或肺动脉高压,心肺的体征不如单纯左心衰竭患者典型,但是一些简单化验及检查可以协助迅速判断病因,如血气分析、N 末端脑钠肽、心肌酶谱、床边心电图、胸部 X 线、心脏彩超等。

(二) 治疗

1. 非药物治疗　不管是合并哪一种心血管疾病,对 COPD 患者积极劝导戒烟、倡导适当运动训练和家庭低流量氧疗等都是合适的,对于合并二氧化碳潴留或合并 II 型呼吸衰竭者,可以进行家庭无创通气。COPD 急性加重所致的 II 型呼吸衰竭者或急性心力衰竭所致的肺水肿,在常规治疗上使用无创正压通气可以改善患者的预后。

2. 药物治疗　COPD 合并冠心病或者心力衰竭患者,按照心血管病相关诊治指南,如有应用指征,高选择性的 β_1 受体拮抗剂是安全的。从选择性来说,比索洛尔可能优于美托洛尔,但两者随剂量增大,对 β_1 受体的选择性均可能降低,也可抑制支气管和血管平滑肌上的 β_2 受体,引起喘息发作。因此,当需要使用 β_1 受体拮抗剂时应该从最低剂量开始给药,并维持在最低有效剂量,其间密切监测呼吸道症状。在控制 COPD 症状方面,长效的 β_2 受体激动剂(LABA)+长效抗胆碱能药物(LAMA)是合理的,必要时可联合使用吸入性糖皮质激素(ICS)。茶碱类药物和短效 β_2 受体激动剂(SABA)可能会导致心动过速、心律失常,并增加心肌耗氧量,合并冠心病、心力衰竭或心房颤动的患者,需慎重使用。

七、恶性肿瘤维持治疗状态和心血管疾病并病

随着恶性肿瘤治疗手段的不断发展,部分恶性肿瘤患者的生存期得到很大的提高。一些既往认为是无法治疗的晚期肿瘤患者,依靠新型的抗肿瘤药物如靶向药物、免疫检查点抑制剂等,在相当长的时间内可以控制肿瘤进展,处于带瘤生存的慢性病状态。在综合医院的全科医学门诊和病房,经常可以遇见恶性肿瘤维持治疗状态和多种慢性病共存的患者。一方面,细胞毒性药物或者新型的抗肿瘤治疗对患者的不同器官和系统均可带来不良反应,最终影响其他慢性病的控制,甚至威胁患者的生命;另一方面,控制不好或者恶化的慢性病又可能影响或者中断原有的抗肿瘤治疗。

因为恶性肿瘤晚期患者的预期寿命有限、生活质量较差、合并用药多,对于恶性肿瘤维持治疗状态和其他慢性病共存的患者,在制定内科疾病的治疗方案上,有几点需要考虑:①在选择药物时近期风险的权重应高于远期获益。例如,一位患有高血压、高脂血症的晚期肝癌患者,正在接受"PD-1抑制剂+仑伐替尼"治疗,即使该患者的ASCVD评分为高危,也要谨慎使用他汀类药物,因为他汀类药物引起该患者肝功能损害的风险远大于长期降脂带来的获益。②为了维持肿瘤患者的生活质量,对某些慢性病的控制目标可以适当放宽。例如,消化道肿瘤合并糖尿病的患者,因术后肠道改道、抗肿瘤药物等原因出现食欲下降,以流质膳食为主,且少食多餐,对该类患者的血糖控制目标应放宽,允许一定程度的血糖波动;在药物的选择方面,葡萄糖苷酶抑制剂、二甲双胍等可能加重消化道症状的药物应尽量避免,部分胰岛素有促进肿瘤生长的可能,也应该避免使用。

恶性肿瘤维持治疗状态可以和多种系统的慢性病共存,但其中相互影响最多的,对患者健康威胁最大及最常见引起抗肿瘤药物减量或停药的,要数心血管疾病。因此本章重点讨论恶性肿瘤维持治疗状态和心血管疾病共存的情况。常用的新型抗肿瘤药物对心血管系统的影响如下。

(一)人表皮生长因子受体-2(HER-2)抑制剂

如曲妥珠单抗、帕妥珠单抗,常用于HER-2阳性的早期或转移性乳腺癌、转移性胃癌等患者,使用时间多数为1年,对于晚期乳腺癌患者,可延长使用至肿瘤进展或患者无法耐受时。该类药物最常见的心血管不良反应为心肌收缩力的下降,导致充血性心力衰竭或无症状性左室射血分数降低,此外,尚可见血压升高、室上性快速性心律失常等。一般来说,抗HER-2药物引起的心血管不良反应是可逆的,但是当合并使用其他心脏毒性药物如蒽环类化疗药或患者既往有严重的心血管疾病时,也会造成不可逆性损害。

(二)表皮生长因子受体(EGFR)抑制剂

如吉非替尼、奥希替尼,常用于EGFR基因突变的局部晚期或转移性非小细胞肺癌的治疗。该类药物可能引起心电图QTc延长,也可见症状性充血性心力衰竭或无症状的左室射血分数下降,但发生率远低于HER-2抑制剂。

(三)抗血管生成药物

如贝伐珠单抗,常用于转移性结直肠癌、非小细胞癌、肝细胞癌等,而仑伐替尼常用于转移性肝细胞癌患者。高血压是该类药物十分常见的并发症。药物临床试验数据显示,在使用贝伐珠单抗治疗的人群中,各级高血压的发生率为42%,明显高于对照组的14%,其中高血压危象的发生率为1.0%。使用仑伐替尼治疗者,有44.5%出现高血压,其中23.5%发生

了 3 级高血压。此外,动脉血栓栓塞、肺栓塞、充血性心力衰竭、室上性心动过速也是这类药物常见的不良反应。

(四) 免疫检查点抑制剂

如程序性死亡蛋白 -1(PD-1)抗体和 B7 同源物 1(B7-H1)抗体。该类药物突出的心血管不良反应为免疫性心肌炎,其发生率约为 1%,但病死率却高达 46%,临床上可表现为呼吸困难、胸闷、胸痛,充血性心力衰竭、心肌酶升高、恶性心律失常、猝死等。除造成心肌损伤外,PD-1/B7-H1 抗体也可导致血管损伤,表现为高血压和冠状动脉性心脏病。

作为综合医院的全科医生,必须知晓或熟悉上述抗肿瘤药物的不良反应,加强对血压、心率、心电图、心脏彩超等的监测,早期识别并处理危及患者生命的情况,协助做好其他慢性病的管理和控制,捍卫患者的抗肿瘤成果。然而,抗肿瘤方案的调整或中断,需交由相关专科结合患者的意愿来决定。

（曾志芬）

参 考 文 献

［1］黎艳娜, 王艺桥. 我国老年人慢性病共病现状及模式研究 [J]. 中国全科医学, 2021, 24 (31): 3955-3978.

［2］LIU J, ZHAO D, LIU J, et al. Prevalence of diabetes mellitus in outpatients with essential hypertension in China: a cross sectional study [J]. BMJ Open, 2013, 3 (11): e003798.

［3］DEEDWANIA P. The ongoing saga of optimal blood pressure level in patients with diabetes mellitus and coronary artery disease [J]. J Am Heart Assoc, 2018, 7 (20): e010752. DOI: 10. 1161/JAHA. 118. 010752.

［4］中国高血压防治指南修订委员会, 高血压联盟 (中国), 中华医学会心血管病学分会, 等. 中国高血压防治指南 (2018 年修订版)[J]. 中国心血管杂志, 2019, 24 (1): 1-46.

［5］ZINMAN B, WANNER C, LACHIN J M, et al. Empagliflozin, cardiovascular outcomes, and mortality in type 2 diabetes [J]. N Engl J Med, 2015, 373 (22): 2117-2128.

［6］NEAL B, PERKOVIC V, MAHAFFEY K W, et al. Canagliflozin and cardiovascular and renal events in type 2 diabetes [J]. N Engl J Med, 2017, 377 (7): 644-657.

［7］MARSO S P, DANIELS G H, BROWN-FRANDSEN K, et al. Liraglutide and cardiovascular putcomes in type 2 diabetes [J]. N Engl J Med, 2016, 375 (4): 311-322.

［8］中华医学会糖尿病学分会. 中国 2 型糖尿病诊治指南 (2020 年版)[J]. 中华内分泌代谢杂志, 2021, 37 (4): 311-398.

［9］中国成人血脂异常防治指南修订联合委员会. 中国成人血脂异常防治指南 (2016 年修订版)[J]. 中华全科医师杂志, 2017, 16 (1): 15-35.

［10］中华医学会内分泌学分会. 中国高尿酸血症与痛风诊疗指南 (2019)[J]. 中华内分泌代谢杂志, 2020, 36 (1): 1-13.

［11］华明, 金花, 胡敏, 等. 上海市静安区社区多病共存老年患者病种构成及特点分析 [J]. 中华全科医师杂志, 2021, 20 (8): 838-844.

［12］中华医学会心血管病学分会介入心脏病学组. 稳定性冠心病诊断与治疗指南 [J]. 中华心血管病杂志, 2018, 46 (9): 680-694.

［13］中华医学会心血管病学分会, 中华心血管病杂志编辑委员会. 冠心病合并心房颤动患者抗栓管理中

国专家共识 [J]. 中华心血管病杂志, 2020, 48 (7): 552-564.

[14] ANDERSON R J, FREEDLAND K E, CLOUSE R E, et al. The prevalence of co-morbid depression in adults with diabetes: a meta-analysis [J]. Diabetes Care, 2001, 24 (6): 1069-1078. DOI: 10. 2337/diacare. 24. 6. 1069.

[15] LI C, FORD E S, ZHAO G, et al. Undertreatment of mental health problems in adults with diagnosed diabetes and serious psychological distress: the behavioral risk factor surveillance system, 2007 [J]. Diabetes Care, 2010, 33 (5): 1061-1064. DOI: 10. 2337/dc09-1515.

[16] 徐正婕, 钟妍, 范建高. 上海地区 494 例肝硬化的病因及其与糖代谢异常的关系 [J]. 中华肝脏病杂志, 2009, 17 (6): 470-471.

[17] WLAZLO N, BEIJERS H J, SCHOON E J, et al. High prevalence of diabetes mellitus in patients with liver cirrhosis [J]. Diabet Med, 2010, 27 (11): 1308-1311.

[18] KUNISAKI K M, DRANSFIELD M T, ANDERSON J A, et al. Exacerbations of chronic obstructive pulmonary disease and cardiac events. A post hoc cohort analysis from the SUMMIT randomized clinical trial [J]. Am J Respir Crit Care Med, 2018, 198 (1): 51-57. DOI: 10. 1164/rccm. 201711-2239OC.

[19] MAHMOOD S S, FRADLEY M G, COHEN J V, et al. Myocarditis in patients treated with immune check-point inhibitors [J]. J Am Coll Cardiol, 2018, 71 (16): 1755-1764. DOI: 10. 1016/j. jacc. 2018. 02. 037.

第二节 全科思维下的慢性病共病处置原则

慢性病共病患者的处置均遵循以下原则：以人为本、个体化治疗；多维度综合评估；先急后缓、重点突出、兼顾全局；长期随访，促进健康。

（一）以人为本、个体化管理

"以人为本、个体化管理"是全科医学最精髓的理念，尤其适用于多种慢性病共病患者。在全科医学病房，我们强调把患者看做独一无二的个体，除了身上所带的这些慢性病的标签，患者有自己的生活方式和行为习惯，对疾病、药物和治疗有自己的看法或者顾虑，有不同的精神和心理状态，对药物、缺氧、疼痛、血糖或者血压波动等有不同的生理反应和主观体验。所以，任何诊疗措施的实施都应在对患者进行充分的评估后针对该个体而决定。全科医学科的个体化管理具体体现在以下方面。

1. 健康教育的个体化 正如前文所说，慢性病共病患者所患的慢性病之间可能存在同因、共果或互为因果的关系，在进行慢性病的健康教育时不宜机械性地把专科的健康教育照本宣科，而是要结合患者的系统功能状态、所存在的高危因素、体力状况、饮食习惯及偏好等自行总结出针对该患者的健康教育要点，制定运动及饮食治疗的方案。在谈话的技巧方面，更是要结合患者的文化水平、性格特点、社会角色及宗教信仰等进行。

2. 慢性病管理目标的个体化 正如我们前文所说的，当患者有不同的慢性病共病时，慢性病的控制目标往往是有所调整的，但是，现实的情况往往更加复杂。尽管我们在上一节介绍了很多专科指南对不同情况的慢性病控制目标做出了建议，但是仍然没有任何一个指南能告诉我们一位同时有高血压、冠心病、慢性心力衰竭、慢性肾功能不全、多发性脑梗死、阿尔茨海默病和肺癌的 90 岁老人血压应该控制在什么水平。答案在哪里找？只能在患者身上找。通过对该患者的长期严密监测及观察,我们往往可以总结出怎样的血压水平可以保证患者有良好的精神状态又不至于加重心脏负荷,每日的出入量多少才能维持良好的肾脏灌注同时又不让心功能恶化等。

3. 药物选择和剂量调整的个体化　多种慢性病共存患者在使用药物时往往存在更多的禁忌证,更容易发生副作用或不良反应,更容易出现药物间的相互作用,故在药物的选择上需要个体化,还要结合患者的体重、白蛋白水平、肌酐清除率、肝功能分级等进行个体化的剂量调整。尤其是当患者在治疗上有矛盾时,常用的剂量或推荐的起始剂量也许并不合适,而从小剂量开始,根据病情滴定用量往往更安全。上述高血压、冠心病、慢性心力衰竭、慢性肾功能不全、多发性脑梗死、阿尔茨海默病和肺癌共病的 90 岁患者,为了维持心功能和肾灌注之间的平衡,静脉使用呋塞米时,经常从 2.5mg 开始,每 4~6 小时统计一次出入量,根据需要再进行追加。而对于另一位风湿性心脏病、脑栓塞、高血压、重度营养不良共病的 82 岁患者,经过仔细的观察和摸索,发现其在使用华法林期间,国际标准化比值(INR)>1.3 时即可出现消化道出血、牙龈出血等症状,但停用华法林后又出现了一次小型的脑栓塞,最后经过反复滴定华法林剂量,维持 INR 在 1.2~1.3,患者未再出现脑卒中或明显出血倾向。

(二)多维度综合评估

充分、合理的评估是做出临床决策的前提和依据,尤其是对于慢性病共病患者。

1. 评估的首要任务是排除有无急性合并症或危重症。对于多种慢性病共病患者,急性合并症或危重症的临床表现经常不典型或者被其中某种疾病的病情掩盖。比如糖尿病、脑血管疾病共病的老年患者,发生尿路感染脓毒血症可仅表现为食欲缺乏、嗜睡、血糖升高,而无明确的尿频、尿急、尿痛、腰痛等症状。准确的生命体征测量在任何情况下都是重中之重、急中最急,可以在第一时间判断有无恶性高血压、休克状态,有无心动过速或严重的心动过缓,有无发热或体温不升,有无气促。进一步详细的体格检查可以发现大多数的肺部感染、COPD/ 哮喘急性加重、急腹症、肾盂肾炎、急性脑卒中、压疮或体表组织感染。结合三大常规、凝血功能、急诊生化、心肌酶谱、N 末端脑钠肽、血气分析、心电图、胸部 X 线等可以进一步判断有无急性冠脉综合征、心律失常、呼吸衰竭、酸中毒、重度贫血、严重的电解质紊乱、肝肾功能衰竭、消化道出血等急症。

2. 评估的重点是所共患疾病的病程、病情,主要器官的功能状况,并发症的情况,相关疾病风险的评估。这是为患者制定或调整治疗方案的主要依据。

3. 评估的内容应常规包括患者的饮食、运动习惯、作息规律、吸烟史、酒精及药物滥用史、精神和心理状态、睡眠情况、对所患疾病的认知和药物依从性等,并根据评估的结果针对性地进行健康教育,去除高危因素,制定非药物治疗方案和提高治疗依从性。

4. 根据患者的一般状态、共病类型、入院目的等,选择性进行自理能力评估、营养状态评估、深静脉血栓风险评估、跌倒风险评估等,对高风险者进行提前干预,有利于患者在住院期间顺利完成相关诊治,避免一些并发症的发生。

5. 多重用药的合理性评估在多种慢性病共病患者的诊治中不可或缺。慢性病共病往往伴随着多重用药,而多重用药又不可避免地带来了潜在不适当用药(PIM)。PIM 是指使用此类药物的潜在不良风险可能超过预期获益,是一类高风险药物,对患者的健康和疾病的预后带来很大的影响。潜在不适当用药包括了以下情况。

(1)使用了有禁忌证或者相对禁忌的药物,如合并消化性溃疡患者长期使用 NSAID 类止痛药；COPD 患者使用非选择性 β 受体拮抗剂等。

（2）使用药物而无基于循证医学的临床指征或没有适应证，如瓣膜病所致的心房颤动使用新型口服抗凝药。

（3）同类药物重复使用，包括成分重叠的中成药。

（4）多重用药时药物之间的不良相互作用，如抗癫痫药苯巴比妥可加快华法林的代谢，导致华法林作用减弱。

（5）没有根据患者的器官功能状态及时调整剂量，如慢性肾脏病患者使用万古霉素时没有根据 eGFR 的水平调整剂量。

（6）当疗程有明确规定时，超疗程使用药物，常见的如没有适当指征下长期使用质子泵抑制剂（PPI）。目前常用的 PIM 筛查工具包括美国老年医学会潜在不适当用药 Beers 标准、老年人处方筛查工具 / 老年人处方遗漏筛查工具（STOPP/START 标准）以及我国的《中国老年人潜在不适当用药判断标准（2017 版）》等。此外，一些药物代谢相关的指标为选择或调整药物剂量提供了客观依据。例如，目前很多综合性医院已经开展了别嘌醇过敏基因检测项目，可以预测痛风患者出现别嘌醇相关皮肤过敏反应的风险；CYP2C19 基因型检测可指导氯吡格雷的使用剂量等。除了使用华法林抗凝需要定期监测 INR 外，一些治疗窗较窄的药物，容易出现血药浓度不足或过量的情况，应该定期进行血药浓度检测，比如地高辛、环孢素、伏立康唑等。

（三）处置原则

1. 先急后缓、重点突出、兼顾全局　多种慢性病共病患者住院期间经常会同时或先后出现多种临床问题。例如一位高血压、冠心病、慢性心衰、慢性肾功能不全共病的老年体弱患者因肺部感染入院，住院期间可能会出现脓毒血症、呼吸衰竭，因为感染、缺氧、输液、抗生素等因素可能出现急性左心衰竭发作、急性冠脉综合征、慢性肾脏病合并急性肾损伤（acute kidney injury，AKI）、谵妄等，更有甚者可能会出现深静脉血栓、消化道出血。类似上述的案例在综合医院的全科医学病房经常发生，此外还有多种慢性病共病患者在围手术期内出现的各种手术 / 非手术相关的并发症。总体来说，多种慢性病共病患者的处置策略是先急后缓、重点突出、兼顾全局。正如前文所说的，首要任务是在复杂的临床情况中识别并处理重症，然后再处理其他相对较缓的病情，谓之"先急后缓"。在保证生命安全的前提下重点解决该患者本次入院的主要问题，如外科手术、血糖或血压波动、急性并发症、突出的未分化症状等，谓之"重点突出"。在解决主要问题的同时做好原有慢性基础病的评估、监测、调整、恢复及维持各系统和器官功能的稳态，预防并发症的发生，促进整体健康，谓之"兼顾全局"。要做到先急后缓、重点突出、兼顾全局并不容易，需要全科医生对患者的病情有正确及迅速的判断，对病情的观察要细致，药物的选择要全面考虑，剂量的调节要精细，且要有非常好的沟通技巧和应变能力。

2. 长期随访，促进健康

对于多种慢性病共病的患者，出院后随访的意义非常重大，也是住院治疗的延续。综合性医院全科医学病房的随访可分为近期随访及长期随访。近期随访一般在出院后 1 周内进行，主要的随访内容包括以下几点。

（1）了解住院期间的主要诊疗行为的近期疗效，比如胃肠道手术的患者需了解出院后是否有腹痛、腹胀、呕吐、发热，进食的情况及手术切口愈合的情况；以"气促"为主诉的患者需了解出院后气促的情况是否有反复。

（2）了解新增药物或剂量调整后是否有副作用出现。

（3）了解基础慢性病在出院后近期的控制情况，如血压、血糖、心率的水平等。

（4）告知在住院期间尚未回复的检验检查报告如病理报告、基因检测报告、影像学报告等，并给出后续的诊治意见。

长期随访的内容包括：①了解患者的一般状态及是否有相关症状。②了解慢性病管理包括非药物治疗及药物治疗的依从性，了解患者在复诊、服药上是否遇到困难或问题。③了解所患慢性病的控制情况。

（曾志芬）

参 考 文 献

［1］ FICK D M, SEMLA T P, STEINMAN M. American Geriatrics Society 2019 Updated AGS Beers Criteria® for potentially inappropriate medication use in older adults [J]. J Am Geriatr Soc, 2019, 67 (4): 674-694.

［2］ O'MAHONY D, O'SULLIVAN D, BYRNE S, et al. STOPP/START criteria for potentially inappropriate prescribing in older people: version 2 [J]. Age Ageing, 2015, 44: 213-218. doi: 10. 1093/ageing/afu145.

［3］ 中国老年保健医学研究会老年合理用药分会, 中华医学会老年医学分会, 中国药学会老年药学专业委员会. 中国老年人潜在不适当用药判断标准 (2017 年版)[J]. 药物不良反应杂志, 2018, 20 (1): 2-8.

第三节　老年人慢性病共病的药物治疗相关问题及评估

随着全球老龄化速度的加快，人口老龄化已经成为重大的世界性社会问题。根据第七次全国人口普查数据，2021 年我国 60 岁及以上人口有 2.6 亿，占人口总数的 18.70%，65 岁及以上人口为 1.9 亿，占人口总数的 13.50%。

随着年龄的增长，老年患者组织器官萎缩、生理功能减退、代谢失调、内环境紊乱、适应力及抵抗力下降，相对于年轻人更容易罹患各种疾病，且通常发生多种慢性病共存。因此，老年患者特别是慢性病共患人群的医疗保健问题越来越受到重视，相应的药物治疗相关问题（medication-related problem，MRP）成为关注热点。MRP 是指患者在药物治疗过程中出现的、与药物相关的、与预期获得的治疗结果相悖的不良事件，包括并不仅限于药品不良反应（adverse drug reaction，ADR）。美国药师协会（APhA）将 MRP 分为 7 类，常见分类见表 2-3-3。

MRP 对老年患者的健康和生活质量有重大影响，因此，在治疗过程中，应以老年患者的病理生理特点和疾病特征为基础，以减少老年患者的潜在不适当用药为目的，确认患者治疗目标，评估 MRP 并合理使用药物。评估内容包括治疗的获益是否超过实际存在或潜在的风险（如不良事件、药物相互作用、治疗成本、患者依从性），使患者治疗方案做到适宜、有效、安全和方便，临床治疗获得预期疗效。

表 2-3-3　药物治疗相关问题分类

性质	类别	原因
适应证	不必要的药物治疗	(1)无适应证用药 (2)重复用药 (3)无需药物治疗 (4)用于治疗另一种药物的不良反应
	要额外的药物治疗	(1)因身体或疾病状况需要额外的药物治疗 (2)预防用药 (3)通过增加药物产生协同作用
有效性	无效的药物	(1)患者对药物耐药 (2)药物型不合适 (3)对已确诊的疾病无有效作用
	药物剂量过低	(1)药物剂量过低 (2)药物使用间隔过长 (3)药物相互作用导致药物活性降低 (4)药物治疗时间过短
安全性	药物不良事件	(1)与药物剂量无关的不良反应 (2)有更安全的药物 (3)药物相互作用引起的与剂量无关的不良反应 (4)给药方案调整过快 (5)药物相关的过敏反应 (6)患者存在用药禁忌证 (7)用法用量或剂型使用不当
	药物剂量过高	(1)剂量过高 (2)用药间隔时间太短 (3)用药时间持续太长 (4)药物相互作用引起的毒性反应 (5)药物剂量调整过快
依从性	用药依从性差	(1)患者对药物信息了解不足 (2)患者更倾向于不吃药 (3)患者经常忘记吃药 (4)患者无法负担药费 (5)患者自行服药或管理药物 (6)患者无法购买到这种药物

一、老年患者的药动学特点及其影响因素

老年患者组织器官功能随年龄增长而发生生理性的退化,如肝、肾功能减退,血浆蛋白结合率改变等;同时,组织器官的反应性、受体数量及功能、酶活性等的改变等。这些因素均会对老年患者的药效学及药代动力学产生影响。

(一)吸收

老年患者胃壁细胞功能下降,胃酸分泌减少,药物崩解、溶解的速度减慢。药物达峰时

间延长,血药峰浓度降低,同时药物生物利用度受到影响。胃排空减慢、胃黏膜萎缩、肠道蠕动减弱,药物在小肠吸收及转运时间延长,使一些在小肠吸收的药物(如维生素类)可能吸收更完全。由于循环功能下降,吸收减慢,一些有效血药浓度安全范围小的药物如地高辛,会更容易发生 ADR。此外,老年患者的肌肉量可显著下降,肌肉或皮下组织的血流量减少,药物吸收率下降,肌注和皮下注射等方式可能会有药代动力学的改变。

（二）分布

老年患者心输出量减少,外周血管阻力增加,肝肾血流量相应减少。机体的组成也发生变化,体液总量和细胞内液减少,非脂肪成分减少,脂肪比例增加。脂溶性药物的分布容积增多,体内维持时间长,最大作用效果延迟,连续给药容易引起蓄积,如地西泮、苯巴比妥类等;而水溶性大的药物在脂肪组织中分布少,血中浓度高,呈零级动力学消除,就算使用平均剂量也易产生 ADR 或蓄积中毒,如阿司匹林、地高辛等。此外,由于体液总量减少,分布容积相应减少,从而导致肾脏清除率下降,血浆药物浓度随之升高,ADR 和药物不良事件(ADE)发生率上升。因此,老年患者年龄相关引起的分布容积变化,通常需要降低药物剂量或延长给药间隔。

（三）血浆蛋白浓度、疾病状态及营养状态

高龄不会显著影响血浆蛋白的结合,但体弱或营养不良的老年患者人血清白蛋白浓度可能会显著降低。人血清白蛋白含量减少,一些高蛋白结合力的药物不容易被吸收,而游离药物浓度相应增加。这就可能出现尽管总浓度在有效治疗范围内,但仍出现毒性反应的结果。这在治疗窗窄的药物中尤为明显,如苯妥英。因此,老年患者用药一定要根据自身特点,个体化制定方案,不能简单地用加减确定给药剂量。

（四）代谢

影响药物肝脏代谢的因素包括疾病状况、合并用药、营养状况,还有环境条件遗传上的差异、性别、肝脏体积及血流状况。随着年龄的增长,老年患者肝脏体积变小,肝细胞数目减少,肝脏血流量降低,肝微粒体酶活性下降,药物代谢能力下降,这些因素都可导致某些药物的代谢和清除减慢,半衰期延长。如对乙酰氨基酚、吲哚美辛、苯巴比妥、氨茶碱等。

细胞色素 P450 系统负责许多药物的代谢。对于老年患者,经细胞色素 P450 系统代谢的药物可能下降也可能保持不变。但出于谨慎考虑,老年患者使用经肝代谢的药物都应以最低有效量作为起始量,对肝脏有损害的药物更是应使用最小剂量甚至减量使用,如地西泮、氯丙嗪、抗结核药等。使用某些经肝脏代谢后才具有活性的药物时,更应考虑代谢特点而选用更适当的药物。如可的松需在肝脏转化为氢化可的松才能发挥作用,对于老年患者直接应用氢化可的松而不用可的松。老年患者的肝脏血流量比成年人少,肠道的血流量也减少,首过效应减弱,ADR 发生率增加。使用有首过效应的药物时,如非洛地平、普萘洛尔,应调整用量及给药间隔,否则可导致各种心律失常等。值得注意的是,就算是成年人,药物的肝脏代谢也存在较大的个体差异性。因此老年患者用药剂量应个体化,使用过程中应密切观察临床变化,定期检查肝功能。

（五）药物排泄

随着年龄的变化,老年患者肾脏功能细胞减少,肾血流量降低,肾排泄功能下降,肾小球滤过率降低。这会导致大多数经肾排泄药物的消除半衰期延长,体内药物的血药浓度增高,如地高辛、苯巴比妥、氨基糖苷类药物等。年龄相关性肾功能改变可能是导致老年患者发生

ADR 的最重要生理因素。因此,老年患者使用主要经肾排泄或有肾损害的药物时应注意监护,尽量减少合并用药,特别是竞争同一排泄途径的药物。

老年患者用药并非简单地按年龄、体重等因素依据成人量估算。老年患者肾实质重量减少、肾单位减少,在评估老年患者的肾功能时,应以内生肌酐清除率(Ccr)作为制定给药方案的基准而非血肌酐值。可根据 Cockcroft-Gault 公式计算 Ccr,公式为 Ccr=(140− 年龄)×理想体重(kg)/72×血肌酐(mg/dl),女性按计算结果×0.85。患者肾功能稳定时方可使用该公式,如患者处于急性肾衰竭期间不可用该公式计算。如果实际体重比理想体重小,则使用实际体重。值得注意的是,肌酐由肌肉产生,老年患者可能存在肌肉量减少的情况,因此,该公式用于计算肌肉量较少的老年患者的肾功能,结果可能会高估。对于老年患者,根据肾脏病膳食改良(MDRD)简化公式计算 Ccr 可能更准确。但是由于 Cockcroft-Gault 公式使用更广泛,美国食品与药品监督管理局(FDA)将该公式作为肾功能不全的药物剂量调整标准。因此,药品说明书和文献资料中药物剂量调整的公式均采用 Cockcroft-Gault 公式。不管如何,公式计算的 Ccr 只是一个估计值,对于治疗窗窄的药物,应监测血药浓度以调整合适的剂量。因此应特别强调老年人用药个体化,给药剂量、给药间隔应根据患者的疗效、临床体征、药物不良反应进行调整,关注药物相互作用,使疗效最佳、不良反应最小。

总之,老年患者的生理结构特点导致体内药物动力学参数发生不同的变化(表 2-3-4),且不同患者的改变程度也不尽相同。因此,老年患者特别是慢性病共病患者的用药应个体化,给药剂量、剂型、给药间隔、给药疗程等应根据患者的病理生理学特点、临床体征、实验室指标、疗效、药物相互作用及 ADR 等进行调整,做到安全、合理、有效、经济用药。

表 2-3-4　老年患者药物动力学参数变化

参数	生理改变	疾病状况	药理学因素
吸收(生物利用度,首次代谢)	↑胃内 pH ↓吸收面 ↓胃肠运动 ↓胃排空率	胃酸缺乏,糖尿病、胃切除术、吸收不良综合征、胰腺炎	药物的相互作用、抑酸剂、抗胆碱能药、考来烯胺、食物
分布	↓心输出量 ↓TBW ↓肌肉组织 ↓人血清白蛋白 ↑α 酸性糖蛋白 ↑脂肪组织 ↓组织灌流的相应改变	CHF、脱水、水肿、腹水、肝功能衰竭、营养不良、肾功能衰竭	药物的相互作用、蛋白结合移位
代谢	↓肝脏组织 ↓酶活性 ↓肝血流	CHF、发热、肝功能衰竭、肿瘤、营养不良、甲状腺疾病、病毒感染或免疫病	饮食的影响、药物的相互作用、杀虫剂、酒精、吸烟、诱导代谢、抑制代谢
排泄	↓肾血流 ↓GFR ↓肾小管分泌 ↓肾组织	血容量不足、肾功能不全	药物的相互作用

注:CHF—充血性心力衰竭;GFR—肾小球滤过率;TBW—机体总水量。

二、药效学特点及其影响因素

老年药效学改变是指机体效应器官对药物的反应随年龄的改变而改变,也可以定义为浓度效应关系或受体敏感性的改变。老年患者由于多种疾病共患,合并使用多种药物,器官功能和受体数目、亲和力、敏感性等有所改变。因此,老年患者的药效作用受到药物因素和机体因素影响。

老年患者对大多数药物的敏感性增高、作用增强,ADR 发生率会相应增加。比较明显的是作用于中枢神经系统的药物。老年患者高级神经系统功能减退,脑细胞数、血流量和脑代谢均降低,对中枢抑制药敏感性增强,如使用苯二氮䓬类、巴比妥类药物等,可发生中枢抑制;使用中枢抗胆碱药可引起痴呆,近期记忆力和智力受损害等。但也有对药物的敏感性降低,药物作用减弱的情况。这可能是由于老年患者内分泌受体数目减少,药物效应降低,受体对药物的亲和力减弱的结果。如对 β- 肾上腺素能受体激动剂异丙肾上腺素的敏感性降低,β 受体拮抗剂普萘洛尔的减慢心率作用减弱。

老年患者内环境稳定调节能力降低,影响内环境稳定的药物作用增强,更容易发生ADR。由于老年患者的压力感受器反应降低,心脏和自主神经系统反应障碍,血压调节功能不全,对药物的耐受性下降,容易出现体温调节能力下降、体位性低血压等。如使用氯丙嗪、巴比妥、三环类抗抑郁药时易引起体温下降;使用抗交感神经活性药物如 α 肾上腺素受体拮抗剂,吩噻嗪类、三环类抗抑郁药、利尿剂和血管扩张剂时易发生位性低血压;使用胰岛素时易引起低血糖反应;使用利福平、阿米卡星等药物易发生肝肾损害。这些药物对于老年患者而言,如单独用药可能耐受性良好,能各自发挥预期的疗效。但若多药合用,药效学的变化更为明显。

三、慢性病共病老年患者不恰当用药的评价标准

老年患者各种生理功能随年龄的增加而减退,易患多种疾病,常需同时服用多种药物。英国国民健康服务体系(NHS)发布有关老年患者慢性疾病及用药情况的流行病学调查结果,有 23% 的老年人患有 3 种及以上的慢性疾病,至少 40% 的患者每日常规使用 5 种及以上药物。我国是老龄化发展速度最快、全球老年患者群最多的发展中国家。研究显示,国内60% 以上的老年患者患有慢性病,且大多同时患有多种疾病,老年慢性病患者多重用药已成为常态。老年人自身生理功能减退、药物耐受性降低加上多病共存、多重用药等因素,发生意外风险的可能性相应增加,而其风险却容易被临床所忽视。这些均给医疗保健工作带来巨大的挑战。因此,建立老年患者潜在不适当用药判断标准,减少 ADR 和 ADE,对慢性病共存老年患者进行多重用药风险评估,降低用药风险,显得尤为重要。

PIM 最早由美国学者 Beers 等在 1991 年提出,定义为药物有效性尚未确立和 / 或药物不良事件风险超过预期的临床获益,同时缺少较安全的可替代药物。但目前尚无成熟统一的 PIM 评估系统及流程,目前国际上有几种较流行的老年患者合理用药辅助工具供临床参考。最为人知且应用最多的是老年患者潜在不适当用药 Beers 标准,其次是老年患者潜在不恰当处方筛选工具(STOPP),还有针对中国人群的《中国老年人潜在不适当用药判断标准》。

(一) Beers 标准

美国老年医学会 1991 年建立了判断老年患者潜在不合理用药的 Beers 标准,并先后于 1997、2003、2012、2015、2019 年进行了 5 次修订。Beers 标准适用年龄为 ≥65 岁的老年患者,按照老年患者与疾病相关或不相关的潜在不适当药物分类包括 5 部分内容:老年患者潜在不适当用药目录、老年患者疾病或老年综合征相关的潜在不适当用药目录、老年患者慎用药物目录、老年患者应避免的联合用药及需要根据肾功能调整剂量的药物目录。Beers 标准作为国际上广泛应用的老年患者用药指南,在评估和识别老年患者潜在不合理用药和减少药物不良反应事件中发挥了积极的作用。

但应注意的是,Beers 标准是基于临床证据的评价工具,不能取代管理目标、诊断、患者喜好和需求;且 Beers 标准列出的 PIM 非绝对不适当用药。在某些情况下,Beers 标准中列举的药物也可用于老年患者,如其他替代治疗药物为禁忌,或患者已适应该药物,临床效果好,继续使用发生不良事件风险低等情况时可以使用。其次,由于治疗目标存在差异,Beers 标准不一定适用于预期生存期有限的终末期老年患者,如苯二氮䓬类等镇静药物的使用。另外,该标准的制定是基于美国上市药品,其他国家使用时应考虑患者具体的病情、医生的处方习惯及种族人群特点等不同因素的影响。

(二) STOPP 标准

2008 年,爱尔兰科克大学发布了老年患者潜在不恰当处方筛选工具(STOPP)标准,并于 2014 年进行了修订。STOPP 标准适用年龄为 ≥65 岁的老年患者,收录了 65 条不适当用药,按生理系统分为 10 大类:包括消化系统、中枢神经系统、内分泌系统、心血管系统、呼吸系统、泌尿生殖系统、肌肉骨骼系统、精神药物、治疗性重复用药、镇痛药、增加跌倒风险的药物等。每个条目都注明了在特定疾病状态下使用某类药物的情况,如心衰患者使用非甾体抗炎药、青光眼患者使用三环类抗抑郁药等,也包括药物相互作用。虽然 STOPP 标准收录了多系统药物,但很多条目都只提及药物类别,并未体现具体药物名称,使用起来容易造成歧义和困难。

(三) 中国标准

我国对老年患者 PIM 评价标准的研究起步较晚,国内学者多以 Beers 标准作为调查社区、门诊和住院老年患者合理用药的评价依据。但无论是 Beers 标准还是 STOPP 标准,收录药物均为制订国上市药品,因国情、医疗习惯及种族人群特点,且我国 PIM 情况与国外存在一定差异,国外标准在一定情况下并不能完全适用国内实际临床评估需求。中国老年保健医学研究会老年合理用药分会在基于国外十多个 PIM 标准的基础上,于 2018 年推出了《中国老年人潜在不适当用药判断标准》(简称中国标准),是目前唯一作为干预和评估中国老年患者用药的参考目录。

中国标准适用于年龄 ≥60 岁的中国老年患者,列出了每种药物的风险点和用药建议,包括两部分:第一部分是老年患者 PIM 判断标准,纳入 13 大类 72 种药物,见表 2-3-5;第二部分是老年患者疾病状态下 PIM 标准,纳入 27 种疾病状态下 44 种药物,见表 2-3-6。但与前两个标准相比,中国标准在一些药物方面仍有不能覆盖的药物,因此,在评估国内患者时,应多个标准结合临床实际进行评估。

表 2-3-5　中国老年人潜在不适当用药判断标准

药物名称	用药风险点 / 使用建议	风险强度
A 级警示药物 (24 种 / 类)		
神经系统用药		
劳拉西泮	(1) 神经系统不良反应 (镇静时间延长、健忘、共济失调、认知功能障碍、行为异常);(2) 跌倒;(3) 低血压;(4) 呼吸抑制	高
阿普唑仑	(1) 老年人体内半衰期延长;(2) 神经系统不良反应 (镇静时间延长、嗜睡、健忘、共济失调、认知功能障碍、情绪激动、烦躁不安、幻觉、精神错乱、抑郁);(3) 跌倒和骨折;(4) 低血压;(5) 呼吸抑制	高
苯海索	(1) 抗胆碱能不良反应 (口干、视物模糊、心动过速、恶心、呕吐、尿潴留、便秘);(2) 长期应用可出现神经系统不良反应 (嗜睡、抑郁、记忆力下降、幻觉、意识混乱)	高
二氢麦角碱	(1) 疗效不确切;(2) 用药风险大于获益;(3) 血管收缩可引起心绞痛、高血压	低
艾司唑仑	(1) 神经系统不良反应 (镇静时间延长、嗜睡);(2) 跌倒	低
尼麦角林	(1) 疗效不确切;(2) 用药风险大获益;(3) 体位性低血压;(4) 跌倒	低
唑吡坦	(1) 神经系统不良反应 (认知功能障碍、激越、烦躁不安、幻觉、精神错乱、反应时间延长);(2) 跌倒和骨折	低
精神药物		
氟西汀	(1) 神经系统不良反应 (失眠、头晕、意识不清、烦乱、激越);(2) 低钠血症;(3) 半衰期长	低
利培酮	(1) 避免用于痴呆患者行为异常的治疗,仅在非药物治疗失败或患者对自己及他人造成威胁时应用;(2) 增加痴呆患者的脑血管意外及死亡风险	低
奥氮平	(1) 神经系统不良反应 (镇静时间延长、认知功能障碍);(2) 锥体外系和抗胆碱能不良反应 (帕金森病、肌张力减退);(3) 跌倒;(4) 增加精神病患者的病死率	低
喹硫平	(1) 避免用于痴呆患者行为异常的治疗,仅在非药物治疗失败或患者对自己或他人造成威胁时应用;(2) 增加痴呆患者的脑血管意外及死亡风险	低
解热、镇痛、抗炎与抗风湿药		
萘丁美酮	(1) 避免长期使用,除非其他可选择药物疗效不佳,应同时服用胃黏膜保护剂;(2) 消化道出血、溃疡 (年龄 >75 岁,口服或肠外给予糖皮质激素、抗凝药物及抗血小板药物)	高
双氯芬酸	(1) 消化道出血、溃疡;(2) 肝损伤;(3) 肾损害;(4) 高血压	低
布洛芬	(1) 消化道出血、溃疡;(2) 肝损伤;(3) 肾损害;(4) 高血压	低
心血管系统用药		
利血平 (>0.1mg/d)	(1) 神经系统不良反应 (镇静、抑郁、嗜睡);(2) 体位性低血压;(3) 胃肠功能紊乱	高
多沙唑嗪	(1) 体位性低血压、脑血管和心血管疾病;(2) 尿失禁 / 排尿障碍;(3) 神经系统不良反应 (眩晕、轻微头晕、嗜睡)	高

续表

药物名称	用药风险点 / 使用建议	风险强度
地高辛 （＞0.125mg/d）	严重心律失常（QT 间期延长和尖端扭转性心律失常）	低
胺碘酮	严重心律失常（QT 间期延长和尖端扭转性心律失常）	低
抗过敏药		
氯苯那敏	(1)抗胆碱能不良反应（便秘、口干、尿潴留）;(2)神经系统不良反应（镇静时间延长、嗜睡、意识不清、谵妄）;(3)心电图变化（QT 间期延长）;(4)老年人过敏反应首选非抗胆碱能抗组胺药	低
内分泌系统用药		
胰岛素	低血糖风险（谨慎增加剂量）	低
血液系统用药		
华法林	(1)个体差异大,蛋白结合率高,过量易致大出血;(2)老年人服用药物多,且生理状态改变,可能的相互作用及单药导致的不良反应风险增加;(3)常规监测凝血指标	低
氯吡格雷	(1)血液系统不良反应（血小板减少、中性粒细胞减少、胃肠道出血、紫癜、鼻出血、眼部出血、血尿、颅内出血）;(2)神经系统不良反应（头痛、头晕、意识混乱、幻觉）	低
泌尿系统用药		
螺内酯 （＞25mg/d）	(1)心力衰竭患者高血钾风险增加,尤其剂量＞25mg/d、合并使用非甾体抗炎药、血管紧张素转换酶抑制药、血管紧张素受体阻滞药或补钾制剂;(2)避免用于心力衰竭或内生肌酐清除率＜30ml/min 的患者	低
呼吸系统用药		
茶碱	(1)心脏不良反应（心房纤维化、心房扑动和心动过速等）;(2)神经系统不良反应（癫痫、失眠、易激惹）;(3)恶心及腹泻（剂量相关性）	低
B 级警示药物 (48 种 / 类)		
氯氮䓬	(1)老年人体内半衰期延长(2)神经系统不良反应（镇静时间延长、嗜睡、健忘、共济失调、认知功能障碍、激越、烦躁不安、幻觉、精神错乱、抑郁）;(3)跌倒和骨折;(4)低血压;(5)呼吸抑制	高
硝西泮	(1)神经系统不良反应（镇静时间延长、认知功能障碍、嗜睡、健忘、共济失调、情绪激动、烦躁不安、幻觉、精神错乱、抑郁）;(2)跌倒和骨折;(3)低血压;(4)呼吸抑制	高
神经系统用药		
巴比妥类（除外苯巴比妥）	(1)比大多数镇静催眠药更易产生依赖性、耐受性和撤药反应;(2)神经系统不良反应（意识不清）;(3)跌倒和骨折	高
苯巴比妥	(1)神经系统不良反应（镇静时间延长、逆转性兴奋作用、嗜睡、记忆减退、异常反应、激越）;(2)运动障碍、共济失调;(3)呼吸抑制	高
氯硝西泮	(1)神经系统不良反应（镇静时间延长、健忘、认知功能障碍、行为异常、谵妄、抑郁）;(2)呼吸抑制;(3)共济失调和跌倒	高

续表

药物名称	用药风险点/使用建议	风险强度
地西泮	(1)老年人体内半衰期延长(2)神经系统不良反应(镇静时间延长、嗜睡、健忘、共济失调、认知功能障碍、激越、烦躁不安、幻觉、精神错乱、抑郁);(3)跌倒和骨折;(4)低血压;(5)呼吸抑制	高
苯妥英	(1)神经系统不良反应(谵妄、震颤、共济失调、眼震);(2)贫血;(3)骨软化症;(4)跌倒	高
己酮可可碱	(1)疗效不确切;(2)用药风险大于获益;(3)体位性低血压和跌倒	低
精神药物		
阿米替林	(1)较强的抗胆碱能不良反应(便秘、口干、尿潴留、青光眼);(2)神经系统不良反应(镇静时间延长、嗜睡、意识不清、认知功能障碍、谵妄);(3)过量产生心脏毒性;(4)体位性低血压;(5)跌倒;(6)风险大于获益	高
氯丙嗪	(1)体位性低血压、心悸或心电图改变;(2)锥体外系不良反应(震颤、僵直、流涎、运动迟缓、静坐不能、急性肌张力障碍),长期大量服药可引起迟发性运动障碍;(3)次选药物	高
多塞平	(1)较强的抗胆碱能不良反应(便秘、口干、尿潴留、青光眼);(2)神经系统不良反应(镇静时间延长、嗜睡、意识不清、认知功能障碍、谵妄);(3)过量产生心脏毒性;(4)体位性低血压;(5)跌倒;(6)风险大于获益	高
马普替林	(1)较强的抗胆碱能不良反应(便秘、口干、尿潴留、青光眼);(2)神经系统不良反应(镇静时间延长、嗜睡、意识不清、认知功能障碍、谵妄);(3)过量产生心脏毒性;(4)体位性低血压;(5)跌倒;(6)风险大于获益	高
氯氮平	(1)神经系统不良反应(帕金森样症状、肌张力障碍、镇静);(2)抗胆碱能不良反应;(3)粒细胞缺乏症;(4)心肌炎;(5)增加精神病患者的死亡风险	高
奋乃静	(1)神经系统不良反应(迟发性运动障碍、帕金森样症状、肌张力障碍、静坐不能、认知功能障碍、镇静时间延长);(2)抗胆碱能不良反应(尿潴留、便秘、视觉改变);(3)体位性低血压;(4)跌倒;(5)增加精神病患者的死亡风险	低
氟奋乃静	(1)神经系统不良反应(迟发性运动障碍、帕金森样症状、肌张力障碍、静坐不能、认知功能障碍、镇静时间延长);(2)抗胆碱能不良反应(尿潴留、便秘、视觉改变);(3)体位性低血压;(4)跌倒;(5)增加精神病患者的死亡风险	低
氟哌啶醇	(1)神经系统不良反应(迟发性运动障碍、帕金森样症状、肌张力障碍、静坐不能、认知功能障碍、镇静时间延长);(2)抗胆碱能不良反应(尿潴留、便秘、视觉改变);(3)体位性低血压;(4)跌倒;(5)增加精神病患者的死亡风险	低
阿立哌唑	(1)避免用于痴呆患者行为异常的治疗,仅在非药物治疗失败或患者对自己或他人造成威胁时应用;(2)增加痴呆患者的脑血管意外及死亡风险	低
氟伏沙明	(1)恶心、呕吐;(2)困倦、头晕;(3)抗胆碱能不良反应(口干、便秘)	低
舒必利	(1)锥体外系不良反应;(2)迟发性运动障碍	低
解热、镇痛、抗炎与抗风湿药		
吲哚美辛	(1)神经系统不良反应多于其他非甾体抗炎药;(2)消化道出血、溃疡或穿孔;(3)肝损伤;(4)肾损伤	高

续表

药物名称	用药风险点/使用建议	风险强度
≥2种非甾体抗炎药合用	未见疗效提高,但发生不良反应的风险增加	高
保泰松	(1)消化道出血、溃疡或穿孔;(2)血液系统不良反应	高
吡罗昔康	(1)消化道出血、溃疡或穿孔;(2)肾损伤;(3)高血压	高
萘普生	(1)消化道出血、溃疡;(2)肾损伤;(3)高血压	高
酮洛芬	(1)消化道出血、溃疡或穿孔;(2)高血压;(3)肝损伤;(4)肾损伤	低
依托考昔	(1)消化道出血、溃疡或穿孔;(2)存在心血管方面的禁忌证	低
心血管系统用药		
可乐定	(1)体位性低血压;(2)心动过缓;(3)晕厥	高
普鲁卡因胺	(1)避免作为心房颤动的一线用药;(2)对于老年患者,控制心率比控制心律可更多获益	高
硝苯地平(常释剂型)	(1)心肌梗死或中风的风险增加;(2)低血压;(3)便秘	低
抗感染药物		
加替沙星	(1)血糖异常改变(高血糖、低血糖);(2)神经系统不良反应(头晕、痉挛、抽搐、晕厥、意识模糊、昏迷、癫痫、精神异常);(3)心脏不良反应(心悸、心动过缓、QT间期延长)	低
氨基糖苷类抗生素	(1)肾损害;(2)耳毒性	低
万古霉素	(1)皮肤反应(重症多形红斑、中毒性表皮坏死症、剥脱性皮炎);(2)肝损伤;(3)肾损伤;(4)休克、过敏样症状	低
克林霉素	(1)过敏样反应(过敏性休克、高热、寒战、喉头水肿、呼吸困难);(2)泌尿系统不良反应(血尿、急性肾损伤)	低
抗过敏药		
异丙嗪	(1)抗胆碱能不良反应(口干、视物模糊、胃肠道反应);(2)神经系统不良反应(镇静、嗜睡、意识障碍);(3)老年人过敏反应首选非抗胆碱能抗组胺药	低
苯海拉明	(1)抗胆碱能不良反应(口干、视物模糊、胃肠道反应);(2)神经系统不良反应(镇静、头晕、意识障碍);(3)心电图变化;(4)老年人过敏反应首选非抗胆碱能抗组胺药	低
内分泌系统用药		
生长激素	(1)体液潴留(水肿、关节痛、腕管综合征);(2)男性乳房女性化;(3)空腹血糖受损	高
格列本脲	长效药物,可引起低血糖	低
甲地孕酮	(1)增加血栓风险;(2)增加老年患者死亡风险	低

续表

药物名称	用药风险点/使用建议	风险强度
血液系统用药		
噻氯匹定	(1)防治血栓作用并不优于阿司匹林;(2)血液系统不良反应(中性粒细胞减少/粒细胞缺乏、血栓性血小板减少性紫癜、再生障碍性贫血、出血倾向)	高
消化系统用药		
莨菪碱类	(1)疗效不确切;(2)抗胆碱能作用强;(3)避免使用(特别是长期使用)	高
颠茄生物碱	(1)疗效不确切;(2)抗胆碱能作用强;(3)避免使用(特别是长期使用)	高
西咪替丁	(1)神经系统不良反应(意识障碍、谵妄);(2)比其他 H_2- 受体拮抗剂更多相互作用	低
麻醉药与麻醉辅助用药		
哌替啶	(1)神经系统不良反应(意识不清、谵妄、癫痫发作、镇静);(2)呼吸抑制;(3)跌倒	高
吗啡、吗啡缓释片	(1)使用过量易出现呼吸抑制;(2)一旦发生呼吸抑制则持续时间长	低
曲马多	(1)神经系统不良反应(癫痫发作、谵妄、眩晕);(2)呕吐;(3)便秘	低
骨骼肌松弛药		
巴氯芬	(1)跌倒;(2)神经系统不良反应(健忘、意识障碍、嗜睡、谵妄、头痛、镇静)	低
氯唑沙宗	(1)难以耐受的抗胆碱能不良反应;(2)可耐受剂量的疗效不确切;(3)镇静;(4)骨折	低
泌尿系统用药		
托特罗定	(1)抗胆碱能不良反应(便秘、口干、加重青光眼);(2)神经系统不良反应(谵妄、认知功能障碍)	低

注:药理类别按照《中华人民共和国药典临床用药须知》(2015年版化学药和生物制品卷)的分类方法,该须知中未收录的药品,参考《新编药物学》(第17版)和《马丁代尔药物大典》(原著第35版)进行补充。

表 2-3-6　中国老年人疾病状态下潜在不适当用药判断标准

编号	疾病状态	潜在不适当药物	用药风险点	使用建议
A 级判断标准(25 种疾病状态下 35 种/类药物)				
神经系统				
1	癫痫或癫痫发作	抗精神病药	降低癫痫发作阈值	谨慎使用
2	谵妄	苯二氮䓬类、氯丙嗪、三环类抗抑郁药、糖皮质激素、抗胆碱药	诱发或加重谵妄	避免用于有谵妄的风险者,停药需缓慢
3	痴呆或认知功能受损	苯二氮䓬类	中枢神经系统不良影响	避免使用
4	失眠	去氧肾上腺素、匹莫林	中枢神经系统兴奋作用	避免使用

续表

编号	疾病状态	潜在不适当药物	用药风险点	使用建议
5	帕金森病	抗精神病药、甲氧氯普胺、异丙嗪	加重帕金森病症状	避免使用
		氟哌啶醇	锥体外系症状	谨慎使用
6	认知功能受损	抗胆碱药	中枢神经系统不良反应，增加痴呆患者的卒中及死亡风险	避免使用

心血管系统

编号	疾病状态	潜在不适当药物	用药风险点	使用建议
7	心力衰竭	非甾体抗炎药、地尔硫䓬、维拉帕米、吡格列酮、罗格列酮、西洛他唑	液体潴留，加重心力衰竭	避免使用
8	晕厥	氯丙嗪、奥氮平、多沙唑嗪、特拉唑嗪、胆碱酯酶抑制药	体位性低血压或心动过缓的风险	避免使用
9	体位性低血压	氯丙嗪	增加体位性低血压和摔倒风险	换用强效抗精神病药如氟哌啶醇，并连续监测血压
10	高血压	非甾体抗炎药	水钠潴留，导致高血压	换用对乙酰氨基酚或阿司匹林，密切监测血压
11	凝血障碍或接受抗凝治疗	噻氯匹定、氯吡格雷	增加出血风险	谨慎使用
		非甾体抗炎药	延长凝血时间或抑制血小板聚集，增加潜在出血风险	采用非药物治疗，换用对乙酰氨基酚，与胃黏膜保护剂联合使用

泌尿系统

编号	疾病状态	潜在不适当药物	用药风险点	使用建议
12	肾功能不全	非甾体抗炎药	水钠潴留，加重或导致肾衰竭	避免使用
13	慢性肾病Ⅳ/Ⅴ期	氨苯蝶啶	增加肾损伤风险	避免使用
14	尿失禁	雌激素（除外阴道用药）、多沙唑嗪、哌唑嗪、特拉唑嗪	加重尿失禁	避免用于女性
15	下尿路症状、前列腺增生	抗胆碱药	尿流变细，尿潴留	避免用于男性

消化系统

编号	疾病状态	潜在不适当药物	用药风险点	使用建议
16	消化性溃疡	非甾体抗炎药	加剧原发溃疡，导致新溃疡	避免长期使用，仅在其他药物疗效不佳且同时服用胃黏膜保护剂时才可使用
		糖皮质激素	加重消化性溃疡	谨慎使用

续表

编号	疾病状态	潜在不适当药物	用药风险点	使用建议
17	慢性便秘	抗精神病药、三环类抗抑郁药、溴丙胺太林、托特罗定、抗胆碱药	加重便秘	避免使用,除非无其他选择
		氯苯那敏、氯马斯汀、苯海拉明	加重便秘	短期使用
呼吸系统				
18	慢性阻塞性肺疾病(史)	苯二氮䓬类	呼吸抑制	谨慎使用
19	睡眠呼吸暂停综合征	苯二氮䓬类	呼吸抑制	谨慎使用
内分泌系统				
20	骨质疏松	糖皮质激素	加速骨流失	谨慎使用
21	糖尿病	糖皮质激素(长期使用)	加重糖尿病	采用吸入糖皮质激素,密切监测血糖
其他				
22	跌倒或骨折史	苯二氮䓬类、扎来普隆	精神运动功能受损、跌倒	避免使用,除非其他可选药物不可用
		抗精神病药、三环类抗抑郁药	共济失调、精神运动功能受损、晕厥及跌倒	抗精神病药避免使用,三环类抗抑郁药谨慎使用
23	青光眼	三环类抗抑郁药	加重青光眼	换用 5-羟色胺选择性重摄取抑制剂
		抗胆碱药	加重青光眼	谨慎使用
24	疼痛	哌替啶(长期使用)	跌倒、骨折、药物依赖	采用非药物治疗,若必须行药物治疗,则换用对乙酰氨基酚或可待因、吗啡
25	痛风	噻嗪类利尿药	加重或导致痛风	换用其他降压药
B 级判断标准(9 种疾病状态下 9 种 / 类药物)				
神经系统				
1	癫痫或癫痫发作	硫利达嗪、安非他酮、马普替林	降低癫痫发作阈值	避免使用
2	谵妄	硫利达嗪	诱发或加重谵妄	避免使用于有谵妄高风险者,停药需缓慢
4	失眠	三唑仑	认知障碍和行为异常	采用非药物治疗,若必须行药物治疗或选用半衰期短的苯二氮䓬类药物

续表

编号	疾病状态	潜在不适当药物	用药风险点	使用建议
8	晕厥	硫利达嗪	体位性低血压或心动过缓	谨慎使用
26	预防中风	双嘧达莫	无效	换用阿司匹林或塞氯匹定
27	抑郁	利血平	加重抑郁	谨慎使用
心血管系统				
10	高血压	利血平	高剂量可能导致抑郁症和锥体外系反应	换用其他降压药
17	慢性便秘	赛庚啶	加重便秘	短期使用
		奥昔布宁（口服）	加重便秘	避免使用,除非无其他选择
其他				
22	跌倒或骨折史	右佐匹克隆	共济失调、损伤精神运动功能、晕厥及跌倒	避免使用,除非无其他的安全替代药物

(四)用药依从性评估

老年患者对药物耐受性差会影响到用药依从性,从而影响药效。用药依从性差除了与药物耐受性相关,也与老年患者思维习惯有关。老年患者由于记忆力减退、反应迟缓,可能会过度担心药物不良反应,又或自行按意愿拒服或随意改变服药规则、随意加减药物甚至停药等,从而影响药物疗效或引起药物不良反应。因此,对老年患者进行用药依从性评估在临床治疗,特别是在慢性病共管中为比较重要的环节。

Morisky 用药依从性量表(Morisky Medication Adherence Scale,MMAS)是由学者 Morisky 于1986年编制的用于评估患者用药依从性的4条目评价表,2008年改进为8条目评价表(MMAS-8)。MMAS-8已被应用于评估慢性病患者,是目前应用最广泛的药物依从性评价量表。

MMAS-8的8个条目量表(表2-3-7),其作答为是否选项,回答"是"计0分,"否"计1分。量表总评分在0~8分,6分以下为依从性较差,6~7分为依从性中等,8分为依从性较好。

表 2-3-7　MMAS-8 条目

编号	条目	评分
1	您是否忘记过使用药物?	是(0)否(1)
2	除了忘记服药外,您最近1个月内是否因其他原因漏服过药呢?	是(0)否(1)
3	感觉病情加重时,您是否在未告知医师的情况下自行停用或减少服药呢?	是(0)否(1)
4	当您外出旅行或长时间离家时,您是否忘记过携带药物呢?	是(0)否(1)
5	昨天您忘记过服药了吗?	是(0)否(1)
6	感觉病情得到控制时,你是否会自行停止服药呢?	是(0)否(1)

续表

编号	条目	评分
7	您遵守现在的治疗方案有困难?	是(0) 否(1)
8	您记住现在所有的治疗药物有困难吗?	非常困难(0) 困难(0.25) 一般(0.5) 容易(0.75) 非常容易(1)

　　总之,老年慢性病共病患者的药物治疗方案需要从药物、疾病诊断、患者意愿、社会支持等多方面综合考虑。在评估 PIM 时,正确地联合使用各大评价标准和评估工具软件,结合患者的个体化情况,明确老年患者的高风险药品和注意事项,结合患者依从性评估结果,精简用药,简化疗程,给予详尽的用药方法,对于保证老年慢性病共病患者的用药安全十分重要。

(林　茵)

参 考 文 献

［1］乔晓春. 从 "七普" 数据看中国人口发展、变化和现状 [J]. 人口与发展, 2021, 27 (4): 74-88.

［2］曾英彤, 伍俊妍, 郑志华. 美国药师协会药物治疗管理服务 [M]. 北京: 中国医药科技出版社, 2018: 70.

［3］STEVENS L A, NOLIN T D, RICHARDSON M M, et al. Comparison of drug dosing recommendations based on measured GFR and kidney function estimating equations [J]. Am J Kidney Dis, 2009, 54: 33-42.

［4］SPRUILL W J, WADE W E, COBB H H. Estimating glomerular filtration rate with a modification of diet in renal disease equation: implications for pharmacy [J]. Am J Health Syst Pharm, 2007, 64: 652-666.

［5］LAMB E J, WEBB M C, SIMPSON D E, et al. Estimation of glomerular filtration rate in older patients with chronic renal insufficiency: is the modification of diet in renal disease formula an improvement？ [J] J Am Geriatr Soc, 2003, 51: 1012-1017.

［6］王建业, 胡欣. 临床药物治疗学: 老年疾病 [M]. 北京: 人民卫生出版社, 2017: 45-46.

［7］施秀华, 江长缨. 上海某社区老年患者用药依从性及影响因素分析 [J]. 中国药物警戒, 2015, 12 (7): 434-438.

［8］American Geriatrics Society Beers Criteria Update Expert Panel. American Geriatrics Society 2019 updated AGS beers criteria for potentially inappropriate medication use in older adults [J]. J Am Geriatr Soc, 2019, 67 (4): 674-694.

［9］GALLAGHER P, RYAN C, BYRNE S. STOPP (screening tool of older persons'prescriptions) and START (screening tool to alert doctors to right treatment): consensus validation [J]. Int J Clin Pharm Ther, 2008, 46: 72-83.

［10］中国老年保健医学研究会老年合理用药分会. 中国老年人潜在不恰当用药判断标准 (2017 版)[J]. 药物不良反应杂志, 2018, 20 (1): 2-8.

［11］台湾安宁缓和医学学会. 安宁缓和医疗: 理论与实务 [M]. 台北: 合记图书出版社, 2013: 378-379.

［12］ O'MAHONY D, O'SULLIVAN D, BYRNE S, et al. STOPP/START criteria for potentially inappropriate prescribing in older people: version 2 [J]. Age Ageing, 2015, 44 (2): 213-218.

［13］ MORISKY D E, ANG A, KROUSEL-WOOD M, et al. Predictive validity of a medication adherence measure in an outpatient setting [J]. J Clin Hypertens (Greenwich), 2008, 10 (5): 348-354.

［14］ WANG Y, KONG M C, KO Y. Psychometric properties of the 8-item Morisky Medication Adherence Scale in patients taking warfarin [J]. Thromb Haemost, 2012, 108 (4): 789-795.

第四节 多重用药的临床快速评估和干预

目前各类临床指南及专家共识主要用于解决单个疾病,对多病共存患者并不适用。若将各种指南简单叠加,常会顾此失彼,存在矛盾治疗的情况,且多药共用会因药物不良反应及老年人自身状况较差,产生潜在危害。对于多病共存的患者的治疗存在临床循证医学证据不足、用药复杂的情况,其医疗效果差,医疗风险高。

然而,当前药物治疗仍是慢性病防治的重要手段,多病共存往往需要联合用药。多病共存的患者多重用药情况不可能避免而且非常普遍。多重用药的定义目前尚未完全统一,通常是指患者同时使用 5 种及以上药物。因此多病共存患者的用药安全也受到越来越广泛的关注。

一、多重用药的评估

多学科团队通过综合评估的方法对多病共存患者的用药适当性进行评估,使患者的用药方案与药物指南、适应证、禁忌证及患者一般综合情况、预期寿命等相匹配。

(一) 评估流程

1. 明确是否存在多病共存。

2. 明确每天是否使用 5 种及以上药物,若是,应做初筛试验。

(1)要求患者在就诊时告知目前的所有用药,包括处方药、非处方药、中成药、局部用药、保健用药等。

(2)将所用药物与疾病相匹配,详细记录患者每个药物的具体用法。

(3)筛选项目包括①用药过多:无相应疾病匹配的药物、无使用指征的药物等;②用药不足:有用药指征而未用药;③用药不当:有用药指征但需调整药物方案及剂量。

3. 进一步处理 用药过多做减法;用药不足做加法;用药不当要调整。

(二) 评估方法

1. 隐性标准(implicit criteria) 制订一套适用于评估所有药物的规范,并逐一评估每种药物是否符合条件。其优点是根据患者病情对用药适当性做出个体化评估,缺点是评估者的临床知识会影响结果,不适合于大样本。

(1)每种药物的评价

1)有无适应证:主要包括①目前尚无充分的临床用药指征的药物(无适应证用药);②只需单药治疗却使用多种药物治疗(重复治疗);③非药物疗法更适宜;④因滥用毒品、酗酒或抽烟引发用药,即使用成瘾性药物;⑤处方瀑布,即患者用药过程中出现的药物不良反应,被评估者误认为是新出现的医学问题,进而开具新的药物来治疗不良反应,从而导致药物越用越多,如同瀑布一样。

2)有效性评估:①确立治疗目标,即预期治疗效果,依据适应证确定治疗目标后,再评价疗效。每种药物都应有明确的治疗目标。如心房颤动患者使用华法林应将 INR 维持在 2~3(如 >75 岁为 1.6~2.5),应用美托洛尔应将静息心率维持在 60~80 次 /min、中等运动心率 90~110 次 /min。②判断是否为无效药物,包括所用的药物不是该病最有效的药物,需更换另一种更有效的药物;疾病对现用药物耐药,需更换另一种对该疾病更敏感的药物;药物剂型不适合,需更换另一剂型;患者对该药物存在禁忌证;目前疾病不符合该药物的适应证。

3)有无药物不良反应:如有 ADR,需注意减量、及时停药,切勿用一种药物去治疗另一种药物的不良反应,引发“处方瀑布”。

4)价格是否合适。

(2)整个药物方案的评价

1)是否重复用药:一方面狭义上是指同时使用 2 种同类药物,如血管紧张素 Ⅱ 受体阻滞剂与血管紧张素转换酶抑制药联用,或者同时使用 2 种钙通道阻滞剂;另一方面广义上是指只需单药治疗,却使用多种药物治疗。药物治疗应首选单药治疗,如无效再加用其他类药物。重复用药的危害轻者造成经济损失,重者增加 ADR 发生风险,危及生命。

2)是否超疗程用药:如抗过敏药物如氯雷他定、西替利嗪等连续用药应小于 1 月,否则易产生耐药;特立帕肽应 <2 年,否则骨肿瘤风险增加;绝经者用雌激素应 <2 年,否则乳腺、妇科肿瘤发病风险增加;含糖皮质激素类软膏一般使用 1~2 周,应 <4 周,长疗程使用不仅疗效下降,还可继发药源性库欣综合征。

3)是否含 ADR 高危药物:在 Beers 标准中,有 50 余种 PIM,对老年人的作用弊大于利(受益 / 风险 <1)的是 ADR 高危药物。

4)药物之间的相互作用:慢性病常见药物相互作用的潜在危害及处置详见下文。

5)患者的依从性:需尽量简化方案,减少用药种类及用药次数。

2. 显性标准(explicit criteria)　即专家组共同制订用药指南。优点是标准明确具体,不受评估者的影响,可用于大样本,缺点是忽视个体化。

(1)Beers 标准:由美国老年医学会于 1991 年发布,先后进行了 5 次修订,在美国应用广泛,但药物未及时更新。我国在 2015 年发表了《中国老年人潜在不适当用药目录》,包括 13 大类 72 种药物,其中有 35 种药物为高风险药物、37 种为低风险药物;A 级 24 种为优先警示药物、B 级 48 种为常规警示药物。

(2)STOPP 标准和 START 标准:由爱尔兰于 2008 年发布。STOPP 于 2014 年更新,包含 13 类 81 个条目;START 包含 7 类 23 个条目,在欧洲应用广泛。

二、多重用药的风险管理原则

医师、药师、患方均应提高安全用药的认识,最大限度地减少多药联合治疗给患者带来的药源性损害。

（一）医师

1. 剂量个体化　老年人用药反应的个体差异比年轻人更为突出,用药要遵循从小剂量开始,逐渐达到适宜的个体最佳剂量。

2. 尽可能单药治疗,不联合用药　在保证疗效的情况下,联合用药时尽量减少用药的数量及剂量,优先选择相互作用少的药物。

3. 延长联合用药的时间间隔　根据各种药物代谢动力学原理,选择药物各自的最佳服药剂量和时间,尽量延长不同药物的服药间隔时间,在确保疗效的同时降低药物相互作用引起的不良反应。

4. 充分医患沟通　告知患者及家属所开处方中所有药物的不良反应及发生药物相互作用的可能性。

（二）药师

1. 推广由药师和临床医师共同参与临床治疗团队的模式,鼓励药师参与临床查房、会诊和药物治疗工作。药师在充分知晓患者病情的前提下,参与药物治疗方案的制定,监测疗效与安全性及患者教育。

2. 强化药师对用药安全共同负责的理念,认真审核处方或医嘱,识别潜在的用药风险或错误,减少老年患者的药源性损害。

3. 向患者讲解如何发现药物的严重不良反应。

（三）患方

1. 鼓励患者按时门诊随访,知晓自己的健康状况,一旦出现药物治疗相关不良事件,及时就诊。有条件者设立个人专用药物记录本以记录用药情况及不良反应/事件。

2. 家属要协助患者提高用药依从性。老年人由于记忆力减退,容易漏服、多服、误服药物,以致难以获得疗效或加重病情。家属需定时检查老年患者用药情况,做到按时按规定剂量服药。

3. 教育老年患者及其家属避免随意自我药疗,不宜凭自己的经验自作主张,随便联合用药,包括处方药、非处方药物、中成药、食品添加剂和各类保健品。不要轻信民间“偏方”和“秘方”。

三、多重用药的干预措施

（一）去除危险因素

关注高危患者,早期评估、及时干预,始终坚持防重于治。

（二）用药过多做减法

根据上述评估标准,结合患者和药物特性,停用不必要的药物,包括无指征用药、重复用药、疗效不确定或无效药物、超疗程用药、治疗 ADR 药物（处方瀑布）、难以耐受不良反应药物、高危药物、存在相互作用潜在危害的药物等。

对于用药期间出现新的临床问题,首先应先排除药物因素,尝试减少用药,而不是采用增加治疗药物来对抗新出现的问题。由于老年患者多病共存、多重用药的现象普遍存在,因此存在发生“处方瀑布”的风险。因此,临床医生应该关注新开药物和患者当前所用药物之间可能存在的潜在相互作用,在保证疗效的情况下减少联合用药,优化治疗方案,实施处方精简,避免出现“处方瀑布”。处方精简是指减少可能导致患者损伤或不再获益的药物剂量或停药的管理过程,从而达到减少因不适当用药导致的患者损伤,改善或提高患者生活质量的目标。处方精简不仅可以最大限度发挥药物作用,还可以减少患者的医疗负担,提高患者用药依从性。但是,处方精简并不只是一个简单的减少药物种类或药量的过程,而是要综合考虑每一种药物的相关风险以及多种药物药动学和药效学相互作用的风险,根据患者的年龄、认知状态、机体状况、药物使用情况、生活质量及预后,选取合适的干预场所、干预工具及干预措施来进行个体化的实施。

(三)用药不足做加法

用药不足的干预应遵循 START 标准,需要增加药物治疗的情况包括:存在可以预见的疾病风险需预防性用药(预防性治疗);存在有用药指征而未治疗的疾病;目前方案疗效不佳需要增加药物治疗,以获得协同作用(协同增效治疗)。开药前应明确以下几个问题:①症状是否属于药源性,切勿用一种药物去治疗另一种药物的不良反应,即避免"处方瀑布";②有无非药物疗法可替代药物治疗,需考虑治疗目标是什么,应如何评估,加药后是否利大于弊、有无药物相互作用,药物不同剂型用法在疗效和安全性上的差异等。由于多病共存多为慢性疾病,每次开药最好只增加 1 种,以避免发生 ADR 时混淆判断。在同类药物中,应选择对肝肾功能等相对安全且耐受性好的药物。

(四)用药不当需要调整

1. 调整药物种类　应用更安全、更易购买、性价比更高的药物进行替代。在安全性方面,氯苯那敏的 ADR 通常表现为镇静强、谵妄、抗胆碱能,可用氯雷他定、西替利嗪替代;非甾体抗炎药 ADR 通常表现为胃肠出血、肾毒性,可用对乙酰氨基酚替代;苯二氮䓬类药物的 ADR 通常表现为镇静时间长、认知受损、易跌倒、易成瘾,可用劳拉西泮、奥沙西泮替代;三环类抗抑郁药的 ADR 通常表现为镇静、抗胆碱能、直立性低血压、心律不齐,可用 5- 羟色胺选择性重摄取抑制剂或 5- 羟色胺及去甲肾上腺素再摄取抑制剂替代。在购买方面,如昂贵的抗凝药物 Xa 抑制剂(利伐沙班等)、Ⅱa 抑制剂(达比加群酯)相对普及程度低,可用相对便宜且使用广泛的药物如华法林替代。

2. 调整药物剂量　80% 的 ADR 与剂量相关,使用药物最低有效量治疗,可以减少 ADR 发生的风险,在对所用药物进行剂量调整时,可参照老年人用药剂量准则:低起点、慢增量、最低有效剂量;经肾脏排泄的药物,应根据内生肌酐清除率调整剂量;临床用药应尽可能避免给药剂量过低或过高。

(五)加强健康教育,提高用药依从性

共病患者往往每日服用较多种类和剂量的药物,长此以往可能因为遵医嘱的意志力较薄弱,造成拒服或漏服,从而导致治疗依从性下降,易对用药安全性产生影响。对患者及其家属进行有效的健康教育能增强患者安全用药意识,从而有效提高患者安全用药依从性。健康教育不是单纯地对患者进行医学知识的灌输,还需要根据患者的个体情况制订有针对性的教育策略。通过消除患者对使用药物的抵触情绪,达到提高患者用药依从性的目的。研究证实,采用健康信念模式的健康教育可有效提高共病患者的用药依从性。医患缺乏良好有效的沟通是共病管理的障碍,不利于患者的康复,广泛开展健康教育以及医患的良好沟通能够提高患者用药依从性。因此在健康管理基础上,加强医患沟通交流,引入安全用药健康教育,能够提高疾病防治效果,改善共病患者的生活质量。

多重用药的主要原因除了多病共存需要多种药物治疗之外,还包括共病患者反复就诊

于多个专科开药,但全科医生或药师未对所有药品进行统筹协调;既往就诊所开的对症药物现已无使用指征而未及时停用药;处方瀑布;患者自行购买非处方药,如非甾体抗炎药、中成药、通便药等。此外,患者高龄、低体重、存在≥6种慢性病、肌酐清除率<50ml/min、日常活动能力受损、同时服用>9种药物、每天服药≥12剂、高危药物、有ADR史等均增加多重用药的风险。对于全科医生及药师而言,诊疗习惯、专业知识掌握程度以及医疗保健制度的约束均会对患者的多重用药产生重要影响。下表分别列举糖尿病(表2-3-8)、高血压(表2-3-9)、血脂异常(表2-3-10)、心血管相关疾病(表2-3-11)、抗血小板药物(表2-3-12)、帕金森病(表2-3-13)、镇静催眠(表2-3-14)抑郁/焦虑(表2-3-15)、骨质疏松/骨关节炎/痛风(表2-3-16)、抗感染(表2-3-17)、甲状腺疾病(表2-3-18)常用药物的相互作用的潜在危害及临床建议。

表2-3-8 糖尿病相关药物相互作用的潜在危害及临床建议

药物名称	联合用药	相互作用机制	潜在危害	临床建议
二甲双胍	含碘对比剂	含碘对比剂已经被证实可导致严重的肾毒性,特别是老年患者或肾功能不全患者,可减慢二甲双胍代谢,可能诱发乳酸酸中毒	肾毒性	根据肾功能情况谨慎合用
格列本脲	克拉霉素	克拉霉素抑制肠道P-gp而提高格列本脲的生物利用度	低血糖	谨慎合用
阿卡波糖	地高辛	阿卡波糖引起的肠道症状(如腹泻)影响地高辛的吸收	降低疗效	谨慎合用
阿卡波糖	考来烯胺	考来烯胺能吸附阿卡波糖,影响疗效	降低疗效	避免合用
罗格列酮	吉非罗齐	吉非罗齐通过抑制CYP2C8而减慢罗格列酮的代谢	低血糖	谨慎合用
吡格列酮	吉非罗齐	推测吉非罗齐通过抑制CYP2C8而减慢吡格列酮的代谢	低血糖	谨慎合用
瑞格列奈	氯吡格雷	氯吡格雷的酰基β-葡萄糖醛酸代谢物是CYP2C8时间依赖性的强抑制剂,显著减慢瑞格列奈的代谢	低血糖	谨慎合用
瑞格列奈	吉非罗齐	吉非罗齐及其代谢物能显著抑制瑞格列奈经CYP2C8的代谢	严重低血糖	避免合用
卡格列净	利福平	推测利福平通过诱导UGT而加快卡格列净的代谢	低血糖	谨慎合用
卡格列净	地高辛	无相互作用		可以合用

注:P-gp—P-糖蛋白;UGT—尿苷二磷酸葡萄糖醛酸转移酶。

表 2-3-9　高血压相关药物相互作用的潜在危害及临床建议

药物名称	联合用药	相互作用机制	潜在危害	临床建议
非洛地平	伊曲康唑	伊曲康唑抑制肠道和肝脏对非洛地平的代谢,显著增加其血浆暴露量	低血压	避免合用
非洛地平	红霉素	红霉素通过抑制 CYP3A4 而显著减慢了非洛地平的代谢过程	低血压	避免合用
非洛地平	葡萄柚汁	葡萄柚汁主要抑制肠道的 CYP3A4,可减轻非洛地平的肠道首关效应,提高其 AUC	低血压	避免合用
非洛地平	卡马西平、苯妥英、苯巴比妥、利福平	卡马西平等显著诱导 CYP450 酶,加快非洛地平的代谢	降低疗效	避免合用
硝苯地平	利福平	利福平诱导 CYP3A4,加快硝苯地平的代谢	降低疗效	避免合用
硝苯地平	葡萄柚汁	葡萄柚汁肠道抑制 CYP3A4 和 P-gp,增加硝苯地平 AUC	低血压	避免合用
ACEI	沙库巴曲缬沙坦钠	合用增加血管神经性水肿风险	血管神经性水肿	避免合用
ACEI	阿利吉仑	糖尿病患者或中度肾功能不全(eGFR<60ml/min)者合用 ACEI 和阿利吉仑增加	低血压和肾功能损害	避免合用
美托洛尔	氟西汀	氟西汀抑制 CYP2D6,减慢美托洛尔的代谢	升高血药浓度	谨慎合用,减低用量
美托洛尔	普罗帕酮	普罗帕酮抑制 CYP2D6,减慢美托洛尔的代谢	显著增加美托洛尔的不良反应	避免合用
美托洛尔	维拉帕米	维拉帕米和美托洛尔合用对房室传导和窦房结功能有相加的抑制作用	心动过缓和低血压	避免合用

表 2-3-10　血脂调节相关药物相互作用的潜在危害及临床建议

药物名称	联合用药	相互作用机制	潜在危害	临床建议
阿托伐他汀	环孢素	环孢素抑制 CYP3A4、P-gp 以及 OATP1B1,显著提高阿托伐他汀的生物利用度,升高血药浓度,增加肌病风险	肌酸激酶升高、肌病	避免合用
阿托伐他汀	吉非罗齐	吉非罗齐抑制 UGT 而减慢阿托伐他汀的葡萄糖醛酸化代谢	肌酸激酶升高、肌病	避免合用
阿托伐他汀	克拉霉素	克拉霉素抑制肝脏和肠道 CYP3A4,增加阿托伐他汀的生物利用度,显著减慢其代谢	增加肌肉、肝脏毒性	谨慎合用
阿托伐他汀	伊曲康唑	伊曲康唑抑制 CYP3A4 而减慢阿托伐他汀的代谢	肌肉和肝脏毒性	避免合用

续表

药物名称	联合用药	相互作用机制	潜在危害	临床建议
辛伐他汀	环孢素	环孢素抑制 OATP1B1,减少肝细胞对辛伐他汀的摄取,降低疗效,升高外周血浓度,增加肌肉毒性	急性肌病	避免合用
辛伐他汀	伊曲康唑/伏立康唑/泊沙康唑	伊曲康唑/伏立康唑/泊沙康唑抑制 CYP3A4 而显著减慢辛伐他汀的代谢,导致肌肉毒性	横纹肌溶解、肌肉毒性	避免合用
辛伐他汀	克拉霉素/红霉素	克拉霉素、红霉素抑制 CYP3A4 和 P-gp,显著减慢辛伐他汀的代谢,增加其生物利用度,导致血药浓度升高,增加横纹肌溶解的风险	横纹肌溶解症	避免合用
辛伐他汀	葡萄柚汁	葡萄柚汁显著抑制肠道 CYP3A4 和 P-gp,提高辛伐他汀的生物利用度	增加肌肉、肝脏毒性	避免合用
辛伐他汀	吉非罗齐	吉非罗齐显著抑制辛伐他汀酸与葡萄糖醛酸的结合,减慢后者的排泄,增强疗效,也增加肌肉毒性	肌肉毒性、横纹肌溶解	避免合用
辛伐他汀	达那唑	达那唑与辛伐他汀可能竞争经 CYP3A4 代谢	横纹肌溶解、急性肾衰竭	避免合用
辛伐他汀	胺碘酮	胺碘酮是 CYP3A4、CYP2C9 和 CYP2D6 的抑制剂,抑制辛伐他汀经 CYP3A4 代谢,增加肌肉毒性	增加肌病、横纹肌溶解风险	谨慎合用
辛伐他汀	氨氯地平	氨氯地平抑制辛伐他汀代谢	增加肌病、横纹肌溶解风险	谨慎合用
辛伐他汀	维拉帕米	维拉帕米显著抑制 P-gp 和 CYP3A4,增加辛伐他汀的生物利用度,减慢其代谢	增加肌病、横纹肌溶解风险	谨慎合用
辛伐他汀	地尔硫䓬	地尔硫䓬抑制 CYP3A4 而显著减慢辛伐他汀的代谢	增加肌病、横纹肌溶解风险	谨慎合用
辛伐他汀	决奈达隆	抑制 P-gp 而显著增加辛伐他汀的生物利用度	增加肌病、横纹肌溶解风险	谨慎合用
瑞舒伐他汀	环孢素	环孢素显著抑制 OATP1B1,减少肝脏对瑞舒伐他汀的主动摄取,升高血药浓度	增加肌肉、肝脏毒性	避免合用

表 2-3-11　心血管疾病相关药物相互作用的潜在危害及临床建议

药物名称	联合用药	相互作用机制	潜在危害	临床建议
单硝酸异山梨酯	西地那非	两种药物的扩张血管机制相同,存在药效学的协同作用	低血压	避免合用
胺碘酮	利福平	利福平可能通过诱导 CYP450 同工酶而加快胺碘酮的代谢消除	降低疗效	谨慎合用

表 2-3-12　抗血小板及抗凝药相关药物相互作用的潜在危害及临床建议

药物名称	联合用药	相互作用机制	潜在危害	临床建议
华法林	卡培他滨	卡培他滨体内转化为氟尿嘧啶(及其代谢物)能够抑制 CYP2C9 活性(或酶蛋白的合成),减慢 S-华法林的代谢,导致血药浓度升高,INR 升高	增加出血风险	谨慎合用
华法林	氟尿嘧啶	氟尿嘧啶(及其代谢物)能够抑制 CYP2C9 活性(或酶蛋白的合成),减慢 S-华法林的代谢,导致血药浓度升高,INR 升高	增加出血风险	谨慎合用
华法林	氟康唑	氟康唑是 CYP2C9 强抑制剂,是 CYP3A4 中等强度抑制剂,可以显著抑制 S-华法林和 R-华法林的代谢	增加出血风险	谨慎合用
华法林	胺碘酮	胺碘酮抑制 CYP2C9 和 CYP3A4,减慢华法林的代谢	增加出血风险	谨慎合用
阿司匹林	布洛芬	NSAID 与阿司匹林抑制环氧合酶,减弱心血管保护功能,也增加了消化道溃疡出血风险	降低阿司匹林的心血管保护作用,增加消化道溃疡出血风险	避免与布洛芬等其他 NSAID 长期合用
阿司匹林	甲氨蝶呤	两药竞争肾脏排泄	增加毒性	谨慎合用
氯吡格雷	奥美拉唑	奥美拉唑与氯吡格雷竞争 CYP2C19 代谢而影响了氯吡格雷的代谢活化	降低氯吡格雷疗效	避免合用
氯吡格雷	艾司奥美拉唑	艾司奥美拉唑与氯吡格雷竞争 CYP2C19 代谢而影响了氯吡格雷的代谢活化	降低氯吡格雷疗效	避免合用
氯吡格雷	雷贝拉唑			可以合用

表 2-3-13　治疗帕金森病相关药物相互作用的潜在危害及临床建议

药物名称	联合用药	相互作用机制	潜在危害	临床建议
司来吉兰	西酞普兰	药效学的相互作用	5-羟色胺综合征	谨慎合用
司来吉兰	氟西汀	不详	高/低血压、昏迷等	避免同时合用
司来吉兰	舍曲林	不详	高/低血压、昏迷等	避免同时合用
司来吉兰	帕罗西汀	不详	高/低血压、昏迷等	避免同时合用

表 2-3-14　镇静催眠相关药物相互作用的潜在危害及临床建议

药物名称	联合用药	相互作用机制	潜在危害	临床建议
唑吡坦	利福平	利福平能诱导 CYP3A,加快唑吡坦代谢,降低其疗效	降低疗效	避免合用
唑吡坦	圣约翰草提取物	圣约翰草提取物诱导 CYP3A4 和 P-gp,降低唑吡坦的 AUC,加快其代谢清除	降低疗效	谨慎合用
佐匹克隆	乙醇	乙醇能增强佐匹克隆的镇静作用,但不影响其药动学过程	影响疗效	避免合用

表 2-3-15　抗抑郁 / 焦虑相关药物相互作用的潜在危害及临床建议

药物名称	联合用药	相互作用机制	潜在危害	临床建议
吗氯贝胺	乙醇	不详	MAOI 不良反应	避免合用
帕罗西汀	美托洛尔	帕罗西汀是 CYP2D6 抑制剂,可以减慢美托洛尔经 CYP2D6 的代谢而导致严重的房室传导阻滞	房室传导阻滞	谨慎合用
帕罗西汀	利奈唑胺	亚甲蓝是非选择性 MAOI,增加 5- 羟色胺能作用	5- 羟色胺综合征	避免合用
帕罗西汀	亚甲蓝	亚甲蓝是非选择性 MAOI,增加 5- 羟色胺能作用	5- 羟色胺综合征	避免合用
帕罗西汀	普罗帕酮	帕罗西汀抑制 CYP2D6,可能导致合用的普罗帕酮血药浓度升高	心动过缓	谨慎合用
帕罗西汀	他莫昔芬	帕罗西汀通过抑制 CYP2D6 减慢他莫昔芬的代谢活性而影响其抗肿瘤作用	降低抗肿瘤疗效	避免合用
氟西汀	右美沙芬	氟西汀通过抑制 CYP2D6 而显著减慢右美沙芬的代谢	5- 羟色胺能神经作用、不良反应	避免合用
氟西汀	亚甲蓝	亚甲蓝是非选择性 MAOI,能抑制 5- 羟色胺的代谢,与氟西汀产生协同作用,导致 5- 羟色胺综合征	5- 羟色胺综合征	避免合用
氟伏沙明	茶碱	氟伏沙明强烈抑制 CYP1A2,显著减慢茶碱的代谢	影响疗效	谨慎合用
西酞普兰	司来吉兰	MAOI 能增强 5- 羟色胺能的作用	5- 羟色胺综合征	谨慎合用

注:MAOI—单氨氧化酶抑制剂。

表 2-3-16　治疗骨质疏松 / 骨关节炎 / 痛风相关药物相互作用的潜在危害及临床建议

药物名称	联合用药	相互作用机制	潜在危害	临床建议
碳酸钙	左氧氟沙星	碳酸钙可降低左氧氟沙星的生物利用度	降低疗效	谨慎合用
秋水仙碱	克拉霉素	秋水仙碱是 P-gp 的底物,克拉霉素抑制 CYP3A4 和 P-gp,增加秋水仙碱生物利用度,减慢其代谢,导致严重毒性	横纹肌溶解、肾衰竭、急性神经肌病	谨慎合用
别嘌醇	硫唑嘌呤	别嘌醇抑制黄嘌呤氧化酶,显著减慢了硫唑嘌呤的代谢	骨髓抑制	谨慎合用

表 2-3-17　抗感染相关药物相互作用的潜在危害及临床建议

药物名称	联合用药	相互作用机制	潜在危害	临床建议
头孢曲松	乙醇	不详	双硫仑样反应	避免合用
红霉素	西沙必利	红霉素抑制 CYP3A4,减慢西沙必利代谢,增强其对心脏 QTc 延长的作用。红霉素本身也有延长 QTc 的作用	尖端扭转型室性心动过速	避免合用
环丙沙星	茶碱	环丙沙星抑制茶碱经 CYP1A2 的代谢	茶碱中毒	谨慎合用
利奈唑胺	氟西汀	利奈唑胺抑制 MAO,减慢内源性的 5-羟色胺代谢,与氟西汀产生药效学的协同或相加作用,也会导致 5-羟色胺综合征发生	5-羟色胺综合征	避免合用
伊曲康唑	非洛地平	伊曲康唑抑制肠道和肝脏的首过效应,显著减慢非洛地平的代谢	导致低血压	避免合用

注 : MAO 为单氨氧化酶。

表 2-3-18　甲状腺相关药物相互作用的潜在危害及临床建议

药物名称	联合用药	相互作用机制	潜在危害	临床建议
左甲状腺素钠	利福平	不详	影响疗效	谨慎合用

（胡星云）

参 考 文 献

[1] 塞在金, 王翼. 老年人多重用药的评估与干预 [J]. 中华老年医学杂志, 2019, 38 (10): 1097-1100.

[2] 王佳, 贾音, 王慧丽. 老年慢性病患者多重用药及用药安全性的研究现状 [J]. 继续医学教育, 2021, 35 (11): 157-159.

[3] KODA-KIMBLE M A, YOUNG L Y, KRADJAN W A, et al. 临床药物治疗学 [M]. 王秀兰, 贾继东, 谢苗荣, 等译. 2 版. 北京: 人民卫生出版社, 2007.

［4］American Geriatrics Society 2015 Beers Criteria Update Expert Panel. American Geriatrics Society 2015 updated beers criteria for potentially inappropriate medication use in older adults [J]. J Am Geriatr Soc, 2015, 63 (11): 2227-2246.

［5］JIAN Z J. Beers criteria update for potentially inappropriate medication use in older adults [J]. Journal of New Medicine, 2013, 23 (3): 152-157.

［6］闫妍, 王育琴, 沈芊, 等. 中国老年人潜在不适当用药目录的研制 [J]. 药物不良反应杂志, 2015, 17 (1): 19-26.

［7］O MAHONY D, O SULLIVAN D, BYRNE S, et al. STOPP/START criteria for potentially inappropriate prescribing in older people: version 2 [J]. Age Ageing, 2015, 44 (2): 213-218.

［8］中国老年保健医学研究会老年内分泌与代谢病分会, 中国毒理学会临床毒理专业委员会. 老年人多重用药安全管理专家共识 [J]. 中国全科医学, 2018, 21 (29): 3533-3544.

［9］殷立新, 张立辉. 特殊人群用药指导丛书: 老年人用药指导 [M]. 北京: 人民卫生出版社, 2012.

［10］张波, 闫雪莲, 王秋梅, 等. 重视老年人多重用药问题 [J]. 中华老年医学杂志, 2012, 31 (2): 171-174.

［11］刘治军, 韩红蕾. 药物相互作用基础与临床 [M]. 2 版. 北京: 人民卫生出版社, 2015.

第四章

健康管理和疾病预防

第一节 健 康 管 理

一、健康管理的概念

健康管理起源于 20 世纪 60 年代的美国,它是以现代健康概念(生理、心理和社会适应能力)和新的医学模式(生物 - 心理 - 社会医学模式)以及中医治未病为指导,通过采用现代医学和现代管理学的理论、技术、方法和手段,对个体或群体整体健康状况及其影响健康的危险因素进行全面检测、评估、有效干预与连续跟踪服务的医学行为及过程。健康管理的目的是以最小投入获取最大的健康效益。

二、健康管理的内容

健康管理具体包括健康咨询、健康体检、检后干预等。健康管理的基本程序包括信息收集、风险评估、健康改善准确、完整的健康信息为开展健康管理的起始点,其步骤主要包括:①收集体检者的个人健康信息,即个人一般情况,包括性别、年龄、既往史、家族史;测量指标,包括身高、体重、血压等;实验室指标,包括血糖、血脂、肝肾功能等相关的生物医学信息;生活方式指标,包括饮食习惯、睡眠状况、运动习惯、烟酒史等。②健康评价,即根据所收集的个人健康信息进行患病危险性的评价,也被称为疾病预测,评估预测具有一定健康特征的个人在一定时间内发生某种疾病的可能性。这一步是整个健康管理的核心部分。③健康改善,即在健康评估的基础上帮助和指导个人通过行为纠正来改善自己的健康状况,对发现的疾病危险因素尽早干预,以消除或延缓慢性疾病的发生,达到降低属地人口发病率和医疗费用,把节省的费用流向增进健康生活质量方面的目的。

健康管理是健康体检的延伸与扩展,健康体检加检后服务就等于健康管理。健康管理具体可通过检前、检中、检后管理三个阶段来进行落实。检前应遵循“体检共识”的四项原则,并按照科学性、适宜性及实用性的原则,采用“1+X”的体系框架,量身定制,给不同的个体选择合适的个性化体检套餐;检中把好质量关,发现重大和疑难问题,及时调整检查方式及体检方案;检后及时电话信息通知,设立“危急值”登记、报告制度、第一责任人制度,对体检过程中发现的重要阳性结果及时给予通知及追踪随访;同时采取电子档案、网络信息、跟踪提醒、复查提示及慢性病宣教等不同方式,采取切实有效的方式和方法,增强体检者的自我保健意识和健康素养,以达到早期发现疾病、早期诊断和早期治疗,促进人群健康的目的。

三、健康体检方案的制定

健康体检是指对无症状个体和群体的健康状况进行医学检查与评价的医学服务行为及过程,其重点是对慢性非传染性疾病及其风险因素进行筛查与风险甄别评估,并提供健康指导建议及健康干预方案。健康体检是实施疾病早期预防和开展健康管理的基本途径及有效手段之一。健康体检方案的制定应采用"1+X"的体系框架,"1"为基本体检项目,包括健康体检自测问卷、体格检查、实验室检查、辅助检查、体检报告首页等 5 个部分。"X"为专项体检项目,包括主要慢性非传染性疾病风险筛查及健康体适能检查项目,其中慢性病早期风险筛查项目包括:心脑血管病(高血压、冠心病、脑卒中、外周血管病)、糖尿病、COPD、慢性肾脏疾病、部分恶性肿瘤(食道癌、胃癌、直结肠癌、肝癌、肺癌、乳腺癌、宫颈癌、前列腺癌)等。

(一)基本体检项目

健康体检基本项目制定遵循以下 4 项原则:①以健康评价和健康风险筛查为目的,重点掌握受检者健康状况、早期发现疾病线索;②体检采用的技术方法或手段要科学适宜并有很好的可及性和可接受性;③为保证健康体检的质量和安全,体检项目所采用的仪器、设备及试剂必须是经 SFDA 认证、有正式批准文号;④体检项目要充分体现最佳成本效益原则,避免优先采用一些高精尖医疗技术设备,以免加重受检者的经济负担。

1. 健康体检自测问卷 面对具体的体检者,对于初次体检的人群,首先需要体检者填写健康体检自测问卷,依据其性别、年龄、既往病史、家族史、主诉、个人史、职业、受教育程度及自测问卷获得的资料,制定适宜的体检方案。对于既往曾参与系统体检的受检者,还需要结合其既往体检报告综合考虑。

健康体检自测问卷基于现代多维度健康概念和健康测量指标体系,按照问卷或量表研制经过与信效度要求而形成的。内容除基本信息采集外,主要包括健康史、躯体症状、生活方式和环境、心理健康与精神压力、睡眠健康、健康素养 6 个维度,是制定体检方案的重要依据。(健康体检自测问卷见本节末尾附件 2-4-1)

2. 体格检查

(1)一般检查:身高、体重、腰围、臀围、血压、脉搏、既往史、躯体症状、生活习惯、精神压力、睡眠健康、健康素养等。

(2)物理检查包括①内科:心、肝、脾、肺、肾;②外科:浅表淋巴结、甲状腺、乳腺、脊柱、四肢关节、肛门、外生殖器(男性);③眼科检查:视力、辨色力、内眼、外眼、眼压;④耳鼻咽喉科:外耳道、鼓膜、听力、鼻腔、鼻窦、咽喉;⑤口腔科:口腔黏膜、牙齿、牙龈、颞颌关节、腮腺;⑥妇科:外阴、宫颈。

3. 实验室检查

(1)常规检查:血常规、尿液分析、粪便常规。

(2)生化检查:肝功能、肾功能、血脂、血糖、血尿酸、血电解质等。

(3)细胞学检查:妇科宫颈细胞学检查。

4. 辅助检查 包括心电图检查、胸部 X 线检查、超声检查(腹部、泌尿系统、甲状腺、子宫附件、乳腺、颈动脉等)。

(二)专项体检项目

健康体检框架的"X"为专项体检项目,包括主要慢性非传染性疾病风险筛查及健康体适能检查项目,目的是对疾病的风险因素进行筛查,为后续的检后管理提供资料。具体包括以下几方面。

1. 心脑血管疾病风险筛查

(1)高血压风险筛查(20 岁以上):主要检查内容包括早发高血压家族史、吸烟史、饮酒史、高盐饮食、长期精神紧张、头昏、头痛、眩晕等;诊室血压(连续 3 次)、动态血压监测、脉搏波传导速度(PWV)、踝肱指数(ABI)、心电图、血管超声(肾动脉、颈动脉)、心脏彩超、胸部 X 线、眼底血管照相;空腹血糖、血脂四项、同型半胱氨酸、超敏 C 反应蛋白、肾素、尿微量白蛋白等。

(2)冠心病风险筛查(40 岁以上):主要检查内容包括冠心病病史及早发家族史、心前区疼痛、压迫感及胸部不适等;血压、PWV、ABI、血管内皮功能(FMD)检查、心脏彩色超声、颈动脉超声、动态心电图、心电图运动试验、冠状动脉 CT 血管成像(CTA);空腹血糖、血脂四项、载脂蛋白 A、载脂蛋白 B、脂蛋白 a、血乳酸脱氢酶及其同工酶、血清肌酸激酶及其同工酶、肌红蛋白、肌钙蛋白 I、血肌酐、尿微量白蛋白、超敏 C 反应蛋白、白介素 -6、肿瘤坏死因子、纤维蛋白原、同型半胱氨酸、N 末端脑钠肽等。

(3)脑卒中风险筛查(40 岁以上):主要检查内容包括高血压、慢性房颤、扩张型心肌病、风湿性心脏病病史及早发家族史、头痛、头昏、眩晕及短暂性脑缺血发作(TIA)等;血压及动态血压检查、PWV、ABI、FMD、心脏彩色超声、颈动脉超声、经颅多普勒超声(TCD)、眼底血管照相、头颅磁共振平扫及脑动脉成像;空腹血糖、血脂(同冠心病)、血肌酐、尿微量白蛋白、血黏度监测、血小板聚集、超敏 C 反应蛋白、纤维蛋白原、同型半胱氨酸等。

(4)外周血管病风险筛查(50 岁以上):主要检查内容包括高血压或脑卒中家族史,高血压、脑卒中、房颤、颈动脉狭窄、腹主动脉瘤等病史,头痛、头晕、乏力、下肢水肿及跛行等;血压及四肢血压测量、足背动脉触诊、颈部、腹部听诊(血管杂音)、血管超声、PWV、ABI、FMD;空腹血糖、血脂(同冠心病)、血肌酐、尿微量白蛋白、超敏 C 反应蛋白、纤维蛋白原、同型半胱氨酸等。

2. 2 型糖尿病风险筛查(35 岁以上)　主要检查内容包括出生体重,糖尿病家族史,妊娠期糖尿病、高血压、冠心病史、血糖及血脂异常史、饮食与运动情况,口渴、多饮、多尿、多食、体重下降、倦怠乏力等;体重指数、腰围与腰臀比、脂肪率、血压、PWV、ABI、FMD、眼科眼底检查;空腹血糖、餐后 2 小时血糖、OGTT、糖化血红蛋白、糖化白蛋白、血脂(同冠心病)、尿糖、尿酮体、尿微量白蛋白、胰岛素、C- 肽、超敏 C 反应蛋白、同型半胱氨酸。

3. COPD 风险筛查(50 岁以上,吸烟者 40 岁以上)　主要检查内容包括吸烟史、慢性支气管炎、哮喘病史、慢性咳嗽、咳痰、气短、喘息、胸闷等;肺功能检查、胸部 X 线检查、肺部 CT 检查、心脏彩超;血沉、白细胞、红细胞、红细胞压积等。

4. 慢性肾病风险筛查(40 岁以上)　主要检查内容包括肾脏疾病家族史,慢性肾炎及蛋白尿、高血压、糖尿病病史等,眼睑水肿、血尿、尿少、疲乏、厌食、恶心、呕吐等;血压、肾脏超声检查;血肌酐、尿微量白蛋白、尿肾功能七项、尿红细胞位相等。

5. 恶性肿瘤风险筛查

(1)肺癌(50 岁以上):主要检查内容包括肺癌家族史、吸烟史、咳嗽、胸痛、痰中带血、长期低热等;肺部低剂量 CT,肿瘤标志物 NSE、CYFRA21-1、CEA、SCC。

(2)乳腺癌(35 岁以上女性):主要检查内容包括乳腺癌家族史,乳腺疾病史、婚育史、月经史、乳房胀痛（与月经周期无关）、乳头异常分泌物等；乳腺超声检查、乳腺钼钯检查，肿瘤标志物 CA-153、CA-125、CEA。

（3）宫颈癌（21 岁以上女性）：主要检查内容包括宫颈癌家族史，月经史、生育史、不洁性生活史，白带异常、阴道出血等；液基薄层细胞学检查（TCT）、人乳头瘤病毒（HPV）测试，肿瘤标志物 SCC、CEA。

（4）直结肠癌（50 岁以上）：主要检查内容包括结直肠癌家族史，慢性结肠炎及肠息肉病史，下腹痛、便血、黏液便、大便频次等；肛诊、大便潜血、结肠镜、气钡双重造影，肿瘤标志物 CEA、CA-199、CA-242。

（5）胃癌（50 岁以上）：主要检查内容包括胃癌家族史，胃溃疡、胃肠息肉病史等，腹痛、腹泻、消瘦、柏油便等；胃镜检查、气钡双重造影、幽门螺杆菌（Hp）检查、胃蛋白酶原、胃泌素测定，肿瘤标志物 CA72-4、CEA。

（6）肝癌（40 岁以上）：主要检查内容包括肝癌家族史，慢性乙型肝炎、慢性丙型肝炎、肝硬化病史，上腹痛、乏力、食欲缺乏、消瘦、黄疸等；上腹部彩超、上腹部磁共振、肝功生化、凝血常规、乙肝两对半、丙肝二项、肝炎系列等，肿瘤标志物 AFP、CA-199、CEA、CA-125、CA72-4。

（7）前列腺癌（45 岁以上男性）：主要检查内容包括前列腺癌家族史，慢性炎症史，反复尿频、尿急及血尿等；前列腺触诊检查、前列腺超声检查、前列腺磁共振检查，肿瘤标志物 PSA、f-PSA。

6. 健康体适能检查　主要检查内容包括体适能检测、骨密度检测、心理测评、中医体质辨识、功能医学检测。

四、健康体检报告的审核

（一）体检报告的出具流程

1. 资料汇总　通过调查问卷、既往史、家族史、个人史等采集受检者的基本健康信息；汇总生化、影像、病理等各项检查结果；核对受检者体检资料的完整性和准确性，梳理出主检报告的雏形。

2. 一审报告　在主检报告的雏形基础上，由体检医师进一步整理、归纳和分析，按照主检报告书写的要求形成主检报告。

3. 终审报告　由具有副高级职称以上的主检医师进一步完善主检报告，核对各项主检结论，查缺补漏，调整排列顺序，审核后签字或盖章。

（二）体检报告的书写原则

1. 权威性与规范性原则　以国际疾病分类 -10（ICD-10）和《中华健康管理学名词》为标准，参考临床最新指南、专家共识及教科书，确保每一个结论词规范表达，有据可依，具有权威性。

2. 结论排序原则　应按照受检者疾病或异常指标对生命健康的危害程度及系统进行排序：主要健康问题、次要健康问题、异常阳性指标和健康风险。

3. 临床思维的"一元论"原则　主检医师应遵循"一元论"原则，尽量用一种疾病去概括或解释疾病的多种临床表现，对暂不能归类的可加入"其他异常阳性指标"进行分析解读。

4. 时效性原则　由于健康知识的更新日新月异,各种指南和共识不断更新,因此,主检报告的书写必须紧跟最新指南和共识,不断完善。

5. 动态化原则　对于连续多次体检的受检者,主检医师应对主要指标进行纵向比较和分析,为受检者提供全面准确的个体化报告和健康建议。

6. 个体化原则　应根据疾病、阳性体征的不同程度,提出不同的干预措施;针对个体不同的生活方式、膳食情况和运动评估等给出不同的健康指导建议,避免千篇一律的体检报告。

7. 一致性原则　针对受检者不同的体检项目得出的体检结果,有时会做出不同的健康建议。出现前后不一致的建议时,主检医师应该综合考虑,调整建议的内容,以保持科学性和避免矛盾。

8. 体检结论五要素原则　对于能够诊断的疾病,应该尽量按照定性原则(病因诊断)、定位原则(病理解剖诊断)、功能诊断(病理生理诊断)、分型与分期或分级、并发症诊断,给出相对完整的诊断。

五、检后健康管理

(一)为体检者建立电子健康档案

建立体检者永久电子健康档案,是做好检后健康管理的关键。通过体检服务软件管理系统,详细记录体检者的各项信息,包括个人信息、检查结果、体检结论及建议等内容,并存入软件系统内永久保存,便于为体检者进行健康分析,制订个人健康改善计划,实施个性化的健康指导,达到改善健康状况,防止慢性病的发生和发展的目的。

(二)开展检后随访服务

检后随访工作是对体检工作质量和效果的评价,针对体检中发现的重要阳性结果,要安排专职人员登记,并及时通知单位和个人,做好进一步检查,尽早明确诊断,以免贻误病情,影响治疗。

(三)规范重要阳性结果的管理

按照健康体检发现的重要异常结果的危急程度及干预策略,将检后重要异常结果分为A类和B类。

1. A类　需要立即进行临床干预,否则将危及生命或导致严重不良后果的异常结果。

2. B类　需要临床进一步检查以明确诊断和/或需要医学治疗的重要异常结果。科室需要建立重要异常结果管理制度,明确相应的岗位,设立重要异常结果报告人,制订重要异常结果报告流程,建立《重要异常结果报告登记记录》,对相关工作应该定期检查和总结,并提出持续改进的具体措施,建立重要异常结果通知随访制度和流程。在接收重要异常结果A类信息后做到及时处理,停止受检者体检,告知受检者本人或家属,联系相关科室,及时转诊到临床科室或其他医疗机构进行下一步处理,必要时迅速展开现场急救;在接收重要异常结果B类信息后,须尽早及时告知体检本人或家属,询问相关病史、症状等信息,综合分析后提出处置建议。

(四)及时进行健康干预

健康干预是通过加强健康教育,对健康人群、亚健康人群的致病危险因素进行监测、分析、评估和维护的过程,是检后健康管理的一项重要工作。通过制定合理的体检方案,对体检结果进行科学、全面的评估,帮助体检者识别和控制健康危险因素,改善不良生活习惯,对具有慢性病风险因素的受检者给予科学的饮食和运动建议(见本节末尾附件 2-4-2),促进体检者形成良好的生活以及行为方式,以达到预防疾病、促进健康、提高全民素质的目的。这就要求医务人员应向体检者及社会提供改变行为和生活方式所必需的基本知识、基本技能和方式等。提供检后持续科学的健康教育指导是健康促进、延续教育的需要;是"不治已病治未病"、预防为先的需要,是社会发展的需要,更是服务于每个个体的需要,是健康体检的补充和必备内容,是卫生保健事业发展的必然趋势,也是各个体检中心健康管理的一项重要职能。所以,从事健康体检的医务人员应在完成本职工作的同时,承担起检后持续的健康促进和延续教育的责任和义务。

(陈晓彤)

参 考 文 献

[1] 中华医学会健康管理学分会, 中华健康管理学杂志编委会. 健康管理概念与学科体系的中国专家初步共识 [J]. 中华健康管理学杂志, 2009, 3(3): 141-147.

[2] 卢建华, 吴建国, 吴静娜, 等. 构建适合中国国情的健康管理体系 [J]. 中国全科医学, 2009, 12(3): 212-215.

[3] 武留信, 师绿江, 刘森, 等. 预防性体检与健康管理实施 [J]. 中华健康管理学杂志, 2009, 3(5): 260-270.

[4] 中华医学会健康管理学分会, 中华健康管理学杂志编委会. 健康体检基本项目专家共识 [J]. 中华健康管理学杂志, 2014, 8 (2): 81-90.

[5] 中华医学会健康管理学分会,《中华健康管理学杂志》编辑委员会. 健康体检主检报告撰写专家共识 [J]. 中华健康管理学杂志, 2020, 14(1): 8-11.

[6] 张颖, 承晓梅, 王曼, 等. 加强检后健康管理的实践 [J]. 解放军医院管理杂志, 2016, 23(4): 347-348.

[7] 中华医学会健康管理学分会,《中华健康管理学杂志》编辑委员会. 健康体检重要异常结果管理专家共识 (试行版) [J]. 中华健康管理学杂志, 2019, 13(2): 97-101.

附件 2-4-1

健康体检自测问卷

亲爱的朋友:

您好! 感谢您选择在我院进行健康体检。此问卷表是医生了解您的健康状况、建立您的健康档案、定制健康检查项目并作为健康管理的重要依据。请您在体检之前翔实填写,您的个人资料我们将严格保密。谢谢您的配合!

一、**基本资料**

姓名:_____　　性别:□男　□女　　　年龄:_____岁　　联系电话:_____

婚姻:□已婚　□未婚　教育程度:1. 高中以下　2. 大专　3. 本科　4. 硕博士

职业:1. 务工　2. 务农　3. 教师　4. 学生　5. 医务人员　6. 商业服务　7. 个体劳动者
　　　8. 机关干部　9. 公司职员　10. 家庭主妇　11. 离退人员　12. 其他

您是否愿意接收我们的提醒短信或电话? □是　□否

如果我们需要发短信或致电您,您觉得最佳联系时间:1. 上午　2. 下午　3. 晚上

二、总体期望

1. 您多长时间进行一次健康体检?

A. 半年　　　　　　　　　　B. 一年　　　　　　　　　　C. 两年

D. 无固定规律　　　　　　　E. 从未做过

2. 以下健康管理服务项目中,您认为最需要的是:(可多选)

A. 建立个人健康档案　　　　　　B. 定期健康体检提醒服务

C. 健康生活方式干预　　　　　　D. 定期健康小常识提醒

E. 个人疾病管理　　　　　　　　F. 就医绿色通道

3. 您最希望解决的问题是:(请遵照优先顺序填写)

A. _____　　　B. _____

C. _____　　　D. _____

三、个人健康状况评估

1. 自我感觉健康状况属于下列哪种情况? (单选)

□非常好　□好　□一般　□不好　□非常不好

2. 您认为目前的健康状况对您的生活与工作有影响吗? (单选)

□没有影响　□影响较小　□影响较大　□影响很大

3. 过去一年内,您的体重有无增减超过 5 公斤?

□无　□有　若有,请说明原因_____

四、疾病

1. 您是否曾被诊断出患有下列疾病? □无　□有　□不知道,具体疾病是:

(1)心脑血管疾病(心脏病、高血压、中风等),具体是_____

(2)糖尿病(3)血脂异常(4)高尿酸血症(5)关节炎、颈椎病、腰腿痛等(6)慢性呼吸系统疾病(哮喘等)(7)肿瘤,具体是:_____

(女性请补充填写以下内容)

(1)您是否怀孕? □否　□是;最近一次月经日期是_____年____月____日

(2)月经周期是否规则? □是　□否;有无痛经史? □无　□有;绝经年龄_____岁

(3)是否有长期激素治疗史? □是　□否;是否有长期口服避孕药物史? □是　□否

2. 您是否曾有手术史? □否　□是,具体是_____

3. 您目前是否有长期药物治疗情况?

□否　□是,药物名称_____,服用方法及持续服用时间_____

五、家族史

1. 您家族中是否有遗传病史、肿瘤史及心脑血管病史? □无　□有;(1)心脑血管疾病(冠心病、高血压、中风等)(2)糖尿病(3)肿瘤,_____(4)其他遗传病_____

六、生活方式

1. 您有抽烟的习惯吗? □否　□已戒烟,戒烟多久? ____年;　□有,烟龄____年,平

均每天____支

2. 您有喝酒的习惯吗？□否　□已戒酒,戒酒多久? ____年;　□有,酒龄____年,饮酒量:通常每周____天,一次____ml

3. 您是否经常饮用咖啡？□否　□是,每次____ml

4. 您平均每天处于静坐状态的累计时间:□4 小时以内　□4~6 小时　□6~8 小时　□8~10 小时　□10 小时以上

5. 您平均每周锻炼____次,平均每次锻炼时间____分钟,持续了____年__月__周

6. 您最常用的锻炼方式是_____

7. 您每日是否有保证 7~8 小时的睡眠时间？□有　□无;您的睡眠品质:□佳　□普通　□不好;原因:□入睡困难　□早醒　□易惊醒、多梦

8. 您的工作情况:□工作时间不固定　□需值夜班　□工作忙、压力大　□经常加班　□喜欢目前的工作

七、饮食习惯

1. 您所吃的食物荤素搭配如何？□荤食为主(肉鱼蛋奶)　□素食为主(面食、蔬菜水果、豆类)　□荤素各半

2. 您的进食习惯通常是:□5 分饱　□7~8 分饱　□10 分饱　□非常饱

3. 您喜爱的烹调方式？（可多选)□清蒸　□水煮　□炒　□煎　□凉拌　□炸　□炭烤

4. 您的口味有以下偏向吗？（可多选）
□偏油　□偏咸　□偏辣　□偏淡　□偏甜　□其他

5. 您平均每天主食量____两(一个馒头约 2 两,一碗米饭约 2 两)

6. 您每日饮水量:□1 000ml 以下　□1 000~1 500ml　□1 500~2 000ml　□2 000~2 500ml

7. 您有经常喝饮料的习惯吗？□无　□有

八、心理社会状况

1. 您的工作情况(可多选):□工作时间固定,按时上下班　□工作时间不固定　□需值夜班　□工作忙,压力大　□经常加班

2. 您经常感到心情烦躁吗？□经常　□有时　□较少　□没有

3. 您经常感到心情沮丧或焦虑不安吗？□经常　□有时　□较少　□没有

4. 如果存在心理问题,您的化解方式是？□向朋友倾诉　□向家人倾诉　□憋在心里　□寻求专业心理咨询

5. 您平均每天的睡眠时间是____小时;您的睡眠品质:□很好　□一般　□不好

九、您是否还有以上未提到的健康问题？
□无　□有,具体是:_____

十、您对我们的工作有何建议？

_____

附件 2-4-2

饮食及运动处方

一、高血压饮食处方

1. 控制膳食总热量,控制体重在正常范围内,肥胖者减重。

2. 控制脂肪摄入,特别是饱和脂肪酸高的动物油脂,例如肥肉、动物内脏。

3. 严格限制和控制食盐:每日盐控制在 5g 以内,严格限制酱油、味精和咸腌食品。避免进食咸食、腌菜、泡菜、咸鱼罐头、盐制海鲜干货、腊肠等;尽量不吃其他含盐加工食品。

4. 增加矿物质丰富的食物

钾:黄豆、菇类、香蕉、土豆等;钙:牛奶、黄豆及其制品;镁:香菇。限制饮酒:饮酒越少越好。

5. 多吃新鲜蔬菜和水果,特别多吃芹菜、胡萝卜、木耳、海带。

6. 食谱举例:红黄色圆椒、西芹炒豆腐干;金针菇豆腐海带汤。

高尿酸血症或慢性痛风饮食处方

1. 总体原则:多吃蔬菜、水果,控制肉汤、肉、鱼;多饮水(2 000~3 000ml/d);戒酒。

2. 适当多选择:主食:米、面等;副食:奶、蛋;蔬菜、水果不限。禁吃高嘌呤含量食物,包括浓肉汤、动物内脏(肝、肾)、黄豆、香菇、沙丁鱼、凤尾鱼、带鱼等,部分食物嘌呤含量如附表 1(嘌呤超过 150mg 为高嘌呤食物)。

附表 1　部分食物嘌呤含量

食物	嘌呤含量 /mg	食物	嘌呤含量 /mg	食物	嘌呤含量 /mg
肉汁	200.0~500.0	蛤蜊	316.0	带鱼	391.6
带鱼	366.7	乌鱼	183.2	蚌蛤	426.3
白鲳鱼	238.0	鲢鱼	202.4	干贝	390.0
鸡肝	293.5	小鱼干	1 538.9	牡蛎	239.0
鸭肝	301.5	海鳗	159.5	香菇	214.0
猪小肠	262.2	秋刀鱼	355.4	牛肝	169.5
猪肝	229.1	鸡肉汤	200.0~500.0		

3. 痛风缓解期或高尿酸血症食谱举例

(1) 早餐:250ml 脱脂奶;面包 2 个(100g 面粉)。

(2) 午餐:米饭(粳米 100g);番茄鸡丝圆白菜丝(西红柿 100g、鸡肉 50g、圆白菜 100g)。

(3) 下午加餐:柑橘 1 个(150g)。

(4) 晚餐:米饭(米 100g);瘦肉炒芹菜(瘦肉 35g、芹菜 100g);黄瓜鸡蛋汤(黄瓜 100g、鸡蛋 50g)。

(5) 全日用炒菜油 21g。

动脉硬化与冠心病饮食处方

1. 总体原则　多吃蔬菜、水果和薯类,控制肉、油、盐。

2. 减少盐 炒菜尽量少放盐,口味要清淡;禁吃咸食、腌菜、泡菜、咸鱼罐头、盐制海鲜干货、腊肠等;少吃含盐的加工食品;减少味精、酱油、辣椒酱等调味品。

3. 控制脂肪 炒菜少放油;限制量,不宜吃太多坚果、瘦肉、全脂纯牛奶、蛋黄等;禁吃肥肉、油炸、油煎、动物皮,以及内脏(脑、肝、肾)、蟹黄(膏)、干墨鱼、鱼子、虾籽。

4. 多吃新鲜蔬菜和水果,特别是芹菜、胡萝卜、海带、洋葱、大蒜、香菇、魔芋。

5. 适当多吃高钾的食物 豆、菇类、香蕉、土豆。

6. 适当多吃高钙的食物 低脂牛奶、豆腐。

7. 戒烟,避免饮酒 饮酒越少越好。

8. 适当多选择海鱼;豆浆(或豆腐);粗杂粮(燕麦、红米、红薯、玉米、小米)。

9. 食谱举例

(1)红黄色圆椒、西芹炒白干。

(2)金针菇豆腐海带汤。

(3)黑木耳、红萝卜炒鸡丝(少许,去皮)。

血脂异常饮食处方

1. 总体原则 多吃蔬菜、水果和薯类,控制肉、油、盐。

(1)炒菜少放油。

(2)限制量,不宜吃太多:坚果、瘦肉、全脂纯牛奶、蛋黄等。

(3)禁吃:肥肉、油炸、油煎、动物皮,以及内脏(脑、肝、肾)、蟹黄(膏)、干墨鱼、鱼子、虾籽。

2. 远离十大高脂肪食物,包括①油炸食品;②罐头类食品;③腌制食品;④加工的肉类食品(火腿肠等);⑤肥肉、皮和动物内脏类食物;⑥奶、奶油制品;⑦油炸方便面;⑧烧烤类食品;⑨冷冻甜点;⑩果脯、话梅、蜜饯和饼干等。

3. 减少盐 炒菜尽量少放盐,口味要清淡;禁吃咸食、腌菜、泡菜、咸鱼罐头、盐制海鲜干货、腊肠等;少吃含盐的加工食品;减少味精、酱油、辣椒酱等调味品。

4. 适当多选择海鱼;豆浆或豆腐;粗杂粮(燕麦、红米、红薯、玉米、小米)。

5. 食谱举例:

(1)红黄圆椒、西芹炒豆腐干、金针菇豆腐海带汤。

(2)黑木耳、红萝卜炒鸡丝(少许,去皮)。

糖尿病饮食处方

1. 总体原则 多吃蔬菜,控制主食,避免含糖食品,一日三或四餐,每餐按时按量进食;用餐 1 小时后活动 30~45 分钟。

2. 控制糖 炒菜和进食的食物勿加糖;看食品标签,配料表中如果含有蔗糖或白砂糖、葡萄糖等,避免购买和进食。

3. 控制油盐 炒菜少放油和盐;不吃肥肉、油炸、油煎、动物皮。油盐摄入过多会造成胰岛素损害,不利于稳定血糖。

4. 限制主食 个人身高、体重不同,进食的饭量(粮食)不相同,需要定制个性化食谱或自己根据体格状况调整食量。此外,每餐主食中加入 1/3 或 1/2 的粗粮(玉米、燕麦片、小米或高粱等)可以更好地控制血糖。

5. 蔬菜以叶类蔬菜、瓜和茄子为主,可以多吃土豆、芋头。

运 动 处 方

1. 运动类型　以有氧运动为主,有利于脂肪代谢,如长距离快速步行、慢跑、游泳、骑单车等。

2. 运动强度　以中小强度为主,达到最大心率的 60%~70%。

3. 运动时间　30~50 分钟 / 次(运动时间超过 30 分钟才开始动员脂肪储备)。

4. 运动频率　每周 3~5 次。

5. 注意事项　从低强度向中等强度逐渐加强,长期坚持。

6. 步行要求　除以上运动外,每天需要步行 6 000 步以上(尽量快速步行,如每秒钟走 2 步),其中包括晚餐后运动 1 小时。

第二节　传染性疾病常见体检结果解读

一、Hp 感染

(一) 定义

幽门螺杆菌(*Helicobacter pylori*,Hp)是一种革兰氏染色阴性的螺旋状细菌,主要通过口 - 口途径在人与人之间传播。Hp 从口腔进入人体后特异地定植于胃型上皮,定植后机体难以自发清除,从而造成持久或终生感染。Hp 感染几乎均可引起胃黏膜活动性炎症,在此基础上,还可导致消化性溃疡和胃癌等疾病。

(二) 诊断方法

Hp 感染的检测方法包括侵入性和非侵入性两类。

1. 侵入性方法　包括组织学检测、快速尿素酶试验(RUT)、Hp 培养和聚合酶链反应(PCR)检测。胃镜检查如需活检,且患者无活检禁忌,临床上推荐 RUT 检测 Hp,病理组织学检测可作为备选。

2. 非侵入性方法　包括尿素呼气试验(UBT)、Hp 粪便抗原(HpSA)检测和血清学检测。UBT 是临床上最受推荐的方法,它具有检测准确性相对较高、操作方便和不受 Hp 在胃内灶性分布的限制等优点。常规的血清学试验检测 Hp 抗体 IgG,其阳性不一定是现症感染,不能用于根除治疗后复查,因此其临床应用受限,通常用于流行病学调查。如被检测者既往未接受抗 Hp 治疗,Hp 抗体阳性可视为现症感染。

Hp 检测前必须停用质子泵抑制剂(PPI)至少 2 周,停用抗菌药物、铋剂和某些具有抗菌作用的中药至少 4 周。血清学试验检测 Hp 抗体,分子生物学方法检测 Hp 基因,不受应用这些药物的影响。

(三) 诊断标准

符合下述 3 项之一者可判断为 Hp 现症感染。

1. 胃黏膜组织 RUT、组织切片染色或细菌培养 3 项中任意一项阳性。

2. ^{13}C 或 ^{14}CUBT 阳性。

3. HpSA 检测（经临床验证的单克隆抗体法）阳性。血清 Hp 抗体检测（经临床验证、准确性高的试剂）阳性提示曾经感染，从未治疗者可视为现症感染。

（四）HP 感染的治疗推荐

HP 感染的治疗需根据患者具体情况做相应推荐，见表 2-4-1。

表 2-4-1 Hp 阳性患者的 Hp 根除指征

指征	级别
消化性溃疡（无论是否活动和有无并发症史）	强烈推荐
胃黏膜相关淋巴组织淋巴瘤	强烈推荐
慢性胃炎伴消化不良症状	推荐
慢性胃炎伴胃黏膜萎缩、糜烂	推荐
早期胃肿瘤已行内镜下切除或手术胃次全切除	推荐
长期服用质子泵抑制剂	推荐
胃癌家族史	推荐
计划长期服用非甾体抗炎药（包括低剂量阿司匹林）	推荐
不明原因的缺铁性贫血	推荐
特发性血小板减少性紫癜	推荐
其他 Hp 相关性疾病（如淋巴细胞性胃炎、增生性胃息肉、肥厚性胃炎）	推荐
证实有 Hp 感染	推荐

（五）治疗方案

目前推荐含铋剂的四联方案作为主要的经验性治疗根除 Hp 方案。含左氧氟沙星的方案应视为二线治疗方案，其余根除治疗不分一线、二线，应尽可能将疗效高的方案用于初次治疗（表 2-4-2）。

（六）随访评估及健康管理

1. 随访评估　在根治 Hp 治疗结束后 4~8 周进行复查，复查方案推荐 UBT。复查前必须停用质子泵抑制剂至少 2 周，停用抗菌药物、铋剂和某些具有抗菌作用的中药至少 4 周。

2. 避免家庭性感染，提倡分餐制，定期餐具消毒，避免母婴传播的不良喂养方式。

二、慢性乙型病毒性肝炎

（一）相关术语

1. 慢性乙型肝炎病毒（HBV）感染　HBsAg 和 / 或 HBV-DNA 阳性 6 个月以上。

2. 慢性乙型肝炎（chronic hepatitis B，CHB）　由 HBV 持续感染引起的肝脏慢性炎症性疾病。

3. HBV 再激活　HBsAg 阳性 / 抗 -HBc 阳性，或 HBsAg 阴性 / 抗 -HBc 阳性患者接受免疫抑制治疗或化学治疗时，HBV-DNA 较基线升高 ≥ 2 个 log 值，或基线 HBV-DNA 阴性者转为阳性，或 HBsAg 由阴性转为阳性。

表 2-4-2　Hp 根除四联方案中抗菌药物组合剂量、用法和评价

方案	抗菌药物 1			抗菌药物 2			疗效	费用	不良反应率
	药物名称	剂量 /mg	用法 /（次 /d）	药物名称	剂量 /mg	用法 /（次 /d）			
1	阿莫西林	1 000	2	克拉霉素	500	2	C,B	中~高	低
2	阿莫西林	1 000	2	左氧氟沙星	500 / 200	1 / 2	C,B	低	中~高
3	阿莫西林	1 000	2	呋喃唑酮	100	2	C,B	低	中~高
4	四环素	500	3~4	甲硝唑	400	3~4	C,B	低	中~高
5	四环素	500	3~4	呋喃唑酮	100	2	C,B	低~中	中
6	阿莫西林	1 000	2	甲硝唑	400	3~4	C,B	低	中
7	阿莫西林	1 000	2	四环素	500	3~4	C,B	低	中~高

注：四联方案为标准剂量质子泵抑制剂 + 标准剂量铋剂（2 次 /d，餐前半小时口服）+2 种抗菌药物（餐后口服）；标准剂量质子泵抑制剂为艾司奥美拉唑 20mg、雷贝拉唑 10mg（或 20mg）、奥美拉唑 20mg、兰索拉唑 30mg、泮托拉唑 40mg、艾普拉唑 5mg，以上选一；标准剂量铋剂为枸橼酸铋钾 220mg（果胶铋标准剂量待确定）；疗效按 Graham 分级：C 级为 85%~89%，B 级为 90%~94%。

4. HBeAg 阴转　既往 HBeAg 阳性的患者 HBeAg 消失。

5. HBeAg 血清学转换　既往 HBeAg 阳性的患者 HBeAg 消失，抗 -HBe 出现。

6. 乙型肝炎康复　曾有急性或 CHB 病史，现为 HBsAg 持续阴性、抗 -HBs 阳性或阴性、抗 -HBc 阳性、HBV-DNA 低于最低检测下限、谷丙转氨酶在正常范围。

7. 病毒学突破　核苷类似物（NA）治疗依从性良好的患者，在未更改治疗的情况下，HBV-DNA 水平比治疗中最低值升高 > 1 个 log 值，或转阴性后又转为阳性，并在 1 个月后以相同试剂重复检测确证，可有或无谷丙转氨酶升高。

8. 病毒学复发　获得病毒学应答的患者停药后，间隔 1 个月 2 次检测 HBV-DNA 均 >2 000IU/ml。

9. 耐药　在抗病毒治疗过程中，检测到与 HBV 耐药相关的基因突变，称为基因型耐药。体外实验显示，抗病毒药物敏感性降低，并与基因耐药相关，称为表型耐药。针对 1 种抗病毒药物出现的耐药突变对另外 1 种或几种抗病毒药物也出现耐药，称为交叉耐药。至少对 2 种不同类别的 NA 耐药，称为多重耐药。

（二）实验室检查

1. HBV 血清学检测　传统 HBV 血清学标志物包括 HBsAg、抗 -HBs、HBeAg、抗 -HBe、抗 -HBc 和抗 -HBc IgM。HBsAg 阳性表示 HBV 感染。抗 -HBs 为保护性抗体，阳性表示具备 HBV 免疫力，见于乙型肝炎康复期及接种乙型肝炎疫苗者；抗 -HBc IgM 阳性多见于急性乙型肝炎，慢性 HBV 感染急性发作多表现为低水平阳性；抗 -HBc 总抗体主要是抗 -HBc IgG，只要感染过 HBV，不论病毒是否被清除，此抗体多为阳性。近年来，HBsAg 定量检测已在临床中被广泛应用，其水平可反映疾病分期与疾病进展风险，也可用于指导重组人干扰素和聚乙二醇干扰素 α 治疗。

2. 病毒学检测

（1）HBV-DNA 定量：主要用于评估 HBV 感染者病毒复制水平，是抗病毒治疗适应证选择及疗效判断的重要指标。

（2）耐药突变株检测：HBV 是一个高变异的病毒，及时进行耐药突变株检测有助于临床医师判断耐药发生并尽早调整治疗方案。

（三）抗病毒治疗的适应证

依据血清 HBV-DNA、谷丙转氨酶水平和肝脏疾病的严重程度，同时须结合年龄、家族史和伴随疾病等因素，综合评估患者疾病进展风险，决定是否需要启动抗病毒治疗。

1. 血清 HBV-DNA 阳性的慢性 HBV 感染者，若其谷丙转氨酶持续异常（>正常上限值）且排除其他原因导致的 ALT 升高，建议抗病毒治疗。

2. 存在肝硬化的客观依据，不论谷丙转氨酶和 HBeAg 状态，只要可检测到 HBV-DNA，均应进行积极的抗病毒治疗。

3. 对于失代偿期肝硬化者，若 HBV-DNA 检测不到，但 HBsAg 阳性，建议抗病毒治疗。

4. 血清 HBV-DNA 阳性、谷丙转氨酶水平正常患者，如有以下情形之一，则疾病进展风险较大，建议抗病毒治疗。

（1）肝组织学存在明显的肝脏炎症（≥G2）或纤维化（≥S2）。

（2）谷丙转氨酶持续正常（每 3 个月检查 1 次，持续 12 个月），但有肝硬化或肝癌家族史且年龄>30 岁。

（3）谷丙转氨酶持续正常（每 3 个月检查 1 次，持续 12 个月），无肝硬化或肝癌家族史但年龄>30 岁，建议肝纤维化无创诊断技术检查或肝组织学检查，存在明显肝脏炎症或纤维化。

（4）有 HBV 相关的肝外表现（肾小球肾炎、血管炎、结节性多动脉炎、周围神经病变等）。

（四）主要治疗药物

核苷类似物：初始患者应首选强效低耐药药物（恩替卡韦、替诺福韦、富马酸丙酚替诺福韦）治疗。经治或正在使用其他药物治疗的患者，建议换用强效低耐药药物，以进一步降低耐药风险。

三、梅毒

梅毒（syphilis）是由梅毒螺旋体（*Treponema pallidum*，TP）引起的一种慢性、系统性传染病，主要通过性接触传播。可分为后天获得性梅毒和先天性梅毒。后天获得性梅毒又分为早期和晚期梅毒。早期梅毒指感染梅毒螺旋体 2 年内的梅毒，包括一期、二期和早期隐性梅毒（又称早期潜伏梅毒）。晚期梅毒的病程 ≥2 年，包括晚期良性梅毒、心血管梅毒、晚期隐性梅毒（又称晚期潜伏梅毒）等。一般将病期不明的隐性梅毒归入晚期隐性梅毒。神经梅毒在梅毒早晚期均可发生。

（一）一至三期梅毒

1. 实验室检查

（1）暗视野显微镜检查、镀银染色检查或核酸扩增试验阳性：即取硬下疳损害渗出液或淋巴结穿刺液，采用暗视野显微镜或镀银染色检查可见梅毒螺旋体，或核酸扩增试验检测梅毒螺旋体核酸阳性。

(2)非梅毒螺旋体血清学试验阳性：如感染不足6周，该试验可为阴性，阴性者应于感染6周后复查。

(3)梅毒螺旋体血清学试验阳性：如感染不足4周，该试验亦可为阴性，阴性者应于感染4周后复查。

2. 诊断

(1)疑似病例：应同时符合流行病学史、临床表现和实验室检查中第(2)项，或同时符合流行病学史、临床表现和实验室检查中第(3)项。

(2)确诊病例：应同时符合疑似病例的要求和实验室检查中第(1)项，或同时符合疑似病例的要求和两类梅毒血清学试验均为阳性。

（二）神经梅毒

1. 实验室检查

(1)非梅毒螺旋体血清学试验阳性：极少数晚期患者呈阴性。

(2)梅毒螺旋体血清学试验阳性。

(3)脑脊液检查有异常发现：常规检查中，白细胞计数 $\geqslant 5 \times 10^6/L$（合并 HIV 感染者，白细胞计数常 $> 20 \times 10^6/L$），蛋白量 $> 500mg/L$，且无其他引起这些异常的原因；脑脊液荧光密螺旋体抗体吸收试验（FTA-ABS）和／或性病研究实验室试验（VDRL test）阳性。

2. 诊断

(1)疑似病例：应同时符合流行病学史、临床表现、实验室检查第(1)(2)和(3)项中的脑脊液常规检查异常（排除其他引起这些异常的原因）。

(2)确诊病例：应同时符合疑似病例的要求和实验室检查第(3)项中的脑脊液梅毒血清学试验阳性。

（三）隐性梅毒

1. 实验室检查

(1)非梅毒螺旋体血清学试验阳性。

(2)梅毒螺旋体血清学试验阳性。

(3)有条件时可进行脑脊液检查以排除无症状神经梅毒，隐性梅毒脑脊液无异常。

2. 诊断

(1)疑似病例：应同时符合流行病学史和实验室检查中第(1)或(2)项，既往无明确的梅毒诊断与治疗史，无临床表现。

(2)确诊病例：同时符合疑似病例的要求且两类梅毒血清学试验均为阳性。如有条件可行脑脊液检查（具体项目见神经梅毒实验室检查）以排除无症状神经梅毒。

3. 治疗

(1)早期梅毒（包括一期、二期梅毒及病期在2年以内的隐性梅毒）推荐方案：苄星青霉素240万U，分两侧臀部肌内注射，每周1次，共1~2次；或普鲁卡因青霉素80万U/d，肌内注射，连续15天。替代方案：头孢曲松0.5~1g，每天1次肌内注射或静脉注射，连续10天。对青霉素过敏者用多西环素100mg，每天2次，连服15天。

(2)晚期梅毒（三期皮肤、黏膜、骨骼梅毒，晚期隐性梅毒或不能确定病期的隐性梅毒）及二期复发梅毒推荐方案：苄星青霉素240万U分为两侧臀部肌内注射，每周1次，共3次；或普鲁卡因青霉素80万U/d肌内注射，连续20天为1个疗程，也可考虑给第2个疗程，疗程间停药 2 周。对青霉素过敏者用多西环素 100mg 每天 2 次,连服 30 天。

(3) 神经梅毒、眼梅毒、耳梅毒推荐方案:青霉素 1 800 万 ~2 400 万 U/d 静脉滴注(300 万 ~400 万 U,每 4 小时 1 次),连续 10~14 天;必要时,继以苄星青霉素每周 240 万 U 肌内注射,共 3 次。或普鲁卡因青霉素 240 万 U/d 单次肌内注射,同时口服丙磺舒,每次 0.5g,每天 4 次,共 10~14 天;必要时,继以苄星青霉素每周 240 万 U 肌内注射,共 3 次。替代方案:头孢曲松 2g,每天 1 次,静脉给药,连续 10~14 天。对青霉素过敏者用多西环素 100mg 每天 2 次,连服 30 天。

4. 随访

(1) 早期梅毒建议随访 2~3 年,第 1 次治疗后隔 3 个月复查,以后每 3 个月复查 1 次,1 年后每半年复查 1 次。

(2) 晚期梅毒需随访 3 年或更长,第 1 年每 3 个月 1 次,以后每半年 1 次。

(3) 神经梅毒治疗后每 3~6 个月做 1 次检查,包括血清学及脑脊液检查。

5. 性伴侣的处理　应通知梅毒患者的所有性伴侣进行相应的检查和治疗。对于一期梅毒患者应该通知其近 3 个月内的性伴侣;对二期梅毒患者应通知其近 6 个月内的性伴侣;对早期隐性梅毒患者应通知其近 1 年内的性伴侣;对晚期隐性梅毒患者应通知其配偶或过去数年的所有性伴侣;对先天性梅毒患者应对其生母及后者的性伴侣进行检查。如果性伴侣的梅毒血清学检查阳性,应该立即开始抗梅毒治疗;如果为阴性,推荐在 4 周后每月复查,连续 3 次。如果不能保证其后的随访检查,建议立即进行预防性抗梅毒治疗。同样,如果性伴侣无法立即做血清学检查,也应进行预防性抗梅毒治疗。早期梅毒的传染性强,因此,在 3 个月之内有过性接触者,无论血清学检查结果如何,都建议考虑进行预防性抗梅毒治疗,方案为苄星青霉素 240 万 U 分两侧臀部肌内注射,共 1 次。

四、EB 病毒

EB 病毒(EBV)为疱疹病毒科,疱疹病毒 IV 型,是一种嗜人类淋巴细胞的疱疹病毒。淋巴细胞中潜伏感染的 EBV 可表达 2 种不翻译成蛋白质的 RNA(EBV-encoded RNAs,EBERs),包括 EBER1 和 EBER2,6 种核抗原(EBNA1、EBNA2、EBNA3A、EBNA3B、EBNA3C 和 LP),2 种潜伏期膜蛋白(latent membrane protein,LMP),包括 LMP1、LMP2A/B。

EBV 在人群中感染非常普遍,约 90% 以上的成人血清 EBV 抗体阳性。除原发性 EBV 感染可致传染性单核细胞增多症(infectious mononucleosis,IM)外,EBV 还引起慢性活动性 EBV 感染(CAEBV)和 EBV 相关噬血细胞性淋巴组织细胞增生症(EBV-HLH)等非肿瘤性重症 EBV 相关疾病。EBV 还是一种致肿瘤病毒,与许多肿瘤的发生相关,如霍奇金淋巴瘤(HL)、非霍奇金淋巴瘤(NHL)、鼻咽癌(NPC)、胃癌和移植后淋巴细胞增生性疾病(PTLD)等。

(一) EBV 感染实验室诊断方法

1. EBV 特异性抗体检测　特异性抗体谱:EBV 编码多种结构抗原,包括病毒衣壳抗原(VCA)、早期抗原(EA)、膜抗原(MA)、核抗原(NA)等。机体感染 EBV 后针对不同的抗原产生相应的抗体。原发性 EBV 感染过程中首先产生针对 VCA 的 IgM 和 IgG(抗 VCA-IgM/IgG);在急性感染的后期,抗 EA-IgG 出现;在恢复期晚期,抗 EBV 核抗原(EBNA) IgG 产生。目前主要用于实验室检测的 EBV 特异性抗体包括抗 VCA-IgG、抗 VCA-IgM 和抗 EBNA-IgG。另外,抗 VCA-IgA 和抗 EA-IgA 阳性提示持续性 EBV 抗原刺激,常用于

CAEBV 或 EBV 相关肿瘤的诊断和监测。

2. 抗体亲和力　机体在初次接触病原体时产生的特异性 IgG 抗体对相应抗原的亲和力随着免疫反应的进行会逐渐升高，抗 VCA-IgG 抗体亲和力的检测可帮助鉴别 EBV 原发感染和既往感染，其检测方法包括免疫荧光或酶联免疫方法。

（二）临床应用

1. IM　IM 是原发性 EBV 感染引起的良性自限性疾病，其典型临床表现为发热、咽峡炎和颈淋巴结肿大的三联症，外周血淋巴细胞显著增多并出现异型淋巴细胞，可合并肝脾肿大和肝功能异常。

对于免疫功能正常的患者，EBV 特异性抗体检测仍然是诊断 IM 的金标准。IM 的 EBV 特异性抗体检测指标包括：①抗 VCA-IgM 和抗 VCA-IgG 阳性，且抗 EBNA-IgG 阴性；或②抗 VCA-IgM 阴性，但抗 VCA-IgG 阳性，且为低亲和力抗体。

2. CAEBV　CAEBV 是一种严重的 EBV 感染疾病，其临床表现是 IM 样症状持续或反复发作，并逐渐出现多种器官的慢性损害，如持续性肝功能损害、多发性淋巴结病、肝脾大、噬血细胞综合征、视网膜炎、间质性肺炎、牛痘样水疱病及蚊虫叮咬过敏等。

EBV 特异性抗体检测异常的抗体水平是 CAEBV 的诊断标准之一。EBV 特异性抗体指标需要满足抗 VCA-IgG ≥ 1∶640 和抗 EA-IgG ≥ 1∶160，抗 VCA-IgA 和 / 或抗 EA-IgA 也呈阳性。

3. EBV-HLH　EBV-HLH 表现为淋巴细胞、巨噬细胞异常增生和活化，是以发热、肝脾肿大、血细胞减低、高甘油三酯血症和 / 或低纤维蛋白原血症为特点的临床综合征，是一种严重威胁患者生命的过度炎症反应综合征。EBV 原发感染和再激活均可引起 EBV-HLH。

（1）EBV 特异性抗体检测：EBV-HLH 患者血清或血浆标本中特异性 EBV 抗体反应呈多种反应类型，可以呈 EBV 原发感染或 EBV 既往感染及再激活。

（2）EBV 核酸载量检测：患者血清或血浆中有高水平的 EBV 核酸载量，而且 EBV 核酸载量与治疗反应具有很好的相关性，因此监测血清或血浆中 EBV-DNA 载量有助于评估治疗效果

4. NPC　NPC 是目前最为明确的与 EBV 感染相关的人类上皮性肿瘤，EBV 相关 NPC 患者抗体检测结果为 EBV 既往感染或再激活。抗 VCA-IgA 已经被证实是有助于 NPC 筛查诊断的一个生物标志物。

EBV 核酸载量检测：最新的研究结果显示，血清或血浆 EBV-DNA 可以用于 NPC 的筛查，尤其是对于无症状早期 NPC 病例，可能比抗 VCA-IgA 指标的敏感性更高；并且血浆 EBV-DNA 还可用于 NPC 患者治疗后的监测以及预后判断。

5. 淋巴瘤　EBV 相关淋巴瘤主要包括 HL 和 NHL，其中经典 HL 中的混合细胞型，NHL 中的伯基特淋巴瘤以及结外 NK/T 细胞淋巴瘤鼻型与 EBV 密切相关。

（1）EBV 特异性抗体检测：EBV 相关淋巴瘤患者抗体检测结果为 EBV 既往感染或再激活。

（2）核酸载量检测：血清或血浆 EBV-DNA 可作为 EBV 相关淋巴瘤患者肿瘤负荷的一个标志物，并且可能用于治疗效果评估和预后判断。

（吴文霞）

参 考 文 献

［1］中华医学会, 中华医学会杂志社, 中华医学会全科医学分会, 等. 幽门螺杆菌感染基层诊疗指南 (2019 年)[J]. 中华全科医师杂志, 2020, 19(05): 397-402.

［2］袁耀宗, 王贞贞. 消化性溃疡诊断与治疗规范 (2016 年, 西安)[J]. 中华消化杂志, 2016, 36 (08): 508-513.

［3］中华医学会消化病学分会幽门螺杆菌和消化性溃疡学组, 全国幽门螺杆菌研究协作组, 刘文忠, 等. 第五次全国幽门螺杆菌感染处理共识报告 [J]. 中华内科杂志, 2017, 56 (7): 532-545.

［4］中华医学会, 中华医学会杂志社, 中华医学会全科医学分会, 等. 慢性乙型肝炎基层诊疗指南 (2020 年)[J]. 中华全科医师杂志, 2021, 20 (02): 137-149.

［5］王贵强, 王福生, 庄辉, 等. 慢性乙型肝炎防治指南 (2019 年版)[J]. 中国肝脏病杂志 (电子版), 2019, 11 (04): 5-27.

［6］中国疾病预防控制中心性病控制中心, 中华医学会皮肤性病学分会性病学组, 中国医师协会皮肤科医师分会性病亚专业委员会. 梅毒、淋病和生殖道沙眼衣原体感染诊疗指南 (2020 年)[J]. 中华皮肤科杂志, 2020, 53(03): 168-179.

［7］谢正德, 刘春艳, 艾军红. EB 病毒感染实验室诊断及临床应用专家共识 [J]. 中华实验和临床病毒学杂志, 2018, 32 (01): 2-8.

第三节 常见结节性疾病和肝肾囊性疾病检查结果解读

一、甲状腺结节

甲状腺结节的评估要点: 5%~15% 的甲状腺结节为恶性, 即甲状腺癌。良恶性甲状腺结节的临床处理不同, 对患者生存质量的影响和涉及的医疗花费也有显著差异。因此, 甲状腺结节评估的要点是良恶性鉴别。

1. 所有甲状腺结节患者均应完善血清 TSH 水平检测。

2. 所有甲状腺结节患者均须接受颈部彩超检查, 有助于鉴别良恶性。通过超声检查鉴别甲状腺结节良恶性的准确性与超声医师的临床经验相关。

(1) 以下甲状腺结节超声改变几乎均为良性: 囊性结节; 由多个小囊泡占据 50% 以上结节体积、呈海绵状改变的结节, 99.7% 为良性。

(2) 以下超声征象提示甲状腺癌的可能性大: ①实性低回声结节; ②结节内血供丰富 (TSH 正常情况下); ③结节形态和边缘不规则、晕圈缺如; ④微小钙化、针尖样弥散分布或簇状分布的钙化; ⑤同时伴有颈部淋巴结超声影像异常, 如淋巴结呈圆形、边界不规则或模糊、内部回声不均、内部出现钙化、皮髓质分界不清、淋巴门消失或囊性变等。

3. 直径 >1cm 且伴有血清 TSH 降低的甲状腺结节, 应行甲状腺 ^{131}I 或 $^{99m}TcO_4$ 核素显像。判断结节是否有自主摄取功能。

4. 不建议将 CT、MRI 和 ^{18}F-FDG PET 作为评估甲状腺结节的常规检查。

5. 术前评估甲状腺结节良恶性时, 细针穿刺抽吸活组织检查 (FNAB) 是灵敏度和特异性最高的方法。

（1）凡直径>1cm 的甲状腺结节,均可考虑 FNAB。但在下述情况下,FNAB 不作为常规:①经甲状腺核素显像证实为有自主摄取功能的"热结节";②超声提示为纯囊性的结节;③根据超声影像已高度怀疑为恶性的结节。

（2）直径<1cm 的甲状腺结节,不推荐常规行 FNAB。但如存在下述情况,可考虑超声引导下 FNAB:①超声提示结节有恶性征象;②伴颈部淋巴结超声影像异常;③童年期有颈部放射线照射史或辐射污染接触史;④有甲状腺癌或甲状腺癌综合征的病史或家族史;⑤^{18}F-FDG PET 显像阳性;⑥伴血清降钙素水平异常升高。

6. 经 FNAB 仍不能确定良恶性的甲状腺结节,可对穿刺标本进行甲状腺癌分子标记物（如 *BRAF* 突变、*RAS* 突变、*RET/PTC* 基因重排等）检测。

7. 多数甲状腺良性结节的随访间隔为 6~12 个月;暂未接受治疗的可疑恶性或恶性结节,可以缩短随访间隔。

8. 体积增大超过 50% 的甲状腺结节,是 FNAB 的适应证。

二、乳腺结节

乳腺结节是常见的临床问题,尤其在门诊较为多见。如何进行良恶性的判别及处理,成为诊治过程中的要点。

(一) 乳腺影像报告和数据系统(breast imaging-reporting and data system, BI-RADS)分级标准

被广泛应用于乳腺的各种影像学检查,如乳腺 X 射线摄影(mammography)、超声检查和 MRI 等,是用来评价乳腺病变良恶性程度与风险的一种评估分类法。BI-RADS 分级标准将乳腺病变分为 0~6 级,一般而言,级别越高,恶性的可能性越大。

1. BI-RADS 0 级　是指评估不完全,需要补充其他相关影像检查或需要结合以前的检查结果进行对比来进一步评估。以下为评估完全的最后分级。

2. BI-RADS 1 级　阴性结果,未发现异常病变。

3. BI-RADS 2 级　良性病变,可基本排除恶性,如单侧囊肿、乳腺内淋巴结、乳腺植入物、稳定的外科手术后改变和连续超声检查无变化的纤维腺瘤等,定期复查即可。

4. BI-RADS 3 级　可能是良性病变,恶性率一般<2%,建议短期随访(一般建议 3~6 个月),如边缘界限清楚、椭圆形且呈水平方位生长的实质性肿块,最有可能的是纤维腺瘤、不能扪及的复杂囊肿和簇状小囊肿等,建议密切随访,有临床需要时可行活组织检查。

5. BI-RADS 4 级　可疑恶性病变,恶性可能性 3%~94%,建议活组织检查,如空芯针穿刺活组织检查(core needle biopsy, CNB)、真空辅助乳腺活组织检查(vacuum assisted breast biopsy, VAB)或手术活组织检查。此级可进一步分为 4A、4B 及 4C 3 类。

（1）4A:需要活组织检查,但恶性可能性较低(<10%)。如活组织检查良性结果可以信赖,可以转为半年随访。

（2）4B:倾向于恶性。恶性可能性为 10%~50%。

（3）4C:进一步疑为恶性,可能性 50%~94%。

6. BI-RADS 5 级　高度可能恶性,几乎可以肯定,恶性可能性 ≥95%,应采取积极的诊断及处理。

7. BI-RADS 6 级　已经过活组织检查证实为恶性,但还未进行治疗的病变,应采取积极的治疗措施。

（二）处理意见

根据相关诊治指南和原则,对乳腺结节 BI-RADS 4A 级行积极活组织检查;而 BI-RADS 3 级的处理原则一般是短期随诊,3~6 个月复查 1 次超声,或补充 6 个月 1 次的乳腺 X 线检查,必要时补充 MRI;若 BI-RADS 分级升级,应及时行活组织检查。但对于部分乳腺结节 BI-RADS 3 级的患者,如患者焦虑、年龄 40 岁以上应考虑经皮活组织检查。

三、肺结节

（一）定义

影像学表现为直径 ≤3cm 的局灶性、类圆形、密度增高的实性或亚实性肺部阴影。

（二）高危因素

我国肺癌高危人群定义为年龄 ≥40 岁且具有以下任一危险因素者。

1. 吸烟 ≥20 包年(或 400 年支),或曾经吸烟 ≥20 包年(或 400 年支),戒烟时间 <15 年。

2. 有环境或高危职业暴露史(如石棉、铍、铀、氡等接触者)。

3. 合并慢阻肺、弥漫性肺纤维化或既往有肺结核病史者。

4. 既往罹患恶性肿瘤或有肺癌家族史者。

（三）分类

1. 数量分类　单个病灶定义为孤立性,2 个及以上的病灶定义为多发性。

2. 病灶大小分类　将肺结节中直径 <5mm 者定义为微小结节,直径为 5~10mm 者定义为小结节。微小结节可在基层医院管理;小结节可在有诊治经验的医院进行诊疗;10~30mm 的肺结节则应尽早请有经验的专家诊治。

3. 密度分类　可分为实性肺结节和亚实性肺结节,后者又包含纯磨玻璃结节和部分实性结节。

（四）肿瘤标志物

目前尚无特异性生物学标志物应用于肺癌的临床诊断,但有条件者可酌情进行如下检查,为肺结节诊断和鉴别诊断提供参考依据。

1. 胃泌素释放肽前体(pro-gastrin releasing peptide,Pro-GRP)　可作为小细胞肺癌的诊断和鉴别诊断的首选标志物。

2. 神经元特异性烯醇化酶(neuron specific enolase,NSE)　用于小细胞肺癌的诊断和治疗反应监测。

3. 癌胚抗原(carcinoembryonic antigen,CEA)　目前血清中 CEA 的检查主要用于判断肺腺癌复发、预后以及肺癌治疗过程中的疗效观察。

4. 细胞角质蛋白 19 片段抗原 21-1(cyto-keratin 19 fragment antigen 21-1,CYFRA21-1)　对肺鳞癌的诊断有一定参考意义。

5. 鳞癌相关抗原(squamous cancinoma-associated antigen,SCC)　对肺鳞癌疗效监测和预后判断有一定价值。如果在随访阶段发现上述肿瘤标志物有进行性增高,需要警惕早期肺癌。

（五）CT 影像评估

良恶性的鉴别是评估的要点。

1. 外观评估

(1) 结节大小：随着肺结节体积增大，其恶性概率也随之增加。但肺结节大小的变化对肺部磨玻璃结节（ground-glass nodule，GGN）的定性诊断价值有限，还须密切结合形态及密度的改变。

(2) 结节形态：大多数恶性肺结节的形态为圆形或类圆形，与恶性实性结节相比，恶性亚实性结节出现不规则形态的比例较高。

(3) 结节边缘：恶性肺结节多呈分叶状，或有毛刺征（或称棘状突起），胸膜凹陷征及血管集束征常提示恶性的可能；良性肺结节多数无分叶，边缘可有尖角或纤维条索等，周围出现纤维条索、胸膜增厚等征象则常提示结节为良性。

(4) 结节-肺界面：恶性肺结节边缘多清楚但不光整，结节-肺界面毛糙甚至有毛刺；炎性肺结节边缘多模糊，而良性非炎性肺结节边缘多清楚整齐甚至光整。

2. 内部特征

(1) 密度：密度均匀的单纯性肺磨玻璃结节（pGGN），尤其是 <5mm 的 pGGN 常提示不典型腺瘤样增生（atypical adenomatous hyperplasia，AAH）；密度不均匀的混合性肺磨玻璃结节（mGGN），实性成分超过 50% 常提示恶性可能性大，但也有报道微浸润性腺癌（minimally invasive adenocarcinoma，MIA）或浸润性腺癌（invasive adenocarcinoma，IA）也可表现为 pGGN；持续存在的 GGN 大多数为恶性，或有向恶性发展的倾向；GGN 的平均 CT 值对鉴别诊断具有重要参考价值，密度高则恶性概率大，密度低则恶性概率低，当然也需要结合结节大小及其形态变化综合判断。

(2) 结构：支气管被包埋且伴局部管壁增厚，或包埋的支气管管腔不规则，则恶性可能性大。为了更加准确评估结节病灶内及周边与血管的关系，可通过 CT 增强扫描，将 ≤1mm 层厚的 CT 扫描图像经图像后处理技术进行分析、重建，结节血管征的出现有助于结节的定性。

3. 功能显像　对于 pGGN 和 ≤8mm 的肺结节一般不推荐功能显像；对于不能定性的直径 >8mm 的实性肺结节建议进行功能显像，推荐 PET-CT 扫描区分良恶性。增强 CT 扫描显示增强 >15HU，提示恶性结节的可能性大。

4. 定期随访　定期随访比较肺结节的外部结构和内部特征，对肺结节的良恶性鉴别诊断具有重要意义，随访中肺结节有如下变化者，多考虑为良性。

(1) 短期内病灶外部特征变化明显，无分叶或出现极深度分叶，边缘变光整或变模糊。

(2) 密度均匀或变淡。

(3) 在密度没有增加的情况下病灶缩小或消失。

(4) 病灶迅速变大，倍增时间小于 15 天。

(5) 实性结节病灶 2 年以上仍然稳定，但这一特征并不适用于 GGN，因原位腺癌（adenocarcinoma in situ，AIS）和 MIA 阶段的 GGN 可以长期稳定。所以这里定义的长期指需要超过 2 年或更长时间，但究竟稳定时间多长提示良性，还需要更加深入的研究。

肺结节在随访中有以下变化时，多考虑为恶性。

(1) 直径增大，倍增时间符合肿瘤生长规律。

(2) 病灶稳定或增大，并出现实性成分。

(3) 病灶缩小，但出现实性成分或其中实性成分增加。

（4）血管生成符合恶性肺结节规律。

（5）出现分叶、毛刺和或胸膜凹陷征。

（六）处理

1. 胸部 CT 新发、实性、不确定的肺结节（8~30mm）建议转专科评估。

2. 直径 ≤ 8mm 实性肺结节的临床管理流程如下。

（1）有肺癌高危因素

1）≤ 4mm：12 个月影像随访，如稳定，之后年度常规随访。

2）4~6mm：6~12 个月、18~24 个月影像随访，如稳定，之后年度常规随访。

3）6~8mm：3~6 个月、9~12 个月、24 个月影像随访，如稳定，之后年度常规随访。

（2）无肺癌高危因素

1）≤ 4mm：选择性影像随访。

2）4~6mm：12 个月影像随访，如稳定，之后年度常规随访。

3）6~8mm：6、12、18~24 个月影像随访，如稳定，之后年度常规随访。

3. 亚实性肺结节的临床管理流程（表 2-4-3）

表 2-4-3　亚实性肺结节的临床管理流程

结节类型	结节大小 /mm	处理推荐方案	注意事项
孤立性纯磨玻璃结节	≤ 5	6 个月影像随访，随后行胸部 CT 年度随访	1mm 连续薄层扫描确认为单纯性磨玻璃结节
	> 5	3 个月影像随访，如果无变化，则年度常规随访	如直径>10mm，需考虑非手术活检和 / 或手术切除
孤立性部分实性结节	≤ 8	3、6、12 和 24 个月影像随访，无变化者随后转为常规年度检查	随访期间结节增大或实性成分增多，通常提示为恶性，应考虑手术切除
	> 8	3 个月影像随访，若结节持续存在，随后建议使用 PET、非手术活检和 / 或手术切除进一步评估	实性成分 ≤ 8mm 的混杂性病灶不推荐 PET-CT 评估

四、胆囊息肉样病变

胆囊息肉样病变（polypoid lesion of gallbladder，PLG）是影像学检查发现的所有胆囊黏膜隆起性病变的统称。PLG 可分为非肿瘤性息肉（假性息肉）和肿瘤性息肉（真性息肉）两大类。前者包括胆固醇性息肉、腺肌症、炎性息肉、增生性息肉等；后者包括胆囊腺瘤等良性肿瘤和早期胆囊癌等。胆固醇性息肉占全部 PLG 的 80% 以上，良性非胆固醇性息肉样病变占 10%~15%，肿瘤性息肉约占 5%。

1. 对于最大径>10mm 的 PLG，应尽早实施胆囊切除术。

2. 对于最大径为 6~9mm 且影像学检查未测及血流的 PLG，可密切随访，每半年复查一次超声等影像学检查。

3. 对于最大径<5mm 的 PLG，每年进行一次超声检查，当出现临床症状或合并胆囊癌的危险因素（年龄>50 岁、6 个月内 PLG 增大超过 2mm、胆囊壁增厚>3mm 等）时，应尽早实施胆囊切除术。

4. 不论 PLG 大小,若影像学检查测及血流信号,则真性息肉可能性大,应及时行胆囊切除术。

五、胆囊结石

胆囊结石患者无论有无症状,均推荐实施胆囊切除术。

对于暂不接受手术治疗的无症状胆囊结石患者,应密切随访。

如出现症状、胆囊结石相关并发症(急性胰腺炎、胆总管结石或胆管炎等)及胆囊癌危险因素时,应及时实施胆囊切除术。

对有症状的胆囊结石患者,特别是结石直径>3cm 者,胆囊息肉单发、基底宽广者,腺瘤样息肉以及"瓷化"胆囊,应积极行胆囊切除术。

六、肝囊肿

肝囊肿是较常见的肝脏良性疾病,分为寄生虫性和非寄生虫性肝囊肿。后者又分为先天性、炎症性和肿瘤性囊肿。临床多见的是先天性肝囊肿,它又可分为单发和多发性两者,多发性囊肿又称多囊肝。

超声检查是首选检查方法,CT 检查可明确囊肿的大小、部位、形态和数目。

处理原则如下。

1. 小的肝囊肿且无症状者,不需要特殊处理。

2. 大且出现症状者,应给予治疗。常用方法有超声引导下囊肿穿刺抽液术及内膜破坏、囊肿"开窗术"或"去顶术"、囊肿切除术、部分肝切除术。

3. 对于并发感染、囊内出血或囊液染有胆汁者,可行"开窗术"后放置引流。

4. 多囊肝一般不主张手术,仅限于处理引起明显症状的大囊肿。

5. 病变广泛的多囊肝晚期患者,往往需要肝移植。

七、肾囊肿

1. 定义　单纯性肾囊肿的病因不明。一般单纯性肾囊肿不会出现并发症或影响肾功能。

2. 症状　单纯性肾囊肿一般无临床症状、肾损伤或肾功能不全。如果囊肿增大到一定程度时可出现腰背部疼痛、上腹部或臀部疼痛,囊肿感染时可出现高热、血尿、尿频。

3. 处理　大多数单纯性肾囊肿不需要任何治疗,只需定期监测。如果囊肿较大(直径>40mm)、继发感染、出血、肾实质明显受压或疑有恶变时,应嘱患者到泌尿外科诊治。

（吴文霞）

参 考 文 献

[1] 中华医学会内分泌学分会, 中华医学会外科学分会内分泌学组, 中国抗癌协会头颈肿瘤专业委员会, 等. 甲状腺结节和分化型甲状腺癌诊治指南 [J]. 中华核医学与分子影像杂志, 2013, 33 (02): 96-115.

［2］中国抗癌协会乳腺癌专业委员会. 中国抗癌协会乳腺癌诊治指南与规范 (2021 年版)[J]. 中国癌症杂志, 2021, 31 (10): 954-1040.

［3］中华医学会呼吸病学分会肺癌学组, 中国肺癌防治联盟专家组. 肺结节诊治中国专家共识 (2018 年版) [J]. 中华结核和呼吸杂志, 2018, 41 (10): 763-771.

［4］中华消化杂志编辑委员会, 中华医学会消化病学分会肝胆疾病协作组. 中国慢性胆囊炎、胆囊结石内科诊疗共识意见 (2018 年)[J]. 中华消化杂志, 2019, 39 (02): 73-79.

［5］中华医学会外科学分会胆道外科学组, 中国医师协会外科医师分会胆道外科医师委员会. 胆囊良性疾病外科治疗的专家共识 (2021 版)[J]. 中华外科杂志, 2022, 60 (1): 4-9.

［6］陈孝平, 汪建平, 赵继宗. 外科学 [M]. 9 版. 北京: 人民卫生出版社, 2018.

［7］RICHARD P O, VIOLETTE P D, JEWETT M A, et al. CUA guideline on the management of cystic renal lesions [J]. Can Urol Assoc J, 2017, 11 (3/4): 66-73.

第四节　老年人常见风险评估

第六次人口普查结果估计, 到 2050 年, 我国老年人群将达 4.83 亿, 占总人口的 34.1%; ≥ 80 岁的高龄老年人群也将达到 1 亿, 中国已经步入老龄化。老年人群的健康问题是我国医疗活动中的重点关注对象。

随着年纪增大, 老年人可能存在多种器官的退化, 包括心脑血管系统、神经精神方面、骨骼肌肉、代谢系统等, 随之带来一系列慢性疾病, 给政府、社会、家庭和患者带来沉重的负担, 已引起广泛关注。

全科医学科作为一门新兴的综合性临床医学学科, 以维护和促进健康为目标, 承担了基层预防保健、常见病和多发病的诊疗、慢性病管理、患者康复和健康管理等一体化服务, 向个人、家庭和社区提供连续、综合、便捷的基本服务。全科医学科门诊对社区卫生工作的完善和发展, 加快社区养老社会化服务的进程及实现健康老龄化意义重大。本节介绍全科门诊老年相关的常见慢性病的评估, 以期为老年保健提供参考。

一、营养筛查

(一)营养筛查相关概念

1. 营养评定　指对患者营养状态进行全面的评估。通过营养评定, 可以判定机体的营养状况, 确定营养不良的类型和程度, 评估营养不良所致的危险性, 并监测营养支持的疗效。评定患者的营养状态是营养治疗的第一步, 是考查营养治疗效果的方法。

2. 营养风险　营养风险 (nutritional risk) 指现有或潜在的与营养有关的因素导致患者不利临床结局的风险, 而不是指 "发生营养不良的风险"。营养风险的概念有两方面内涵。

(1)有营养风险的患者发生不良临床结局的可能性大。

(2)有营养风险的患者更可能从营养治疗中受益。

营养风险评估量表有主观全面评定 (SGA) 及由 SGA 衍生的患者参与的主观全面评定 (PG-SGA), 营养风险筛查 2002 (NRS2002), 营养控制状态评分 (CONUT 评分), 主要针对住院患者, 关注的是有营养风险的患者, 可依此采取干预措施改善患者预后。在此不作详细介绍。

3. 营养不良　是由于摄入不足或利用障碍引起的能量或营养素缺乏的状态,进而引起机体成分改变,生理和精神功能下降,导致不良临床结局。最常见的后果是加重肌少症,进而发生神经衰弱综合征,使之独立生活能力逐渐下降。同时还削弱老年人维护稳态网络系统的能力,降低其对应激的抵抗力。根据发生原因可分为 4 种类型。

(1)由饥饿引起的原发性营养不足:可以作为独立的疾病诊断。很多老人认为上了年纪,血糖、血压、血脂容易升高,因此不敢胡乱饮食,长时间控制热量的摄入。部分老年人有吃素的习惯,忌讳吃肉甚至蛋类,导致蛋白质及热量摄入不足的情况。另外,老年人如果失去自行购物或自制膳食的能力,也会影响正常饮食。

(2)由于各种疾病或治疗引起的继发性营养不足:可作为疾病的并发症诊断及处理。老年人是癌症的高发人群。而癌症是最常见的消耗性疾病。恶性肿瘤细胞的快速增长需要消耗大量的营养物质,导致其他正常器官及细胞的营养供应不足,最终造成营养不良甚至恶病质。患者表现为疲劳乏力、精神不振、体重下降等。另外,其他严重的肝肾功能疾病,需要限制蛋白质,加之老年人基础疾病可能需要服用药物,也会引起营养不良。需要注意心理状态对饮食的影响,老年人可能因为退休、子女不在身边、孤独、丧偶导致抑郁情绪,可影响进食。

(3)年龄相关营养不足:年龄增长引起老年人消化系统的改变。从口咽到肛门,老年人可能存在各种引起消化系统功能减弱的疾病,最终导致牙齿松动、牙齿脱落、牙周炎、味觉减退、唾液腺分泌减少、吞咽困难、消化液(胃液、胆汁、胰液)减少、胃肠蠕动减慢、吸收能力减弱等。

(4)以上原因的不同组合引起的混合型:老年人营养不良的原因往往不是单一而是混合的。临床评估时应注意多方面考虑,避免遗漏。

(二)老年人营养筛查

1. 老年人的营养代谢特点及需求　老年人的营养代谢特点不同于其他年龄段的人群,主要体现在以下方面:老年人基础代谢率下降,对脂肪和葡萄糖的代谢能力下降、需求减少,对蛋白质的吸收合成能力减弱、代谢增强,易出现低蛋白血症,并容易出现各种并发症。在营养需求方面,2018 年欧洲临床营养与代谢学会(ESPEN)指南指出,老年人每日需要能量为 30kcal/(kg·d)(1kcal=4.18kJ),蛋白质至少为 1g/(kg·d),并应根据患者的营养状况、活动水平、疾病状态以及耐受性进行调整。值得注意的是,微量元素的补充及水和液体的摄入[25~30ml/(kg·d)]。对于进行肠内营养的老年患者,还要注意添加膳食纤维。

2. 老年人营养不良的现状　营养不良情况长期被低估、忽视,诊断和治疗不足,是社区老人的普遍情况。来自中国 8 个省(区、市)随机选择的家庭数据分析表明,≥60 岁的参与者有 8.5% 表现为体重不足。即使是上海这种经济发达地区,21% 的上海退休居民要么已经存在营养不良,要么存在很高的营养不良风险。营养不良一方面可导致免疫功能低下并容易出现感染、肌少症,骨量下降容易发生跌倒和骨折,增加入院率及病死率,增加医疗和护理费用,并导致老年人生活质量下降。另一方面,也会影响 65 岁及以上老年人癌症、心脏病、阿尔茨海默病和其他疾病的发生率。所以建议>65 岁、预计生存期>3 个月的老年人接受营养筛查。

3. 营养方面评估内容

(1)膳食调查:了解每日主、副食摄入量,还包括日常摄入习惯、饮酒及营养补充剂、食物过敏史及购买或制作食物的能力。

(2)疾病和用药史及营养相关临床症状:与营养相关的既往病史如2型糖尿病、卒中、胃大部切除、骨髓移植及近期大手术等,药物史(如华法林、质子泵抑制剂、维生素制剂等)和营养相关临床症状包括消化道症状、咀嚼功能、吞咽功能、义齿适应度等。

(3)体格检查:除临床常规体格检查外,还应注意营养缺乏症的相关体征,如蛋白质与能量营养不良导致的干瘦病(消瘦型)和恶性营养不良(浮肿型)、维生素 B_1 缺乏病(脚气病)、维生素 B_2 缺乏病(核黄素缺乏病)及烟酸缺乏症等的相应表现。人体测量和人体成分分析既可评价营养状态,又能对干预效果进行监测。人体测量包括身高、体质量、体重指数(BMI)、近期体质量变化、体质量/标准体质量百分比、臂围、小腿围、皮褶厚度。人体测量属于非创伤性操作,容易获得,但准确性受到水肿、肥胖和皮肤弹性的影响。人体成分分析包括瘦组织、脂肪组织、身体水分及其分布等,主要方法有生物阻抗法、双能X射线吸收法和核磁共振法。

(4)实验室指标:临床上常用评价营养状况的指标包括血浆白蛋白、转铁蛋白、前白蛋白和视黄醇结合蛋白。当处于感染和炎症期时,建议同时检测C反应蛋白(CRP)。由于住院患者在应激状况下分解代谢亢进,短时间内即可出现血浆蛋白浓度降低,半衰期较长的白蛋白和转铁蛋白可反映人体内蛋白质的亏损。而半衰期短、代谢量少的前白蛋白和视黄醇结合蛋白则更敏锐地反映蛋白质的营养状况,因而可反映短期营养支持的效果。

(5)其他指标:肌力、生活质量及营养相关因素等。握力反映上肢肌肉的力量和功能,与骨骼肌增减有密切关系,可用于监测患者手术前后肌力的变化或长期随访。生活质量可以反映营养功能的变化。

4. 适合门诊或社区筛查的量表 微型营养评价(MNA)或由此衍生的微型营养评价简表(MNA-SF)。MNA评价内容包括以下几方面。

(1)人体测量:包括身高、体重、臂肌围、小腿围、近3月体重丢失等4项。

(2)整体评价:包括生活类型、医疗和疾病状况(如消化功能状况等)、用药情况、活动能力、神经精神疾病等6项。

(3)膳食问卷:食欲、食物数量、餐次、液体摄入量、是否有摄食障碍等6项。

(4)主观评价:对健康及营养状况的自我评价等2项。

以上18项总分30分;评价标准为:MNA>24,提示营养状况良好;MNA在17~23.5,提示潜在营养不良;MNA<17,提示营养不良。

MNA-SF量表则是把MNA18项与MNA结果进行相关性分析,得到6条相关性很强的条目:①BMI<23kg/m²;②最近体重下降大于1kg;③急性疾病或应激;④卧床与否;⑤痴呆或抑郁;⑥食欲下降或进食困难。

该量表总分14分。评价标准:0~7分提示营养不良;8~11分提示有营养不良的风险;12~14分提示正常营养状况。

5. 评估后处理

(1)对看护人进行营养方面的教育,使其重视老年营养问题以及具有基础的营养知识,从而保证具有营养风险和营养不良的老年人有更充足的饮食。

(2)营养不良或者患有导致营养不良风险的慢性疾病的老年人在日常饮食不能满足其能量需求的情况下,需要行口服营养补充(oral nutritional supplement,ONS)。具体可根据患者的胃肠道功能、疾病、病情选择,常用制剂包括整蛋白型或氨基酸型、短肽型。

(3) 存在营养风险和营养不良的老年患者的 ONS 需要提供至少 400kcal/d,其中包括至少 30g 蛋白质,至少持续一个月的时间,且 ONS 的效果应每个月进行评测。

(4) 老年管饲病人应鼓励其尽早恢复口服饮食。

(5) 如反复 ONS 干预仍发生营养不良,可建议患者至营养科进一步就诊评估。

二、跌倒风险评估

(一) 定义

跌倒指的是突发、非故意、不自主的体位改变,倒在地上或者更低的平面上。包括两方面:①从一平面跌落在另一平面上;②同一平面的跌倒。

(二) 致跌倒因素

跌倒是复杂系统故障的一个指标,需要多因素评估和干预。导致跌倒的因素可以概括为四个维度:生物、行为、环境和社会经济因素。具体详列如下。

1. 跌倒史,尤其是多次跌倒(首要因素)。

2. 药物(精神药、抗精神病药、镇静剂 / 催眠药、抗抑郁药)。

3. 高龄及功能衰退 任何日常生活活动或使用日常生活工具的障碍。

4. 医学或精神相关疾病 下肢无力,步态和平衡困难,视力障碍,小便失禁,关节炎引起的疼痛和僵硬,抑郁症,医学、生物、内在因素导致的虚弱感,营养不良,脱水或液体摄入不足。

5. 行为因素 害怕跌倒,沟通障碍(如语言障碍、失语症、识字水平),冒险行为,安全意识受损、冲动,缺乏锻炼,不合适的鞋类 / 服装,滥用辅助设备及不适当的设备。

6. 社会经济因素 教育水平较低,恶劣的生活条件,独自生活,缺乏社交互动的关系网,对抚养老年人的照顾者支持不足,交通不便。

7. 环境因素 楼梯,家具摆设杂乱,照明不足,视觉对比度不足的水平面变化,天气危害(雨、冰、雪等),不合理的建筑设计和维护,路边坡道缺乏扶手及休息区,障碍物,还有其他如宠物、绳索、地毯、家具等。

(三) 跌倒风险评估对象及评估意义

世界卫生组织的研究数据表明,65 岁以上的老年人,有 30% 每年至少跌倒一次;其中,近半数会再次发生跌倒。随着年龄的增长,跌倒的概率会逐渐增加。80 岁以上的老年人跌倒的发生率可高达 50%。其中 5%~10% 的跌倒可导致骨折。预防跌倒是老年人及家属必须重视的健康问题。建议每年使用两种评估工具之一评估 65 岁以上患者的跌倒风险。当患者的健康状况发生显著变化,则随时重新评估跌倒风险。评估项目包括:身体、认知、精神状态、行为、行动能力、药物变化、社交网络或环境。

对有跌倒风险及"跌倒病史"的人进行跌倒风险评估和有必要的预防跌倒措施可以降低未来跌倒的风险。

(四) 评估的方法

通常用一分钟筛查工具,包括三问法和 / 或保持独立检查表。

1. 三问法 初级保健医生(在我国可由全科医生、社区医生完成)根据需要提出 3 个问题(可以在一分钟内完成)。

（1）您在过去的一年里跌倒了吗？如果是：多少次？您是否因此受伤？

（2）您站立或行走时是否感到不稳？

（3）您是否担心跌倒？

如果患者对上述3个问题中的任何一个回答"是"，可进行保持独立状态量表进一步评估。

2. 保持独立状态检查表　包括12个问题，共14分，涉及致跌倒的相关危险因素，包括摔倒病史、行为能力、服药史、医学及精神相关疾病等，详见表2-4-4。结果判定：小于3分并且没有跌倒病史，则跌倒的风险较低；得分为3或以下但去年跌倒，可能有跌倒的风险；得分为4分或更多，则可能有跌倒的风险。

表 2-4-4　保持独立状态检查表

请在下面的每个陈述中圈出"是"或"否"

最近6个月我曾经摔倒过	是（2）	否（0）
我曾经被建议用拐杖或助行器保证出行安全	是（2）	否（0）
我有时候觉得行走时不平稳	是（1）	否（0）
在家散步时，我需要抓扶家具稳定自己	是（1）	否（0）
我担心摔倒	是（1）	否（0）
我需要扶着椅子才能站起来	是（1）	否（0）
我走上坡路有点困难	是（1）	否（0）
我要经常上厕所	是（1）	否（0）
我觉得我的双脚感觉不太灵敏	是（1）	否（0）
我吃药有时会让我感觉头晕或比平时更累	是（1）	否（0）
我需要服药改善我的睡眠或情绪	是（1）	否（0）
我经常觉得悲伤、难过	是（1）	否（0）

注：1. 保持独立检查表可以在候诊室完成，要求患者或其护理人员完成保持独立检查表以确定主要的跌倒风险因素。

2. 结果判读是将每个"是"相应的括号中的分数相加。

（1）如果得分为3分或以下并且没有跌倒，则跌倒的风险较低。

（2）如果得分为3分或以下，并且去年跌倒，可能有跌倒的风险。

（3）如果得分为4分或更多，则可能有跌倒的风险。

（五）评估后处理

针对摔倒的原因，不列颠哥伦比亚省临床实践指南中心（BC）指南建议高危患者从以下方面采取有效的干预措施预防跌倒。锻炼内容以提高力量和平衡能力以及安全的行动能力为主。

1. 预防跌倒运动的最佳实践建议

（1）应根据个人情况（包括功能情况、医疗状况）量身定制，并由经过专门培训的教员进行授课，以确保适当增加强度，确保以不会增加跌倒风险的方式进行。

（2）锻炼应该以锻炼平衡能力、力量训练、步行为主，但高危人群不应该有快走计划。锻炼的强度可随着耐受程度增加而增加，但应以当前的健康水平和状况为中心。

（3）建议 ≥ 65 岁的成年人每周至少应累积至少 150 分钟的运动,每次运动时间为 10 分钟或更多。而经评估有跌倒风险的老年人每周应进行三天或更长时间的平衡训练。

2. 预防跌倒的环境措施建议

（1）保持光线充足,老人多有夜间如厕需求,可保持走道厕所有灯;地面清洁无积水,防滑。

（2）老人居住环境应保持简单,家具固定摆放,移开潜在危险的障碍物,清理电线、门槛、杂物,避免绊倒。

（3）老年人使用的家具不宜过低、过软,最好有固定扶手。

（4）老人使用的带轮子的工具如轮椅、床、椅应带锁装置,使用前均应检查是否固定。

（5）评估有摔倒风险人群穿着防滑鞋、合脚鞋,避免使用过厚鞋垫;衣着合身,避免太长太宽。

3. 预防摔倒的行为建议

（1）直立 30 秒再行走;避免弯腰后突然站起,减少弯腰动作及弯腰程度。

（2）指导患者淋浴时水温以 37~40℃ 为宜。

（3）指导患者睡眠时抬高床头 10°~30°,以舒适为宜。

（4）指导患者有计划地进行有氧耐力训练,站立时可行间歇踮脚尖或双下肢交替负重训练。

（5）协助下肢静脉曲张或静脉回流差的患者穿弹力袜、紧身裤或使用绷带等。

（6）指导患者一旦发生体位性低血压,或患者体位改变、外出行走出现头晕、肢体无力等不适症状时,应立即就近坐下或搀扶平躺休息。

三、下肢静脉血栓形成的评估

（一）定义

下肢深静脉血栓形成（lower extremity deep venous thrombosis,LDVT）是指由于各种原因导致血液非正常地在深静脉内形成血栓并阻塞,致下肢静脉血液回流障碍,引起静脉壁的炎性改变性疾病。形成病因可以概括为 3 方面:血流缓慢、静脉壁损伤、血液高凝状态。常导致肺栓塞和下肢深静脉血栓后综合征（post-thrombotic syndrome,PTS）,严重者显著影响患者的生活质量甚至导致死亡。

（二）高危人群（表 2-4-5）

1. 40 岁以上、运动量少的人群,此类人群的血流速度慢。

2. 恶性肿瘤患者,此类人群常为高凝状态。

3. 制动患者,如偏瘫、高脂血症、骨折、术后患者,此类人群血流缓慢,血黏度高。

4. 长期口服避孕药者,此类患者为高凝状态。

5. 严重感染、缺水患者,此类患者处于高凝状态、血流缓慢。

（三）临床表现

1. 肢体疼痛　这是最常见、最早出现的临床症状,多为胀痛、疼痛性痉挛、紧张感,卧床或抬高患肢可缓解,多出现在小腿腓肠肌、大腿、腹股沟等易形成血栓的区域。主要是血栓激发静脉壁炎症反应和血栓远端静脉急剧扩张,刺激血管壁内神经感受器所致。血栓位于小腿肌肉静脉丛时,Homans 征和 Neuhof 征阳性。

表 2-4-5　识别下肢静脉血栓形成相关危险因素

强风险因素（$OR>9$）	• 大手术（骨科和神经科）/ 大创伤 • 最近（<3 个月）因心脏急症住院 • 既往静脉血栓栓塞 • 抗磷脂综合征 • 活动性癌症（取决于类型和阶段）/ 化疗
中等强度风险因素 （$2 \leqslant OR \leqslant 9$）	• 膝关节镜手术 • 静脉导管 • 口服避孕药 / 激素替代疗法 / 体外受精（取决于激素的剂量和类型） • 怀孕或产后期间 • 炎症和自身免疫性疾病 • 感染 • 活动性癌症（取决于类型和阶段）/ 化疗 • 充血性心力衰竭或呼吸衰竭 • 遗传性易栓症 • 浅静脉血栓形成（距 SFJ 或 PJ>3cm，长度>5cm） • 残留偏瘫 / 偏瘫的中风
风险因素较弱（$OR<2$）	• 卧床休息（>3d）/ 不活动（长时间坐姿） • 年龄 • 肥胖 • 浅静脉血栓形成 • 静脉曲张 / 慢性静脉功能不全 • 腹腔镜手术

注：OR—优势比；SFJ—隐股静脉交接处；PJ—胫后静脉连接处。

2. 肿胀　是最主要或唯一的症状。常为单侧肢体肿胀。若为下腔静脉血栓则可表现为双侧肢体肿胀。

3. 浅静脉曲张及皮温皮色变化　由于血液回流受阻，患肢皮肤多呈紫红色，皮温升高。

4. 全身反应　可出现如体温升高、脉率增快、白细胞计数升高等，但体温一般不超过38.5℃。

5. 肺栓塞相关表现　深静脉血栓脱落可致肺动脉栓塞，常表现为呼吸困难、胸痛、咯血，部分可致心跳呼吸骤停，危及生命，是下肢深静脉血栓形成最严重的并发症。

6. 下肢深静脉血栓后综合征　主要表现为肢体沉重不适、肿胀，久站或活动后加重。可伴有静脉性间歇性跛行、浅静脉曲张、皮肤色素沉着、增厚粗糙、瘙痒、湿疹样皮炎、经久不愈或反复发作的溃疡等。

可参考预测下肢深静脉血栓形成的临床模型（Wells 评分），见表 2-4-6。

（四）评估后处理

对于血栓发病因素明显、症状体征典型的患者，首选超声检查。当患者无明显血栓发生的诱因、症状体征不典型、Wells 评分为低度可能时，可行血 D- 二聚体检测，阴性排除血栓，阳性者进一步超声检查。具体流程见图 2-4-1。

表 2-4-6 预测下肢深静脉血栓形成的临床模型（Wells 评分）

临床表现	评分
肿瘤	1
瘫痪或近期石膏固定	1
近期卧床>3d 或近 12 周内大手术	1
沿深静脉走行的局部压痛	1
全下肢水肿	1
与健侧相比,小腿肿胀长周径>3cm	1
既往有下肢深静脉血栓形成病史	1
凹陷性水肿(症状侧下肢)	1
有浅静脉的侧支循环(非静脉曲张)	1
类似或与下肢深静脉血栓形成相近的诊断	-2

注:1. 临床可能性:低度 ≤0 分;中度 1~2 分;高度 ≥3 分。

2. 若双侧下肢均有症状,以症状严重的一侧为准。

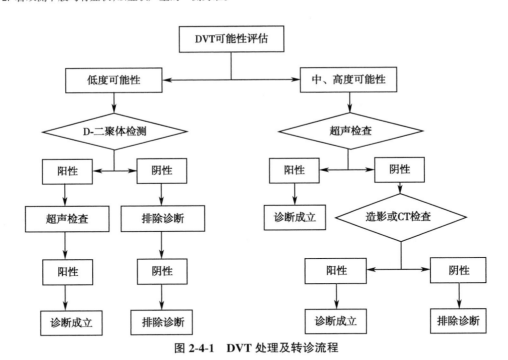

图 2-4-1 DVT 处理及转诊流程

　　如确诊静脉血栓形成,可建议患者至血管外科进一步诊疗。DVT 专科治疗方法有:①抗凝;②溶栓,包括导管接触性溶栓(catheter-directed thrombolysis,CDT)和系统性溶栓;③手术取栓,经皮机械性血栓清除术(percutaneous mechanical thrombectomy,PMT)。

四、老年人心理状态评估

　　我国人口老龄化快速发展,老年人健康管理被提到公共卫生服务的重要位置。2019 年

11 月,国家卫生健康委员会、国家发展和改革委员会等 8 部门联合发布《关于建立完善老年健康服务体系的指导意见》,要求将老年人健康管理作为基本公共卫生服务项目绩效评价的重要内容,把老年人满意度作为重要评价。由此可见,老年人健康管理是国家基本公共卫生服务项目的重点内容之一,对老年人的生活质量和身心健康起着重要作用,广大基层医务人员须认真对待。

（一）定义

心理健康是指心理的各个方面及活动过程处于一种良好或正常的状态。心理健康的理想状态是保持性格完好、智力正常、认知正确、情感适当、意志合理、态度积极、行为恰当、适应良好的状态。

（二）老年人的基本心理需求

1. 关系的需求　有良好的人际关系,有情感归属,不会感到孤独。

2. 自主的需求　有能力为自己的生活做主,能够保持存在感。

3. 能力的需求　能够成功解决问题,保持效能感和价值感。

4. 安全的需求　确信自己和所属物不受到侵犯,保持尊严。

值得注意的是,它不仅意味着衣食住行的安全,还有尊严的安全。从青、中年的强壮有力到不得不面对年龄带来的各方面能力的下降,老年人的尊严会受到威胁和打击,因此他们尊严的安全需要受到特别的照顾。

（三）影响老年人心理健康的因素

1. 个体因素　如罹患疾病(客观),信念、动机(主观)。老年人自理能力下降以及给心理加重负担等问题的发生,如受到慢性疾病的困扰或死亡的威胁,心理上会产生忧虑感或恐惧感,从而表现出冷漠或急躁的情绪。另外,由于社会角色的改变,老年人心理上会产生一种失落感,从而表现出两种情绪:有的沉默寡言,情绪低落;有的急躁易怒,对周围的事物看不惯,为一点小事而发脾气。

2. 周围环境　包括与老年人高频发生互动的环境,如家人、宠物、居室等;也包括邻里、社区、社会、文化氛围、经济收入等。目前我国老年人的经济收入一般都低于在职人员,加上医疗服务费用的逐渐上升,老年人的经济来源缺乏独立可靠的保障。农村老年人的经济来源主要靠自己的劳动和儿女供给,直接影响了老年人的营养、生活条件和医疗卫生服务的享受,从而影响身心的健康。老年人由于丧偶、独居、离退休、人际交往减少,社会及家庭地位改变,生活空间增多或身体心理及其他原因导致的行动交往不方便,老年人感到空虚寂寞,心理上往往产生隔绝感或孤独感,进而感到烦躁无聊。有的老年人则因生活单调或失去配偶、家庭不和、内心空虚而产生了焦虑及抑郁,有的老年人由于退休后生活方式的改变,社会交往减少,缺乏归属感,造成心情抑郁,遇事灰心,悲观失望。

3. 时间因素　如年龄等。年龄的增长总是伴随着记忆力的衰退,老年人常出现健忘,健忘一方面打击老年人的自信、加重老年人的自责、焦虑情绪,一方面使老年人经常怀念过去,影响老年人的心理健康。

（四）心理评估内容

老年心理健康包括 5 个维度:认知能力、情绪体验、自我认识、人际交往和适应能力。老年人心理健康的评估也应该从以下方面进行。

1. 认知能力　健康的心理包括正常的认知功能。认知能力是指人脑加工、储存和提取信息的能力,即人们对事物的构成、性能与他物的关系、发展的动力、发展方向以及基本规律的把握能力。它是人们成功地完成活动最重要的心理条件。认知能力包括知觉、记忆、注意、思维和想象的能力。老年人只有认知能力正常,才能生活自理,完成日常任务,这是保证生活质量的重要环节。

2. 情绪体验 人的一生经历不同的生活事件,情绪体验较深刻,情绪反应持续时间较长。只有良好的情绪调适能力,才能保持积极的情绪状态。

3. 自我认识 自我认识是自我意识的首要认知成分,也是自我调节控制的心理基础。包括自我感觉、自我概念、自我观察、自我分析和自我评价等方面。人要通过阅历不断认识自我,正确地了解和评价自己。只有自知之明,才能拥有完好的自我。

4. 人际交往 作为社会人,我们与他人紧密联系。老年人要有一定的交往能力,主动与他人联系,尤其要和家人、朋友沟通,理解他人,关爱和帮助他人。要参与活动,融入社会,获得社会支持。这也是提升自我价值的重要环节。

5. 适应能力 人应在和环境的相互作用中不断调适自己,积极应对生活事件带来的各种困难和挑战,保持良好心态。良好的心理承受能力,能使人耐受挫折,战胜困难,恢复正常生活。

老年人心理障碍最终表现为焦虑、抑郁、惊恐等。故评估项目应包括以上内容。具体评估方法有交谈与观察、心理测试。给有需要社会心理保健的老年人群进行常规、系统、标准化评估是为其提供适当的社会心理和支持干预的第一步。

(五) 心理评估相关量表

1. 可疑人群初级筛查——90项症状自评量表 推荐90项症状自评量表(SCL-90)作为可疑人群的初级筛查。该量表包含了9个分量表,即躯体化、强迫症状、人际关系敏感、抑郁、焦虑、敌对、恐怖、偏执和精神病性,可以用来进行心理健康状况的诊断及精神病学的研究,目的是用于评定一个人是否有某种心理症状及严重程度如何,临床上常用作精神科、咨询门诊的一个筛选量表。可以用于他评,也可以用于自评。发现"危险信号"指标后,可进行更全面及更具针对性的评估,以保证干预措施更有针对性、更能解决问题。见表2-4-7。

表 2-4-7 90 项症状自评量表(SCL-90)

检查前指导语:以下表格中列出了有些人可能有的症状或问题,请仔细阅读每一条,然后根据该句话与您自己的实际情况相符合的程度(最近一个星期或现在),选择一个适当的数字填写在后面的答案框中:1—从无、2—很轻、3—中等、4—偏重、5—严重。其中,从无:自觉并无该项问题(症状);很轻:自觉有该问题,但发生得并不频繁、严重;中等:自觉有该项症状,其严重程度为轻到中度;偏重:自觉常有该项症状,其程度为中到严重;严重:自觉该症状的频度和强度都十分严重。

序号	问题	选项
1	头痛	
2	神经过敏,心中不踏实	
3	头脑中有不必要的想法或字句盘旋	
4	头晕或晕倒	
5	对异性的兴趣减退	
6	对旁人责备求全	

续表

序号	问题	选项
7	感到别人能控制您的思想	
8	责怪别人制造麻烦	
9	忘性大	
10	担心自己的衣饰整齐及仪态的端正	
11	容易烦恼和激动	
12	胸痛	
13	害怕空旷的场所或街道	
14	感到自己的精力下降,活动减慢	
15	想结束自己的生命	
16	听到旁人听不到的声音	
17	发抖	
18	感到大多数人都不可信任	
19	胃口不好	
20	容易哭泣	
21	同异性相处时感到害羞不自在	
22	感到受骗,中了圈套或有人想抓住您	
23	无缘无故地突然感到害怕	
24	自己不能控制地大发脾气	
25	怕单独出门	
26	经常责怪自己	
27	腰痛	
28	感到难以完成任务	
29	感到孤独	
30	感到苦闷	
31	过分担忧	
32	对事物不感兴趣	
33	感到害怕	
34	您的感情容易受到伤害	
35	旁人能知道您的私下想法	
36	感到别人不理解您、不同情您	
37	感到人们对您不友好,不喜欢您	
38	做事必须做得很慢以保证做得正确	

续表

序号	问题	选项
39	心跳得很厉害	
40	恶心或胃部不舒服	
41	感到比不上他人	
42	肌肉酸痛	
43	感到有人在监视您、谈论您	
44	难以入睡	
45	做事必须反复检查	
46	难以做出决定	
47	怕乘电车、公共汽车、地铁或火车	
48	呼吸有困难	
49	一阵阵发冷或发热	
50	因为感到害怕而避开某些东西、场合或活动	
51	脑子变空了	
52	身体发麻或刺痛	
53	喉咙有梗塞感	
54	感到前途没有希望	
55	不能集中注意力	
56	感到身体的某一部分软弱无力	
57	感到紧张或容易紧张	
58	感到手或脚发重	
59	想到死亡的事	
60	吃得太多	
61	当别人看着您或谈论您时感到不自在	
62	有一些不属于您自己的想法	
63	有想打人或伤害他人的冲动	
64	醒得太早	
65	必须反复洗手、点数	
66	睡得不稳不深	
67	有想摔坏或破坏东西的想法	
68	有一些别人没有的想法	
69	感到对别人神经过敏	
70	在商店或电影院等人多的地方感到不自在	

续表

序号	问题	选项
71	感到任何事情都很困难	
72	一阵阵恐惧或惊恐	
73	感到公共场合吃东西很不舒服	
74	经常与人争论	
75	单独一人时神经很紧张	
76	别人对您的成绩没有做出恰当的评价	
77	即使和别人在一起也感到孤单	
78	感到坐立不安心神不定	
79	感到自己没有什么价值	
80	感到熟悉的东西变成陌生或不像是真的	
81	大叫或摔东西	
82	害怕会在公共场合晕倒	
83	感到别人想占您的便宜	
84	为一些有关性的想法而很苦恼	
85	您认为应该因为自己的过错而受到惩罚	
86	感到要很快把事情做完	
87	感到自己的身体有严重问题	
88	从未感到和其他人很亲近	
89	感到自己有罪	
90	感到自己的脑子有毛病	

注：1. 作为自评量表，这里的"轻、中、重"的具体含义应该由自评者自己去体会，不必做硬性规定。

2. 该量表可以用来进行心理健康状况的诊断及精神病学的研究，目的是用于评定一个人是否有某种心理症状及其严重程度，临床上常用作精神科、咨询门诊的一个筛选量表。可以用于他评，也可以用于自评。

3. 评定的时间范围是"现在"或者是"最近一个星期"的实际感觉。

4. 量表作者未提出分界值，按全国常模结果，总分超过 160 分，或阳性项目数超过 43 项，或任一因子分超过 2 分，需考虑筛选阳性，需进一步检查。

该量表包括 90 个条目，共 9 个分量表，即躯体化、强迫症状、人际关系敏感、抑郁、焦虑、敌对、恐怖、偏执和精神病性。

（1）躯体化：包括 1、4、12、27、40、42、48、49、52、53、56、58，共 12 项。该因子主要反映主观的身体不适感。

（2）强迫症状：3、9、10、28、38、45、46、51、55、65，共 10 项，反映临床上的强迫症状群。

（3）人际关系敏感：包括 6、21、34、36、37、41、61、69、73，共 9 项。主要指某些个人不自在感和自卑感，尤其是在与其他人相比较时更突出。

（4）抑郁：包括 5、14、15、20、22、26、29、30、31、32、54、71、79，共 13 项。反映与临床上抑郁症状群相联系的广泛概念。

（5）焦虑：包括 2、17、23、33、39、57、72、78、80、86，共 10 个项目。指在临床上明显与焦虑症状群相联系的精神症状及体验。

（6）敌对：包括 11、24、63、67、74、81，共 6 项。主要从思维、情感及行为三方面来反映患者的敌对表现。

（7）恐怖：包括 13、25、47、50、70、75、82，共 7 项。它与传统的恐怖状态或广场恐怖所反映的内容基本一致。

（8）偏执：包括 8、18、43、68、76、83，共 6 项。主要是指猜疑和关系妄想等。

（9）精神病性：包括 7、16、35、62、77、84、85、87、88、90，共 10 项。其中幻听、思维播散、被洞悉感等反映精神分裂样症状项目。

（10）19、44、59、60、64、66、89 共 7 个项目，未能归入上述因子，它们主要反映睡眠及饮食情况。在有些资料分析中，将之归为因子 10 "其他"。

2. 焦虑评估——汉密尔顿焦虑量表　焦虑评估可通过汉密尔顿焦虑量表（HAMA）测量，见表 2-4-8。

表 2-4-8　汉密尔顿焦虑量表

圈出最适合患者情况的分数，所有项目采取 0~4 分的 5 级评分法

项目	无	轻	中	重	极重
1. 焦虑心境：担心、担忧，感到有最坏的事情将要发生，容易被激惹。	0	1	2	3	4
2. 紧张：紧张感、易疲劳、不能放松、情绪反应，易哭、颤抖、感到不安	0	1	2	3	4
3. 害怕：害怕黑暗、陌生人、一人独处、动物、乘车或旅行及人多的场合	0	1	2	3	4
4. 失眠：难以入睡、易醒、睡得不深、多梦、梦魇、夜惊、睡醒后感到疲倦	0	1	2	3	4
5. 记忆或注意力障碍：或称记忆力、注意力障碍，注意力不能集中，记忆力差	0	1	2	3	4
6. 抑郁心境：丧失兴趣、对以往爱好的事物缺乏快感、忧郁、早醒、昼重夜轻	0	1	2	3	4
7. 肌肉系统症状：肌肉酸痛、活动不灵活、肌肉经常抽动、肢体抽动、牙齿打颤、声音发抖	0	1	2	3	4
8. 感觉系统症状：视物模糊、发冷发热、软弱无力感、浑身刺痛	0	1	2	3	4
9. 心血管系统症状：心动过速、心悸、胸痛、血管跳动感、昏倒感、心搏脱漏	0	1	2	3	4
10. 呼吸系统症状：时常感到胸闷、窒息感、叹息、呼吸困难	0	1	2	3	4
11. 胃肠道症状：吞咽困难、嗳气、食欲不佳、消化不良（进食后腹痛、胃部烧灼痛、腹胀、恶心、胃部饱胀感）、肠鸣、腹泻、体重减轻、便秘	0	1	2	3	4
12. 生殖泌尿系统症状：尿意频繁、尿急、停经、性冷淡、过早射精、勃起不能、阳痿	0	1	2	3	4

续表

项目	无	轻	中	重	极重
13. 自主神经症状：口干、潮红、苍白、易出汗、易起"鸡皮疙瘩"、紧张性头痛、毛发竖起	0	1	2	3	4
14. 会谈时行为表现：(1)一般表现：紧张、不能松弛、忐忑不安、咬手指、紧握拳、摸弄手帕、面肌抽动、不停顿足、手发抖、皱眉、表情僵硬、肌张力高、叹息样呼吸、面色苍白；(2)生理表现：吞咽、频繁呃逆、安静时心率快、呼吸加快(20 次/min 以上)、腱反射亢进、震颤、瞳孔放大、眼睑跳动、易出汗、眼球突出	0	1	2	3	4

注：1. 应由经过训练的 2 名评定员进行联合检查，一般采用交谈和观察的方法，待检查结束后，2 名评定员独立评分。

2. 焦虑因子分析包括：①精神性焦虑：1、2、3、4、5、6、14；②躯体化焦虑：7、8、9、10、11、12、13。

3. 总分可以用来评价焦虑和抑郁障碍患者焦虑症状的严重程度和对各种药物、心理干预效果。总分 ≥29，可能为严重焦虑；29>总分 ≥21，肯定有明显焦虑；21>总分 ≥14，肯定有焦虑；14>总分 ≥7，可能有焦虑；总分<7，便没有焦虑症状。

3. 抑郁评估——汉密尔顿抑郁量表　抑郁的显著特征是心情低落，典型症状为失眠、悲哀、行动受限、自责、性欲减退。可通过汉密尔顿抑郁量表(HAMD)测量，见表 2-4-9。该量表是临床上评定抑郁状态时应用最为普遍的量表。一般采用交谈与观察的方式对患者进行 HAMD 联合检查，检查结束后，两名评定者分别独立评分。表中的 8、9 及 11 项，依据对患者的观察进行评定；其余各项则根据患者自己的口头叙述评分；其中第 1 项须兼顾两者，另外，第 7 和 22 项尚需向患者家属或病房工作人员收集资料；而第 16 项最好是根据体重记录，也可依据患者主诉及其家属或病房工作人员所提供的资料评定。HAMD 大部分项目采用 0~4 分的 5 级评分法：①无；②轻度；③中度；④重度；⑤极重度。少数项目采用 0~2 分的 3 级评分法，其分级的标准为：①无；②轻中度；③重度。

表 2-4-9　汉密尔顿抑郁量表

序号	项目	各级评分标准	得分
1	抑郁情绪	0：未出现 1：只在问到时才诉述 2：在访谈中自发地描述 3：不用言语也可以从表情、姿势、声音或欲哭中流露出这种情绪 4：患者的自发言语和非语言表达(表情、动作)几乎完全表现为这种情绪	
2	有罪感	0：未出现 1：责备自己，感到自己已连累他人 2：认为自己犯了罪，或反复思考以往的过失和错误 3：认为疾病是对自己错误的惩罚，或有罪恶妄想 4：罪恶妄想伴有指责或威胁性幻想	

续表

序号	项目	各级评分标准	得分
3	自杀	0：未出现 1：觉得活着没有意义 2：希望自己已经死去，或常想与死亡有关的事 3：消极观念（自杀念头） 4：有严重自杀行为	
4	入睡困难	0：入睡无困难 1：主诉入睡困难，上床半小时后仍不能入睡（要注意平时患者入睡的时间） 2：主诉每晚均有入睡困难	
5	睡眠不深	0：未出现 1：睡眠浅多噩梦 2：半夜（晚上 12 点以前）曾醒来（不包括上厕所）	
6	早醒	0：未出现 1：有早醒，比平时早醒 1 小时，但能重新入睡 2：早醒后无法重新入睡	
7	工作和兴趣	0：未出现 1：提问时才诉说 2：自发地直接或间接表达对活动、工作或学习失去兴趣，如感到没精打采、犹豫不决，不能坚持或须强迫自己去工作或劳动 3：病室劳动或娱乐不满 3 小时 4：因疾病而停止工作，住院患者不参加任何活动或者没有他人帮助便不能完成病室日常事务	
8	迟缓	0：思维和语言正常 1：精神检查中发现轻度迟缓 2：精神检查中发现明显迟缓 3：精神检查进行困难 4：完全不能回答问题（木僵）	
9	激越	0：未出现异常 1：检查时有些心神不定 2：明显心神不宁或小动作多 3：不能静坐，检查中曾起立 4：搓手、咬手指、头发、咬嘴唇	
10	精神焦虑	0：无异常 1：问及时诉说 2：自发地表达 3：表情和言谈流露出明显忧虑 4：明显惊恐	

续表

序号	项目	各级评分标准	得分
11	躯体性焦虑	0：未出现 1：轻度 2：中度，有肯定的上述症状 3：重度，上述症状严重，影响生活或需要处理 4：严重影响生活和活动	
12	胃肠道症状	0：未出现 1：食欲减退，但不需要他人鼓励便自行进食 2：进食需要他人催促或请求和需要应用泻药或助消化药	
13	全身症状	0：未出现 1：四肢、背部或颈部沉重感，背痛、头痛、肌肉疼痛、全身乏力或疲倦 2：症状明显	
14	性症状（指性欲减退、月经紊乱等）	0：无异常 1：轻度 2：重度 不能肯定，或该项对被评者不适合（不计入总分）	
15	疑病	0：未出现 1：对身体过分关注 2：反复考虑健康问题 3：有疑病妄想，并常因疑病而去就诊 4：伴幻觉的疑病妄想	
16	体重减轻	A.按病史评定： 　0：不减轻 　1：患者述可能有体重减轻 　2：肯定体重减轻 B.按体重记录评定： 　0：一周内体重减轻 0.5kg 以内 　1：一周内体重减轻超过 0.5kg 　2：一周内体重减轻超过 1kg	
17	自知力	0：知道自己有病，表现为忧郁 1：知道自己有病，但归咎于伙食太差、环境问题、工作过忙、病毒感染或需要休息 2：完全否认有病	

注：24 项总分超过 35 分，可能为严重抑郁；21~35 分，肯定有抑郁症状；8~20 分，可能有轻度抑郁；小于 8 分，则没有抑郁症状。HAMD 17 项一般的划界分为 24 分、17 分和 7 分。

（六）评估后处理

如对患者评估有焦虑、抑郁或其他心理状态不良倾向，可予心理疏导，建议老年人规律生活、合理作息，培养兴趣爱好丰富精神生活，根据体质状况有选择性、有规律地进行运动；

同时与患者家属沟通,增加对老人的尊重、关心、爱护和照顾。必要时可建议患者至精神心理科进一步寻求规范的药物治疗。

五、痴呆的评估

(一) 定义

痴呆(dementia)是一种以认知功能缺损为核心症状的获得性智能损害综合征,认知损害可涉及记忆、学习、语言、执行、视空间等认知域,其损害的程度足以干扰日常生活能力或社会职业功能,在病程某一阶段常伴有精神、行为和人格异常。

(二) 病因

引起痴呆的疾病主要包括两大方面:①神经系统变性疾病,主要包括阿尔茨海默病、额颞叶痴呆、路易体痴呆、帕金森病合并痴呆、皮质基底节变性、哈勒沃登 - 施帕茨病(Hallervorden-Spatz disease,HSD)、亨廷顿病、肝豆状核变性等;②非神经系统变性疾病,如血管性痴呆(vascular dementia,VD)、正常颅压脑积水、抑郁和其他精神疾病所致的痴呆综合征、感染性疾病(如麻痹性痴呆)、脑肿瘤或占位病变、代谢性或中毒性脑病、脑外伤。

(三) 临床表现

痴呆的发生多缓慢隐匿。记忆减退是主要的核心症状。早期可表现为近期记忆障碍,随着病情的进一步发展,远期记忆也受损,严重者甚至找不到回家的路。患者思维缓慢、贫乏,对一般事物的理解力和判断力越来越差,注意力日渐受损,可出现时间、地点和人物定向障碍甚至自身的辨认能力,故可出现日夜颠倒、无目的漫游。痴呆的另一个早期症状是学习新知识、掌握新技能的能力下降。其抽象思维、概括、综合分析和判断能力进行性减退。情绪方面,患者早期可出现情绪不稳,表现为焦虑不安,抑郁消极,或无动于衷,或勃然大怒,易哭易笑,不能自制,并在疾病进展中逐渐淡漠及迟钝。部分患者可首先出现人格改变。通常表现为兴趣减少、主动性差、社会性退缩,但亦可表现为脱抑制行为,如冲动、幼稚行为等。患者的社会功能受损,对自己熟悉的工作不能完成。晚期生活不能自理,运动功能逐渐丧失,甚至穿衣、洗澡、进食以及大小便均需要他人协助,甚至出现躁狂,幻觉等。以上可以概括为三方面:日常生活能力减退(ability of daily living)、行为精神障碍(behavior)、认知功能损害(cognition),概括为 ABC。

(四) 诊断标准

1. 轻度认知功能损害(MCI)

(1)认知功能下降:主诉或照料人诉有渐进性认知损害(与患者受教育程度、文化背景和年龄不符),客观检查大于一个认知损害的证据和/或客观检查证实认知障碍较前减退。

(2)日常生活能力基本正常,复杂性的工具性日常生活能力可有轻微受损。

(3)临床痴呆评定量表(CDR)评分为 0.5,简易精神状态检查(MMSE)>24 分,见表 2-4-10。

(4)不符合痴呆的诊断标准。

2. 痴呆

(1)痴呆的证据及严重程度,即通过病史及神经心理检测证实有智能减退、思维和判断力受影响。

(2)在上述功能障碍过程中,不伴有意识障碍或谵妄。

表 2-4-10 临床痴呆评定量表

项目	严重程度				
	健康（CDR=0 分）	可疑痴呆（CDR=0.5 分）	轻度痴呆（CDR=1 分）	中度痴呆（CDR=2 分）	重度痴呆（CDR=3 分）
记忆力	无记忆力障碍或间有轻微健忘	轻微、持续的健忘，对事情能部分回忆	中度记忆力缺损，对日常生活有妨碍	严重记忆缺损，对新发生的事情很快遗忘	严重记忆力损害，仅存片段记忆
定向力	正常	时间定向有轻微困难	时间定向有中度困难，能定向检查场所	不能定向时间，常有地点失定向	仅有任务定向
判断和解决问题的能力	能作出良好的判断	仅在判断相似点和差异点有轻微损害	处理和判断问题有中度障碍，对社会和社交能力有保留	在处理问题、辨别事物异同点有严重损伤，对社会和社会交往的判断力有损害	不能作出判断和解决问题
社会事务	有独立的活动能力	可疑或轻微损害	不能独立进行这些活动	很明显不能独立进行室外活动	不能独立进行室外活动和参加家庭以外的活动
家庭生活业余爱好	保持良好	仅有轻微损害	有轻度而肯定的损害，较困难及复杂的家务被放弃	仅能做简单的家务，兴趣减少且有限	不能进行有意义的家庭活动，多在自己卧室

注：只有认知功能障碍引起的才计分，其他因素（如残疾等引起的）不计。

（3）伴有情感、社会行为和主动性障碍。

（4）记忆或智能障碍至少持续 6 个月，如出现皮质障碍（包括失语、失认、失用等，影像学有相应的改变）更加支持诊断。

（五）评估方法及手段

可通过以下方面进行初步的临床评估。

1. 病史 详细询问既往病史，初步了解痴呆的病因和诱因。包括神经系统疾病病史，是否有甲状腺功能不全表现，是否有长期腹泻、营养不良，了解肝肾功能情况、输血史、冶游史、精神疾病病史、一氧化碳中毒史及其他用药情况。详细了解是否有卒中病史、卒中情况及与目前临床表现关系；了解是否有导致低灌注脑病的病史，如失血性休克、降压药物过量；了解是否有心脑血管疾病的高危因素，如：冠心病、高血压、糖尿病、血脂异常；是否有不良生活方式、饮食习惯，如吸烟、酗酒、熬夜、高钠饮食、缺乏体力活动等。

2. 临床表现 详细了解患者的起病时间、起病形式、具体表现、进展方式、诊治经过，注意是否伴有肢体功能异常等局灶症状或其他系统疾病的症状。需要从认知功能方面（包括遗忘情况、执行功能情况、视空间功能受损、语言功能情况），生活能力方面（包括能否独立理财、购物),精神、情感及行为(是否有多疑、焦虑、激越、抑郁、强迫观念、幻想、随地大小便等)方面评估。

3. 体格检查　包括全面体检(生命体征、重要障碍功能、皮肤黏膜等)、神经系统查体、精神异常等。

4. 评估认知功能　可用韦克斯勒成人智力量表(WAIS)、MMSE 及蒙特利尔认知评估量表(MoCA)组合或类似的筛查量表组合进行初步筛查。MMSE 是应用最广泛的认知筛查量表,对筛查痴呆有较好的价值,但对识别正常老年人和 MCI 以及区别 MCI 和痴呆作用有限。而 MoCA 覆盖注意力、执行功能、记忆、语言、视空间结构技能、抽象思维、计算力和定向力等认知域,可用于 MCI 的筛查。

5. 评估日常及社会能力　常用量表包括社会功能活动问卷(FAQ)、ADCS-MIC-ADL 量表。评估包括穿衣、吃饭等基本日常能力;理财、购物等工具性的日常生活能力。

6. 辅助检查　实验室及影像学检查。评估方面主要包括以下方面。

(1)血液方面:肝肾功能、甲状腺功能、HIV、梅毒抗体。

(2)影像学方面:头颅 MR 或头颅 CT。可以帮助了解神经系统相关可引起痴呆的疾病。如考虑血管性痴呆,可以行磁共振血管成像(MRA)或 CTA 检查;如不排除感染性疾病,可行 MR+增强或 CT+增强检查。

(3)脑电图:痴呆常见脑电图表现为广泛导联慢波、低幅波增多,α 节律频率减慢、波幅变低、量减少,严重时 α 波消失,出现普遍、不规则 θ 波。脑电图的异常通常可以反映痴呆的严重程度。其中,特征性的脑电图还可以反映具体某种脑病。如脑电图弥漫性慢波、三向波是朊粒病的特异性改变。

(4)腰穿:腰穿压力可以反映颅内压情况,脑脊液常规、生化、病原学检查可以排除颅内感染性疾病。

(5)基因检查方面:如患者有痴呆家族史,可行 *APP*、*PS1*、*PS2* 基因检测。

(6)量表方面:可行 Hachinski 缺血指数量表鉴别老年人最常见的血管性痴呆及老年性痴呆。

(7)评估痴呆的严重程度。

已确诊痴呆患者,可选用 CDR 作患者痴呆严重程度的分级评定和随访。该量表包括记忆、定向、判断和解决问题、工作及社交能力、家庭生活和爱好、独立生活能力 6 个认知及功能域。通过询问照料者和患者本人,对每个项目进行评分,最后综合 6 项评分,作出"正常 CDR=0、可疑痴呆 CDR=0.5、轻度痴呆 CDR=1、中度痴呆 CDR=2、重度痴呆 CDR=3"五级判断。

(六) 评估后处理及转诊

如有患者主诉 MMSE、MoCA 筛查阳性,则建议患者至神经专科就诊,进一步明确痴呆的病因及治疗方案。门诊评估痴呆流程图见图 2-4-2。

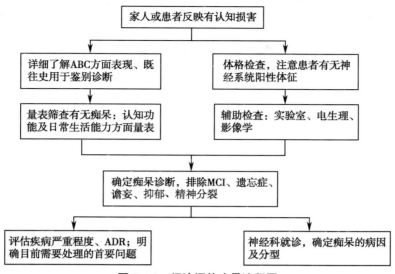

图 2-4-2 门诊评估痴呆流程图

（刘淑琼）

参 考 文 献

［1］VOLKERT D, BECK A M, CEDERHOLM T, et al. ESPEN guideline on clinical nutrition and hydration in geriatrics [J]. Clin Nutr, 2019, 38 (1): 10-47.

［2］张岱, 唐芳馨, 王炳元. 重视老年人营养状况的评估 [J]. 现代医药卫生, 2020, 36 (16): 2481-2483.

［3］董碧蓉. 老年医学 (病) 科临床营养管理指导意见 [J]. 中华老年医学杂志, 2015, 34 (12): 1388-1395.

［4］BC guidelines. Fall prevention: risk assessment and management for community-dwelling older adults, appendix B.(2021-06-30)[2021-12-20]. https://www2. gov. bc. ca/gov/content？id=2D222B813B2C4AD8 BEB859254651EAB3.

［5］MAZZOLAI L, AGENO W, ALATRI A, et al. Second consensus document on diagnosis and management of acute deep vein thrombosis: updated document elaborated by the ESC Working Group on aorta and periph- eral vascular diseases and the ESC Working Group on pulmonary circulation and right ventricular function [J]. Eur J Prev Cardiol, 2022, 29 (8): 1248-1263.

［6］中华医学会外科学分会血管外科学组. 深静脉血栓形成的诊断和治疗指南 (第 3 版)[J]. 中国血管外科 杂志 (电子版), 2017, 9 (4): 250-256.

［7］中国老年保健医学研究会老龄健康服务与标准化分会,《中国老年保健医学》杂志编辑委员会. 老年 人心理健康评估指南 (草案)[J]. 中国老年保健医学, 2018, 16 (3): 40.

［8］唐秋萍, 程灶火, 袁爱华, 等. SCL-90 在中国的应用与分析 [J]. 中国临床心理学杂志, 1999 (1): 16-20.

第五节　代谢综合征的饮食和运动指导

代谢综合征（metabolic syndrome，MS）是指人体的蛋白质、脂肪、碳水化合物等物质发生代谢紊乱的病理状态，是一组复杂的代谢紊乱症候群，主要包括中心型/腹型肥胖、高血糖、高血压及血脂异常。MS 的中心环节是肥胖和胰岛素抵抗。

体力活动不足和不健康的饮食使代谢综合征的发病率不断攀升，已成为目前国内外共同关注的热点健康问题。这一情况的出现凸显出健康管理这一理念的意义。健康管理即根据现代健康理念，结合新的医学模式，采用现代管理理念，对个体及群体的整体健康状况及危险因素进行评估、干预和进行连续性跟踪服务的医学行为，旨在以最小的医疗投入获取最大的医疗效果。

国内外多项研究显示，代谢综合征患者发生心血管疾病的危险是无代谢综合征患者的1.5~3.0 倍，发生糖尿病的危险是无代谢综合征患者的5.0 倍。心血管疾病和糖尿病是代谢综合征的主要后果，心血管事件的发生率及死亡风险是正常人群的2~3 倍。故而，目前防治代谢综合征的主要目标是预防临床心血管疾病以及 2 型糖尿病的发生，对已有心血管疾病者则要预防心血管事件再发。原则上应先启动生活方式治疗，然后才是针对各种危险因素的药物治疗。

一、饮食调节

规范化的医学营养治疗（medical nutrition therapy，MNT）是 MS 预防和治疗的重要基石。营养治疗的目的在于达到并维持理想的血糖水平，控制异常血脂和高血压以降低心血管病的风险，防止或延缓并发症，在考虑患者个人文化、习惯、意愿等因素的情况下，制订个体化策略。主要原则如下。

（一）控制能量摄入

能量平衡是 MS 营养治疗的核心。能量供给量取决于治疗开始时患者的营养状况、体重、年龄、性别、体力活动情况及有无并发症等，以维持正常体重或略低于正常体重为宜。MS 患者常有高血压合并肥胖或超重的情况，而肥胖和高血压均可使心脏的工作负荷增加。临床观察表明，多数患者的血压常随体重的减轻而下降，而增加体重会升高血压，体重每增加 1%，收缩压升高 6.5mmHg，说明肥胖与血压呈正相关关系。所以控制热能摄入，使体重维持在正常范围内，对 MS 患者的高血压防治十分重要。肥胖者应减少能量摄入，降低体重，体重减轻以每周 1~2kg 为宜。建议每 kg 理想体重供给 25~30kcal 热能。消瘦者则应适量增加能量供给。合理的减重膳食应在平衡膳食的基础上减少每日摄入的总热量，既要满足人体对营养素的需要，又要使热量摄入低于能量消耗，让身体中的一部分脂肪氧化以供机体能量消耗所需。一般以理想体重决定适宜的能量摄入量，能量摄入量（kcal/d）= 理想体重（kg）×（20~25）。为了保证人体需要的营养素供给，男性每日能量摄入量不应低于1 530kcal，女性不应低于 1 200kcal。体重以每周降低 0.5kg 为宜。

（二）适量复合碳水化合物摄入

控制碳水化合物是控制血糖的关键。碳水化合物摄入的总量与类型都很重要。建议摄入量占总热量的 50%~60%，但最少不宜低于 130g/d。严格控制单、双糖及其制品，如各种糖果巧克力、糕点、饼干、冰淇淋、蜂蜜、含糖软饮料等应少吃或不吃。水果可以在减去部分主食后放在两餐之间少量食用。喜食甜食者可选用无糖食品，即以适量安赛蜜、阿斯巴甜、木糖醇等甜味剂代替蔗糖。提倡进食复合碳水化合物，粮谷类、薯类和杂豆类可以适量摄入，尤其是糙米、糙面、荞麦、燕麦等粗杂粮。建议参考血糖生成指数（GI）和血糖负荷（glycemic load，GL）这两个指标指导碳水化合物的选择，更有助于血糖控制。

1. 血糖生成指数　是衡量食物引起餐后血糖反应的一项有效指标。它是含 50g 碳水化合物的食物与相当量的葡萄糖在一定时间内（一般为 2 小时）体内血糖反应水平的百分比值，反映食物与葡萄糖相比升高血糖的速度和能力。通常把葡萄糖的血糖生成指数定为 100。含碳水化合物的食物可根据 GI 值进行分类。一般认为，GI<55 为低血糖生成指数食物，如大麦、黑麦、荞麦、玉米渣、高纤维面包、饼干、绿豆、蚕豆及其他杂豆、所有乳类、生薯、苹果、桃、杏干、李子、樱桃、猕猴桃、葡萄、柑、柚子等；55≤GI≤70 为中血糖生成指数食物，如粗麦粉、全麦粉面包；甘薯、山药、葡萄干、芒果、菠萝等；GI>70 为高血糖生成指数食物，如各种精制谷类食物及制品、饼干及蜂蜜、麦芽糖、马铃薯泥、南瓜、胡萝卜、西瓜等。MS 患者尤其是血糖调节功能受损者宜选用血糖生成指数偏低的品种。

2. 血糖负荷　考虑到单纯以食物血糖指数值的高低来衡量食物血糖效应具有片面性，在糖尿病饮食治疗领域又引入了血糖负荷的概念。血糖负荷是指某种食物的碳水化合物数量与其 GI 的乘积，再除以 100，即 GL= 食物中碳水化合物的质量（g）×GI/100。GL 将机体摄入的碳水化合物的数量与质量相结合，能够更全面地评估膳食总的血糖效应。一般认为，GL>20 为高血糖负荷食物，11~19 为中等血糖负荷食物，<10 为低血糖负荷食物。食物 GL 值越高，食用相同重量的食物对餐后血糖的影响程度越大。因此，MS 患者尤其是血糖调节功能受损者宜选用 GL 偏低的食物品种，更有利于血糖的控制。

3. 适量蛋白质摄入　糖尿病患者由于体内糖异生旺盛，蛋白质消耗量大，易发生负氮平衡，导致人体肌肉等组织中的蛋白质被动员作为能量而被消耗。为维持正常的氮平衡，应优先保证膳食中有足够的优质蛋白质，如鱼类、瘦肉、蛋、奶、豆制品等，并建议多用大豆及其制品代替部分动物蛋白。蛋白质以占总热量的 10%~20% 为宜。成年患者约为 1g/（kg·d），孕妇、乳母为 1.5g/（kg·d），儿童为 2~3g/（kg·d）。优质蛋白质不低于总蛋白的 1/3。对于合并高血压患者，优质蛋白质虽无降压作用，但能防止脑卒中的发生。合并肾功能不全时，为预防肾功能进一步损伤，应限制蛋白质的摄入，选用优质蛋白质饮食以降低尿蛋白和保护肾功能。但应避免矫枉过正，蛋白质过多对糖尿病无益。肝肾功能衰竭者应根据病情限制蛋白质的摄入。

4. 减少脂肪　为防止伴发心脑血管事件，须限制脂肪的摄入，脂肪供给量以 40~50g/d 为宜，脂肪所供能量以占总能量的 25%~30% 为宜。同时要减少饱和脂肪酸的摄入，增加单不饱和脂肪酸及多不饱和脂肪酸的比例，饱和脂肪的摄入量不应超过总摄入能量的 7%，尽量少吃猪油、牛油、羊油、鸡皮、奶油等。可适当用植物油、鱼类等替代。胆固醇的摄入量应控制在每日 300mg 以下，少吃动物内脏、肥肉、蛋黄、鱼子、虾卵、蟹黄等。另外，反式脂肪酸含量丰富的快餐、糕点、油炸食品尽量不吃。可适当增加食用如香菇、木耳、海带、紫菜、山楂、魔芋等有降脂作用的食物。

5. 增加膳食纤维　膳食纤维体积大,能量低,易产生饱腹感,还能正向调节血糖和血脂,减少热量的摄入,有利于控制体重,防治慢性病。建议 MS 患者增加含膳食纤维丰富的食物的摄入。最初的纤维摄入标准为每 1 000kcal 能量 14g。全麦制品、粗杂粮、蔬菜、水果是膳食纤维的良好食物来源,但用量也不宜过多,以免影响蛋白质、无机盐和维生素的吸收。

6. 补充维生素　糖尿病的发生、发展和并发症的出现与维生素 B 族、C、A、D 等关系密切。B 族维生素主要作为各种辅酶或辅基参与各种代谢活动,是碳水化合物、脂肪和蛋白质代谢过程中所必不可少的。维生素 B_6 不足可伴发葡萄糖耐量下降,胰岛素和胰高血糖素分泌受损;维生素 B_1、B_{12} 缺乏与糖尿病神经病变的发生有关。另外,维生素 C 缺乏与糖尿病合并神经和血管病变有关,维生素 A 缺乏可能导致胰岛细胞凋亡,维生素 D 缺乏可能导致胰岛素分泌减少,血浆维生素 E 水平降低时,加重糖代谢紊乱,促使或加重糖尿病血管并发症的发生。因此,糖尿病患者应保证每日摄入足量的维生素。B 族维生素主要存在于谷类外皮及胚芽、酵母、豆类等食物中;维生素 C 在绿色蔬菜、新鲜水果,特别是番茄、柑橘、鲜枣中含量较高,维生素 A、D 含量丰富的食物有动物肝脏、鱼肝油、奶油、蛋黄等;植物油及高油脂坚果是维生素 E 的良好食物来源。糖尿病患者应每日摄入一定量的上述食物,以保证体内维生素的需要量。一般情况下,食物即能保证足量维生素的供给,无须药物补充。没有确切证据表明,不缺乏维生素的糖尿病患者,补充这些营养物质会使患者得益。因为缺乏有效性和有关长期安全性的证据,不主张常规服用抗氧化剂维生素 E、C 和胡萝卜素的增补剂等。

7. 补充矿物质　矿物质能影响胰腺的分泌功能及组织对胰岛素的敏感性,从而影响糖代谢。MS 患者由于体内代谢障碍,可造成多种矿物质的异常。影响胰岛素敏感性和糖脂代谢的矿物质主要有铁、镁、铬、锌、铁、硒、铜等,这些矿物质在糖尿病病程和并发症的发生过程中起重要作用。此外,人体内镁含量的减少会造成机体对胰岛素的敏感性下降,产生胰岛素抵抗,而补镁可提高 β 细胞的反应能力。铬能改善糖耐量,降低胰岛素抵抗,在糖脂代谢中能增强胰岛素的作用。锌是体内多种酶的组成成分,能影响胰岛素合成、贮存、分泌及维持胰岛素结构的完整性,减少并发视网膜和周围神经病变的概率。铁能减少自由基,减少糖尿病及其并发的血管病变。硒具有胰岛素样作用,能降低血糖,抗动脉粥样硬化。铜能降低血糖,缺乏可以使胰岛细胞内超氧化物歧化酶的活性下降,更易受自由基的损伤。糖尿病患者应注意在膳食中补充上述矿物质。镁主要存在于谷物、豆类、坚果、蘑菇、紫菜等食物中。啤酒酵母、糙米、乳酪、肉类、谷物中亦含有丰富的铬。牡蛎、动物肝脏、鱼、蛋、奶、肉是锌的良好来源。补铁的优质食物主要有动物血液、动物内脏、肉类、鱼类等,且这些食物含硒丰富。贝类等海产品及坚果类是铜的良好来源。

8. 限盐　大量流行病学资料表明,吃盐多的地区高血压发病率明显高于吃盐少的地区。适当减少食盐的摄入有助于降低血压,减少体内的水钠潴留。《中国居民膳食指南(2022)》建议正常成人食盐摄入量限制在每天 5g 以内,并减少摄入味精、酱油、调味酱、熟肉制品等含盐量高的食品。除了限制钠盐以外,还应相对地增加膳食中钾盐的摄入。钾离子能抑制钠盐的吸收,低钠高钾膳食有利于降压,因而可适当补充钾盐及补充一些含钾较丰富的食品,如柑橘、香蕉、大豆、土豆、蘑菇、紫菜、香椿、水果汁、肉汤等。但对于伴有肾脏疾病的患者,应慎重采用高钾膳食。

9. 限酒　1g 酒精在体内能产生 7kcal 能量,不利于肥胖者减重。另外,长期饮酒会影响糖脂代谢,诱发脂肪肝、痛风区心脑血管疾病。故不推荐 MS 患者饮酒。

10. 餐次分配比例　对于糖尿病患者总的原则是少食多餐,定时定量,防止一次进食过多,加重胰岛负担,或一次进食过少,发生低血糖或酮症酸中毒。通常结合饮食习惯、血糖和尿糖升高的时间、服用降糖药尤其是注射胰岛素的时间及病情是否稳定,来确定其分配比例。若病情稳定,可按每日三餐分配为 1/5、2/5、2/5 或 1/3、1/3、1/3,也可按四餐分为 1/7、2/7、2/7、2/7。

11. 纠正不良饮食习惯　肥胖者常见的不良饮食习惯有不吃早餐、晚餐过饱、常吃快餐、爱吃夜宵、喜欢零食或甜食、进餐速度过快等;应规律进餐,不暴饮暴食,不要过饱,也不要漏餐。

此外,随着研究的深入,代谢综合征临床表现所涉及内容越来越丰富,尤其是高尿酸血症常常伴随着 MS 的发生发展。对于高尿酸血症的 MS 患者,营养治疗方案还应注意以下几点。

(1)多饮水:宜多饮白开水和碱性饮料,入液量应保持在 2 000~3 000ml/d,以维持一定的尿量,碱化尿液,促进尿酸排泄,防止结石生成。为防止夜尿浓缩,可在入睡前或半夜醒来时饮水。

(2)低嘌呤饮食:尿酸是嘌呤代谢后的产物,多食嘌呤含量高的食物会导致血尿酸升高,诱发痛风发作,故痛风患者应长期控制高嘌呤食物的摄入。一般把食物嘌呤含量分为 3 个等级,嘌呤含量超过 150mg/100g 的食物不论是急性期还是慢性期痛风患者均不能选用,如猪肝、牛肝、鸡肝、鸭肝、猪大肠、白带鱼、乌鱼、牡蛎、蚌蛤、香菇等;嘌呤含量在 50~100mg/100g 的食物,如其他动物内脏、猪肉、牛肉、羊肉、鸡肉、鸭肉、兔肉、肉汤、草鱼、鲤鱼、白鲳鱼、鲢鱼、虾、黄豆、黑豆、杂豆、豆干、花生、腰果、白芝麻、黑芝麻、银耳等,急性期仍不宜选用,慢性期可适当放宽;允许患者每日摄入低于 100g 的肉类食物,且宜煮熟弃汤后食用。

(3)避免刺激性食物:酒精可使体内乳酸增多,抑制尿酸排出,并促进嘌呤分解使尿酸增高,诱发痛风发作,故应禁用各种酒类。辣椒、咖喱、胡椒、花椒、芥末、生姜等调料均能兴奋自主神经,诱使痛风发作,应尽量少吃。

二、运动指导

运动干预结合饮食控制能明显降低肥胖或超重者的血压、甘油三酯和血糖,降低体重和BMI;运动干预明显提高 2 型糖尿病患者的血糖控制能力,降低糖化血红蛋白水平,改善胰岛素抵抗,并明显改善血脂状况。适当体力活动或运动可预防动脉粥样硬化和减少动脉粥样硬化危险因素,包括改善血脂、降低血压、调节血糖、减轻肥胖等。运动康复训练显著降低MS 合并冠心病患者的中长期死亡率,显著降低心力衰竭患者的再次入院率,提高患者生活质量。

(一)运动处方基本原则

与任何药物或治疗手段一样,当把运动作为治疗或辅助治疗手段治疗疾病时,需要根据患者的病情和身体状况来制订相应的运动处方。运动处方基本原则确立为 FITT-VP 原则,即在每一个运动处方中应明确运动频率、运动强度、运动方式、运动时间、总运动量和进展。

运动处方的 FITT-VP 原则要求必须包括六大要素：频率（frequency，F）、强度（intensity，I）、时间（time，T）、方式（type，T）、总量（volume，V）和进度（progression，P）。

1. 频率（F） 频率指每周进行锻炼的次数。运动频率既要考虑一周的总运动量对身体产生持续有效刺激，也要考虑恢复时间，使机体能得到"超量恢复"，才能使身体机能获得有效提高。通常每周锻炼 3~5 次为宜。

2. 强度（I） 运动强度概念用最大摄氧量（VO_{2max}）百分比表示，一般分为低强度：<34%；较低强度：35%~49%；中等强度：50%~74%；较高强度：75%~84%；高强度：85%~94%；极限强度：95%~100%。

临床上为方便计算，常采用更方便、灵活的简易评价强度方法，如心率强度、自觉疲劳程度量表（RPE），见表 2-4-11。

表 2-4-11 自觉疲劳程度量表

评分	主观运动感觉
6	安静
7	非常轻松至很轻松
8	
9	很轻松至尚且轻松
10	
11	尚且轻松至有些费力
12	
13	
14	有些费力至很费力
15	
16	
17	
18	极其费力至力竭
19	
20	

最大心率（HR_{max}）的简单计算公式：

（1）最大心率 =220− 年龄，计算简单，但被认为不适合所有年龄段人群。

（2）最大心率 =207−0.7× 年龄，不易记住，但适合所有年龄段人群。

人们通过运动获益的最小阈强度与多种因素有关，如年龄、性别、心肺耐力水平、日常体力活动水平等。大多数病情稳定的 MS 患者可以进行中等强度到较大强度的运动，对于伴有并发症、心肺功能不好的患者推荐进行低强度到中等强度的运动。

3. 时间（T） 时间是指一段时间内（每次、每天或每周）进行有氧运动的时间。

（1）每天至少应累计进行 30 分钟（每周不少于 150 分钟）的中等强度运动。

（2）每天至少应进行 15 分钟（每周不少于 75 分钟）的较大强度运动，或中等和较大强度相结合的运动。

（3）如果运动训练的主要目的是减重，则需要更长时间（每天至少 60~90 分钟）的运动。

完成上述推荐量可以是连续的,也可以是在一天中多次累计完成的(每次至少连续 10 分钟)。

4. 方式(T)　方式指采用何种运动方式或运动项目。提高心肺耐力的运动是有氧运动,如走步、水中走、骑车、慢跑、广场舞等,有运动技能和心肺功能正常的患者可适当进行游泳、各种球类、滑冰等运动。

5. 运动量(V)　运动量指运动负荷总量,是一定强度下运动时间和频率的乘积。每周150 分钟中等强度运动约消耗 4 186kJ 能量。若以能量计,为大多数成年人推荐的合理运动量是 2 093~4 186kJ/ 周。

6. 进度(P)　进度指运动处方实施进程,取决于患者的健康状况、活动耐量、运动主要目的等。总的原则是循序渐进,一般进度可参考:①运动开始的 4~6 周内,每 1~2 周将运动时间延长 5~10 分钟;②当运动者规律运动 1 个月以后,在 4~8 个月内逐渐增加运动总量直到达到推荐的总量。

适量运动是指每一个成年人每周应至少完成 150 分钟中等强度的有氧运动,或 75 分钟较大强度的运动、2~3 次抗阻练习、2~3 次柔韧性练习。有氧运动是指中低强度、大肌肉群连续不断的较长时间的运动,可以是快走、慢跑、骑车、划船、广场舞和秧歌舞等多种形式。进行中等强度运动时,锻炼者的主观感觉应是"稍微有些累""微微出汗",步行速度为110~120 步 /min,运动中应达到和维持的心率为最大心率的 64%~76%。

成年人在进行锻炼时,应使用多种运动方式和器械设备,并针对每一个主要肌群每周进行 2~3 次力量练习,每组重复 10~15 次或重复 15~20 次可以改善肌肉耐力。两次力量练习的间歇时间应不少于 48 小时。

对于此前不常运动的患者,为改善关节活动度,每周应至少进行 2~3 次柔韧性练习。每次拉伸在到达拉紧或轻微不适状态时应保持 10~30 秒,每一个部位的拉伸可以重复 2~4 次,累计 60 秒。同时,静力性拉伸、动力性拉伸都是有效的,当肌肉温度升高后再进行柔韧性练习的效果更好。

静坐少动是指能量消耗在低于 1.5 倍基础代谢的觉醒状态,如坐着、躺着、看电视和基于屏幕的其他形式的娱乐活动。在日常生活中,达到"适量运动"的人也可能长时间处于静坐少动的状态,如早晨运动 30 分钟后一直坐着工作 3 小时;也有人的静坐少动状态表现为每周进行中等强度运动少于 3 次,每次的时间少于 30 分钟,而且持续 3 个月以上,这种静坐少动状态等同于体力活动不足或缺乏运动。两种不同形式的静坐少动状态均会对健康造成不良影响,后者的影响会更大。改变这一行为最有效的方式是在完成运动处方指南推荐量的基础上,鼓励人们多进行较低强度的体力活动,增加静坐少动间断的次数,建议静坐少动的工作者至少每坐 1 小时站立或活动 1~5 分钟。对于经常处于静坐少动的人群,即使运动时间小于最小推荐量,也会为其带来益处。

(二)运动处方的制订步骤

1. 全面了解患者的体质和健康状况　在制订运动处方之前,首先通过询问、体能活动适应能力问卷(PAR-Q)和运动前筛查问卷调查等途径,了解患者的体质和健康状况、并发症情况,并进行危险分层,明确运动功能测试方案及医务监督的力度。

2. 确定运动处方的目的

(1)为了增强体质,如为了提高心肺耐力、增强肌肉力量、提高柔韧性。

（2）为了减轻或延缓疾病的危险因素,如减脂,控制血压、血糖、血脂,消除或减轻功能障碍等。

（3）疾病或功能障碍的康复治疗。

3. 体适能的测试与评估　体适能（physical fitness）是指个体拥有或获得与完成体力活动能力相关的一组要素或特征。主要包括以下内容。

（1）前期危险分层:主要包括心血管危险分层,见表2-4-12。

表 2-4-12　心血管疾病的危险分层

危险因素和病史	危险分层	
	男性<45 岁, 女性<55 岁	男性≥45 岁, 女性≥55 岁
无症状或 1 个危险因素	低危	中危
≥2 个危险因素	中危	中危
患有心血管、肺或代谢性疾病中的 1 个,或 1 个以上上述疾病症状	高危	高危

注:心血管疾病危险因素包括①血压分级（1~3 级）;②年龄,男性≥45 岁,女性≥55 岁;③吸烟;④血脂异常;⑤腹型肥胖,即 BMI≥28kg/m²,男性腰围≥85cm,女性腰围≥80cm;⑥早发心血管疾病家族史（一级亲属发病年龄<50 岁）;⑦糖调节受损;⑧C 反应蛋白≥1mg/dl;⑨静坐少动。

（2）安静心率、血压、身高、体重、心电图（必要时）。

（3）身体成分:人体成分测试仪测试腰围、皮褶厚度。

（4）心肺耐力:场地测试,次大强度或大强度功率车记功计或跑台测试。

（5）肌肉力量:上肢（卧推）和下肢（蹬腿）至多 1RM（1RM 是指仅能做一次,不能再重复做第二次的最大重量）。

（6）肌肉耐力:仰卧起坐测试,俯卧撑测试,卧推等。

（7）柔韧性:坐位体前屈或单个解剖学关节的量角器测量。

4. 制定运动处方。

5. 指导并监督实施运动处方　要求患者书写运动日记,定期复诊检查运动日记,对其执行运动处方的情况进行监督。

6. 定期调整运动处方　按照运动处方进行锻炼,一般在 6~8 周后可以取得明显的阶段性效果。此时,需要再次进行功能评定,检查锻炼的效果,调整运动处方,以保证取得更好的锻炼效果。

（三）运动处方的基本组成

一个完整的运动处方应包括处方对象的基本信息、医学检查和健康体适能评估、锻炼目标、处方要素和注意事项。

1. 基本信息　基本信息包括处方对象的姓名、性别、年龄、运动史等。

2. 体适能评估　体适能评估应明确评定心肺耐力水平、BMI、体脂率、肌力以及柔韧性等。

3. 锻炼目标　根据患者疾病程度和体适能状况,明确锻炼目标。对于 MS 患者,则以改善代谢紊乱状况为主要目标,如体适能情况允许,可酌情增加改善心肺耐力的目标、增加肌肉力量的目标、改善柔韧性的目标等。对于伴有部分功能障碍的患者,则应以恢复功能、恢复生活能力为最终目标的康复锻炼为主。

4. 运动处方要素　运动处方要素即运动处方基本原则所包含的六大要素。MS 患者的运动处方可以"普通成年人心肺耐力运动处方"(表 2-4-13)为基础,针对不同患者的具体情况进行调整。

表 2-4-13　普通成年人心肺耐力运动处方

运动频率(F)	至少每周 5 天的中等强度有氧运动,或至少每周 3 天较大强度的有氧运动或每周 3~5 天的中等和较大强度相结合的运动
运动强度(I)	推荐多数成年人进行中等(40%~59% VO_{2max})到较大(60%~ 89% VO_{2max})强度的有氧运动; 健康状况不好的人进行小强度(30%~39% VO_{2max})到中等强度的有氧运动; 健康人可以通过间歇训练提高平均强度,并从中获益
运动时间(T)	累计每天 30~60min,每周不少于 150min 的中等强度运动,或每天 20~60min,每周不少于 75min 的较大强度运动,或中等和较大强度相结合的运动
运动方式(T)	需要较少技能和体适能的耐力运动:步行、慢跑、休闲自行车、有氧健身操、广场舞等; 需要技能的耐力运动:游泳、滑冰、滑雪; 休闲运动:羽毛球、篮球、足球、旅行等; 建议所有成年人都进行有节律的、大肌肉群参与的较低或中等强度的有氧运动; 拥有相应技能和体适能的人可进行需要技巧和较高体适能的竞技运动
运动量(V)	推荐的运动量应每周至少 500~1 000MET,相当于每天至少步行 5 400~7 900 步或每周大约 150min 中等强度的运动
实施进程(P)	循序渐进,坚持锻炼; 对运动的持续时间、频率和 / 或强度进行调整,逐步达到运动目标

5. 注意事项　为保证安全,根据患者的具体情况,提出锻炼时应该注意的事项,如做好准备活动,运动后拉伸、放松。对于病情稳定的 MS 患者的注意事项主要包括以下几点。

(1)在运动 5~10 分钟后,暂停运动,马上测桡动脉脉搏 10 秒,再乘以 6,根据测试结果调整运动强度。

(2)糖尿病患者应注意避免低血糖:运动前和运动后进行血糖监测,运动前根据血糖水平和运动强度调整碳水化合物的摄入量,结伴运动都是预防低血糖事件的有效策略。

(3)高血压患者在运动结束后马上测血压,此时测量血压能够反映运动中的血压。如果收缩压 ≥ 200mmHg,应减慢步行速度,缩短运动时间,避免运动中血压过高引起身体不适和危险。

(4)合并外周神经病变的患者,应特别注意足部防护。

(5)合并视网膜病变的患者,应避免大强度运动和抗阻训练。

(6)注意平衡饮食。

(7)保持健康乐观的心理状态,减少心理压力。

(8)认真填写运动日志,及时反馈运动中出现的问题。

（四）运动风险

疾病和运动往往都伴随着风险。健康风险是指原有疾病或在运动中可能出现的风险：如运动中的心脏病发作、低血糖、猝死等。MS 患者的运动风险主要包括心血管事件的风险及低血糖风险。

1. 心血管事件风险　患有心血管系统疾病的人在运动中发生心血管意外的风险最高。MS 患者普遍以老年人为主，中年或老年人心源性猝死或急性心肌梗死的风险显著高于年轻个体。故应注意对患者进行筛查，并在具备可进行医学心脏急救设备的支持下进行运动。当患者在缺乏有效心搏骤停处理措施的支持下运动时，死亡风险将增加 6 倍。此外，经常参加体力活动者较体力活动不足者发生心血管疾病的风险低 30%~40%，多数静坐少动患者参加不常进行的运动或较大强度运动时，心源性猝死和急性心肌梗死比例异常增加。

2. 低血糖风险　MS 患者往往都伴有糖代谢异常，故发生低血糖风险较高。糖尿病患者在使用降糖药和胰岛素后，在药物降血糖效力下，再加上运动促进糖原利用及消耗的效果，如果没有防范措施，极易发生低血糖事件。因此，MS 患者进行运动前应少量进食，并随身携带饼干、糖果类小食品，以防万一。此外，进行较长时间运动应注意运动前、中、后期含糖液体和电解质液体的补充。

尽管运动中，尤其是较大强度运动，运动相关风险暂时增加，但规律运动的健康收益远远超过运动的风险。

（胡星云）

参 考 文 献

［1］中华医学会糖尿病学分会. 中国 2 型糖尿病防治指南 (2020 年版)[J]. 中华糖尿病杂志, 2021, 13 (04): 315-409.

［2］PEREZ-MARTINEZ P, MIKHAILIDIS D P, ATHYROS V G, et al. Lifestyle recommendations for the prevention and management of metabolic syndrome: an international panel recommendation [J]. Nutrition Reviews, 2017, 75 (5): 307-326.

［3］薛长勇, 吴坚. 代谢综合征的饮食营养干预 [J]. 中华预防医学杂志, 2009, 43(09): 758-761.

［4］吴翠珍. 医学营养学 [M]. 北京: 中国中医药出版社, 2016.

［5］胡红梅. 运动、营养与健康 [M]. 广州: 华南理工大学出版社, 2021.

［6］王正珍, 徐峻华. 运动处方 [M]. 北京: 高等教育出版社, 2018.

第六节　心 身 医 学

在综合性医院的全科医学科日常运行中，无论是在门诊还是病房中，全科医生都会遇到大量心身疾病患者。他们表现为各种各样的躯体不适，且往往涉及多个系统，临床各项检查未见明显异常，其临床表现无法用相关的器官病变来解释，常规治疗往往效果不佳。这些患者常常陷入极度的痛苦之中,他们不断辗转各大医院相关科室,不断进行各种检查和检验,以期查明病因或明确诊断,一方面消耗了大量医疗资源,同时这类患者因不断求医,对家庭关系及家庭经济亦造成了沉重负担,并且相当一部分医患矛盾由此产生,最严重的会伤医、杀医等。因此,在全科的临床工作中,必须高度重视此类患者,帮助患者尽量摆脱痛苦。

一、心身疾病的概念

所谓心身疾病,是指疾病的发生发展与精神、心理、社会因素密切相关,但其主要临床表现都以躯体症状为主的一类疾病。这类疾病在临床上有以下主要特征。

1. 患者以明显的躯体症状求医,可伴有相关的临床体征。

2. 患者发病原因以精神、心理、社会因素为主,且临床表现与患者情绪、人格特征的不同有明显差异。

3. 对患者的检验检查未发现明显的器质性病变,或者发生的病变轻微与临床严重程度不匹配。

4. 单纯使用常规的生物学治疗,效果未能达到预期。

心身医学研究大脑、心理和躯体间的相互作用,聚焦心理活动与生理功能之间的心身关系。心身医学倡导健康领域的整体概念和系统思想,是超越精神病学与综合性医院各临床学科的一种全新医学思想体系。心身医学一词更准确地反映心理过程、社会活动与生理功能互动这一疾病模式的实质。

按心身医学模式对心身疾病分类,可分为狭义心身疾病与广义心身疾病。狭义心身疾病是指精神、心理、社会因素在疾病的发生发展过程中起重要作用的躯体器质性疾病。典型的狭义心身疾病有原发性高血压、消化性溃疡等。广义的心身疾病,还包括了精神、心理及社会因素在疾病发生、发展过程中起重要作用的各类功能性障碍,如功能性胃肠病、心脏神经官能症、通气过度综合征等。

早在 20 世纪前叶,由哈立笛(Halliday)和亚历山大(Alexander)等医学家最早提倡。弗洛伊德(Freud)的精神分析与巴甫洛夫(Pavlov)的行为科学研究成果,为心身医学的早期发展奠定了理论基础。1939 年,美国精神病学家邓伯(Dunber)首次出版《美国心身医学杂志》。1944 年,他领导成立了美国心身医学会,标志着心身医学作为一门正式学科的诞生。

1997 年,美国精神病学和内科学教授恩格尔(O.L.Engel)首次提出"生物 - 心理 - 社会"新医学模式,心身医学才迎来它的蓬勃发展时期。世界卫生组织明确指出,健康是指生理、心理和社会适应能力均处于良好的和谐状态,充分显示心理因素和社会因素对健康的巨大影响。随着我国经济生活的日益现代化,生活节奏明显加快,竞争日趋激烈,心身疾病的发病率显著上升。在临床实践中,应该充分关注躯体症状与患者的心理、社会因素的关系,及时给予相应的诊断及治疗,由单纯的生物医学模式转变为生物 - 心理 - 社会医学模式。

二、心身疾病在全科的表现

在我国,全科医学和心身医学一样,属"新兴"学科。全科医学的特点是面对的疾病谱非常广,接触到的躯体症状涉及身体的各个系统,故称之为全科。而心身医学着眼于与精神、心理、社会因素密切相关的躯体症状,二者有天然的相通之处且联系紧密。从精神心理的角度,心身疾病躯体症状的产生原因,大多来源于躯体化和躯体症状障碍、焦虑障碍和抑郁障碍。当然,其他精神障碍如精神分裂症也可有躯体症状的表现,但临床上因其明显的精神症状,这类患者常常去精神专科就诊,较少在全科医疗工作中遇到,而躯体化、焦虑、抑郁患者,他们中相当多的一部分以躯体症状为主诉求诊于全科门诊或病房,本章予以重点介绍。

(一)躯体化和躯体症状障碍

躯体化(somatization)是一种对压力的反应方式,是人类的一种普遍现象,有时候它会成为严重的健康问题,需要临床关注,在全科医学实践中,尤其应当特别关注。

所谓躯体化,是指体验和表达自己的心理问题和人格问题时,以身体难受和医学上难以解释的症状为形式,并为此寻求医疗帮助。躯体化被认为是一种能出现躯体症状的根深蒂固的神经症,是一种被文化认可的、表达心理社会痛苦的习惯用语。对精神痛苦的病耻感是促进躯体化的重要因素。

谈到躯体化,我们不得不提这样一个概念:医学难以解释的症状,指那些不能归因于可识别的躯体疾病或超出其解释范围的症状。躯体化患者的症状以医学难以解释的症状为突出特征。躯体化是身体感觉和皮层解释的结果,是一种主观感受,躯体化中,躯体感觉放大被认为是躯体化的重要机制,是指将躯体体验到的感觉为强烈的、有害的或令人苦恼的。它包含了三个要素:①对躯体感觉的过度警觉;②倾向于和关注轻微或罕见的躯体感觉;③认识和感情上对感觉反应进行强化,并使之更显危急。

有研究者提出,躯体症状是躯体组织或器官对外界环境的诉求,其根据来源于"诉情理论"和"继发性获益理论"。躯体症状是缓解内心冲突的重要途径。躯体症状就是情绪本身。躯体症状是个体对躯体症状的负性解读。躯体症状是学习或模仿的结果。暗示或自我暗示在这类躯体症状的产生中起重要作用。按此理论,躯体症状可分为:①生物性躯体症状,症状产生是由于组织器官的损伤或潜在损伤;②情绪化躯体症状,其中又分为"抑郁性躯体症状"和"激惹性躯体症状";③认识性躯体症状;④想象性躯体症状。

躯体症状的心身分类对诊断和治疗心身疾病有十分积极的意义。

(二)焦虑障碍

焦虑是面对压力时的正常情绪,是一种保护性反应,但焦虑的严重程度与面临的客观实际、处境不相对称,或持续时间过长,则为病理性,称之为焦虑症状。它包括精神症状如提心吊胆、恐惧、担忧、紧张不安等,也包括躯体症状,主要是自主神经系统功能亢进症状,如心悸、胸闷、口干、出汗、紧张性肌震颤、颜面潮红或苍白等。

焦虑障碍也称焦虑症,是一组以焦虑为主要临床表现的精神障碍,焦虑障碍的分类不尽相同,国际疾病分类(第10版)(ICD-10)将焦虑障碍分为两大类:①恐怖性焦虑障碍,包括广场恐惧、社交恐惧、特殊恐怖;②其他焦虑障碍,包括惊恐障碍、广泛性焦虑障碍、混合性焦虑等。

在全科医学实践中,最为常见的是广泛性焦虑和惊恐障碍。广泛性焦虑的主要特征是,在多数日子里,几乎每天都对很普通的事情或活动有无法控制的过度担忧,常伴有躯体症状,如头痛、恶心及无法忍受的不确定感,病程超过6个月。惊恐障碍是指没有明显诱发因素的、无法预料的惊恐发作反复发生,患者可主动回避预料会发生惊恐发作的场景,惊恐发作时常伴有剧烈腹痛或胸痛、濒死感或窒息感,这些躯体症状可严重到无法忍受的程度。流行病学方面,世界卫生组织(WHO)对包括我国在内的28个国家进行了世界精神卫生调查

（WMHS）及有关文化研究。研究发现，人群中焦虑障碍终生患病率为 13.6%~28.8%，年患病率为 5.6%~19.3%。焦虑障碍的发病高峰年龄是 10~25 岁，80%~90% 在 35 岁之前发病。据国外调查，广泛性焦虑中伴有抑郁障碍者占 43.5%，其中 47.8% 既往曾有抑郁症病史。焦虑与抑郁共病，使患者症状更严重，病程慢性化，社会功能损害严重，自杀率高，医疗负担沉重。

焦虑障碍患者常因各种躯体症状反复求诊于综合性医院的各临床科室。研究表明，焦虑障碍患者花费的医疗费用大约是一般就医人群的 9 倍。据调查，医疗资源占用率高的人群中，40% 为抑郁障碍，21.8% 为广泛性焦虑，12.9% 为惊恐障碍，在他们被确诊之前，已经进行了大量不必要的检查及治疗，导致医疗资源的极大浪费。如果全科医学在临床工作中能尽早识别与及时治疗，患者及社会将获益无穷。

焦虑障碍相关的五个主要危险因素：①焦虑障碍家族史；②儿童期或青春期焦虑障碍病史、严重害羞、早年的不良教育方式；③应激性事件，包括受虐；④女性、未婚、离异、丧偶、教育程度低、失业、低收入；⑤共患精神障碍，尤其是抑郁症。

焦虑障碍是以过度焦虑、恐惧、担心、回避和强迫性仪式动作等为主要特征的临床改变，达到损害功能或引起患者明显苦恼的程度。其临床表现主要集中在两方面：一是精神性焦虑，是指患者主观体验到的紧张、焦虑，包括心神不宁、烦躁不安、担心和害怕、明知不必要却难以控制的反复思考。另一方面是躯体性焦虑，如坐立不安、小动作增多、面部表情紧张，相当一部分患者有呼吸、循环、消化、泌尿、神经、运动等系统的躯体症状，甚至较精神症状更为突出。

综合性医院非精神专科医生对焦虑障碍的了解不足，有很大一部分焦虑障碍患者主要表现为躯体症状，其中许多人辗转于消化内科、神经内科、心血管内科，数年后才到精神科就诊，不但延误了疾病的诊治，也导致了医疗资源的极大浪费。

（三）抑郁障碍

1. 流行病学特点　马辛等对北京市 15 岁以上人群进行流行病学调查，结果表明抑郁障碍的终生患病率为 6.87%，其中男性终生患病率为 5.01%，女性为 8.46%。在综合性医院的患者中，抑郁障碍的患病率明显高于普通社区人群。据全球不同地区 WHO 合作中心所做的调查显示，内科患者中抑郁障碍患病率为 5%~30%。李献云的研究显示，北京综合性医院患者抑郁障碍的终身患病率为 8.2%。

2. 疾病负担　全科临床工作中，医生接触的相当一部分是抑郁障碍患者，抑郁障碍严重影响患者的工作能力和社会功能，给社会和患者家庭带来严重的经济负担。据 WHO 全球疾病负担的研究，抑郁障碍占非感染性疾病所致的失能（disability）的 10%，到 2020 年已成为仅次于心血管疾病的第二大疾病负担源。研究还显示，1990—2010 年，20 余种常见疾病导致的全球伤残损失健康生命年（years lived with disability，YLDs）排名，抑郁症一直位列第二。翟金国等报道山东省 2008—2010 年抑郁症年人均总花费为 18 673.86 元，直接花费为 6 612.43 元，间接经济花费为 12 102.87 元。

3. 危险因素　抑郁障碍发病危险因素涉及生物、心理、社会等多方面。家庭、双生子、寄养子等研究显示：抑郁障碍的患者亲属，尤其是一级亲属，罹患抑郁障碍的危险性是一般人群的 2~10 倍，发病年龄<30 岁和反复发作的抑郁症患者显示明显的家族聚集性，而双生子研究进一步显示抑郁障碍患者同胞的患病率高达 40%~50%。心理、社会因素方面，儿童期的不良事件、成人的负性生活事件，如丧偶、离婚、婚姻关系紧张、失业、严重躯体疾病、家

庭成员患重病或者突然亡故,均可能导致抑郁障碍。

4. 临床表现　抑郁障碍是全科实践中最常见的精神障碍之一,显著而持久的心境低落为其主要临床特征。抑郁障碍临床有许多亚型,而抑郁症(depressive disorder)是其典型表现。主要有以下三方面症状群。

(1)情绪症状:心境低落是抑郁症的主要表现,可表现为与处境不相称的闷闷不乐、兴趣减退或丧失、幸福感缺失,甚至是悲痛欲绝,部分患者存在自伤、自杀,甚至因此死亡,时间至少持续2周。其低落心情每天都存在,环境变化不能好转,部分患者可表现为晨起最为严重,傍晚开始好转,有些可伴有焦虑、运动性激越如坐立不安、来回走动、常哭泣。

(2)躯体症状:表现为失眠(早醒为主)、行为活动减少、退缩、回避、疲劳感、食欲明显下降、性欲明显下降、1个月内体重下降可达5%,部分患者可有头痛、颈痛、腰背痛等慢性疼痛,部分患者可有胸闷、气短、恶心呕吐、咽部异物感、胃灼热、腹痛腹胀、便秘等。

(3)认知症状:思维迟缓、反应迟钝、注意力不集中、分心、对自我和周围环境漠不关心、记忆力下降。

5. 病程及预后　抑郁障碍平均起病年龄为20~30岁,从起病到就医接受治疗的时间平均为3年。女性多于男性(约2∶1),且女性有阳性家族史者是男性的2倍。抑郁发作的平均病程为16周(中位数为24.3周),90%的抑郁患者临床表现为中等严重程度或重度,严重影响其日常功能活动。抑郁发作的治疗痊愈平均需要时间为20周,如不治疗,病程一般持续6个月或更长。经抗抑郁治疗,大部分患者抑郁症状会缓解或得到显著减轻,但仍有15%未达临床治愈。抑郁症复发率为35%,首次抑郁发作缓解后,约半数患者不再复发,但3次未接受维持治疗的患者,则今后的复发风险概率是100%。有20%~35%的患者会有残留症状,焦虑和躯体症状最为突出,残留症状对社会功能和职业能力有相当大的影响,而且会增加复燃和复发风险。抑郁障碍最严重的后果是自杀和企图自杀死亡,自杀率为4.0%~10.6%,预防自杀是处置抑郁障碍时的重要关注点。

抑郁障碍很少单独存在,往往与焦虑障碍、精神活性物质所致障碍、人格障碍和冲动抑制障碍共存,最常见的是焦虑障碍,调查显示最多可达67%。

6. 评估及诊断　判断患者是否有抑郁障碍,要注意以下几方面。

(1)情绪低落(抑郁心境)是抑郁障碍的核心症状。

(2)绝大多数患者有明显的兴趣减退及愉悦感缺失,即使以前很喜好的活动也提不起兴趣。

(3)明显的疲劳感、活力减退或丧失,行为退缩。

(4)患者常常思维活动迟缓、言语缓慢、思考困难。

(5)部分抑郁障碍的患者常常合并焦虑、紧张等症状,可表现为忧心忡忡、坐立不安、来回走动等。

(6)全科医生要警惕的躯体症状:多数抑郁障碍患者食欲减退、消化功能差,导致体重明显减轻。患者可有腹痛、腹胀,胃部、咽部、胸骨后烧灼感,咽部异物感,便秘,肛门坠胀感,里急后重,也可有口干、恶心、呕吐等症状,同时不少患者诉胸闷、心悸、气短、胸部不适等。除上述躯体症状外,慢性疼痛与抑郁障碍密切相关,最常见的有头痛、颈痛、腰背部疼痛,其疼痛大多无法寻找到器质性病因,这些慢性疼痛可以是患者的就诊主诉或重要症状。部分患者可表现为其他不典型抑郁症状,慢性疼痛是其中的主要症状,值得高度重视。另一突出表现为睡眠障碍,常见的是入睡困难,睡眠浅且易醒,早醒是其典型睡眠障碍表现。入睡困难的患者伴有烦躁、焦虑等症状。性欲减退,对性生活无要求及性快感缺失也相当常见。另外,部分患者有自杀观念,自杀企图甚至是实践自杀。在临床工作中应提醒家属加强照料,预防自杀十分重要。

抑郁障碍的评估和诊断中,有很多相关的量表,非精神专科使用这些量表来测评患者一直存在较大争议。即便是精神科医生,在临床工作中有相当一部分也不经常使用这些量表。一般认为全科医生和其他非精神科医生使用可能带来一定的医疗风险,不建议常规使用。但在进行心身医学的临床研究时,这些量表不可或缺。临床常见且可行的做法是,组建临床研究团队时,应有精神专科医生加入。

(四) 心身疾病在全科实践中的各系统、各科临床表现

全科医疗实践中,心身疾病涉及全身多个系统,患者常以相关症状出现在全科诊疗中,常见的心身疾病有以下几方面。

1. 呼吸系统　支气管哮喘、通气过度综合征、神经性咳嗽、慢性阻塞性肺疾病。

2. 心血管系统　非心脏疾病的胸痛、冠心病、原发性高血压、白大褂综合征、二尖瓣脱垂征、β受体高敏症、原发性高血压病、充血性心力衰竭、功能性心律失常、心因性心律失常。

3. 消化系统　消化性溃疡、慢性胃炎、溃疡性结肠炎、克罗恩病、功能性消化不良、肠易激综合征、中枢介导的腹痛综合征。

4. 内分泌系统　格雷夫斯病、甲状腺功能减退症、原发性甲状旁腺功能亢进症、糖尿病、肥胖症。

5. 风湿免疫系统　类风湿性关节炎、系统性红斑狼疮、雷诺病、肌纤维疼痛综合征、白塞综合征、干燥综合征。

6. 神经系统　紧张性头痛、肌痉挛、(血管性)偏头痛、卒中后抑郁、癫痫、帕金森综合征、慢性疲劳综合征。

7. 外科　肿瘤(乳腺癌等)、器官移植后综合征、间质性膀胱炎、男性不育、男性性功能障碍、骨关节疼痛、腰背疼痛。

8. 妇产科　流产、异位妊娠、妊娠剧吐、胎儿生长受限、胎盘早剥、功能失调性子宫出血、原发性痛经、绝经综合征、女性性功能障碍、不孕、外阴疼痛。

9. 儿科　小儿遗尿症。

10. 耳鼻喉头颈外科　精神心理性耳鸣、喉异感症、口吃、癔症性耳聋、失明。

11. 口腔科　牙齿敏感症、复发性口疮、下颌关节紊乱综合征、磨牙症。

12. 眼科　原发性青光眼、伪盲。

13. 皮肤病学科　扁平苔藓、皮肤瘙痒症、神经性皮肤炎、银屑病、白癜风、斑秃、荨麻疹。

三、心身疾病的全科处置

面对心身疾病,主要的治疗有三方面:一是心理治疗,二是物理治疗,三是药物治疗。心理治疗的门类和方法有很多,但按我国现行的法律必须具备心理治疗师资质的医生才可进行心理治疗。按目前我国的现行规定,有行医资质的持牌医生可申请心理治疗师资质,经培训并考试合格,可授予心理治疗师资质,获取心理治疗师资格后方可进行心理治疗,故心理治疗本章不作详述。同样,物理治疗如电休克等必须在精神专科机构里进行,全科无此资质,不能进行,本章亦不赘述。

药物治疗是全科医生处置心身疾病的基本手段。常涉及的药物有两大类,一类是患者躯体症状所涉及系统的生理治疗,如高血压、肠易激综合征等专科的治疗,专科药物不在此赘述。另一类是神经调节药,也就是针对患者的躯体症状障碍、焦虑障碍和抑郁障碍等常用的药物,常用的神经调节药物有抗焦虑药、抗抑郁药和中药。

(一) 躯体化症状的临床处置

这类患者的治疗关键在于医疗照护,治愈反而不是目的,对这类患者包括药物、随访以及合适的转诊是全科医生能够提供的。根据患者躯体症状、对疾病本身的认知和信念、行为、情绪状态等因素,一般认为,推荐的处理方法有以下几点。

1. 重新归因 帮助患者将躯体症状与生活中的心理因素或应激因素联系起来,它通过下列步骤来完成:①心理社会应激源(剧烈的人际关系冲突或巨大压力);②生理机制(胃肠蠕动及消化液分泌的紊乱);③躯体症状(腹痛、腹泻)。重新归因治疗适用于有自知力,病史不长,且无明显病耻感的患者。

2. 心理治疗 当患者无明显的病耻感,愿意探讨心理和社会因素对其症状的影响,且医生与患者有良好的沟通,建立很强的信任关系时,可向患者推荐适当的心理治疗师做适当的心理治疗。认知行为治疗被认为有一定疗效。如果全科医生本人取得了心理治疗师的资质且深得患者信任,不妨为其亲自做心理治疗。

3. 指导的方法 完全忽略患者的精神心理因素,像对待一般躯体疾病患者一样用单纯生理医疗模式进行干预。该方法适合于对具有很强病耻感,否认心理或社会因素对其症状有重要性,对医生有敌意的患者。少部分患者对焦虑、抑郁等精神类疾病非常反感和抗拒,处方相关的神经调节药或者转诊到精神心理科会被患者认为是医生对其的冒犯,从而给医生带来麻烦甚至人身安全风险。

4. "恰当解释"神经调节药物的作用 在《中华全科医师杂志》发表的《慢性腹痛基层治疗指南(2019 年)》中明确指出:既往的慢性特发性腹痛或功能性腹痛综合征现诊断为中枢介导的腹痛综合征(centrally mediated abdominal pain syndrome,CAPS),其发病机制与脑边缘系统和疼痛下行调节障碍密切相关。其治疗的首选药物是三环类抗抑郁药(TcAs)、选择性 5- 羟色胺及去甲肾上腺素再摄取抑制剂(SNRIs)。

除了 CAPS,对于功能性消化不良、肠易激综合征,其相关指南、共识意见,都明确提出使用神经调节药进行治疗。临床实践中,笔者认为不需要为患者戴上焦虑障碍或抑郁障碍的"帽子",从而引发患者的病耻感。用药的合理解释是胃肠神经功能紊乱,从而导致功能胃肠病,治疗仅是"借用"这些精神类药物。通常情况下,大多数患者能够接受,用药的依从性较高。

(二) 焦虑为主的心身疾病中抗焦虑药的应用

抗焦虑药主要有:①苯二氮䓬类;②5-HT$_{1A}$ 受体部分激动剂;③抗抑郁药。

1. 苯二氮䓬类药物 因其具有抗焦虑作用强、起效快、疗效好、副作用小、安全可靠等特点被临床广泛应用,它的作用与抑制性神经递质 γ- 氨基丁酸(GABA)密切相关,主要是通过增强内源性 GABA 的作用而起效,其副作用包括耐药性;长期应用可有依赖性,包括精神依赖和躯体依赖;可有白天疲倦感;药物过量时出现共济失调或言语不清;因其有机松作用,可加大老年人跌倒风险;另外 30%~90% 的患者可因突然停药而出现戒断症状。常用的苯二氮䓬类有阿普唑仑、艾司唑仑和氯硝西泮等。

2. 5-HT$_{1A}$受体部分激动剂 目前临床常用的药物有丁螺环酮(buspirone)和坦度螺酮(tandospirone),化学结构均属于阿扎哌隆类,因这类药物无耐受性和依赖性,停药后无戒断反应,与其他苯二氮䓬类药物无交叉耐药性。这类抗焦虑药物镇静作用轻,不易引起运动障碍,无呼吸抑制作用,对认知功能影响小,但起效相对较慢,需要2~4周。常见的不良反应有头晕、头痛、恶心、不安等,禁止与单胺氧化酶抑制剂联用。

3. 抗抑郁药 具有抗抑郁和抗焦虑的双重作用,因此被广泛用于焦虑障碍的治疗。主要有以下几类。

(1)三环类药物(TcAs):这是一类典型的抗抑郁药物,常用的包括丙米嗪(imipramime)、阿米替林(amitriptyline)和多虑平(doxepin),主要是抑制突触前神经元对去甲肾上腺素和5-HT的摄取,同时有抗胆碱能、抗α$_1$肾上腺素和抗组胺作用,有镇静、记忆力减退、口干、便秘、视物模糊等副作用。对于心血管系统,可有体位性低血压、心动过速、传导阻滞等不良反应。三环类药物抗焦虑、抑郁的疗效确切,但副作用亦十分明显。

(2)5-HT选择性重摄取抑制剂(SSRIs):其作用机制是抑制突触前5-HT能神经末梢对5-HT的重摄取,常用的有氟西汀、舍曲林、帕罗西汀、西酞普兰、艾司西酞普兰、氟伏沙明等。

SSRIs对于抗胆碱能及心血管系统的不良反应比TcAs轻,镇静作用也较轻,青少年使用注意易激惹或自杀念头。无证据表明SSRIs类药物有成瘾或依赖,但长期使用突然停药,可出现停药症状,建议逐渐减药。

使用SSRIs少见且严重的不良反应是中枢5-羟色胺综合征,表现为5-HT受体活动过度,临床表现为腹痛、腹泻、出汗、发热、心动过速、血压升高、谵妄、肌痉挛、动作增多、激惹敌对等,严重者可出现高热、休克甚至死亡。在与单胺氧化酶抑制剂以及其他5-HT激动剂联用时易发生,应避免这类联合用药。部分患者出现性功能障碍,如阳痿、射精延迟、性快感缺失,这是男性患者拒服这类药物的常见原因。部分患者服药后导致体重增加,是相当一部分女性患者的停药原因。

帕罗西汀是临床上治疗焦虑障碍应用最广泛的一种药物,美国FDA已批准了其5个抗焦虑障碍的适应证,分别是广泛性焦虑、惊恐障碍、强迫障碍、社交焦虑障碍、创伤后应激障碍。而草酸艾司西酞普兰相比帕罗西汀疗效更优且副作用较少。

(3)选择性5-羟色胺及去甲肾上腺素再摄取抑制剂(SNRIs):代表药物有文拉法辛(venlafaxine)和度洛西汀(duloxetine)。这类药物具有5-HT和去甲肾上腺素双重再摄取抑制作用。临床应用中,SNRIs对心身疾病中的躯体症状疼痛疗效较好。

(4)去甲肾上腺素和特异性5-HT能抗抑郁药(NaSSAs):代表药物为米氮平(mirtazapine)。其作用机制是通过增强去甲肾上腺素、5-HT能动传递及特异阻滞5-HT$_2$,5-HT$_3$效率,拮抗中枢去甲肾上腺素能神经元突触α$_2$自身受体及异质受体。NaSSAs具有明显镇静作用,抗胆碱能作用小,对性功能几乎不影响是其明显特点,但可增加食欲及体重,禁止与酒同服。

(5)5-HT受体拮抗和再摄取抑制剂(SARIs):代表是曲唑酮,其主要治疗作用可能是5-HT$_2$受体拮抗,从而兴奋5HT$_{1A}$受体对5-HT的反应,有较强镇静作用,可致体位性低血压,少数有阴茎异常勃起。

(6)其他有抗焦虑作用的药物还包括以下几种。

1)中成药:乌灵胶囊是单味成分的国家中药一类新药,中华医学会心身医学分会的相关共识指出："乌灵胶囊在心身障碍中广泛应用,是综合医院各科室治疗焦虑抑郁状态及失眠的有效用药。"舒肝解郁胶囊也较常用。

2)氟哌噻吨美利曲辛片:在我国使用非常广泛,每片含氟哌噻吨 0.5mg,氟哌噻吨是抗精神病药物,是突触后 D_1、D_2 受体拮抗剂,通过 D_2 受体发挥其抗精神病作用。每片含美利曲辛 10mg,美利曲辛是三环类抗抑郁药。适用于轻、中度焦虑患者,起效快是其明显的临床特点。长期使用注意锥体外系反应,尤其对中、老年人。

3)抗精神病药:常用的包括氯丙嗪、氯氮平、利培酮等,但一般认为属二、三线用药。

（三）抑郁为主的心身疾病中抗抑郁药的应用

根据《中国抑郁障碍防治指南》(第二版),A 级推荐的药物有氟西汀、帕罗西汀、氟伏沙明、舍曲林、西酞普兰、艾司西酞普兰、文拉法辛、度洛西汀、米氮平、米那普仑、安非他酮、阿戈美拉汀等。推荐根据药物的疗效、安全性及耐受性进行用药。

氢溴酸伏硫西汀片 2018 年在我国上市,是多模式的作用机制,对 5-HT$_3$ 和 5-HT$_7$ 有拮抗作用,对 5-HT$_{1B}$ 有部分激动作用,对 5-HT$_{1A}$ 有激动作用,对 5-HT 转运蛋白(SERT)有抑制作用,伏硫西汀作为新一代抗抑郁药物,其疗效与 SSRIs、SNRIs 和阿戈美拉汀相当,对认识症状有特别的获益。一篇发表于《柳叶刀》的 21 种抗抑郁药头对头比较研究显示,伏硫西汀具有好的疗效与可接受度。

四、心身医学全科实践中的医疗风险及管理

心身医学从宽泛的角度讲是精神科与各专科的交叉学科,关注的是由精神、心理及社会因素引发的在非精神专科的各类躯体症状。目前尚处在不断发展的过程中,其诊断及治疗都存在许多尚不明确之处,全科医生在医疗实践过程中,如果要很好地处理临床上的心身医学问题,在精神病学及心理学方面要有很好的造诣。三年的全科规培过程中,虽然有一个月的精神科的培训,但还是远远不够的。

心身医学是一门边缘交叉学科,在我国,大众对这一学科的了解认识不足,医生在临床实践中的诊断及用药治疗难免会受到患者的质疑与挑战,面对这种情况,医生首先应该做的是共情,充分理解并肯定患者的躯体痛苦的客观存在,千万别解释为症状来自患者的"想象"。对于心身疾病使用的精神类药物,目前统一的称谓是"神经调节药"。我们将治疗部位"聚焦"于大脑以外的各器官及其调节神经系统,解释清楚其副作用,尤其是成瘾性问题,大多数患者能够接受,少部分病耻感很强的患者,完全拒绝"神经调节药",也不必强求或过于执着,应用"指导的方法"处理即可。

（一）两种心身医疗的临床实践模式

目前实际的心身医疗实践中,存在两种模式,一种是"德国模式",一种是"美国模式"。两种模式的共存会让一部分不太了解心身医学的非精神科医生产生一些认识上的混乱,这些医生对患者被给予的心身医学处理给出的一些偏颇的评价可能会导致患者及其家属的误解,从而引起严重的医患矛盾,这是全科医生心身医学实践中必须充分注意的。

psychosomaic 一词,最早来源于 1818 年德国的 Heinroth 医生,用于描述某种原因特殊的失眠症。在 20 世纪 70 年代的德国,出现了心身医学科和心身医学医师。心理治疗、精神分析普遍被内科医师接受。反而是精神科医生不认同心身医学概念。内科医生从事的心身医学领域侧重于进食障碍、焦虑、躯体形式障碍等。在这方面,德国的政府监管部门和保险

公司给予认可,其心身医学发展得很好,在德国综合医院,心身医学科与精神科并存。

在美国,心身医学以会诊 - 联络精神病学的形式蓬勃发展,2003 年,美国精神与神经专科医生委员会接纳心身医学成为其亚专科。在美国,心身医学医生持精神科牌照行医。

但在西方社会的医疗实践中,心身医学 70% 左右的工作由全科医生承担,包括美国在内,全科医生对躯体化、焦虑、抑郁等非重性精神病可首诊首治,承担了大量的心身医学实践工作。

我国则是两种心身医学实践模式共存。一方面,在躯体化的"重灾区"——消化系统和心血管系统,心身医学的探讨与实践方兴未艾。心内科有胡大一教授的"双心医学"心身医学模式。涌现了毛家亮这样杰出的心血管心身医学专家。消化领域,郑州大学第一附属医院的陈玉龙教授最早成立了心身医学实践的"郑州小组",出版了一系列消化系统心身医学著作,作为消化系统心身医学领域的领军人物,一直在不遗余力地推动消化心身医学的发展。仁济医院的陈胜良教授作为消化心身医学的另一杰出代表,担任中华医学会消化分会的第一任心身学组的组长,并组建成立了中华消化心身联盟,同时又在中华医学会心身分会担任了消化学组的组长,为消化心身医学发展做出了重要贡献,在他们的推动下,消化心身疾病的诊断与治疗有了长足的进步。

另一方面,很多综合性医院建立了有强烈精神科背景的心身医学科,以会诊 - 联络精神病学的形式在综合性医院开展心身医学实践。

无论是国际还是国内,目前从事心身医学实践的有两类人,一类是临床精神病学医生,另一类,则是受过培训的非精神病专科的临床医生,当然也包括了全科医生。有志于更好践行心身医学的非精神科医生,应该充分学习医学心理学,行为医学、精神病学,心理治疗等相关学科,为心身医学实践打下坚实的基础。

(二) 规避心身医学实践中的法律风险

《中华人民共和国精神卫生法》(以下简称《精神卫生法》)于 2012 年 10 月 26 日由全国人民代表大会常务委员会通过,并于 2013 年 5 月 1 日起实施。该法第二十九条明确规定"精神障碍的诊断应当由精神科执业医师作出。"

这部法律的出台背景是我国精神卫生问题的严重性十分突出,精神疾病在中国疾病总负担中排名居首位,约占疾病总负担的 20%,有严重精神障碍患者约 1 600 万人。中国强制收治精神障碍患者程序缺失,个别地方发生的强制收治案例引起患者及其亲属的强烈质疑,"被精神病"不时成为舆论热点。

目前我国的精神科医生数量极其有限,而人群中有大量躯体化、焦虑、抑郁的患者,上述众多的非严重性精神病患者,如果全部由精神科医生来诊治,显然是一个不可能完成的任务。此外,由于病耻感,这些患者主观上会尽可能回避到精神科就诊,即便是有非精神科医生转介、推荐,他们也非常反感去精神科就诊。在临床工作中,常常有部分患者因被转介去精神科而认为是对他们的一种人身侮辱与冒犯,从而引发严重的医患矛盾。

目前并无相关的法律法规禁止临床医生处方精神类药物,仅是归属于"精一"及"精二"类药物,必须按规定进行相应定期学习并取得处方权。这类似于抗生素不限于感染科,抗肿瘤药物不限于肿瘤科,进行相应的学习并取得处方权后即可在临床使用。且本篇中所提及的抗焦虑抑郁药物无此管理要求。

关于诊断问题有以下几个方法进行解决。

对功能性消化不良、肠易激综合征以及 CAPS 这类功能性疾病，相关的指南、共识意见已经明确提出应使用"神经调节药"，这类疾病的用药在临床上可放心应用。需要面对的问题是患者的病耻感，如何帮助患者接受这类药物，是临床实践中的关键问题。

我国目前临床上诊断仍采用 ICD-11，其"躯体形式障碍"分类之下有"心脏神经官能症""胃肠神经官能症"，尽管其诊断属精神障碍，但因其诊断明确指向具体脏器，病变所指聚焦于身体器官，而非患者精神或者大脑，鲜有引起患者病耻感，临床上病患容易接受，为用药的解释工作做了良好的铺垫。

在全科医学的日常工作中，因为我国《精神卫生法》的规定，全科医生也不能做焦虑障碍、抑郁障碍的诊断，一般情况下会做焦虑状态、抑郁状态的诊断。如果患者除了躯体症状外，焦虑、抑郁的临床表现也比较明显，全科医疗实践中，可考虑焦虑状态或抑郁状态，这也是避免这一法律问题的方法之一。

如果患者躯体症状伴随的精神症状较明显，无明显病耻感，临床用药治疗效果欠佳，应请精神专科会诊，指导诊断和治疗，也不失为好方法，但应确认患者无明显攻击性，且医患沟通良好，否则可能带来严重的医患冲突。

如患者对全科医生处方精神类药物视为对其的冒犯，尽管小心解释仍无法达成共识的，"指导的方法"是最后的选择，也是最安全的选择。

初次的心身医学处置应极为慎重，耐心解释，与患者达成共识非常重要。若未取得患者接受、认同就已经开始神经调节药的治疗，但效果不佳，因此转介患者去精神科则可能有较大医疗风险。

（三）心身疾病本身是医患冲突的危险因素

大量的临床实践及医学研究表明，心身疾病患者易引起医患冲突，甚至因此造成严重悲剧。人格特征和性格缺陷是心身疾病易患素质的主要因素，是引发心身疾病的内因和基础。孙学礼等用 NEO 人格调查表对心身疾病患者人格特质进行了研究。研究表明，"其人格特点表现为情绪稳定性差，性格易处于两极，性格不太随和、不开朗，并且责任心不强"。研究显示，神经质的人格特征在心身疾病的躯体症状人群中特征显著，神经质是人格特质的核心因素之一，反映个体感知和体验所处世界危险和混乱的程度，过度夸大躯体症状是神经质人格的基本特点之一。心身疾病患者个性偏差，引导方式不合常理，从而可能引发医患矛盾。近年来发生的严重伤医案，均与心身疾病患者密切相关。

（四）心身医学实践中严防漏诊误诊

随着心身医学概念的推广，越来越多的医生接受心身医学观念，重视"医学难以解释的躯体症状"与患者精神心理因素的联系，但在这一过程中，防止器质性疾病的漏诊与误诊，又成为日常医疗活动中必须着重关注的问题。

下面介绍笔者身边的一个案例：患者，男性，57 岁，因"腹痛、烂便、消瘦 1 年"于外院留医检查，诊断为"功能性胃肠病"。患者出院后半年因出现全身皮肤、巩膜黄染入另一医院留医，经检查及十二指肠镜下穿刺取得病理组织，确诊为晚期胰腺癌。显然，患者于第一家医院留医时由于过早诊断为功能性胃肠病而出现了漏诊。

（五）心身疾病的诊断线索

临床诊疗工作中，心身疾病的患者有一些特征性的表现，提醒临床医生必须注意心身疾病的诊断。主要表现包括：病史长，症状多，涉及多个系统；过度检查，过度治疗，就诊时携带大量检查检验报告和单据；过度关注粪便形态、肛门排气、肠鸣、口臭等躯体不适；候诊时不耐烦，频频敲门；同一问题，反复提问，就诊结束后，反复进诊室提问；坐立不安，注意力不集中，就诊中突然站起；难以解释的各种疼痛，包括胸痛、腰背痛、乳房痛、肛门痛等，止痛药疗效不佳；不认可医生诊断，和医务人员争执，取药后要求退药，反复医疗投诉；自带病情介绍，唯恐遗漏病史；同时挂多个科室的号；容易晕车、晕船；亲密关系紧张，夫妻离异或分居，单位同事关系紧张。以上症状，同时出现越多，心身疾病可能性越大。

目前，全科医疗实践中，对心身疾病的处置仍有相当的困难，除了上面提到的患者以躯体症状为主诉就诊，少有表现为情绪、心理问题，容易误诊或漏诊。尽管全科医生规培中有一个月精神科的培训，但仍匮乏躯体化、焦虑、抑郁等相关诊疗知识，另外，长期的医学培训中，大部分是纯生理的医学模式教育，生理 - 心理 - 社会医学模式的教育仍很少，对精神、心理及社会因素对患者引发的躯体症状认识不足。当然诊断权限的法律问题也使很多医生对这一现实问题敬而远之，绕道而行。另外，临床医生的工作量非常大，单次出诊接待的患者很多，看诊时间不足，无法与患者进行细致全面的沟通交流也是重要影响因素。

患者对精神疾病的病耻感也是临床实践中说服患者接受神经调节药物的一大障碍。

目前，现有的药物治疗焦虑、抑郁及躯体化症状，其疗效仍是不足的，相当多的患者症状易反复，治疗的维持时间长短，药物副作用较大，也是目前心身疾病诊疗中的障碍。

在心身医疗实践中，切忌盲目抬高患者对治疗效果的预期，明确告诉患者治疗所需的时间，治疗过程中所花费的费用，以及药物的副作用，如男性的性功能障碍，女性非常看重的体重增加等。应关注患者的经济能力，在处方单日用费用较高的药物或转介患者去做心理治疗时，尤其要重视这一点。

对抗拒神经调节药物的患者，应当学会放弃和以适当的方式退出，千万不可强求。

对有重性精神病以及严重人格障碍患者，应当坚决不介入。对自杀倾向明显的患者，应及时联系患者家属，尽早转诊。学习适当的摆脱技巧，尽量避免激惹患者，尤其是面对有攻击性的患者。通常在患者面前"承认"自己"能力有限"，承认患者病情过于复杂，自己无能力给予患者更多的临床帮助，满足患者一些费用不贵的检查要求等是常用的摆脱技巧。

我们应充分认识心身医疗实践中的这些困难，全面、仔细与患者沟通，以期在心身疾病的诊疗中取得更好效果，减轻患者的痛苦，减少医疗资源的浪费。

（熊小强）

参 考 文 献

［1］利文森. 心身医学 [M]. 吕秋云, 译. 北京: 北京大学医学出版社, 2010.

［2］孙学礼, 曾凡敏. 临床躯体症状的心身医学分类及诊疗共识 [M]. 北京: 科学出版社, 2015.

［3］世界卫生组织. ICD-10 精神与行为障碍分类临床描述与诊断要点 [M]. 范肖东, 汪向东, 于欣, 等译. 北京: 人民卫生出版社, 1993.

［4］HETTEMA J M, NEALE M C, KENDLER K S. A review and meta-analysis of genetic epidemiology of anxiety disorders [J]. Am J Psychiatry, 2001, 158 (10): 1568-1678.

［5］吴文源, 孙学礼, 施慎逊, 等. 焦虑障碍防治指南 [M]. 北京: 人民卫生出版社, 2010.

［6］李凌江, 马辛. 中国抑郁障碍防治指南 [M]. 2 版. 北京: 中华医学电子音像出版社, 2015.

［7］马辛, 李叔然, 向应强, 等. 北京市抑郁症的患病率调查 [J]. 中华精神科杂志, 2007, 40 (2): 100-103.

［8］李献云, 张艳萍, 王志青, 等. 北京地区综合医院患者抑郁障碍的患病率 [J]. 中国神经精神疾病杂志, 2010, 36 (2): 65-69.

［9］ANDRADE L, ARAVEO-ANDUAGA J J, BERGLUND P, et al. The epidemiology of major depressive episodes: results from the International Consortium of Psychiatric Epidemiology (ICPE) Surveys [J]. Int J Methods Psychiatr Res, 2003, 12 (1): 3-21.

［10］HASIN D S, GOODWIN R D, STINSON F S, et al. Epidemiology of major depressive disorder: results from the National epidemiologic survey on alcoholism and related conditions [J]. Arch Gen Psychiatry, 2005, 62 (10): 1097-1106.

［11］LAMERS F, OPPEN P, COMIJS H C, et al. Comorbidity patterns of anxiety and depressive disorders in a large cohort study: the Netherlands Study of Depressive and Anxiety (NESDA)[J]. J Clin Psychiatry, 2011, 72 (3): 341-348.

［12］MURRAY C J, VOS T, LOZANO R, et al. Disability-adjusted life years (DALYs) for 291 diseases and injuries in 21 regions, 1990-2010: a systematic analysis for the Global Burden of Disease Study 2010 [J]. Lancet, 2012, 380 (9859): 2197-2223.

［13］翟金国, 陈敏, 赵靖平, 等. 山东省抑郁障碍患者的经济负担研究 [J]. 中国卫生经济, 2011, 30 (10): 80-82.

［14］吴爱勤, 袁勇贵. 中国心身医学实用临床技能培训教程 [M]. 北京: 中华医学电子音像出版社, 2018.

［15］BARSKY A J, AHERN D K. Cognitive behavior therapy for hypochondriasis: a randomized controlled trial [J]. JAMA, 2004, 291: 1464-1470.

［16］BENJAMIN S. Psychological treatment of chronic pain: a selective review [J]. J Psychosom Res, 1989, 33: 121-131.

［17］中华医学会. 慢性腹痛基层诊疗指南 (2019 年)[J]. 中华全科医师杂志, 2019, 18 (7): 618-627.

［18］中华医学会消化病学分会胃肠功能性疾病协作组, 中华医学会消化病学分会胃肠动力学组. 2020 年中国肠易激综合征专家共识意见 [J]. 中华消化杂志, 2020, 40 (12): 803-818.

［19］POLLACK M H, ZANINELLI R, GODDARD A, et al. Paroxetine in the treatment of generalized anxiety disorder: results of placebo-controlled, flexible dosage trial [J]. J Clin Psychiatry, 2001, 62 (5): 350-357.

［20］BIELSKI R J, BOSE A, CHANG C C. A double-blind comparison of escitalopram and paroxetine in the long-term treatment of generalized anxiety disorder [J]. Ann Clin Psychiatry, 2005, 17 (2): 65-69.

［21］中华医学会心身医学分会乌灵胶囊临床应用专家共识组. 乌灵胶囊在心身相关障碍中的临床应用专家共识 [J]. 中华内科杂志, 2020, 59 (6): 427-432.

［22］CIPRIANI A, FURUKAWA T A, SALANTI G, et al. Comparative efficacy and acceptability of 21 antidepressant drugs for the acute treatment of adults with major depressive disorder: a systematic review and network meta-analysis [J]. Lancet, 2018, 391: 1357-1366.

［23］陈玉龙. 消化心身疾病基础与临床 [M]. 北京: 科学出版社, 2021.

第五章

常见未分化疾病的全科诊治要点

第一节　概　　论

未分化疾病（Medically Unspecified Disease,MUD）是指通过详细的针对躯体及精神疾病的体格检查和辅助检查,仍无法找到可以对症状进行解释的疾病,或发现的疾病无法解释症状的严重程度,这类疾病被称为未分化疾病。MUD 患者存在医学上无法解释的躯体症状,或处在疾病的未分化阶段尚不能诊断为某一种疾病,但这类疾病的诊治通常会消耗过量的医疗资源,继而导致严重的医疗和社会问题。

未分化疾病的病因复杂多样,发病机制尚不明确,目前认为生理因素、社会心理因素、遗传因素等均是导致患者出现躯体化症状的关键。MUD 患者可以出现 1 个或多个系统的症状,最常见表现为全身各处疼痛,如头痛、胸痛、腹痛、关节疼痛,其次常见的症状包括消瘦、心悸、乏力、水肿、头晕等,而在综合性医院的门诊就诊患者中,排在前 5 位的原因是疲劳、睡眠烦恼、虚弱、消化不良和眩晕。

未分化疾病的诊疗过程常常出现过度诊断的问题。患者对自身症状的过度关注可能导致严重程度被高估,反复多次多科室就诊使得就诊过程没有连续性,对健康的担忧使患者愿意主动接受各种医学检查。接诊医生对于未分化疾病的认识不足、与患者沟通时间短、对遗漏重大疾病的担忧及当前较为紧张的医疗大环境,均是医生会对患者过度诊疗的原因。同时,医学检查技术的进步和普及也在一定程度上增加了被过度诊断的未分化疾病患者数量。过度诊断对于疾病的早发现早诊断起到的效果微乎其微,但对患者的满意度起到了很大的反作用,因此有学者提出将未分化病的关注对象从疾病转向患者,注重患者的主、客观情况,确保医患之间进行充分的共同决策,即医患共同决策,其最主要的目的不是从疾病角度出发解决问题,而是最大限度地获得使患者满意的诊疗结局。

一、流行病学背景

由于目前尚无统一的 MUD 诊断标准,因此难以对 MUD 的患病率进行较为准确的评估,1997 年世界卫生组织对 14 个国家的初级保健机构的调查结果显示,MUD 的患病率为 20%。近 20 年多个国家的调查结果显示,诊断 MUD 的患者约占人群的 3%~22.9%。国内对 MUD 的患病率调查数据较少,2018 年的调查发现综合医院的全科线上 - 线下门诊中,约有 18.6%~21.3% 的患者因 MUD 就诊。

二、基本特征

MUD 通常是慢性的、反复出现的身体不适感,体格检查及必要的实验室检查难以找到器质性病因,或即使有一定的器质性疾病,却难以解释患者的症状。但患者的症状是真实存在的,并且影响患者的正常生活、工作、社交,降低生活质量。

在问诊过程中常常发现患者或患者父母、家人过去曾有过严重器质性疾病的病史,或病前已有焦虑或抑郁状态,不良情绪可能诱发症状出现,持续的慢性身体不适加重负面情绪,导致恶性循环。患者因症状无法解除及得不到满意的疾病诊断,易对医生的诊治能力产生怀疑,导致频繁更换医院、科室、医生,反复就诊;医生因患者的依从性差及不合理要求(如要求医生增加额外的诊疗时间、要求开具某些疾病证明等)而失去耐心,严重影响医患关系。

三、评估和分级

(一)评估

临床评估除了对症状评估,也包括症状对患者的影响、患者的预期等,内容主要包括以下方面。

1. 目前主要的躯体症状。

2. 其他相关的躯体症状。

3. 精神状态和情绪问题。

4. 最近的应激性生活事件、不良处境,或其他的外部因素(如家庭、工作、人际关系等问题)。

5. 既往有无相似的症状或问题。

6. 患者对其症状的归因。

7. 患者对症状和疾病担忧的程度,家庭成员对患者情况的紧张、关切程度。

8. 患者功能受损的程度(躯体功能、家庭功能和社会功能),以及在相关人际系统中产生的影响。

9. 患者及家属对治疗和检查的期望程度,以及对既往求助、求医经历的看法。

(二)分级

对 MUD 的分级主要根据其风险性和复杂性,是否会转为慢性、严重的功能受损、导致反复就诊行为等,目的是接诊时按级别进行相应处理。

(1)低风险 MUD:患者症状持续时间短,持续时间不超过 3 个月,发作频率低,症状较轻且单一,未引起严重的功能受损,愿意和医生讨论社会心理因素。其复杂水平最低,风险低,预后良好。这类患者可由专科治疗,必要时转诊至精神心理科,注意转诊过程应以患者为中心,促进患者的求助动机,尊重自主权,避免患者产生抵触心理。

(2)中风险 MUD:患者的躯体症状持续时间相对较长,持续 3~6 个月,症状较重,存在共病,可涉及 2~3 个系统,常合并心理/精神障碍,有一定程度的机体功能受损。因关注点放在明显的躯体或精神障碍的某一个方向上,而容易忽略其他因素,影响治疗效果,导致预后不佳。这类患者的治疗应以躯体症状专科为主体、精神心理科共同管理的模式进行,结合心理治疗、躯体导向治疗、精神类药物治疗,同时注意治疗过程中评估疗效,发现治疗效果不佳时及时调整,必要时按高风险 MUD 患者处理。

（3）高风险 MUD：患者有持续的慢性躯体症状，持续时间 6 个月以上，病情严重，机体存在明显功能障碍甚至功能丧失。患者频繁在医院或科室间转诊，可能住院治疗甚至接受手术。患者可能执着于争取与实际情况不符的经济赔偿或法律诉求，出现严重的医患关系问题。该类患者风险高，治疗效果差，预后不佳。此类患者应住院治疗，需要多模式多科室参与，除躯体症状专科及精神心理科，还应有康复治疗科共同参与。

四、治疗

MUD 患者的治疗包括躯体疾病和精神心理两方面，治疗目标不同于一般性的器质性或心理疾病，而是以减少或减轻症状、减少心理社会应激、降低日常功能损害、减少不合理利用医疗资源为治疗目标。治疗过程中须重点关注建立良好的相互信任的医患关系，以患者为中心，充分倾听和接纳，表达共情、包容，制定医患共同决策的合理治疗方案。患者症状对生活工作、社交的影响，应通过心理治疗、康复治疗等方式干预，躯体化症状可借助药物达到改善功能、减轻症状的效果。

五、全科医学在未分化疾病中的作用

MUD 属于全科医学的特色疾病之一，无论在社区或综合性医院，全科医学科在 MUD 的诊治过程中都起到不可或缺的作用。综合医院的全科医学科不仅诊断未分化疾病，同时还作为参与治疗的各专科之间的纽带，通过多学科协作，建立协调性的诊疗机制，减少 MUD 患者在各专科反复多次就诊的频率，合理分配医疗资源，减少对"高、精、尖"医疗资源的不合理使用。同时在长期随访患者过程中，能够与基层医生交接定期随访计划、后续治疗注意事项等，实现基层医院与综合医院一体化的双向转诊模式。

（田景炜）

参 考 文 献

［1］ 娄铮, 刘颖, 邵双阳, 等. 未分化性疾患 (未分化疾病) 的研究进展 [J]. 全科医学临床与教育, 2021, 19 (7): 636-639.

［2］ 刘峰海, 王爽, 于晓松. 医学无法解释的症状研究进展 [J]. 中国全科医学, 2013, 16 (13): 1192-1194.

［3］ 杨祥云, 李占江, 王鹏翀, 等. 北京市综合医院门诊成年患者多躯体症状检出率及症状特点分析 [J]. 中华精神科杂志, 2019, 52 (4): 253-260.

［4］ 叶康丽, 徐志杰, 杜亚平, 等. 应对未分化疾病: 从过度诊断走向医患共同决策 [J]. 中国全科医学, 2020, 23 (36): 4541-4547.

［5］ DRAKE R E, DEEGAN P E. Shared decision making is an ethical imperative [J]. Psychiatr Serv, 2009, 60 (8): 1007.

［6］ GUREJE O, SIMON G E, USTUN T B, et al. Somatization in cross-cultural perspective: a world health organization study in primary care [J]. Am J Psychiatry, 1997, 154 (7): 989-995.

［7］ GRABE H J, MEYER C, HAPKE U, et al. Specific somatoform disorder in the general population [J]. Psychosomatics, 2003, 44 (4): 304-311.

［8］SWANSON L M, HAMILTON J C, FELDMAN M. Physician-based estimates of medically unexplained symptoms: A comparison of four case definitions [J]. Family Practice, 2010, 27 (5): 487.

［9］VERHAAKA P F, MEIJERA S A, WOLTERSC V G. Persistent presentation of medically unexplained symptoms in general practice [J]. Family Practice, 2006, 23 (4): 414-420.

［10］AAMLAND A, MALTERUD K, WERNER E L. Patients with persistent medically unexplained physical symptoms: A descriptive study from Norwegian general practice [J]. BMC Fam Pract, 2014, 15 (107): 1471-2296.

［11］STEINBRECHER N, KOERBER S, FRIESER D, et al. The prevalence of medically unexplained symptoms in primary care [J]. Psychosomatics, 2011, 52 (3): 263-271.

［12］邱艳, 任文, 刘颖, 等. 综合性医院全科线上- 线下门诊就诊情况分析 [J]. 中华医院管理杂志, 2018, 34 (7): 552-555.

［13］中国医师协会精神科医师分会综合医院工作委员会. "医学难以解释的症状" 临床实践中国专家共识 [J]. 中华内科杂志, 2017, 56 (2): 150-156.

［14］周亚夫, 方力争, 于德华, 等. 综合医院全科医学科的定位与发展策略 [J]. 中国全科医学, 2021, 24 (13): 1581-1584, 1591.

第二节　水　　肿

水肿（edema）是指人体血管外组织间隙过多的液体积聚导致的组织肿胀。一般情况下, 水肿这一术语不包括内脏器官局部的水肿, 如脑水肿、肺水肿等。其发生机制有：①毛细血管血流动力学改变, 包括毛细血管滤过压升高、毛细血管壁通透性增加、血浆胶体渗透压降低等；②钠、水潴留；③静脉、淋巴回流障碍。水肿是全科门诊中最常见的症状之一, 与心血管系统、泌尿系统、神经系统、内分泌系统、消化系统、血液系统等多个系统的疾病相关。

一、水肿的评估

（一）水肿的特点

首先是病史采集, 包括水肿出现的时间、开始的部位及蔓延情况、进展是否迅速。检查患者水肿为凹陷性或非凹陷性, 是否为双侧对称性, 是否存在下肢、颜面、躯干、会阴、上肢等部位水肿, 有无胸腔、腹腔、心包积液等。液体仅积聚在上述某局部组织间隙称为局部水肿；当液体在体内组织间隙呈弥漫性分布时, 称为全身性水肿；发生于体内腔隙部位称为积液。同时询问水肿与体位变化、活动、药物、进食、月经周期、妊娠的关系, 除水肿外的伴随症状。

（二）水肿的分度

1. 按水肿程度分度

（1）轻度水肿：仅见于眼睑、眶下软组织、胫骨前、踝部的皮下组织, 指压后组织轻度下陷, 平复较快。部分早期水肿仅有体重迅速增加而无明显水肿征象。

（2）中度水肿：全身组织均见明显水肿, 指压后凹陷明显, 平复缓慢。

（3）重度水肿：全身组织严重水肿, 身体低位皮肤张紧发亮或有液体渗出, 胸腔、腹腔、鞘膜腔等浆膜腔可见积液, 外阴亦可见严重水肿。

2. 按水肿范围分度

(1)"+"：踝部及小腿明显水肿,经休息不消退。

(2)"++"：水肿延及大腿。

(3)"+++"：水肿延及外阴腹部。

(4)"++++"：水肿延及全身或伴有腹水。

(三) 水肿的病因

1. 心源性水肿　　多见于风湿性心脏病、缩窄性心包炎等导致的右心衰竭,发生机制是由于心脏泵血功能下降或心脏舒张受限,有效循环血量减少,肾血流量减少,继发性醛固酮增多引起钠、水潴留及静脉淤血,毛细血管内静水压增高,组织液回吸收减少,最终出现组织间隙水肿。其水肿特点为双侧对称性凹陷性水肿,首先出现于身体低垂部位,水肿部位与体位关系密切,逐渐向上蔓延,进展缓慢且与心衰程度相关。常伴有颈静脉怒张、肝大、静脉压升高等其他右心衰表现,严重者可出现胸腔积液、腹水、心包积液等。

2. 肾源性水肿　　可见于多种肾脏疾病,如肾炎、肾病综合征,由于肾排泄水、钠减少导致钠、水潴留,发生水肿。水肿特点为由眼睑、颜面等身体疏松部位优先出现水肿,继而发展至全身,呈双侧对称的凹陷性水肿。多伴有血尿、蛋白尿、低蛋白血症、高血压及肾功能损害等。

3. 肝源性水肿　　常见于各种原因导致的肝硬化患者,发生机制主要为肝功能减退及门静脉高压,继而出现低蛋白血症、肝淋巴液回流障碍、继发醛固酮增多等。主要表现为腹腔积液,组织水肿以下肢为主,较少累及头面部及上肢。患者多数有慢性肝病病史,可见黄疸、蜘蛛痣、肝掌、脾肿大、腹壁静脉曲张、肝功能异常等。

4. 营养不良性水肿　　是由于营养物质缺乏导致的水肿,如各种慢性消耗性疾病或重度烧伤导致的低蛋白血症、维生素 B_1 缺乏症等。出现水肿前常有体重减轻、消瘦、食欲缺乏、乏力,水肿进展较慢,从组织疏松处逐渐扩展至全身。伴有人血清白蛋白、前白蛋白降低,补充白蛋白后水肿症状可缓解。维生素 B_1 缺乏症又称脚气病,可累及消化、神经、心血管系统,表现为食欲缺乏、手足麻木、四肢运动障碍、全身性水肿等,该类型水肿常于踝部优先出现,随病程进展水肿范围逐渐向上,补充维生素 B_1 治疗病情可迅速改善。

5. 内分泌代谢性疾病所致水肿

(1)甲状腺功能减退症：甲状腺功能减退症可出现黏液性水肿,由于黏多糖在组织和皮肤堆积引起。其特点为皮肤非凹陷性水肿,水肿部位皮肤增厚、粗糙、苍白或蜡黄、皮温减低,水肿可出现于颜面及下肢,不受体位影响,严重者全身皮下组织均可累及,甚至出现浆膜腔积液。检测甲状腺功能有助于诊断,补充甲状腺素治疗后水肿症状消失。

(2)甲状腺功能亢进症：同时有甲状腺功能亢进并伴有水肿称为水肿型甲状腺功能亢进症,该类型水肿为非凹陷性,常出现于胫前部位,逐渐向上蔓延。利尿剂治疗效果不佳,但在甲状腺功能亢进病情控制后水肿可消退。

(3)腺垂体功能减退症：产后大出血等可引起腺垂体功能减退,当促甲状腺激素减少或缺乏时,可出现典型黏液性水肿及甲状腺功能减退症的其他表现。

(4)原发性醛固酮增多症：原发性醛固酮增多症可出现下肢及面部轻度水肿,其机制为肾上腺皮质分泌醛固酮增多,肾小管钠水重吸收增加,出现钠、水潴留引起水肿。患者同时伴有高血压、低血钾、高血钠、多尿等症状。

(5)库欣综合征:因肾上腺皮质分泌过多,引起钠、水潴留,导致部分病例出现面部及下肢轻度水肿。早期症状可仅有水肿,随病程进展,逐渐出现向心性肥胖、肌肉消耗、皮肤紫纹、骨质疏松、糖耐量异常等症状。

(6)糖尿病:糖尿病的各种并发症,如糖尿病性肾病、周围神经炎、营养不良、肥胖、药物等,均可导致患者出现水肿。

(7)经前期紧张综合征:经前期紧张综合征导致的水肿与月经周期关系密切,多开始于月经前 7~14 天,出现体重增加,伴眼睑、踝部、手部轻度水肿,月经来潮后患者排尿量增加、体重减轻、水肿消退。水肿可伴随多种神经症状,如兴奋性增高、烦躁、易怒、失眠、头痛、疲乏、懒散、思想不集中等。

6. 结缔组织病所致的水肿

(1)系统性红斑狼疮:系统性红斑狼疮早期常表现不典型,为单一系统或器官受损,随病程进展出现多系统及多器官受累的临床表现。在疾病进程中可出现轻度水肿,以面部及踝部多见,也可出现全身性水肿。其发生机制与全身性血管病变及人血清白蛋白降低有关,出现狼疮性肾炎时也可表现为肾病性水肿。

(2)硬皮病:硬皮病早期为水肿期,患者表现为皮肤肥厚及紧张,光滑发亮,呈非凹陷性水肿,双侧皮肤出现淡黄色或黄白色对称性肿胀,皱纹消失。水肿由手足部位开始,伴晨僵、关节疼痛,后逐渐发展至头颈部、躯干部位。疾病继续进展则表现出皮肤变硬、萎缩,呈现典型的"面具脸"面容。

(3)皮肌炎:急性皮肌炎在起病初期较难诊断,常表现为多形性皮疹及轻度水肿,闭眼近睑缘处可见明显扩张的毛细血管,以眼睑为中心出现眶周水肿性红色斑片,具有一定的特征性。随疾病进展逐渐出现肌肉疼痛、肌力下降、运动障碍等。免疫学检查血清中肌浆球蛋白抗体阳性有助于诊断。

7. 药物性水肿 部分药物可导致水肿,由药物过敏反应导致的常见于解热镇痛药、磺胺类、某些抗生素等;因药物性肾损害引起水肿常见于某些抗生素、磺胺类、别嘌醇、木通、雷公藤等;内分泌紊乱引起水、钠潴留可见于肾上腺皮质激素、睾酮、雌激素、胰岛素、钙通道阻滞剂、萝芙木、甘草等。此类水肿可表现各异,其特点是与药物使用相关,用药后出现,停药后消失。

8. 特发性水肿 是一种特殊的、原因尚不明确的水肿,可能与内分泌功能失调和直立体位时异常增高的肾素活性有关,几乎仅见于女性,与月经周期相关,月经前多发,呈自限性。水肿常在精神紧张或长时间立位活动或坐位时加重,卧位休息后减轻,受体位影响且呈昼夜周期性波动。晨起时仅有轻微眼睑、面部及双手水肿,随着站立及白天时间推移,水肿将移行至身体下半部,足、踝部有明显凹陷性水肿,一般到傍晚时水肿最为明显,次日晨起时较晚间入睡前体重减轻、水肿消退。部分患者伴有肥胖、颅内水肿导致的头痛、微小血管障碍导致的全身性疼痛、直立性低血压等。立卧位水试验有助于诊断,其做法为:患者取卧位,清晨空腹排尿后,于 20 分钟内饮水 1 000ml,后每小时排尿一次,连续 4 次,统计总尿量;次日取直立位用上述方法再次统计尿量,如立位尿量低于卧位尿量 50% 以上,则为阳性,可考虑诊断为特发性水肿,但需要排除心脏、肝脏、肾脏及其他内分泌疾病所致的全身性水肿。

9. 妊娠相关性水肿 在妊娠中、晚期,由于钠、水潴留及血浆胶体渗透压降低、静脉和淋巴回流障碍引起的生理性水肿,一般表现为双下肢不同程度的凹陷性水肿,长时间站立可加重,卧床休息后自行缓解。如休息后水肿不减轻,且进行性加重,并伴随血压升高、蛋白尿、胎儿生长受限等异常,排除妊娠高血压综合征或其他疾病导致的病理性水肿。

10. 功能性水肿　患者无引起水肿的器质性疾病,而是在环境、体质、体位等因素的影响下,使体液循环功能发生改变而产生的水肿,称为功能性水肿。主要包括以下几种。

(1)高温环境引起的水肿:患者在高温环境下出现轻度水肿,夏季多发,反复多年。发生机制可能为温热刺激引起体表血管扩张,导致毛细血管滤过压增高,体液在皮下疏松结缔组织间隙积聚形成轻度水肿,多发生于手足等处。

(2)肥胖性水肿:肥胖人群较易发生水肿,其原因首先是肥胖者体内脂肪含量多,散热困难,须借助于扩张周围血管散热;其次肥胖者活动量少,下肢静脉回流差导致静脉压升高;另外皮下脂肪组织较多,使组织对浅静脉支撑作用减弱,导致其易于扩张、淤滞,最终出现水肿。

(3)老年性水肿:老年人体质及器官功能随年龄增长而逐渐衰减,心、肝、肾及内分泌功能虽未到达衰竭状态,但在某些环境、体位或水、钠负荷过度的情况下,都可能出现水肿。

(4)旅行者水肿:多见于久坐或长时间直立行走的旅行者,其发生机制一方面由于长时间站立或坐姿导致下肢或下垂的上肢静脉回流受阻,另一方面也与站立位时醛固酮分泌增加,导致钠、水潴留有关。

11. 血管性水肿　血管性水肿分为肥大细胞介导和缓激肽介导的水肿。

(1)由肥大细胞介导的血管性水肿:属于变态反应性疾病,患者通常有对药物、食物或周围环境过敏史。发生机制是 IgE 介导肥大细胞脱颗粒释放组胺,激活激肽生成系统释放激肽并促进前列腺素的合成和释放,引起血管内皮活动、血管扩张和微血管壁通透性升高,导致水肿形成。该类型水肿发生迅速,为急性局限性水肿,水肿皮肤硬而富有弹性,呈苍白色或蜡样光泽,边缘界限不清。多发生于眼睑、口唇、包皮、肢端、头皮、耳廓、口腔黏膜、舌、喉等组织疏松处,伴随瘙痒、风团。皮损皮肤处紧张发亮,边界不明显,呈淡红色或苍白色,质地柔软,呈非凹陷性水肿。

(2)由缓激肽介导的血管性水肿:分为 ACEI 类药物引起的获得性血管性水肿和遗传性血管性水肿。遗传性血管性水肿是一种特殊类型的血管性水肿,为罕见的常染色体显性遗传病,由于血液和组织中的 C1 抑制物水平的减低或功能失调,导致大量缓激肽释放,增加血管通透性引起水肿,病程呈反复发作的特点,表现为反复发生的皮肤和黏膜水肿,当水肿累及喉头时可致严重呼吸困难甚至窒息死亡。

12. 血管回流障碍性水肿　因静脉瓣功能不全、血管内血栓形成、血管受外来压迫等引起静脉回流受阻,导致局部静脉压升高,液体外渗至组织间隙形成水肿,见于静脉曲张、静脉血栓和血栓性静脉炎、静脉阻塞等。水肿多发生于单侧肢体,可伴有患肢疼痛、沉重、静脉曲张、皮肤色素沉着、经久不愈的溃疡。上腔静脉阻塞综合征多由恶性病变引起,如肺癌、淋巴瘤,主要表现为头颈部及上臂水肿,并伴有呼吸困难、咳嗽、声音嘶哑、头痛、颈胸部静脉扩张。

13. 淋巴水肿　淋巴水肿是因外部或自身因素引起的淋巴管输送功能障碍造成的渐进性发展的疾病,早期以水肿为主,晚期以组织纤维化、脂肪沉淀和炎症等增生性病变为特征。淋巴水肿分为原发性和继发性,原发性淋巴水肿见于淋巴系统发育异常,可伴有深静脉功能不良、皮肤溃疡和色素沉着。癌症治疗后的淋巴水肿目前是我国继发性淋巴水肿的主要原因,其次为炎症、放射性治疗、外伤、肿瘤转移。

14. 炎症性水肿　常见于蜂窝织炎、疖、痈、丹毒、高温及化学灼伤等,属于局限性水肿。炎症区域聚集大量蛋白及炎症细胞,导致毛细血管扩张、血管壁通透性增高,体液漏出在组织间隙造成水肿。常同时伴有炎症部位的潮红、皮温升高、疼痛、压痛等表现。

二、水肿的治疗

(一) 转诊专科治疗

1. 由严重的心脏疾病、肾脏疾病、肝硬化、内分泌疾病等明确病因导致的水肿,建议专科就诊治疗原发病。

2. 由静脉阻塞、血栓形成、肿瘤侵犯或压迫等引起的水肿,须尽早专科处理以免延误病情。

3. 同时存在其他严重并发症,建议转诊专科或急诊,优先处理危及患者生命的病症。

(二) 全科治疗

1. 一般性治疗

(1)清淡饮食,减少钠盐摄入。

(2)减轻体重,适当运动,避免长时间站立、坐姿。

(3)培养良好生活习惯,避免熬夜、劳累。

(4)对于下肢水肿患者,可夜间抬高下肢减轻水肿。

2. 药物及物理治疗

(1)积极治疗原发病,长期监测病情进展。

(2)避免或去除可能的诱因,如药物性水肿停用相关药物。

(3)一般性治疗无效时,可适当使用利尿药物,首选袢利尿剂,长期使用需注意维持水电解质平衡,水肿消退后及时减量或停药。

(4)下肢静脉曲张可使用静脉活性药物,通过降低毛细血管通透性、提高静脉弹性、抗氧化自由基等减轻水肿,包括黄酮类、七叶皂苷类和香豆素类药物。

(5)除药物外,癌症治疗后的淋巴水肿可通过皮肤护理、手法淋巴引流、多层低弹性绷带包扎等方法改善,并通过持续的压力装置和手法引流来维持治疗,空气波压力治疗和远红外辐射热疗也具有缓解水肿的效果。

(田景炜)

参 考 文 献

［1］万学红, 卢雪峰. 诊断学 [M]. 9 版. 北京: 人民卫生出版社, 2018.

［2］MAURER M, MAGERL M, BETSCHEL S, et al. The international WAO/EAACI guideline for the management of hereditary angioedema-The 2021 revision and update [J]. Allergy, 2022, 10: 1-30.

［3］中华整形外科学分会淋巴水肿学组. 外周淋巴水肿诊疗的中国专家共识 [J]. 中华整形外科杂志, 2020, 36 (04): 355-360.

第三节　咳　　嗽

咳嗽(cough)是身体的一种防御性神经反射动作,可将呼吸道分泌物、有害因子或异物经气道排出体外。但同时咳嗽也可以是一种病理状态,作为呼吸系统常见症状,咳嗽呼吸道传染性疾病的重要传播途径。频繁剧烈的咳嗽严重影响患者工作、生活及社会活动,并可能导致心血管、消化、神经、泌尿、肌肉骨骼等多个系统并发症,如血压升高、心律失常、血管破裂、气胸、尿失禁、晕厥、失眠、抑郁、焦虑等。

咳嗽由延髓的咳嗽中枢受刺激引起,直接刺激气管、肺 C 纤维以及对机械、酸敏感的有髓机械受体或上气道、咽喉、食管、外耳道等部位的迷走神经受到刺激,均可导致咳嗽中枢发出神经冲动传向运动神经(喉下神经、膈神经和脊髓神经),引起咽肌、膈肌和其他呼吸肌的运动,产生咳嗽。除呼吸系统疾病,心血管疾病、神经因素、药物等均可引起咳嗽。大脑的高级中枢可调节咳嗽反射,表现为可以自主咳嗽或抑制咳嗽,提示心理因素也是咳嗽的病因之一。慢性咳嗽的主要病理生理学特征为咳嗽敏感性增高,瞬时受体电位通路激活、气道炎症、神经通路及咳嗽中枢易化是其重要机制。

一、咳嗽的分类

(一)按病程分类

咳嗽按病程长短可分为 3 类。

1. 急性咳嗽　病程小于 3 周,常见于普通感冒、急性气管 - 支气管炎等上呼吸道疾病。

2. 亚急性咳嗽　病程 3~8 周,最常见病因是感染后咳嗽(postinfectious cough,PIC),其次为咳嗽变异性哮喘(cough variant asthma,CVA)、嗜酸性粒细胞性支气管炎(eosinophilic bronchitis,EB)、上气道咳嗽综合征(upper airway cough syndrome,UACS)等。

3. 慢性咳嗽　病程大于 8 周,且胸部 X 线检查无明显异常者称为慢性咳嗽,最常见病因包括 UACS、CVA、EB、变应性咳嗽(atopic cough,AC) 及胃食管反流性咳嗽(gastroesophageal reflux-related cough,GERC)等。另外,慢性支气管炎、支气管扩张症、气管 - 支气管结核、ACEI 及其他药物、支气管肺癌、心理性咳嗽 / 躯体性咳嗽综合征也是慢性咳嗽的病因。

(二)按性质分类

1. 干咳　每日痰量少于 10ml 称为干咳,如急性咽炎、喉炎、ACEI 类药物引起的咳嗽等。

2. 湿咳　每日痰量大于 10ml 称为湿咳,如慢性支气管炎、肺炎、肺脓肿、支气管扩张等。

二、咳嗽的病因诊断

(一)咳嗽的病史采集与相关检查

对于咳嗽,特别是慢性咳嗽患者,病史采集和体格检查十分重要,可以缩小咳嗽的诊断范围、提供病因线索,甚至得出初步诊断并进行经验性治疗或根据病史筛选相关检查,迅速明确病因。

1. 病史问诊 接诊咳嗽为主诉的患者,须详细询问咳嗽的持续时间、时相、性质、音色以及诱发或加重因素、体位及进食影响、伴随症状等,另外了解患者有无吸烟史,有无服用ACEI 或其他药物,有无职业暴露或环境暴露等。详细的病史采集有利于快速诊断,如夜间咳嗽为主首先考虑咳嗽变异性哮喘,有过敏性疾病史或家族史应首先排除支气管哮喘相关的咳嗽,伴随流涕、鼻塞、鼻后滴漏感等应首先考虑上气道咳嗽综合征可能,伴反酸、嗳气、胸骨后烧灼感或餐后咳嗽加重应考虑胃食管反流病,痰中带血或咯血应注意排查结核、支气管扩张症和肺癌等。

2. 体格检查 包括体型、鼻、咽、喉、气管、肺部、心脏的体格检查也可对诊断提供较大帮助。如体型肥胖患者,需注意阻塞性睡眠呼吸暂停低通气综合征或胃食管反流病;鼻黏膜苍白水肿或充血、鼻腔分泌物等,提示合并鼻炎可能;咽部充血、咽后壁淋巴滤泡增生、黏性分泌物等,可能存在咽炎;呼气末哮鸣音需注意哮喘可能,吸气相哮鸣音要警惕中央型肺癌或支气管结核,velcro 啰音提示间质性肺病可能;心界扩大、早搏、病理性杂音可能提示心脏疾病引起的咳嗽等。

3. 相关检查

(1)影像学检查:诊断为慢性咳嗽患者,胸部 X 线检查是常规的检查项目,如提示明显病变,则根据病变特征选择相关检查或治疗;如无明显病变,则按慢性咳嗽诊断流程进行进一步的检查。对于初诊慢性咳嗽患者,胸部 CT 不作为首选检查。胸部 CT 推荐用于既往检查仍无法明确病因,或针对常见病因治疗无效,或怀疑支气管扩张、肺癌或异物等少见病因的慢性咳嗽患者。胸部 CT 检查有助于发现气管壁增厚、气管壁钙化、气管狭窄、支气管扩张等,特别对于一些少见的慢性咳嗽病因,如支气管结石、复发性多软骨炎、支气管异物、早期间质性肺疾病等,胸部 X 线检查不易发现此类病变,高分辨率 CT 则有助于诊断。怀疑鼻窦炎的患者,首选鼻窦 CT 检查。慢性咳嗽患者应注意避免短期内反复进行胸部 X 线或 CT 检查。

(2)肺功能检查:慢性咳嗽的首选检测项目应包括肺通气功能检查及支气管激发试验。支气管激发试验阳性是诊断咳嗽变异性哮喘的重要标准,对慢性咳嗽的病因诊断及后续治疗具有重要价值。

(3)诱导痰细胞学检查:诱导痰细胞学检查是慢性咳嗽的一线检查手段,是病因诊断和气道炎症评估重要的无创检查方法,其安全性和耐受性均较好,同时有助于指导慢性咳嗽患者吸入性激素治疗。痰嗜酸粒细胞增高是诊断嗜酸粒细胞性支气管炎的必要指标,亦可用于咳嗽变异性哮喘的辅助诊断。

(4)呼出气一氧化氮(FeNO)检测:是一项无创气道炎症检测技术,可以作为气道炎症检测的初筛手段。FeNO 水平增高提示嗜酸粒细胞性气道炎症或激素敏感性咳嗽,可用于预测慢性咳嗽患者对激素治疗的反应。

(5)变应原检测及血清 IgE 检查:用于检测患者是否为过敏体质和确定变应原类型,有助于变应性疾病,如变应性鼻炎和变应性咳嗽的诊断。

(6)食管反流监测:食管反流监测是判断患者是否存在胃食管反流最常用和最有效的方法。通过动态检测食管 pH 的变化及食管腔内阻抗,判断反流(酸反流、非酸反流)与咳嗽或其他症状的相关性,从而协助诊断。

(7)支气管镜检查:支气管镜并不作为慢性咳嗽患者的常规检查,主要针对常规检查未能明确的病因或针对常见病因治疗无效的不明原因慢性咳嗽患者。支气管镜检查可用于排除此类患者因气道病变引起的咳嗽,如支气管肺癌、异物、结核、复发性多软骨炎等。

(8)其他检查:其他辅助检查重点排除某些特异性疾病,如外周血嗜酸粒细胞增高提示变应性疾病、嗜酸粒细胞气道炎症,唾液胃蛋白酶检测用于诊断胃食管反流病,鼻咽镜可发现隐匿性的上气道病变,咽喉反流监测有助于诊断反流性咽喉炎、胃食管反流病等。

(二)咳嗽的病因

1. 急性咳嗽

(1)普通感冒:普通感冒的主要病因是病毒感染,诊断主要依靠病史与体格检查,通常不需要进行病原学检查或影像学检查。临床表现除咳嗽外,还伴有其他上呼吸道相关症状,如鼻塞、流涕、喷嚏以及鼻后滴流感、咽喉刺激感或不适,可伴发热,全身症状较少。

(2)急性气管-支气管炎:急性气管-支气管炎是由于生物性或非生物性因素引起的气管-支气管黏膜的急性炎症。起病初期常有上呼吸道感染症状,随后咳嗽逐渐加剧,伴或不伴咳痰,细菌感染者可有黄脓痰。该病常呈自限性,全身症状一般数天内消失,但咳嗽、咳痰可持续2~3周。体格检查双肺呼吸音粗,有时可闻及湿性或干性啰音。胸部X线检查无明显异常或仅有肺纹理增粗。咳嗽时间在3周以内,伴或不伴咳痰,根据临床症状和/或影像学检查排除感冒、肺炎、哮喘、COPD急性加重后,应考虑急性支气管炎。

2. 亚急性咳嗽

(1)感染后咳嗽:感染后咳嗽是亚急性咳嗽的最常见原因,在处理亚急性咳嗽时,首先要明确咳嗽是否继发于先前的呼吸道感染,并进行经验性治疗。治疗无效者,再考虑其他病因并参考慢性咳嗽诊断流程进行诊治。既往有PIC病史和咳嗽敏感性增加的患者更容易发生PIC。PIC常为自限性,多能自行缓解,但也有部分患者咳嗽顽固,甚至发展为慢性咳嗽。

(2)迁延性细菌性支气管炎(protracted bacterial bronchitis,PBB):由于抵抗力低下、排痰不畅、细菌耐药或抗感染疗效不佳等原因,细菌在支气管内不能被及时有效清除,一些细菌性急性支气管炎患者可能病程迁延超过3周,被称为PBB。PBB多见于婴幼儿,但成人有时亦可见到。致病细菌常为流感嗜血杆菌和肺炎链球菌。

(3)百日咳感染:青少年、成人亚急性咳嗽患者,百日咳血清抗体IgG滴度较高时,应考虑百日咳感染的可能性。对于成人急性或亚急性咳嗽患者,存在咳嗽后呕吐以及吸气相喘鸣应考虑百日咳的可能。PCR、细菌培养可作为确诊百日咳的有效手段。

3. 慢性咳嗽

(1)上气道咳嗽综合征(UACS):该病是由于鼻部疾病引起分泌物倒流至鼻后和咽喉等部位,直接或间接刺激咳嗽感受器,导致以咳嗽为主要表现的临床综合征,是引起慢性咳嗽最常见病因之一。除咳嗽、咳痰外,可合并有鼻塞、鼻腔分泌物增加、频繁清嗓、咽后黏液附着及鼻后滴流等症状。查体可见鼻黏膜苍白或水肿,鼻道及鼻腔底见清涕或黏涕。影像学检查征象为鼻窦黏膜增厚、鼻窦内液平面等。诊断UACS必须综合病史、体征、相关检查及治疗反应综合判断。UACS/PNDS诊断建议参考以下标准:①慢性咳嗽,以白天或体位转变后咳嗽为主,入睡后较少;②有鼻部和/或咽喉疾病的临床表现和病史;③辅助检查支持鼻部和/或咽喉疾病的诊断;④针对基础疾病病因治疗后咳嗽缓解。

(2)咳嗽变异性哮喘(CVA):CVA是哮喘的一种特殊类型,咳嗽是其主要临床表现甚至唯一症状，无伴明显喘息、气促，但存在气道高反应性。主要表现为刺激性干咳，通常咳嗽比较剧烈，夜间及凌晨咳嗽为其重要特征。支气管激发试验阳性、支气管舒张剂治疗有效、呼气流量峰值（peak expiratory flow，PEF）变异率、诱导痰嗜酸粒细胞增高、FeNO 增高均有助于 CVA 的诊断。符合以下全部标准可确诊 CVA：①慢性咳嗽，常伴有明显的夜间刺激性咳嗽；②支气管激发试验阳性，或 PEF 平均昼夜变异率>10%，或支气管扩张试验阳性；③抗哮喘治疗有效。

（3）嗜酸粒细胞性支气管炎（EB）：EB 是慢性咳嗽的常见病因，以气道嗜酸粒细胞浸润为特征，痰嗜酸粒细胞增高，但气道炎症范围低于哮喘患者。主要表现为慢性刺激性咳嗽，干咳或咳少许白色黏液痰。患者对油烟、灰尘、异味或冷空气比较敏感，无喘息、呼吸困难等气流受限相关症状。EB 的诊断必须结合病史，诱导痰（或支气管灌洗液）嗜酸粒细胞计数、气道反应性测定和激素治疗有效等均有助于诊断。符合以下全部标准可确诊 EB：①慢性咳嗽，表现为刺激性干咳或伴少量黏痰；②肺通气功能正常，无气道高反应性，PEF 变异率正常；③痰细胞学检查嗜酸粒细胞比例 ≥ 2.5%；④排除其他嗜酸粒细胞增多性疾病；⑤口服或吸入糖皮质激素有效。

（4）胃食管反流性咳嗽（GERC）：GERC 是由于胃酸和其他胃内容物反流进入食管，导致以咳嗽为突出表现的临床综合征。除咳嗽外，40%~68% 的 GERC 患者可伴反酸、胸骨后烧灼感及嗳气等典型反流症状，但也有不少患者以咳嗽为唯一症状。咳嗽大多发生在日间、直立位以及体位变换时，进食酸性、油腻食物容易诱发或加重咳嗽。食管反流监测、抗反流治疗效果可帮助诊断。

（5）变应性咳嗽（AC）：某些慢性咳嗽患者痰嗜酸粒细胞正常，无气道高反应性，糖皮质激素及抗组胺药物治疗有效，将此类咳嗽定义为 AC。临床表现为刺激性干咳，多为阵发性，白天或夜间均可咳嗽，油烟、灰尘、冷空气、讲话等容易诱发咳嗽，常伴有咽喉发痒。通气功能正常，无气道高反应性，诱导痰细胞学检查嗜酸粒细胞比例正常。符合以下全部标准可确诊 AC：①持续性干咳，无伴气喘及呼吸困难，持续 3 周或以上；②支气管扩张剂无效；③有变应性疾病史或变应原接触史；④糖皮质激素或抗组胺药治疗有效。

（6）其他慢性咳嗽病因：慢性支气管炎、支气管扩张症、气管 - 支气管结核、ACEI 和其他药物诱发的咳嗽、支气管肺癌、心理性咳嗽（psychologic cough）/ 躯体性咳嗽综合征（somatic cough syndrome）均为其他常见引起慢性咳嗽的病因，如排除上述常见慢性咳嗽病因，须考虑这些疾病的可能性。

（三）咳嗽的治疗

1. 转诊专科治疗

（1）对于咳嗽伴有严重呼吸困难、大量咯血、哮喘急性发作、张力性气胸、急性左心衰竭等可能危及生命的情况，应尽快转诊至急诊科进行抢救。

（2）确诊或高度怀疑肺结核患者，须转诊至指定收治医院继续治疗。

（3）影像学检查或临床表现提示恶性病变可能，须转诊至呼吸内科或胸外科进一步诊治。

2. 全科治疗

病因明确的患者，采用针对病因的治疗措施，去除引起或导致咳嗽加重的诱因。如变应性鼻炎导致的上气道咳嗽综合征使用鼻吸入糖皮质激素及口服抗组胺药物，咳嗽变异性哮喘给予吸入糖皮质激素或长效 β2 受体激动剂,胃食管反流性咳嗽使用抗酸药物,感染性疾病采用积极的抗感染治疗等。应避免吸烟或接触粉尘环境,减少对呼吸道的刺激,停用可能导致咳嗽的相关药物。

3. 不明原因的难治性慢性咳嗽的治疗

(1)神经调节剂:近年来临床研究发现,神经调节剂对治疗难治性慢性咳嗽有一定疗效,国内外指南均将其作为推荐使用的药物。具体药物包括加巴喷丁、普瑞巴林、巴氯芬、阿米替林等,使用该类药物应特别关注其神经系统方面的不良反应,如乏力、嗜睡、头晕等。

(2)止咳药物:吗啡、可待因等可直接作用于咳嗽中枢,止咳作用强而迅速,同时兼具镇痛及镇静作用,可作为止咳药物小剂量使用,但其具有成瘾性,不宜长期使用,仅在其他治疗无效时可短暂使用。利多卡因可通过局部麻醉气道抑制咳嗽反射,雾化吸入可有效降低咳嗽频率和严重程度,但因相关研究目前较少,暂未在临床推广使用,仅可用于其他方法无效且无用药禁忌的患者。

(3)语言病理治疗:是一种有效治疗难治性慢性咳嗽的非药物措施,主要包括教育、抑制咳嗽练习、减少咽喉刺激和心理辅导四部分。通过提高患者对咳嗽的理解、引导患者调整呼吸方式、指导患者生活方式及树立患者治疗信心等方法,达到减轻咳嗽症状的目的。

(4)中医中药治疗:难治性慢性咳嗽在中医属于"顽咳"的范畴,中医中药治疗慢性咳嗽有悠久的历史与宝贵的经验,亦有众多的方剂,但尚需要更多的循证医学的研究。

(田景炜)

参 考 文 献

［1］中华医学会呼吸病学分会哮喘学组. 咳嗽的诊断与治疗指南 (2021)[J]. 中华结核和呼吸杂志, 2022, 45 (01): 13-46.

［2］中华医学会呼吸病学分会哮喘学组. 中国难治性慢性咳嗽的诊断与治疗专家共识 [J]. 中华结核和呼吸杂志, 2021, 44 (08): 689-698.

［3］IRWIN R S, FRENCH C L, CHANG A B, et al. On behalf of the CHEST expert cough panel group, classification of cough as a symptom in adults and management algorithms: CHEST guideline and expert panel report [J]. CHEST, 2018, 153 (1): 196-209.

［4］MOORE A, HARNDEN A, GRANT C C, et al. On behalf of the CHEST expert cough panel, clinically diagnosing pertussis-associated cough in adults and children: CHEST guideline and expert panel report [J]. CHEST, 2019, 155 (1): 147-154.

［5］MORICE A H, MILLQVIST E, BIEKSIENE K, et al. ERS guidelines on the diagnosis and treatment of chronic cough in adults and children [J]. Eur Respir J, 2020, 55 (1): 1901136.

［6］MUKAE H, KANEKO T, OBASE Y, et al. The Japanese respiratory society guidelines for the management of cough and sputum (digest edition)[J]. Respir Investig, 2021, 59 (3): 270-290.

第四节 胸 痛

胸痛是门诊患者最常见的就诊原因之一。该词描述的是一种胸前区的不适感,包括疼痛、压榨感、紧缩感、胸闷气短、胸口无力感等,症状还可放射至肩部、手臂、颈部、后背、上腹部、下颌部,常常提示心脏方面的问题。当出现新发的急性胸痛,或与以往慢性胸痛呈现不同模式、强度和持续时间的胸痛,应作为急性不稳定胸痛处理。而慢性的、与用力或情绪压力等持续的诱发因素相关的胸痛,可认为是稳定的。其发生机制较为复杂,涉及多个器官和系统,由于各种化学、物理因素及刺激因子刺激胸部的感觉神经纤维产生痛觉冲动,上传至大脑皮层的痛觉中枢引起胸痛,其疼痛的程度常常并不能反映疾病的严重程度。胸痛为多种致命性急症的首发表现,也是某些心血管疾病发生前的一种前期表现,但大多数的胸痛都是非致命性原因引起的或不能明确原因的,需要长期随访。因此,对全科医生来说,不仅要准确快速的识别致命性胸痛,也要掌握如何进行胸痛的慢性管理。

一、评估风险

胸痛患者的首诊任务主要是评估风险,排除致命性胸痛,避免发生猝死等严重后果。接诊后首先查看患者生命体征,并快速了解患者病史。对于生命体征异常的患者应高度警惕,如神志模糊、意识障碍、面色苍白、大汗淋漓、四肢冰冷、低血压休克、呼吸急促或呼吸困难、低氧血症等,均提示为高危患者,须立即进行抢救,快速启动最佳治疗。而对于生命体征平稳、胸痛时间较长的患者,则归类为低危患者,但仍需警惕可能潜在的危险,给予治疗应慎重。

二、初步诊断

虽然胸痛可能提示危及生命的疾病,但大多数的胸痛是由良性疾病引起的。初始心电图对评估很重要,但病史、体格检查、生物标志物及其他辅助手段同样不能忽视,单一的心电图检查结果并不能直接排除致命性胸痛。胸痛症状的强度和疾病的严重程度之间往往缺乏相关性,不同胸痛原因的症状也常常存在相似性。

(一)病史

胸痛病史的采集包括胸痛的所有特征,包括但不限于以下几点。

1. 性质 胸骨后的胸部不适症状(如疼痛、胸闷、沉重感、紧绷感、压榨感、压迫感等)是心绞痛的典型症状。而因吸气和平卧而疼痛增加的剧烈胸痛通常不考虑缺血性心脏病,而更常见于急性心包炎。

2. 发病和持续时间 心绞痛症状常常在数分钟内逐渐增强,突发的撕裂性胸痛(放射至上背部或下背部)则心绞痛可能性较小,应首先怀疑为急性主动脉综合征(如主动脉夹层)。持续几秒钟的短暂胸痛一般认为与缺血性心脏病无关。

3. 位置和放射 胸痛的放射痛通常局限于一个非常有限的区域,而放射到脐部或臀部以下的疼痛不认为与心肌缺血有关。程度剧烈的撕裂性胸痛,特别是突发于高血压、二叶主动脉瓣或主动脉扩张的患者时,应怀疑急性主动脉综合征(如主动脉夹层)。

4. 诱发因素　运动或情绪激动是引起心绞痛症状的常见诱因,如在静息状态下或轻微活动状态下出现的心绞痛症状,通常提示急性冠脉综合征(acute coronary syndrome,ACS)。精准定位的胸痛一般是非缺血性的(如肌肉骨骼疼痛)。进食时发作或加剧的胸痛提示食管疾病。

5. 缓解因素　舌下含服硝酸甘油可以缓解心绞痛发作,但不一定能诊断心肌缺血,也不应作为诊断标准。食管疾病在服用抑酸药物及促胃动力药物后症状可缓解或消失。

6. 伴随症状　心肌缺血常见的伴随症状有呼吸困难、心悸、出汗、头昏、黑矇、晕厥、上腹痛或与进食无关的胃灼热以及恶心或呕吐等。糖尿病患者、女性和老年患者可能会出现不典型的症状,如左胸或右胸疼痛、刺痛、剧痛,或咽喉、腹部的不适感等。

(二)体格检查

胸痛患者的体格检查应重点关注心血管方面,同时有助于诊断 ACS 或其他潜在的严重胸痛原因(如主动脉夹层、肺动脉栓塞或食管破裂),并确定并发症。

突然出现的严重胸痛,或与四肢血压脉搏不对称相关的背痛提示主动脉夹层。肺栓塞可导致心动过速、呼吸困难和肺动脉瓣第二音(P2)亢进。非冠状动脉原因导致的胸痛包括主动脉瓣狭窄、主动脉瓣反流和肥厚型心肌病,会产生特征性的杂音及脉搏改变。心包炎导致的胸痛在仰卧位时加剧,典型病例可闻及心包摩擦音。胸痛伴有腹痛、腹部膨隆可能提示潜在的危及生命的胃肠道疾病,如食管破裂。肺炎可引起局部胸膜炎性胸痛并伴有胸膜摩擦音。气胸可伴有胸膜炎性胸痛和单侧呼吸音消失。肋软骨关节触诊压痛可能表明肌肉骨骼疾病。带状疱疹可见疼痛部位沿肋间神经分布的皮疹。

(三)辅助检查

1. 心电图　心电图是早期快速识别 ACS 的重要检查项目,对于其他胸痛疾病可能具有间接的提示意义,标准 18 导联心电图有助于判断心肌缺血的部位。胸痛并伴有新发的 ST 段抬高、ST 段压低或左束支阻滞的患者,应按照 ACS 处理。首次的心电图正常并不排除 ACS,如果症状持续,须动态复查心电图,直至有其他证据排除 ACS。心电图也有助于诊断其他非缺血性原因导致的胸痛(如心包炎、心肌炎、心律失常、电解质异常、起搏节律、肥厚型心肌病、肺动脉高压、先天性长 QT 或正常变异等)。

2. 胸部 X 线检查　胸部 X 线是一种快速、无创的检查方法,用于筛查可能出现胸痛的某些疾病。当病史或体格检查倾向于某种疾病时,其诊断意义更大。对于急性胸痛和心力衰竭的患者,胸部 X 线检查有助于评估心脏大小和肺水肿情况以及识别可能导致症状的潜在肺部原因。胸部 X 线可能显示主动脉夹层患者的纵隔增宽,为进一步检查明确诊断提供依据。心包积液患者的胸部 X 线可见典型"烧瓶样"征象。胸腔积液、肺动脉增宽和肺局部致密阴影可能提示肺栓塞。对于急性胸痛患者,可同时检测心脏、肺部或其他可能引起症状的疾病,包括肺炎、气胸或肋骨骨折。

3. 心肌损伤标志物　连续监测急性胸痛患者心肌肌钙蛋白 I(cTnI)或 T(cTnT)的水平有助于发现异常值,提示急性心肌损伤处于上升期还是恢复期。高敏肌钙蛋白(hs-cTn)是首选的生物标志物,能够更快速地检测或排除心肌损伤,提高诊断的准确性。另外,肌酸激酶同工酶(CK-MB)和肌红蛋白对急性心肌损伤的诊断意义不如肌钙蛋白,因此不建议同时加做此项目。

三、病因

胸痛的原因主要为胸部疾病,也可因其他部位脏器病变引起,精神心理性疾病如焦虑症等也可引起胸痛。依据胸痛的严重程度、紧急处理及分类的临床实用角度,急性胸痛可分为致命性胸痛和非致命性胸痛两大类。

（一）致命性胸痛

1. 急性冠脉综合征（acute coronary syndrome,ACS）　ACS 是致命性胸痛中最常见的原因,包括 ST 段抬高心肌梗死（ST elevation elevation myocardial infarction,STEMI）、非 ST 段抬高心肌梗死（non ST elevation elevation myocardial infarction,NSTEMI）和不稳定型心绞痛（unstable angina pectoris,UAP）,后两种类型统称为非 ST 段抬高型 ACS（NSTE-ACS）。

ACS 的诊断主要依据胸痛症状、结合心电图及心肌损伤标志物检查。胸骨后的胸部不适症状（如疼痛、胸闷、沉重感、紧绷感、压榨感、压迫感等）是心绞痛的典型症状,疼痛部位可放射至肩部、手臂、颈部、后背、上腹部、下颌部;常由运动、劳累、情绪激动等诱发,胸痛持续 2~10 分钟,休息或舌下含服硝酸甘油后 3~5 分钟可缓解。UAP 胸痛的性质与稳定型心绞痛类似,但发作时间延长（>30 分钟）、程度加重,静息及劳力负荷时均可发作,可伴有恶心、呕吐、大汗、呼吸困难等表现,硝酸甘油无法有效缓解。但上述症状在老年人、糖尿病等患者身上可不典型。心电图检查有助于早期快速识别 ACS 及判断缺血部位,胸痛并伴有新发的 ST 段抬高、ST 段压低、T 波改变或左束支阻滞的患者须警惕 ACS。cTnI 和 cTnT 是鉴别和诊断 ACS 的首选心肌损伤标志物。

2. 主动脉夹层　多见于 50~70 岁男性,约半数主动脉夹层由高血压所致,尤其是急进型及恶性高血压,或者长期未予控制及难以控制的顽固性高血压。遗传性血管病变如马方综合征、主动脉瓣或主动脉先天变异以及血管炎症性疾病等均是引起主动脉夹层的高危因素。典型表现为骤然发生的剧烈胸痛,呈刀割样、撕裂样持续性疼痛,伴有烦躁、大汗、面色苍白、四肢厥冷等休克表现。胸痛的部位与夹层的起源部位密切相关,随着夹层血肿的扩展,疼痛可随之向近心端或远心端蔓延。夹层累及主动脉根部,可导致主动脉瓣关闭不全及反流,查体可闻及主动脉瓣杂音;破入心包引起心脏压塞;累及无名动脉或颈总动脉,可导致脑血流灌注障碍;血肿压迫锁骨下动脉可造成脉搏短绌、双侧收缩压和 / 或脉搏不对称等表现;累及腹主动脉或肠系膜动脉,可伴严重的消化道症状;累及肾动脉时,可引起腰痛、少尿、无尿、血尿,甚至急性肾功能衰竭。首选的辅助检查是 CT 血管成像,对诊断的灵敏度和特异度都在 95% 以上。

3. 急性肺栓塞　急性肺栓塞多因下肢或骨盆深静脉形成的血栓脱落导致,危险因素包括下肢静脉曲张、骨折、大型外科手术、严重创伤、长期卧床、恶性肿瘤、妊娠、高龄、肥胖等。典型症状为呼吸困难、胸痛及咯血（三联征）,晕厥或意识丧失可以是肺栓塞的首发或唯一症状。常见体征有呼吸频率增快、口唇发绀、心动过速、P2 亢进、肝大、肝颈静脉回流征、下肢水肿等,血压下降、休克提示大面积肺栓塞。部分患者心电图可见肺性 P 波、电轴右偏、右束支传导阻滞等。CT 肺动脉造影（CTPA）为首选的影像学检查,对于段以上的肺栓塞具有直接确诊价值。

4. 张力性气胸　气体进入胸膜腔而造成的积气状态称为气胸,当破裂口呈单向活瓣或活塞作用,随呼吸不停进入胸腔,导致胸膜腔内气体越积越多,胸膜腔内压力持续升高,称为张力性气胸。因胸膜腔内气体不断积聚,压力升高,使肺脏受压、纵隔移位,影响心脏血液回流,从而出现严重的呼吸循环障碍,如不能及时处理可能致命。发病诱因可为持重物、屏气、剧烈体力活动等,但大多数患者无明确诱因。起病急骤,突发针刺样或刀割样胸痛,继而出现胸闷、呼吸困难,如未及时处理,可出现烦躁、发绀、冷汗、虚脱、意识不清等。大量气胸时查体见患侧胸廓饱满,气管向健侧移位,叩诊呈鼓音,听诊呼吸音降低或消失。胸部 X 线是诊断气胸的可靠检查方法,可显示肺受压程度、肺内病变情况及纵隔移位等。

5. 食管破裂 频繁剧烈呕吐可能导致食管下段发生撕裂,食管内容物进入纵隔或胸膜腔,称为自发性食管破裂;外伤或食管异物亦可导致食管破裂。患者出现胸骨后持续性剧烈疼痛,伴气促或呼吸困难,查体有一侧胸腔积液或积气、皮下气肿等体征。由于食物及消化液进入纵隔或胸膜腔,易导致严重的感染,较大破裂确诊后须紧急手术治疗。

(二) 非致命性胸痛

非致命性胸痛涉及多个系统,包括心血管、呼吸、皮肤、肌肉骨骼、胃肠、心理和其他原因。其中,肌肉骨骼的原因是最常见的,包括肋软骨炎、肌肉拉伤以及近期或隐匿性胸部创伤的潜在后果,如肋骨骨折。各种胃肠道疾病,如胃肠道反流、食管运动障碍以及药物或消化性溃疡引起的胃炎等,均可出现胸痛。心理精神性胸痛应首先排除器质性疾病,以免误诊、漏诊。

1. 皮肤及肌肉骨骼疾病 引起胸痛的主要皮肤病变为带状疱疹,典型症状为沿单侧肋间神经呈带状分布的簇集性水疱,并伴有神经疼痛等。肌肉骨骼疾病是最常见的导致胸痛的原因,包括肋软骨炎、筋膜炎颈椎病及胸椎疾病等。肋软骨炎因胸骨旁肋骨疼痛性肿胀导致胸痛,多侵犯一侧的第 1、2 肋软骨;C_6~C_7 颈椎椎间盘突出时压迫颈脊神经后根,可产生前锯肌和胸部疼痛;胸椎及背部疾病刺激脊浅表神经,诱发神经痛,也可表现为胸部疼痛。这类胸痛的特点是持续时间长,从数小时至数日、数月不等,疾病进展缓慢,疼痛部位固定,范围局限,甚至可能是一个点,如剑突、胸骨体、胸肋关节处。多数胸壁疼痛与体位变动有关,深呼吸、转身、手臂活动均可加重。体格检查可发现固定部位的压痛。

2. 呼吸系统 呼吸系统所致的胸痛包括胸膜疾病和肺部疾病。胸膜炎导致的胸痛特点是呼吸时疼痛加剧,特别是深呼吸时更加明显,干性胸膜炎是由于胸膜纤维素渗出所致,呈刺痛或撕裂痛,疼痛部位多位于胸廓下部腋前线与腋中线附近,查体可触及胸膜摩擦感,听诊可闻及胸膜摩擦音。肺部疾病如肺炎、肺结核、肺癌等均可出现胸痛症状,其中肺癌导致的胸痛可因侵犯胸膜、肋骨或肿瘤直接压迫脊神经后根,出现持续性胸痛,以夜间为著。胸部 X 线、胸部 CT 等有助于初步诊断。

3. 心血管系统 急性心包炎的典型表现为心前区剧烈疼痛,呈持续性或间歇性发作,卧位时加重,站立或向前倾斜得到改善,但该体征多数不明显,查体可闻及心包摩擦音,大量积液可出现心包积液征(Ewart 征)甚至心脏压塞体征。广泛的 ST 段抬高伴 PR 间期缩短是典型性的心电图改变,但不具有特异性,且存在时间较短。病毒感染为心肌炎最常见的诱因,其临床表现多种多样,炎症累及心包外膜时表现为尖锐的胸痛,心肌功能障碍常导致疲劳和运动不耐受,实验室检查提示肌钙蛋白通常升高。

4. 胃肠道疾病 胸痛的门诊患者中,约 10%~20% 为胃肠道疾病导致。胃肠道疼痛可能是由酸或高渗物质刺激化学感受器,由异常收缩或膨胀刺激机械感受器或刺激热感受器引起的。胃食管反流病是最多见的胸痛原因之一。胃食管反流常引起胸骨后烧灼感或压榨感,症状与体位相关,卧位加重,坐起减轻;可伴有反酸、吞咽困难;夜间反流常伴有咳嗽或喘息。持续时间几分钟至几个小时,通常发生在餐后或晚上,并可因精神压力增加而加重。食管反流监测是判断患者是否存在胃食管反流最常用和最有效的方法。消化性溃疡穿孔可出现上腹部或下胸部疼痛,查体可发现上腹部压痛或板状腹、全腹反跳痛等阳性体征。

5. 精神心理原因 精神心理因素常导致复发性胸痛,这类患者冠状动脉检查正常,没有明确的心脏疾病,可能被诊断为心绞痛、类心绞痛、"非典型"心绞痛或非心脏性胸痛。该类患者常主诉胸痛,表现为隐痛或刺痛,疼痛位置不固定,胸痛症状与焦虑、抑郁、惊恐发作、躯体形式障碍和心脏恐惧症等心理综合征密切相关。患者担忧心脏疾病,反复到心内科就诊,但检查检验结果未见异常。其发生机制可能有中枢神经系统 - 内脏相互作用、低疼痛阈值、身体过度警觉、交感神经激活以及焦虑、抑郁和恐慌障碍等。

四、治疗

(一) 转诊治疗

1. 所有致命性胸痛,一经确诊须立即转诊至急诊或胸痛中心处理,注意详细交接患者首诊情况,由医务人员护送转运。

2. 来诊时发现患者生命体征不平稳,胸痛并伴有呼吸困难、休克、意识障碍、心律失常等及时转诊至急诊就诊。

3. 怀疑缺血性心脏病,须进一步行冠脉造影检查的患者,转诊至心内科就诊。

4. 严重器质性疾病,如重症肺炎、肿瘤、消化性溃疡并穿孔等,须及时转诊相关专科治疗。

5. 严重的焦虑、抑郁等精神心理因素导致的胸痛,治疗效果欠佳需转诊至精神心理科。

(二) 全科治疗

全科医生需要处理的多为非致命性慢性胸痛,可根据具体病因给予不同的针对性治疗,以解除病因、缓解疼痛、预防复发为主要目标。

1. 皮肤或肌肉骨骼疾病 口服或外用对症止痛药物,减轻局部炎症反应,浅表病变可适当冰敷或热敷,减轻疼痛;带状疱疹可给予抗病毒及营养神经等治疗。可推荐患者接种带状疱疹疫苗,以减少带状疱疹的复发。

2. 非致命性心血管疾病 心肌炎以对症支持治疗为主,如发生心力衰竭时使用利尿剂、血管扩张剂、ACEI;出现快速型心律失常,使用抗心律失常药物等。心包积液以病因治疗为主,血流动力学不稳定的患者应及时行心包穿刺抽液解除心脏压塞症状。

3. 呼吸系统疾病 主要为病因治疗,如为感染因素导致可根据药敏情况选择敏感抗生素,结核性胸膜炎应尽早开始抗结核治疗,疼痛严重患者明确诊断后可应用止痛药物。

4. 消化系统疾病 胃食管反流及消化性溃疡等消化系统疾病导致的胸痛可予质子泵抑制剂、H_2受体拮抗剂及促胃肠动力药物治疗。同时指导患者生活习惯,如进食后不要立即平卧,避免辛辣、刺激性食物,减少摄入咖啡、浓茶等。

5. 精神心理因素 有明显胸痛的患者常提示躯体化症状较为严重,该类患者的治疗往往不能单纯依靠心理治疗达到理想效果,须尽早给予抗焦虑、抗抑郁药物。

五、胸痛的管理

在所有未分化疾病中,胸痛的管理最为重要,英国一项大规模长期观察性研究发现,在初次就诊中未确诊的胸痛患者,5 年内发生致死性和非致死性心血管事件的风险均高于诊断为非冠脉缺血性疾病的患者。长期随访对于诊断不明确的胸痛患者来说具有重大意义,可有效减少此类患者的心血管风险,降低病死率。

（一）监测及预防

对于未明确诊断的胸痛患者,需强调定期复诊的重要性,一旦病情发生变化,应尽快就医,避免延误产生严重后果。复诊内容包括详细的病史询问、全身体格检查以及必要的辅助检查,重点排查心脏及肺部疾病,观察呼吸频率、触诊胸壁和上腹部,听诊心肺是必不可少的。了解并指导患者的运动习惯、生活方式、饮食偏好等。做好心血管疾病的一级预防,如戒烟、减重、低盐低脂饮食,药物治疗高血压、糖尿病、高脂血症,对有危险因素的人群,预防性使用抗血小板药物、扩张冠脉抗心绞痛药物、降脂药物等。

（二）注重心理健康

全科医生不仅要关注患者的胸痛症状,同时也应注意患者的心理健康,接诊时主动向患者了解其想法、担忧、顾虑和期望。很多患者认为胸痛即危及生命的心脏病,出现过度担忧、惊慌或烦躁不安等情绪。全科医生应向患者解释胸痛的原因,帮助心理障碍导致的胸痛患者树立信心,使患者正确认识疾病,尽量消除恐慌和焦虑,医患共同决策,共同面对疾病。

（田景炜）

参 考 文 献

［1］中华心血管病杂志编辑委员会胸痛规范化评估与诊断共识专家组. 胸痛规范化评估与诊断中国专家共识 [J]. 中华心血管病杂志, 2014, 42 (08): 627-632.

［2］GULATI M, LEVY P D, MUKHERJEE D, et al. 2021 AHA/ACC/ASE/CHEST/SAEM/SCCT/SCMR Guideline for the evaluation and diagnosis of chest pain: a report of the American College of Cardiology/American Heart Association Joint Committee on clinical practice guidelines [J]. Circulation, 2021, 144 (22): e368-e454.

［3］万学红, 卢雪峰. 诊断学 [M]. 9 版. 北京: 人民卫生出版社, 2018.

［4］JORDAN K P, TIMMIS A, CROFT P P, et al. Prognosis of undiagnosed chest pain: linked electronic health record cohort study [J]. BMJ, 2017, 357: j1194.

［5］ERHARDT L, HERLITZ J, BOSSAERT L, et al. Task force on the management of chest pain [J]. Ital Heart J Suppl, 2004, 5 (4): 298-323.

第五节　腹　痛

腹痛（abdominal pain）是指上起横膈、下至骨盆范围内的疼痛不适感,多由腹部脏器疾病导致,也可由于腹腔外疾病或全身疾病引起,是临床常见的症状之一,也是全科医学科门诊常见的就诊原因。腹痛的严重程度和性质,除受病变性质影响,同时也受神经及精神心理因素影响。根据起病缓急、病程长短分为急性和慢性腹痛。

一、发生机制

腹痛的发生机制分为内脏性、躯体性和牵涉痛。但某种疾病的疼痛可能涉及多种机制，在疾病的不同阶段以不同机制为主。

1. 内脏性腹痛　为腹内某一器官的疼痛，发生部位不确切，患者不能指出疼痛的具体位置，通常在腹中线附近。疼痛感觉不清楚，可为绞痛、钝痛、灼痛或不适感，伴有自主神经兴奋症状，如恶心、呕吐、出汗等。

2. 躯体性腹痛　是由腹膜壁层或腹壁受到炎症或化学刺激所造成的疼痛。这类疼痛感觉清晰、定位准确，疼痛部位即为病变位置，程度剧烈，症状持续，可因咳嗽、体位改变而加重。

3. 牵涉痛　指内脏的痛觉信号传导至相应脊髓节段，引起该节段支配的体表部位疼痛。其特点是定位明确、疼痛剧烈，局部有压痛、肌紧张及感觉过敏等。

二、腹痛的评估

对首诊的腹痛患者来说，临床评估的诊断准确性不足以得出正确的诊断，但可以区分急腹症和非急腹症。非急腹症的患者可以择日逐步完善相关检查。对于怀疑有紧急情况的患者，应尽快明确诊断。

（一）腹痛特点

1. 腹痛部位　腹痛的部位对诊断有提示作用，如中上腹疼痛常见于胃和十二指肠疾病、胰腺疾病，同时须警惕急性心肌梗死、急性心包炎等腹部以外疾病；肠绞痛多位于脐周或下腹部；右上腹疼痛多见于肝脏、胆道及胆囊疾病；左上腹疼痛，提示脾脏或结肠病变；左下腹痛须注意结肠、左侧卵巢或输卵管、泌尿系结石等；右下腹痛最常见于阑尾炎，同时见于右侧卵巢或输卵管、泌尿系结石。弥漫性或部位不定的腹痛提示腹膜炎、肠穿孔、肠梗死、肠坏死，亦见于血卟啉病、铅中毒、腹型过敏性紫癜、腹型癫痫等。

2. 诱发因素　多种腹痛发病前有明显诱因，如胆囊炎或胆石症可由大量进食油腻食物诱发；急性胰腺炎发病前有大量饮酒、暴饮暴食；腹部手术后出现机械性肠梗阻；腹部受外力后出现剧痛伴休克，提示可能存在肝、脾破裂。

3. 疼痛性质及程度　腹痛的性质和程度提示病变的原因，撕裂样腹痛注意排除腹主动脉夹层；烧灼样疼痛可能为酸性刺激引起，见于胃食管反流病、消化性溃疡等；绞痛提示空腔脏器痉挛、扩张或梗阻，结合疼痛部位可得出初步诊断；阵发性绞痛常见于肠梗阻、胆石症或泌尿系结石，疼痛剧烈；持续钝痛、胀痛多为实质性脏器牵张或由腹膜外刺激导致；剧烈刀割样疼痛提示胃肠道穿孔或严重炎症。

4. 时间和体位　进食后腹痛考虑胆胰疾病、胃溃疡或功能性消化不良；十二指肠溃疡引起的腹痛具有空腹痛、周期性、节律性特点，进食后可缓解；与月经周期同时出现的腹痛考虑子宫内膜异位症；胃黏膜脱垂可在左侧卧位时疼痛减轻；躯体前屈时疼痛加重、直立时减轻提示反流性食管炎导致的腹痛；被动屈曲位的腹痛提示胰腺炎可能。

5. 伴随症状　除腹痛以外，患者的其他伴随症状对诊断具有提示作用，伴恶心、呕吐症状的腹痛考虑胃肠道梗阻、胰腺炎、胆石症；伴呕血、黑便提示消化性溃疡、食管胃底静脉曲张、胃癌等；伴腹泻、便血多见于下消化道疾病，如炎症性肠病、结直肠癌；伴有血尿提示为泌尿系结石可能；伴血红蛋白下降应排除腹腔脏器破裂；出现休克首先考虑胃肠穿孔、绞窄性肠梗阻、肠扭转、急性坏死性胰腺炎等急症。

（二）体格检查

详细的体格检查有助于诊断器质性疾病，如消瘦、贫血、黄疸、腹部包块等具有定位病变脏器的作用。怀疑腹壁疾病可行 Carnett 试验，即当患者仰卧位存在腹壁疼痛时，在抬头、抬躯干或下肢时也可引起类似的腹壁触痛或触痛加重症状。腹膜刺激征提示腹膜炎；腹部皮肤疱疹提示皮肤病变；腹壁静脉曲张须考虑存在食管胃底静脉曲张可能；胃肠型和蠕动波提示肠梗阻。直肠指检有助于发现直肠肿物、盆腔脓肿；下腹部疼痛的女性患者须进行妇科查体。同时体格检查还可以用于辨别伪装的腹痛，评估患者的真实疼痛程度。

（三）辅助检查

对于紧急腹痛，腹部超声或 CT 检查都是合理的。单凭 C 反应蛋白和白细胞计数并不足以区分急腹症和非急腹症。腹部平片对于大多数急腹症来说没有诊断价值，CT 对急性腹痛患者具有最高的敏感度和特异度。超声的阳性预测价值与 CT 相当，由于 CT 存在造影剂肾病及辐射暴露的缺点，超声作为首选检查，仅当超声未发现异常或诊断不清时才行 CT 检查；危重患者可直接行 CT 检查，以免延误病情。MRI 目前仅推荐用于妊娠女性怀疑急腹症时，不作为常规首选检查方法。

三、分类及病因

（一）急性腹痛

急性腹痛指发生于 1 周内，由各种原因引起腹腔内、外脏器病变而导致的腹部疼痛，也有指南将急性腹痛定义为病程不超过 5 天的腹痛。起病急，病情重且发展迅速，临床表现错综复杂。因病因复杂，要做到正确诊断常有一定困难，误诊漏诊时有发生。急性腹痛可由多种疾病引起，从轻微的和自限性疾病到危及生命的疾病。全科医生需掌握常见急性腹痛的病因，便于快速诊断，及时干预，准确转诊，降低漏诊误诊率。

1. 消化道疾病

（1）急性胃肠炎：有不洁饮食史或有共餐者聚集性发病。腹痛以上腹部和脐周为主，常呈持续性疼痛伴阵发性加剧。常有恶心、呕吐、腹泻，伴或不伴发热。查体可有上腹部或脐周压痛，多无肌紧张、反跳痛，肠鸣音稍亢进。辅助检查可见粪便常规及血常规白细胞升高。

（2）急性阑尾炎：70%~80% 的急性阑尾炎有典型腹痛，特点为先有中上腹部持续隐痛，经数小时后转为右下腹痛，表现为持续性隐痛伴阵发性加剧。可伴发热、乏力、精神疲倦、恶心、呕吐、腹泻等。查体可有麦氏点压痛、肌紧张、反跳痛等阳性体征，结肠充气试验、腰大肌试验或闭孔内肌试验有助于阑尾定位诊断。辅助检查提示白细胞及中性粒细胞增高，腹部彩超可见阑尾肿胀或阑尾周围液性暗区。

（3）急性胆管炎：典型急性胆管炎可表现为胆道感染查科三联征（Charcot triad），即右上腹痛、寒战高热和黄疸；急性梗阻性化脓性胆管炎表现还伴有休克及中枢神经系统受抑制，称为雷诺兹五联征（Reynolds pentad）。实验室检查见白细胞及中性粒细胞增多、肝功能受损、胆红素升高。

（4）胆石症、急性胆囊炎：好发于 20~40 岁女性，急性胆囊炎常有胆囊结石，临床表现为寒战、高热、恶心、呕吐，较少出现黄疸，仅结石嵌顿胆囊管或排入胆总管后可能出现右上腹痛及黄疸。查体右上腹有明显压痛、反跳痛和肌紧张，墨菲征（Murphy sign）阳性。B超见胆囊肿大，胆囊充满积液，囊壁肿胀、增厚或周围有渗出，同时可发现胆囊结石。

（5）急性胰腺炎：急性胰腺炎在临床上较常见，分为轻症及重症。轻症患者病情较轻，胰腺仅有水肿，无渗出、出血坏死；重症患者病情严重，常见胰腺出血、坏死、胰腺囊肿或脓肿等并发症。发病诱因有胆石症、暴饮暴食、大量饮酒等，出现持续中上腹部疼痛，阵发性加剧，向腰背部放射，伴发热、恶心、呕吐。急性胰腺炎呕吐的特点为出现于腹痛发生不久后，程度剧烈但不持久。重症患者腹痛迅速扩散至全腹，常有发热，出现休克或多脏器功能不全。查体上腹压痛或伴有肌紧张、反跳痛，脐周围或侧腹壁皮肤可出现紫红色瘀斑。辅助检查血、尿淀粉酶可明显升高，重症患者血、尿淀粉酶或明显升高或不升高。B超的诊断价值不如CT，CT平扫＋增强检查不仅可以发现胰腺肿大、胰腺周围脂肪层消失、胰周渗液等，更重要的是可以准确判断有无胰腺坏死，有助于诊断重症急性胰腺炎。

（6）胃、十二指肠溃疡穿孔：多数有胃、十二指肠溃疡病史或反复发作的上腹痛病史，穿孔时腹痛发生突然，为持续性中上腹刀割样剧烈疼痛，并在短期内迅速扩散至全腹，可有恶心、呕吐、发热，伴有出血时可有呕血或黑便，幽门梗阻者可呕吐大量隔夜宿食。查体全腹压痛、反跳痛，腹肌紧张呈"板状腹"，肠鸣音消失，可出现气腹征和移动性浊音，肝浊音区缩小或消失。怀疑该病宜行腹部X线检查，可发现膈下游离气体。

（7）急性肠梗阻：急性肠梗阻原因有机械性、动力性和血运性3种，以机械性肠梗阻最多见。儿童多因肠道蛔虫症、肠套叠等引起，成人以疝嵌顿或肠粘连为主，老人则优先考虑肠道肿瘤。该病起病急，呈阵发性绞痛，疼痛部位多见于脐周或下腹部，伴恶心、呕吐、腹胀及肛门停止排便排气。查体可见胃肠型或蠕动波，腹部压痛明显听诊，肠鸣音亢进，可闻及气过水声、高调肠鸣音、金属音或肠鸣音减弱、消失。辅助检查提示血白细胞、中性粒细胞增多，可伴有电解质紊乱、酸中毒等。腹部平片检查可发现肠管充气征，伴液气平面、闭袢肠管影。

2. 腹腔脏器破裂　肝、脾、肾破裂可由外伤引起，肝癌患者也可能出现自发性肝破裂，表现为突发的弥漫性持续全腹痛、腹腔出血、失血性休克、急性贫血等。查体全腹膨隆，压痛、反跳痛和肌紧张。腹腔穿刺抽出不凝血性液体为确诊证据。

3. 泌尿系疾病　肾及输尿管结石可导致腹痛，以单侧腹部绞痛为主要表现，常为突然发生的剧烈疼痛，腹痛或腰痛均可出现。伴随症状多由疼痛导致，可有恶心、呕吐、大汗淋漓、苍白、辗转不安等，甚至出现休克症状，疼痛伴血尿是其特征性表现。查体腹部压痛不明显，肾区叩击痛阳性或输尿管点压痛。泌尿系B超或腹部平片检查可发现结石。

4. 妇科疾病　急性盆腔炎是育龄期妇女的常见腹痛原因，大部分都出现在经期或月经刚停止时，也可见于流产或分娩后，继发于输卵管、卵巢及盆腔腹膜炎症。表现为发热、持续下腹部疼痛或弥漫性腹痛、白带增多，可伴有恶心、呕吐、尿频、尿急、尿痛、发热、畏寒等。查体有下腹部压痛、反跳痛及肌紧张，妇科检查可发现引导分泌物增多、阴道灼热感、宫颈举痛、子宫及附件压痛等。宫颈涂片、细菌培养有助于诊断，妇科B超可发现盆腔积液或输卵管、卵巢囊肿等。

异位妊娠破裂见于育龄期妇女停经超过6周或数月者，突发全下腹持续性剧痛，伴有阴道少量流血。查体下腹部明显压痛，出血量多时可有移动性浊音阳性，腹腔或后穹隆穿刺抽出不凝血性液体,腹腔血 hCG 水平明显升高。尿妊娠试验阳性,妇科检查发现宫颈举痛、后穹隆饱满和触痛。

5. 心脏及血管疾病　急性心肌梗死,急性心包炎,腹主动脉瘤破裂,胸、腹主动脉夹层等亦可出现腹痛,但腹部查体常无阳性体征。对于大于 40 岁,有高血压、动脉硬化、心绞痛发作等病史的腹痛患者,应注意心脏查体,心电图及心肌酶是不可遗漏的检查项目,避免漏诊。

6. 中毒及代谢障碍　有长期或过量解除金属铅的患者发生腹痛须考虑铅中毒可能。表现为阵发性腹部绞痛,发作突然,多在脐周,常伴腹胀、便秘及食欲不振等。查体无固定腹部压痛点,按压疼痛部位症状可减轻,齿龈边缘可见铅线,此为铅中毒的特征性体征。辅助检查外周静脉血可见嗜碱性点彩红细胞,血铅和尿铅检测明显升高可以确诊。

糖尿病酮症酸中毒或乳酸性酸中毒常可导致腹痛,其机制为酸中毒时低钠、低氯、严重失水导致水、电解质紊乱,导致肌肉痉挛产生腹痛症状。患者有糖尿病血糖控制欠佳病史或口干、多饮、多尿病史,腹痛特点为阵发性剧烈疼痛,呕吐多出现于腹痛之前。辅助检查如血 pH 下降、碱失衡、尿糖强阳性、尿酮体阳性等有助于诊断,酮症酸中毒纠正后腹痛症状消失。

(二)慢性腹痛

急性和慢性腹痛没有绝对分界线,但在临床实践中,一般将疼痛持续时间超过 6 个月的患者称为慢性腹痛。慢性腹痛的诊疗重点在于区分器质性和功能性疾病,明确病因后进行治疗。

1. 器质性疾病

(1)消化系统疾病:胃或十二指肠溃疡、肝脏疾病、慢性胆道疾病、慢性胆囊炎、慢性胰腺炎、慢性阑尾炎、炎症性肠病及消化系统肿瘤等均可导致慢性腹痛,可伴有消化道其他症状,如反酸、嗳气、黄疸、腹泻等,腹痛与进食、排便有相关性。腹部 B 超或腹部 CT 有助于鉴别及寻找病因。

(2)妇科疾病:慢性盆腔炎、子宫内膜异位症等妇科疾病可导致慢性腹痛,特点是腹痛与月经周期存在相关性,妇科检查或妇科 B 超等有助于诊断。

2. 功能性疾病　常见的功能性疾病包括中枢介导的腹痛综合征、肠易激综合征、功能性消化不良等。这类疾病具有诊断困难、病程长、治疗效果差等特点,发生机制与内脏高敏感、中枢对痛觉处理异常、肠道动力异常、精神心理因素等有关,全科医生应重点关注。

(1)中枢介导的腹痛综合征(centrally mediated abdominal pain syndrome,CAPS):2016 年《罗马Ⅳ:功能性胃肠病》提出“中枢介导的腹痛综合征”的概念,是指一种与生理事件(进食、排便、月经等)无关的腹部疼痛,患者症状至少持续 6 个月,疼痛持续或近乎持续,或至少频繁发作,伴随一定程度的日常活动能力减退。在病史采集及体格检查中可发现以下特点:①患者自诉腹痛剧烈,但无自主神经激活表现(如心率增快、血压升高、出汗等);②可能有结果阴性的腹部探查手术史;③腹部触诊时 CAPS 患者常闭眼躲避,而急腹症患者因惧怕查体加重腹痛而保持睁眼;④用听诊器代替医生的手进行触诊,患者对疼痛的行为反应减轻;⑤腹痛不影响患者体位变化。辅助检查常均为阴性结果。

(2)肠易激综合征(irritable bowel syndrome,IBS):IBS 以腹痛、腹胀或腹部不适为主要症状,与排便相关或伴随排便习惯、粪便性状改变,通过临床常规检查,未能发现可以解释症状的器质性疾病。诊断主要基于症状反复发作,包括腹痛、腹胀、腹部不适症状,出现至少

6个月,且近3个月症状具备以下任意2项或以上：①与排便相关；②伴有排便频率改变；③伴有粪便性状或外观改变。

（3）功能性消化不良（functional dyspepsia,FD）：功能性消化不良是一种以慢性消化不良症状为特征的疾病,起源于胃或十二指肠,表现为餐后饱胀感、上腹痛和上腹部灼烧感,不存在器质性、全身性或代谢性疾病。主要为排除性诊断,因此胃镜、幽门螺杆菌检测、腹部B超、胃排空试验、食管pH监测等检查均是有必要的。

四、治疗

（一）转诊治疗

患者生命体征不稳定,有休克征象时,及时转诊至急诊。

1. 多数急腹症需要急诊手术,在稳定生命体征情况下尽快明确病因,及时转诊至专科进行下一步治疗。

2. 诊断不明确,腹痛剧烈或生命体征不平稳,有急诊剖腹探查指征时应迅速转诊。

3. 发现危及生命的情况,如急性心肌梗死、主动脉夹层、腹腔大量出血等,应转诊至急诊处理。

4. 恶性肿瘤患者建议转诊肿瘤专科治疗。

（二）全科治疗

1. 急性腹痛　大量循证医学研究表明,急性腹痛患者诊断前解痉镇痛治疗是安全的,并不会显著掩盖腹部体征,且能够有效缓解患者急性腹痛症状。当患者有炎症、梗阻或功能性腹痛时应及时使用解痉镇痛药物。接诊医生在积极询问病史、体格检查以及完善相关辅助检查寻找病因的同时,可对急性腹痛患者予以适当的解痉镇痛治疗。明确病因后应以快速去除病因、稳定生命体征、必要时转诊等原则处理。

2. 慢性腹痛　全科医生需要处理的多为慢性腹痛,明确病因的器质性疾病可予对症处理,如质子泵抑制剂治疗消化性溃疡、糖皮质激素及免疫抑制剂治疗炎症性肠病等；对于功能性腹痛,治疗目标主要是改善症状、提高生活质量,恢复社会功能,遵循医患共同决策、个体化综合治疗原则。

（1）非药物治疗：①指导患者调整饮食及生活方式,改变不良生活习惯,健康饮食、戒烟、戒酒、避免熬夜等；②避免诱发或加重因素；③建立良好的医患沟通和信任关系,进行心理认知和行为学干预,医患共同决策；④存在焦虑、抑郁、创伤后应激障碍、药物滥用、躯体化障碍等心理疾病的患者应请精神心理科共同参与治疗。

（2）药物治疗：①对症治疗,解痉止痛类药物可改善腹痛症状,促胃肠动力药物可改善消化不良引起的腹胀症状,质子泵抑制剂可减轻反酸引起的腹痛症状,胃黏膜保护剂可缓解胃部不适,有其他伴随症状的患者还可同时服用其他对症药物改善症状,如止泻剂、渗透性泻剂、促分泌剂、益生菌等；②存在幽门螺杆菌感染的腹痛患者应行根除治疗；③长期慢性腹痛患者需要注意其营养状况,加强营养支持治疗。

（田景炜）

参 考 文 献

［1］中华医学会, 中华医学会杂志社, 中华医学会消化病学分会, 等. 慢性腹痛基层诊疗指南 [J]. 中华全科
医师杂志, 2019, 18 (07): 618-627.

［2］万学红, 卢雪峰. 诊断学 [M]. 9 版. 北京: 人民卫生出版社, 2018.

［3］GANS S L, POLS M A, STOKER J, et al. Guideline for the diagnostic pathway in patients with acute
abdominal pain [J]. Dig Surg, 2015, 32: 23-31.

［4］DROSSMAN D A. 罗马IV功能性胃肠病: 脑肠互动异常 [M]. 方秀才, 侯晓华, 译. 北京: 科学出版社,
2016: 697-728.

［5］中华医学会消化病学分会胃肠功能性疾病协作组, 中华医学会消化病学分会胃肠动力学组. 2020 年中
国肠易激综合征专家共识意见 [J]. 中华消化杂志, 2020, 40 (12): 803-818.

［6］WAUTERS L, DICKMAN R, DRUG V, et al. United European Gastroenterology (UEG) and European
Society for Neurogastroenterology and Motility (ESNM) consensus on functional dyspepsia [J]. United
European Gastroenterol J, 2021, 9 (3): 307-331.

［7］中国成人急性腹痛解痉镇痛药物规范化使用专家共识编写组. 中国成人急性腹痛解痉镇痛药物规范
化使用专家共识 [J]. 中华急诊医学杂志, 2021, 30 (07): 791-798.

第六节 关 节 疼 痛

关节疼痛 (arthralgia) 是关节疾病最常见的症状, 是由于关节局部和邻近组织病变或全身疾患累及关节所致的临床症状。关节由软骨、关节囊和关节腔三个部分组成, 周围软组织包括韧带、肌腱、滑囊、筋膜等。当其受到外力牵拉、挤压、撕裂或肿瘤压迫时, 或炎症产生化学物质的刺激, 或关节腔积液产生的机械压迫等均可引起关节疼痛。

一、分类

(一) 根据起病缓急

关节疼痛分为急性和慢性两类。

1. 急性关节疼痛　以关节及其周围组织的炎症反应为主, 常见如急性关节损伤、化脓性关节炎、莱特尔综合征 (Reiter syndrome, RS)、痛风、血友病性关节炎 (关节腔内出血) 等。

2. 慢性关节炎　以关节囊肥厚及骨质增生为主, 常见有慢性损伤、自身免疫性慢性关节炎、老年退行性关节炎等。

(二) 根据是否有实质性病变

分为功能性和器质性两类。

1. 功能性关节疼痛

(1) 关节疼痛的部位与范围不定, 且时常变化; 关节疼痛与患者情绪密切相关, 受刺激、情绪不佳时疼痛可发作或加剧, 部分患者关节可出现暂时性强直现象, 尤其是癔症患者。

（2）除关节疼痛外,患者常有一系列神经症表现:头晕、头痛、失眠、多梦、易惊、心悸、焦虑、烦躁、四肢麻木等。

（3）暗示治疗有效。

（4）实验室检查及 X 线检查均无明显异常。

2. 器质性关节疼痛

（1）关节疼痛部位明确,红、肿、热、痛明显。

（2）各种关节炎有特征性的临床表现,继发性关节疼痛有原发病的特征性临床表现。

（3）实验室检查及 X 线检查发现异常。

（三）根据病因分类

引起关节疼痛的疾病种类繁多,病因复杂,可以是单纯的关节病变,也可能是全身疾病的局部表现。

1. 创伤相关

（1）急性损伤:因外力碰撞关节或使关节过度伸展扭曲,关节骨质、肌肉、韧带等结构损伤,造成关节脱位或骨折,血管破裂出血,组织液渗出,关节肿胀疼痛。

（2）慢性损伤:①持续的慢性机械损伤或急性外伤后关节面破损留下粗糙瘢痕,使关节润滑作用消失,长期摩擦关节面,产生慢性损伤;②关节长期负重,使关节软骨及关节面破坏,如体型肥胖、重体力劳动的患者;③关节活动过度可造成关节软骨的累积性损伤,如网球肘、肩周炎等;④关节扭伤处理不当、骨折愈合不良或畸形愈合所致负重不平衡,造成关节慢性损伤。

2. 感染

（1）外伤后细菌侵入关节。

（2）菌血症时细菌经血液到达关节内。

（3）关节邻近骨髓炎、软组织炎症、脓肿蔓延至关节内。

（4）关节穿刺时消毒不严或将关节外细菌带入关节内。

（5）常见的病原菌有葡萄球菌、肺炎链球菌、脑膜炎球菌、结核分枝杆菌、梅毒螺旋体、布鲁氏菌等。

3. 变态反应和自身免疫性

（1）变态反应性关节炎:因病原微生物及其产物、药物、异种血清与血液中的抗体形成免疫复合物,流经关节沉积在关节腔引起组织损伤和关节病变,如类风湿关节炎、细菌性痢疾、过敏性紫癜和结核分枝杆菌感染后反应性关节炎。

（2）自身免疫性关节炎:外来抗原或理化因素使宿主组织成分改变形成自身抗原,刺激机体产生自身抗体,引起器官和非器官特异性自身免疫病。关节病变是全身性损害之一,表现为滑膜充血水肿,软骨进行性破坏,导致畸形,如类风湿性关节炎、系统性红斑狼疮引起的关节病变。

4. 退行性关节病　又称增生性关节炎或肥大性关节炎,分原发性和继发性两种。

（1）原发性无明显局部病因。多见于肥胖老人,女性多见,有家族史,常有多关节受累。

（2）继发性骨关节病变多有创伤、感染或先天性畸形等基础病变,并与吸烟、肥胖和重体力劳动有关。病理变化为关节软骨退化变薄,软骨细胞萎缩,碎裂坏死,软骨下组织硬化,骨小梁稀疏囊性变,骨关节边缘有骨赘形成,滑膜充血水肿。

5. 代谢性骨病

(1)维生素 D 代谢障碍所致的骨质软化性骨关节病,如阳光照射不足、消化不良、维生素 D 缺乏和磷摄入不足等。

(2)各种病因所致的骨质疏松性关节病,如老年性(女性绝经期后)、失用性骨质疏松。

(3)脂质代谢障碍所致的高脂血症性关节病、骨膜和关节腔组织脂蛋白转运代谢障碍性关节炎。

(4)嘌呤代谢障碍所致的痛风。

(5)某些代谢内分泌疾病如糖尿病性骨病。

(6)皮质醇增多症性骨病。

(7)甲状腺或甲状旁腺疾病引起的骨关节病均可出现关节疼痛。

6. 骨关节肿瘤

(1)良性肿瘤,如骨样骨瘤、骨软骨瘤、骨巨细胞瘤和骨纤维异常增殖症。

(2)恶性骨肿瘤,如骨肉瘤、软骨肉瘤、骨纤维肉瘤、滑膜肉瘤和转移性骨肿瘤。

7. 药物相关

(1)急性痛风可由口服利尿剂,如呋塞米、氢氯噻嗪等,或由促尿酸排泄药物所激发。

(2)大剂量应用右旋糖酐铁可使类风湿关节炎症状加重。

(3)关节内反复注射皮质激素可引起关节软骨的破坏性改变,导致关节疼痛。

(4)在一些罕见的病例,服用巴比妥酸盐可引起称为巴比妥酸盐风湿病的关节疼痛。

(5)大剂量长期应用皮质激素可诱发股骨头坏死,产生髋关节疼痛,如无菌性股骨头坏死。

二、诊断策略

(一) 关节疼痛问诊要点

1. 起病方式　判断是急性起病、慢性疾病、隐匿性起病。

2. 受累关节　明确是小关节痛还是大关节痛;是单关节痛、少关节痛(2~4 个)还是多关节痛(>4 个);关节疼痛是对称还是非对称性。

3. 疼痛性质、程度及范围　判断疼痛的性质,是刺痛、钝痛、胀痛、酸痛;局限性剧烈疼痛或轻度疼痛,弥漫性剧烈疼痛或轻度疼痛;是关节本身痛,还是关节周围病变。

4. 关节晨僵、红肿热痛和功能情况。

5. 影响疼痛的因素　是否受天气影响,如寒冷、潮湿时疼痛加剧;与活动相关性,是否晨起时明显、活动时疼痛加剧、静止或休息后好转等;是否饮食、饮酒等相关。

6. 治疗过程及转归情况　慢性疼痛患者,须详细了解患者既往诊疗过程及缓解情况。

(二) 专科查体

包括观察患者体位、步态;触诊皮温、压痛、关节活动度、摩擦感等;特殊查体:浮髌试验、Schober 试验、枕墙距、直腿抬高试验、下肢"4"字征、骨盆按压检查等。

(三) 伴随症状

询问是否伴有发热、畏寒、皮疹、皮肤紫癜、皮下结节、关节畸形、光过敏等,有无呼吸道、肾脏、血液系统等多器官损害等表现。

(四) 既往史

详细了解患者既往病史,是否有自身免疫性疾病、痛风、血液病等病史,了解患者起病年龄、遗传史、生活方式、职业及居住环境、运动情况,用药史等。

（五）辅助检查

相关的实验室检查包括血常规、血生化、红细胞沉降率、C 反应蛋白、抗链球菌溶血素 O 试验、血尿酸测定、血清类风湿因子测定、关节 X 线及 MR 或 CT 检查、关节腔穿刺液检查、关节滑膜活检等,有利于明确关节痛的原因。针对病因进行相应的检查,如怀疑感染性关节炎时进行细菌培养,怀疑血液病性关节炎时进行血涂片检查及骨髓检查等;怀疑自身免疫性疾病,应完善自身抗体筛查、补体 C3 及 C4 等。

（六）诊疗流程图（图 2-5-1）

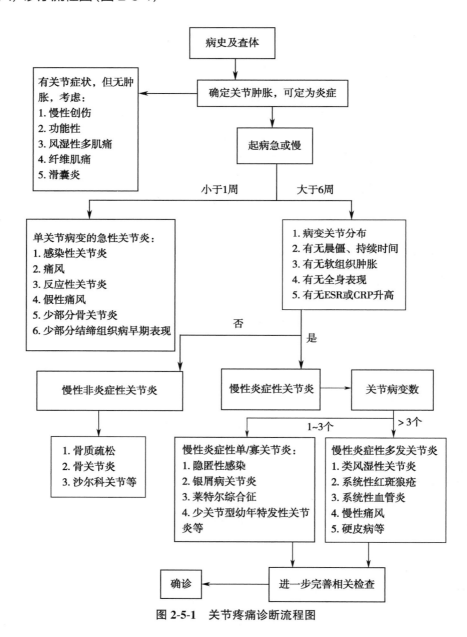

图 2-5-1　关节疼痛诊断流程图

三、临床特点

(一) 外伤性关节痛

急性外伤性关节痛常在外伤后即出现受损关节疼痛、肿胀和功能障碍。慢性外伤性关节炎有明确的外伤史,反复出现关节痛,常于过度活动和负重及气候寒冷等刺激时诱发,药物及物理治疗后缓解。

(二) 化脓性关节炎

常为单个关节受累,起病急,全身中毒症状明显,早期则有畏寒、寒战和高热,体温高达39℃以上。病变关节红、肿、热、痛。位置较深的肩关节和髋关节则红肿不明显。患者常感病变关节持续疼痛,功能严重障碍,各个方向的被动活动均引起剧烈疼痛,患者常不愿活动患肢;关节液为脓性,涂片革兰氏染色镜检或细菌培养均可找到致病菌。抗感染治疗有效。

(三) 结核性关节炎

儿童和青壮年多见。负重大、活动多、肌肉不发达的关节易于患结核。其中脊柱最常见,其次为髋关节和膝关节。早期症状和体征不明显。活动期常有疲劳低热、盗汗及食欲下降等全身中毒症状。病变关节肿胀疼痛,但疼痛程度较化脓性关节炎轻。活动后疼痛加重。晚期有关节畸形和功能障碍,如关节旁有窦道形成,常可见有干酪样物质流出。结核菌素试验阳性,活动期红细胞沉降率增快,关节液培养结核分枝杆菌阳性,X线检查关节提示间隙变窄,骨质破坏,周围有脓肿阴影。抗结核治疗有效。

(四) 风湿性关节炎

该病起病急剧,常为链球菌感染后出现,以膝、踝、肩和髋关节多见。病变关节出现红肿热痛,呈游走性,肿胀时间短消失快,常在1~6周内自然消肿,不遗留关节僵直和畸形改变。

(五) 类风湿关节炎

由一个关节起病,以手中指指间关节首发疼痛,继则出现其他指间关节和腕关节的肿胀疼痛,以近端指间关节、掌指关节和腕关节等小关节肿痛为主。也可累及踝、膝和髋关节,常为对称性。病变关节活动受到限制,有僵硬感,以早晨为重,故称晨僵,晨僵时间常持续半小时至1小时以上。可伴有全身发热。晚期病变因反复发作引起关节软骨和骨的破坏,出现关节畸形,最终致残。

(六) 系统性红斑狼疮

常见于青年女性,患者面部有蝶形红斑,伴有口腔溃疡、脱发、光过敏、雷诺现象和发热、消瘦、疲乏等全身症状;抗核抗体(ANA)阳性,抗双链DNA(dsDNA)抗体阳性和抗Sm抗体阳性为其特征性表现。

(七) 退行性关节炎

早期表现为步行、久站和天气变化时病变关节疼痛,休息后缓解。如受累关节为掌指及指间关节,除关节疼痛外,患者常感觉手指僵硬肿胀,活动不便。如病变在膝关节,则常伴有关节腔积液,皮温升高,关节边缘有压痛。晚期病变关节疼痛加重,持续并向他处放射,关节有摩擦感,活动时有响声。关节周围肌肉挛缩常呈屈曲畸形,患者常有跛行。

(八) 痛风性关节炎

多见于40岁以上男性。常有饮酒、劳累或高嘌呤饮食等诱因。患者常于午夜及清晨突然发病,症状一般在数小时内达到高峰。受累关节剧痛,呈撕裂样、刀割样或咬蚀样,难以忍受,局部皮肤红、肿、灼热。以第 1 跖趾关节、拇趾关节多见。踝、手、膝、腕和肘关节也可受累。病变呈自限性,多于数天或 2 周内自行缓解,但经常复发。慢性痛风病患者,多可见痛风石形成。

(九) 骨关节炎

多发生于 50 岁以上中老年人,不伴有全身症状,病变关节可出现酸痛、轻度僵硬,活动时有摩擦音,不发生关节强直。关节液呈非炎性改变。X 线检查可见关节间隙变窄,骨赘形成,软骨下骨钙化,骨囊性变。

四、治疗

(一) 病因治疗

1. 创伤性关节疼痛　关节脱位者应尽快复位。治疗主要是恢复韧带的正常力学功能,保持关节的稳定性。关节脱位者应采用闭合复位石膏固定,拆除固定后开始关节屈伸活动;创伤性滑膜炎及关节血肿应给予制动,抽液加压包扎;早期的关节制动及不同时期功能锻炼有利于保持关节正常功能。

2. 急性化脓性关节炎　早期足量联合抗生素治疗;石膏托固定患肢于功能位;抽尽关节内的脓液;关节腔局部注射抗生素;必要时行关节切开排脓引流术;炎症消退后进行早期功能锻炼。

3. 自身免疫性关节炎　积极推行病因治疗,常用药物如非甾体抗炎药、改善病情的抗风湿药、细胞毒性药物、糖皮质激素等,这类疾病用药特殊,多建议患者专科就诊治疗。

4. 痛风性关节炎　低嘌呤膳食,少食海鲜、动物内脏、老火汤等,戒酒,多饮水,勤排尿,预防血尿酸水平升高及尿酸盐沉积。药物治疗以西药为主,通常选用秋水仙碱、非甾体抗炎药、苯溴马隆、丙磺舒、别嘌醇、非布司他等。

(二) 全科治疗

需要全科门诊处理的多以慢性关节痛为主,全科医生在明确诊断或充分排除其他疾病后,给予药物治疗及生活上指导。如创伤性关节炎恢复期、慢性期患者,指导其进行缓和的体育锻炼,如游泳、保健操、散步、太极拳等。对于遗留严重关节功能障碍的患者,建议其在康复科门诊进行康复锻炼。肥胖所致关节负重引起关节炎的患者,指导其减肥、饮食管理等。

(三) 常用药

1. 非甾体抗炎药　布洛芬、吲哚美辛、双氯芬酸钠、塞来昔布、美洛昔康、洛索洛芬钠片等。

2. 改善病情的抗风湿药(disease-modifying anti-rheumatic drugs,DMARDs)　甲氨蝶呤、环磷酰胺、环孢素、沙利度胺、吗替麦考酚酯、硫唑嘌呤、雷公藤、他克莫司、柳氮磺吡啶、来氟米特、羟氯喹等。

3. 糖皮质激素　甲泼尼龙、醋酸泼尼松等,服用激素时强调按医嘱服药的必要性,不能自行停药或减量过快,以免引起"反跳"现象。

4. 其他　治疗痛风用药,如秋水仙碱、别嘌醇、非布司他、苯溴马隆等;抗骨质疏松药,如钙剂、二磷酸盐、骨化三醇等;骨关节炎用药,如硫酸氨基葡萄糖片、复方硫酸软骨素等。

五、转诊指征

1. 明确有外伤史,需外科手术处理。

2. 关节痛伴晨僵,或伴皮疹、光过敏、口腔溃疡、多器官损害等典型风湿免疫性疾病表现,须转专科进一步诊疗。

3. 怀疑血液病,如血友病性关节炎,伴有血液学检查异常的,须转相关科室进一步诊疗。

4. 怀疑代谢性疾病,须进一步鉴别诊断的。

5. 病因不明,严重影响生理功能,须收住院进一步完善检查。

（赵继伟）

参 考 文 献

［1］万学红, 卢雪峰. 诊断学 [M]. 9 版. 北京: 人民卫生出版社, 2018.

［2］郭松, 魏忠民, 张克良, 等. 关节痛的诊断和治疗 [J]. 中国全科医学, 2013, 16 (3): 895-898.

［3］张奉春, 栗占国. 内科学风湿免疫分册 [M]. 北京: 人民卫生出版社, 2015.

第七节　头　　痛

头痛(headache)是临床常见的症状,是指局限于头颅上半部,包括眉弓、耳廓上部、枕外隆突连线以上部位的疼痛。临床主要表现为全头或局部的胀痛或钝痛、搏动性疼痛、头重感、戴帽感或勒紧感,可同时伴有恶心、呕吐、眩晕和视力障碍等。头痛病因繁多,大致可分为原发性和继发性两类。发病年龄常见于青年、中年和老年。

一、发病机制

头痛的发病机制复杂,主要是由于颅内、外敏感结构内的痛觉感受器受到刺激,经痛觉中枢传导通路传导到达大脑皮质而引起。颅内痛觉敏感结构包括静脉窦、脑膜前动脉及中动脉、颅底硬脑膜、三叉神经(Ⅴ)、舌咽神经(Ⅸ)和迷走神经(Ⅹ)颈内动脉近端部分及邻近大动脉脑环分支、脑干中脑导水管周围灰质和丘脑感觉中继核等;颅外痛觉敏感结构包括颅骨骨膜、头部皮肤、皮下组织、帽状腱膜、头颈部肌肉和颅外动脉、第一和第三颈神经、眼、耳、牙齿、鼻窦、口咽部和鼻腔黏膜等。颅内外的痛觉敏感结构受到各种病变损害时,可引起多种性质的头痛。头痛的常见发生机制有以下几种情况。

1. 血管因素　各种原因引起的颅内外血管的收缩、扩张以及血管受牵引或伸展均可导致头痛。

2. 脑膜受刺激或牵拉　颅内炎症或出血刺激脑膜,或因脑水肿而牵拉脑膜引起头痛。

3. 神经因素　传导痛觉的脑神经和颈神经被刺激、挤压或牵拉均可引起头痛。

4. 肌肉因素　头、颈部肌肉的收缩也可引起头痛。

5. 牵涉性因素　眼、耳、鼻、鼻窦及牙齿等病变的疼痛,可扩散或反射到头部而引起疼痛。

6. 神经功能因素　见于神经症和精神疾病。

二、分类

(一) 根据起病缓急分类

1. 急性头痛　病程在 2 周内,常见如外伤致颅骨或脑实质病变、蛛网膜下腔出血和其他脑血管疾病、脑炎、脑膜炎、癫痫、高血压脑病、腰穿导致的低颅内压、青光眼、急性虹膜炎等。

2. 亚急性头痛　病程在 3 个月内,常见如颞动脉炎、颅内肿瘤等。

3. 慢性头痛　病程大于 3 个月,如偏头痛、紧张性头痛、丛集性头痛、药物依赖型头痛等。

(二) 根据病因分类

1. 原发性头痛　可视为一种独立的疾病,其病因较为复杂,常常涉及遗传、饮食、内分泌以及精神因素等,发病机制多不清楚。

2. 继发性头痛　继发于其他疾病的一种症状,往往存在明确的病因,其分类也以病因为主要依据。

国际头痛学会(IHS)于 2018 年发布了第三版《头痛疾病的国际分类》(ICHD-Ⅲ)。该分类和诊断标准对主要的头痛疾病类型给出了描述性的定义和操作性强的诊断标准,目前在国际上被广泛接受,成为头痛疾病分类和诊断的国际规范。ICHD-Ⅲ中头痛疾病分为 3 大组 14 大类:①原发性头痛;②继发性头痛;③痛性脑神经病变和其他面痛及其他类型头痛,分类及病因详见表 2-5-1 和表 2-5-2。

三、诊断策略

(一) 诊断流程

规范的头痛诊断与治疗可以减少避免漏诊和误诊,减少头痛对患者造成的危害,减少医疗资源浪费,减少急危重症死亡率,根据有无"红旗征"判断原发性头痛还是继发性头痛。详细的病史采集及体格检查对头痛的诊断十分重要,为避免遗漏和错断应有一个诊断思路,建议的诊断流程如图 2-5-2。

表 2-5-1　头痛的国际分类(ICHD-Ⅲ)

组别	类型
1. 原发性头痛	1.1 偏头痛
	1.2 紧张性头痛
	1.3 三叉自主神经头痛
	1.4 其他原发性头痛

续表

组别	类型
2. 继发性头痛	2.1 头颈部损伤引起的头痛
	2.2 头颈部血管病变引起的头痛
	2.3 非血管性颅内疾病的头痛
	2.4 某一物质或某一物质戒断引起的头痛
	2.5 感染引起的头痛
	2.6 内环境紊乱引起的头痛
	2.7 头颅、颈、眼、耳、鼻、鼻窦、牙齿、口腔及其他颜面部结构病变引起的头痛或面痛
	2.8 精神疾病引起的头痛
3. 痛性脑神经病、其他面部疼痛和其他头痛	3.1 痛性脑神经病和其他面部疼痛
	3.2 其他类头痛

表 2-5-2 头痛的常见病因

病因类型		常见相关疾病
颅脑病变	感染	脑膜炎、脑膜脑炎、脑炎、脑脓肿等
	血管病变	蛛网膜下腔出血、脑出血、脑血栓形成、脑栓塞、高血压脑病、脑供血不足、脑血管畸形、风湿性脑脉管炎和血栓闭塞性脑脉管炎等
	占位性病变	脑原发肿瘤、颅内转移瘤、颅内寄生虫病等
	颅脑外伤	脑外伤、硬膜下血肿、颅内血肿、脑外伤后遗症等
	其他	腰椎穿刺后及腰椎麻醉后头痛等
颅外病变	颅骨疾病	颅底凹陷症、颅骨肿瘤
	颈部疾病	颈椎病及其他颈部疾病等
	神经痛	三叉神经、舌咽神经及枕神经痛等
	其他	眼、耳、鼻和齿等疾病所致的头痛
全身性疾病	急性感染	流感、伤寒、肺炎等
	心血管疾病	高血压、心力衰竭
	中毒	铅、酒精、一氧化碳、有机磷、药物等中毒
	其他	尿毒症、贫血、肺性脑病、系统性红斑狼疮、低血糖及酮症酸中毒等代谢异常、中暑等
精神心理因素		抑郁、焦虑、紧张、失眠等精神障碍

（二）体格检查

1. 生命体征（血压检测）。

2. 筛选神经查体。

（1）神志、精神状态等一般情况。

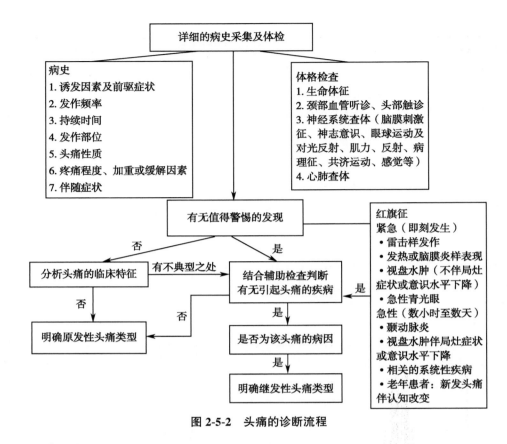

图 2-5-2　头痛的诊断流程

（2）脑神经检查：眼底检查，瞳孔对光反射、眼球运动、视野；评估面部肌肉运动情况，是否对称和无力。评估是否单侧肢体无力、反射不对称和肢体协调性；步态评估等。

3. 颈部检查，包括颈部曲度、活动度、有无压痛点。

4. 如果筛查中有其他神经系统症状或体征，应集中进行系统的神经系统查体，如病理反射、共济失调等神经检查。

5. 如果有下颌不适主诉，检查是否下颌病变，如颌张开度评估、触诊咀嚼肌的压痛点等。

（三）辅助检查

对于病情稳定的慢性头痛患者，如无特殊体检发现，一般不推荐常规进行腰穿、脑电图、神经影像学等检查。对于急性发作的头痛或逐渐加重的头痛，伴有视盘水肿、神经系统局灶性症状和体征（除典型的视觉、感觉先兆之外）、认知障碍的头痛、老年患者新发头痛等。头颅及颈部 CT、CTA、MR、MRA、脑电图、颈部血管超声等影像学检查有助于明确病因诊断，及时发现排除蛛网膜下腔出血、外伤所致脑出血、颅内占位病变；有系统性病变征象（如发热、颈强直、皮疹）的头痛：注意颅内感染、系统性感染、结缔组织疾病、代谢异常、血管炎等可能，除神经影像学检查外，可进行相应的血液检查和脑脊液检查；心脏彩超、心电图、动态血压检测等可以用于排除全身性疾病，如心衰、高血压等疾病。

四、临床特点

1. 常见原发性头痛特点，见表 2-5-3。

表 2-5-3 偏头痛、紧张性头痛、丛集性头痛发作特点对比

特征	偏头痛	紧张性头痛	丛集性头痛
时间	头痛持续 4~72h	不定	头痛持续 0.25~3h，发作频率为隔天 1 次到每天 8 次
头痛性质	至少有下列中的 2 项特征：①单侧性；②搏动性；③中或重度疼痛；④走路、爬楼等日常体力活动会加重头痛或头痛时避免此类活动	至少有下列中的 2 项特征：①双侧性；②压迫 / 紧缩(非搏动)性；③轻度或中度；④不因走路、爬楼等日常体力活动而加重	单侧眶部、眶上和 / 或颞部；重度或极重度疼痛
伴随症状	至少符合下列 1 项：①恶心和 / 或呕吐；②畏光和畏声	符合下列 2 项：①无恶心或呕吐(可有食欲不振)；②无畏光或畏声，或仅有其中之一	至少有下列 1 项：①同侧结膜充血和 / 或流泪；②同侧鼻塞和 / 或流涕；③同侧眼睑水肿；④同侧额面部出汗；⑤同侧瞳孔缩小和 / 或眼睑下垂；⑥躁动或感觉不安

2. 药物过度使用性头痛 是仅次于紧张性头痛和偏头痛的第三大常见头痛类型，发生率为 1%~2%。女性常见，男女患病比率约为 1：3.5，多见于 30 岁以上人群。患者常有慢性头痛史，并长期服用治疗头痛的急性药物。头痛每天发生或几乎每天发生，原有头痛的特征包括程度、部位、性质等发生变化，常伴有所使用止痛药物的其他副作用。常见药物包括曲坦类、阿片类、麦角类或联合镇痛药物，或对乙酰氨基酚、阿司匹林或非甾体抗炎药等。

3. 低颅内压性头痛 是脑脊液压力降低($<60mmH_2O$)导致的头痛，多为体位性。患者常在直立 15 分钟内出现头痛或头痛明显加剧，卧位后头痛缓解或消失。本病见于各种年龄，自发性者多见于体弱女性，继发性者无明显性别差异。头痛以双侧枕部或额部多见，也可为颞部或全头痛，但很少为单侧头痛，呈轻至中度钝痛或搏动样疼痛。可伴有后颈部疼痛或僵硬、恶心、呕吐、畏光或畏声、耳鸣、眩晕等。部分病例可并发硬膜下出血，极少数病例可出现意识障碍、帕金森样症状、痴呆等。根据病因可将低颅内压头痛分为硬脊膜穿刺后头痛、脑脊液瘘性头痛和自发性(或特发性)低颅内压性头痛三类。

4. 高血压头痛 高血压头痛目前认为是高血压机械作用促使血管异常扩张，动脉壁痛觉感受器受到刺激。临床表现为清晨额枕部头痛，晨起减轻，低头或用力屏气加重，头痛为紧箍样、搏动性疼痛，伴有头晕、失眠、耳鸣、颜面潮红等症状。控制血压稳定，头痛多明显改善。

5. 头部或颈部外伤相关的头痛 此类头痛，强调有明确头部或颈部创伤史，并且是在创伤后 7 天内，或在恢复意识后 7 天内，或在恢复感觉和主诉疼痛能力后 7 天内出现头痛。也有少数患者在间隔较长时间后出现头痛。头痛可作为创伤或损伤后的一种孤立症状出现，也可作伴随症状之一，常伴头晕、疲劳、注意力不集中、精神运动减缓、轻度记忆问题、失眠、焦虑、个性变化和易怒。当头部受伤后出现上述几种症状时，患者可能被认为患有脑震荡后综合征。

6. 颞动脉炎 颞动脉炎又称巨细胞动脉炎，好发于 50~75 岁，多为亚急性起病，常有发热、无力等前驱症状，一侧或双侧颞部剧烈头痛，呈灼烧或锤击样，向头顶或枕部放射，夜间或咀嚼可加重；颞动脉搏动减弱或消失；沿颞动脉触痛和视力障碍；血沉增快。本病激素治疗有效，可预防视力丧失，早期疗效尤佳。

7. 感染相关的头痛　颅内感染或身体其他系统急性感染引发的发热性疾病。颅内感染包括化脓性脑膜炎、结核性脑膜炎、病毒性脑膜炎、颅内寄生虫感染、新型隐球菌脑炎等，该类头痛多有明显脑膜刺激征或颅内高压表现；急性感染如流感、肺炎等疾病。

8. 月经相关性偏头痛　是在三个连续的月经周期中，至少有两个周期的月经开始前2天至月经开始后3天，女性出现疑似月经相关性偏头痛。

9. 其他　鼻源性头痛，如急慢性鼻炎、鼻窦炎、鼻中隔偏曲；其他面部器官相关头痛，如急慢性中耳炎、牙痛、急性咽炎、扁桃体炎等，多由病变部位放射引起的头痛。患者多伴有典型相应器官病变的临床表现。

五、治疗

头痛的防治原则包括病因治疗、对症治疗和预防性治疗。病因明确的病例应尽早祛除病因，如颅内感染应抗感染治疗，颅内高压者宜脱水降颅内压，颅内肿瘤需要手术切除等。对于病因不能立即纠正的继发性头痛及各种原发性头痛急性发作，可给予止痛等对症治疗以终止或减轻头痛症状，同时亦应对头痛伴随症状如眩晕、呕吐等予以适当的对症治疗。对慢性头痛呈反复发作者应给予适当的预防性治疗，以防头痛频繁发作。

(一) 转诊及进一步检查指征

1. 发热导致头痛加重，考虑存在颅内感染。
2. 突发头痛在5分钟内达到最大强度。
3. 视盘水肿伴或不伴局灶症状或意识水平下降。
4. 老年新发神经功能缺损、认知功能障碍、性格的变化、意识水平受损。
5. 在过去3个月内已有头部外伤。
6. 特殊诱因的头痛，如咳嗽或打喷嚏、运动引发的头痛；随体位变化的头痛。
7. 提示颞动脉炎的症状。
8. 急性青光眼的症状和体征。
9. 需要排除怀疑脑部或中枢神经系统肿瘤的患者。
10. 年龄在20岁以下有恶性肿瘤病史。
11. 已知恶性肿瘤转移到大脑的病史。
12. 头痛伴不明原因呕吐，考虑存在颅内高压的患者。
13. 非典型原发性头痛，需要进一步鉴别诊断的。

(二) 药物治疗

1. 非甾体抗炎药　主要包括阿司匹林、布洛芬、吲哚美辛、对乙酰氨基酚、保泰松、罗非昔布、塞来昔布等。止痛作用较弱，但没有成瘾性，疗效确切，被广泛应用于一般的头痛。

2. 中枢性止痛药　以曲马多为代表，属于二类精神药品，为非麻醉性止痛药。比一般的解热镇痛药作用强，主要用于中、重度程度头痛。

3. 麻醉性止痛药　以吗啡、哌替啶等阿片类药为代表，止痛作用最强，但长期使用会成瘾。这类药物仅用于晚期癌症头痛患者。

4. 其他类止痛药　中药复方头痛止痛药，这类药物对于预防和缓解头痛有一定帮助。

5. 其他药物治疗　抗抑郁药、抗组胺药、肌肉松弛药等,这些药物可单独或与止痛药一起用于治疗头痛患者。

（三）非药物治疗

头痛非药物治疗包括物理磁疗法、松弛治疗、生物反馈和针灸治疗等,吸氧疗法为丛集性头痛发作时首选的治疗措施;对于紧张性头痛呈反复发作者应给予适当的物理治疗,以控制头痛频繁发作。

（四）头痛的预防

1. 一般预防　头痛的防治应减少可能引发头痛的一切病因,包括避免头、颈部的软组织损伤、感染、避免接触及摄入刺激性食物、避免情绪波动等,同时还应及时诊断及治疗继发头痛的原发性疾病。

2. 药物预防　对于频繁发作、急性期治疗无效、可能导致永久性神经功能缺失的偏头痛,建议预防治疗,常用药物如 β 受体拮抗剂、钙通道阻滞剂等;对于频发性和慢性紧张性头痛应采用预防性治疗,包括三环类抗抑郁药、5- 羟色胺选择性重摄取抑制剂、肌肉松弛剂等。丛集性头痛一旦确诊,立即给予预防治疗,主要药物包括维拉帕米、糖皮质激素和锂制剂等。

（五）全科头痛管理

1. 建议患者使用头痛日记,记录头痛的频率、持续时间和严重程度,监测头痛干预措施的有效性,根据头痛日记及时调整治疗方案及预防措施。

2. 全科医生应全面了解患者生活方式及家庭工作等心理状态,指导患者改变生活方式、减轻压力、保持良好的睡眠习惯、适当增加运动、识别和避免诱发因素,如偏头痛的诱因可能包括压力、饮食、咖啡因、酒精、睡眠、天气。慢性头痛患者多伴有焦虑、抑郁、紧张等,需加强心理疏导及人文关怀。

（赵继伟）

参 考 文 献

［1］ 万学红, 卢雪峰. 诊断学 [M]. 9 版. 北京: 人民卫生出版社, 2018.

［2］ Headache Classification Committee of the International Headache Society (IHS). The international classification of headache disorders, 3rd edition [J]. Cephalalgia, 2018, 38 (1): 1-211.

［3］ 国家神经系统疾病质量控制中心头痛规范化建设工作委员会. 中国头痛门诊建设规范 [J]. 中国卒中杂志, 2021, 16 (02): 187-193..

［4］ BECKER W J, FINDLAY T, MOGA C, et al. Guideline for primary care management of headache in adults [J]. Can Fam Physician, 2015, 61 (8): 670-679.

［5］ 贾建平, 陈生第. 神经病学 [M]. 8 版. 北京: 人民卫生出版社, 2018.

第八节　心　　悸

心悸（palpitation）是一种自觉心脏跳动的不适感或心慌感。当心率加快时感到心脏跳动不适，心率缓慢时则感到搏动有力。心悸时心率可快、可慢，也可有心律失常，心率和心律正常者亦可有心悸。心悸是一般人群中常见的症状，也是全科医学就诊患者中最常见的症状之一，心悸是初级保健转诊到心脏病专家的第二大常见的原因。

一、发生机制及分类

心悸的发生机制尚未完全清楚，一般认为心脏活动过度是心悸发生的基础，常与心率、心律、心肌收缩力及心搏出量改变有关。

欧洲心律协会（EHRA）2011 年发布的《心悸诊疗共识》，将心悸分成 5 类：心律失常型、结构性心脏病型、心身疾病型、系统性疾病型、药物作用型（表 2-5-4）。本文进一步细化了病因分类。

表 2-5-4　心悸的常见病因

1. 心律失常
1.1 室上性 / 室性期前收缩
1.2 室上性 / 室性心动过速
1.3 心动过缓：严重窦性心动过缓、窦性停搏及一度 ~ 三度房室传导阻滞
1.4 起搏器和植入型心律转复除颤器功能和 / 或程控异常
2. 器质性心脏病
2.1 二尖瓣脱垂
2.2 重度二尖瓣反流
2.3 重度主动脉瓣反流
2.4 分流型先天性心脏病
2.5 各种原因的心脏扩大和 / 或心力衰竭
2.6 肥厚型心肌病
2.7 机械瓣置换术后
3. 精神心理疾病
3.1 焦虑、惊恐发作
3.2 抑郁所致的躯体疾病
4. 系统性疾病
4.1 甲状腺功能亢进、低血糖、绝经后综合征、发热、贫血、怀孕、血容量不足、直立性低血压、体位性心动过速综合征、嗜铬细胞瘤、动静脉瘘
5. 药物或毒品作用
5.1 拟交感药物、血管扩张剂
5.2 抗胆碱能药物、肼屈嗪
5.3 刚停用 β 受体拮抗剂
5.4 酒精、咖啡因、海洛因、苯丙胺、尼古丁、大麻、合成药物、减肥药

（一）心脏搏动增强

心脏搏动增强引起的心悸,分为生理性或病理性。

1. 生理性　健康人在剧烈运动或精神过度紧张时,部分人在饮酒、喝浓茶或咖啡后会发生心悸,部分女性妊娠状态下也会出现心悸症状。

2. 病理性

（1）一些结构性心脏病伴有心室肥大,无心律失常时也可引起心悸,如高血压性心脏病、主动脉瓣关闭不全、二尖瓣关闭不全等引起的左心室肥大,心脏收缩力增强。伴显著分流的先天性心脏病,如动脉导管未闭、室间隔缺损回流量增多,增加心脏的负荷量,导致心室结构改变,也可引起心悸。此外脚气性心脏病,因维生素 B_1 缺乏,周围小动脉扩张,阻力降低,回心血量增多,心脏工作量增加,也可出现心悸。

（2）其他疾病

1）甲状腺功能亢进症:由于基础代谢与交感神经兴奋性增高,导致心率加快、搏动增强。

2）贫血:贫血时血液携氧量减少,器官及组织缺氧,机体为保证氧的供应,通过增加心率,提高心排血量来代偿,心率加快导致心悸,急性失血时尤为明显。

3）发热:此时基础代谢率增高,心率加快、心排血量增加,也可引起心悸。

4）低血糖症、嗜铬细胞瘤:肾上腺素释放增多,心率加快、搏动增强,也可发生心悸。

（二）心律失常

无论是否有潜在的结构性或致心律失常性心脏病,任何类型的快速心律失常都可以引起心悸。

1. 心动过速　各种原因引起的窦性心动过速、阵发性室上性或室性心动过速等均可发生心悸。

2. 心动过缓　窦性停搏、窦性心动过缓、高度房室传导阻滞（二、三度房室传导阻滞）等,由于心率缓慢,舒张期延长,心室充盈度增加,心搏强而有力,引起心悸。

3. 心律不规则　期前收缩（房性期前收缩、室性期前收缩）、心房扑动或颤动、间歇性左束支传导阻滞等,由于心脏跳动不规则或有一段间歇,使患者感到心悸。

4. 心脏起搏器和植入型心律转复除颤器的功能和 / 或程序异常,起搏器介导性心动过速,胸膜或膈肌刺激,起搏器综合征等,也可以引起心悸。

（三）心力衰竭

各种原因引起的心力衰竭均可出现心悸。

（四）自主神经功能紊乱有相关

心脏神经症、β 受体亢进综合征、更年期综合征等,这类患者心脏本身并无器质性病变,因自主神经功能紊乱引起窦性心动过速。在未排除心律失常所致心悸之前,进行彻底的检查是非常重要的。

（五）药物相关

在这种情况下,心悸可能与窦性心动过速有关。如应用拟交感神经药物、抗胆碱能药物、血管扩张剂、肼屈嗪等;β 受体拮抗剂开始使用、突然停用以及增加剂量时;使用兴奋剂如尼古丁、非法药物（可卡因、海洛因、安非他明、迷幻药、合成毒品、大麻等）;有易患尖端扭转型室速或其他快速心律失常倾向的患者,在使用能延长 QT 间期的药物（如抗抑郁药）时,除了引起头晕或晕厥外,也可能诱发心律失常相关的心悸。

（六）其他

胸腔大量积液、高原病、胆心综合征等，也可以出现心悸。

二、临床表现

患者心悸症状描述各异，按发作时频率、节律和强度，心悸可分为 4 种：期前收缩型心悸、心动过速型心悸、焦虑相关型心悸、脉冲型心悸（表 2-5-5），这将有助于临床鉴别心悸的病因。

表 2-5-5　各种类型的心悸及其临床表现

心悸类型	主观描述	心跳	发作和终止	触发情况	可能相关的症状
期前收缩型	漏搏、心脏突然下沉感	不规则插入正常心跳	突发突止	休息	
心动过速型	胸腔内"扑翼样"跳动	规则或不规则、明显加快	突发突止	体力活动、寒冷	晕厥、呼吸困难、乏力、胸痛
焦虑相关型	焦虑、烦躁不安	规则、轻度加快	渐发渐止	压力、焦虑发作	手脸刺痛感、咽部异物感、不典型胸痛、叹气样呼吸困难
脉冲型	心脏冲击感	正常规则	渐发渐止	体力活动	虚弱

三、诊疗策略

（一）一般诊断策略

主要包括三个步骤：①鉴别心悸的发生机制；②获取心悸发作时的心电图记录；③评价患者基础心脏病。

（二）针对性诊断策略

部分患者存在特殊情况如运动相关、怀疑结构性心脏病及血管疾病、怀疑系统性疾病或药物及身心疾病等，需要进行相关专科评价、特殊仪器检查及实验室检查。怀疑运动相关的心悸完善运动试验。怀疑结构性心脏病可行心脏彩超、心脏 MRI 检查，甚至血管造影。怀疑冠心病的，应行运动负荷试验、冠脉造影等。怀疑有系统性疾病或药物原因引起的心悸，应立即行相关实验室检查（如血红蛋白、电解质、血糖、甲状腺功能及特定违禁药品的血药浓度等）。若怀疑是精神心理性原因，可采用特定的问卷或请专科医生协助评估患者的精神状态。对于发作频繁或伴有血流动力学障碍或生活质量明显下降的患者，必须进一步检查明确诊断，以规范心悸的诊疗，建议按以下诊疗流程图进行（图 2-5-3）。

（三）心悸的问诊要点

1. 心悸可能诱因及发作前状态　是否与活动、精神因素、药物、食物等相关，发作前活动状态、体位状态（平卧或站立），突然发作或缓慢发作。

2. 发作特点　包括症状的部位、性质（规则或不规则，快速或不快）、持续时间（一过性、阵发性、持续性）和程度、频率（可为每天、每周、每月或每年）、缓解和加剧因素、演变情况、发病以来的检查及治疗过程。

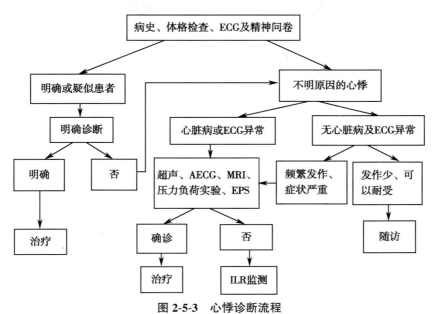

图 2-5-3　心悸诊断流程

注：ECG 为心电图，AECG 为动态心电图；MRI 为磁共振成像；

EPS 为电生理检查；ILR 为植入式循环记录仪。

3. 伴随症状　是否伴有胸闷、胸痛、发热、头晕、黑矇、晕厥、眩晕、肢体抽搐、呼吸困难、乏力、虚汗等，上述症状与心悸之间的相关性。

4. 系统回顾　明确首次发病年龄，既往发作次数及频率，基础疾病情况包括心脏病病史，系统性疾病病史(贫血、甲状腺功能亢进等)，精神状态(易焦虑、易怒、难以集中注意力、睡眠障碍等)，猝死家族史，用药史。

（四）心悸的常用诊疗技术

1. 标准 12 导联体表心电图　心悸发作时，记录 12 导联心电图是诊断的"金标准"。若患者未曾在心悸时记录到心电图，应建议心悸发作时，尽快到急诊科或到诊所记录心电图。医生根据心电图形态，最后对患者心悸时是否有心律失常做出确定的诊断。鉴别心律失常或非心律失常引起的心悸对临床评价具有重要意义。而且，精确地分析心律失常心电图可为明确心悸的机制和诊断提供重要依据。亦可在心动过速发作时记录食管心电图。

2. 动态心电监测技术　包括动态心电图、病房的遥测心电监护、家庭式远程监测仪、ILR、永久性起搏器及植入型心律转复除颤器等，尤其是后者，能自动识别无症状心律失常事件，还能将这些事件传回心律失常监控中心，有利于远程监控；还能够识别心律失常事件发作时的情况，有助判断心律失常的机制。对于判断心悸是否为心律失常性，动态心电图通过持续监测，能捕捉到常规心电图未能发现的异常心电图，诊断的特异度较高，敏感度取决于监测技术及时间、患者依从性及心律失常的发作频率。

3. 电生理检查　电生理检查(EPS)为有创的介入治疗手段，通常不作为常规检查。但EPS 能明确导致心悸的心律失常机制，并进行消融治疗。在患者心悸复发之前可进行即时诊断和治疗，避免某些恶性心律失常患者发生致命性心脏事件。

（五）住院时机选择

多数心悸患者可以在门诊诊断评估，无须住院，但也有部分患者频繁发作或伴有血流动力学障碍、器质性心脏病、系统性疾病等,须住院进一步评估。心悸患者住院标准见表 2-5-6。

表 2-5-6　心悸患者住院标准

诊断目的
　　怀疑或确定有严重的器质性心脏病
　　怀疑或确定有原发性心电疾病
　　猝死家族史
　　需要进行电生理检查,侵入性检查或在院心电监护

治疗目的
　　心动过缓需要植入心脏起搏器的缓慢性心律失常
　　起搏器 /ICD 故障,程控无法解决
　　需要立即终止,植入 ICD 或导管消融的室性心动过速
　　需要立即或尽快中止或导管消融的室上性心动过速
　　存在心衰或其他血流动力学障碍的症状
　　需要手术或其他治疗的严重结构性心脏病
　　严重系统性疾病
　　严重心理疾病

四、治疗

(一) 初诊评估及转诊治疗

作为首诊的全科医生,首先通过详细的病史采集及体格检查,辅以心电图、动态心电监护、心脏彩超检查、血液检查等,对心悸患者做出初步诊断评估。对于不能确定诊断,或有潜在风险的患者,应及时转诊给心脏病专家;对于怀疑伴有血流动力学障碍或伴有胸痛、晕厥等症状的患者,如持续性室性心动过速、室上性心动过速、高度房室传导阻滞等,识别危及生命的心律失常,应及时转至急诊,及时予以抢救治疗,根据病情选择药物或电复律。

(二) 病因治疗

心悸的治疗取决于症状的根本病因。明确病因,鉴别心悸的机制,针对病因进行治疗。心律失常患者,按照相关指南治疗心律失常,射频消融术可以治疗大多数类型的室上性心动过速和许多类型的室速。对于无结构性心脏病患者的孤立性房性期前收缩和室性期前收缩,通常被认为良性心律失常,简单的安慰和支持治疗是合理的,如症状严重影响患者生活,可使用 β 受体拮抗剂,如普萘洛尔、美托洛尔,或钙通道阻滞剂,如维拉帕米等对症治疗。有明确诱因的患者,通过去除诱因,如改善生活方式和环境因素,或进行心理治疗、抗焦虑治疗后,均有可能有效地控制症状。此外,对于系统性疾病及药物致心律失常,应针对实际情况进行相关疾病治疗。表 2-5-7 列出了治疗心悸的一般建议。

(三) 全科治疗及预防治疗

全科医生应系统全面了解患者的全身状况,根据患者基础疾病、身心状态、用药情况等,制定全面合理的治疗方案。需要全科处理的多数为良性心悸患者,如焦虑症、绝经期综合征等患者,这类患者通过加强健康宣教,指导其改善生活方式、适当健身及合理药物治疗,多能有效控制病情。

表 2-5-7　治疗心悸的一般建议

病因治疗
安抚患者
控制增加肾上腺素分泌的饮食摄入,如咖啡因或酒精饮料等
控制好心血管危险因素,特别是高血压
最近有应激性生活事件,寻求心理诊疗
有焦虑和抑郁症状的患者应行特殊治疗
特定的心律失常可采取适当的治疗,如使用抗心律失常药物、消融甚至植入心律转复除颤器
系统性疾病引起的心律失常,或应用致心律失常药物,应针对病因治疗

应加强对心悸患者的一级预防,尤其有潜在心悸风险的患者或既往存在室性及房性期前收缩的患者,减少心血管危险因素非常必要,包括减压、戒烟、调脂、控制血压、控制心力衰竭及控制血糖等措施。运动员是心房颤动、心房扑动等房性心律失常发病的高危人群,故避免高强度及耐力的运动,但保持适量运动,有助于降低心血管风险,且不增加心悸的风险。

（赵继伟）

参 考 文 献

［1］RAVIELE A, GIADA F, BERGFELDT L, et al. Management of patients with palpitations: a position paper from the European Heart Rhythm Association [J]. Europace, 2011, 13 (7): 920-934.

［2］万学红, 卢雪峰. 诊断学 [M]. 9 版. 北京: 人民卫生出版社, 2018.

［3］GOVENDER I, NASHED K K, RANGIAH S, et al. Palpitations: evaluation and management by primary care practitioners [J]. S Afr Fam Pract, 2022, 64 (1): e1-e8.

第九节　头晕 / 眩晕

头晕（dizziness）/ 眩晕（vertigo）是门诊患者最常见的自诉症状之一,绝大多数人一生会经历此症。头晕在中老年患者中尤为常见,也是各级医院门急诊老年人就诊的常见主诉。头晕的临床表现多样,涉及多个系统,主要包括神经内科、耳鼻喉科、内科、骨科、眼科、老年科和精神心理科等诸多学科。

一、定义

目前国际存在两种主要的头晕概念体系。我国对头晕的定义目前多采用巴拉尼学会（Barany Society）定义,临床工作中两套头晕概念体系均有涉及。

（一）北美地区的头晕概念体系

是以美国、加拿大等北美地区所使用的头晕概念,以不断更新的《西氏内科学》为代表,将头晕作为总体概念,主要亚型有眩晕、头昏、平衡失调、心因性头晕等,美国学者将运动病等有不稳感觉的症状也归为头晕。头晕的原因超越了前庭功能异常的范围,即头晕可由前庭系统及前庭系统以外的异常引起。

1. 眩晕(vertigo) 对空间定向障碍产生的一种运动错觉,患者常描述为自身或外界环境出现旋转、翻滚、倾倒等感觉。

2. 头昏(lightheadedness) 概念相对比较含糊,常指头重脚轻、头昏脑胀、头昏沉、身体漂浮等。与眩晕最主要的区别是患者无自身或外界环境的运动错觉。

3. 平衡障碍(disequilibrium) 是由前庭脊髓束、本体觉、小脑和运动功能受损引起的平衡失调、站立不稳,指行走时出现不稳、不平衡感或要摔倒的感觉,此类患者在躺、坐时一般无不稳症状。

4. 心因性头晕(psychogenic dizziness) 是由中枢神经对感觉信号整合障碍引起的脱离身体感觉及自转(环境静止)。

(二) 巴拉尼学会的头晕概念体系

是以英国、法国等为代表的欧洲国家使用的头晕概念,2009 年巴拉尼学会首次提出了前庭症状的共识性分类,将前庭症状分为眩晕、头晕、前庭 - 视觉症状和姿势性症状 4 种类型(表 2-5-8),再根据发作情况分为自发性和诱发性 2 种亚型。该分类中提出前庭症状的定义内容较为广泛,涵盖了典型的由前庭疾病(大多数头晕 / 眩晕类疾病)所导致的临床症状谱,对头晕、眩晕症状界定清晰,每一类症状具有一定的特异性。当患者有多种症状时,眩晕和头晕可以并存。此概念下头晕及眩晕具体定义如下。

表 2-5-8 巴拉尼学会前庭症状分类

分类	症状
眩晕(vertigo)	自发性眩晕:
	外在眩晕
	内在眩晕
	诱发性眩晕:
	位置性眩晕
	头动性眩晕
	视觉诱发性眩晕
	声音诱发性眩晕
	Valsalva 诱发性眩晕
	体位诱发性眩晕
	其他诱发性眩晕
头晕(dizziness)	自发性头晕
	诱发性头晕:
	位置性头晕
	头动性头晕
	视觉诱发性头晕
	声音诱发性头晕
	Valsalva 诱发性头晕
	体位诱发性头晕
	其他诱发性头晕

分类	症状
前庭 - 视觉症状（vestibulo-visual symptoms）	外在眩晕
	视振荡
	视滞后
	视倾斜
	运动诱发性视模糊
姿势性症状（postural symptoms）	不稳
	方向性倾倒
	平衡相关性近乎跌倒
	平衡相关性跌倒

1. 头晕　非眩晕性头晕，是指空间定向能力受损或障碍的感觉，没有运动的虚假或扭曲的感觉，即无或非旋转性的感觉。

2. 眩晕　内在的眩晕，是指在没有自身运动时的自身运动感觉或在正常头部运动时扭曲的自身运动感觉。涵盖了虚假的旋转感觉（旋转性眩晕）及其他虚假感觉，如摇摆、倾倒、浮动、弹跳或滑动（非旋转性眩晕）。

二、病因和分类

病因学诊断方面，国内较多采用既有解剖部位又有疾病性质的分类，主要分类如下。

（一）前庭系统头晕 / 眩晕

1. 周围性头晕 / 眩晕　是指耳前庭神经颅外段之间的病变所引起的头晕 / 眩晕。常见的有梅尼埃病、迷路炎、前庭神经元炎、良性发作性位置性眩晕、晕动症、药物影响等。患者"晕"的程度常较重，但平衡障碍程度轻，常急性起病，持续时间短，常伴耳鸣、耳聋以及恶心、呕吐、出汗等自主神经症状，不伴无意识障碍及其他中枢神经症状和体征。

2. 前庭中枢性头晕 / 眩晕　主要由前庭中枢性结构病变引起，包括前庭神经核以上传导通路，常为脑干、小脑或前庭皮层及皮层下白质。常见疾病有颅内血管病变如脑动脉硬化、椎 - 基底动脉供血不足、锁骨下动脉盗血综合征、脑干出血、高血压脑病等，颅内占位性病变（听神经瘤、小脑肿瘤、第四脑室肿瘤等），颅内感染，多发动脉硬化及延髓空洞症等颅内脱神经鞘疾病，癫痫，脑寄生虫，脑外伤等。患者"晕"症状相对较轻，但平衡障碍明显。如为占位性或神经系统退行性疾病，多起病缓慢，持续时间长，恶心、呕吐、耳鸣、听力下降等伴随症状少见，病情进展可伴脑干、小脑症状或体征，如共济失调、复视、吞咽困难、构音障碍、锥体束征等。如为急性脑血管病，如后循环梗死或脑干小脑出血，常为急性起病，伴随前述症状体征，严重者可迅速出现意识障碍。

（二）非前庭系统性头晕 / 眩晕

由于各种原因损伤维持平衡的其他系统。

1. 全身性疾病

（1）心血管疾病：高血压、低血压、心律失常、病态窦房结综合征、心脏瓣膜病等。

（2）血液病：各种原因导致的贫血、出血等。

（3）中毒性疾病：急性发热性疾病、尿毒症、重症肝炎、重症糖尿病等。

2. 眼源性头晕／眩晕　见于先天性视力减退、屈光不正、眼肌麻痹、青光眼、视网膜色素变性等；长时间看电影或电视、长时间用电脑或距离屏幕过近等。

3. 部分骨关节和肌肉系统疾病　如颈椎病等，也会导致老年人平衡障碍或头晕。

4. 精神源性眩晕／头晕　见于神经症、更年期综合征、抑郁症等。

三、诊断策略

（一）病史采集

详细全面的病史采集能够为头晕／眩晕的诊断提供重要依据，70%~80% 的头晕／眩晕患者可以通过详细的病史问诊获得初步诊断。针对"晕"的症状，问诊应包括以下 6 个方面内容：起病形式及发作频率、表现形式（"晕"的性质）、持续时间，诱发因素，伴随症状，询问既往史、用药史及家族史。

（二）体格检查

1. 一般查体　血压（卧立位、双侧血压）、心率、心律、体温、心脏杂音等。

2. 神经耳科查体

（1）意识、精神、认知状态的一般评估。

（2）脑神经查体：瞳孔、眼球运动、复视、眼震、面瘫、构音障碍、视野缺损、粗测听力。

（3）HINTS 检查（head impulse，nystagmus，test of skew，HINTS）：包括凝视诱发性眼震、头脉冲试验、眼偏斜。老年患者急性发作的头晕或眩晕时，排除卒中很重要，HINTS 对急性前庭综合征（AVS）伴眼球震颤的中枢病变的灵敏度为 97%~100%，特异度为 84%~96%。

（4）运动功能评估：单侧／双侧肢体肌力、肌张力，反射不对称和上下肢运动协调性等；共济运动：指鼻试验、跟 - 膝 - 胫试验、龙贝格征（Romberg sign）、反击征；评估步态；走直线不能、共济失调步态。

3. 位置试验　Dix-Hallpike 试验、仰卧滚转试验。

（三）辅助检查

1. 血液指标检查　根据基础疾病及初步评估病情，选择性检测外周血常规、血生化（血糖、电解质、肝肾功能、血脂、血钙、尿酸等）、甲状腺功能、心肌酶学、免疫功能等。

2. 前庭功能检查　包括视频眼震电图、温度试验、前庭自旋转试验、头脉冲试验、转椅试验，筛查不同频率的水平或垂直半规管功能；前庭肌源性诱发电位检测椭圆囊、球囊功能。

3. 听力学评价　纯音测听、声导抗、脑干听觉诱发电位、耳蜗电图。

4. 影像学检查　对于查体发现有异常神经系统损害表现、生命体征不稳定患者，建议行 CT、CTA 或 MRI 检查，以评估脑部或内听道病变。

5. 精神心理及认知功能评估　长期反复头晕／眩晕可能严重影响患者的生活质量，造成功能性残疾、焦虑抑郁症状和社交能力下降等，尤其是老年患者，少数跌倒可导致骨折甚至颅内出血等严重并发症，带来巨大的社会负担。轻度认知功能障碍也可能增加跌倒的风险。常用的评估量表有：蒙特利尔认知评估量表（MoCA）、简易精神状态检查量表（MMSE）、汉密尔顿抑郁量表（HAMD）、人格评估、平衡信心量表（ABC scale）、跌倒功效量表（FES）等测定。

6. 有提示晕厥或晕厥前状态的患者应进行心电图、动态心电图监测、超声心动图、直立倾斜试验以及睡眠呼吸监测和其他内科疾病相关检查等，怀疑癫痫性头晕／眩晕时可行脑电图检查。

(四) 诊断流程

对于急性头晕 / 眩晕的老年患者,为避免漏诊误诊,建议诊断流程见图 2-5-4。

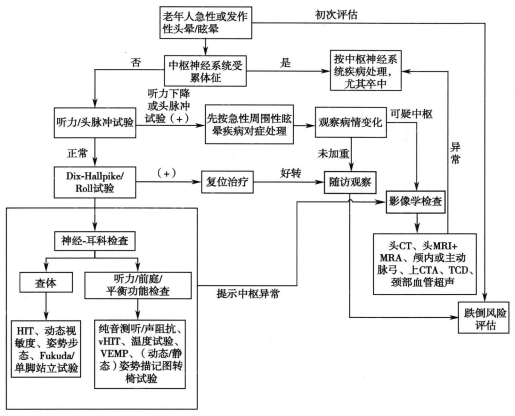

图 2-5-4 老年人急性或发作性头晕 / 眩晕诊断流程

注:Roll 试验为滚转试验;HIT 为头脉冲试验;Fukuda 试验为原地踏步试验;vHIT 为视频头脉冲检查;VEMP 为前庭肌源性诱发电位;MRI 为磁共振成像;MRA 为磁共振血管成像;CTA 为计算机体层血管成像;TCD 为经颅多普勒超声。

(五) 转诊指征

基层医院或社区在接诊头晕 / 眩晕患者出现以下情况时建议将患者转诊至上级医院及相关专科治疗。

1. 伴生命体征不稳定(严重高血压等)、意识障碍或合并中枢神经系统受累的体征时,如复视、偏瘫、共济失调、严重平衡失调、构音障碍、吞咽困难、饮水呛咳、视野缺损、霍纳综合征。要排除脑血管意外,建议尽快首先转诊急诊科或神经科。

2. 急性眩晕伴头痛尤其是位于单侧后枕部的新发头痛,体格检查头脉冲试验正常,建议首先转诊神经科诊疗;伴听力下降,考虑突发性聋伴眩晕,建议首先转诊耳鼻喉专科诊疗。

3. 头部 CT 提示有可能需要手术治疗的脑干小脑出血的患者,应尽早转诊神经外科诊疗。

4. 怀疑有器质性疾病,需要较为复杂的专业检查设备或诊断评估,如单侧听力进行性下降,需要进一步影像学检查排除听神经瘤等占位性疾病时,建议首先转诊耳鼻喉科。

5. 慢性反复头晕患者,明确为双侧前庭病变所致,可转诊至康复科进行连续个体化的前庭康复训练方案治疗。

6. 患者病情迁延,头晕症状持续存在不缓解,对初步经验性治疗反应不佳,建议首先转诊神经科。

四、治疗

(一) 急性期的药物治疗

1. 前庭抑制剂　严重眩晕及恶心呕吐的患者,可给予前庭抑制剂,如抗组胺类、苯二氮类、抗胆碱能类等药物,如异丙嗪、苯海拉明等,可有效控制眩晕急性发作,原则上使用少于72 小时。急性期的症状控制后应及时停药,否则会抑制中枢代偿机制的建立。

2. 糖皮质激素　对于前庭神经炎急性期、突发性聋急性期或梅尼埃病急性期眩晕症状严重或听力下降明显者,可酌情给予糖皮质激素治疗。

3. 对症支持治疗　眩晕急性发作持续时间较长且伴有严重恶心呕吐者,应予止吐剂等药物,如甲氧氯普胺、多潘立酮;维持电解质平衡、补液支持治疗;改善循环药物,如银杏叶提取物注射液、倍他司汀、天麻素制剂等药物。

(二) 病因治疗

尽可能寻找头晕 / 眩晕的病因,积极进行病因治疗仍然是治疗的首要目标。

1. 怀疑脑血管意外,如后循环缺血性卒中,应及时完善检查头颅 CT 明确诊断,并根据急性缺血性卒中相关指南,迅速采取相应措施,以争取时间不延误静脉溶栓治疗,或根据病情及时间进行桥接或直接动脉取栓治疗。

2. 良性发作性位置性眩晕首选手法复位,复位时根据不同半规管类型选择相应的方法。对于老年患者可能合并多种疾病,如颈腰椎病、认知功能下降、心脑血管疾病等,复位治疗时应注意识别潜在风险。

3. 脑干小脑占位性疾病、大量小脑出血、听神经瘤、规范药物治疗无效的中耳炎、乳突炎或梅尼埃病等,符合手术适应证的,建议相关专科手术治疗。

4. 全身其他疾病诱发头晕 / 眩晕患者,建议积极治疗原发疾病,如高血压患者,积极控制血压,避免血压波动过大;糖尿病患者避免低血糖;贫血患者积极寻找贫血病因及纠正贫血。

5. 近视眼或屈光不正的患者,可通过;配戴眼镜或眼科手术改善。

(三) 前庭康复训练

前庭康复训练是一种物理训练方法,通过中枢适应和代偿机制提高患者前庭功能,减轻前庭损伤导致的后遗症。训练核心是伴随躯体姿态变化及活动的头 - 眼运动和减少支撑面站立的同时,进行头部和躯体变化并尽量维持平衡,不断重复执行可能诱发眩晕的活动。初次行康复训练建议到康复科寻求专业的康复训指导。康复训练主要由下述 4 种训练方法组合而成。

1. 凝视稳定性训练　通常也被称作适应性训练和替代性训练。

2. 习服性训练　通过反复暴露某种症状诱发性刺激而使行为反应逐渐减弱。

3. 平衡与步态训练　利用视觉和/或本体觉功能替代缺失的前庭功能。

4. 行走训练　虚拟现实技术常包括一般性锻炼,例如提高耐力的步行运动或有氧运动。

(四) 全科管理

1. 全科评估　全科医生在接诊头晕/眩晕的患者,尤其是慢性反复头晕/眩晕患者时,要从多维度评估患者前庭周围和中枢系统、神经骨骼肌肉、心肺功能、精神心理和认知等。通过多因素、多维度干预的综合措施以改善患者头晕/眩晕的症状,同时治疗病因。

2. 防跌倒管理　头晕/眩晕患者,应做好防跌倒措施,尤其是老年患者,跌倒后损伤可能造成骨折甚至危及生命等严重后果,防跌倒成为提高老年人生活质量的重要因素。通过改善基础设施(使用手杖、防滑地板等)、加强营养(补充白蛋白)、康复锻炼(前庭康复锻炼、太极拳)等可有效预防跌倒事件发生。加强防跌倒宣教,包括患者本人、家人及陪护等,都应该充分知晓防跌倒管理的重要性。

（赵继伟）

参 考 文 献

[1] BALOH R W, JEN J C. Hearing and equilibrium [M]//GOLDMAN L, SCHAFER A I. Goldman-Cecil medicine. 26th ed. Philadelphia: Elsevier, 2020: 2558-2565.

[2] BISDORFF A, VON BREVERN M, LEMPERT T, et al. Classification of vestibular symptoms: towards an international classification of vestibular disorders [J]. J Vestib Res, 2009, 19 (1/2): 1-13.

[3] 万学红, 卢雪峰. 诊断学. 9 版. 北京: 人民卫生出版社, 2018.

[4] 中国卒中学会卒中与眩晕分会, 中国医师协会神经内科医师分会眩晕专业委员会. 老年人头晕/ 眩晕诊疗多学科专家共识 (2021)[J]. 中华老年医学杂志, 2021, 40 (10): 1213-1225.

[5] 中华医学会, 中华医学会杂志社, 中华医学会全科医学分会, 等. 头晕/ 眩晕基层诊疗指南 (2019 年)[J]. 中华全科医师杂志, 2020 (03): 201-216.

第六章

全科常见危重症的识别和处理

第一节　术后大出血

全科医学科在不同级别的医院可能会有不同的职责定位,收治的病患也会有一定的区别,作为综合性的大医院,通常会收治各类术后的病患,因此,全科医生在熟悉常见病、多发病等的基础上,也需要熟悉常见的术后并发症,如术后出血、气道梗阻、伤口感染等,具有早期识别并进行及时、恰当处理的能力,只有这样才能更好地达到综合性医院全科医生的岗位要求。

手术后出血是术后常见的并发症之一,一般分为外科性出血(机械性出血)和非外科性出血(非机械性出血)。外科性出血主要与手术操作有关,非外科性出血主要是由患者自身异常情况引起,如凝血机制异常、术前应用抗凝药物或患者本身存在先天性出血性疾病等。

一、常见病因

(一) 与手术有关的出血

常见继发于手术时止血不彻底、不规范,血管结扎不牢或术后结扎线松脱等。外科手术中,在分离、结扎、切割等操作过程中均可能会造成血管的损伤并引起局部的出血,根据损伤血管的不同,可以表现为动脉性喷血、静脉流血或者毛细血管的创面渗血等,必须恰当处理好局部的动脉、静脉等方可控制局部的出血,如果术中止血不彻底、不规范,如结扎血管的缝线打结不牢固导致松脱;结扎血管时用力不当可导致邻近血管壁撕裂;另外术中创面小血管断端的局部痉挛及血凝块的覆盖,或者术中控制性降压等,可以使创面出血暂时停止而使部分出血点被遗漏,术后由于局部血凝块的掉落,术后剧烈咳嗽,正常血压的恢复或者术后伤口疼痛等引起患者血压升高,会导致局部血管断端重新开放,这些是术后出血的主要原因。另外术后数天,可因手术野的局部感染、组织缺血坏死分解、胰液等消化液外渗破坏等因素,可使部分血管壁发生继发性坏死、破裂,从而引起术后的继发性出血。

在不同专科的术后大出血患者中,其引起出血的原因也不尽相同。例如在胸外科,因术后出血导致二次开胸比例为 1.25%~1.94%。术后导致胸腔出血的主要原因包括肺动 / 静脉分支、支气管动脉,或是术后的创面、肺组织表面、支气管残端等处的出血;主动脉穿支及食管中段支气管动脉分支的出血,膈肌脚动脉出血;肋间血管出血;粘连的胸膜面剥离后未彻底止血,关胸后因胸内负压恢复,可继续渗血;淋巴结清扫创面止血不彻底,也可造成术后胸腔内出血。在骨科脊柱手术中,硬膜外血肿是少见但非常严重的并发症,术后术区持续出血和引流不畅是发生症状性硬膜外血肿的主要原因。

另外值得注意的是,因肿瘤等原因行肝部分切除术后,残留肝脏需 3~5 天后才能增加凝血因子的合成,在术后早期可以因凝血因子不足出现继发性的出血。

(二) 先天性出血性疾病

多见于先天性的凝血因子缺乏或异常导致的出血,如血友病等。

出血性疾病术后出血表现为自发性或长时间出血不止。出血程度及发病的早晚与患者血浆中凝血因子的活性水平有关,一般根据 FⅧ 或 FⅨ 的活性水平将血友病分为重型(<1%)、中型(1%~5%)和轻型(5%~40%)。相对而言,凡出血症状出现越早,则病情越重。轻型血友病很少发生自发性出血,多由明显创伤或手术后引起,且实验室出凝血筛查指标多正常,或仅部分活化凝血活酶时间轻度延长,具有一定的隐蔽性,导致在未发现血友病家族史或发生外伤或术后反复出血事件前难以及时诊断,使得患者及家属没有危险意识,在受伤或术后延误治疗。

(三) 患者自身基础疾病或者药物等因素导致的继发性出血

1. 术前、术中使用抗凝药物,可影响凝血因子的生成与活性,导致术后出血。

2. 肝硬化等肝脏疾病会影响凝血因子的生成,肝硬化导致的门静脉高压及脾大会导致血小板减少或功能异常,进一步影响止血功能。

3. 药物、输库存血等导致的血小板生成减少、破坏过多或血小板分布异常,可导致手术后出血。

4. 某些疾病如恶性肿瘤可引起凝血功能障碍。

二、诊断

(一) 症状

手术后出血多发生于术后 24 小时内,根据手术的部位、手术方式、出血量的不同,临床上出血的症状多种多样,主要包括局部以及全身的症状;对身体的危害程度轻重不一,轻者可仅表现为局部伤口的渗血,严重者可能出现失血性休克或者因压迫重要脏器而危及生命。

浅表部位的术后出血多归咎于止血技术的缺陷以及患者自身的凝血功能障碍,常首先见手术切口处渗血,出血严重者可形成局部血肿,可对邻近的组织、器官产生压迫作用,例如甲状腺、甲状旁腺、颈动脉手术术后可出现颈部气管前血肿,严重者会向后压迫气道,形成气道梗阻,患者表现为进行性加重的吸气性呼吸困难,如未能及时发现并处理甚至可导致窒息死亡。

胸腔、腹腔、盆腔内脏器组织术后出血常首先表现为伤口引流液颜色鲜红且短时间内明显增多(手术引流管引流量增加,可为 400ml/h 以上或持续 3 小时大于 200ml/h),另外根据出血部位的不同及血液流向的不同,临床上可表现为不同部位的肉眼可见性出血。如肺部手术后气管残端出血,主要表现为不同程度的咯血,颜色鲜红,如进入胸腔则引起大量胸腔积液,临床上表现为胸腔引流液增多变红,气促、呼吸困难及失血性休克症状。胃肠道或胆道等消化器官手术后可因吻合口出血等导致消化道大出血,表现为大量呕血、鲜血便等,如血液进入腹腔、盆腔则表现为腹胀,腹腔引流管引流液增多变红以及失血性休克的症状。

颅脑手术患者术后出血,除急性颅内高压的表现外(头痛、呕吐、血压升高、脉搏徐缓等),根据出血部位的不同表现为相应部位出血的神经定位体征如意识障碍、口角歪斜、言语不清、偏盲、偏瘫、失语等,或者已麻醉后苏醒的患者出现逐渐加重的意识障碍等,出血量大者会导致颅内高压、脑疝等,严重者可突发心跳、呼吸骤停。

骨科脊柱手术后的患者,如有术后局部出血形成血肿压迫脊髓,可以产生偏身感觉、活动异常、二便失禁、截瘫等,高位颈椎手术者可影响延髓的心跳、呼吸、体温等生命中枢,引起相应的临床症状。

(二) 体征

可分局部及全身体征。局部体征为手术切口渗血(首见于纱布变湿、渗血增多)、局部隆起、皮肤张力增高、相应部位的压迫症状,例如前颈部手术(甲状腺、甲状旁腺等)术后出血引起气道压迫症状(吸气性呼吸困难、三凹征)。胸腔出血可有胸腔积液体征如术侧肋间隙饱满、气管向健侧移位,术侧叩诊浊音,听诊术侧呼吸音减弱等。盆腹腔出血可有腹部膨隆、腹腔引流液颜色鲜红、移动性浊音阳性、肠鸣音减弱等腹腔积液体征。

全身体征主要与术后出血的量及速度密切相关,主要表现为失血量大导致的失血性休克引起,根据出血量多少及处于休克的不同时期,表现为低血容量性休克的各种临床表现(表2-6-1),如因脑灌注下降引起的神志改变,依照不同程度可表现为神志烦躁、淡漠、谵妄、昏迷等;外周组织低灌注引起的皮肤湿冷、发绀、苍白、花斑等,毛细血管充盈时间>2秒;肾灌注不足引起的尿量减少;血容量不足引起血压下降、脉搏细速、心率加快。

表 2-6-1 低血容量性休克的临床表现

分期	程度	神志	皮色	皮温	脉搏	血压	血管	尿量	失血量
代偿期	轻度	神志清楚,精神紧张、烦躁	轻度苍白	正常或轻度发凉	<100次/min,尚有力	正常或轻度升高	正常	正常	20%
失代偿期	中度	神志清楚,淡漠	苍白	发冷	100~200次/min	收缩压70~90mmHg	毛细血管充盈迟缓,外周静脉塌陷	尿少[<0.5ml/(kg·h)]	20%~40%
衰竭期	重度	模糊甚至昏迷	显著苍白,肢端尤其明显	厥冷	脉速而细弱或摸不到	收缩压70mmHg以下或测不出	毛细血管充盈明显迟缓,外周静脉严重塌陷	尿少或无尿	40%以上

临床上也可以综合患者的心率、血压、呼吸频率、尿量、神经系统症状等对失血性休克程度进行分级,对临床处置有指导意义(表2-6-2)。

表 2-6-2 失血程度的分级

分级	失血量/ml	失血占比/%	心率/(次/min)	血压	呼吸/(次/min)	尿量/(ml/h)	神经系统症状
I	<750	<15	<100	正常	14~20	30	轻度焦虑
II	750~1 500	15~30	>100	下降	20~30	20~30	中度焦虑
III	1 500~2 000	30~40	>120	下降	30~40	5~15	焦虑、恍惚
IV	>2 000	>40	>140	下降	40	无尿	恍惚、昏睡

（三）辅助检查

1. 实验室检查

（1）血常规：主要是红细胞计数、血红蛋白、红细胞压积、血小板计数、网织红细胞计数等，反映体内的失血、造血情况。需注意的是在术后出血早期，因机体自身的调节，患者的血常规常不典型，可以未见明显的贫血改变，仅表现为血液浓缩的改变。对临床上有可疑的，务必动态观察血常规，特别是关注红细胞计数、红细胞压积、血小板计数等的变化，对评估是否有动态失血及判断失血量、失血严重程度有重要的作用。

（2）凝血功能指标：对失血性休克患者凝血功能进行早期和连续性监测，对判断患者的出凝血功能有重要的意义。常用指标包括血浆凝血酶原时间（PT）、凝血酶时间（TT）、活化部分凝血活酶时间（APTT）、血浆纤维蛋白原、血浆 D- 二聚体测定。术后出血患者由于出血部位的止血因子及止血物质的消耗及容量复苏使液体稀释，可以表现为纤维蛋白原下降，PT、APTT、TT 延长，D- 二聚体升高，如果没有及时输血补充凝血因子等或者休克进入失代偿期，可表现为进行性加重的凝血功能紊乱。在治疗过程中有条件者可应用血栓弹力图进行更有效的监测。

（3）血乳酸水平检测：血乳酸是反映组织低氧的确切指标，在临床上也被作为反映组织灌注不足的敏感指标。持续动态监测血乳酸水平对休克的早期诊断、指导治疗及预后评估有重要意义，血乳酸>2mmol/L 的失血性休克患者病死率显著升高，住院时间显著延长。每隔 2~4 小时动态监测血乳酸水平不仅可排除一过性血乳酸增高，还可判定液体复苏疗效及组织缺氧改善情况。

（4）动脉血气分析：动脉血气分析可反映机体通气、氧合及酸碱平衡状态，因此有助于评价呼吸和循环功能。休克患者常见代谢性酸中毒及低氧血症，治疗过程中对其变化进行监测可以指导临床治疗。

（5）生化指标：动态监测钾、钠、氯、钙等电解质和肝肾功能、心功能等，对了解患者病情变化和指导治疗亦十分重要。

（6）引流液实验室检查：包括引流液的常规及生化检测等，可见红细胞计数明显升高或血红蛋白含量高于 50g/L。对胆道或胰腺术后的患者，还可以检测引流液的脂肪酶、淀粉酶等，对判断腹腔液体的来源情况有一定的指导意义。

2. 影像学检查　影像学检查主要为超声及 CT、MRI 检查等。对有可疑术后出血的患者，尤其是胸腹腔内出血患者，应尽快行床边的超声检查，超声检查可发现胸腹腔内的大量积液或局部血肿等，并能评估大血管的状况以及初步判断脏器的血液循环状况等，另外也可行穿刺定位或超声引导下胸腹腔穿刺抽液检查或减压，对术后出血患者的抢救有重要意义，且可减少移动患者检查而产生的转运风险，值得在临床上推广。CT 或 CTA 检查常能明确定位出血的脏器及部位，对指导临床救治有重要的意义。但务必注意的是，对已明确有术后大出血的失血性休克患者，有条件者应尽快行手术直视下紧急止血，不能仅为明确部位而转送完善影像学检查，拖延手术及抢救的时机。

三、术后大出血的处理

术后大出血急性期救治原则为"抢救生命第一"，治疗总目标是积极控制出血，采取个体化措施改善微循环及氧利用障碍，恢复内环境的稳定。因此必须针对出血的原因采用一切必要手段紧急止血,符合指征时应紧急再次手术进行止血。对术后患者出现出血的情况或高度怀疑者,务必尽快联系相应的手术专科进行紧急会诊并评估及处理,以免延误病情。

在术后大出血的急性期,尤其是在活动性出血尚未被完全控制情况下,应实施控制性血压管理,积极稳定血压、心排血量等生命体征在正常或安全范围,创造一切条件进行止血。出血被彻底纠正后,应尽快将生命体征维持在正常水平,保证组织血流灌注,维持器官功能正常、稳定。

术后大出血患者,针对不同的出血部位可能会有不同的处置措施,基本的处置包括快速全身评估、气道与呼吸管理、液体复苏、确切性控制出血等。

(一)快速全身评估

发现术后患者出现出血的情况或高度怀疑者,应立即对患者全身情况进行快速评估,评估时可以采用"ABC"的原则进行。A 即气道(air way):根据患者的口腔、鼻腔分泌物或血液等及有无"三凹征",快速评估气道的通畅性,解除气道的梗阻及压迫等。B 即呼吸(breath):根据患者的呼吸频率、节律等,评估患者有无合并呼吸困难等紧急情况。C 即循环(circulation):通过患者的血压、心率、外周血循环(皮温、皮色、肢端毛细血管充盈等)、尿量、伤口引流液的性状及量等,评估患者的失血量及循环的衰竭情况。

(二)气道与呼吸管理

有效的气道与呼吸管理是失血性休克患者支持治疗的前提和基础,尤其是术后气道大出血以及严重上消化道出血的患者。因此,评估时查到有明确气道梗阻或压迫者,务必尽快解除梗阻或压迫,清理气道的血液等异物,解除前颈部手术如甲状腺术后血肿对气道的压迫(手术切口敞开减压止血),必要时予气管插管、气管切开等高级气道保护措施。

(三)液体复苏

术后大出血患者如合并休克,通常提示出血量较大,应及早进行快速输血、输液维持血容量,改善微循环灌注,保证主要脏器的氧供。循环通路应首选有效的外周静脉通路(如肘正中静脉等),并尽早建立中心静脉通路。复苏液体首选晶体液,并尽快使用全血、红细胞、新鲜冰冻血浆、白蛋白等胶体,根据国内各医院的实际情况及获得胶体液的时间延后性,一般先使用晶体液后使用胶体液,按晶胶 2:1 比例。晶体液常用生理盐水或复方乳酸钠林格溶液,但大量输注生理盐水可能导致代谢性酸中毒,大量输注乳酸钠林格溶液可能导致血液乳酸水平升高。补液速度采取先快后慢的原则,过程中还要密切关注患者的反应包括心率、血压、尿量等的改变,避免因速度过快导致急性心衰、肺水肿。对活动性出血暂未控制的患者可实施允许性低压复苏策略,建议复苏目标血压控制在收缩压 80~90mmHg,平均动脉压在 50~60mmHg 为宜。低压复苏时间不宜过长,最好不超过 120 分钟。颅脑术后和老年患者,允许低压复苏目标应适当提高,建议收缩压控制在 100~110mmHg 进行限制性液体复苏治疗,若允许性低压复苏时间过长,可利用短时间低温(局部)辅助措施,以降低机体代谢,保护重要器官功能。

(四)确切性控制出血

少量出血可以通过保守治疗并动态观察病情变化处理,出血量大者则应根据患者的个人情况采用不同的处置方式。出血量主要根据伤口敷料渗血多少,引流管内出血量及全身情况进行分析。少量出血,仅伤口敷料或引流管内有少量鲜血,全身无失血性休克,经更换敷料、加压包扎或全身使用止血药即可。

一旦明确术后大出血，大部分的患者需要再次手术进行确切性的止血，尤其是考虑手术操作引起者，应立即予以快速评估及液体复苏等处置，并同时做好再次手术的准备，如患者全身情况极差，不能耐受手术麻醉或不愿再次手术者，可以考虑介入止血等措施。如因全身凝血功能严重紊乱等非手术因素导致的，应积极通过在围手术期输注新鲜全血、凝血因子或凝血酶原复合物等方式纠正凝血功能障碍。

　　手术操作相关的术后大出血，再次手术时务必直视下寻找出血位置并进行确切止血包括动静脉结扎止血、必要时双重结扎和 / 或缝合止血等，另外必须注意全面检查手术野或相关可疑部位，需要注意有多个出血点的可能，不能仅满足于发现一个出血点。术毕应用生理盐水冲洗创面，清除凝血块之后再次检查创面确认无继续出血，术后积极预防感染，减少继发性出血的发生。

（五）恢复期的处置

　　密切观察患者的生命体征变化，动态复查血常规等指标，积极纠正凝血功能障碍，注意再次出血的可能。

（温立强）

参 考 文 献

［1］ 中华医学会胸心血管外科分会. 胸外科围手术期出血防治专家共识 [J]. 中华胸心血管外科杂志, 2018, 34 (06): 321-330.

［2］ 罗卓荆, 吕国华. 脊柱外科围手术期出血防治专家共识 [J]. 中国脊柱脊髓杂志, 2021, 31 (05): 475-480.

［3］ GALVAGNO S M JR, NAHMIAS J T, YOUNG D A. Advanced trauma life support update 2019: Management and applications for adults and special populations [J]. Anesthesiol Clin, 2019, 37 (1): 13-32.

［4］ JANSEN T C, VAN BOMMEL J, SCHOONDERBEEK F J, et al. Early lactate-guided therapy in intensive care unit patients: a multicenter, open-label, randomized controlled trial [J]. Am J Respir Crit Care Med, 2010, 182 (6): 752-761.

［5］ 中国医师协会急诊分会, 中国人民解放军急救医学专业委员会, 中国人民解放军重症医学专业委员会, 等. 创伤失血性休克诊治中国急诊专家共识 [J]. 解放军医学杂志, 2017, 42 (12): 1029-1038.

［6］ KING D R. Initial care of the severely injured patient [J]. N Engl J Med, 2019, 380 (8): 763-770.

第二节　术后气道梗阻

　　呼吸道（气道）通畅是维持生命的重要保障，如气道发生梗阻，导致氧气不能经由气道进入肺组织继而通过气体交换进入血液循环，可导致人体组织缺氧，严重者可在短时间内致命，因此保障气道通畅是救治病患的重要条件。围手术期患者，因各种危及气道通畅的因素，如经气管插管全麻方式、术后患者咳痰乏力、手术本身操作引起气道病变、术后局部血肿压迫气管、气管支气管出血等，更加容易产生气道梗阻，因此患者的气道管理尤为重要。术后气道梗阻是术后严重的并发症之一,需要临床医生高度警惕,多见于甲状腺、颈椎、耳鼻喉等头颈外科手术。

一、甲状腺手术后气道梗阻

甲状腺疾病是临床上常见的疾病,其中巨大的甲状腺肿、胸骨后甲状腺肿、甲状腺肿物可疑恶变、甲状腺癌、重症甲亢或不能耐受药物治疗的甲亢等,往往需要进行甲状腺的手术治疗,由于甲状腺自身丰富的血供及颈部血管较多,侧支循环丰富,甲状腺术后出血已成为外科手术治疗中日益需要重视的常见并发症之一,研究显示其发生率为 0.1%~1.6%。甲状腺术后出血多发生于术后 24 小时,部分患者亦可发生于 48 小时内,所以术后 24 小时内应严密监测。除此之外,甲状腺术后出现的气道塌陷、喉头水肿、双侧喉返神经麻痹等引起的气道梗阻也不可忽视。

（一）原因

1. 甲状腺术后出血及血肿压迫气管　这是引起术后气道梗阻的主要原因。引起甲状腺术后出血的原因多见于丝线结扎不牢靠,结扎线松脱;甲状腺部分切除或次全切除术后腺体残面的严重渗血;带状肌残端出血;颈前静脉及其分支出血;甲亢患者因甲状腺血供特别丰富,比其他甲状腺疾病更易造成术中、术后出血;患者自身凝血功能障碍如患者有血友病、肝硬化失代偿期、慢性肾功能不全、血小板减少症等疾病,凝血功能不佳,或者口服有抗凝、抗血小板药物等情况也易导致术后出血。

2. 喉头水肿　主要是手术自身创伤所致,如影响局部的静脉回流等导致局部水肿,也可能是由于经气管插管全麻引起,因此对气道全麻甲状腺术后的患者,必须密切观察患者呼吸的改变,同时加强气道的雾化治疗防止喉头水肿的发生。

3. 气管塌陷　其原因与气管壁长期受到肿大的甲状腺组织压迫,导致气管软骨发生变性、软化,当手术切除邻近的肿大的甲状腺组织后,软化的气管壁失去支撑,从而导致气管塌陷。为预防术后气管塌陷导致气道梗阻,对甲状腺肿物较大者术前均需要完善气管的检查,明确有无明显的压迫等。

4. 双侧喉返神经损伤　喉返神经来自迷走神经,行走在气管、食管之间的沟内,多在甲状腺下动脉的分支间穿过,喉返神经属于混合性神经,其肌支支配除环甲肌以外的喉肌,感觉纤维分布至声门裂以下的喉黏膜。甲状腺术中喉返神经损伤是临床常见的并发症,发生率约 0.5%,大多数是手术处理甲状腺下极时不慎切断或缝扎、钳夹、牵拉,造成暂时性或者永久性的损伤,部分是因血肿或者瘢痕组织压迫牵拉所致。单侧喉返神经损伤主要引起声音嘶哑,如果双侧喉返神经损伤则可引起失音和 / 或呼吸困难甚至窒息。一般因手术操作引起的喉返神经直接损伤,术中或术后立即出现症状,而因血肿压迫或者瘢痕牵拉等导致者可以术后数日才出现。

（二）识别

甲状腺术后气道梗阻主要以吸气性呼吸困难为主要症状,轻度的呼吸困难临床上往往不容易发现;中度呼吸困难,表现为坐立不安、烦躁、呼吸费力感;重度呼吸困难可有端坐呼吸、吸气性三凹征,可以出现全身缺氧的表现如口唇、肢端发绀,严重者可以出现窒息。因甲状腺术后出血引起的气道梗阻一般有典型的呼吸困难体征,同时有伴随症状出现,如可引起颈部疼痛、肿胀并呈进行性加重,患者常有颈部紧迫感伴伤口引流量增加,皮下出血后颈部可见瘀血、瘀斑,较少见的患者会出现吞咽困难、声音嘶哑等。

（三）处理

甲状腺术后患者出现呼吸困难症状,临床上务必尽快评估并及时处理,以免产生严重的后果。甲状腺术后患者,床边必须常规放置气管切开包备用,加强医护的巡视,密切观察患者的生命体征变化以及伤口的渗血及引流情况。

若甲状腺术后切口渗血颜色淡,出血缓慢,引流管引流液量少,呈阵发性外流,且患者本身无明显呼吸困难、局部疼痛、吞咽困难等不适时,可暂予以观察,密切关注血氧饱和度、呼吸频率等生命体征,必要时给予静脉注射止血药物、补液、局部加压、加强引流、纠正凝血功能紊乱等对症支持治疗。

若出现手术切口渗血严重,短期内引流管血性引流液增多伴颈部肿胀,出现吸气性呼吸困难等情况,应尽快处理。一旦明确为术后出血、血肿压迫气管,立即拆除缝线,开放切口,清除血肿,解除对气管的压迫。对于皮下浅层组织的出血,能找到出血点者,应立即钳夹并结扎止血,对于甲状腺创面内的出血,应充分清除血肿,暂时缓解气管受压症状;无法床旁止血的,应立即送往手术室,彻底查找出血点并结扎或缝扎,如清除血肿后患者呼吸仍不能改善,应快速气管插管。

对于气管塌陷以及双侧喉返神经损伤引起的气道梗阻性呼吸困难,如插管困难,应立即床边行气管切开术,以挽救患者生命。

二、颈椎手术后气道梗阻

（一）原因

前路颈椎术后常因咽喉及椎前软组织水肿导致气道损伤,从而导致患者出现吸气性呼吸困难等气道梗阻症状,当患者出现严重气道梗阻时往往需要紧急气管插管处理以挽救患者生命。

能增加气道损伤风险的患者因素包括病态肥胖、阻塞性睡眠呼吸暂停、慢性阻塞性肺疾病、颈椎脊髓病变、既往实施前路颈椎手术以及术前已存在颈椎骨性或软组织损伤等;麻醉因素包括插管时不能充分暴露声门（Cormack-Lehane 分级为 3 或 4 级）或有待改进的插管操作过程,如多次尝试插管时,各种辅助插管设备和气管导管本身对咽喉部黏膜的多次反复直接损伤是引起水肿的重要原因。部分患者因病情需要术后继续留置气管导管,长时间留置的导管对咽部组织的压迫也可加重咽喉的水肿。有文献报道:长时间颈椎手术（即>5 小时）;暴露超过三个椎体水平（包括 C_2、C_3 或 C_4）且失血量超过 300ml 的患者发生术后咽部水肿导致气道梗阻的概率增加,术后应仔细观察呼吸情况见表 2-6-3。

表 2-6-3　前路颈椎术后气道损伤的风险因素

手术因素	患者因素	麻醉因素	环境因素
暴露的椎体个数>3 个	病态肥胖	插管分级 3 级或 4 级	无 24h 的麻醉恢复室
涉及颈 2~4 节段的手术	阻塞性睡眠呼吸暂停	多次插管尝试	无 24h 的手术科室监护
失血量>300ml	颈椎病		
手术时间>5h	既往行前路颈椎手术		
双入路手术	继发于骨形成蛋白使用的肿胀		

（二）识别

患者最初可能无明显症状，随着咽喉部及椎前软组织的水肿程度的加重，进一步发展则会出现气道部分甚至完全阻塞征象，严重者可导致患者窒息。在气道损伤早期，患者通常会主诉呼吸和说话困难或吞咽不适感，仰卧位时加重，声音音质发生声音嘶哑等改变，此时患者心率、脉搏氧饱和度等生命体征通常正常，但这并不能排除气道问题。随着病程进展，咽部及椎前组织水肿程度加重，患者可因二氧化碳潴留（有或无缺氧）而变得烦躁不安和激动，气道损伤后期患者可出现呼吸困难、吸气喘鸣、肢端发绀，并可进展至呼吸衰竭或呼吸停止，造成不可逆的后果。所以早期干预很关键。

（三）处理

颈椎术后患者，尤其是前路颈椎手术、手术时间长、多椎体手术、术中出血较多的患者，术后应加强气道雾化，加强监护，密切观察呼吸情况，保持呼吸道通畅，严密观察患者呼吸节律、频率、口唇、面色有无发绀等。如发现异常，常用 20% 甘露醇 125~250ml 静脉快速点滴及地塞米松 10~20mg 静脉滴注，可减轻咽喉部水肿，减少术后气道梗阻的风险，如经积极保守治疗症状改善不明显者，必要时重新气管插管以保障气道安全。对于高风险人群的颈椎术后，必要时延长气道保护时间，延迟拔管。

三、耳鼻喉科手术后气道梗阻

耳鼻咽喉头颈外科疾病因解剖位置与气道密切相关，疾病本身与手术操作均可对气道产生影响，尤其是鼻部和咽喉部的全麻手术，手术本身及麻醉插管均可导致局部组织水肿、气道炎症反应，甚至出现喉痉挛、急性喉阻塞等危急情况，气道并发症风险极高。因此，围手术期气道管理尤为重要。

（一）原因

耳鼻喉科手术术后气道梗阻原因多见于多种原因导致的咽部反射减退，例如麻醉清醒不足、术中咽部肌群张力性疲劳等；术区出血，血块堵塞、血肿形成或术后咽喉黏膜水肿，气道容积减少等。

（二）识别

与头颈部术后相似，若患者出现咽部疼痛加重，呼吸困难，频繁从口腔咳或呕出鲜血、血凝块等血性物质，必须提高警惕，考虑术后出血的可能性，可再次予以喉镜观察咽喉部术后创面是否在渗血或者出血。

（三）处理

规避气道梗阻最好的办法是做好预防，明确术前危险因素，及时预防，术后缩短麻醉苏醒时间，拔管前适当予以雾化吸入支气管扩张剂及糖皮质激素等，避免支气管痉挛，对于出现气道梗阻的患者，明确梗阻原因，若是因出血导致气道梗阻，需要及时进行止血，在不能及时找到出血点时，应立即做好气管切开术的准备，紧急情况下可行环甲膜穿刺术。

（温立强）

参 考 文 献

［1］卢秀波, 顾玲, 刘征. 甲状腺手术术后出血原因及处理 [J]. 中国实用外科杂志, 2018, 38 (06): 605-607.

［2］LI H, HUANG Y, SHEN B, et al. Multivariate analysis of airway obstruction and reintubation after anterior cervical surgery: a retrospective cohort study of 774 patients [J]. Int J Surg, 2017, 41: 28-33.

［3］戴建强, 陈坤, 蔡学究, 等. 前路颈椎术后咽喉及椎前软组织水肿致气道损伤研究进展 [J]. 医学综述, 2018, 24 (15): 3029-3033, 3038.

［4］SAGI H C, BEUTLER W, CARROLL E, et al. Airway complications associated with surgery on the anterior cervical spine [J]. Spine, 2002, 27 (9): 949-953.

［5］王成硕, 程雷, 刘争, 等. 耳鼻咽喉头颈外科围术期气道管理专家共识 [J]. 中国耳鼻咽喉头颈外科, 2019, 26 (09): 463-471.

第三节　低　血　糖

低血糖是由多种原因引起的血糖浓度过低状态,血糖降低并出现相应的症状及体征时,称为低血糖症。对非糖尿病患者来说,低血糖症的诊断标准为血糖<2.8mmol/L,而接受药物治疗的糖尿病患者只要血糖<3.9mmol/L就属于低血糖。根据《中国2型糖尿病防治指南(2020年版)》推荐,最新的低血糖分级包括:①1级低血糖,即血糖<3.9mmol/L且≥3.0mmol/L;②2级低血糖,即血糖<3.0mmol/L;③3级低血糖,即需要他人帮助治疗的严重事件,伴有意识和/或躯体改变,但没有特定血糖界限。

血糖为人体脑细胞的主要能量来源。低血糖时脑组织的能量代谢主要依靠脑本身及肝储备的糖原分解来维持代谢,但是脑组织本身所储备的糖原有限,仅800mg/dl,而大脑皮质储备的糖原更低,只有73mg/dl。因此血糖过低对机体的影响主要为神经系统症状,尤其是脑和/或交感神经。严重而长期的低血糖发作可引起广泛的神经系统病变。低血糖早期为脑充血、多发性出血点,后期可以引起脑细胞广泛水肿及出血性点状坏死(以大脑皮质、基底核、海马等处最明显),晚期神经细胞坏死、消失,广泛脑组织软化。严重低血糖可对中脑及延脑活动造成影响。

一、病因

反复发生空腹低血糖症提示有器质性疾病;餐后引起的反应性低血糖症多见于功能性疾病。低血糖的病因主要有以下几点。

1. 进食　未能按时进食或进食过少。

2. 呕吐、腹泻　呕吐、腹泻引起能量(主要是碳水化合物)摄入减少,进而诱发低血糖。

3. 药物原因　如注射胰岛素、磺脲类降糖药物、水杨酸等。

4. 酒精摄入　酒精可以抑制体内糖原异生与肝糖原分解的反应。这两个反应是人在饥饿的时候通过体内储存的肝糖原或脂肪合成葡萄糖而保持血糖恒定的反应。患者如果大量喝酒,特别是空腹喝酒时,会抑制糖原异生反应,从而产生严重的低血糖。

5. 内分泌性 胰岛素或胰岛素样物质过多,胰岛素瘤(包括良性、恶性和增生性)、胰外肿瘤如巨大纤维瘤或纤维肉瘤;氢化可的松缺乏,肾上腺皮质功能减退,脑垂体前叶功能减退,生长激素缺乏,甲状腺功能减退症。

6. 自主神经功能障碍 部分患者(如糖尿病患者、自主神经症患者)常伴有自主神经功能障碍,可能出现呕吐、反酸、嗳气、上腹不适、厌食、疼痛等症状,而且自主神经功能障碍也可以影响机体对低血糖的调节能力,增加发生严重低血糖的风险。

7. 器官功能不全或者病情加重 合并肝、肾功能不全的患者易于发生低血糖,与肝、肾功能不全引起食欲缺乏及糖异生能力降低等因素有关。此外,心力衰竭、脓毒症休克(septic shock)、多器官功能障碍综合征(multiple organ dysfunction syndrome,MODS)等器官功能不全或者病情加重也可以引起低血糖。

8. 运动增加 未根据病情和身体素质选择适合患者的运动方式。

9. 血糖控制目标过严 严格的血糖控制会增加低血糖的风险,并且严重低血糖可能与患者死亡风险增加有关。

10. 营养不良 由于慢性疾病或者消耗过大等原因,如果不能长期摄取或者补充由适当数量、种类以及质量的营养素所构成的健康饮食,人体将出现营养不良。长期的营养不良可能导致低血糖,严重者甚至出现饥饿死亡。

二、识别

(一)症状和体征

低血糖的惠普尔三联征(Whipple triad),是由多种原因引起的血糖浓度低于正常的一种临床综合征,以交感神经兴奋和中枢神经系统功能障碍为突出表现,其典型临床表现有:①自发性周期性发作低血糖症状、昏迷及其精神神经症状,每天空腹或劳动后发作;②发作时血糖低于2.8mmol/L(接受药物治疗的糖尿病患者只要血糖低于3.9mmol/L就属于低血糖);③口服或静脉注射葡萄糖后,症状可立即消失。

低血糖的临床表现与血糖水平以及血糖的下降速度有关,低血糖的症状和体征是由于神经元缺乏葡萄糖所致,可分为2类:自主神经系统表现和神经低血糖表现(表2-6-4)。自主神经系统症状主要有饥饿感、流汗、焦躁不安、感觉异常、心悸等,主要是由自主神经系统兴奋引起,伴有肾上腺髓质释放肾上腺素进入血循环以及靶组织内交感神经末梢分泌去甲肾上腺素,自主神经系统症状的出现往往早于神经低血糖症状。神经低血糖症状主要有虚弱、乏力、头晕、视物模糊等,头痛是脑组织缺乏葡萄糖作为能量代谢所致,持续性的严重低血糖会引起意识丧失,造成永久性的神经损伤,甚至死亡。

此外,对于糖尿病患者来说,低血糖是患者达到血糖控制的主要障碍,尤其是使用胰岛素治疗的患者。反复的低血糖将导致高血糖状态,进而增加糖尿病并发症风险,最终降低糖尿病患者的生活质量,并导致医疗花费增加。

除常见有症状和体征的低血糖之外,也要警惕无症状性低血糖。部分老年患者发生低血糖时常可能会表现为行为异常或其他非典型症状,有些患者发生低血糖时可无明显的临床症状和体征,称为无症状性低血糖,也称为无感知性低血糖或无意识性低血糖。部分患者反复发作低血糖后,可表现为无先兆症状的低血糖昏迷。

表 2-6-4 低血糖的症状与体征

自主神经系统表现		神经性低血糖表现	
症状	体征	症状	体征
饥饿感	面色苍白	虚弱、乏力	中枢性失明
流汗	心动过速	头晕	低体温
焦虑不安	脉压增宽	头痛	癫痫发作
感觉异常		意识模糊	昏迷
心悸		行为异常	
震颤		认知障碍	
		视物模糊、复视	

(二) 辅助检查

1. 测空腹及发作时血糖 多次检测空腹血糖,有可疑发作症状时立即行血糖测定,血糖水平低于 2.8mmol/L(接受药物治疗的糖尿病患者血糖低于 3.9mmol/L)。

2. 葡萄糖耐量试验 低血糖患者及胰岛素瘤患者多呈低血糖曲线。部分患者为正常值,仅在发作时才有低血糖发生。

3. 血清胰岛素及 C 肽测定 常用放射免疫分析法测定血清胰岛素及 C 肽值,正常值为 $(14 \pm 8.7)\mu U/ml$,C 肽值为 0.8~4.0mg/ml。胰岛素瘤患者的胰岛素值升高,可达 160μU/ml 以上,C 肽值也相应升高。

4. 其他检验 可行生化、心功能等检验了解器官功能,血常规、降钙素原、C 反应蛋白等了解感染状况,必要时可行甲状腺功能、肾上腺皮质功能等检验。

5. 禁食试验 又称饥饿试验,禁食 12~72 小时是否诱发低血糖,出现低血糖症状。

6. CT 检查 怀疑胰岛素瘤的患者,可做腹部 CT,特别是胰腺 CT,门静脉及脾静脉导管取血测定胰岛素,选择性胰动脉造影。

7. 超声检查 必要时可行心脏彩超评估心脏功能,行腹腔 B 超检查了解肝、肾功能情况。

8. 脑电图 长期反复低血糖可疑出现脑病变者,脑电图可呈慢波或其他异常改变。

9. 肌电图 低血糖反复发作可引起神经肌肉损害,远端肌肉有去神经表现,运动单位数目减少。弥漫性去神经纤维,尖端及巨大运动单位放电,多相电位。

三、处理

血糖水平低于 2.8mmol/L(糖尿病患者血糖低于 3.9mmol/L),即需要补充葡萄糖或含糖食物。对反复发生低血糖的患者,应充分考虑各种引发低血糖的危险因素。对于发生无感知低血糖的患者,应该根据患者血糖情况适当放宽血糖控制目标,严格避免反复发生低血糖。

1. 如果患者神志清醒,吞咽功能正常,在床边有碳水化合物,推荐进食碳水化合物。如神志障碍或者不能安全进食,须立即胃肠道外给糖纠正低血糖。

2. 在糖尿病患者中,大多数无症状性低血糖(由自测血糖或持续血糖监测发现)或轻、中度症状性低血糖可由患者自行治疗,建议口服 15~20g 葡萄糖,最理想的是给予葡萄糖片,其他的含糖果汁、饮料、牛奶、蜂蜜等或适量进餐,临床症状一般可在 15~20 分钟内缓解。相当于 15g 葡萄糖的碳水化合物有：①2~5 个葡萄糖片,视不同商品标识而定(最佳治疗);②10 块水果糖;③两大块方糖;④150~200ml 新鲜水果汁、可乐;⑤一杯脱脂牛奶;⑥一大勺蜂蜜或玉米汁。

3. 如果是胰岛素诱发的低血糖,口服葡萄糖后血糖升高的时间根据所使用的胰岛素药效维持时间会有所不同,在血糖水平升高后不久,如果使用的是长效口服降糖药或中、长效胰岛素,应摄入较多葡萄糖或者进食较多点心或进餐,并连续监测血糖。

4. 当低血糖患者无法进食碳水化合物时,必须立即通过胃肠外途径进行治疗。推荐的治疗方法是经静脉注射 50% 葡萄糖溶液 20~40ml,静脉给予高浓度葡萄糖应小心谨慎,更重要的是给予葡萄糖的总量,100ml 25% 的葡萄糖溶液,甚至 150~250ml 10% 的葡萄糖溶液更为安全。在患者能够安全进食时,应尽早进食,并连续监测血糖。

5. 如果严重的低血糖有意识障碍的患者,或者生命体征不稳定,根据血糖情况应当给予相应的治疗和监护。推荐直接给予 50% 葡萄糖溶液 20~40ml 静脉注射或者胰升糖素 0.5~1.0mg 肌内注射。然后每 15 分钟监测血糖 1 次,如未纠正可静脉注射 5% 或 10% 的葡萄糖,或加用糖皮质激素。注意长效磺脲类药物或中、长效胰岛素所致低血糖不易纠正,且持续时间较长,可能需要长时间输注葡萄糖。意识恢复后至少监测血糖 24~48 小时。具体流程见图 2-6-1。

四、预防

低血糖对人体影响较大,低血糖发作可能会导致患者发生心肌梗死、心律不齐和心肌缺血等心血管事件,严重者可危及生命。严重而长期的低血糖,可导致广泛的神经系统损害与并发症,延误诊断与治疗会造成永久性、不可逆转的神经病变。因此如何在早期发现及治疗低血糖尤为重要,对于不同原因引起的低血糖有不同的预防对策。

1. 未能按时进食或进食过少　患者应保持定时、定量进餐,对于糖尿病患者,如果进餐量减少则相应减少降糖药物或者胰岛素剂量,有可能误餐时应提前做好食物或者碳水化合物准备。

2. 呕吐、腹泻　如果患者有呕吐、腹泻等表现,应及时治疗相应原发病,同时加强血糖监测,糖尿病患者要及时调整降糖药或者胰岛素的剂量。

3. 药物原因　使用注射胰岛素、磺脲类降糖药物、水杨酸等药物时应从小剂量开始,逐渐增加剂量,并做好血糖监测,根据血糖情况调整至合适剂量。患者如出现低血糖,应积极寻找原因,考虑药物原因引起时要及时调整治疗方案和药物的剂量。

4. 酒精摄入　酗酒和空腹饮酒可导致严重低血糖,应避免酗酒和空腹饮酒,做好健康教育。

5. 内分泌性　考虑有胰岛素瘤(包括良性、恶性和增生性)、胰外肿瘤等可能时,要行相关检验以及 CT 等检查进一步明确;对于皮质醇缺乏、肾上腺皮质功能减退、生长激素缺乏、甲状腺功能减退症,必要时根据相对应激素水平进行补充。

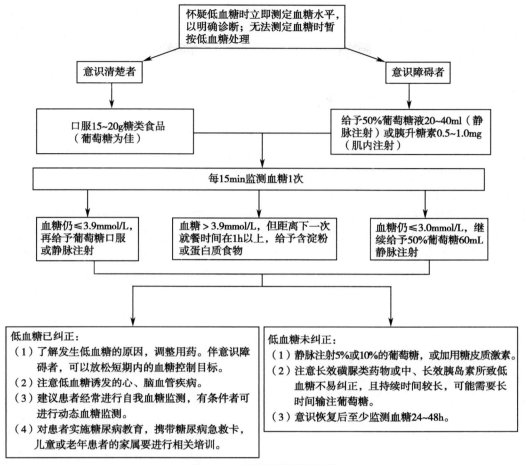

图 2-6-1　低血糖的诊治流程

资料来源：中华医学会糖尿病学分会 . 中国 2 型糖尿病防治指南（2020 年版）［J］.
中华糖尿病杂志，2021，13（04）：315-409.

6. 自主神经功能障碍　低血糖也可能诱发或加重患者自主神经功能障碍，形成恶性循环，因此对于自主神经功能障碍患者，在治疗原发病因的基础上，要加强血糖监测，避免低血糖的发生。

7. 器官功能不全或者病情加重　积极治疗原发病，同样需要加强血糖监测。对于重症患者，及时转 ICU 进一步治疗，必要时可予血液透析、人工肝、主动脉内球囊反搏（intra-aortic balloon pump，IABP）、体外膜氧合（extracorporeal membrane oxygenation，ECMO）等技术维护和替代部分器官功能。

8. 运动增加　根据患者病情和身体素质选择适合自己的运动方式，不建议病房患者行较大强度运动，可进行适度的肢体活动，较长时间运动前应增加额外的碳水化合物摄入，预防低血糖发生。

9. 血糖控制目标过严　患者对低血糖发作以及治疗相关风险的恐惧，有可能会导致患者停止降糖治疗，这是患者达到血糖控制的重大障碍。患者如果有无感知性低血糖，或出现过至少 1 次严重 3 级低血糖或不明原因的 2 级低血糖，必须重新评估血糖控制目标并根据患者情况及时调整治疗方案,降低反复发生低血糖的风险。

10. 营养不良　治疗原发病如慢性消化系统疾病、结核等,重视体格锻炼,纠正不良卫生及饮食习惯,合理定时补充饮食,保证充足睡眠。

11. 糖尿病患者　应常规随身备用碳水化合物类食品,一旦发生低血糖,立即食用。自我血糖监测和持续葡萄糖监测是评估疗效和早期识别低血糖的重要工具。夜间低血糖常因难以发现而得不到及时处理,此类患者需加强自我血糖监测和持续葡萄糖监测。个体化治疗是避免低血糖的关键,调整降糖药物的剂量以确保疗效最大化,同时良好的监测确保低血糖风险最小化,尤其是在进行胰岛素治疗的患者。严重低血糖可能与患者死亡风险增加有关。因此,对有低血糖尤其是严重低血糖或反复发生低血糖的糖尿病患者除调整治疗方案外,还应适当放宽血糖控制目标。

12. 老年 2 型糖尿病患者　要制定个体化治疗方案,并进行有关血糖及胰岛功能水平、并发症及合并症情况、脏器功能和个人生活能力 5 个方面的综合评估,以糖化血红蛋白（HbA_{1c}）界定的血糖控制目标 <7.0%,对应空腹血糖 4.4~7.0mmol/L 和餐后 2 小时血糖 <10.0mmol/L,适合于大多数预期寿命较长、无低血糖风险、尚无严重心脑肾病变的老年 2 型糖尿病患者;HbA_{1c}≤8.5%,对应空腹血糖≤8.5mmol/L 和餐后 2 小时血糖 <13.9mmol/L,适用于病程长、血糖控制有难度、低血糖风险高的老年糖尿病患者,须避免低血糖的发生。

13. 健康教育　对于低血糖发作的患者或者糖尿病患者,及时正确识别低血糖的症状和体征,正确认识低血糖对人体的危害,如何加强自我血糖监测以及理解血糖控制的重要性是非常必要的。对于认知功能较低的患者,尤其需要加强防范低血糖,应注意加强低血糖健康教育,必要时可由家属或者陪护人员一同参加教育。低血糖健康教育是预防和治疗低血糖的重要措施,应该对患者进行充分的低血糖教育,特别是接受胰岛素或胰岛素促泌剂治疗的患者。此外,合理的饮食、健康的生活方式、保证充足睡眠、适量体格锻炼也是避免低血糖发生并保持身体健康所必不可少的。

（陈　亮）

参 考 文 献

［1］中华医学会糖尿病学分会. 中国 2 型糖尿病防治指南 (2020 年版)[J]. 中华糖尿病杂志, 2021, 13 (04): 315-409.

［2］中华医学会内分泌学分会. 中国糖尿病患者低血糖管理的专家共识 [J]. 中华内分泌代谢杂志, 2012 (08): 619-623.

［3］ADAPPC. Improving care and promoting health in populations: standards of medical care in diabetes-2022 [J]. Diabetes care, 2022, 45 (1): 8-16.

［4］中国老年 2 型糖尿病防治临床指南编写组, 中国老年医学学会老年内分泌代谢分会, 中国老年保健医学研究会老年内分泌与代谢分会, 等. 中国老年 2 型糖尿病防治临床指南 (2022 年版)[J]. 中华内科杂志, 2022, 61 (01): 12-50.

第四节　急性冠脉综合征

急性冠脉综合征(ACS)是以冠状动脉粥样硬化斑块破裂或侵蚀,继发完全或不完全闭塞性血栓形成为病理基础的一组临床综合征,包括 ST 段抬高心肌梗死(STEMI)和非 ST 段抬高急性冠脉综合征(NSTE-ACS),后者包括非 ST 段抬高心肌梗死(NSTEMI)和不稳定型心绞痛(UAP)。

根据"全球心肌梗死定义"标准,心肌梗死是指急性心肌损伤同时有急性心肌缺血的临床证据,包括:①急性心肌缺血症状;②新的缺血性心电图改变;③新发病理性 Q 波;④新的存活心肌丢失或室壁节段运动异常的影像学证据;⑤冠状动脉造影或腔内影像学检查或尸检证实冠状动脉血栓。急性心肌损伤是指血清心肌肌钙蛋白(cTn)增高和 / 或回落,且至少 1 次高于正常值上限(参考值上限值的 99 百分位值)。

ACS 可导致猝死、心功能不全、心律失常等恶性心血管事件,早期诊断、准确的危险分层和及时治疗是改善 ACS 患者预后的关键。由于心肌缺血的严重程度、进展速度和死亡风险不同,目前多将 UAP/NSTEMI 和 STEMI 分开讲述。

一、不稳定型心绞痛(UA)和非 ST 段抬高心肌梗死(NSTEMI)

UAP/NSTEMI 的病因和临床表现相似但缺血程度不同,后者缺血更严重,易导致心肌损伤,可检测到心肌损伤标志物肌钙蛋白(cTnI、cTnT)或肌酸激酶同工酶(CK-MB)水平升高。UAP 包括静息型心绞痛、初发型心绞痛、恶化型心绞痛。

(一) 病因和发病机制

NSTE-ACS 的病因主要包括斑块破裂、斑块侵蚀、钙化结节、冠脉痉挛、自发性冠状动脉夹层、冠状动脉非阻塞性心肌梗死和血栓栓塞。

1. 粥样斑块破裂　是 NSTE-ACS 最常见的发病原因。粥样脂质斑块因炎症出现破裂,易诱发血小板聚集形成血栓。

2. 粥样斑块侵蚀　冠脉收缩痉挛至局部血流混乱,导致血管内皮细胞脱落,形成中性粒细胞边集外渗形成血栓。冠状动脉收缩痉挛好发于血管的斑块部位。女性患者多见。

3. 钙化结节　突出的钙化结节穿透管腔内皮细胞表面,继而形成血栓。多见于罹患慢性肾脏病及透析患者。

4. 冠脉痉挛　心外膜冠状动脉剧烈收缩,导致血管次全或全部闭塞,可伴有血栓形成。也可发生于心脏的微血管。临床难以诊断,主要依靠经验性治疗。

5. 自发性冠状动脉夹层　冠脉内膜撕裂、壁内血肿突入管腔致血流受阻。以左前降支动脉受累最常见。

6. 血栓栓塞　左心室附壁血栓、房颤、感染性心内膜炎瓣膜血栓等与冠状动脉血栓栓塞有关,可导致相关血管次全或全部闭塞。

7. 冠状动脉非阻塞性心肌梗死　可由多种原因引起,如斑块破裂、心外膜冠状动脉痉挛、微血管功能障碍、自发冠状动脉夹层或冠脉栓塞。冠脉造影提示管腔狭窄 <50%,但也会

引起心肌梗死。

8. 全身疾病导致缺血加重 有冠脉狭窄的基础,由于全身疾病导致冠脉氧供需失衡,导致心绞痛发作或恶化。如贫血、休克、甲状腺功能亢进等。

(二) 临床表现

1. 症状 UAP 患者可出现突发性胸痛,表现为胸骨后紧缩感、发闷或压榨样疼痛,发作频率高,持续时间长,可达数十分钟,也可在休息时发生,常规休息或舌下含服硝酸甘油只能暂时缓解症状。有些患者也可以没有胸痛,仅表现为下颌、肩颈背部、上胸部或剑突下不适,含服硝酸甘油后可缓解。其他的临床表现还有恶心、呕吐、冒冷汗、乏力和不能解释的呼吸困难等。症状不典型者不在少数,主要发生在老年妇女、老年性痴呆、卒中和糖尿病患者。

2. 体征 患者一般无特异性体征。心肌缺血严重合并心功能不全时,可闻及肺部啰音、心音低钝,有时可出现心律失常。体检对急性胸痛患者的诊断和鉴别诊断很重要,双臂血压不对称、主动脉瓣关闭不全的舒张期杂音提示主动脉夹层可能;心包摩擦音提示急性心包炎;心音低钝遥远、奇脉提示心脏压塞;气管移位、双侧呼吸音不对称提示气胸。

(三) 实验室及影像学检查

1. 心电图 胸痛发作时的心电图对诊断尤为重要,前后心电图对比,可提高诊断的准确性,所以对胸痛患者特别是诊断不明确的患者需要多次复查心电图。胸痛发作时心电图出现 ST-T 改变,即 ST 段抬高或压低,伴或不伴 T 波倒置或低平;症状缓解后 ST-T 改变可完全缓解或部分缓解。NSTEMI 的心电图表现相对 UAP 更明显和持久,但不能单纯依靠心电图将两者分开,需要结合心肌损伤标志物的检测来鉴别。

2. 连续心电监护 对于到医院时症状已缓解或频繁发作的胸痛患者,连续心电监测可以发现隐匿的心肌缺血,也可以鉴别胸痛与心肌缺血的关系,监测心肌缺血发作的次数和严重程度,并能了解心肌缺血与心律失常的关系。

3. 心脏损伤标志物 cTnT 和 cTnI 是提示心肌损伤最重要的标志物,是鉴别 UAP 和 NSTEMI 的主要标准。相较肌酸激酶(CK)和 CK-MB 更为敏感、可靠,早期检出率更高。当 cTnT 和 cTnI 的峰值超过正常对照值的第 99 个百分位时,须考虑 NSTEMI 的诊断。UAP 患者一般不升高。

4. 冠状动脉造影 高危患者或药物治疗效果不佳的胸痛患者,应尽早实施冠状动脉造影。冠状动脉造影能明确血管情况、指导治疗及评估预后。冠脉造影结果正常的原因可能是血管内血栓自溶、冠脉痉挛、微循环灌注障碍等原因,也可能存在漏诊或误诊。

5. 冠脉 CTA 是明确冠状动脉病变的一种无创手段。适用于症状轻微不愿入院、胸痛原因不明确或冠脉支架术后随访的患者。可明确粥样斑块的大小、厚度及血管的狭窄、钙化等情况。

6. 其他检查 心脏超声心动图和放射性核素检查对诊断也有帮助,可以明确缺血面积和心功能情况,指导治疗。活动平板试验对患者具有潜在猝死风险,不作推荐。

(四) 诊断及鉴别诊断

根据冠心病的危险因素、典型的心绞痛临床表现和典型的心电图缺血改变,结合心肌损伤标志物的测定(cTnT 和 cTnI 的峰值超过正常对照值的第 99 个百分位),可以作出 NSTE-ACS 的诊断。注意排除急性主动脉夹层、肺栓塞、急性心包炎、张力性气胸、急性 ST 段抬高心肌梗死等疾病,详细的病史询问、体检和胸部 CT、冠脉造影等检查有助于鉴别诊断。

由于 NSTE-ACS 的风险及预后不一样,因此需要对每个患者进行准确的危险分层,进行个体化治疗。全球急性冠状动脉事件登记(GRACE)评分作为目前 NSTE-ACS 患者危险评分的首选方法,其纳入年龄、静息心率、收缩压、血肌酐、Killip 分级、危险因素(入院时心搏骤停、心电图 ST 段改变、心肌损伤标志物升高)等参数,根据得分划分为低危、中危、高危组。中、高危组建议选择早期经皮冠脉介入术(percutaneous coronary intervention,PCI),低危组建议早期保守治疗。

(五) 治疗

NSTE-ACS 应早发现、早诊断、早治疗,根据危险评分结果选择适当的治疗药物和手段。全科病房突发急性胸痛的患者应立即进行心电图检查,怀疑 NSTE-ACS 的患者及时启动院内胸痛诊治流程,请求胸痛小组介入参与治疗决策,尽早恢复冠脉血管重建。

1. 一般治疗 NSTE-ACS 患者应卧床休息,给予心电监测、吸氧,保持环境安静,缓解患者焦虑、恐惧心理,必要时使用镇痛、镇静药物。嘱患者任何情况都不要使大力,保持大便通畅。同时积极处理引起心肌氧耗量增加的疾病,如感染、发热、心律失常、甲状腺功能亢进等。

2. 药物治疗

(1)抗血小板治疗

1)阿司匹林:阿司匹林是抗血小板治疗的基石,如无禁忌证,无论采用何种治疗策略,所有患者均应口服阿司匹林,负荷量 150~300mg(未服用过阿司匹林的患者),维持剂量为 75~100mg/d,长期服用。

2)P2Y12 受体拮抗剂:包括氯吡格雷、替格瑞洛等,拮抗血小板上的 P2Y12 ADP 受体,抑制 ADP 介导的血小板激活和聚集,防止血栓形成。UAP/NSTEMI 患者建议在阿司匹林的基础上,联合应用一种 P2Y12 受体拮抗剂,并维持至少 12 个月。替格瑞洛可逆性抑制 P2Y12 受体,起效更快,作用更强,首次 180mg 负荷量,维持剂量 90mg,2 次/d。如替格瑞洛过敏或无法取得,选用氯吡格雷,负荷量为 300~600mg,维持剂量 75mg/d。

3)GP Ⅱb/ Ⅲa 受体拮抗剂:GP Ⅱb/ Ⅲa 受体拮抗剂替罗非班、依替巴肽等作为静脉及冠状动脉用药,作用于血小板聚集的终末环节,是强效抗血小板药物。高危患者或冠状动脉造影提示血栓负荷重、未给予适当负荷量 P2Y12 受体抑制剂的患者可静脉使用替罗非班或依替巴肽,有助于减少慢血流或无复流,改善心肌微循环灌注可迅速起效。

4)双联抗血小板治疗(dual antiplatelet therapy,DAPT)持续时间:对于所有 NSTE-ACS 患者,不论是接受药物保守治疗,还是置入支架治疗,均应接受阿司匹林 +P2Y12 受体抑制剂治疗至少持续 12 个月。如果患者能耐受药物且无出血高风险,DAPT 治疗可维持 12 个月以上。对于伴有出血高风险(如需要口服抗凝治疗)、严重出血并发症高风险(如重大颅内手术)或伴有明显出血的患者,可以考虑 DAPT 时间缩短至 6 个月。

(2)抗凝治疗:NSTE-ACS 患者应在抗血小板治疗基础上常规给予抗凝治疗。常用药物包括普通肝素、低分子肝素、磺达肝癸钠、比伐卢定等。

1)普通肝素的用法:负荷剂量静脉注射 80~85U/kg 后,以 15~18U/(kg·h)的速度静脉滴注维持连用 3~5 天。使用期间注意监测凝血功能和血小板。

2)低分子肝素:其半衰期长,每天只需要皮下注射 1~2 次,不需要反复监测凝血功能,使用更方便,血小板下降、出血等并发症发生风险更低。常用药物包括依诺肝素、达肝素和那曲肝素等。

3）磺达肝癸钠：是选择性 X a 因子间接抑制剂。与低分子肝素相比，出血风险更低，安全性较好，出血风险增加时作为抗凝药物的首选，皮下注射 2.5mg，每天一次。

4）比伐卢定：是直接抗凝血酶制剂，主要用于 PCI 术中抗凝。用量 0.75mg/kg 静脉推注，再静脉维持 1.75mg/（kg·h），维持至术后 3~4 小时。

（3）抗心肌缺血药物

1）硝酸酯类药物：硝酸酯类药物扩张静脉，降低心脏前负荷，还可扩张冠状动脉，缓解心肌缺血。心绞痛发作时，可舌下含服硝酸甘油，每次 0.5mg，一般不超过 3 次。发作频繁可静脉应用硝酸甘油。硝酸甘油从 5~10μg/min 开始，每 5~10 分钟增加 10μg，直至达到目标血压或症状缓解。开始过程中密切监测血压，收缩压低于 90mmHg 或相比用药前平均动脉压下降 30mmHg 时停止使用，硝酸酯类药物的使用不应影响改善预后药物如 ACEI、β 受体拮抗剂的应用。持续静脉应用硝酸甘油 24~48 小时内可出现药物耐受，可间断使用。

2）β 受体拮抗剂：减慢心率降低心肌耗氧量，减少心肌缺血反复发作，减少心肌梗死的发生，对改善近、远期预后均有重要作用。如无禁忌，应尽早使用，可根据病情选择静脉或口服给药。常用药物如美托洛尔和比索洛尔。急性心功能不全、支气管哮喘、COPD 患者慎用。

3）钙通道阻滞剂：可有效减少心绞痛发作，足量 β 受体拮抗剂与硝酸酯类药物治疗后仍不能控制缺血症状的患者可口服长效钙通道阻滞剂。对于血管痉挛性心绞痛的患者，可作为首选药物。常用药物有地尔硫䓬、氨氯地平、非洛地平等。

（4）ACEI 或 ARB：通过阻断肾素 - 血管紧张素系统发挥作用，可降低心血管事件发生率，改善近期、远期预后。ACEI 应该尽早使用，特别是对于合并高血压、糖尿病、心肌肥厚、心脏扩大或慢性心衰的患者。不能耐受 ACEI 者可用 ARB 替代。

（5）调脂治疗：他汀类药物可减少 UAP/NSTEMI 患者心血管事件的发生率，改善近期、远期预后。应早期使用并长期维持，使用过程中注意复查肝功能。低密度脂蛋白胆固醇（LDL-C）的目标值为 <70mg/d。

3. 冠脉血运重建 NSTE-ACS 患者一经确诊，尽早给予药物治疗的同时，应尽快进行危险评分，选择不同的血运重建策略。冠状动脉血运重建术包括 PCI 和 CABG。随着技术的进步，PCI 已成为 UAP/NSTEMI 患者血运重建的主要方式。对于极高危患者，建议进行紧急冠状动脉造影，包括：①血流动力学不稳定或心源性休克；②药物治疗无效持续胸痛不缓解；③危及生命的心律失常；④出现心肌梗死机械性并发症；⑤急性心力衰竭伴持续性胸痛；⑥心电图 ST-T 有动态演变。高危患者包括：①心肌损伤标志物 cTn 升高；②心电图 ST 段或 T 波动态演变（有或无症状）；③GRACE 评分 >140 分，建议进行早期冠状动脉造影。对症状轻微或药物治疗有效的低危患者，在进行侵入操作前可先选择冠脉 CTA 等无创检查。冠脉造影提示病变严重、有多支血管病变的症状严重和左心室功能不全的患者首选冠状动脉旁路移植术。

二、ST 段抬高心肌梗死（STEMI）

STEMI 主要指在冠状动脉粥样硬化病变的基础上，血管内不稳定斑块破裂、糜烂，继发血栓形成，导致冠状动脉血管持续、完全闭塞，发生冠脉血供急剧减少或中断，引起相应区域心肌缺血、坏死。

（一）病因及发病机制

STEMI 的病因同 NSTE-ACS 类似,其发病机制即冠脉内不稳定斑块破裂,引起血小板黏附、聚集、活化,形成血栓,导致病变血管完全性闭塞,引起所供区域心肌坏死,即为 STEMI。

（二）临床表现

1. 先兆和诱因　部分患者在发病前数日有胸闷不适、疲劳,活动时心悸、气急、烦躁、心绞痛等前驱症状,同时伴有心电图的缺血性改变,但大部分患者没有或忽视了这些症状。所以,有冠心病基础的患者要给予重视,早发现、早处理。同时,天气寒冷、气温剧烈变化、饱餐、脱水、休克或者情绪激动、剧烈运动、用力排便等因素均可诱发心肌梗死。

2. 症状　STEMI 的典型胸痛表现为胸骨后或心前区剧烈的压榨性疼痛,持续时间通常超过 10~20 分钟,有些可达数小时或更长。多发生于清晨,诱因多不明显,且常发生于安静时。可向左上臂、下颌、颈部、背或肩部放射;常伴有恶心、呕吐、大汗和呼吸困难等,部分患者可发生晕厥。含服硝酸甘油不能完全缓解。部分患者疼痛位于上腹部,被误认为胃穿孔、急性胰腺炎等急腹症;部分患者疼痛放射至下颌、颈部、背部上方,被误认为牙痛。少数患者可无疼痛,一开始即表现为休克或急性心力衰竭。

STEMI 疼痛剧烈时可出现频繁的恶心、呕吐和上腹胀痛,还可伴有发热,体温一般在38℃左右,很少达到 39℃,持续约一周。

多数患者可在发病 24 小时内出现心律失常,以室性心律失常最多,尤其是室性期前收缩。室性期前收缩频发,成对出现或呈短阵室性心动过速,多源性或出现"R-on-T"现象,要注意心室颤动的发生。房室传导阻滞和束支传导阻滞也较多见,前壁心肌梗死并发房室传导阻滞,表明情况严重,预后不佳。

部分患者可出现休克或心力衰竭,取决于心肌梗死的部位和受累面积,还要注意药物(如 β 受体拮抗剂、ACEI)、低血容量、心律失常的影响。右心室心肌梗死患者可一开始即出现颈静脉怒张、肝大、水肿等右心衰竭表现,伴血压下降。

根据有无心力衰竭表现及其相应的血流动力学改变严重程度,急性心肌梗死引起的心力衰竭按 Killip 分级法见表 2-6-5。

表 2-6-5　Killip 心功能分级法

分级	症状与体征
Ⅰ级	无明显的心力衰竭
Ⅱ级	有左心衰竭,肺部啰音<50% 肺野,奔马律,窦性心动过速或其他心律失常,静脉压升高,胸部 X 线检查有肺淤血的表现
Ⅲ级	肺部啰音>50% 肺野,可出现急性肺水肿
Ⅳ级	心源性休克,有不同阶段和程度的血流动力学障碍

3. 体征　注意观察患者的一般状态,有无皮肤湿冷、面色苍白、烦躁不安、颈静脉怒张等。重点听诊有无肺部啰音、心律不齐、心脏杂音和奔马律。心尖区第一心音减弱,出现第三、四心音奔马律提示急性心功能不全。出现心包摩擦音,可能为反应性纤维性心包炎。注意有无新出现的心脏杂音,心尖区可出现粗糙的收缩期杂音或伴收缩中、晚期喀喇音,为二尖瓣乳头肌功能失调或断裂所致,胸骨左缘 3~4 肋间新出现粗糙的收缩期杂音伴有震颤提

示室间隔穿孔。还要评估神经系统体征。

4. 并发症　STEMI 的并发症包括：①心脏破裂：少见，常在起病 1 周内出现，多为心室游离壁破裂引起。②乳头肌功能失调或断裂：二尖瓣乳头肌因缺血、坏死等使收缩功能发生障碍，造成不同程度的二尖瓣脱垂并关闭不全，心尖区出现收缩中、晚期喀喇音和吹风样收缩期杂音，第一心音可不减弱。③栓塞：常见于起病后 1~2 周，可为坏死心肌附壁血栓脱落所致，引起脑、肾、脾或四肢等动脉栓塞，也见于长期卧床导致的下肢静脉血栓脱落所致肺动脉栓塞。④心室壁瘤：主要见于左心室，超声心动图、放射性核素心血池显像以及左心室造影可见局部心缘突出，搏动减弱或有反常搏动。瘤内可发生附壁血栓。心电图 ST 段持续抬高。⑤心肌梗死后综合征：多于心肌梗死后数周至数个月内出现，可反复发生。表现为心包炎、胸膜炎或肺炎，有发热、胸痛等症状，可能与自身免疫反应有关。

（三）辅助检查

1. 心电图检查　对疑似 STEMI 的胸痛患者，应在首次医疗接触后 10 分钟内记录 12 导联心电图，推荐记录 18 导联心电图，尤其是下壁心肌梗死需要加做 $V_{3R}~V_{5R}$ 和 $V_7~V_9$ 导联。STEMI 的特征性心电图表现为 ST 段弓背向上型抬高（呈单相曲线）伴或不伴病理性 Q 波、R 波减低（正后壁心肌梗死时，ST 段变化可不明显），常伴对应导联镜像性 ST 段压低。但 STEMI 早期多不出现这种特征性改变，而表现为超急性 T 波（异常高大且两支不对称）改变和 / 或 ST 段斜直型升高，并发展为 ST-T 融合伴对应导联的镜像性 ST 段压低。对有持续性胸痛症状但首份心电图不能明确诊断的患者，须在 20 分钟内复查心电图，对症状发生变化的患者随时复查心电图，与既往心电图进行比较有助于诊断。尽早开始心电监护，以发现恶性心律失常。

某些情况下心电图诊断可能有困难，需要结合临床情况仔细判断。包括：①左束支传导阻滞；②右束支传导阻滞；③起搏器心室起搏；④轻微 ST 段抬高型心肌梗死：ST 段抬高幅度 <0.1mV，常伴对应导联镜像性轻度 ST 段压低；⑤正常心电图：一些急性冠状动脉闭塞的患者无 ST 段抬高的初始心电图表现，表现为 T 波高耸的心电图超急性期 T 波改变。一些静脉桥和部分左主干的急性闭塞，心电图也可能无 ST 段抬高。有典型缺血性胸痛患者，心电图出现以上表现应高度疑诊 STEMI。

2. 血清学检查和影像学检查　发生心肌梗死时，血中的心肌损伤标志物水平升高，其与心肌梗死范围有关，但也受肾功能、休克、严重缺氧影响。常见的有：①肌红蛋白；②cTnI 或 cTnT；③CK-MB，其高峰出现时间是否提前有助于判断溶栓治疗是否成功。肌红蛋白在急性心肌梗死后出现最早，灵敏度高，但特异度不强；cTnT 和 cTnI 出现稍延迟，但特异度很高，且持续时间可为 10~14 天，对在此期间判断是否有新的梗死不利。

超声心动图检查可以评估左心室功能和室壁运动情况，可以发现室壁瘤、乳头肌功能不全、室间隔穿孔、心包积液等并发症，有助于急性胸痛患者的鉴别诊断和危险分层。

症状和心电图能够明确诊断 STEMI 的患者，无须等待心肌损伤标志物和 / 或影像学检查结果，应尽早给予再灌注及其他相关治疗。急性期常规检测心肌损伤标志物水平，首选 cTn，但不应因此延迟再灌注治疗，宜动态观察心肌损伤标志物的演变。

（四）诊断和鉴别诊断

根据典型的临床表现、特征性的心电图改变、心肌坏死标志物的检测，STEMI 的诊断并不困难。老年患者突然发生严重心律失常、休克、心力衰竭而原因未明，或突然发生较重而持久的胸闷或胸痛者,都应考虑本病的可能。

STEMI 应与主动脉夹层、急性心包炎、急性肺动脉栓塞、气胸和消化道疾病(如反流性食管炎)等引起的胸痛相鉴别。

STEMI 须动态进行危险分层,及时调整治疗方案。有下列其中一项临床表现者考虑高危患者:①高龄,尤其是老年女性;②有严重的基础疾病,如糖尿病、心功能不全、肾功能不全、脑血管病、既往心肌梗死或心房颤动等;③重要脏器出血病史,如脑出血或消化道出血等;④大面积心肌梗死,如广泛前壁心肌梗死、下壁合并右心室和 / 或正后壁心肌梗死、反复再发心肌梗死;⑤合并严重并发症,恶性心律失常如室性心动过速或心室颤动、急性心力衰竭、心源性休克和机械并发症等;⑥院外心搏骤停。

(五)治疗

早期、快速并完全开通梗死相关动脉(infarct related artery,IRA)是改善 STEMI 患者预后的关键。强调早发现、早治疗,应尽量缩短心肌缺血总时间,包括患者自身延误和院内救治延误。

全科病房可通过入科健康教育和媒体宣传,让入院患者了解 STEMI 的早期症状,使患者在发生疑似心肌梗死症状后可迅速采取正确的求助方式,避免自行用药或麻痹大意导致治疗延误。

规范化胸痛中心是缩短首次医疗接触至导丝通过 IRA 时间的有效手段,减少院内延误。全科病房应专门培训如何正确掌握和使用规范化胸痛诊治流程。应尽可能在首次医疗接触后 10 分钟内完成首份心电图,将心电图及相应的简要病史发送到医院的胸痛中心微信群里,并电话通知胸痛中心值班医生会诊处理。提前向患者解释心肌再灌注治疗相关知识,以减少签署手术知情同意书时的延误。

1. 生命体征监护和一般治疗

(1)休息:急性期绝对卧床休息,保持环境安静和避免消极心理,保持大便通畅,避免用力排便及激动。

(2)监测:在确诊 STEMI 后应严密进行心电图、血压和呼吸的监测,特别是转运或过床时尤甚,除颤仪应随时处于备用状态。密切观察心律、心率、血压和心功能的变化。为适时采取治疗措施,避免猝死提供客观资料。

(3)吸氧:高氧状态会导致或加重未合并低氧血症的 STEMI 患者的心肌损伤。动脉血氧饱和度(SaO_2)>90% 的患者不推荐常规吸氧。当患者合并低氧血症,且 SaO_2<90% 或 PaO_2<60mmHg(7.98kPa)时应吸氧。

(4)建立静脉通道:防止过床或转运途中患者烦躁谵妄导致输液脱落,至少建立两条静脉通道,保持给药途径畅通。

2. 缓解疼痛和焦虑 解除疼痛最有效的方法是尽快开通梗死相关动脉,恢复心肌血供。但血管开通前应及时缓解胸痛。疼痛会引起交感神经系统激活,并会导致血管收缩和心脏负荷增加。STEMI 伴剧烈胸痛患者可考虑静脉给予阿片类药物缓解疼痛(如静脉注射吗啡 3mg,必要时间隔 5 分钟重复 1 次,总量不宜超过 15mg)。但吗啡起效慢,可引起低血压和呼吸抑制,并降低 P2Y12 受体拮抗剂(如氯吡格雷和替格瑞洛)的抗血小板作用,实际应用中需要注意此问题。STEMI 患者常处于焦虑状态,严重焦虑者可考虑给予中效镇静剂(如苯二氮䓬类)。

3. 心肌再灌注治疗

（1）再灌注策略选择：全科病房已确诊为 STEMI 的患者，本单位设有相应资质的 PCI 中心或本单位没有资质但转运到有资质的 PCI 中心时能够在 120 分钟内完成直接 PCI 治疗（首次医疗接触至导丝通过 IRA 时间＜120 分钟）的，则应首选直接 PCI 治疗。相关 PCI 中心应在患者到达医院前尽快启动心导管室，并尽可能绕过急诊科直接将患者送入心导管室行直接 PCI；若 120 分钟内不能转运至 PCI 中心完成再灌注治疗，最好于转院前开始溶栓治疗，溶栓后具备条件时应直接转运至具有直接 PCI 能力的医院，根据溶栓结果进行后续处理。可行直接 PCI 的医院，应在首次医疗接触后尽量在 60 分钟内完成直接 PCI 治疗。

再灌注治疗时间窗内，发病小于 3 小时的 STEMI，直接 PCI 与溶栓治疗同效；发病在 3~12 小时，直接 PCI 优于溶栓治疗，首选直接 PCI。

接受溶栓治疗的患者应在溶栓后 60~90 分钟内评估溶栓治疗有效性，溶栓失败的患者应立即行紧急补救 PCI；溶栓成功的患者应在溶栓后 2~24 小时内常规行直接 PCI 策略。关于 ACS 的处理流程图见图 2-6-2。

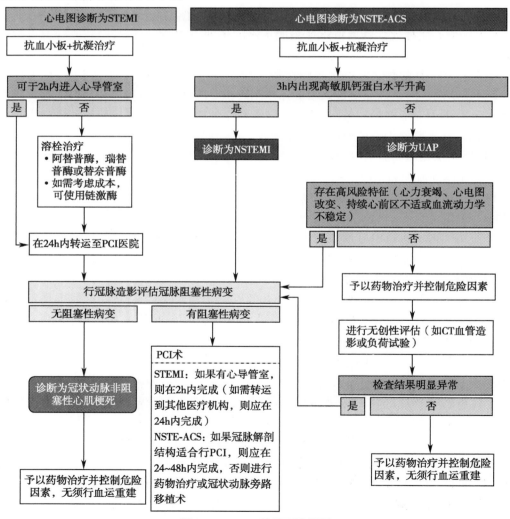

图 2-6-2　ACS 的处理流程图

（2）直接 PCI：直接 PCI 的适应证包括：①发病 12 小时内的 STEMI 患者；②STEMI 患者发病超过 12 小时，但有临床和 / 或心电图进行性缺血证据；③STEMI 患者发病超过 12 小时，伴持续性心肌缺血症状、血流动力学不稳定或致命性心律失常；④心电图无 ST 段抬高，有心肌梗死的进行性心肌缺血症状，合并血流动力学不稳定、致命性心律失常或心搏骤停、急性心力衰竭的患者；⑤院外心搏骤停复苏成功的 STEMI 患者。

溶栓治疗后 PCI：溶栓后应尽早将患者转运到有 PCI 条件的医院，出现心力衰竭或休克患者必要时行急诊冠脉造影和有指征的 PCI；溶栓成功的患者应在溶栓后 2~24 小时内常规行冠状动脉造影并 IRA 血运重建治疗；溶栓失败，或在任何时候出现血流动力学、心电不稳定或缺血症状加重，推荐立即行补救性 PCI；初始溶栓成功后缺血症状再发或有证据证实再闭塞，推荐行急诊冠状动脉造影和 PCI。

直接 PCI 的禁忌证：发病超过 48 小时，无心肌缺血表现、血流动力学和心电稳定的患者不推荐 IRA 行直接 PCI。

（3）溶栓疗法：溶栓治疗快速、简便，在不具备 PCI 条件的医院或因各种原因使预计直接 PCI 时间大于 120 分钟时，首选静脉内溶栓，力争 10 分钟内给予溶栓治疗。

1）适应证：①急性胸痛发病未超过 12 小时，预期首次医疗接触至导丝通过 IRA 时间>120 分钟，无溶栓禁忌证；②发病 12~24 小时仍有进行性缺血性胸痛和伴有心电图至少相邻 2 个或不相邻 2 个导联 ST 段抬高>0.1mV 或血流动力学不稳定的患者，若无直接 PCI 条件，应考虑溶栓治疗。溶栓治疗的临床获益会随着发病时间的延长而降低，因此，耽误时间长，尤其是发病 3 小时后，应选择转运至 PCI 中心行直接 PCI 治疗，而不是溶栓治疗。

2）禁忌证：①既往任何时间发生过颅内出血或未知原因卒中、6 个月内发生过缺血性卒中；②中枢神经系统损伤、肿瘤或动静脉畸形；③严重未控制的高血压（收缩压>180mmHg 和 / 或舒张压>110mmHg）；④近 1 月内有严重创伤或手术、头部损伤、胃肠道出血；⑤已知原因的出血性疾病（不包括月经来潮）或使用治疗剂量的抗凝药；⑥高度怀疑或不能排除主动脉夹层；⑦ 24 小时内接受非可压迫性穿刺术（如肝脏活检、腰椎穿刺）；⑧创伤性心肺复苏或较长时间（>10 分钟）。

3）溶栓药物：目前临床应用的主要溶栓药物包括非特异性纤溶酶原激活物和特异性纤溶酶原激活物两大类。首选特异性纤溶酶原激活物。重组组织型纤溶酶原激活物（recombinant tissue-type plasminogen activator，rt-PA）阿替普酶是目前常用的溶栓剂，可选择性激活纤溶酶原，对全身纤溶活性影响较小，无抗原性，但其半衰期短，为防止 IRA 再阻塞须联合应用肝素（24~48 小时）。其他特异性纤溶酶原激活物有尿激酶原、瑞替普酶和重组人 TNK 组织型纤溶酶原激活物（rhTNK-tPA）等。非特异性纤溶酶原激活物，如尿激酶，可直接将循环血液中的纤溶酶原转变为有活性的纤溶酶，无抗原性和过敏反应。由于非特异性纤溶酶原激活物溶栓再通率低、使用不方便，不推荐院前溶栓使用。常用溶栓药物的用法见表 2-6-6。

4）溶栓疗效评估：溶栓成功的指标包括直接指标和间接指标。直接指标指冠状动脉造影提示 IRA 心肌梗死溶栓（thrombolysis in myocardial infarction，TIMI）达到 2 或 3 级血流表示血管再通。间接指标包括：①抬高的 ST 段回落 ≥50%；②胸痛症状缓解或消失；③出现再灌注性心律失常，如加速性室性自主心律、室性心动过速甚至心室颤动、房室传导阻滞或下壁心肌梗死患者出现一过性窦性心动过缓、窦房传导阻滞或低血压；④心肌坏死标志物峰值提前，cTn 峰值提前至发病后 12 小时内，肌酸激酶同工酶峰值提前至 14 小时内。

表 2-6-6　常用溶栓药物的用法

药物	用法及用量	特点
尿激酶	150 万 U 溶于 100ml 生理盐水，30min 内静脉滴注	不具有纤维蛋白选择性，再通率低
重组人尿激酶原	5mg/ 支，一次用 50mg，先将 20mg（4 支）用 10ml 生理盐水溶解后，3min 静脉推注完毕，其余 30mg（6 支）溶于 90ml 生理盐水，于 30min 内静脉滴注完毕	再通率高，脑出血发生率低
阿替普酶	50mg/ 支，用生理盐水稀释后静脉注射 15mg 负荷剂量，后续 30min 内以 0.75mg/kg 静脉滴注（最多 50mg），随后 60min 内以 0.5mg/kg 静脉滴注（最多 35mg）	再通率高，脑出血发生率低
瑞替普酶	2 次静脉注射，每次 1 000 万 U 负荷剂量，间隔 30min	2 次静脉注射，使用较方便
rhTNK-tPA	16mg/ 支，用注射用水 3ml 稀释后 5~10s 内静脉推注	再通率高，一次静脉注射，使用方便

典型的溶栓治疗成功标准是抬高的 ST 段回落 ≥50% 的基础上，伴有胸痛症状明显缓解和 / 或出现再灌注性心律失常。

(4) 冠状动脉旁路移植术（CABG）：对于 IRA 明确但解剖结构不适合行 PCI 且存在大面积受损心肌、严重心力衰竭或心源性休克风险的 STEMI 患者，应考虑急诊 CABG。存在心肌梗死相关机械并发症的患者需要进行血运重建时，建议行外科修补术的同时行 CABG。CABG 术后无出血性并发症的 STEMI 患者尽快（术后 6~24 小时）重启双联抗血小板治疗（DAPT），阿司匹林 100mg/d，替格瑞洛 90mg，2 次 /d；如替格瑞洛无法获得或禁忌，则选择氯吡格雷 75mg/d。

4. 抗血小板治疗　各种类型的 ACS 均需要联合应用包括阿司匹林和 P2Y12 受体拮抗剂在内的口服抗血小板药物负荷剂量后给予维持剂量。静脉用 GP Ⅱb/ Ⅲa 受体拮抗剂主要用于接受直接 PCI 的患者，术中使用。

除非存在高出血风险，在直接 PCI 前推荐替格瑞洛 180mg 负荷剂量，维持剂量 90mg，2 次 /d。在替格瑞洛无法获得或有禁忌证时可选用氯吡格雷 600mg 负荷剂量（年龄>75 岁负荷量 300mg），维持剂量 75mg，1 次 /d。围手术期再发急性缺血事件的患者，应将氯吡格雷替换为替格瑞洛 180mg 负荷剂量，维持剂量 90mg，2 次 /d。

STEMI 静脉溶栓患者，年龄 ≤75 岁，在阿司匹林基础上给予氯吡格雷 300mg 负荷量，维持剂量 75mg，1 次 /d。年龄>75 岁，则使用氯吡格雷 75mg，维持剂量 75mg，1 次 /d。溶栓后 PCI 患者，溶栓 48 小时后的 DAPT 方案与直接 PCI 相同。

STEMI 患者 DAPT 的持续时间取决于患者存在的出血风险和缺血风险。出血风险小，使用阿司匹林联合替格瑞洛或氯吡格雷 DAPT 至少持续 12 个月，也可考虑延长至 24~30 个月；出血风险较大，阿司匹林联合替格瑞洛或氯吡格雷 DAPT 持续不超过 6 月。

5. 抗凝治疗　除非有禁忌，所有 STEMI 患者无论是否采用溶栓治疗，均应在抗血小板治疗基础上常规联合抗凝治疗。对于接受溶栓或不计划行再灌注治疗的患者，应至少接受 48 小时抗凝治疗。磺达肝癸钠有利于降低死亡率和再梗死率，而不增加出血并发症。初始静脉注射 2.5mg，随后每天皮下注射 1 次（2.5mg），最长 8 天，肾功能不全者慎用。

接受 PCI 治疗的 STEMI 患者,术中均应给予肠外抗凝药物。应权衡有效性、缺血和出血风险,选择性使用普通肝素、依诺肝素或比伐卢定。首选普通肝素。静脉普通肝素 70~100U/kg,维持活化凝血时间为 250~300 秒。联合使用 GP Ⅱb/Ⅲa 受体拮抗剂时普通肝素减量至 50~70U/kg。对于肝素诱导的血小板减少症患者,首选比伐卢定作为直接 PCI 期间的抗凝药物;出血高风险的 STEMI 患者,单独使用比伐卢定优于联合使用普通肝素和 GP Ⅱb/Ⅲa 受体拮抗剂。静脉推注比伐卢定 0.75mg/kg,继而 1.75mg/(kg·h) 静脉滴注,监测活化凝血时间为 300~350 秒,静脉滴注维持至 PCI 后 3~4 小时,以避免急性支架内血栓事件发生。对已使用适当剂量依诺肝素而需要进行 PCI 的患者,若最后一次皮下注射在 8 小时内,PCI 前可不追加剂量;若最后一次皮下注射在 8~12 小时之间,应考虑使用依诺肝素 0.3mg/kg 静脉推注。

对于 STEMI 合并心室内血栓或合并心房颤动时,根据缺血和出血风险,在抗血小板治疗基础上联合华法林或非维生素 K 拮抗剂口服抗凝药治疗,应注意出血风险,严密监测 INR。

6. β 受体拮抗剂　β 受体拮抗剂有利于缩小心肌梗死面积,减少复发性心肌缺血、再梗死、心室颤动及其他恶性心律失常,对降低急性期病死率有肯定的疗效。无禁忌证的 STEMI 患者应在发病后 24 小时内开始口服 β 受体拮抗剂。美托洛尔口服,从低剂量开始,逐渐加量。若患者耐受良好,2~3 天后换用相应剂量的长效缓释制剂。STEMI 合并持续性心房颤动、心房扑动并出现心绞痛,但血流动力学稳定时,可使用 β 受体拮抗剂;STEMI 合并顽固性多形性室性心动过速,同时伴交感电风暴者可选择静脉使用 β 受体拮抗剂治疗。

β 受体拮抗剂的禁忌证:①心力衰竭或低心排血量状态;②心源性休克高危患者(年龄>70 岁、收缩压<120mmHg、心率>110 次/min);③其他相对禁忌证:PR 间期>0.24 秒、二度或三度房室阻滞、活动性哮喘或反应性气道疾病。有 β 受体拮抗剂使用禁忌证的 STEMI 患者,应动态评估并尽早使用。

7. ACEI/ARB　ACEI/ARB 通过影响心肌重塑、减轻心室过度扩张而减少心力衰竭的发生,降低死亡率。发病 24 小时后,如无禁忌证,所有 STEMI 患者均应给予 ACEI 长期治疗。如患者不能耐受 ACEI,可考虑给予 ARB,不建议常规使用 ARB 代替 ACEI。

适应证:有心力衰竭证据、左心室收缩功能不全、糖尿病、前壁心肌梗死但无低血压(收缩压<90mmHg)。禁忌证:动脉收缩压<90mmHg、严重肾功能不全(血肌酐>265μmol/L)、双侧肾动脉狭窄、移植肾或孤立肾伴肾功能不全、过敏或血管神经性水肿、导致严重咳嗽者。

8. 醛固酮受体拮抗剂　STEMI 患者已接受 ACEI 和/或 β 受体拮抗剂治疗,但仍存在左心室收缩功能不全(LVEF≤40%)、心力衰竭或糖尿病,且无明显肾功能不全者,应给予醛固酮受体拮抗剂治疗。

9. 硝酸酯类药物　STEMI 急性期持续剧烈胸痛、高血压和心力衰竭的患者,如无低血压、右心室梗死或在发病 48 小时内使用过 5 型磷酸二酯酶抑制剂,可考虑静脉使用硝酸酯类药物,禁用于收缩压<90mmHg 或较基础血压降低>30%、疑诊右心室梗死的 STEMI 患者。尚无证据支持硝酸酯类药物能改善 STEMI 患者的长期预后。

10. 他汀类药物　所有无禁忌证的 STEMI 患者入院后均应尽早开始高强度他汀类药物治疗,且不需要考虑胆固醇水平,注意肝功损害。

11. 特殊临床情况的处理

(1)未行急诊心肌再灌注治疗患者:发作时间在 12 小时内未能接受再灌注治疗的

STEMI 患者应立即进行临床评估。如存在持续性心肌缺血、心力衰竭、血流动力学不稳定或致死性心律失常等危及生命的症状或体征,应行急诊 PCI。症状出现 12~48 小时的稳定无症状的 STEMI 患者也应考虑 PCI。症状发作超过 48 小时且犯罪血管完全闭塞,或血流动力学稳定且无明确心肌缺血证据的患者,不推荐常规 PCI。

未行再灌注治疗的 STEMI 患者,予 DAPT 及抗凝治疗。如无禁忌证,应口服阿司匹林,首剂负荷量 150~300mg(仅适合于未服用过阿司匹林的患者),并以 75~100mg/d 长期服用。P2Y12 受体拮抗剂首选替格瑞洛,负荷剂量 180mg,维持剂量 90mg,2 次/d;当出现高出血风险或替格瑞洛不耐受或不可获得时,予氯吡格雷负荷剂量 300~600mg,维持剂量 75mg/d。DAPT 至少 12 个月。发病 12 小时内未行再灌注治疗或发病>12 小时的患者,尽快给予抗凝治疗,直到冠状脉血运重建或出院。磺达肝癸钠有利于降低死亡和再梗死而不增加出血并发症。

(2)右心室梗死:右心室梗死大多与下壁心肌梗死同时发生,但也可单独出现,所有下壁 STEMI 的患者要记录包括右胸前导联和正后壁导联在内的 18 导联心电图。超声心动图检查可能有助于诊断。右心室梗死容易出现低血压,在无左心衰竭的情况下应补充血容量,维持有效的右心室前负荷,直至血压得到纠正。慎用硝酸酯类药物和利尿剂。

(3)接受口服抗凝药治疗的患者:平时接受口服抗凝药治疗的 STEMI 患者出血风险较高,建议 PCI 治疗,不宜进行溶栓治疗。直接 PCI 围手术期抗血小板方案如前所述,DAPT 联合口服抗凝药可使出血风险增加 2~3 倍。

缺血风险明显大于出血风险的患者,建议给予三联抗栓治疗(口服抗凝药 + 阿司匹林 + P2Y12 受体拮抗剂)1~6 个月,此后改为二联抗栓治疗(口服抗凝药 +P2Y12 受体拮抗剂)持续至 PCI 后 12 个月。出血风险明显大于缺血风险的患者,推荐三联抗栓治疗 1 个月后改为两联抗栓治疗持续至 PCI 后 12 个月。口服抗凝药选用华法林时,P2Y12 受体拮抗剂选用氯吡格雷或替格瑞洛;选用非维生素 K 拮抗剂口服抗凝药时,选用氯吡格雷。12 个月后长期单用口服抗凝药,首选非维生素 K 拮抗剂口服抗凝药,推荐采用最低有效剂量。若使用华法林,宜维持 INR 在 2.0~2.5。抗血小板药物和口服抗凝药联合治疗期间,建议常规给予质子泵抑制剂降低消化道出血风险。

(4)抗休克治疗:STEMI 患者血压下降时,除考虑心源性休克外,还要排除有无低血容量不足、疼痛或药物的因素。根据病因对症处理。

可通过经胸超声心动图紧急评估患者的心室和瓣膜结构与功能,如发生机械并发症,应尽早外科处理。急诊血运重建治疗(直接 PCI 或紧急 CABG)可改善合并心源性休克的 STEMI 患者远期预后。

为维持血流动力学稳定,可使用正性肌力药物如多巴酚丁胺及血管扩张剂,血管活性药物优先推荐去甲肾上腺素。

有条件的医院可根据情况使用主动脉内球囊反搏(IABP)或机械循环辅助装置,包括体外膜氧合、左心室辅助装置等。IABP 不能改善 STEMI 患者的预后,不推荐常规使用。

(5)抗心力衰竭治疗:治疗急性左心衰竭,以应用吗啡、利尿剂为主,辅以血管扩张剂减轻左心室的负荷,或多巴酚丁胺静脉滴注和短效 ACEI 等治疗。由于最早期出现的心力衰竭主要是坏死心肌间质充血、水肿引起顺应性下降所致,而左心室舒张末期容量尚未增大,因此在梗死发生后 24 小时内慎用洋地黄制剂。

（六）临床评估及判断预后

所有 STEMI 患者都应尽早评估短期风险,包括心肌损伤的程度,再灌注治疗是否成功以及是否存在不良心血管事件高风险的临床特征。目前常用全球急性冠状动脉事件登记（GRACE）评分进行风险评估。STEMI 早期死亡的独立预测因子包括年龄、Killip 分级、再灌注时间、心搏骤停、心动过速、低血压、前壁心肌梗死、既往有陈旧性心肌梗死、糖尿病、吸烟、肾功能不全和生物标志物持续升高。

所有 STEMI 患者均应在出院前对长期风险进行评估。依据冠状动脉造影、超声心动图或负荷试验评估冠脉血管及心功能状态。根据风险评估结果制订详细、清晰的出院后随访计划和指导,包括药物治疗的依从性和剂量调整、心脏康复、饮食和心理干预、戒烟计划等。STEMI 患者出院后应积极控制心血管危险因素,进行科学合理的二级预防和以运动为主的心脏康复治疗,以改善患者的生活质量和远期预后,定期随诊。

（李祖勇）

参 考 文 献

[1] 中华医学会心血管病学分会, 中华心血管病杂志编辑委员会. 急性 ST 段抬高型心肌梗死诊断和治疗指南 (2019)[J]. 中华心血管病杂志, 2019, 10: 766-783.

[2] 葛均波, 徐永健, 王辰. 内科学 [M]. 9 版. 北京: 人民卫生出版社, 2018.

[3] THYGESEN K, ALPERT J S, JAFFE A S, et al. Fourth universal definition of myocardial infarction (2018) [J]. J Am Coll Cardiol, 2018, 72 (18): 2231-2264.

[4] NICE. Acute coronary syndromes [M]. London: National Institute for Health and Care Excellence (NICE), 2020.

[5] SCHIELE F, AKTAA S, ROSSELLO X, et al. 2020 update of the quality indicators for acute myocardial infarction: a position paper of the Association for Acute Cardiovascular Care: the study group for quality indicators from the ACVC and the NSTE-ACS guideline group [J]. Eur Heart J Acute Cardiovasc Care, 2021, 10 (2): 224-233.

第五节 急性心力衰竭

急性心力衰竭（acute heart failure, AHF）是指心衰症状和体征迅速发生或恶化,急性左心衰竭指急性发作或加重的左心功能异常所致的心肌收缩力明显降低、心脏负荷加重,造成左心排血量降低、肺循环压力升高,引起肺循环充血从而出现急性肺淤血、肺水肿或心源性休克引起的组织器官灌注不足的临床综合征。急性右心衰竭指某些原因使右心室心肌收缩力急剧下降或右心室的前后负荷突然加重,从而引起右心排血量急剧减低的临床综合征。临床是以急性左心衰竭为常见,急性右心衰竭较少见。急性心衰在全科病房较常见,尤其是老年患者,更易发生肺水肿、低氧血症及重要脏器灌注不足,常需紧急抢救与治疗,在临床工作中应高度重视。

一、病因及诱因

常见的病因：①前负荷过重，如主动脉瓣或二尖瓣关闭不全、贫血、甲状腺功能亢进等高心排血量疾病；②后负荷过重，如高血压、主动脉狭窄；③心肌收缩力减弱，如心肌梗死、心肌炎、心肌病、室壁运动异常；④心肌舒张功能减弱：如心室肥厚、肥厚型心肌病。

常见诱因：①心脏容量超负荷；②感染；③严重颅脑损伤或剧烈精神心理刺激；④大手术后；⑤急性心律失常等。

二、病理生理学

急性左心衰竭主要的病理生理基础为心脏收缩力突然严重减弱或左室瓣膜急性反流，心排血量急剧减少，左室舒张末压迅速升高，肺静脉回流不畅。由于肺静脉压快速升高，肺毛细血管压随之升高，使血管内液体渗入到肺间质和肺泡内形成急性肺水肿。肺水肿早期可因交感神经激活，血压可升高，但随着病情持续进展，血压将逐步下降。急性右心衰竭的病理生理基础是右心衰竭可致左室充盈不足，引起左室排出量下降致低血压或休克。由于动脉压急剧下降，可反射引起肺血管收缩，肺循环阻力增高，从而进一步降低左室充盈压，形成恶性循环，当右室代偿不全时，可出现右室舒张末压增高和周围静脉压增高，出现体循环静脉淤血。

三、临床表现

急性心衰的临床表现是以肺淤血、体循环淤血以及组织器官低灌注为特征的各种症状及体征。

1. 病史、症状及体征 大多数患者既往有心血管疾病及其危险因素。原心功能正常患者出现原因不明的疲乏或运动耐力明显降低以及心率增加 15~20 次 /min，可能是左心功能降低的最早期征兆。呼吸困难是最主要的表现，根据病情的严重程度表现为劳力性呼吸困难、夜间阵发性呼吸困难、端坐呼吸等。查体可发现心脏增大、舒张早期或中期奔马律、P2亢进、肺部干湿啰音、体循环淤血体征（颈静脉充盈、肝颈静脉回流征阳性、下肢水肿、肝大、腹腔积液）。

2. 急性肺水肿 突发严重呼吸困难、端坐呼吸、烦躁不安，并有恐惧感，呼吸频率可达30~50 次 /min，咳嗽并咯出粉红色泡沫痰，心率快，心尖部常可闻及奔马律，两肺满布湿啰音和哮鸣音。

3. 心源性休克 在血容量充足的情况下存在低血压（收缩压<90mmHg），伴有组织低灌注的表现：尿量<0.5ml/（kg·h）、四肢湿冷、意识状态改变、血乳酸>2mmol/L、代谢性酸中毒（pH<7.35）。

四、辅助检查

所有患者如有条件均应急查心电图、胸部 X 线、BNP、cTn、尿素氮、肌酐、电解质、血糖、全血细胞计数、肝功能检查等。

1. 心电图 通过心电图可了解患者基础心脏病的信息，可提示心肌缺血、心肌梗死、心律失常等信息,为急性心衰病因诊断及鉴别诊断提供重要参考。

2. BNP　所有急性呼吸困难和疑诊急性心衰患者均推荐检测血浆 BNP 水平。排除急性心衰诊断采用的界值:BNP<100ng/L、NT-proBNP<300ng/L,存在肾功能不全时,采用 NT-proBNP<1 200ng/L。诊断急性心衰时建议 NT-proBNP 根据年龄分层设定诊断界值:年龄<50 岁患者 NT-proBNP 水平应>450ng/L,50~75 岁患者应>900ng/L,75 岁以上患者应>1 800ng/L。

3. cTn 检测　用于急性心衰患者的病因诊断(如急性心肌梗死)和预后评估。

4. 胸部 X 线检查　对疑似、急性、新发的心衰患者应行胸部 X 线检查,以识别 / 排除肺部疾病或其他引起呼吸困难的疾病,提供肺淤血 / 水肿和心脏增大的信息,但胸部 X 线检查正常并不能除外心衰。

5. 超声心动图和肺部超声　血流动力学不稳定的急性心衰患者应尽快行超声心动图检查,以获取心脏结构和心脏功能的信息。床旁胸部超声检查可发现肺间质水肿的征象。

6. 动脉血气分析　需要明确酸碱状态和动脉血二氧化碳分压($PaCO_2$)情况时可进行检测,尤其是伴有急性肺水肿或有慢性阻塞性肺疾病者。心源性休克患者应行动脉血气分析。

7. 其他　怀疑甲状腺功能异常患者行促甲状腺激素检查,疑诊肺栓塞。患者行 D- 二聚体检查。怀疑并存感染的患者,可检测降钙素原水平指导抗菌药物治疗。急性心肌梗死合并急性心衰患者应评估急诊冠状动脉造影指征,必要时行急诊冠状动脉造影。

五、鉴别诊断

急性心衰也可能同时合并肺部疾病。大量粉红色泡沫样痰和心尖部舒张期奔马律有助于急性肺水肿的诊断。合并心源性休克时,应与其他原因引起的休克相鉴别。心源性休克多与肺淤血、肺水肿并存是主要特征,如无肺循环和体循环淤血征,心源性休克可能性极小。心衰的病因鉴别:急性冠脉综合征、高血压急症、主动脉夹层、肺栓塞、心律失常等通过相应的症状、体征及辅助检查(心电图、胸部 X 线、实验室评估和超声心动图)进行鉴别。

六、病情评估

根据是否存在肺淤血或体循环淤血(分为"湿"和"干")和外周组织低灌注情况(分为"暖"和"冷")的临床表现,可将急性心衰患者分为 4 个类型:"干暖""干冷""湿暖"和"湿冷"(表 2-6-7)。这种分类可能有助于指导早期治疗并指导预后。低血压性急性心衰患者预后最差,尤其是同时存在低灌注时(湿冷型)。大多数急性心衰患者表现为收缩压正常或升高(>140mmHg,高血压性急性心衰),只有少数(5%~8%)表现为收缩压低(<90mmHg,低血压性急性心衰)。急性心肌梗死患者并发急性心衰时推荐应用 Killip 分级,因其与患者的近期病死率相关。

表 2-6-7　急性心衰的分型

	肺 / 体循环淤血(−)	肺 / 体循环淤血(+)
外周组织低灌注(−)	干暖	湿暖
外周组织低灌注(+)	干冷	湿冷

七、治疗

在急性心衰的早期阶段,如果患者存在心源性休克或呼吸衰竭,需尽早提供循环支持和/或通气支持。应迅速识别威胁生命的临床情况(急性冠脉综合征、高血压急症、心律失常、急性机械并发症、急性肺栓塞),并给予相关指南推荐的针对性治疗。

(一) 一般处理

1. 调整体位　静息时呼吸困难明显者,应半卧位或端坐位,双腿下垂以减少回心血量,降低心脏前负荷。

2. 吸氧　无低氧血症的患者不应常规吸氧。当脉搏血氧饱和度(SpO_2)<90% 或 PaO_2<60mmHg 时应给予氧疗,使患者 $SpO_2 \geqslant 95\%$(伴 COPD 者 SpO_2>90%)。

(1)鼻导管吸氧:低氧流量(1~2L/min)开始,若无 CO_2 潴留,可采用高流量给氧(6~8L/min)。

(2)面罩吸氧:适用于伴呼吸性碱中毒的患者。

3. 镇静　阿片类药物如吗啡可缓解焦虑和呼吸困难,急性肺水肿患者可谨慎使用。应密切观察疗效和呼吸抑制的不良反应。伴明显和持续低血压、休克、意识障碍、COPD 等患者禁忌使用。苯二氮䓬类药物是较为安全的抗焦虑和镇静剂。

(二) 治疗方案

根据急性心衰临床分型确定治疗方案,同时治疗心衰病因。

1. "干暖"　最轻的状态,机体容量状态和外周组织灌注尚可,只要调整口服药物即可。

2. "干冷"　机体处于低血容量状态、出现外周组织低灌注,首先适当扩容,如低灌注仍无法纠正可给予正性肌力药物。

3. "湿暖"　分为血管型和心脏型两种,前者由液体血管内再分布引起,高血压为主要表现,首选血管扩张药,其次为利尿剂;后者由液体潴留引起,淤血为主要表现,首选利尿剂,其次为血管扩张药,如利尿剂抵抗可行超滤治疗。

4. "湿冷"　最危重的状态,提示机体容量负荷重且外周组织灌注差,如收缩压 $\geqslant$90mmHg,则给予血管扩张药、利尿剂,若治疗效果欠佳可考虑使用正性肌力药物;如收缩压<90mmHg,则首选正性肌力药物,若无效可考虑使用血管收缩药,当低灌注纠正后再使用利尿剂。对药物治疗无反应的患者,可行机械循环支持治疗。

(三) 容量管理

全科病房患者,尤其是高龄及围手术期患者应该注意容量管理,减少或避免急性心衰发作。肺淤血、体循环淤血及水肿明显者应严格限制饮水量和静脉输液速度。无明显低血容量因素(如大出血、严重脱水、大汗淋漓等)者,每天摄入液体量一般宜在 1 500ml 以内,不要超过 2 000ml。保持每天出入量负平衡约 500ml,严重肺水肿者水负平衡为 1 000~2 000ml/d,甚至可达 3 000~5 000ml/d,以减少水钠潴留,缓解症状。3~5 天后,如肺淤血、水肿明显消退,应减少水负平衡量,逐渐过渡到出入量大体平衡。在负平衡下应注意防止发生低血容量、低钾血症和低钠血症等,同时限制钠摄入<2g/d。

(四) 药物治疗

1. 利尿剂　静脉利尿剂是 AHF 治疗的"基石",增加了肾脏对盐和水的排泄,适用于治疗绝大多数 AHF 患者的体液超负荷和充血。首选静脉袢利尿剂,如呋塞米、托拉塞米、布美他尼,利尿剂治疗应从初始静脉注射开始。呋塞米或等效剂量的布美他尼或托拉塞米,相当于患者入院前每日口服剂量的1~2倍。如果患者没有口服利尿剂，可以使用起始剂量为20~40mg的呋塞米，或静脉注射10~20mg托拉塞米。须监测患者症状、尿量、肾功能和电解质。可选择推注或持续静脉输注的方式，根据患者症状和临床状态调整剂量和疗程。有低灌注表现的患者应在纠正后再使用利尿剂。利尿剂反应不佳或抵抗的处理：①增加袢利尿剂剂量，呋塞米最大日剂量为400~600mg，但对于肾功能严重受损的患者，可以考虑使用高达1 000mg；②静脉推注联合持续静脉滴注：静脉持续和多次应用可避免因为袢利尿剂浓度下降引起的钠水重吸收；③2种及以上利尿剂联合使用，如在袢利尿剂基础上加噻嗪类利尿剂，也可加用抗利尿激素V2受体拮抗剂；④应用增加肾血流的药物，如小剂量多巴胺或重组人脑钠肽（rhBNP），改善利尿效果，但益处不明确；⑤纠正低血压、低氧血症、代谢性酸中毒、低钠血症、低蛋白血症、感染等，尤其注意纠正低血容量；⑥超滤治疗。

2. 血管扩张药　收缩压是评估患者是否适宜应用此类药物的重要指标。收缩压＞110mmHg的患者可使用，尤其适用于伴有高血压的急性心衰患者；收缩压＜90mmHg或症状性低血压患者，禁忌使用。有明显二尖瓣或主动脉瓣狭窄的患者应慎用。射血分数保留性心衰（HFpEF）患者因对容量更加敏感，使用血管扩张药应谨慎。应用过程中须密切监测血压，根据血压情况调整合适的维持剂量。

（1）硝酸酯类药物：适用于急性心衰合并高血压、冠心病心肌缺血、二尖瓣反流的患者。紧急时亦可选择舌下含服硝酸甘油。硝酸酯类药物持续应用可能发生耐药。

（2）硝普钠：适用于严重心衰、后负荷增加以及伴肺淤血或肺水肿的患者，特别是高血压危象、急性主动脉瓣反流、急性二尖瓣反流和急性室间隔穿孔合并急性心衰等需要快速减轻后负荷的疾病。硝普钠（使用不应超过72小时）停药应逐渐减量，并加用口服血管扩张药，以避免反跳现象。

（3）重组人脑钠肽：重组人脑钠肽通过扩张静脉和动脉（包括冠状动脉），降低前、后负荷；同时具有一定的促进钠排泄、利尿及抑制肾素-血管紧张素-醛固酮系统和交感神经系统的作用。该药对于急性心衰患者安全，可明显改善患者血流动力学和呼吸困难的相关症状。

（4）乌拉地尔：为α受体拮抗剂，可有效降低血管阻力，增加心排血量，可用于高血压合并急性心衰、主动脉夹层合并急性心衰的患者。

3. 正性肌力药物　适用于低血压（收缩压＜90mmHg）和/或组织器官低灌注的患者。短期静脉应用正性肌力药物可增加心排血量，升高血压，缓解组织低灌注，维持重要脏器的功能，常用药物种类和用法见表2-6-8。多巴酚丁胺和多巴胺通过兴奋心脏 β_1 受体产生正性肌力作用，正在应用β受体拮抗剂的患者不推荐应用多巴酚丁胺和多巴胺。磷酸二酯酶抑制剂通过抑制环磷酸腺苷（cAMP）降解，升高细胞内cAMP浓度，增强心肌收缩力，同时有直接扩张血管的作用，主要药物为米力农。左西孟旦是钙增敏剂，与心肌肌钙蛋白C结合产生正性肌力作用，不影响心室舒张，还具有扩张血管的作用。

4. 血管收缩药　对外周动脉有显著收缩血管作用的药物，如去甲肾上腺素、肾上腺素等，适用于应用正性肌力药物后仍出现心源性休克或合并明显低血压状态的患者，升高血压，维持重要脏器的灌注。心源性休克时首选去甲肾上腺素维持收缩压。血管收缩药可能导致心律失常、心肌缺血和其他器官损害，用药过程中应密切监测血压、心律、心率、血流动力学和临床状态变化，当器官灌注恢复和/或循环淤血减轻时应尽快停用。

表 2-6-8　用于治疗急性心力衰竭的正性肌力药和 / 或血管加压药

药物类型	药物	输液速度及注意事项
β 肾上腺素受体激动剂	多巴酚丁胺 多巴胺	$2\sim20\mu g/(kg \cdot min)$ 激动 β 受体 $<3\mu g/(kg \cdot min)$ 激动多巴胺受体,扩张肾动脉 $3\sim5\mu g/(kg \cdot min)$ 激动 β_1 受体,正性肌力作用 $>5\mu g/(kg \cdot min)$ 激动心脏 β_1 受体、外周血管 α 受体
磷酸二酯酶抑制剂	米力农	负荷量 $25\sim75\mu g/kg$ 静脉推注$(>10min)$,继以 $0.375\sim0.75\mu g/(kg \cdot min)$ 静脉滴注,用药 $3\sim5d$
钙离子增敏剂	左西孟旦	负荷量 $6\sim12\mu g/kg$ 静脉推注$(>10min)$,继以 $0.05\sim0.2\mu g/(kg \cdot min)$ 静脉滴注维持 24h(低血压时不推荐予以负荷剂量)
血管收缩剂	去甲肾上腺素	$0.2\sim1.0\mu g/(kg \cdot min)$ 静脉滴注维持
	肾上腺素	$0.05\sim0.5\mu g/(kg \cdot min)$,复苏时首先 1mg 静脉注射,效果不佳时可每 $3\sim5min$ 重复静脉注射用药,每次 $1\sim2mg$,总剂量通常不超过 10mg

5. 洋地黄类药物　可轻度增加心排血量、降低左心室充盈压和改善症状。主要适应证是房颤伴快速心室率(>110 次 /min)的急性心衰患者。使用剂量为毛花苷 C 0.2~0.4mg 缓慢静脉注射,2~4 小时后可再用 0.2mg。急性心肌梗死后 24 小时内应尽量避免使用。

6. 抗凝治疗　抗凝治疗(如低分子肝素)建议用于深静脉血栓和肺栓塞发生风险较高且无抗凝治疗禁忌证的患者。

7. 改善预后的药物　射血分数降低性心衰患者(HFrEF)出现失代偿和心衰恶化,如无血流动力学不稳定或禁忌证,可继续原有的优化药物治疗方案,包括 β 受体拮抗剂、ACEI/ARB/ARNI、醛固酮受体拮抗剂,可以根据病情适当调整用量。但血流动力学不稳定(收缩压$<85mmHg$,心率<50 次 /min),血钾$>5.5mmol/L$ 或严重肾功能不全时应停用。β 受体拮抗剂在急性心衰患者中可继续使用,但并发心源性休克时应停用。对于新发心衰患者,在血流动力学稳定后,应给予改善心衰预后的药物。

（五）非药物治疗

1. 主动脉内球囊反搏(IABP)　可有效改善心肌灌注,降低心肌耗氧量,增加心排血量。适应证:①急性心肌梗死或严重心肌缺血并发心源性休克,且不能用药物纠正;②伴血流动力学障碍的严重冠心病(如急性心肌梗死伴机械并发症);③心肌缺血或急性重症心肌炎伴顽固性肺水肿;④作为左心室辅助装置(left ventricular assist device,LVAD)或心脏移植前的过渡治疗。

2. 机械通气

(1)无创呼吸机辅助通气:有呼吸窘迫者(呼吸频率>25 次 /min,$SpO_2<90\%$)应尽快给予无创通气。可采用持续气道正压通气和双水平气道正压通气两种模式。无创通气不仅可减轻症状,而且可降低气管内插管的概率。无创正压通气可使血压下降,低血压患者应谨慎使用,意识障碍的患者不能配合无创通气,应当及时有创通气。

(2)气道插管和人工机械通气:适用于呼吸衰竭导致低氧血症($PaO_2<60mmHg$)、$PaCO_2>50mmHg$ 和酸中毒($pH<7.35$),经无创通气治疗不能改善者。

(3)肾脏替代治疗:高容量负荷如肺水肿或严重外周水肿,且存在利尿剂抵抗的患者可考虑超滤治疗。难治性容量负荷过重合并以下情况时可考虑肾脏替代治疗：①液体复苏后仍然少尿；②血钾>6.5mmol/L；③pH<7.2；④血尿素氮>25mmol/L，血肌酐>300μmol/L，应避免造成新的内环境紊乱。

（4）机械循环辅助装置：对于药物治疗无效的急性心衰或心源性休克患者，可短期（数天至数周）应用机械循环辅助治疗，包括经皮心室辅助装置、体外生命支持（extracorporeal life support，ECLS）和ECMO。其中ECLS或ECMO可作为急重症心衰或心源性休克的过渡治疗，以便进一步评估是否需要接受心脏移植或长期机械循环辅助治疗。

（六）心源性休克的监测与治疗

对心源性休克患者应迅速进行评估和治疗，治疗目标是增加心排血量和血压，改善重要脏器的灌注。具体如下：对所有疑似心源性休克的患者立即行心电图、超声心动图检查；及时请求相关专科会诊，迅速将患者转移至有条件（有心脏监护室/重症监护室、可进行心导管治疗、机械循环辅助装置治疗）的科室；积极寻找病因，如急性冠脉综合征引起，推荐行急诊冠状动脉造影，争取行冠状动脉血运重建；给予持续的心电和血压监测，推荐进行动脉内血压监测。治疗主要包括容量复苏与管理、正性肌力药物和血管收缩药（见急性心衰治疗的药物治疗部分），应持续监测脏器灌注和血流动力学，及时调整治疗。补液应严格掌握补液量及速度，在血流动力学监测指导下更好。如果患者无明显容量负荷过重的表现，应快速补液（生理盐水或乳酸林格液，>200ml/15~30min）。对于难治性心源性休克患者，应根据年龄、合并症及神经系统功能综合考虑是否进行短期机械循环辅助治疗。

（七）急性心衰稳定后的后续处理

患者病情稳定后仍需要监测，每天评估心衰相关症状、容量负荷、治疗的不良反应。根据心衰的病因、诱因、合并症，调整治疗方案。应注意避免再次诱发急性心衰，对各种可能的诱因要及早控制。对于伴基础心脏病变的急性心衰患者，应针对原发疾病进行积极有效的预防、治疗和康复。对于慢性心衰失代偿的患者，应恢复或启动慢性心衰的治疗方案，必要时请相关专科会诊评估有无器械治疗的适应证。

（曾朝涛）

参 考 文 献

［1］中国医师协会心力衰竭专业委员会, 中华心力衰竭和心肌病杂志编辑委员会. 心力衰竭容量管理中国专家建议 [J]. 中华心力衰竭和心肌病杂志, 2018 (01): 8-16.

［2］中华医学会心血管病学分会心力衰竭学组, 中国医师协会心力衰竭专业委员会, 中华心血管病杂志编辑委员会. 中国心力衰竭诊断和治疗指南 2018 [J]. 中华心血管病杂志, 2018, 46 (10): 760-789.

［3］中华医学会, 中华医学会杂志社, 中华医学会全科医学分会, 等. 急性心力衰竭基层诊疗指南 (2019 年) [J]. 中华全科医师杂志, 2019 (10): 925-930.

［4］MCDONAGH TA, METRA M, ADAMO M, et al. 2021 ESC Guidelines for the diagnosis and treatment of acute and chronic heart failure [J]. European Heart Journal, 2021, 42: 3599-3726.

［5］中华医学会, 中华医学会临床药学分会, 中华医学会杂志社, 等. 急性心力衰竭基层合理用药指南 [J]. 中华全科医师杂志, 2021, 20 (1): 34-41.

第六节 恶性心律失常

一、概念

恶性心律失常指在短时间内引起血流动力学障碍,导致患者晕厥甚至猝死的心律失常。它是根据心律失常的程度及性质分类的一类严重心律失常,也是一类需要紧急处理的心律失常。恶性心律失常分为严重快速性心律失常和严重缓慢性心律失常两种。

二、病因

恶性心律失常多发生于各种病因的器质性心脏病,如冠状动脉性、风湿性心脏病、心肌病(扩张型心肌病、肥厚型心肌病和致心律失常性右室心肌病)、心包炎等。其他如原发性心电紊乱性疾病、内分泌代谢疾病(甲状腺功能亢进)、电解质紊乱(高钾、低钾、低镁)、洋地黄类药物、奎尼丁、三环类抗抑郁药中毒、抗心律失常药物过量、严重感染和创伤、外科手术和诊断性操作的刺激等也可诱发恶性心律失常。

三、常见恶性心律失常的识别与处理

(一)阵发性室上性心动过速

广义的室上性心动过速是指起源于希氏束以上的心动过速,其机制大多为折返,少数由自律性增高或触发活动引起,可发生于窦房结、心房、房室结、房室之间。室上性心动过速可见于结构性心脏病,亦可见于非结构性心脏病患者,或由于情绪激动、过度疲劳、吸烟、饮酒等诱发。

1. 心电图表现 QRS波形态为室上性;心室率快而规则,频率多在160~220次/min之间;P'波常重叠于T波或QRS波中而不易辨认;发作时可伴有ST-T改变;常由期前收缩诱发;起止突然,按压颈动脉窦可突然终止发作,见图2-6-3。

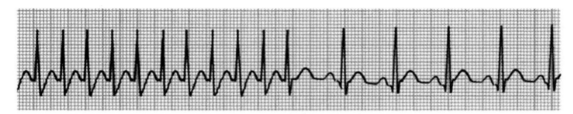

图 2-6-3 阵发性房性心动过速

2. 临床表现 临床有突然发作、突然终止的特点,可持续数秒钟、数小时或数日。根据发作时的心室率,患者可表现为不同程度心悸、胸闷等表现。当心室率大于200次/min时,患者可表现血流动力学的紊乱,如血压下降,并可能出现心绞痛、心力衰竭。在原有疾病的基础上,血流动力学的改变可以出现得更早,使患者的全身情况进一步恶化。

3. 治疗

(1) 首选可采用刺激迷走神经方法：深吸气后屏气同时用力做呼气动作(Valsalva法)，或用压舌板等刺激咽喉部产生恶心感，可终止发作。压迫眼球或按摩颈动脉窦现已少用。刺激迷走神经方法仅在发作早期使用效果较好。

(2) 药物治疗：①维拉帕米和普罗帕酮终止室上性心动过速疗效很好，推荐首选。室上性心动过速终止后即刻停止注射。使用时应注意避免低血压、心动过缓。②腺苷具有起效快、作用消除迅速的特点，对窦房结和房室结传导有很强的抑制作用。心动过速终止后可出现窦性停搏、房室阻滞等缓慢性心律失常，但通常仅持续数十秒，一般不需要特殊处理。对有冠心病、严重支气管哮喘、预激综合征患者不宜选用。③地尔硫䓬、β受体拮抗剂也有效。在上述方法无效或伴有结构性心脏病，尤其存在心力衰竭时，或存在上述药物的禁忌时，可应用胺碘酮、洋地黄类药物。

(3) 伴明显低血压和严重心功能不全者，应使用电复律终止发作。不接受电复律者可试用食管心房调搏，也可选洋地黄类药物。

(二) 持续性单形性室性心动过速

单形性室速持续时间 ≥30 秒，或持续时间虽<30 秒，但室速发作时伴随血流动力学障碍，须早期进行干预治疗，称为持续性单形性室性心动过速(sustained monomorphic ventricular tachycardia，SMVT)。SMVT 大多发生于结构性心脏病患者，但也可见于目前的诊断技术尚不能发现的心脏病患者，后者称为特发性室性心动过速(idiopatic ventricular tachycardia，IVT)。

1. 心电图表现　具有室速的一般心电图特征：连续出现 3 个或 3 个以上的室性期前收缩；QRS 波群宽大畸形，时限超过 0.12 秒，T 波方向与 QRS 主波方向相反；心律基本规则，心室率通常在 100~250 次/min；P 波与 QRS 无固定关系(房室分离)；出现心室夺获或室性融合波。室速发作过程中，宽大畸形的 QRS 波不变，见图 2-6-4。

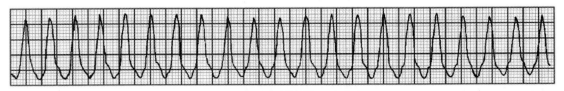

图 2-6-4　单形性室性心动过速

2. 临床表现　大多数特发性 SMVT 患者表现为轻到中度的心悸和头晕症状，通常血流动力学稳定，其症状的轻重与室速的频率、发作持续时间及个体耐受性相关。该类室速发作多为良性过程，预后较好，发生心脏性猝死(sudden cardiac death，SCD)罕见，5%~20% 的患者可自发缓解。而在结构性心脏病患者中，SMVT 发作可产生多种临床表现，从症状轻微(心悸)到低灌注症状(头晕、神志状态改变、晕厥先兆和晕厥)、心力衰竭和心绞痛症状加重，甚至出现 SCD。室速引起的血流动力学改变与心室率、持续时间、左心室功能不良的存在和程度、心室激动顺序(即室速起源)和房室收缩不同步有关。

3. 治疗　血流动力学不稳定的 SMVT 须立即电复律。血流动力学稳定的 SMVT 根据伴或不伴有结构性心脏病制订相应治疗策略。终止血流动力学稳定的 SMVT 可首先使用抗心律失常药,也可电复律。SMVT 的诊治流程图及急性期治疗见图 2-6-5、图 2-6-6 和表 2-6-9、表 2-6-10。

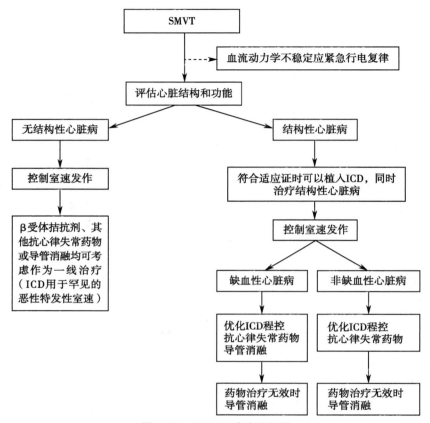

图 2-6-5 SMVT 诊治流程图

(三) 多形性室性心动过速与尖端扭转型室性心动过速(torsade de pointes,TdP)

多形性室性心动过速是指 QRS 波形态可以清楚识别,但连续发生变化(提示心室激动顺序不断改变)、频率>100 次 /min 的室性心律失常。多形性室速患者在窦性心律时 QT 间期可正常或延长,发生在 QT 间期延长患者的多形性室速,其 QRS 波常围绕心电图等电位线扭转,故又称之为尖端扭转型室性心动过速。多形性室速患者可能是由电解质紊乱、药物作用、缺血或某种遗传性心脏离子通道病引起。

1. 心电图表现 多形性室速:室速由多源室性期前收缩构成,室性 QRS 波群有 2 种以上固定的图形;心室率大于 100 次 /min;室性 RR 间距不等,不同形态的室性 QRS 波群的时限可不相同;心动过速发作前后可有多源室性期前收缩及多源成对室性期前收缩。

尖端扭转型室速:心室率多在 200 次 /min 以上,节律不齐,QRS 波宽大畸形,形态、振幅不一,可围绕基线不断扭转 QRS 主波的正负方向,每连续出现 3~10 个不同类型的波之后就会发生扭转,翻向对侧;心动过速与窦性心律交替出现;室速的第一个室性搏动多有"R-on-T"现象;窦性心律时常有 QT 间期延长,T 波宽大、U 波明显、T 波与 U 波融合;易演变为心室颤动。见图 2-6-7。

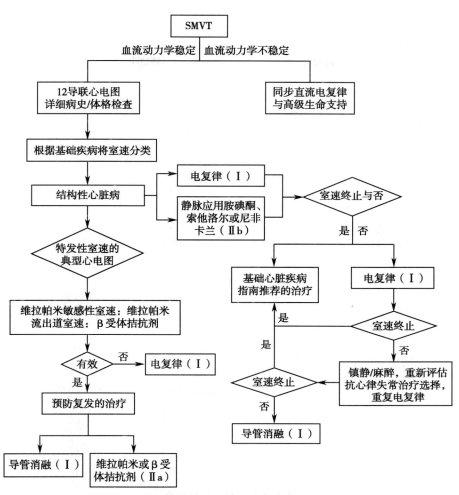

图 2-6-6 持续性单形性室速急诊处理流程图
注：Ⅰ为推荐；Ⅱa为倾向于推荐；Ⅱb为可以考虑推荐；Ⅲ为不推荐。

表 2-6-9 室性心律失常急诊处理静脉药物一览表

药物 分类	药物	作用 特点	适应证	用药方法及剂量	注意事项	不良反应
Ⅰb类	利多卡因	钠通道阻滞作用	血流动力学稳定的室性心动过速；心室颤动/无脉室性心动过速	负荷量 1~1.5mg/kg，间隔 5~10min 可重复，但最大不超过 3mg/kg；负荷量后继以 1~4mg/min 静脉滴注维持	心力衰竭、肝或肾功能障碍时应减少用量；连续应用 24~48h 后半衰期延长，应减少维持量	意识改变；肌肉搐动、眩晕；低血压；舌麻木
Ⅰc类	普罗帕酮	钠通道阻滞剂	特发性室性心动过速	1~2mg/kg，10min 静脉注射；10~15min 可重复，总量不超过 210mg	中重度结构性心脏病、心功能不良、心肌缺血为相对禁忌	室内传导障碍加重；诱发或加重心力衰竭

续表

药物分类	药物	作用特点	适应证	用药方法及剂量	注意事项	不良反应
Ⅱ类	美托洛尔 艾司洛尔	β受体拮抗剂,降低循环儿茶酚胺作用	多形性室性心动过速、反复发作单形性室性心动过速	美托洛尔:首剂5mg,5min静脉注射;间隔5~15min可重复,总量不超过10~15mg(0.2mg/kg)	避免用于支气管哮喘、阻塞性肺部疾病、失代偿性心力衰竭、低血压、预激综合征伴心房颤动/心房扑动	低血压;心动过缓;诱发或加重心力衰竭
Ⅲ类	胺碘酮	多离子通道阻滞剂(钠通道、钙通道、钾通道阻滞、非竞争性α和β受体拮抗作用)	血流动力学稳定的单形室性心动过速,不伴QT间期延长的多形性室性心动过速;心肺复苏	负荷量150mg,10min静脉注射,间隔10~15min可重复;1mg/min静脉滴注,24h最大量不超过2.2g;300mg稀释后快速静脉注射,可再追加胺碘酮150mg	不能用于QT间期延长的尖端扭转型室性心动过速	低血压;尖端扭转型室性心动过速;静脉炎;肝功能损害
Ⅲ类	索他洛尔	快速激活延迟整流钾通道的抑制剂,非竞争性β受体拮抗	室性心动过速、心室颤动、室性早搏	静脉起始每次75mg,每日1~2次,最大每次150mg,每日1~2次,每次至少5h静脉滴注	QT间期>450ms,失代偿心力衰竭,支气管哮喘发作期,Ccr<40ml/min的患者禁用	心动过缓;尖端扭转型室性心动过速
Ⅲ类	尼非卡兰	选择性阻滞快速激活整流钾通道	其他药物无效或不能使用情况下的危及生命的室性心动过速、心室颤动	负荷量0.3~0.5mg/kg,5min静脉注射;0.4~0.8mg/(kg·h)静脉滴注,重复单次静脉注射时应间隔2h	监测QT间期	QT间期延长导致尖端扭转型室性心动过速
Ⅳ类	维拉帕米	非二氢吡啶类钙通道阻滞剂	特发性室性心动过速、极短联律的多形性室性心动过速	2.5~5.0mg,2min静脉注射;15~30min后可重复;累积剂量可用至20~30mg	不能用于收缩功能不良性心力衰竭	低血压;诱发或加重心力衰竭
Ⅳ类	地尔硫䓬			0.25mg/kg,2min静脉注射;10~15min后可追加0.35mg/kg静脉注射;1~5μg/(kg·h)静脉输注		
	硫酸镁	细胞钠钾转运的辅助因子	伴有QT间期延长的多形性室性心动过速	1~2g,15~20min静脉注射;0.5~1.0g/h静脉输注	注意血镁水平	中枢神经系统毒性,呼吸抑制

表 2-6-10　SMVT 急诊药物治疗的专家推荐

推荐	推荐级别	证据级别
结构性心脏病患者的 SMVT		
1. 治疗基础心脏病,纠正诱发因素	I	A
2. 抗心律失常药物首选胺碘酮	Ⅱb	C
3. 不宜应用胺碘酮者,可考虑使用索他洛尔	Ⅱb	C
4. β 受体拮抗剂,急性缺血所致者可选用	Ⅱa	C
5. 可考虑应用尼非卡兰	Ⅱb	C
无结构性心脏病患者的 SMVT		
6. 对起源于右心流出道的特发性室性心动过速可选用维拉帕米、普罗帕酮、β 受体拮抗剂或利多卡因	Ⅱb	C
7. 对左心特发性室性心动过速,首选维拉帕米,也可选用普罗帕酮	Ⅱb	C
8. 上述药物无效时可考虑胺碘酮、尼非卡兰	Ⅱb	C

注:SMVT 为持续性单形性室性心动过速。

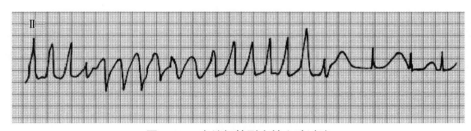

图 2-6-7　尖端扭转型室性心动过速

2. 临床表现　多形性室速是较为严重的一种室性心律失常,发作时可有心悸、胸闷、头晕甚至晕厥、阿 - 斯综合征、猝死;发作短暂,可发展为室颤,死亡率高。TdP 可反复发作,易致晕厥、猝死。

3. 治疗

(1)急诊处理原则:①血流动力学不稳定的多形性室速应按室颤处理,应立即电复律或电除颤;②血流动力学稳定或短阵发作者,根据 QT 间期变化,分为 QT 间期延长的多形性室速、QT 间期正常的多形性室速和短 QT 间期多形性室速。诊治流程图见图 2-6-8。

(2)尖端扭转型室速:心电图显示 QT 间期延长,可分为获得性和先天性长 QT 间期综合征(long QT syndrome,LQTS)。

1)获得性 QT 间期延长伴 TdP:①首要措施是寻找并停用一切可引起 QT 间期延长的药物或纠正相关因素。②硫酸镁缓慢静脉注射用于发作频繁且不易自行转复者,静脉输注用于预防复发,直至 TdP 减少和 QT 间期缩短至 500 毫秒以内。③静脉及口服补钾,将血钾维持在 4.5~5.0mmol/L。④与心动过缓相关的 TdP,予以临时起搏治疗。未行临时起搏治疗前,异丙肾上腺素可用于提高心室率,但不宜用于先天性 LQTS 或冠心病患者。阿托品也可用于提高心室率。⑤部分获得性 QT 间期延长合并 TdP 的患者可能存在潜在遗传基因异常,上述治疗措施无效时,在临时起搏基础上可考虑 β 受体拮抗剂或利多卡因治疗。⑥不推荐使用其他抗心律失常药物。

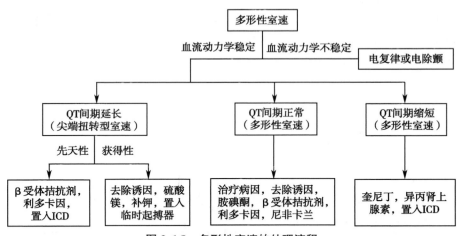

图 2-6-8　多形性室速的处理流程

2)先天性 QT 间期延长伴 TdP:①纠正电解质紊乱。②β 受体拮抗剂可作为首选药物,急性期即可开始应用。可使用非选择性的 β 受体拮抗剂普萘洛尔,也可选其他制剂。通常所需剂量较大,应用至患者可耐受的最大剂量(静息心率维持 50~60 次 /min)。③美西律对先天性 LQTS 3 型可能有效。

(3)QT 间期正常的多形性室速:①应积极纠正病因和诱因。②偶尔出现的非持续多形性室速,如不伴有严重血流动力学障碍,可观察或口服 β 受体拮抗剂治疗,一般不需要静脉抗心律失常药物。③对于持续发作或反复发作者,可静脉应用 β 受体拮抗剂、胺碘酮、尼非卡兰或利多卡因。

(4)某些特殊类型的多形性室速

1)伴短联律间期的多形性室速:伴短联律间期的多形室性心动过速少见,通常无器质性心脏病,有反复发作晕厥和猝死家族史,可自行缓解。无论单一或诱发多形性室性心动过速的室性期前收缩均有极短联律间期(280~300 毫秒)。发作室性心动过速时心率可达 250 次 /min,可蜕变为心室颤动。

血流动力学稳定者首选静脉应用维拉帕米终止发作。维拉帕米无效者,可选用静脉胺碘酮。血流动力学不稳定或蜕变为室颤者即刻电除颤。对于反复发作者,可考虑对触发室速的室性期前收缩进行射频消融。口服维拉帕米或普罗帕酮、β 受体拮抗剂预防复发。

2)短 QT 间期综合征(short QT syndrome,SQTS):血流动力学稳定,反复持续性室速者,可选用奎尼丁;发生室速 / 室颤电风暴时,可选用异丙肾上腺素。

3)Brugada 综合征:Brugada 综合征患者的窦性心律心电图表现为右束支传导阻滞图形和 V$_1$~V$_3$ 导联 ST 段马鞍形抬高,QT 间期正常,有多形性室性心动过速或心室颤动发作,室性心动过速呈短联律间期。心脏超声等其他检查无异常。主要表现为晕厥或猝死,多在夜间睡眠中发生。Brugada 综合征患者发生多形性室速伴血流动力学障碍时,首选同步直流电复律。异丙肾上腺素可用于控制反复发作电风暴。植入 ICD 是预防心脏性猝死的唯一有效方法。植入 ICD 后反复放电者,可考虑加用奎尼丁治疗。

4)儿茶酚胺敏感性多形性室性心动过速(catecholaminergic polymorphic ventricular tachycardia,CPVT):CPVT 是指无器质性心脏病患者在应激情况下发生的多形性室性心动过速,典型者呈双向性室性心动过速,导致发作性晕厥,可进展为心室颤动,多见于青少年,静息心电图正常。发作伴血流动力学障碍时,首选同步直流电复律。血流动力学稳定者,首选 β 受体拮抗剂,在此基础上,仍有反复发作,可考虑联合氟卡尼治疗。

(四)心室扑动和心室颤动

1. 心电图表现　心室扑动:无正常 QRS-T 波群,代之以连续快速而相对规则的大振幅波动,频率多在 200~250 次 /min。心室扑动常为暂时性,大多数转为室颤,是室颤的前奏(图 2-6-9)。

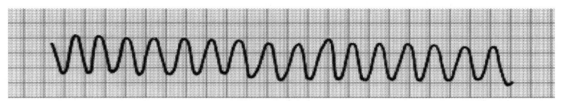

图 2-6-9　心室扑动

心室颤动:QRS-T 波群完全消失,出现大小不等、极不匀齐的快频率波,频率达 200~500 次 /min。根据室颤波振幅可分为粗颤型(室颤波幅≥0.5mV)和细颤型(室颤波幅<0.5mV),见图 2-6-10。

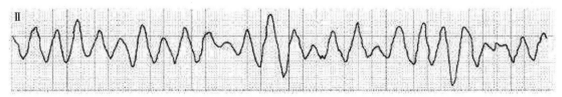

图 2-6-10　心室颤动

2. 临床表现　临床上最危重的心律失常,发生时心脏失去排血功能,有晕厥、阿 - 斯综合征表现。如处理不及时,患者可在短时间内死亡。

3. 治疗　室颤 / 无脉性室速是心搏骤停的常见形式。心搏骤停一旦发生,如得不到及时抢救复苏,4~6 分钟后会造成脑和其他重要器官组织的不可逆损害,因此心搏骤停后应立即心肺复苏,操作流程见图 2-6-11。

(五)预激综合征合并快速房颤

预激合并快速房颤是一种严重的快速性心律失常。心房颤动 f 波主要经旁路下传,QRS 波宽大且有预激波,心室率快而不规则,易导致血流动力学障碍。当最短 RR 间期≤250 毫秒时提示高危旁路,此时心室率极快,极短联律间期的心室激动沿旁路下传可诱导心室颤动甚至心脏性猝死。

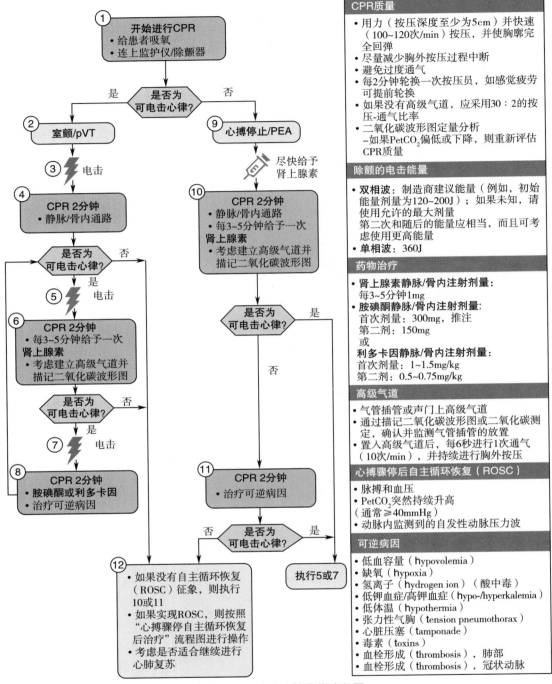

图 2-6-11 成人心搏骤停流程图

注：pVT 为无脉性室速；PEA 为无脉性电活动；PetCO₂ 为呼吸末二氧化碳分压。

（图片来源：《2020 年美国心脏协会心肺复苏和心血管急救指南》）

1. 心电图表现　P 波消失，代之以大小间距、形态不一的小 f 波；心室率极不规则，频率可达 200~250 次 /min，甚至 300 次 /min；由于心房激动既可从正常房室传导系统下传心室,也可从旁路下传或两者同时下传,故 QRS 波宽大畸形且幅度和宽度多变,有时可见正常 QRS 波,而宽大畸形 QRS 波可见起始粗钝的 δ 波,见图 2-6-12。当心室率较快或心房激动主要从旁路下传时,心电图酷似室性心动过速,应注意鉴别:若发现少数经房室结下传的窄 QRS 波群,或在宽 QRS 波群中寻找到 δ 波,均有助于明确诊断。患者若有显性预激的窦性心律心电图,也可明确诊断为预激合并房颤。

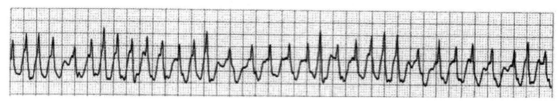

图 2-6-12　预激合并房颤

2. 处理　预激合并快速房颤常伴有血流动力学不稳定,若短时间内不能终止,应首选同步电转复,起始电量 100~200J(双相波),200J(单相波),一次复律无效,应紧接着再次复律(最多 3 次),再次复律应增加电量,最大可用到双相波 200J,单相波 300J;若血流动力学尚稳定,可考虑药物复律,心功能正常者可选用普罗帕酮、胺碘酮,心功能受损者只能选择胺碘酮,药物治疗效果一般不理想,无效时应尽早电复律;禁用洋地黄、β 受体拮抗剂、非二氢吡啶类钙通道阻滞剂,因这些药物可导致经旁路前传增加,心室率进一步增快;复律后建议患者接受射频消融治疗。

(六)窦性停搏和窦房传导阻滞

窦性停搏是指病变导致窦房结兴奋性降低,不发出冲动,使整个心脏的电活动暂时停止。窦房传导阻滞是由于窦房结周围病变使窦房结发出的冲动向周围心房组织的传导发生障碍。窦性停搏和窦房传导阻滞常见于各种原因导致的心肌病变、药物中毒、高钾血症、迷走神经张力过高等,或见于严重的心肌缺血缺氧。

1. 心电图表现　窦性停搏:窦性心律伴长 P-P 间期(常大于 2 秒),长 P-P 间期与正常 P-P 间期不成倍数关系,长 P-P 间期中出现逸搏或逸搏心律(图 2-6-13)。

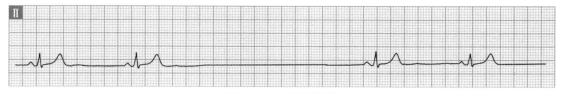

图 2-6-13　窦性停搏

窦房传导阻滞根据其心电图表现和严重程度分为一度、二度(包括 Ⅰ 型和 Ⅱ 型)和三度。

一度窦房传导阻滞:表现为窦房传导时间延长。普通心电图上无法诊断,仍表现为正常窦性 P 波,P-P 间期正常,P-R 间期正常。

二度 Ⅰ 型窦房传导阻滞:具有文氏型阻滞的特点,P-P 间期逐渐缩短,直至最后一次 P 波脱落并出现一个延长的 P-P 间期,该 P-P 间期短于两个窦性 P-P 间期,而 P 波脱落前的 P-P 间期最短,见图 2-6-14。

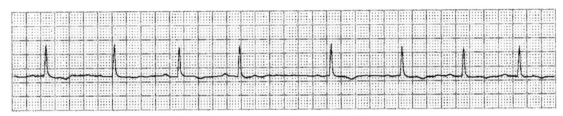

图 2-6-14 二度 Ⅰ 型窦房传导阻滞

二度 Ⅱ 型窦房传导阻滞：具有莫氏型阻滞的特点，在规则的窦性 P-P 间期中突然出现长的 P-P 间期，长 P-P 间期是短 P-P 间期的整倍数，常见的是 2 倍或 3 倍，长 P-P 间期中常出现逸搏或逸搏心律，见图 2-6-15。

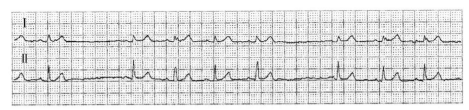

图 2-6-15 二度 Ⅱ 型窦房传导阻滞

三度窦房传导阻滞：即完全性窦房阻滞，普通心电图上无法与窦性停搏相鉴别。

2. 临床表现 一度和二度 Ⅰ 型窦房传导阻滞预后好，不引起临床症状，除需要观察病情进展外，一般不需要特殊处理。在出现短暂窦性停搏或高度窦房传导阻滞时，大部分患者表现为心悸、疲乏，较长时间的窦性冲动消失，且低位起搏点不能以逸搏心律起搏时，可产生黑矇、晕厥，严重者出现意识丧失、抽搐（阿-斯综合征）。

（七）病态窦房结综合征

窦房结本身和周围组织的病变造成其起搏功能和/或传导功能障碍而引起的心律失常并伴有临床症状者称为病态窦房结综合征（sick sinus syndrome，SSS）。

1. 病因 本病病因不十分清楚，可能的因素有：①特发性退行性变，是原因不明的窦房结发生的退行性变，目前认为是最多见的病因。②冠心病，由于冠状动脉的粥样硬化累及到窦房结动脉时，引起窦房结及其周围组织的缺血而导致功能障碍。③心肌炎和心肌病，病毒、细菌等均可以引起心肌炎并可累及窦房结。心肌病是心肌细胞的肥大及变性，也可累及窦房结及其周围组织。④外伤和心脏手术，直接损伤窦房结及窦房结动脉。

2. 心电图表现 包括：①严重的窦性心动过缓，每分钟少于 50 次。②窦性停搏和/或窦房传导阻滞。③心动过缓与心动过速交替出现。心动过缓为窦性心动过缓，心动过速为室上性心动过速、心房颤动或扑动。④慢性心房颤动在电复律后不能转为窦性心律。⑤持久缓慢的房室交界区性逸搏节律，部分患者可合并房室传导阻滞和束支传导阻滞。

3. 临床表现 病态窦房结综合征的病程发展极为缓慢，致使一部分人适应了逐渐发展的心动过缓，有些患者的病变达到一定程度时，仍然可以没有症状出现。有症状者常因较明显的心动过缓导致心、脑等脏器供血不足而出现发作性头晕、黑矇、晕厥以及心动过速发作导致心悸、心绞痛等。

(八) 房室传导阻滞

房室传导阻滞是指病变影响房室结组织,使室上性冲动下传心室发生障碍,部分或完全不能下传。房室传导阻滞是病变累及房室结的结果,常见于各种原因导致的心肌病变、药物中毒、高钾血症、迷走神经张力过高等。根据其心电图表现和严重程度分为一度、二度(包括文氏型和莫氏Ⅱ型)和三度。

1. 心电图表现

(1) 一度房室传导阻滞:每一个窦性 P 波均能下传心室并产生 QRS-T 波;P-R 间期>0.20 秒(成人),小儿(14 岁以下)P-R 间期≥0.18 秒;心率无显著改变时,P-R 间期较先前增加 0.04 秒以上,即使 P-R 间期在正常范围仍可诊断;PR 间期大于正常最高值(视心率而定),见图 2-6-16。

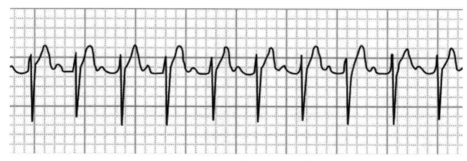

图 2-6-16　一度房室传导阻滞

(2) 二度房室传导阻滞:二度Ⅰ型又称文氏型,即在一系列 P 波中,P-R 间期依次呈进行性延长,直至 P 波完全不能下传到心室,产生 QRS 波的脱漏,并重复出现。最常见的房室传导比率为 3∶2 或 5∶4。二度Ⅱ型即莫氏型,P 波规律地出现,发生周期性的 QRS 波群脱漏,P-R 间期固定,QRS 波群的脱漏无规律性,见图 2-6-17、图 2-6-18。

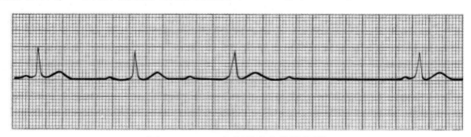

图 2-6-17　二度Ⅰ型房室传导阻滞

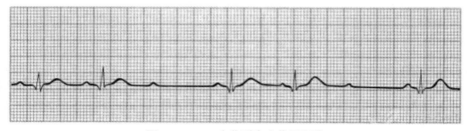

图 2-6-18　二度Ⅱ型房室传导阻滞

高度房室传导阻滞是指房室传导比例超过 2∶1 的二度房室传导阻滞,表现为 3∶1、4∶1、5∶1 等,可以出现逸搏或逸搏心律。大部分 P 波被阻滞而只有极少数 P 波能下传心室的二度房室传导阻滞,称为几乎完全性房室传导阻滞。

(3)三度房室传导阻滞:又称为完全性房室传导阻滞,即所有的心房激动波都未能下传心室,心室由交界性逸搏或室性逸搏控制。P-P 和 R-R 间期都各自维持自己固有的规律性; P 波的频率较 QRS 波群频率快;P 波与 QRS 波群之间无固定关系;阻滞部位在希氏束分叉以上时,则 QRS 波形态正常,心室率 40~60 次 /min;若阻滞部位在希氏束分叉以下时,则 QRS 波群宽大畸形,心室率常在 40 次 /min 以下,见图 2-6-19。

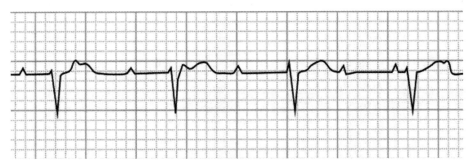

图 2-6-19　三度房室传导阻滞

2. 临床表现　轻者可无症状,严重的心动过缓可造成低血压、心绞痛、心力衰竭加重、晕厥前兆或晕厥等血流动力学障碍。有些心动过缓(如Ⅲ度房室传导阻滞)可继发 QT 间期延长而发生 TdP,产生心源性脑缺血症状。

(九)缓慢性心律失常

1. 积极寻找并治疗可逆性诱因,包括肺栓塞、急性下壁心肌梗死、心肌炎、低血容量、低氧、心脏压塞、张力性气胸、酸中毒、药物过量、体温过低和高钾血症等。

2. 轻度的心动过缓(如心率 50~60 次 /min)若无症状或仅有轻微症状可观察,不需要紧急处理。过度治疗使心率加快反而可能起不利作用。

3. 症状性心动过缓的药物治疗

(1)阿托品:可用于窦性心动过缓、窦性停搏、二度Ⅰ型房室传导阻滞。不宜用于二度Ⅱ型房室传导阻滞、三度房室传导阻滞伴室性逸搏心律的患者。老年前列腺肥大者也不宜应用。

(2)多巴胺、肾上腺素、异丙肾上腺素:可用于阿托品无效或不适用的症状性心动过缓患者,也可用于起搏治疗前的过渡。多巴胺可以单独使用,也可以和肾上腺素合用。这些药物可导致心肌氧耗量增加,加重心肌缺血,产生新的快速心律失常,因此合并急性冠脉综合征时应慎用。

4. 症状性心动过缓者应尽早实行起搏治疗。

5. 心室停搏或无脉性电活动为无灌注节律,往往是疾病终末期的表现,应实施心肺复苏。无有效心肺复苏的保证,药物和临时起搏不能发挥作用。

（张　蓉）

参 考 文 献

［1］刘大为. 实用重症医学 [M]. 北京: 人民卫生出版社, 2017: 500-513.

［2］中华医学会心电生理和起搏分会, 中国医师协会心律学专业委员会. 2020 室性心律失常中国专家共识 (2016 共识升级版)[J]. 中华心律失常学杂志, 2020, 24 (3): 188-258.

［3］PANCHAL A R, BARTOS J A, CABAÑAS J G, et al. Part 3: Adult basic and advanced life support: 2020 American Heart Association guidelines for cardiopulmonary resuscitation and emergency cardiovascular care [J]. Circulation, 2020, 142 (2): S366-S468.

［4］中华医学会心血管病学分会, 中国生物医学工程学会心律分会, 中国医师协会循证医学专业委员会, 等. 心律失常紧急处理专家共识 [J]. 中华心血管病杂志, 2013, 41 (5): 363-376.

第七节　急性脑梗死

急性脑卒中是一种发病率高、致残率高、病死率高、复发率高及并发症较多的疾病。最常见的急性卒中类型是急性脑梗死(急性缺血性脑卒中),最新数据表明,急性脑梗死占我国急性脑卒中的 69.6%~70.8%。急性脑梗死的急性期时间划分目前尚不统一,一般指发病后 2 周内,轻型为 1 周内,如果是重型则为 1 个月内。对于住院患者来说,急性脑梗死引起的病死率和致死 / 残疾率均较高,而且随时间延长病死率增加。据统计,我国住院急性脑梗死患者发病后 1 个月内病死率为 2.3%~3.2%,3 个月时病死率为 9%~9.6%,致死 / 残疾率为 34.5%~37.1%,1 年病死率 14.4%~15.4%,致死 / 残疾率 33.4%~33.8%。因此,要重视住院患者急性脑梗死的诊断治疗,减少致残率、病死率,改善患者生活质量。

急性脑梗死诊断标准:①急性起病;②局灶神经功能缺损(一侧面部或肢体无力或麻木,语言障碍等),少数为全面神经功能缺损;③影像学出现责任病灶或症状 / 体征持续 24 小时以上;④排除非血管性病因;⑤脑 CT/MRI 排除脑出血。

一、病因

急性脑梗死危险因素非常复杂,除年龄和遗传因素等不可干预因素外,在可干预危险因素中,一些不健康的生活方式如吸烟、饮酒过量、缺乏体力活动等以及部分疾病如高血压、糖尿病、血脂异常、心房颤动、高同型半胱氨酸血症等,都与脑梗死的关系密切。世界各国急性脑梗死防控的大量经验表明,针对急性脑梗死的危险因素,及时采取合适有效的一、二、三级预防措施,可以避免大多数急性脑梗死的发生,对于已患脑梗死的患者,也可以达到控制病情、降低脑梗死的发病率、致残率和病死率等目的。

二、识别

(一) 症状

若患者突然出现以下任一症状时应考虑急性脑梗死的可能:①一侧肢体(伴或不伴面

部)无力或麻木;②一侧面部麻木或口角歪斜;③说话不清或理解语言困难;④双眼向一侧凝视;⑤单眼或双眼视力丧失或模糊;⑥眩晕伴呕吐;⑦既往少见的严重头痛、呕吐;⑧意识障碍或抽搐。

及时识别疑似急性脑梗死患者的同时,也要注意排除与急性脑梗死相似的情况(卒中样症状),包括识别其他需要立即进行干预的情况,还有确定急性脑梗死的潜在原因(表 2-6-11)。在询问病史的时候,最重要的一项病史信息就是症状出现的时间,指的是患者处于此次病情变化之前的基线状态或无症状状态的时间。对于不能准确提供此项信息或在睡醒后发现有卒中症状的患者,发病时间可考虑为患者醒着且无症状或看起来基线状态同前的最后时间。

表 2-6-11　疑似脑梗死的临床状况的特征

特征类别	具体表现
精神性	缺乏客观的脑神经症状和体征,神经功能缺损不按脑血管供血区分布,多次查体结果不一致
癫痫发作	痫性发作史,有目击的癫痫活动和癫痫发作后期
低血糖	糖尿病史或低血糖史,血糖低,意识水平下降
先兆型偏头痛(复杂性偏头痛)	类似事件病史,先兆症状头痛
高血压脑病	头痛、谵妄,同时血压显著升高,可有皮质盲、脑水肿、癫痫发作
韦尼克脑病	酗酒史,共济失调、眼肌麻痹、意识模糊
中枢神经系统脓肿	药物滥用史(包括吸毒史),心内膜炎,体内植入装置伴发热
中枢神经系统肿瘤	症状为逐渐进展,其他部位原发性恶性病变,以癫痫发作发病
药物中毒	锂剂、苯妥英钠、卡马西平等摄入史

(二)体征

初步评估患者的气道、呼吸和循环以及测定血压、心率、氧饱和度和体温等生命体征,如果有必要需进行急救处理,在此之后应进行更为细致和全面的体格检查。全身查体对于及时有效地识别患者卒中症状的其他潜在病因以及急性脑梗死的可能病因,确认是否存在合并症或存在可能影响急性脑梗死处理的其他问题很重要。对全身皮肤的检查可发现可能由凝血障碍和血小板疾病导致的红斑、外伤的体征或栓塞性病变(詹韦损害,奥斯勒结节)的征象;进行头面部检查可发现外伤或癫痫发作的体征;颈部血管听诊可发现颈动脉杂音;胸部触诊、听诊和视诊可发现充血性心力衰竭的表现以及是否有心脏杂音、心律失常和肺部啰音等。因此,通过全面的体检对接下来治疗的选择以及可能存在的急性合并症的处理是非常重要的。

推荐用卒中量表评估病情严重程度,常用量表有:①美国国立卫生研究院卒中量表,是目前国际上最常用量表;②中国脑卒中患者临床神经功能缺损程度评分量表(1995);③斯堪的纳维亚卒中量表。

(三)辅助检查

1. 实验室检查　对疑似急性脑梗死患者应进行部分常规实验室检查,用以进一步明确急性脑梗死病因或排除类卒中症状的其他原因。所有患者都应做的实验室检查包括:①血氧饱和度,条件允许时应同时检测呼气末二氧化碳;②血糖、肝肾功能和电解质;③心电图和心肌缺血标志物,如肌钙蛋白 I 和 T;④全血计数,包括白细胞、红细胞、血小板等;⑤凝血情况,如 PT、INR、APTT。

部分患者必要时可选择的实验室检查包括:①毒理学筛查(怀疑药物或者毒物摄入影响);②血液酒精水平检测(怀疑酗酒);③妊娠试验;④动脉血气分析(怀疑有缺氧或者二氧化碳潴留引起肺性脑病);⑤腰椎穿刺(怀疑蛛网膜下腔出血而 CT 未显示或怀疑急性脑梗死继发于感染性疾病);⑥脑电图(怀疑癫痫发作);⑦胸部 X 线检查。

2. 脑病变检查

(1)头颅平扫 CT:急诊头颅平扫 CT 可准确识别绝大多数颅内出血,并帮助鉴别是否存在非血管性病变(如脑肿瘤),是疑似急性脑梗死患者首选的影像学检查方法。

(2)多模式 CT:灌注 CT 的优势是能区别可逆性与不可逆性缺血改变,可识别缺血半暗带,因此对指导接下来的治疗选择如急性脑梗死溶栓治疗及血管内取栓治疗有一定参考价值。

(3)常规 MRI:常规 MRI(T_1 加权、T_2 加权及质子相)在识别急性小梗死灶及后循环缺血性脑卒中方面明显优于平扫 CT,在可识别亚临床缺血灶、无电离辐射、不需要碘造影剂等方面有优势,但有检查时间较长、费用较高及检查相关禁忌证(如部分心脏起搏器、金属植入物或幽闭恐惧症)等缺点。

(4)多模式 MRI:包括弥散加权成像(DWI)、灌注加权成像(PWI)、水抑制成像和梯度回波、磁敏感加权成像(SWI)等。这几项检查各有优势,其中 DWI 对早期发现小梗死灶比常规 MRI 更敏感,梯度回波序列 /SWI 可发现 CT 难以显示的无症状性微出血,PWI 可显示脑血流动力学状态,灌注和弥散成像可为选择适合再灌注治疗(如静脉溶栓、血管内取栓及介入等)的患者提供更多帮助,但目前不作为常规用于选择静脉溶栓以及机械取栓的患者。

3. 血管病变检查　常用检查包括颈动脉超声、经颅多普勒超声(TCD)、高分辨率磁共振成像(HR-MRI)、磁共振血管成像(MRA)、计算机体层血管成像(CTA)和数字减影血管造影(DSA)等,其中 DSA 的准确性最高,是血管病变检查的金标准,但 DSA 是有创检查并有一定风险。血管病变检查对于进一步明确急性脑梗死的发病机制、病因以及选择合适治疗方法有帮助,但血管病变检查时间较长,应注意避免因进行检查而延误溶栓或血管内取栓的最佳治疗时机。

三、处理

(一)初步急救处理

管床医师或值班医师在查看疑似急性脑梗死患者后,应立即进行初步评估并根据病情予必要的急救处理,主要包括:①如果有气道、呼吸和循环问题,优先处理;②心电监护;③建立静脉通道;④吸氧;⑤评估有无低血糖。在初步处理时应避免:血压高时降低血压幅度过大,短时间给予大量静脉输液,非低血糖患者输注含糖补液。

同时应迅速获取以下病史,包括:①症状开始时间,若于睡眠中起病,以目击的最后表现正常时间计算;②近期病史及既往病史;③用药史。

(二)一般处理

1. 呼吸与吸氧　保持气道通畅,有气道功能严重障碍者应给予床边有创气道支持(气管插管或切开)。如果需要辅助呼吸,可请重症监护室会诊转科治疗。尽量维持氧饱和度>94%,可予吸氧。

2. 心脏情况处理　常规进行心电图检查,根据患者病情必要时可进行持续心电监护24小时或以上,以便及时发现阵发性心房纤颤或严重心律失常等心脏病变,同时慎用或避免增加心脏负担的药物。

3. 体温控制　对体温>38℃的患者应给予退热措施,并寻找和处理发热原因,如果存在感染应给予抗感染治疗。

4. 血压控制　应先处理紧张、呕吐、疼痛、颅内压增高等可能引起血压升高的情况。

(1)急性脑梗死后24小时内血压升高的患者应谨慎处理,避免过度降低血压。血压持续升高至收缩压≥200mmHg或舒张压≥110mmHg,或伴有严重心功能不全、高血压脑病的患者可予降压治疗,对于主动脉夹层的患者控制血压更加严格并需要同时控制心率,建议予持续心电监护,使用微量输液泵给予降血压药,首选拉贝洛尔、尼卡地平等静脉药物,避免使用引起血压急剧下降的药物。

(2)准备溶栓及桥接血管内取栓者,血压应控制在收缩压<180mmHg、舒张压<100mmHg。未接受静脉溶栓而拟行动脉内治疗的患者血压管理同上,根据血管开通情况及时调整术后血压水平,避免过度灌注或低灌注。

(3)脑梗死后病情稳定,无禁忌证,如血压仍持续≥140/90mmHg,可数天后逐渐恢复口服发病前服用的降压药物或开始启动口服降压治疗。

(4)脑梗死后低血压的患者应积极寻找和处理原因,必要时可采用扩容升压措施,保证重要器官灌注。

5. 血糖　血糖超过10mmol/L时可给予胰岛素治疗,同时应加强血糖监测,糖尿病患者血糖控制在7.8~10mmol/L。血糖低于3.3mmol/L时,可给予10%~20%葡萄糖溶液口服,意识障碍患者直接予50%葡萄糖溶液静脉注射治疗,目标是达到正常血糖。

(三)特异性治疗

特异性治疗包括改善脑血循环(静脉溶栓、血管内治疗、抗血小板、抗凝、降纤、扩容等)、他汀及神经保护等。

1. 改善脑血循环

(1)静脉溶栓:静脉溶栓是目前最主要的恢复血流措施,目前认为有效挽救半暗带组织时间窗为4.5小时内或6小时内。常用的药物包括阿替普酶、尿激酶和替奈普酶,rt-PA和尿激酶是我国目前使用的主要静脉溶栓药物。

1)rt-PA:对急性脑梗死发病3小时内和3~4.5小时的患者,应按照适应证、禁忌证和相对禁忌证严格筛选患者(表2-6-12、表2-6-13),符合条件的患者应尽快静脉给予rt-PA溶栓治疗。使用方法:rt-PA 0.9mg/kg(最大剂量为90mg)静脉滴注,其中10%在最初1分钟内静脉推注,其余持续滴注1小时,用药期间及用药24小时内应严密监护患者(表2-6-14)。小剂量rt-PA静脉溶栓(0.6mg/kg)出血风险低于标准剂量,可以减少病死率,但并不降低残疾率,可结合患者病情、出血风险等个体化因素确定方案。

2)尿激酶:发病在6小时内,可根据适应证和禁忌证标准严格选择患者给予尿激酶静脉溶栓(表2-6-15)。使用方法:尿激酶100万~150万IU,溶于生理盐水100~200ml,持续静脉滴注30分钟,用药期间必须严密监护患者(表2-6-14)。

表 2-6-12　3h 内 rt-PA 静脉溶栓的适应证、禁忌证及相对禁忌证

适应证

(1) 由缺血性脑卒中导致的神经功能缺损症状

(2) 症状出现＜3h

(3) 年龄 ≥ 18 岁

(4) 患者或家属签署知情同意书

绝对禁忌证

(1) 颅内出血(包括脑实质出血、脑室内出血、蛛网膜下腔出血、硬膜下 / 外血肿等)

(2) 既往颅内出血史

(3) 近 3 个月有严重头颅外伤史或卒中史

(4) 颅内肿瘤、巨大颅内动脉瘤

(5) 近期(3 个月)有颅内或椎管内手术

(6) 近 2 周内有大型外科手术

(7) 近 3 周内有胃肠或泌尿系统出血

(8) 活动性内脏出血

(9) 主动脉弓夹层

(10) 近 1 周内有在不易压迫止血部位的动脉穿刺

(11) 血压升高：收缩压 ≥ 180mmHg 或舒张压 ≥ 100mmHg

(12) 急性出血倾向，包括血小板计数低于 $100 \times 10^9/L$ 或其他情况

(13) 24h 内接受过低分子肝素治疗

(14) 口服抗凝剂且 INR＞1.7 或 PT＞15s

(15) 48h 内使用凝血酶抑制剂或 Xa 因子抑制剂或各种实验室检查异常(如 APTT、INR、血小板计数、ECT、TT 或 Xa 因子活性测定等)

(16) 血糖＜2.8mmol/L 或＞22.22mmol/L

(17) 头 CT 或 MRI 提示大面积梗死(梗死面积＞1/3 大脑中动脉供血区)

相对禁忌证

下列情况须谨慎考虑和权衡溶栓的风险与获益(即虽然存在一项或多项相对禁忌证,但并非绝对不能溶栓)

(1) 轻型非致残性卒中

(2) 症状迅速改善的卒中

(3) 惊厥发作后出现的神经功能损害(与此次卒中发生相关)

(4) 颅外段颈部动脉夹层

(5) 近 2 周内严重外伤(未伤及头颅)

(6) 近 3 个月内有心肌梗死史

(7) 孕产妇

(8) 痴呆

(9) 既往疾病遗留较重神经功能残疾

(10) 未破裂且未经治疗的动静脉畸形、颅内小动脉瘤(＜10mm)

(11) 少量脑内微出血(1~10 个)

(12) 使用违禁药物

(13) 类卒中

表 2-6-13　3~4.5h 内 rt-PA 静脉溶栓的适应证、禁忌证和相对禁忌证

适应证

(1)缺血性卒中导致的神经功能缺损;

(2)症状持续 3~4.5h;

(3)年龄 ≥ 18 岁;

(4)患者或家属签署知情同意书。

禁忌证

同表 2-6-12。

相对禁忌证(在表 2-6-12 相对禁忌证基础上补充如下)

(1)使用抗凝药物,INR ≤ 1.7,PT ≤ 15s

(2)严重卒中(NIHSS 评分>25 分)

表 2-6-14　静脉溶栓的监护及处理

(1)患者收入重症监护病房或卒中单元进行监护

(2)定期进行血压和神经功能检查,静脉溶栓治疗中及结束后 2h 内,每 15min 进行 1 次血压测量和神经功能评估;然后每 30min 1 次,持续 6h;以后每小时 1 次直至治疗后 24h

(3)如出现严重头痛、高血压、恶心、呕吐、神经症状体征恶化,应立即停用溶栓药物并行脑 CT 检查

(4)如收缩压 ≥ 180mmHg 或舒张压 ≥ 100mmHg,应增加血压监测次数,并给予降压药物

(5)鼻饲管、导尿管及动脉内测压管在病情许可的情况下应延迟安置

(6)溶栓 24h 后,给予抗凝药或抗血小板药物前应复查颅脑 CT/MRI

表 2-6-15　6h 内尿激酶静脉溶栓的适应证及禁忌证

适应证

(1)有缺血性卒中导致的神经功能缺损症状

(2)症状出现<6h

(3)年龄 18~80 岁

(4)意识清楚或嗜睡

(5)脑 CT 无明显早期脑梗死低密度改变

(6)患者或家属签署知情同意书

禁忌证

同表 2-6-12

　　3)替奈普酶:目前我国应用较少,静脉使用替奈普酶(0.4mg/kg)治疗轻型脑梗死的安全性及有效性与阿替普酶相似,但不优于阿替普酶。对于轻度神经功能缺损且不伴有颅内大血管闭塞的患者,可以考虑应用替奈普酶。

静脉溶栓注意事项：静脉溶栓治疗是急性脑梗死实现血管再通的首选方法，确定进行静脉溶栓后应尽可能减少时间延误。在静脉溶栓治疗过程前，管床或者值班医师应请专科会诊并跟患者及家属沟通并签字，条件允许应将患者收入重症监护病房或卒中单元进行监护，有相对禁忌证的患者选择是否进行静脉溶栓时，更需要充分沟通、权衡利弊，对可能得到的获益及可能承担的风险都应充分向患者及患者家属说明并签署知情同意书；在静脉溶栓治疗中，必须充分准备应对可能出现的紧急不良反应，包括出血并发症以及可能引起气道梗阻的血管源性水肿等。在接受静脉溶栓治疗后，根据患者具体情况，如果需要抗血小板或抗凝治疗，应推迟到溶栓 24 小时后开始；如果患者接受了血管内取栓治疗，应充分评估获益与风险后再签字决定是否使用。

　　（2）血管内介入治疗：包括血管内机械取栓、动脉溶栓、血管成形术。急性缺血性脑卒中早期血管内介入治疗适应证和禁忌证见表 2-6-16，同时要遵循静脉溶栓优先原则，静脉溶栓是血管再通的首选方法。如果该患者同时符合静脉溶栓和血管内机械取栓指征，应先接受静脉溶栓治疗，阿替普酶是首选。

表 2-6-16　急性缺血性脑卒中早期血管内介入治疗适应证和禁忌证

适应证

（1）年龄在 18 岁以上

（2）大血管闭塞卒中患者应尽早实施血管内介入治疗。前循环闭塞发病 6h 以内，推荐血管介入治疗；前循环闭塞发病在 6~24h，经过严格的影像学筛选，推荐血管介入治疗；后循环大血管闭塞发病在 24h 以内，可行血管介入治疗

（3）CT 排除颅内出血、蛛网膜下腔出血

（4）急性缺血性脑卒中，影像学检查证实为大血管闭塞

（5）患者或法定代理人签署知情同意书

禁忌证

（1）若进行动脉溶栓，参考静脉溶栓禁忌证标准（表 2-6-12）

（2）活动性出血或已知有明显出血倾向者

（3）严重心、肝、肾功能不全

（4）血糖<2.7mmol/L 或>22.2mmol/L

（5）药物无法控制的严重高血压

　　血管内机械取栓：对存在静脉溶栓禁忌的部分患者可进行机械取栓，须结合发病时间、病变血管部位、病情严重程度等综合评估后决定患者是否接受血管内机械取栓治疗。确定治疗方案后，要尽可能缩短发病到接受血管内治疗的时间，在治疗时间窗内应尽早实现血管再通。

　　动脉溶栓：发病 6 小时内由大脑中动脉闭塞导致的严重脑梗死且不适合静脉溶栓或未能接受血管内机械取栓的患者，经过充分评估后可进行动脉溶栓。由后循环大动脉闭塞导致的严重卒中且不适合静脉溶栓或未能接受血管内机械取栓的患者，经过充分评估

后可行动脉溶栓。在确定动脉溶栓方案后应尽早进行,避免时间延误。此外,对于静脉溶栓或机械取栓未能实现血管再通的大动脉闭塞患者,动脉溶栓可作为补救性方案(发病 6 小时内)。

血管成形术:紧急颈动脉支架和血管成形术目前仅限于临床试验。

5)抗血小板:对于不符合静脉溶栓或血管内取栓适应证且无禁忌证的急性脑梗死患者,应尽早予阿司匹林口服,初始剂量为 150~300mg/d,在急性期后可改为预防剂量(50~300mg/d)。静脉溶栓治疗的患者,阿司匹林等抗血小板药物应在静脉溶栓 24 小时后开始使用。特殊情况下(如支架植入的患者),可以考虑在阿替普酶静脉溶栓 24 小时内使用抗血小板药物,但应充分评估获益大于风险并签字。对阿司匹林不耐受的患者,可考虑选用氯吡格雷等抗血小板治疗。对于轻型卒中患者(NIHSS 评分 ≤ 3 分)并且未接受静脉溶栓治疗的患者,应尽早(发病 24 小时内)启动双重抗血小板治疗(阿司匹林和氯吡格雷),并维持 21 天,但应密切观察出血风险。血管内机械取栓后的患者可结合病情(如有无静脉溶栓等)个体化评估后确定方案。

6)抗凝:大多数急性脑梗死的患者不需要早期进行抗凝治疗,对少数特殊急性脑梗死患者(如放置心脏机械瓣膜)是否进行抗凝治疗,须综合评估(如病灶情况、血压、肝肾功能等),如出血风险较小且致残性脑栓塞风险高,可在充分沟通后谨慎选择使用。如果特殊情况下静脉溶栓后还需要抗凝治疗的患者,也应在 24 小时后再使用抗凝剂。

7)降纤:对不适合溶栓并经过充分评估的急性脑梗死患者,特别是高纤维蛋白原血症者可选用降纤治疗,降纤酶、巴曲酶这两种药物在国内已应用多年。

8)扩容:大多数急性脑梗死的患者不推荐扩容治疗,但对于低血压或由于脑血流低灌注所致的急性脑梗死(如分水岭梗死)可考虑适当扩容治疗,有严重脑水肿及心力衰竭的患者不推荐使用扩容治疗。

9)扩张血管:大多数急性脑梗死的患者不推荐扩血管治疗。

10)其他改善脑血循环药物:根据患者病情,可个体化选用丁苯酞、人尿激肽原酶等药物。

2. 他汀药物 急性脑梗死发病前服用他汀类药物的患者,可继续使用他汀治疗。在急性期根据患者年龄、性别、卒中亚型、伴随疾病及耐受性等临床特征,个体化确定他汀治疗的种类及强度。

3. 神经保护 依达拉奉、胞磷胆碱、吡拉西坦等神经保护药物在临床实践中可根据具体情况个体化使用。

4. 其他疗法 高压氧和亚低温的疗效和安全性目前证据不足,还需要开展高质量的随机对照试验证实。

5. 传统医药 中成药和针刺治疗急性脑梗死的疗效目前证据不足,可以根据具体病情结合患者意愿决定是否选用针刺或中成药治疗。

(四)急性期并发症及其他情况的预防与处理

1. 脑水肿与颅内压增高 严重脑水肿和颅内压增高是重症急性脑梗死的常见并发症,同时也是导致患者死亡的主要原因之一。

(1)常规处理:及时处理并避免引起颅内压增高的因素,如头颈部过度扭曲、发热、谵妄、癫痫、呼吸道不通畅、用力咳嗽及便秘等。对于卧床的脑梗死患者,无论有或无颅内压升高都建议常规采用抬高头位的方式,通常抬高床头大于30°,也可以减少吸入性肺炎的发生和已有肺炎的加重。

(2)脱水药物:使用甘露醇和高张盐水可明显减轻脑水肿、降低颅内压,从而减少脑疝的发生风险,可根据患者的脑水肿或颅内压情况选择脱水药物的用法用量。高钠血症的患者也可选用甘油果糖或白蛋白＋呋塞米的组合。

(3)手术治疗:对于发病48小时内、60岁以下的恶性大脑中动脉梗死伴严重颅内压增高患者,经积极脱水等药物治疗后病情仍加重,并出现意识水平降低的患者,可请脑外科会诊考虑是否行急诊开颅减压术,手术治疗可降低病死率,减少残疾率,提高后期生活自理率。对压迫脑干的大面积小脑梗死患者也可请脑外科会诊协助处理是否需手术治疗。60岁以上的急性脑梗死患者即使有手术指征也应慎重考虑,并与脑外科、患者及家属充分沟通后,根据具体情况再确定。

(4)其他:不推荐使用糖皮质激素(常规或大剂量)治疗急性脑梗死引起的脑水肿和颅内压增高,不推荐在脑梗死脑水肿发生时使用巴比妥类药物,也不推荐常规使用低温治疗重度急性脑梗死患者。

2. 梗死后出血性转化　脑梗死出血转化发生率为8.5%~30%,其中有症状的为1.5%~5%。有症状的出血转化应立即停用抗血小板、抗凝等可能致出血的药物,对需要抗血小板、抗凝等治疗的患者,应在症状性出血转化病情稳定后10天至数周,根据患者具体情况再评估是否行开始抗血小板、抗凝治疗以及使用药物的用法用量。

3. 癫痫　急性脑梗死后癫痫早期发生率为2%~33%,晚期发生率为3%~67%。预防性应用抗癫痫药物不作为常规治疗方案,即使是单独发作一次或急性期癫痫发作控制后,也不建议长期使用抗癫痫药物。但脑梗死后出现的癫痫持续状态,应按癫痫持续状态的治疗原则处理;脑梗死后2~3个月再出现的癫痫,须进行长期抗癫痫药物治疗。

4. 肺炎　约5.6%的脑梗死患者合并肺部感染,意识障碍、吞咽困难、呕吐等导致的误吸是主要原因。肺部感染也是脑梗死患者死亡的主要原因之一,特别对于意识障碍的患者,应早期评估和处理吞咽困难、误吸等问题,及时采取加强气道护理、床头抬高30°等措施。考虑已有肺部感染的发热患者根据病情及病原学结果给予抗感染治疗。

5. 排尿障碍与尿路感染　排尿障碍主要包括尿失禁与尿潴留,在脑梗死早期很常见。有排尿障碍者,应早期评估和康复治疗。即使是尿失禁的患者,也应尽量避免留置尿管,可定时使用便盆或便壶。尿潴留者应测定膀胱残余尿,可配合物理按摩、针灸等方法促进恢复排尿功能,效果欠佳时可间歇性导尿或留置导尿。尿路感染主要继发于因尿失禁或尿潴留置导尿管的患者,可能出现败血症,影响脑梗死预后,考虑有尿路感染的患者可根据病情行膀胱冲洗及抗感染治疗。

6. 深静脉血栓形成和肺栓塞　鼓励脑梗死患者尽早活动、抬高下肢,尽量避免下肢(尤其是瘫痪侧)静脉输液。目前不推荐在卧床患者中常规使用预防性抗凝治疗,对于已发生深静脉血栓形成及肺栓塞高风险且无禁忌者,可适量给予低分子肝素或普通肝素,有抗凝禁忌的患者给予阿司匹林治疗。可联合物理加压治疗(交替式压迫装置)和药物预防深静脉血栓形成和肺栓塞。除非是有抗凝、抗血小板禁忌的脑梗死患者,否则不建议单独应用加压治疗预防深静脉血栓形成和肺栓塞。

7. 压疮　对有瘫痪或肢体活动障碍的患者应定期翻身并使用特定的床垫、轮椅坐垫和座椅,以防止皮肤受压,同时需保持良好的皮肤卫生和充足的营养。

8. 营养支持　脑梗死患者的营养状况与预后密切相关,可使用营养风险筛查量表(如NRS2002)进行营养风险筛查。肠内营养是首选,必要时给予肠外营养补充。吞咽困难短期内难以恢复或胃潴留严重的患者可早期放置鼻胃管进食,吞咽困难长期不能恢复的患者可行胃造瘘或空肠造瘘管饲。营养支持时应注意避免误吸。

9. 脑梗死后情感障碍　应评估患者心理状态,对有卒中后焦虑、抑郁症状的患者应该请心理专科医生协助诊治并行相应干预治疗。

(五)早期康复

卒中康复是脑卒中整体治疗中不可或缺的关键环节,可预防并发症,最大限度地减轻功能残疾,改善预后。推荐经过规范培训的卒中康复专业人员负责实施康复治疗。推荐康复专业人员与临床医师合作,对患者病情及神经功能缺损综合评估,确定康复治疗开始时间,制定康复治疗方案及疗程。在病情稳定的情况下应尽早开始康复治疗,对轻到中度神经功能障碍的缺血性脑卒中患者可在发病 24 小时后进行床边康复、早期离床期的康复训练,包括坐、站、走等活动。卧床者病情允许时应注意良肢位摆放。

(六)医患沟通

由于急性脑梗死的治疗方案对患者及其家属存在治疗风险、费用、预期疗效等影响,应注意在静脉溶栓、血管内介入治疗等措施前以及治疗过程中保持与患者及家属的充分沟通,说明治疗的获益与风险,个体化评估后选择临床诊疗方案,并及时签署知情同意书。

(七)二级预防

急性脑梗死的复发风险很高,脑梗死后应尽早开始控制血压、血糖,根据患者具体情况给予抗血小板、抗凝、他汀等二级预防治疗。

(陈　亮)

参 考 文 献

[1] KLEINDORFER D O, TOWFIGHI A, CHATURVEDI S. Correction to: 2021 guideline for the prevention of stroke in patients with stroke and transient ischemic attack: a guideline from the American Heart Association/American Stroke Association [J]. Stroke, 2021, 52 (7): e364-e467.

[2] SABER H, SAVER J L. Distributional validity and prognostic power of the National Institutes of Health Stroke Scale in US administrative claims data [J]. JAMA Neurology, 2020, 77 (5): 606-612.

[3] 彭斌, 吴波. 中国急性缺血性脑卒中诊治指南 2018 [J]. 中华神经科杂志, 2018, 51 (09): 666-682.

[4] 刘新峰, 孙文, 朱武生, 等. 中国急性缺血性脑卒中早期血管内介入诊疗指南 2018 [J]. 中华神经科杂志, 2018, 51 (09): 683-691.

[5] LEE M, OVBIAGELE B, SAVER J L. Intensive medical management to prevent large and small artery atherothrombotic stroke: time to expand the horizon [J]. JAMA, 2021, 326 (3): 217-218.

第八节　重　症　感　染

一、病因

全科病房患者的感染呈现多样性,不同类型之间的发病机制会有所不同。若患者的机体防御功能出现紊乱或低下,如存在糖尿病、慢性肾病、肿瘤、放化疗Ⅲ度以上骨髓抑制、使用免疫抑制剂等慢性基础性疾病和导致免疫功能低下的病因时,普通的感染往往难以控制,有发展成重症感染的可能。另外多种有创性操作,如各种导管置入、手术,也是外源性微生物入侵机体导致感染甚至重症感染的途径。患者感染后,早期症状不典型就诊延误、医生误诊、治疗不及时或治疗方案不正确,也是导致感染发展至重症感染的原因之一。

临床上导致感染的主要有细菌、真菌、病毒、支原体、衣原体、寄生虫等;按部位分为颅内感染、肺部感染、腹部感染(肝胆性、胰腺和胃肠)、泌尿系感染、血源性感染、皮肤和软组织感染、外科手术相关性感染等。

临床上,重症社区获得性肺炎(severe community-acquired pneumonia,SCAP)的发生和患者的基础病有较密切的关系,最常见的基础病是慢性阻塞性肺疾病(几乎 50%),是最主要的易感因素,随后是慢性心脏疾病、糖尿病、慢性肾病等;高龄、长期护理机构居住也是SCAP 的易感因素,并且病死率较高。医院获得性肺炎(hospital-acquired pneumonia,HAP)是第二位最常见的医院获得性感染,发生率仅次于尿路感染,也是院内感染导致患者死亡的主要原因;HAP 的病原菌主要来源于医疗设备和周围环境,主要传播途径为医务人员的各种不规范操作、患者之间的接触,另外患者胃和鼻窦定植的细菌可通过吸入或直接进入下呼吸道导致感染,也可通过静脉导管、各种引流管导致血源性感染,肠道屏障功能障碍导致菌群移位。腔内感染(intra-abdominal infection,IAI)也是常见感染原因,可发生于消化道的穿孔、坏死与坏疽,如胃十二指肠消化性溃疡穿孔、胃肠道肿瘤因梗阻和放化疗合并的穿孔;肝脓肿和胆道系统感染;化脓性阑尾炎与阑尾穿孔、肠梗阻与肠坏死也会引起 IAI;腹部外科手术也是 IAI 的原因之一,如术后并发肠外瘘、胰瘘等吻合口瘘。IAI 患者的病死率可达20%,严重影响公共卫生安全。血源性感染多见于原发病灶感染未控制,病原体侵入血液,导致菌血症;或由于致病菌经深静脉导管入血,原因多与导管护理不规范所致。

二、识别

感染性疾病是全科病房的常见疾病,若诊断延误或处理不及时、不正确,很可能发展为重症感染,继而发展为脓毒症(sepsis)。研究表明,感染、脓毒症及脓毒症休克患者生物标志物的表达存在明显差异,可作为筛查脓毒症有价值的指标;脓毒症的发生与人体的体质有关,也显示未来可能可以开发针对感染患者脓毒症生物标志基因的快速检测手段;肺部感染是脓毒症患者最常见的原因,占所有脓毒症的 50% 以上,其次是腔内感染及泌尿道感染。

早预防、早发现、早干预,降低脓毒症的发生率和病死率。故及时发现并确定感染性质、给予合理治疗是预防感染发展为脓毒症行动的第一个环节。重症感染的临床表现包括全身表现和局部表现。

（一）全身和局部临床症状及体征

感染患者易发展为脓毒症的高危因素包括：高龄、营养不良；腹腔、肺部和泌尿道感染；恶性肿瘤、放化疗、免疫抑制、呼吸功能障碍和心血管功能障碍等基础疾病。患者感染发展为重症感染脓毒症时出现多器官功能损害，往往原感染部位的症状无明显改善，并出现新的症状；同时伴有全身中毒症状：持续发热，以高热为主；神志改变，出现头晕、精神疲倦、嗜睡、神志不清；胸闷、气短、大汗、尿少；气促或呼吸困难；腹胀、腹痛加重等。临床上出现上述任何一个系统症状的加重，均应考虑重症感染。

（二）临床体征

感染发展为重症感染往往首发感染部位的体征范围扩大、性质明显加重，出现新的体征。如肺部感染：出现呼吸频率加快，肺部干湿啰音明显增多，或出现呼吸音减弱、消失；腹腔感染：出现腹胀、压痛、反跳痛，肠鸣音减弱或消失；颅内感染出现意识变差、瞳孔反射减弱，四肢肌力、肌张力改变等。另外出现心率快、血压低表现时，都是预示感染控制欠佳，病情恶化，感染向重症感染发展，进入脓毒症，并出现多器官功能损伤。

（三）辅助检查

全科医生在临床上应及时发现这些症状体征的变化，并及时进行实验室检查，及早进行防范和发现重症感染患者。

1. 白细胞变化　外周血白细胞变化是感染加重的最具特异性的改变之一，分类检测时出现中性粒细胞增高或明显核左移，是支持急性细菌感染的有力证据。白细胞计数降低可见于病毒感染以及部分特殊感染。

2. 感染生物标志物　感染生物标志物是能够帮助急诊医生快速判断感染的存在以及推断可能感染病原体的类型。目前常用的感染生物标志物包括：血清 C 反应蛋白（CRP）、血清降钙素原（PCT）、白细胞介素 6（IL-6）和血清淀粉样蛋白（SAA）以及肝素结合蛋白（HBP）。

（1）PCT：是一种无激素活性的糖蛋白，PCT 水平与细菌感染的严重程度呈正相关。当 PCT 为 0.1~0.25ng/ml 时，提示细菌感染的可能性不大，PCT 为 0.25~0.5ng/ml 时，可能存在需要治疗的细菌感染，而 PCT>0.5ng/ml 时，提示细菌感染需要治疗。PCT 在感染 2~4 小时后迅速上升，12~48 小时达到峰值。PCT 的特异度高，其持续性升高提示感染加重，病情加重。

（2）IL-6：是由 IL-1 与肿瘤坏死因子（TNF）诱导产生的多效细胞因子。IL-6 水平在细菌感染时明显升高，且与 HBP、SAA 等水平呈正相关，可作为感染评估和检测的常用指标，且其浓度与患者疾病的严重程度一致。

（3）CRP：细菌感染时 CRP 升高显著，而病毒感染时 CRP 大都正常或轻微升高。因此 CRP 通常作为鉴别细菌或病毒感染的指标之一。CRP 的半衰期为 18 小时，当感染得到控制后可在 24~48 小时内快速下降。因受影响因素较多，临床上可做感染控制效果的指标。

（4）SAA：当机体受到细菌、病毒等刺激后产生一系列细胞因子，从而刺激肝脏细胞合成分泌大量的 SAA 进入血液，在 5~6 小时内升高幅度达正常值的 10~1 000 倍。因此，SAA 可作为反映机体感染和炎症控制的敏感指标。一般与 CRP 联合可鉴别细菌和病毒感染。当 SAA 和 CRP 同时升高,提示可能存在细菌感染;当 SAA 升高而 CRP 不升高,常提示病毒感染。SAA 半衰期约 50 分钟,当感染控制后,SAA 迅速降至正常水平,因此,SAA 可作为反映机体感染和炎症控制的敏感指标。

(5)HBP:是机体激活中性粒细胞嗜酸颗粒释放的一种蛋白分子。有研究显示,脓毒症患者 HBP 在 IL-6 水平正常或轻度升高时即明显升高,且其诊断脓毒症的准确率大于其他细胞因子,特别是在严重细菌感染、脓毒症休克的早期、快速诊断方面有重要价值。

3. 各器官功能评估　对感染患者,应评估各器官功能,若感染加重,则更应注意器官功能变化,包括肝功能、肾功能、心功能、凝血功能、肌肉损伤指标等。

4. 影像检查　全科病房患者若出现病情变化,应尽早对感染部位进行影像检查,包括 X 线、CT、超声等,以明确感染病变的发展趋势,若病变进展或出现其他器官损伤,均应考虑患者有发展为重症感染的可能。

5. 脓毒症的评估方法

(1)对脓毒症的诊断主要通过测定主要器官功能损害进行判定。《第三版脓毒症与感染性休克定义的国际共识》(简称脓毒症 3.0)提出当患者达到“感染 +SOFA(qSOFA)评分 ≥2 分”可以诊断脓毒症。SOFA 评分是通过测定主要器官功能损害程度对患者进行预后判断的评分系统,入住全科病房后 24 小时计算该评分,之后每 48 小时再行评估,因此被称为“序贯”器官衰竭评估。由于需要各种检验数据以及序贯性评价,该评分对全科病房住院患者更加合适。SOFA 评分计算方法见表 2-6-17。

表 2-6-17　SOFA 评分计算方法

器官	变量	0 分	1 分	2 分	3 分	4 分
中枢神经系统	格拉斯哥昏迷量表	15	13~14	10~12	6~9	<6
呼吸系统	PaO_2/FiO_2/mmHg	≥400	<400	<300	<200	<100
循环系统	平均动脉压 /mmHg	≥70	<70	—	—	—
	多巴胺 /[μg/(kg·min)]	—	—	≤5	>5	>15
	多巴酚丁胺	+	+	+	+	+
	肾上腺素 /[μg/(kg·min)]	—	—	—	≤0.1	>0.1
	去甲肾上腺素 /[μg/(kg·min)]	—	—	—	≤0.1	>0.1
肝脏	胆红素 /(mg/dl)	<1.2	1.2~1.9	2.0~3.4	3.5~4.9	≥5.0
肾脏	肌酐 /(mg/dl)	<1.2	1.2~1.9	2.0~3.4	3.5~4.9	≥5.0
	尿量 /(ml/d)	≥500	—	—	<500	<200
血液系统	PLT/(×10⁹/L)	≥150	<150	<100	<50	<20

(2)快速序贯器官衰竭评分(qSOFA):是脓毒症 3.0 推荐的用于可疑脓毒症筛查的工具。SOFA 评分相对比较复杂,qSOFA 相对简单,更适合快速筛查,其分值越高,患者死亡风险越

高,但预测效度在各队列研究间存在一定差异。qSOFA 评分原则见表 2-6-18。

表 2-6-18 快速序贯器官衰竭评分(qSOFA)

表现	评分	
	1	0
意识形态改变	是	否
收缩压 ≤ 100mmHg	是	否
呼吸频率 ≥ 22 次 /min	是	否

(3)NEWS 评分:改良早期预警评分(modified early warning score,MEWS)、国家早期预警评分(national early warning score,NEWS)也可用于评估感染患者发展为重症感染,是实用的快速评价和病情严重程度分级的工具。

三、处理

(一)积极控制重症感染

对于感染患者,临床上应该尽早识别并控制感染,避免发展成重症感染,同时应注意抗菌药物的规范化使用。抗菌药物合理使用应遵循以下原则。

1. 明确是否存在感染及感染部位,经验性地使用抗感染治疗 应根据患者的症状、体征及辅助实验室检查明确是否存在感染,对于感染患者应初步确定感染致病微生物是细菌性、病毒性或真菌性;同时确定感染部位,并根据掌握的各器官感染的常见致病微生物(表2-6-19),确定抗感染方案,保证早期、正确、合理地经验性使用抗感染药物。

表 2-6-19 各种感染常见的致病微生物

感染部位	致病微生物
社区获得性肺炎	肺炎链球菌、军团菌、流感嗜血杆菌、肺炎克雷伯菌、金黄色葡萄球菌、肺炎支原体
医院获得性肺炎	铜绿假单胞菌、肺炎克雷伯菌、不动杆菌、金黄色葡萄球菌(多为耐甲氧西林)
肝胆道感染	大肠埃希菌属、克雷伯菌属、肠球菌
肠炎	沙门菌属、大肠杆菌、弯曲杆菌属
化脓性脑膜炎	肺炎链球菌、脑膜炎奈瑟菌
泌尿系统感染	大肠埃希菌、变形杆菌、葡萄球菌、链球菌

2. 尽早明确感染致病源,完善病原学检查 在应用抗菌药物前,应尽可能完善病原学检查,正确留取合格的标本进行培养或基因检测下一代测序(next-generation sequencing,NGS),完善病原学检查,如细菌、真菌培养,尽早明确病原微生物和药敏结果,为及时调整和准确地应用抗感染药物提供依据。

3. 抗感染药物选择注意个体化差异 在选择抗感染药物时应根据病原微生物种类、感染部位、感染的严重程度合理选用;同时应注重药物的药效和药代动力学特点,根据患者的器官功能损害程度合理地应用抗菌药,避免发生加重器官功能损伤;另外应注意儿童、老人、孕妇、哺乳期人群的用药特点。品种选择上尽量选用针对性强、窄谱、安全、价廉的抗感染药。

4. 药物的联合应用　控制感染原则上单一用药有效治疗的感染不需要联合用药,在下列情况下可考虑联合用药:①有免疫缺陷、糖尿病、肿瘤化疗等明确免疫力低下者,在病原微生物未确定前的严重感染;②两种以上的混合微生物感染以及多重耐药菌或泛耐药菌严重感染;③需要长疗程,但易产生耐药或含有不同生长特点的菌群,如真菌、结核分枝杆菌;④毒性较大的药物,联合应用以减少用量。

（二）循环支持

对于存在脓毒症休克的患者应积极扩容,以保证各器官组织灌注,同时也可以防止血液高凝状态和微血栓形成,预防 DIC 的发生。原则上以先晶体后胶体的进行治疗。若扩容基础上仍存在低血压,可适当使用血管活性药物以维持适当的血压,保证各器官灌注。首先以去甲肾上腺素为主,若存在心源性休克,可联合予多巴酚丁胺、洋地黄、磷酸二酯酶抑制剂、左西孟旦等正性肌力药物。

（三）抑制炎症风暴

重症感染往往伴发炎症风暴,是导致多器官功能不全的主要原因。当检测发现细胞因子明显升高或炎症失衡时,应当尽早进行炎症调控,使体内炎症反应恢复稳定平衡状态。对于存在脓毒症休克的患者,在积极控制感染的前提下,可考虑适当小剂量使用糖皮质激素抗炎症反应,也可选用非激素类抗炎药物,如乌司他丁、血必净等。

（四）各器官功能保护

重症感染患者往往存在器官功能不全,临床上应密切监测心脏、肝脏、肾脏、消化道、凝血等功能,对发生损害的器官功能应加强维护支持;同时注意维持水电解质、酸碱平衡;注重早期营养,提高免疫力,保障各器官度过炎症反应高峰期。

（王吉文）

参 考 文 献

[1] 刘大为. 实用重症医学 [M]. 2 版. 北京: 人民卫生出版社, 2017.

[2] 中华医学会外科学分会外科感染与重症医学组. 中国腹腔感染诊治指南 (2019 版)[J]. 中国实用外科杂志, 2020, 40 (1): 38-52.

[3] 中国医疗保健国际交流促进会急诊医学分会, 中华医学会急诊医学分会, 中国医师协会急诊医师分会, 等. 中国脓毒症早期预防与阻断急诊专家共识 [J]. 中华急诊医学杂志, 2020, 29 (7): 885-895.

第九节　急性呼吸衰竭

急性呼吸衰竭（acute respiratory failure, ARF）是一种综合征,是由于肺内和 / 或肺外各种原因导致的机体急性肺通气和 / 或换气功能障碍,进而产生严重缺氧（伴或不伴有高碳酸血症）。急性呼吸衰竭在全科病房中容易发生,尤其是在老年患者、合并多系统疾病或术后的患者,起病急且严重,往往在几小时或几天内到达病程高峰。一旦发生,死亡率极高,在临床工作中应高度重视。

一、病因

任何影响呼吸功能的因素都可能会导致急性呼吸衰竭,而急性呼吸衰竭往往是其他疾病进展后出现的严重状态。呼吸衰竭往往可分为:Ⅰ型呼吸衰竭,特征是 PaO_2 低于 60mmHg, $PaCO_2$ 正常或较低;Ⅱ型呼吸衰竭,是指 $PaCO_2$ 高于 50mmHg;Ⅲ型呼吸衰竭(也称混合型呼吸衰竭),即 PaO_2 低于 60mmHg 并且 $PaCO_2$ 高于 50mmHg;Ⅳ型呼吸衰竭,此时 PaO_2、$PaCO_2$ 在正常范围,但细胞缺氧。常见可能导致急性呼吸衰竭的原因包括肺内因素和肺外因素。

(一) 肺内因素(或呼吸系统因素)

肺内因素既可引起Ⅰ型也可引起Ⅱ型呼吸衰竭,如严重气道疾病(哮喘和 COPD)、上气道梗阻(如急性会厌炎、异物窒息等)可导致通气不足而引起低氧血症伴高碳酸血症,肺部组织炎症、肺不张、急性肺损伤、急性呼吸窘迫综合征(acute respiratory distress syndrome, ARDS)、肺出血、肺血管疾病、肺水肿和肺纤维化主要引起通气/血流比失调、肺内静脉血分流、肺弥散功能损害(肺弥散面积减少或距离增加)而导致呼吸功能换气受损,产生Ⅰ型呼吸衰竭。

(二) 肺外因素

肺外因素(非呼吸系统因素)所致的急性呼吸衰竭病因更为广泛和复杂。多种系统疾病均可导致 ARF。

1. 神经中枢及传导系统(神经反射、神经肌肉接头疾病)均可引起呼吸驱动力或动力的损害,进而导致肺通气不足和高碳酸血症。常见的中枢神经相关疾病有脑血管疾病、颅内占位、麻醉剂或镇静剂过量、重症肌无力等。

2. 其他系统性疾病,如心力衰竭、肾功能衰竭、严重肝病等导致的肺水肿以及脓毒症所致 ARDS 等,均可引起呼吸功能换气功能受损而出现低氧血症,往往此类患者可因低氧血症样代偿性呼吸增快而出现 $PaCO_2$ 正常或偏低。大量胸腔积液、胸廓畸形或脊柱畸形、重度腹胀均可限制肺的膨胀,进而引起Ⅱ型 ARF。

3. 血液携带氧的能力受损,如 CO 中毒或组织、细胞利用氧气能力下降,如氰化物中毒均可导致Ⅳ型呼吸衰竭,CO 中毒主要因为 CO 与血红蛋白亲和力高,占据氧与血红蛋白结合的位点,影响氧气的体内输送;氰化物中毒则是直接影响细胞线粒体的内呼吸功能,造成组织、细胞不能有效利用氧气。需要注意的是,临床实际工作中,上述病因往往单个或多个因素共同发挥影响,应予以重视和及时识别。

二、病理生理

呼吸的过程涉及整个呼吸系统的结构完整性和功能良好性,主要包括通气能力和换气能力。呼吸衰竭可由呼吸系统任何组成部分中的一个或多个异常引起,包括气道、肺泡、中枢神经系统、周围神经系统、呼吸肌和胸壁。继发于心源性、低血容量性或感染性休克的低灌注患者也常出现呼吸衰竭。呼吸涉及以下三个过程:①氧气通过肺泡转移到动脉血;②将氧气输送到组织、组织对氧气的利用;③将血液中的二氧化碳排入肺泡,然后排入环境。

任何这些过程的障碍都可能导致呼吸衰竭。为了了解急性呼吸衰竭的病理生理基础,了解肺通气能力和气体交换是必不可少的。

（一）通气能力

通气能力是在不发生呼吸肌疲劳的情况下可以维持的最大自主通气量。通气需求是维持稳定 $PaCO_2$ 的自发分钟通气量。实际情况下,通气量往往远超过通气需求。呼吸衰竭可能是由于通气能力降低或通气需求增加（或两者兼而有之）引起的。涉及呼吸系统及其控制器的任何功能组件的疾病过程会降低通气能力。通气需求因每分钟通气量的增加和 / 或呼吸做功的增加而增加。

（二）气体交换

呼吸主要发生在肺泡毛细血管单元,在肺泡气体和血液之间进行氧气和二氧化碳的交换。扩散到血液中后,氧分子可逆地与血红蛋白结合。每个血红蛋白分子含有 4 个与分子氧结合的位点,1g 血红蛋白与最多 1.36ml 氧气结合。与血红蛋白结合的氧气量取决于血液 PaO_2 的水平。这种以氧解离曲线表示的关系不是线性的,而是表现为 PaO_2 在 10~50mmHg 和 70mmHg 以上的为相对平坦,而两者之间为具有陡峭斜率的 S 形曲线。

二氧化碳的运输有 3 种主要形式:①物理溶解的形式,即 CO_2;②作为碳酸氢盐,如 HCO_3^-;③与血红蛋白的蛋白质结合作为氨基甲酸酯化合物。

在理想的气体交换过程中,通气和血流（V/Q）将完美匹配,导致没有肺泡 - 动脉血氧分压差。然而,即使在正常的肺中,也不是所有的肺泡都能完美地通气和灌注。对于给定的灌注,一部分肺泡通气不足,而其他肺泡通气过度。同样,对于已知的肺泡通气,部分肺泡灌注不足,而另一些肺泡灌注过度。正常情况下,V/Q 比为 0.8,即使是正常肺也有一定程度的 V/Q 不匹配和少量的右向左分流。未充分灌注但通气充分的肺泡具有较大的 V/Q 比（>0.8）,相当于生理无效腔增加;另一方面,当灌注充分但通气不足时（V/Q 比<0.8）肺动脉中混合静脉血未经充分氧合进入肺静脉,形成肺内静脉血分流。无论是 V/Q 升高或降低,都会产生低氧血症,而无高碳酸血症。

（三）肺泡通气

在稳态情况下,组织产生二氧化碳的速率是恒定的,等于肺排出二氧化碳的速率。该关系由以下公式表示:

$$VA = K \times VCO_2/PaCO_2$$

其中 K 是常数（0.863）,VA 是肺泡通气量,VCO_2 是二氧化碳通气量。此公式显示,肺泡通气是否满足身体的代谢需求是决定 $PaCO_2$ 水平的关键。

肺在进行呼吸时的效率可以通过测量肺泡 - 动脉 PO_2 梯度来进一步评估。该差异由以下公式计算:

$$P_AO_2 = FiO_2 \times (PB - PH_2O) - P_ACO_2/R$$

其中 P_AO_2 是肺泡氧分压,FiO_2 是吸入气氧浓度,PB 是大气压力,PH_2O 是 37℃时的水蒸气压,P_ACO_2 是肺泡二氧化碳分压（约等于 $PaCO_2$）,R 为呼吸交换率。R 取决于耗氧量和二氧化碳产量。正常情况下,P_AO_2 略高于 PaO_2。然而,肺泡 - 动脉血氧分压差增加超过 15~20mmHg 表明肺部疾病是低氧血症的原因。

（四）低氧血症性呼吸衰竭（Ⅰ型呼吸衰竭）

在多种疾病中观察到的低氧血症的病理生理机制是 V/Q 比失调和分流。这两种机制

导致肺泡 - 动脉血氧分压差增加,通常小于 15mmHg。两者可以通过评估对氧疗的反应或计算吸入 100% 氧气后的分流分数来区分。在大多数低氧血症性呼吸衰竭患者中,这两种机制并存。

1. V/Q 比失调　V/Q 比失调是低氧血症最常见的原因。在存在疾病过程的情况下,不同肺泡单元可能从低 V/Q 到高 V/Q 不等。低 V/Q 肺泡单元会导致低氧血症,而高 V/Q 肺泡单元会浪费通气但不影响气体交换,非常严重的情况除外。

低 V/Q 比可能是由于继发于气道或间质性肺病的通气减少,也可能是由于通气正常时的过度灌注。过度灌注可能发生在肺栓塞的情况下,其中血液从具有继发于栓塞的血流阻塞的肺部区域转移到正常通气的单元。需要注意的是,对于肺栓塞而言,导致 PaO_2 下降的机制复杂;单纯从 V/Q 比角度,导致 PaO_2 下降的根本原因是未栓塞肺的 V/Q 比减小,而非总体肺的 V/Q 比增大。临床上应厘清其中的逻辑关系。给予 100% 氧气可消除所有低 V/Q 肺泡单元,从而纠正低氧血症。同时低氧血症可通过化学感受器刺激增加每分钟通气量,$PaCO_2$ 通常不受影响。

2. 分流　分流是指混合静脉血绕过通气肺泡(未充分氧合),并与流经通气肺泡的富氧血液混合,最终导致动脉血氧含量减少。分流发生时,尽管吸入 100% 氧气,但仍持续存在低氧血症。分流由以下公式计算:

$$Q_S/Q_T=(C_CO_2-CaO_2)/(C_CO_2-CvO_2)$$

其中 Q_S/Q_T 是分流分数,C_CO_2 是毛细血管氧含量(根据理想的 P_AO_2 计算),CaO_2 是动脉氧含量(通过使用氧解离曲线从 PaO_2 推算得出),CvO_2 是混合静脉氧含量(推测或通过从肺动脉导管抽取混合静脉血来测量)。

正常肺存在解剖分流,因为支气管和底比斯循环(Thebesian circulation)占分流的 2%~3%。房间隔缺损、室间隔缺损、动脉导管未闭或肺动静脉畸形可能导致右向左分流。作为低氧血症原因的分流主要见于肺炎、肺不张和心脏或非心脏来源的严重肺水肿。除非分流过度(>60%),否则一般不会出现高碳酸血症。与 V/Q 失调相比,分流产生的低氧血症很难通过氧疗来纠正。

（五）高碳酸血症呼吸衰竭（Ⅱ 或 Ⅲ 型呼吸衰竭）

在恒定的二氧化碳产生速率下,$PaCO_2$ 由肺泡通气水平根据以下公式确定(对上述肺泡通气方程的转换):

$$PaCO_2=VCO_2 \times K/VA$$

其中 K 是常数(0.863)。$PaCO_2$ 与肺泡通气量之间的关系是双曲线的。当肺泡通气量降至 4~6L/min 以下时,$PaCO_2$ 急剧上升。肺泡通气量减少可能是由于总(分钟)通气量减少或无效腔通气量比例增加所致。主要在神经肌肉疾病和中枢神经系统抑制的情况下观察到每分钟通气量的减少。在单纯的高碳酸血症呼吸衰竭中,氧疗很容易纠正低氧血症。

通气不足是呼吸衰竭的另外一个重要原因,通常由药物或影响呼吸肌的神经肌肉疾病引起的中枢神经系统抑制引起。通气不足的特征是高碳酸血症和低氧血症。通过存在正常的肺泡 - 动脉血氧分压差,可以将通气不足与低氧血症的其他原因区分开来。

三、临床表现

1. 症状　急性呼吸衰竭最常见症状为呼吸困难和精神神经症状。呼吸衰竭的患者往往呼吸感空气不足,呼吸费力,且呼吸困难的症状往往与原发病存在关联。如急性肺损伤患者的呼吸频率增快(30~40次/min),深大呼吸,伴随鼻翼扇动。中枢性呼吸衰竭可出现潮式、叹气样、间隙或抽泣样呼吸,喉部或气道病变所致的吸气性呼吸困难,出现三凹征,常合并吸气性喘鸣。急性呼吸衰竭患者可出现精神错乱、躁狂、昏迷、抽搐等精神神经症状。

2. 体征　急性呼吸衰竭的体征反映了潜在的疾病过程和相关的低氧血症或高碳酸血症。心动过速和各种心律失常可能由低氧血症和酸中毒引起。发绀、皮肤和黏膜呈蓝色,表明低氧血症。当毛细血管或组织中的脱氧血红蛋白浓度至少为5g/dl时,通常会出现明显的发绀。肺动脉高压经常出现在慢性呼吸衰竭中。由高碳酸血症增强的肺泡低氧血症导致肺小动脉收缩,进而增加的肺血管阻力增加了右心室的后负荷,这可能导致右心室衰竭。这反过来又会导致肝脏肿大和外周水肿。

3. 辅助检查　一旦临床怀疑呼吸衰竭,应进行动脉血气分析以明确呼吸衰竭类型及潜在病因。全血细胞计数可能表明贫血,这可能导致组织缺氧,而红细胞增多症可能表明慢性低氧血症性呼吸衰竭。心、肾和肝功能异常可能为呼吸衰竭的病因提供线索,或提醒全科医生注意与呼吸衰竭相关的并发症。胸部影像学检查(胸部X线或胸部CT)对评估呼吸衰竭至关重要,可用于寻找呼吸衰竭的病因。不需要对所有呼吸衰竭患者常规进行超声心动图检查。肺毛细血管楔压的测量可能有助于区分心源性和非心源性水肿。肺毛细血管楔压应结合血清渗透压和心功能来解释。

4. 并发症　急性呼吸衰竭的并发症可能累及肺部、心血管、胃肠道、感染性、肾脏或营养性等。急性呼吸衰竭的常见肺部并发症包括肺栓塞、气压伤、肺纤维化和继发于使用机械装置的并发症。患者也容易发生医院获得性肺炎。应通过定期的胸部放射学检查进行定期评估。肺纤维化可能发生在与ARDS相关的急性肺损伤之后。高氧浓度和使用大潮气量可能会加重急性肺损伤。

急性呼吸衰竭患者常见的心血管并发症包括低血压、心排血量减少、心律失常、心内膜炎和急性心肌梗死。这些并发症可能与潜在的疾病过程、机械通气或使用肺动脉导管有关。与急性呼吸衰竭相关的主要胃肠道并发症有出血、胃扩张、肠梗阻、腹泻和气腹。应激性溃疡常见于急性呼吸衰竭患者,常规使用抗分泌剂或黏膜保护剂可降低发病率。医院感染,如肺炎、尿路感染和导管相关败血症,是急性呼吸衰竭的常见并发症。

急性肾功能衰竭以及电解质和酸碱平衡紊乱在呼吸衰竭的危重患者中很常见。急性呼吸衰竭患者发生急性肾功能衰竭预后不良,死亡率高。在这种情况下,最常见的肾衰竭机制是肾灌注不足和使用肾毒性药物(包括放射造影剂)。营养并发症包括营养不良及其对呼吸功能的影响以及与肠内或肠外营养相关的并发症,也可能发生与鼻胃管相关的并发症,如腹胀和腹泻。

四、诊断与鉴别诊断

急性呼吸衰竭的诊断应始终保持警惕性,诊断的可能性应贯穿于全科医学所有患者的诊疗过程。诊断的确认基于动脉血气分析。鉴别诊断主要是对潜在病因的评估及鉴别,通常是在同时治疗急性呼吸衰竭的情况下进行。仔细询问病史和体格检查后,诊断急性呼吸衰竭往往容易明确。

五、治疗

急性呼吸衰竭的处理原则包括维持呼吸道通畅、纠正低氧血症和 / 或高碳酸血症、维持内环境稳定、治疗原发病及并发症等。ARF 的处理为原发病和诱因的治疗争取时间和创造条件，但具体措施应结合患者的病理生理特点针对性进行。

（一）纠正低氧血症

呼吸衰竭管理的首要目标是逆转和 / 或预防组织缺氧。不伴有低氧血症的高碳酸血症一般耐受性良好，除非伴有严重酸中毒，否则可能不会对器官功能构成威胁。对基础疾病的有效管理是呼吸衰竭管理的重要组成部分。对于患有急性呼吸窘迫的患者，确保充足的气道至关重要。纠正低氧血症的目的是确保向组织输送足够的氧气，急性呼吸衰竭的患者需要通过鼻管或面罩氧疗，以维持 $PaO_2 > 60mmHg$ 或 $SaO_2 > 90\%$。然而，对于严重低氧血症的患者，通常需要插管和机械通气。

（二）机械通气

机械通气的目的在于：①增加 PaO_2；②降低 $PaCO_2$。机械通气也能使呼吸肌得到休息，适用于呼吸肌疲劳的患者。目前，机械通气支持是急性呼吸衰竭的主要治疗措施。不同病因所致 ARF 患者的机械通气策略不同，主要从以下几方面进行考量。

1. 呼吸机模式　压力支持通气（pressure-support ventilation，PSV）可归类为患者发起的压力目标通气。对于 PSV，通气辅助仅在响应患者的自发吸气努力时发生。每次吸气时，呼吸机都会将气道压力升高到预设值。当吸气流速衰减到最低水平或初始吸气流速的百分比（如峰值流速的 25%）时，终止吸气。在 PSV 期间，患者可以自行选择呼吸频率；吸气时间、吸气流速和潮气量部分取决于患者的呼吸努力。这种通气模式不适用于通气驱动不稳定的患者，当患者的呼吸力学因支气管痉挛、分泌物或不同水平的内源性呼气末正压而发生变化时，必须小心谨慎。

间歇指令通气（intermittent mandatory ventilation，IMV）是一种以设定频率、潮气量和吸气流速进行强制呼吸的模式。但是，患者可以在机器呼吸之间自主呼吸。大多数现代呼吸机都能够同步间歇指令通气（synchronized intermittent mandatory ventilation，SIMV）。如果患者在由 IMV 速率确定的时间窗口内做出吸气努力，则呼吸机将响应患者的吸气努力发出强制呼吸。但是，如果呼吸机未检测到吸气努力，则会进行时间触发的呼吸。与标准 IMV 相比，SIMV 可以提高患者的舒适度并可以限制过度充气。

在辅助 / 控制通气（A/C）中，无论患者的呼吸频率如何，患者每次吸气时都会接受固定的潮气量或吸气流速。在容量控制模式下，呼吸频率、潮气量和吸气流速（或吸气时间）是固定的。在压力控制模式下，与容量控制模式相比，气道压力以每分钟固定次数升高设定量。

呼气末正压通气（positive end-expir-atory pressure ventilation，PEEP）可以复张肺不张的肺泡并防止再次塌陷。PEEP 还将肺水从肺泡转移到血管周围间质空间，并有助于肺泡的通气和换气。在 ARDS 或急性肺损伤等疾病的患者中，PEEP 可用于维持肺泡膨胀，从而改善氧合并将 FiO_2 降低至无毒水平（<0.6）。3~5cmH$_2$O 的 PEEP 可减少功能残气量。尽管足够的 PEEP 在 ARDS 患者的呼吸机管理中必不可少，但该水平因患者而异。理想的 PEEP 有助于实现足够的氧合并减少对高浓度氧的需求。需注意的是，PEEP 会导致胸膜腔内压升高，这可能会降低静脉回流和心排血量，尤其是在血容量不足的患者中。

2. 特定疾病的机械通气策略　通气模式应适合患者的需要。开始机械通气后,应根据患者的肺力学、潜在疾病、气体交换和对机械通气的反应来调整呼吸机设置。SIMV 和 A/C 通气通常用于启动机械通气。对于呼吸驱动完整且轻度至中度呼吸衰竭的患者,PSV 可能是一个不错的初始选择。同时,推荐使用可维持 SaO_2 > 90% 和 PaO_2 > 60mmHg 的最低 FiO_2,因为长期使用低于 0.6 的 FiO_2 不太可能引起肺氧中毒。

(1)ARDS:在 ARDS 中,机械通气的主要目的是完成充分的气体交换,同时避免吸入氧气浓度过高和肺泡过度膨胀。提供高潮气量的传统通气策略导致吸气末肺泡压力(即平台压)较高,此外,超过 25~30cmH$_2$O 的跨肺泡压(由平台压反映)被认为是肺损伤的重要危险因素。ARDS 患者的目标应该是接受 6ml/kg 的潮气量。需要注意的是,设定的潮气量应该基于理想体重而不是实际体重。如果平台压仍然过高(>30cmH$_2$O),则可能需要进一步减少潮气量。应用足够 PEEP 将潮气量提高到压力 - 容积曲线上的下拐点以上,可以最大限度地减少肺泡壁应力并改善氧合。通过测量不同肺容积下的平台压,可以为个体患者构建压力 - 容积曲线。允许性高碳酸血症的肺保护策略可以减少气压伤并提高生存率。在一些ARDS 患者中,俯卧位通气可能会显著改善氧合。

(2)阻塞性气道疾病:在 COPD 或哮喘的患者中,机械通气可能会加重肺泡过度膨胀(内源性 PEEP)。内源性 PEEP 的危害包括心排血量减少、低血压(由于静脉回流减少)以及气压伤。阻塞性气道疾病机械通气的目标是减轻呼吸肌的负荷、保证足够的氧合、最大限度地减少肺泡过度膨胀的进展及其相关的不良后果。初始通气策略应包括低潮气量(如 6ml/kg)和低呼吸频率(如 8~12 次 /min)和高吸气流速,同时适当的高碳酸血症是允许的。

3. 无创通气支持　通过鼻管或面罩而不是通过气管插管的通气支持越来越多地用于急性呼吸衰竭患者。轻度至中度急性呼吸衰竭患者应考虑无创通气,但患者应有完整的气道、良好的气道保护反射,并保持足够的警觉以听从命令。

在临床试验中,无创正压通气(non-invasive positive pressure ventilation,NPPV)或高流量呼吸湿化治疗仪已被证明对 COPD 和哮喘的急性加重、伴轻度至中度肺水肿的失代偿性充血性心力衰竭(CHF)和高血容量引起的肺水肿有益。在急性低氧性呼吸衰竭中,NPPV 和高流量呼吸湿化治疗仪还有助于维持良好的 PaO_2。在心源性肺水肿中,NPPV 可改善氧合,减少呼吸做功,并可能增加心排血量。当持续应用于慢性通气衰竭患者时,NPPV 通过逆转或防止肺不张,或使呼吸肌休息来提供足够的氧合或二氧化碳清除以维持生命。

(三)其他的治疗措施

纠正酸碱和电解质平衡紊乱,积极治疗原发疾病及诱因,必要时抗感染治疗,处理并发症和合并症以及营养支持治疗。

（李祖勇）

参 考 文 献

［1］林国为, 王吉耀, 葛均波. 实用内科学 [M]. 15 版. 北京: 人民卫生出版社, 2017: 1370-1374.

［2］中华医学会重症医学分会. 急性肺损伤/ 急性呼吸窘迫综合征诊断与治疗指南 (2006)[J]. 中华内科杂

志, 2007, 46 (05): 430-435.

[3] ROCHWERG B, BROCHARD L, ELLIOTT M W, et al. Official ERS/ATS clinical practice guidelines: noninvasive ventilation for acute respiratory failure [J]. Eur Respir J, 2017, 50 (2): 1602426.

第十节　术后导管管理不当

在监护治疗过程中,术后导管管理是影响患者预后的重要因素。术后患者常见的导管包括胃管、尿管、手术相关引流管,其中手术相关引流管的管理尤其重要。

一、颅脑引流管

(一)目的

颅内引流管主要包括侧脑室引流管、术区引流管和皮下引流管,主要目的是将脑脊液、颅内出血、术区渗流引流至体外,主要目的是减轻颅内压;将术区出血和渗液充分引流,减轻对正常组织的压迫;监测术区出血情况。

(二)不良事件和并发症

留置引流管常见的不良事件和并发症为引流管位置移动或脱管、引流液过多或过少、引流管引流不通畅、引流管相关的颅内感染。

(三)临床表现

1. 引流管位置移动、脱出　主要表现为引流管外露长度增加或减少,可能出现引流物减少或无引流物,完全脱出出现引流液渗出体外,严重可导致患者神志、生命体征变化。

2. 引流液过多或过少　颅内引流管,尤其是侧脑室引流管放置高度直接影响引流的多少。过多导致颅内压过低,出现神志改变,如昏迷、瞳孔改变等;若过少导致颅内压增高,导致患者头痛、呕吐、瞳孔变化,甚至脑疝形成。

3. 引流管引流不通畅　常见于引流管脱出、过深或堵塞,可导致颅内压升高甚至脑疝形成。

4. 引流管相关的颅内感染　引流管放置时间过长或穿刺口、引流连接管路更换护理不当,可导致颅内感染。患者出现高热、神志改变、头痛、恶心、呕吐、抽搐等症状,引流液检查白细胞增高,血糖下降,白蛋白升高,细菌培养可培养出致病菌。

(四)处理

1. 引流管位置移动、脱出　密切注意固定线有无松脱,引流管的外露长度有无改变,若发现异常或出现脱管,用纱布按压穿刺口,并及时请神经外科医生会诊。

2. 引流管引流不通畅、堵塞　注意引流管水柱波动情况及引流液,若无波动,注意检查导管有无堵塞,若堵塞,可严格无菌操作下少量用生理盐水通管;若仍不通,请神经外科协助处理。若引流液过多或过少,根据引流管引流量的要求,及时调整引流瓶与外耳道的高度。

3. 引流管相关的颅内感染患者出现发热　应及时检查脑脊液常规和生化指标、留取标本进行病原微生物检测,若存在颅内感染证据,及时检查病因和控制感染,抗生素原则上首选可通过血脑屏障、对革兰氏阳性菌有效的抗生素,再根据微生物培养结果调整抗生素。

二、胸腔引流管

(一)目的

胸腔引流管的目的主要为引流出胸腔内的积气、积液和积血,促进术侧肺复张,预防感染。

(二)不良事件和并发症

引流管脱管和位置改变、引流管堵塞、皮下气肿、拔管后出现气胸、引流管导管相关感染等。

(三)临床表现

1. 引流管脱管和位置改变、堵塞　可引起引流管不通畅、无液体引出,或接水封瓶时无水柱波动,导致气胸加重或积液增加,患者出现胸闷、气促、呼吸困难等症状,查体见术侧胸廓膨隆,叩诊鼓音或实音,听诊呼吸音减弱或消失,可伴有皮下气肿等。

2. 皮下气肿　表现为患者皮肤肿胀,触诊有捻发感,多为胸腔气胸压力过高所致。

3. 拔管后出现气胸　拔管后患者出现胸闷、气促、呼吸困难,查体见术侧胸廓膨隆,叩诊鼓音,听诊呼吸音减弱或消失,可伴有皮下气肿等。

4. 引流管导管相关感染　引流管放置时间过长或护理不当,可导致胸腔感染。患者出现发热、胸痛、呼吸困难,引流液颜色、性质改变,引流液检查白细胞增高,血糖下降,白蛋白升高,细菌培养可培养出致病菌。

(四)处理

1. 引流管脱管　紧急情况下用油纱敷盖住穿刺口,防止外部气体进入胸腔,并请胸外科医生协助处理,封闭穿刺口或重新置管。

2. 引流管位置改变、堵塞　若引流不畅或无引流,可能原因为引流管位置不正确、堵塞,或者肺复张将引流管口堵塞,须进行胸部 X 线或 CT 检查,明确导管位置和肺部、胸腔积液和积气情况,再请相关科室协助处理。

3. 皮下气肿　少量皮下气肿先密切观察;大量皮下气肿需要行胸部 X 线或胸部 CT 检查,排除纵隔气肿和气胸,若纵隔气肿,必要时切开排气、减压;张力性气胸或肺压缩 50% 以上须紧急行胸腔闭式引流术。

4. 拔管后出现气胸　拔管后出现气胸主要为拔管前评估不当,若出现气胸,肺压缩 20% 以下可观察,若压缩明显且出现气促、呼吸困难,应及时行胸腔闭式引流术引流、减压。

5. 引流管导管相关感染　患者出现发热,引流液颜色、性质变化,应及时检查引流液常规和生化,留取标本进行病原微生物检测,若存在感染证据,及时检查病因和控制感染,抗生素原则上首选广谱抗生素,对革兰氏阳性、阴性菌均有效的抗生素,再根据微生物培养结果调整抗生素。

三、腹腔、盆腔引流管

(一)目的

腹腔、盆腔引流管的目的主要为观察腹腔、盆腔引流液的颜色、性质,腹腔出血情况、有无吻合口瘘和腹腔感染,另外作为腹腔冲洗的管路。

（二）不良事件和并发症

引流管脱管和位置改变、引流管堵塞、血性引流液、腹腔或盆腔感染等。

（三）临床表现

1. 引流管脱管和位置改变、堵塞　可引起引流管不通畅、无液体引出，导致腹腔或盆腔积液增加或感染加重，患者出现腹胀，严重影响呼吸，出现气促、呼吸困难等症状。查体见术侧腹部膨隆，移动性浊音增加；肠胀气时叩诊鼓音，听诊肠鸣音减弱或消失，可伴肠型；腹腔、盆腔感染时可出现腹肌紧张、压痛、反跳痛。

2. 腹腔、盆腔手术脏器出血　腹腔、盆腔手术后往往早期引流液为淡血性，尤其肝脏局部切除，渗血多、持续时间长，须密切注意出血情况。若出现引流液血性颜色加深、出血引流量大，同时心率快、血压降低，甚至出现休克表现，应考虑腹腔、盆腔手术脏器出血。

3. 腹腔、盆腔感染引流管放置时间过长或护理不当　可导致腹腔感染，若术后出现吻合瘘、直肠瘘或阴道瘘等并发症，也可导致腹腔感染。患者出现发热、腹痛、腹胀甚至出现气促、呼吸困难等症状，引流液颜色、性质改变，引流液检查白细胞增高，血糖下降，白蛋白升高，细菌培养可培养出致病菌。

（四）处理

1. 引流管脱管和位置改变、堵塞　加强引流管的固定和观察，若出现引流管脱管和位置改变，及时请手术科室会诊，明确腹部、盆腔皮肤切口及引流管的处理。若出现引流管堵塞，可在严格无菌操作下少量用生理盐水通管；若仍不通，请手术科室会诊协助处理。

2. 腹腔、盆腔手术脏器出血　若患者出现腹腔、盆腔引流液血性液体，或血性液体颜色加深、量增加，应考虑术后出现手术部位出血，及时评估出血量，并予扩容、输血、维持血压，同时请手术科室会诊协助评估及处理。

3. 腹腔、盆腔感染患者出现发热　腹腔、盆腔引流液颜色、性质变化，应及时检查引流液常规和生化、留取标本进行病原微生物检测，若存在感染证据，及时检查病因和控制感染，抗生素原则上首选广谱抗生素，主要针对革兰氏阴性菌感染的抗生素，再根据微生物培养结果调整抗生素。

四、T 管、PTCD 管

（一）目的

T 管放置于胆总管或肝总管，用于引流胆汁；PTCD 管是在 CT 或超声引导下，经皮穿刺入肝内胆管留置的引流管，主要用于引流胆汁，减轻肝内胆管压力。

（二）不良事件和并发症

引流管脱管和位置改变、引流管堵塞、出血、腹腔感染等。

（三）临床表现

1. 引流管脱管和位置改变、堵塞　可引起引流管不通畅、无胆汁引出，导致腹膜炎、阻塞性黄疸，患者出现腹痛、身目黄染表现；查体皮肤、巩膜黄染，腹肌紧张，右上腹压痛、反跳痛，肝区叩击痛等。

2. 出血　T 管主要表现为血性胆汁；PTCD 管表现为肝内出血或肝包膜下出血；临床表现为右上腹胀、腹痛，出血量大时出现心率快、血压降低甚至出现休克表现。

3. 腹腔感染　T 管和 PTCD 引流管放置时间过长或护理不当均可导致肝内、胆道感染甚至胆道 T 管口漏致腹腔感染；患者出现发热、腹痛、腹胀、身目黄染等症状；引流液检查白细胞增高，血中胆红素可增高，细菌培养可培养出致病菌，腹部超声或 CT 示肝脓肿或腹腔感染征象。

（四）处理

1. 引流管脱管和位置改变、堵塞　加强引流管的固定和观察，若出现引流管脱管和位置改变，进行超声或 CT 影像确定，必要时造影剂逆行造影，若 T 管或 PTCD 管不在肝、胆管内，及时请手术科室会诊。若出现引流管堵塞，位置无改变，可在严格无菌操作下少量用生理盐水通管；若仍不通，请手术科室会诊协助处理。

2. 出血　若患者出现引流管引出血性液体或肝内出血，应考虑穿刺或切开部位出血，及时评估出血量，并予扩容、输血、维持血压，同时手术科室会诊协助评估及处理。

3. 腹腔感染　若存在胆道或肝内感染证据，及时检查病因和控制感染，抗生素原则上首选广谱抗生素，主要针对革兰氏阴性菌感染的抗生素，再根据微生物培养结果调整抗生素。必要时根据肝内脓肿和腹腔感染的情况确定是否需要外科手术治疗。

五、胃管、空肠管

（一）目的

留置胃管的目的主要为观察胃液的颜色、性质、胃内有无出血；引流胃内容物，减压作用；胃出血时除用于监测出血情况外，也可用于胃内局部用药；还作为肠内营养的通路等。空肠管主要用于肠内营养的通路，也可用于监测肠液性质及出血，偶尔作为引流通路。

（二）不良事件和并发症

胃管、空肠管脱管和位置改变、堵塞等。

（三）临床表现

1. 胃管、空肠管脱管和位置改变　主胃管、空肠管外露部分距离变化，严重时造成脱管。表现为胃管无胃内容物引出，或空肠管引出酸性内容物。查体见胃管注射气体，气过水声位置不在胃泡区内；空肠管气过水声位置改变；胃管、空肠管引流液 pH 改变。腹部平片或 CT 检测胃管、空肠管位置不在相应的要求部位。

2. 胃管、空肠管脱管堵塞　主要表现为胃管、空肠管无法注入液体，也不能抽出胃、肠内容物。腹腔手术后往往早期引流液为淡血性，尤其肝脏局部切除，渗血多、持续时间长，须密切注意出血情况。若出现引流液血性颜色加深、出血引流量大，同时心率快、血压降低，甚至出现休克表现，应考虑腹腔手术脏器出血。

（四）处理

胃管、空肠管发生脱管和位置改变、堵塞时，首先应加强胃管、空肠管的固定和观察，若出现引流管脱管，须重新留置，同时若为患者原因，应加强健康教育。若胃管位置改变，可根据情况及时插入，调整至需要深度；空肠管若已退入胃内幽门以上，则须重新留置；若空肠管仍在十二指肠内，可考虑送入导丝后缓慢送至相应的位置。对于调整后的胃管，特别是空肠管，一定要做腹部平片或 CT 检查确认位置。胃、空肠管堵塞，可先予碱性盐水浸泡后，再用注射器反复抽冲；若仍不通，可考虑用指引导丝进行疏通，但注意用力应轻柔；若仍无法疏通，应取出重新留置。

六、关节腔引流管

（一）目的

引流关节腔积液、分泌物；观察术后腔内出血情况；封闭下使腔内压力升高，达到压迫止血作用；监测术区感染等并发症；术区冲洗的管路。

（二）不良事件和并发症

引流管脱管和位置改变、引流管堵塞、血性引流液、导管相关感染等。

（三）临床表现

1. 引流管脱管和位置改变、堵塞　可引起引流管不通畅、无液体引出，导致术区积液增加，患者出现术区肿胀，可出现术侧下肢肿胀，若合并感染，则出现红肿热痛症状。

2. 出血　术后引流液为血性，需要密切注意出血情况；若出现引流量大，可出现心率快、血压降低甚至休克。

3. 手术部位感染引流管放置时间过长或护理不当　可导致腹腔感染；若术后患者出现发热，关节红、肿、热、胀，甚至术区周边及下肢红肿热痛，应注意观察引流液颜色、性质，检查白细胞增高，降钙素原等感染指标升高，细菌培养可培养出致病菌。

（四）处理

1. 引流管脱管和位置改变、堵塞　加强引流管的固定和观察，若出现引流管脱管和位置改变，及时请手术科室会诊。当出现引流管堵塞，可在严格无菌操作下少量用生理盐水通管；若仍不通，请手术科室会诊协助处理。

2. 出血　少量出血可观察或使用止血药物；若出血量大可夹闭引流管，使腔内压力升高，达到止血目的；若仍效果欠佳，请手术科室协助处理。

3. 手术区域感染　患者出现发热、关节红肿热痛时，应考虑感染，及时检查病因和控制感染，原则上首选广谱、组织渗透性好、对革兰氏阳性菌有效的抗生素，再根据微生物培养结果调整抗生素。

七、中心静脉导管和 PICC

（一）目的

中心静脉导管（central venous catheter，CVC）和经外周静脉穿刺的中心静脉导管（peripherally inserted central venous catheter，PICC）的置管目的是保障静脉快速输液的通路，尤其是抢救、快速扩容；减少特殊治疗（如化疗药物、营养袋高渗高脂液体等）对血管的刺激，如静脉炎、渗漏等；测量中心静脉压力；减少患者因反复补液穿刺操作造成的痛苦和紧张。

（二）不良事件和并发症

CVC、PICC 脱管和位置改变、堵塞，导管破裂或断裂，导管相关感染等。

（三）临床表现

1. 深静脉导管脱管和位置改变、堵塞　若 CVC、PICC 管完全脱出患者体外，则可能出现穿刺口出血，若不能及时发现，可出现休克表现，甚至因失血性休克临床死亡；若脱出静脉而未完全脱离患者皮肤，可导致皮下出血、血肿；此时若补液，可造成皮下肿胀甚至皮肤坏死，也可顺穿刺管周边溢出体外。若在血管内，对输液可无影响，但测量的中心静脉压则不正确,甚至可能导致诊断错误,影响患者的治疗。若引起注射药物或液体不能输注入患者体内,注射器静脉注射时压力大,无法推注,回抽无血液抽出,则考虑为导管堵塞,患者可无不适。

2. 导管破裂或断裂　对于无瓣膜的导管,根据导管破裂的部位可表现导管位置改变类似的症状。若导管断裂,断裂端若在血管内,可不沿血流方向经右心房、右心室进入肺动脉,引起肺栓塞表现,如胸痛、呼吸困难和休克的表现;若断裂在皮下,可出现皮下出血、液体外渗;若断裂端在皮肤外,可导致出血、出血性休克等。

3. 导管相关感染引流管放置时间过长或护理不当　可导致管道通路或血流感染。患者突发高热、畏寒,甚至出现感染性休克,若排除其他部位感染,应考虑导管相关的血源性感染。若导管穿刺口或路径中的皮肤或组织红肿热痛、流脓,应考虑导管相关的皮肤、软组织感染。实验室检查白细胞、降钙素原升高,血、组织分泌物、导管培养可培养出致病菌。

(四) 处理

1. 导管脱管和位置改变、堵塞　加强导管的固定和观察,定时检查导管位置,发生导管脱管时应及时压迫止血,排除有无血胸、液体外渗、外漏。若导管发生位置变化,及时通过入体深度和胸部 X 线、超声检查,判断有无血胸、皮下积液或积血;若未在要求位置,并无并发症,建议拔出重新置管,若过深,可向外拔出调整。若发生管路堵塞,建议可向外抽吸,但禁止用力向内推注;若无法解决,予拔出重新置管。

2. 导管破裂或断裂　发现导管破裂,往往因破裂孔在体外时发现,可小心拔除,重新在其他部位置管,注意观察外溢液对皮肤和软组织的影响。导管断裂若无发生肺栓塞,及时压住导管入静脉处,并行胸部 X 线或超声,明确断裂情况,并请血管外科和普外科会诊协助救治。若发生栓塞,迅速请胸外、血管外科会诊救治。

3. 导管相关的血源性感染　若出现突发畏寒、高热,应首先排除导管相关的血源性感染,高热时予 CVC 导管抽血进行血细菌学培养,并同时抽对侧外周血培养。若考虑导管相关血源性感染可能性大,在留取标本后应尽早更换 CVC 管,并做导管尖端细菌学培养;另外尽早、足量使用抗生素,选用加强针对革兰氏阳性菌的抗生素,再根据微生物培养结果调整抗生素。

八、经鼻胆管引流管

(一) 目的

经鼻胆管引流管是经内镜逆行胆胰管成像(ERCP)后放置于胆总管或肝总管的引流管,主要用于引流胆汁。

(二) 不良事件和并发症

引流管脱管和位置改变、引流管堵塞、胆道感染等。

(三) 临床表现

1. 引流管脱管和位置改变、堵塞　可引起引流管不通畅、无胆汁引出,加重阻塞性黄疸,临床表现为腹痛、身目黄染等;查体皮肤、巩膜黄染加重,肝区叩击痛等。

2. 胆道感染　T 管和 PTCD 引流管放置时间过长或护理不当,均可导致胆道感染;患者出现发热、腹痛、腹胀、身目黄染等症状;腹部超声或 CT 示胆道感染的征象。

（四）处理

1. 引流管脱管和位置改变、堵塞 加强引流管的固定和观察,若出现引流管无胆汁引出,或引流液 pH 非碱性,注意排除引流管脱管和位置改变,进行超声或 CT 影像确定;若脱出或位置不理想,须重新留置。

2. 胆道感染 若存在胆道或肝内感染证据,及时检查病因和控制感染,抗生素原则上首选广谱抗生素,主要针对革兰氏阴性菌感染的抗生素,再根据微生物培养结果调整抗生素。必要时根据肝内脓肿和腹腔感染的情况确定是否行外科手术治疗。

九、尿管

（一）目的
留置尿管主要的目的为观察引流尿量,以精准测定尿量,观察尿颜色、性质;膀胱冲洗的路径;前列腺手术、尿道成形术的支架作用等。

（二）不良事件和并发症
尿管脱管和位置改变、堵塞,血尿,尿路感染等。

（三）临床表现

1. 尿管脱管和位置改变、堵塞 主要表现为尿管外露部分距离变化,严重脱出。若为暴力拔出,可导致尿道撕裂和出血,表现为尿道疼痛、出血。尿管堵塞主要表现为无尿液引出,可发生尿潴留、下腹痛,严重可导致膀胱破裂。

2. 血尿 由于长时间留置尿管,偶可因尿道感染、膀胱炎导致膀胱出血,出现血尿。

3. 尿路感染 患者出现尿道刺激症状、发热、尿道疼痛等表现,尿液检查可见白细胞升高。

（四）处理

1. 尿管脱管和位置改变、堵塞 加强引流管的固定和观察,尿管外露距离变长,应注意尿管有无脱出,可消毒后送入或重新置管;若脱出,须重新留置;若出现尿管无尿液引出,可在无菌操作下用生理盐水注入,疏通管路,若通畅但无尿液引出,注意评估患者肾功能。

2. 血尿 若为暴力拔出,导致尿道撕裂和出血,在进行止血治疗同时请泌尿外科协助处理;膀胱出血可予生理盐水持续冲洗膀胱,同时使用止血药物治疗。

3. 尿路感染 检查尿常规和尿液细菌、真菌培养,并及时检查病因和控制感染,抗生素原则上选择经肾代谢的广谱抗生素,主要针对革兰氏阴性菌感染的抗生素,再根据微生物培养结果调整抗生素,同时注意碱化尿液。

（丘宇茹）

参 考 文 献

［1］周秀红, 温桂芬, 王丹丹. 图说外科导管护理 [M]. 天津: 天津科技翻译出版有限公司, 2021.

［2］广东省护理学会. 手术科护理学基本知识与技能 [M]. 北京: 中国医药科技出版社, 2015.

第十一节　急性情感障碍

在全科病房,患者产生急性情感障碍的原因常见于:①体检新发恶性肿瘤;②在术后或病情危重时转入 ICU 治疗后转回全科病房;③神经系统疾病并发。在对自身所患疾病的恐惧、陌生的环境、自身疾病所致的不适、缺乏家人的关爱照顾等多因素作用下发生。

一、定义

情感障碍又称为心境障碍,是指因各种原因引起的、以显著且持久的心境或情感改变为主要特征的一组疾病。主要的表现为情绪异常,可以情感高涨或低落,患者常伴有相应的认知和行为改变,可有精神病性症状,如幻觉、妄想。情感障碍的内涵有狭义和广义两种说法。狭义主要指原发性情感障碍(不包括神经症或躯体因素、心理因素和其他精神疾病所继发的情感障碍)。一般认为广义的情感障碍包括原发性的情感障碍和因躯体因素、心理因素和其他精神疾病所继发的情感障碍。本章主要讨论在全科病房可能遇到的继发性的急性情感障碍。

二、分类

情感障碍按患者临床表现的不同,一般可分为躁狂症、双相情感障碍、抑郁症等。

(一)躁狂症

躁狂症患者以情感高涨、思维奔逸、活动增多(精神运动性兴奋)为特征,习称躁狂"三高"症状,可伴有夸大观念或妄想、冲动行为等,多数患者初次发病前有躯体因素和社会心理因素存在。

1. 情感高涨　情感高涨是躁狂发作的基本症状。患者通常自我感觉良好,表现为整日喜气洋洋,盲目乐观,做事不顾后果,精力充沛、情绪易激动等。

2. 思维障碍　主要表现为思维奔逸、夸大观念或妄想。患者记忆力增强,思维联想快,一般声调高亢,说话急促,语速比正常时候快,语量也比正常时候明显多,滔滔不绝。病情严重时,患者出现音联(音韵联想)、意联(词义联想),随境转移(思维活动常受周围环境变化的影响而转移话题),易被周围事物所吸引,自我感觉良好,说话漫无边际,认为自己才华出众、出身名门等,甚至患者的症状可达到妄想的程度。

3. 意志行为增强　患者自感精力旺盛,不断计划,对所有活动都感兴趣,整日忙碌,爱交际,爱管闲事,做事轻率任性,易冲动,行为鲁莽,做事有始无终。

4. 其他表现　由于活动多,体力过度消耗,患者可能出现体重下降甚至虚脱、衰竭,通常患者对疾病缺乏自知力。

(二)抑郁症

典型抑郁发作时,以情绪低落、思维迟缓和悲观、意志行为减退"三低"症状为特征,伴有认知功能减退和躯体症状,处于精神运动性抑制状态,多伴有消极观念和自杀行为。临床上以情感低落、兴趣和愉快感缺乏为主要特征。约 2/3 的患者伴有焦虑症状,表现出过度的担忧,也会表现出一些躯体症状,如睡眠差,乏力、体重下降,便秘、性欲减退(如阳痿、闭经),自主神经功能失调(如恶心、出汗、心慌)等。患者还可能出现认知功能损害,记忆力差,注意力不集中,抽象思维能力减退,学习困难,空间知觉、眼手协调及思维灵活性等减退。

(三) 双相情感障碍

双相情感障碍又名躁狂抑郁症,即躁狂症、抑郁症交替出现,反复发作(至少 2 次),其难度治疗较单纯的抑郁症或躁狂症增加。

三、原因

急性情感障碍多由于重大的事件如离婚、事业、重大疾病、亲人故去等较为强烈的刺激导致,可表现为单项的情绪变化,如情绪低落、厌世、抑郁、思维迟缓等抑郁症状,或者表现出情绪高涨、思维奔逸、言语夸大、活动增多等躁狂症状。也可为双相情感障碍,时而低沉,时而高涨。在全科病房,常见的原因主要为重大疾病本身或重大疾病所引起的家庭、感情、经济因素等多方面的因素,患者一般在住院发病前无类似的症状,或仅有轻度的抑郁,情绪容易波动等,这与原发性的情感障碍有着明显的区别。因此在遇到患者出现情绪等方面的明显异常时,必须多方面地了解患者既往的情绪状况、日常表现或者相关的疾病史,避免遗漏重要病史。

四、识别

全科病房中的患者,如突发明显的情绪异常,均要考虑急性情感障碍的可能性。通过与患者或者患者家属详细的沟通交谈,根据患者的家族史、临床表现初步判断,然后再进行进一步的实验室检查(肝肾功能、血氨、血气分析、电解质等)及头颅 CT 等影像学检查,在诊断时需要排除其他器质性病变(如肝性脑病、肺性脑病、代谢性脑病、脑栓塞、脑出血等)及其他心理精神疾患(精神分裂症等),另外对于患者目前使用的药物也要查看是否会有引起精神障碍的可能,如部分老年人使用喹诺酮类抗生素可引起神经精神症状。

1. 相关体格检查 主要为一般查体和神经系统查体,包括精神状态、言语功能、认知功能、运动系统功能、感觉功能、共济运动、是否存在病理征等,注意排除有无器质性病变的可能。心境障碍一般无阳性体征,并且其他的实验室及影像学基本正常。

2. 情感障碍常与精神分裂相鉴别 精神分裂症以思维障碍为原发症状,其思维并非速度慢或快,而是出现逻辑问题,精神病性症状为主要症状,情绪症状是继发的表现;精神分裂症患者多数为发作进展或持续进展病程,缓解期常有残留精神症状或人格改变,心境障碍患者间歇期基本正常;心境障碍患者精神运动具有协调性,也就是动作和行为与思维、情感活动协调一致,并且和环境协调一致,而精神分裂症患者的精神运动通常是不协调的。

五、处理

全科病房中如发现患者有急性情感障碍的可能,必须尽快完善相关的实验室检查及必要的影像学检查,排除器质性疾患,加强家属陪护及医护巡视,注意患者有无自残、自杀等倾向,并请神经专科会诊协助处置,如不能排除器质性疾患的,同时需请内科等相关专科会诊。

急性情感障碍的治疗主要包括心理治疗、药物治疗和物理治疗。医生会进行多种方式综合治疗,单一小剂量用药,加药会较缓慢,避免转相。在急性期,早期诊断和治疗可减少复发风险及增强药物反应度,进而改善预后,尽量达到临床痊愈,促进社会功能的恢复,若出现暴力、严重自伤、自杀等行为,及时进行无抽搐电休克治疗,可以快速缓解病情。

需要对抑郁症的患者进行详尽的诊断学量化评估,识别其他需要关注的精神或躯体疾病状态,明确抑郁症的诊断、严重程度及危险分层,从而制订全面的治疗计划。抑郁症目前多为定性诊断,其轻重程度通常较难把握,国内外多个指南推荐使用量表(如汉密尔顿抑郁量表、汉密尔顿焦虑量表、杨氏躁狂状态评定量表等)进行综合评估,使诊断定量或半定量化,对于后续的治疗选择及疗效监测具有重大意义。其次,抑郁症患者通常有较高的自杀、自残风险,接诊初期需要综合评估患者的安全性,包括自杀观念、暴力冲动及家属的照顾能力。最后,与患者及家属有效沟通,如了解患者的治疗期望、纠正错误的治疗观念及建立治疗联盟等,对于提高患者后续治疗依从性意义重大。

急性抑郁症的治疗原则是迅速控制症状,尽可能达到临床治愈。药物治疗是中、重度抑郁急性期治疗的首选,可考虑联合物理治疗、心理治疗及替代与补充治疗等。急性期治疗原则是迅速控制症状,尽可能达到临床治愈。在医院患者躯体疾病伴发或共病焦虑、抑郁较为常见,如脑卒中、帕金森综合征、阿尔茨海默病、冠心病、糖尿病、慢性阻塞性肺疾病、恶性肿瘤等,临床工作中应注意识别和区分原发疾病本身表现和共病性抑郁,积极应用量表综合评估。卒中后抑郁症可考虑选择西酞普兰、舍曲林、艾司西酞普兰等 5- 羟色胺选择性重摄取抑制剂(SSRI)类及三环类中的阿米替林等药物;痴呆患者可选择抗胆碱能作用小的药物,如安非他酮、氟西汀、舍曲林、曲唑酮;合并心血管疾病可选择 SSRI、5- 羟色胺和去甲肾上腺素选择性重摄取抑制剂(SNRI)、安非他酮等,但需要注意 QT 间期延长风险;合并糖尿病患者可选择能减少对胰岛素抵抗的 SSRI。

急性躁狂患者多选用心境稳定剂和抗精神病药物治疗,并常被要求住院治疗,因其可能伤害自己或他人。最初治疗目标包括充足的睡眠及减少精神病性症状。心境稳定剂和抗精神病药物多使用锂和丙戊酸盐。锂用于典型欣快性躁狂的选择性治疗。在疾病急性期,其常与抗精神病药和苯二氮䓬类药物联合使用,因锂使用后数天才能达到稳定状态。就消除急性躁狂而言,锂或丙戊酸盐加某一抗精神病药的联合疗法优于单用任一制剂。

(温立强)

参 考 文 献

［1］陆林.沈渔邨精神病学 [M]. 6 版. 北京: 人民卫生出版社,2018.
［2］郝伟,陆林. 精神病学 [M]. 8 版. 北京: 人民卫生出版社,2018.
［3］周淑新,李雯. 双相情感障碍: 综述 [J]. 中国全科医学,2013,16 (06): 473-477.

围手术期的全科精准管理

　　三甲医院全科医学病房不同于专科,收治患者罹患疾病多而杂,相当一部分患者需要以手术方式治疗疾病、改善症状、延长寿命,因此,围手术期的管理工作至关重要。围手术期是指从决定手术治疗开始到与本次手术有关的治疗基本结束为止的一段时间,随着近年加速康复外科(enhanced recovery after surgery,ERAS)理念的兴起,围手术期管理得到越来越多临床医生的重视,管理方式及方法不断改进优化,对全科医学病房医务人员也提出了更高的要求和挑战。作为三甲医院全科医学病房的医生,需要对手术患者做好系统、细致、充分的术前评估、准备和管理,确保患者以较好的躯体、心理状态迎接手术,保证手术过程平稳顺利,减少术后并发症的出现,达到早日康复、减少住院时间、降低医疗花费的目的。以下逐一介绍应如何做好术前及术后的管理工作。

第一节　术　前　管　理

一、术前评估

　　术前评估的基础是充分了解患者情况,包括详细且条理清晰的病史采集;规范系统的体格检查;针对主要诊断疾病及其他全身基础状况完善必要的辅助检查。大部分医院专科病房的术前评估工作由麻醉师完成,但在三甲全科医学病房,要求医生拥有更加全面的临床知识,具备术前评估能力,承担评估任务。

　　(一)一般情况评估

　　1. 采集病史　通过询问患者或家属详细了解病史,重点记录以下内容:①性别、年龄、婚育情况、职业等基本个人信息;②详细了解本次发病经过,主要症状及伴随症状;③既往确诊的基础疾病,尤其是心脑血管疾病的服药情况、控制情况;④吸烟、饮酒史;⑤家族中有无遗传病或类似疾病;⑥药物食物过敏史。

　　2. 药物评估　如患者有长期口服药物治疗疾病,应记录整理目前用药清单,按必需用药及非必需用药分类罗列,为进行围手术期药物管理做准备。

　　3. 复核手术指征　根据患者目前情况,复核其是否符合手术适应证,是否存在手术禁忌证,严格落实手术风险评估制度。

（二）躯体状态评估

医生须针对患者基础疾病进行全面体格检查，完善重要的实验室检查，按各系统及重点方面进行逐一评估，避免疏漏。

1. 心血管系统评估　心血管事件是围手术期最危险的并发症，因此术前应充分评估是否存在心血管高风险，是否需要延期或取消手术，是否存在需术前处理的心脏疾病（如植入起搏器治疗心律失常、优先对冠状动脉进行介入治疗改善严重心肌缺血等）。

（1）心血管风险评估工具：常用的心脏风险指数有 Goldman 心脏风险指数（Goldman's index of cardiac risk）、Detsky 危险评分、Lee 指数等。2018 年欧洲麻醉学会（ESA）发布的指南《成人择期非心脏手术术前评估》中特别推荐使用美国国家外科质量改善计划指数（NSQIP）和改良心脏风险指数（revised cardiac risk index，RCRI）作为评价围手术期心血管危险分层的依据。改良心脏风险指数（RCRI）内容直观、可操作性强，6 个项目各占 1 分，包括高危手术、缺血性心脏病、慢性心力衰竭病史、脑血管病史、需要胰岛素治疗的糖尿病、术前肌酐＞177μmol/L，根据 RCRI 得分可预测心肌梗死、心搏骤停或非心脏手术后 30 天死亡风险，0 分为 3.9%，1 分为 6.0%，2 分为 10.1%，≥3 分为 15.0%。心脏手术优先推荐使用欧洲心血管手术危险因素评分Ⅱ（Euro score Ⅱ）进行风险评估，预测患者心脏外科手术死亡风险准确性更高；美国胸外科医师学会（STS）评分可用于预测 CABG 和 CABG 联合瓣膜手术的住院时间、术后 30 天的病死率以及住院期间并发症的发生率，其他对冠心病患者进行评分的系统包括 SYNTAX 评分、SinoSCORE 风险评估系统、GRACE 评分、GRUSADE 评分等。

（2）血压评估：2019 年发布的《围手术期血压管理医-药专家共识》中提出术前应规范测量血压，老年人、糖尿病患者及体位性低血压患者，应加测立位血压，围手术期的血压异常主要分为围手术期高血压和围手术期低血压。围手术期高血压指血压升高幅度大于基础血压的 30%，或 SBP≥140mmHg 和/或 DBP≥90mmHg，容易导致血流动力学不稳定，存在较高的心血管风险，可能出现脑血管破裂、急性左心衰竭等严重并发症；围手术期低血压指 SBP＜80mmHg、平均动脉压为 55~60mmHg 或 SBP、平均动脉压较术前基础血压降低超过 25%，容易造成组织低灌注，增加术后谵妄、脑卒中、心肌缺血、急性肾损伤的风险及术后病死率。

（3）心功能评估：临床上常使用纽约心脏协会（NYHA）心功能分级对患者心脏功能进行评估。还可使用运动耐量评估表了解患者的功能状态，评估表中代谢当量（metabolic equivalent，MET）是一个重要指标，可通过询问病史获得，反映患者的活动耐量。MET 分为 1~10 个等级，1MET 表示可以完成穿衣、吃饭等活动，4METs 表示可以上 2 层楼梯，10METs 表示可以进行打球、游泳等剧烈运动。当活动耐量小于 4METs，提示患者心功能差，术后心血管事件发生率高，手术危险性大。

（4）辅助检查：术前评估心血管系统的辅助检查包括肌钙蛋白、脑钠肽（BNP）和 N 末端脑钠肽前体（NT-proBNP）、心电图、心脏彩超、运动负荷试验、冠脉 CTA 或冠脉造影等。建议对于高危患者在术前及术后 48~72 小时进行肌钙蛋白检测；检测 BNP 或 NT-proBNP 可获得围手术期及长期心脏事件的独立预后信息。12 导联心电图或 24 小时动态心电图可了解有无心律失常、心肌缺血，部分冠心病患者 12 导联心电图无明显异常，须结合病史、心肌坏死标记物、心脏彩超等结果综合判断。心脏彩超可评价心脏结构、负荷情况、心肌收缩力和整体泵功能。冠脉 CTA 或造影一般在考虑将进行冠脉搭桥时需完善。

2. 呼吸系统评估 术后肺部并发症和相关病死率仅次于心血管系统,非心脏手术后呼吸系统并发症的发生率为 3.1%~9.0%。

(1)肺部并发症风险评估工具:可使用美国麻醉医师学会(ASA)病情评估分级预测肺部并发症,一般大于Ⅱ级提示肺部并发症风险显著升高。术前预测术后呼吸系统并发症的模型包括 GOLD 分级和 6 分钟步行试验。GOLD 分级 C 组和 D 组术后呼吸系统并发症发生率显著升高,6 分钟步行距离小于 325 米可预测术后呼吸系统并发症的发生。

(2)术后呼吸系统并发症的高危因素评估:《中国胸外科围手术期气道管理指南(2020版)》中指出术后呼吸系统并发症的高危因素包括年龄 >70 岁、吸烟指数 >400 年支、哮喘、气道高反应性、COPD、肥胖或体表面积 >1.68m²、肺功能下降、呼气流量峰值(PEF)<300L/min、致病性气道定植菌、营养代谢紊乱、既往放化疗史及手术史等。因此,在评估呼吸系统时,首先就以上高危因素重点采集病史及完善呼吸专科情况体格检查。病史中除记录患者一般资料外,还应重点记录吸烟史,具体到吸烟量、年限、戒烟时间;是否曾从事对呼吸系统有害的职业,如接触石棉、粉尘等;有无重要的肺部基础疾病,如慢性阻塞性肺疾病或哮喘及其控制情况和用药、呼吸道感染、结核或其他原因导致的间质性肺炎和特发性肺间质纤维化等;平时睡眠时有无打鼾或呼吸暂停、日间有无嗜睡或头痛现象等。体格检查时应重点注意有无口唇发绀、颈围增加、桶状胸、胸廓不对称、气促(呼吸频率超过 25 次 /min)、听诊肺部有无啰音等。急性呼吸道感染者应推迟手术至感染治愈后,哮喘急性发作期及 COPD 急性加重期应推迟手术直至病情得到有效控制。

(3)评估所需辅助检查:评估呼吸系统的重要辅助检查包括肺功能检查、动脉血气分析、肺部影像学检查等。术前肺功能检测中 FEV_1 是术前必检项目,FEV_1 较低患者,术后肺部并发症风险较高,呼气流量峰值(PEF)又称最大呼气流量,若 PEF<320L/min,术后易因排痰无力导致肺部感染。动脉血气分析可了解有无低氧或二氧化碳潴留,术前 $PaCO_2$>45mmHg,术后肺部并发症则增加,但不推荐将此作为术前风险评估指标,术前 SpO_2<90% 可辅助评估手术风险,对于术前肺功能难以执行的患者,可将动脉血气分析作为补充评估手段。胸部 X线正侧位片、低剂量胸部 CT 平扫检查可用于评估肺部结构情况,如有无气管偏移、气道狭窄阻塞、肺部肿物、炎症等。

(4)心肺功能状态综合评估:心肺运动试验(cardiopulmonary exercise test,CPET)是一种比较复杂的生理学检测技术,是心肺功能检测的"金标准",需要对患者运动时的心电图、运动负荷心率、每分钟通气量和每分钟氧摄取进行实时记录,获得可评估心肺功能和手术耐受的重要指标——最大摄氧量(VO_{2max})。但在缺乏心肺检查专业设备及人员的医院或科室,对功能中至重度受损或患有多种慢性疾病的老年人群,可进行一些简易运动试验来评估心肺功能,包括 6 分钟步行试验、登楼试验、往返步行试验等。《中国心力衰竭诊断和治疗指南2018》中推荐对心衰患者使用 6 分钟步行试验评估运动耐力,6 分钟步行距离 <150m 为重度心衰,150~450m 为中度心衰,>450m 为轻度心衰。《中国社区心肺康复治疗技术专家共识》推荐使用 6 分钟步行试验进行心肺功能评价,标准为:1 级 <300m,2 级 300~374.9m,3级 375~449.5m,4 级 >450m。登楼试验在经过规范化处理后将楼层改为登楼总高度,与登楼垂直高度 >22m 的患者相比,<12m 的患者术后心肺并发症发生率是前者的 2 倍,病死率是前者的 13 倍,登楼试验在一定程度上反映了患者心肺功能情况;往返步行试验是患者在两个相距 10m 的标记之间做往返运动,步行速度由声音信号控制,速度逐渐增加,直至患者气

促无法继续达到信号要求速度为止,一般往返步行试验步行≥400m的患者心肺功能较好。

3. 肾脏功能评估

(1)围手术期急性肾损伤风险评估:《2016法国专家建议:围手术期与ICU内急性肾损伤》中提出有研究表明体外循环时间超过2小时是心脏外科手术中急性肾损伤(AKI)的主要危险因素;由Kheterpal等提出的评分方法"AKI风险指数"可用于预测非心脏大手术后AKI的发展,评分基于以下9个危险因素:年龄≥56岁、男性、充血性心力衰竭、腹水、高血压、急诊手术、腹腔手术、慢性肾衰竭(术前肌酐≥1.2mg/dl)和糖尿病(口服或胰岛素治疗),有0~2个危险因素者AKI的发生率为0.2%,5个以上危险因素者AKI的发生率为9.5%,AKI的发生率随着危险因素的增多而增加。其他危险因素还包括高体重指数、术前低蛋白血症、术前使用ACEI或ARB、创伤、术中大量输注胶体液、术中肾缺血、腹内压升高、炎症、低血容量、尿路梗阻、机械通气等。

(2)术前肾功能评估:术前可通过血生化、肾功能组合、尿常规、泌尿系统彩超等辅助检查了解泌尿系统情况,评估术前肾功能推荐使用UV/P公式计算肌酐清除率来估算GFR,相比血清肌酐,GFR可更敏感、更可靠地预测住院期间及术后30天病死率、发展为慢性肾功能不全的可能性。

(3)肾毒性药物筛查:筛查患者用药清单中可能存在肾毒性或有潜在肾损害风险的药物,如ACEI/ARB、利尿剂(尤其是袢利尿剂)、造影剂、氨基糖苷类抗生素、非甾体抗炎药等。

(4)评估透析:术前评估存在肾功能衰竭的患者是否需要行血液透析治疗,联系肾内科会诊,制订围手术期透析计划。

4. 内分泌系统评估 内分泌系统评估的内容主要为血糖情况,同时了解病史时要注意是否存在甲状腺、肾上腺等疾病。

(1)血糖监测方法及评估指标:围手术期患者处于应激状态,术前紧张、术中麻醉、术后营养支持都可能诱发高血糖,糖尿病患者围手术期并发症发生率、病死率均高于无糖尿病的患者,因此围手术期要做好血糖的监测及管理。常用床旁快速血糖仪监测血糖,末梢循环障碍时则建议测静脉血糖。围手术期持续葡萄糖监测如扫描式葡萄糖监测可用于持续使用胰岛素患者,有助于了解血糖波动情况,及时发现低血糖。糖尿病患者应监测空腹、餐前、餐后2小时、睡前血糖;禁食患者每4~6小时监测一次血糖。评估血糖常用的指标有口服糖耐量试验(OGTT)、糖化血红蛋白(HbA_{1c})、糖化血清蛋白(GSP)。对于既往未确诊糖尿病的患者(空腹血糖在6.1~7.0mmol/L)及糖尿病高危人群,建议行口服糖耐量试验;择期术前血糖>7.8mmol/L,无3个月内HbA_{1c}资料的患者须检测HbA_{1c},单纯应激性高血糖者HbA_{1c}正常,贫血、近期输血等因素可能干扰HbA_{1c}检测的准确性;术前GSP检测有助于了解1~3周内血糖水平,能更好地反映短期内的血糖变化情况,根据血糖控制水平及术前降糖方案决定术前是否需要使用胰岛素强化治疗。

(2)糖尿病并发症评估:糖尿病患者术前需要评估糖尿病急、慢性并发症情况,如酮症酸中毒、高渗高血糖状态、糖尿病肾病、糖尿病视网膜病变、糖尿病足等。

(3)降糖药物筛查及血糖控制水平评估:筛查目前使用的降糖药物,包括口服降糖药及胰岛素。手术风险越高,手术前血糖控制达标越重要。对于术前血糖长期明显升高的患者,围手术期降糖速度不宜过快。2021年发布的《成人围手术期血糖监测专家共识》中提出:术前血糖控制标准为宽松标准HbA_{1c}<8.5%,空腹或餐前血糖8.0~10.0mmol/L,餐后2

小时或随机血糖 8.0~12.0mmol/L,短时间血糖在 15mmol/L 以下也可以接受;一般标准为空腹或餐前血糖 6.0~8.0mmol/L,餐后 2 小时或随机血糖 8.0~10.0mmol/L;严格标准为空腹或餐前血糖 4.4~6.0mmol/L,餐后 2 小时或随机血糖 6.0~8.0mmol/L。普通手术采用宽松标准,精细手术采用严格标准,器官移植手术、身体状况良好、无心脑血管并发症风险的非老年患者或单纯应激性高血糖采用一般标准。对于择期手术患者若随机血糖>12mmol/L 或 $HbA_{1c} \geq 9\%$,建议考虑推迟手术时间;对于急诊手术患者,出现酮症酸中毒或高渗性昏迷,如果病情允许,建议处理平稳后再手术。

5. 血液系统评估

(1)贫血评估:贫血指男性血红蛋白浓度<130g/L,非孕妇血红蛋白浓度<120g/L,孕妇血红蛋白浓度<110g/L。贫血会增加围手术期多种并发症的风险,应充分评估术前贫血及铁缺乏情况,建议有出血风险的患者在术前 3~8 周进行贫血评估,术前已存在贫血或预计术中出血量>500ml 和 / 或有 10% 的可能性需要输注浓缩红细胞的患者更需要进行术前贫血评估。贫血存在时建议完善全血细胞计数、血清铁蛋白、转铁蛋白饱和度、叶酸、维生素 B_{12}、C 反应蛋白、肌酐等检查确定贫血原因。血清铁蛋白<30μg/L 是鉴别真正缺铁(伴或不伴贫血)最敏感和特异的指标,存在炎症(C 反应蛋白>5mg/L)和 / 或转铁蛋白饱和度<20% 时,血清铁蛋白水平<100μg/L 强烈提示铁缺乏,也表示对于预计术中可能中至大量失血的手术来说铁储备不足。术前治疗贫血的目标是使血红蛋白浓度 ≥130g/L,可最小化输血相关不良后果风险。为诊断和治疗贫血和缺铁,重大、非紧急手术应适当推迟。

(2)凝血功能评估:凝血是机体维护循环血流稳态的重要动态平衡机制之一,术前及时进行凝血功能监测并实施有效的凝血功能管理,对于减少围手术期出血至关重要。传统评估凝血功能的实验室检查指标包括出血时间、血浆内皮素 -1、血小板计数、血小板黏附试验、血小板聚集试验、PT、APTT、INR、纤维蛋白原、纤维蛋白降解产物(fibrin degradation product,FDP)、D- 二聚体。传统的凝血检测在凝血功能障碍诊断方面存在一定的局限性,目前推荐评估时应详细采集相关病史并进行细致的体格检查,结合实验室检查明确患者的出血风险,择期手术中标准化出血和用药史的调查问卷效果优于常规的凝血筛查。病史采集中重点询问有无出血血栓栓塞史及输血史,有无月经量过多、瘀斑、鼻出血、牙龈出血情况,有无肝肾疾病、营养不良、酗酒,有无服用非甾体抗炎药、调脂药物(可能导致维生素 K 缺乏)、抗凝抗血小板药等;查体时注意有无皮肤黏膜出血点、脾大。

6. 卒中风险评估 2021 年美国心脏协会(AHA)/ 美国卒中协会(ASA)发表的科学声明中提出,围手术期脑卒中是指在手术中或术后 30 天内发生的脑梗死、栓塞或脑出血事件,伴有运动、感觉、认知障碍,持续时间超过 24 小时。围手术期脑卒中危害巨大,除增加医疗费用、延长住院时间外,术后 30 天内病死率比无围手术期脑卒中患者明显升高。高龄、肾脏疾病和既往短暂性缺血性发作或卒中是围手术期脑卒中的重要危险因素,6 个月内心肌梗死、房颤、高血压、慢性阻塞性肺疾病、吸烟、女性、糖尿病也是导致围手术期脑卒中风险升高的独立预测因子,接受急诊手术或某些类型的外科手术(如胸、头颈部、腹腔内、血管、移植、骨科)的风险较高。因此在采集病史时应针对以上危险因素重点询问,充分了解手术方式。如近期有脑卒中病史,择期非心脏手术应推迟至少 6 个月甚至 9 个月以降低围手术期卒中的风险。心血管风险分层工具(如改良心脏风险指数、心肌梗死或心搏骤停计算器、美国外科医师协会手术风险计算器)并不直接预测围手术期脑卒中风险,但经预测存在严重并发风险的高危患者更可能会出现围手术期脑卒中。$CHADS_2$ 和 CHA_2DS_2-VASc 评分可用于预测非瓣膜性房颤患者的卒中风险,也可用于评估心脏手术患者的围手术期卒中风险,无房颤患者同样适用。2015 年发布的《老年患者术前评估中国专家建议》中建议采用 Essen 卒中风险评分量表进行卒中风险评估,根据风险评估结果可选择有效的预防性措施及更安全的麻醉和手术方式。

7. 静脉血栓栓塞风险评估　静脉血栓栓塞(venous thromboembolism,VTE)是外科手术的常见并发症之一,2016 年发布的《中国普通外科围手术期血栓预防与管理指南》中提到,未预防时围手术期下肢深静脉血栓发生率为 10%~40%。静脉内皮损伤、血流减缓或停滞及血液高凝是 VTE 的危险因素,手术前后运动减少、制动、卧床,手术导致组织因子释放形成高凝状态均增加 VTE 发生的风险。患者个体危险因素包括年龄超过 40 岁、肥胖、血栓史、恶性肿瘤及治疗史、静脉曲张、吸烟、大手术史、妊娠或产后、脓毒症、炎症性肠病、肾病综合征、瘫痪、深静脉置管、使用促红细胞生成素、口服避孕药、长时间全麻、凝血功能异常、抗凝血酶 Ⅲ 缺乏、血纤维蛋白原异常、C 蛋白缺失、血小板增多症和高黏滞综合征等。建议使用 Caprini 血栓风险评估模型对手术患者进行外科 VTE 风险评估,计算评分,然后判断血栓风险等级,根据评估结果制订适当的预防策略。

8. 营养状态评估　外科手术患者营养不良的发生率为 20%~80%,高龄、恶性肿瘤、胃肠道疾病、重症及病理性肥胖患者风险更高。围手术期摄入不足、手术应激、消化不良及治疗的不良反应等均为营养不良的常见原因。营养不良患者术后感染、吻合口瘘等并发症的发生率、病死率均较无营养不良患者升高。术前进行营养风险筛查和营养评估可帮助医生判定患者术前营养状况,若存在营养不良,可确定营养不良的类型和程度,同时便于观察后续营养支持的疗效。营养评估通过询问病史、体格检查、实验室检查进行,若合并下述情况之一则视为存在严重营养风险:6 个月内体重下降>10%;疼痛数字评分法评分>5 分;$BMI<18.5kg/m^2$;营养风险筛查(NRS-2002)>5 或主观综合评价法评为 C 级;术前无肝肾功能障碍时人血清白蛋白<30g/L。术前营养风险筛查常用工具为 NRS2002,它建立在较强的循证证据基础上,实用性强,评分 ≥ 3 表示存在营养风险,<3 则无营养风险。营养评定方法包括体重丢失量、体重指数、去脂肪体重指数、主观全面评定(subjective global assessment,SGA)、营养不良通用筛查工具(malnutrition universal screening tool,MUST)、微型营养评定(mini-nutritional assessment,MNA)、营养风险指数(nutritional risk index,NRI)等,血生化指标(如白蛋白、前白蛋白)可作为辅助评价指标。老年营养风险指数(geriatric nutritional risk index,GNRI)为国际上推荐的适合老年人的营养评估指标,老年营养风险指数 =1.489× 白蛋白比重(g/L)+41.7×(体重 / 理想体重),根据得分将老年人营养风险分为无风险、低风险、中风险、高风险四个等级。也可使用 MNA 或该量表的简化版(short-form MNA)对老年人进行营养评定。

9. 精神心理状态评估　术前存在焦虑、抑郁、认知障碍、谵妄等情况均增加围手术期相关并发症发生率及病死率,应针对患者精神心理状态进行简单评估。

(1)焦虑抑郁评估:成人的焦虑可采用焦虑自评量表、焦虑状态 - 特质问卷、视觉模拟焦虑评分进行评估。成年患者健康问卷(Patient Health Questionnaire,PHQ)是广泛应用于临床的抑郁筛查工具,简短版 PHQ-2 由于简易且高度敏感,应用更为广泛。对老年患者应询问抑郁症的共病情况和既往史,可应用老年抑郁量表、PHQ-9 进行评估。

(2)认知功能评估：手术麻醉带来的并发症如术后认知功能障碍（postoperative cognitive dysfunction，POCD）逐渐受到患者和医务人员的关注。术前进行认知评估有助于围手术期及早识别高危患者，早期进行预防和干预，降低 POCD 的发生。可通过简易精神状态检查量表（MMSE）、蒙特利尔认知评估量表（MoCA）、简易智力状态评估量表（Min-Cog）对患者的认知功能进行评估。

(3)谵妄评估：使用谵妄评定量表（CAM-S）评估谵妄的严重程度，内容包括 4 项：急性发作或症状波动；注意力受损；思维不连贯；意识水平变化（表 2-7-1）。每项 1 分，分为无（0 分）、轻度（1 分）、显著（≥2 分）3 个等级，及早干预高危患者，可预防术后谵妄的发生。

表 2-7-1　谵妄评定量表（CAM-S）

序号	项目
1	急性发作或症状波动
2	注意力受损
3	思维不连贯
4	意识水平变化

注：每项计 1 分，症状严重程度分为无（0 分）、轻度（1 分）、显著（≥2 分）。

(4)围手术期疼痛评估：术前应充分评估疼痛情况，包括了解慢性疼痛史、治疗及效果、用药史。可使用数字分级评分法（NRS）、视觉模拟评分法（VAS）、语言分级评分法（VRS）、面部表情量表等进行疼痛评估，以便围手术期制定个性化的疼痛管理方案。

10. 老年评估　我国社会逐步老龄化，手术患者中 60 岁以上老年人的比例逐渐增多，衰弱、多病共存、多重用药、认知障碍等一系列老年综合征对手术和麻醉提出了严峻的挑战。为了保证老年人安全度过围手术期，术前针对性开展老年评估有助于发现潜在风险并通过积极干预规避或降低风险。应用较多的综合筛查工具有老年综合评估（CGA）、简明老年综合评估（aCGA）、老年评估 8 项（G8）问卷等。

(1)功能状态评估：使用日常生活活动量表（ADL）评估老年人的日常生活功能状态，基本了解患者对手术的耐受性。

(2)衰弱评估：衰弱是指老年人生理储备能力下降、不足以对抗应激，引起失能和患病风险增加。评估衰弱的传统方法分别是由 Fried 等提出的衰弱表型（FP）和 Mitnitski 等提出的衰弱指数（FI），术前使用国际老年营养学会提出的衰弱筛查量表（FRAIL 量表）更加简单易行。FRAIL 量表询问的 5 个问题为：①您感到疲劳吗？②能上一楼吗？③能行走超过 500 米吗？④患有 5 种以上疾病（高血压、糖尿病、冠心病、脑卒中、除皮肤微小肿瘤外的恶性肿瘤、充血性心力衰竭、哮喘、关节炎、慢性肺病、肾脏疾病等）吗？⑤最近一年体重下降超过 5% 了吗？每个问题 1 分，结果分为强壮（0 分）、衰弱前期（1~2 分）、衰弱（3~5 分）。

(3)多病共存评估：使用年龄校正的查尔森合并症指数（aCCI）可结合患者所患疾病的数量和严重程度对合并症情况进行分析，用于预测围手术期死亡风险。其余老年人可能出现的谵妄、焦虑、抑郁、认知障碍及营养评估可参考本节相应内容。

11. 多学科诊疗模式（MDT）评估 危重症、病情疑难复杂、高难度高风险手术的术前评估，可组织多学科讨论，以外科、内科、老年科、麻醉科、重症监护室、影像科、内镜、病理、药学、护理、康复、营养、心理等多学科综合诊疗模式开展，参与成员包括专科医生、药师、护士、康复师、营养师等，可划分为围手术期诊断团队、治疗团队、支持团队，针对患者整体情况综合评估及各器官系统分别评估，这一多学科综合诊疗模式符合目前 ERAS 的理念。MDT 评估避免了诊断治疗的单一化，以患者为中心，以问题为导向，通过多学科讨论及协作方式为患者制定最合理的治疗方案，使临床诊疗计划更加周全严密，使患者的获益最大化。

二、术前准备

术前准备是围手术期管理的重要环节，强调多学科综合合作，贯彻多模式、个体化原则，通过术前谈话宣教、康复指导、生理准备、控制基础疾病、药物管理、营养支持等准备措施，使患者以较好的躯体情况、心理状态迎接手术，减少术后并发症的出现，提高生活质量。

（一）术前谈话及文书准备

从患者入院开始医患双方将不断沟通，术前谈话要因人制宜，结合患者及家属的文化背景、受教育程度和对治疗方式选择意向进行。面对即将到来的手术，患者大多会出现恐惧、紧张及焦虑不安的情绪，对手术及预后存在担忧，越临近手术日期，焦虑和恐惧情绪越明显。医生应在术前与患者及家属充分沟通，表达对他们的关心和鼓励，并通过适当的心理疏导减轻患者紧张焦虑的情绪。音乐疗法可缓解紧张，必要时还可短期使用抗焦虑药物，如咪达唑仑、劳拉西泮、阿普唑仑等，老年人用药需要谨慎。

手术前应征得患者及家属的有效同意方能继续安排。有效同意是指患者或家属在完全知情后，自主、自愿、理性地作出负责任的承诺。医生向患者及家属耐心讲解手术的必要性、指征、目的与希望取得的效果、可能存在的危险及并发症、术中或术后患者清醒时可能感到的不适情况及程度，解除他们的疑惑，得到信任。在患者及家属了解手术相关事宜并决定同意手术治疗后，医生应做好围手术期文书记录，由患者本人、亲属或监护人签署手术和麻醉知情同意书、输血治疗同意书，同时，医生要做好相应的术前病程记录。

（二）术前宣教

ERAS 指南或共识均将术前宣教列于首位，体现出患者的依从性对顺利完成手术、尽快康复的重要意义。术前向患者明确手术注意事项，如出现发热、月经来潮等特殊情况应及时告知医生，考虑调整手术日期。在时间较短的手术前叮嘱患者排空膀胱，如有活动的义齿，在术前应取下以免造成误吸或误吞。术前戒烟是有效预防术后肺部并发症的重要手段，因此术前至少 2 周应戒烟，戒烟时间达 4 周以上临床获益更为明显，推荐术前至少戒烟 4 周。戒酒可缩短住院时间，降低并发症发生率和病死率，改善预后，一般推荐术前戒酒 4 周。同时应做好围手术期疼痛及预防静脉血栓栓塞的宣教。

（三）肠道准备

为防止麻醉诱导过程中出现呕吐、窒息或吸入性肺炎，以往要求术前 8~12 小时禁食，6 小时禁饮。1999 年美国麻醉医师学会提出缩短术前禁食禁饮时间，可避免低血糖、脱水，增加患者术前舒适度。目前提倡采用 ERAS 指南建议，术前禁食固体食物 6 小时（不包括油炸、肉类食物），术前 2 小时可饮用 ≤400ml 的 12.5% 碳水化合物清饮料，可减少患者围手术期因术前准备长时间禁食导致的应激反应。无法进食或术前禁饮的患者可静脉滴注 5mg/(kg·min) 葡萄糖溶液,能有效减轻患者术后胰岛素抵抗和蛋白质分解代谢,有利于康复。术前必要时胃肠减压,幽门梗阻术前洗胃,结直肠手术术前 1 日或当日清晨清洁灌肠。

(四)睡眠准备

医生需要重视患者手术前睡眠质量,存在睡眠问题的患者在术前应通过一定治疗手段改善睡眠,必要时手术前夜使用镇静药物保证睡眠,睡眠质量改善后术后谵妄的发生率将有所减少,可进一步促进术后康复。对于阻塞性睡眠呼吸暂停综合征患者术前应采用持续气道正压支持通气预防低氧血症。

(五)康复训练

1. 呼吸训练 术前指导患者进行呼吸训练,结合自主深呼吸、腹式呼吸、缩唇呼吸、呼吸操、呼吸训练器械、中强度体育锻炼能改善术前肺功能,学习体位引流和胸背部拍击等方法有利于呼吸道分泌物的排出,训练有效咳嗽的方法和排痰训练有助于降低术后肺部并发症的发生率。《支气管哮喘防治指南(2020 年版)》中指出,哮喘患者应在术前 5~7 天至术后 7~12 天进行肺康复训练以达到良好的术前哮喘控制状态。《中西医结合加速康复外科上海专家共识(2021 年版)》推荐入院低风险患者采用吹气球或咀嚼口香糖并吹泡泡的方法进行呼吸锻炼,高风险(肺功能临界状态或肺功能差、肥胖、吸烟史、哮喘史或气道高反应性等)患者须接受解痉化痰药物雾化吸入和穴位贴敷的治疗。

2. 肢体训练 对肩颈、胸椎段进行训练可增大胸廓活动度,对下肢大肌群进行训练可增加下肢肌肉力量,肢体功能训练有助于患者在术前将躯体机能调整至最佳状态,结合术后早期康复锻炼可减少围手术期因卧床带来的并发症。运动方式涉及抗阻训练、有氧运动、针对前列腺手术和妇科手术的盆底肌训练等。

3. 适应性训练 如练习躺在病床上解大小便等。

(六)一般准备

预计手术时间偏长或盆腔手术,术前应预先留置好导尿管。一般手术前应建立 1 条静脉通道,急危重症、大手术需要提前建立 2~3 条静脉通道。术前存在脱水、休克、创伤导致的循环衰竭、较大手术或可能引起血流动力学改变、术中需要血液稀释、控制性降压或难以评估尿量、外周置管困难、预计将长期输液或静脉抗生素治疗、全胃肠外营养、需要反复进行容量评估的患者术前留置中心静脉导管。完善血型、交叉配血,术前备血,术前自体血储备为血液保护的一种有效选择。纠正电解质紊乱及酸碱失衡,保持内环境稳定,积极纠正低蛋白血症。术前备皮,准备好 CT、MRI 等影像学资料带进手术室。

(七)血压管理

术前血压应根据患者情况进行个性化管理,可建立医生和临床药师合作共管模式,密切关注住院患者的用药情况,围手术期高血压的控制目标为:患者年龄<60 岁,血压控制目标<140/90mmHg;患者年龄 ≥60 岁,不伴有糖尿病和慢性肾病患者,血压控制目标<150/90mmHg;糖尿病和慢性肾病患者,血压控制目标<140/90mmHg。术前血压控制原则为保证重要脏器灌注,降低心脏后负荷,维护心功能,术前重度以上(血压>180/110mmHg)高血压者,为避免出现重要靶器官缺血及降压药物导致的副作用,应缓慢降压,避免血压骤降;当日进入手术室后血压仍高于 180/110mmHg 的择期手术建议推迟。术前继续服用 β 受体拮抗剂和钙通道阻滞剂,停用 ACEI 及 ARB,待体液容量恢复后再服用;术前主张停用利尿剂,根据具体情况个体化调整。围手术期低血压当血压下降超过 20% 时应及时进行干预,给予容量治疗、静脉注射或滴注合适的升压药物,至血压恢复至基础血压 ±20% 以内。

(八) 血糖管理

围手术期血糖管理既需要控制高血糖,更需要避免低血糖,使用胰岛素治疗是相对安全的选择。为避免出现低血糖,术前至少 24 小时停用磺脲类和格列奈类口服降糖药;为避免乳酸酸中毒,肾功能不全者术前 24~48 小时停用二甲双胍,将原有降糖方案过渡为胰岛素,并根据情况调整用法用量。停药期间监测血糖,一般术前住院时间超过 3 天的患者可在入院后即转为短效胰岛素皮下注射控制血糖,至术前调整到适合剂量。禁食患者需要静脉输注葡萄糖加胰岛素,维持血糖轻度升高状态(5.6~11.2mmol/L),在手术日晨停用胰岛素。使用皮下埋置胰岛素泵的患者由专业人员进行调节,保留胰岛素基础用量。避免不必要的过长时间禁食,减少对常规血糖控制方案的干扰。根据 2014 年中华医学会麻醉学分会发布的《围术期血糖管理专家共识》,以下情况考虑手术当日彻底停用胰岛素原用方案,监测血糖水平,需要时使用持续静脉输注胰岛素控制术前血糖:手术时间长、术后当日仍无法进食的大手术;术前完全依赖皮下短效胰岛素治疗;医院缺少管理皮下胰岛素泵的专业人员。术前已长时间禁食或行肠道准备的患者按手术日方案管理。2020 版新的指南中则提到术中容量和血流动力学波动大的手术、使用血管活性药或机械通气的重症患者、皮下注射胰岛素控制欠佳的患者,推荐静脉持续泵注胰岛素控制血糖,起效快,方便滴定剂量,有利于减少血糖波动。血糖控制水平参考 2021 年版《成人围手术期血糖监测专家共识》中提出的术前血糖控制标准。

(九) 术前药物管理

术前药物管理需要医生与药师的合作,术前获取完整用药史与过敏史,包括用药目的、药品名称、规格、用法用量、用药疗程等,罗列药物清单,重点关注需要停用药物、药物相互作用、重复用药等情况,进行药物重整、处方精简,明确围手术期药物监管内容、制订监管计划。所有草本类药物应在术前 2 周停用;服用三环类抗抑郁药的患者术前要进行全面的心功能检查,不建议术前停止抗抑郁治疗,仅在术日晨停用;不推荐术前常规停用 5-羟色胺选择性重摄取抑制剂,但若患者有较高的出血风险,可考虑术前 2 周停用;建议不可逆性单胺氧化酶抑制剂(第一、二代)应在术前 2 周停用,转换为可逆性的同类药物;建议术前 72 小时停用锂剂;对于术后急性肾损伤高危人群而言,注意避免使用肾毒性药物。

(十) 抗凝抗血小板药管理

长效抗凝治疗包括传统抗凝药华法林和新型口服抗凝药(NOAC)如达比加群、利伐沙班等,抗凝桥接是指暂时中断口服抗凝药物和引入短效抗凝药物如低分子肝素,以保证手术或者有创操作的顺利进行。为更好地制订桥接管理策略,术前应评估血栓和出血的风险。正在接受华法林抗凝治疗拟行择期外科手术的患者应在术前 5 天停用,术前 1 天监测 INR,对 INR 升高的患者(>1.5)及时给予口服维生素 K(1~2mg)使 INR 恢复正常。对有高危血栓栓塞风险的患者,术前停用华法林后以治疗剂量普通肝素或低分子肝素暂时替代进行桥接抗凝治疗,首选低分子肝素,监测 INR 低于治疗范围后开始给予治疗剂量低分子肝素,一般停用华法林的第 2 天开始,术前 24 小时停用低分子肝素;中危患者推荐予以治疗剂量低分子肝素或普通肝素,也可给予预防剂量低分子肝素;低危患者仅给予预防剂量低分子肝素或不予以桥接治疗。对行高出血风险手术的中危血栓栓塞风险患者不应给予桥接抗凝治疗。新型抗凝药物达比加群酯和利伐沙班的半衰期短,肾功能正常者可在术前 24 小时停用此两种药物,但肾功能损害时达比加群酯的半衰期延长,应延长达比加群酯的停药时间,低出血风险手术建议术前停用达比加群酯 2 天,高出血风险手术建议术前停药 4 天。急诊手术华法林的抗凝作用可使用维生素 K、凝血酶原复合物和新鲜冰冻血浆进行拮抗,NOAC 作用更加可靠,可预测性强,但大部分目前没有拮抗剂。对于长期使用抗血小板药物治疗的患者,围手术期处理应充分考虑心脑血管事件风险与继续服用抗血小板药物的出血风险,若术前必须停用抗血小板药物,推荐未行 PCI 患者术前停阿司匹林 7~10 天,氯吡格雷、替格瑞洛 5 天,普拉格雷 7 天。

(十一) 术前输血

输血可迅速纠正贫血,补充血小板及凝血因子以预防出血,但同时存在输血相关的不良反应,应采用适宜的血液保护措施,严格把握输血指征,减少不必要的输血,降低输血对人体的损害,同时达到节约用血的目的。术前输血分为自体输血和异体输血。自体输血包括预存自体输血和血液稀释法自体输血,可节约血源,减少输库存血可能引发的并发症,避免血源传染性疾病,对机体免疫功能抑制不明显,节约医疗费用。异体输血可以迅速提升血红蛋白水平,适用于急救和采用其他方式治疗无效的贫血患者。术前输注浓缩红细胞可提高血液携氧能力,围手术期血红蛋白 ≥ 100g/L 时,不需要输注红细胞;血红蛋白 <70g/L 时,建议考虑输注红细胞;血红蛋白在 70~100g/L 时,应根据贫血症状、心肺代偿情况、有无活动性出血及代谢率增高、年龄等因素决定是否输注红细胞。输注血小板用于血小板数量减少或功能异常伴有出血倾向或表现的患者,血小板 $>100 \times 10^9/L$,可以不输;血小板 $<50 \times 10^9/L$,建议输注血小板;血小板在 $(50~100) \times 10^9/L$ 之间,应根据是否有自发性出血和渗血情况决定。大手术或涉及血管的手术血小板应保持 $75 \times 10^9/L$ 以上,神经系统手术血小板不低于 $100 \times 10^9/L$。脾肿大和免疫引起的血小板减少,不建议常规预防性输注血小板。新鲜冰冻血浆用于凝血因子缺乏的患者,当 PT>正常 1.5 倍、INR>2.0 或 APTT>正常值 2 倍,创面弥漫性渗血,先天性或获得性凝血功能障碍时可输注新鲜冰冻血浆,同时可用于紧急对抗华法林的抗凝作用。

(十二) 预防静脉血栓栓塞

术前对患者使用 Caprini 模型进行血栓风险评估(表 2-7-2),对于评分较高者,围手术期应积极采取预防措施,包括基础预防、机械预防、药物预防。基础预防措施有早期活动、适当补液、健康宣教。机械预防措施有穿着弹力袜、间歇充气加压泵、足底静脉泵、经皮电刺激装置等,其中弹力袜用于下肢深静脉血栓的初级预防,过膝弹力袜效果优于膝下弹力袜,间歇充气加压泵建议每天使用时间至少 18 小时。常用的抗凝药物有凝血酶间接抑制剂、凝血酶直接抑制剂、维生素 K 拮抗剂、凝血因子 Xa 直接抑制剂、凝血因子 Xa 间接抑制剂五类,其中低分子肝素建议皮下注射,1 次 /d,考虑到出血风险,目前推荐术前 12 小时给药。抗凝药物的禁忌为活动性出血、活动性消化道溃疡、凝血功能障碍、恶性高血压、细菌性心内膜炎、严重肝肾功能损害、既往有肝素诱导的血小板减少症及对肝素过敏者,用药期间应密切观察出血并发症和严重出血危险,每 2~3 天监测血小板计数。

表 2-7-2　血栓风险评估表（基于 Caprini 模型）

A（每个危险因素 1 分）	B（每个危险因素 2 分）	C（每个危险因素 3 分）	D（每个危险因素 5 分）
年龄 41~60 岁	年龄 61~74 岁	年龄 ≥ 75 岁	脑卒中（1 个月内）
计划小手术	石膏固定（1 个月内）	浅静脉、深静脉血栓或肺栓塞病史	急性脊髓损伤（瘫痪,1 个月内）
肥胖（BMI ≥ 25kg/m²）	大手术（>45min）	血栓家族史	选择性下肢关节置换术
卧床的内科患者	腹腔镜手术（>45min）	肝素引起的血小板减少	髋关节、骨盆或下肢骨折
炎症性肠病史	关节镜手术	未列出的先天或后天血栓形成	多发性创伤（1 个月内）
下肢水肿	中心静脉置管	抗心磷脂抗体阳性	
静脉曲张	既往恶性肿瘤（既往或现患）	凝血酶原 20210A 阳性	
严重的肺部疾病,含肺炎（1 个月内）	卧床时间大于 72h	因子 V 莱登突变	
肺功能异常（慢性阻塞性肺疾病）		狼疮抗凝物阳性	
急性心肌梗死（1 个月内）		血清同型半胱氨酸酶升高	
充血性心力衰竭（1 个月内）			
败血症（1 个月内）			
大手术（1 个月内）			
其他高危因素			
口服避孕药或激素替代治疗			
妊娠期或产后（1 个月）			
异常妊娠			
总分:			

注：计分 0~1 分为低危；2 分为中危；3~4 分为高危；≥ 5 分为极高危。

（十三）预防性应用抗生素

正确预防性应用抗生素有助于减少手术部位感染（surgical site infection,SSI）的发生,常用于 II 类即清洁 - 污染切口及部分污染较轻的 III 类切口手术,若 I 类切口即清洁手术为异物植入手术,大范围手术,手术时间长,涉及重要器官一旦感染后果严重,患者有高感染风险如高龄、糖尿病、免疫低下、营养不良等情况时也可考虑预防用药,III 类切口及 IV 类切口手术以及术前已存在细菌感染并已开始抗生素治疗者,不属于预防用药范畴。预防性抗生素应选择相对广谱、效果肯定的杀菌剂,如大部分专家推荐一代和二代头孢菌素,如头孢唑林是大多数手术前预防性抗生素的首选；下消化道手术、妇产科手术及口咽部手术则需同时覆盖厌氧菌,一般在二、三代头孢菌素基础上加用甲硝唑。根据 2010 年卫生部印发的《外科手术部位感染预防与控制技术指南（试行）》,下消化道手术前一天要分次口服不被吸收或少被吸收的肠道抗菌药物抑制肠道细菌。应用预防性抗生素大部分通过静脉输注,应在切开皮肤或黏膜前 120 分钟内(麻醉诱导时)开始给药,对于半衰期较短的 β- 内酰胺类药物(如青霉素、头孢菌素),建议在切皮前 60 分钟内给药,万古霉素或氟喹诺酮类等由于需要输注较长时间,应在切皮前 90 分钟左右开始给药。常用的头孢菌素血清半衰期为 1~2 小时,手术时间超过 3 小时或失血量大于 1 500ml,术中应给予第二剂,必要时还可以用第三剂,如选用抗生素为头孢曲松则无须追加。预防性应用抗生素为短期给药,总时间不超过 24 小时,个别特殊情况可延长至 48 小时。

(十四)营养支持

常规术前应完善营养风险筛查(如 NRS2002 量表)和营养评估,2016 年中华医学会发布的《成人围手术期营养支持指南》建议,营养状况良好患者无须营养支持,重度营养不良患者推荐术前使用营养支持,中度营养不良患者术前营养支持也能获益。对预计围手术期不能经口进食的时间超过 7 天或无法摄入能量和蛋白质目标需要量的 60%~75% 超过 10 天的患者,围手术期需要明显提升营养状况或存在严重代谢障碍风险的患者,推荐应用营养支持。指南中提出 25~30kcal/(kg·d)能满足大多数非肥胖患者围手术期的能量要求,而体重指数 ≥ 30kg/m^2 的肥胖患者,推荐能量摄入量为目标需要量的 70%~80%;足量蛋白质的供给对于术后康复非常重要,推荐围手术期患者蛋白质目标需要量为 1.5~2.0g/(kg·d)。营养支持的方法有口服营养补充(oral nutritional supplements,ONS)、肠内营养(enteral nutrition,EN)和肠外营养(parenteral nutrition,PN)三种,一般来说,消化功能正常或者具有部分消化道功能的患者应优先使用 ONS 或 EN,如果 EN 无法满足能量及蛋白质的目标量时可行 PN 补充。无法实施 EN,营养需要量较高或者希望在短时间内改善患者营养状况时,则应选择 PN。经鼻胃管或鼻空肠管喂养应作为围手术期 EN 的首选方式;如预计喂养时间>4 周,建议使用胃或空肠造瘘置管。

第二节 术 后 管 理

术中管理由参与手术的外科医生、麻醉师共同完成,本章不作介绍。术后大部分患者可返回普通病房,全科病房医生需要掌握术后管理相关知识,包括宣教、监护、饮食管理、早期活动、疼痛管理、恶心呕吐管理、血糖管理、液体管理、并发症防治等。贯彻术后 ERAS 理念可使手术应激反应减轻到最低程度,尽快缓解患者不适,减少并发症的发生,促进机体快速康复,达到早日出院的目标。

一、术后宣教

宣教可促进医患沟通,是医学人文精神的体现。医生应在术后及时了解术中情况,制订细致的术后康复计划,标记术后需要重点关注的事项,积极主动做好健康宣教工作,对患者及家属进行心理疏导,使其保持良好的心态,增强早日康复的信心。假如患者术后前往 ICU监护,应向家属充分交代病情,告知预估患者在 ICU 内停留的时间。患者返回普通病房后须告知家属陪护注意事项,嘱其协助医护人员关注监护设备及引流管情况。

二、术后监护

患者术后返回病房,病房医生应与护送麻醉师做好交接工作,了解术中情况、目前用药情况及注意事项。术后常规准备心电监护仪、负压吸引设备,监测生命体征、经皮氧饱和度,记录 24 小时出入量,监测中心静脉压,注意观察患者的神志、伤口、引流液情况。引流管的管理是术后需要特别注意的环节,患者返回病房后,应清点引流管,做好标记,妥善固定,注意引流管有无卷曲、堵塞。术后医嘱中应清晰标明引流部位、引流压力、护理方法、计量等,注意观察引流物的量和性质。ERAS 理念提倡尽量不放引流管或少放置引流管,并尽早拔除引流管,可减少相关并发症风险,有助于患者术后早期康复活动,减少住院时间。如导尿管建议在麻醉清醒后 6 小时内拔除,一般不超过 24 小时,行经腹低位直肠前切除术的患者可留置导尿管 2 天左右或行耻骨上膀胱穿刺引流,以免患者出现长时间停留导尿管导致的尿道不适症状及尿路感染;择期腹部手术不推荐常规放置鼻胃管减压;不推荐对择期腹部手术患者常规放置腹腔引流管,对存在吻合口漏的危险因素如血运差、张力高、感染或吻合不满意情况的患者,建议留置腹腔引流管。

三、术后胃肠道及营养管理

常规腹部手术尤其是胃肠道手术后患者胃肠蠕动减弱,一般需要禁食 1~2 天,待患者肛门排气后认为胃肠蠕动恢复,才可少量进食流质食物,再逐渐向半流质、正常饮食过渡。消化道手术后如有显著肠梗阻,出现恶心、呕吐,必要时需要留置鼻胃管接负压引流,待正常的胃肠蠕动恢复方可拔除。《加速康复外科中国专家共识及路径管理指南(2018 版)》建议患者术后尽早恢复进食、进水及口服营养补充剂。早期进食尤其是在术后 24 小时内恢复进食,可为机体提供必需的营养,降低高分解代谢和胰岛素抵抗,减少炎症因子释放,促进合成代谢,避免造成水电解质紊乱,促进肠道功能恢复,保护肠黏膜,预防菌群失调,促进伤口愈合,降低术后总并发症的发生率,促进康复,对术前已有营养不良的患者将获益更多。术后营养支持首选术后 24 小时内开始肠内营养(包括经口、胃肠营养管、造瘘管等),可根据肠鸣音情况判断胃肠功能的恢复程度,逐步由流质、半流质到普食恢复,避免摄入容易产气的食物如牛奶、甜食等,可食用软烂容易消化的食物,少食多餐,避免食用生冷、油炸、浓茶、酒等刺激性食物。当经口摄入量少于正常的 60% 时,建议添加口服肠内营养辅助制剂,若肠内营养摄入的蛋白质量少于目标需要量的 60% 时,建议联合肠外营养支持。对于老年患者,术后常不能恢复正常进食,需短期肠外营养或经肠内营养置管喂养,对心肾功能不全的老年患者,应特别注意记录出入量和体重变化,避免造成容量超负荷。

四、早期康复

术后建议使用适当的体位促进患者伤口愈合及康复,安排早期床上及下床活动促进机体功能恢复。体位的选择应根据患者的麻醉方式、身体情况、手术部位和手术方式,既能使患者舒适地休息,同时方便进行早期康复活动。在没有禁忌的情况下,大部分患者常规采用平卧位,将头转向一侧,避免因呕吐物或气道分泌物造成的误吸。根据颅脑、颈部、胸部、脊柱、臀部等手术部位和方式的不同,选取与之相应的体位,尽量达到减少伤口张力,帮助伤口引流,避免感染的目的。对于肥胖患者,可取侧卧位休息,有利于顺畅呼吸和血液回流。若术后生命体征稳定,患者无明显的疼痛,应安排早期活动,争取实现术后快速康复。早期活动可恢复肺功能,减少术后肺不张、肺部炎症的发生;可促进血液回流,减少下肢深静脉血栓形成及术后肺栓塞发生;可促进胃肠蠕动和膀胱收缩功能的恢复,减少胃潴留、肠胀气、便秘、排尿困难、尿潴留的发生。早期活动应量力而行,根据患者身体恢复情况、体力的耐受程度逐步增加活动量。首先进行床上的简单活动,可以在患者麻醉清醒后开始,指导患者躺在病床上或半卧位进行反复的深呼吸训练,做足趾和踝关节伸屈活动,腿部肌肉松弛和收缩的交替运动,并做适当翻身训练。待患者能自主坐稳时,可坐在床边,继续锻炼深呼吸和咳嗽,帮助排痰。待患者体力得到一定程度恢复、管路已拔除或处理妥当、切口疼痛控制良好时,可安排早期下床活动,大部分手术术后第一天即可开始下床活动。下床活动前应做好充分的宣教指导,叮嘱预防跌倒、坠床,鼓励患者,帮助其树立快速康复的信心。明确每日活动量的目标,循序渐进,逐步递增。若因病情短时间内无法下床活动,可继续进行床上训练活动,同时联系康复科会诊,协助患者进行肢体功能的康复训练,并可进行肺部理疗预防坠积性肺炎,气压治疗预防下肢深静脉血栓形成。

五、疼痛管理

术后疼痛是指手术后发生的急性伤害性疼痛,通常持续 3~7 天,疼痛若得不到有效控制,将给患者带来身心痛苦,且影响术后康复,持续存在导致慢性疼痛等并发症。安全且有效的疼痛管理符合 EARS 内涵的要求,不仅能最大程度减少患者术后承受的痛苦,还能帮助患者顺利进行早期康复活动,加快身体机能恢复,避免疼痛迁延,缩短住院日,节约医疗费用,提升患者对医疗服务的满意度,体现了医学人文关怀。术后疼痛管理的目标是安全、持续、有效镇痛;无或仅有可忍受的轻度不良反应;恢复最佳的躯体和心理、生理功能,达到尽可能高的患者满意度;利于术后康复,提高生活质量。术后疼痛管理的内容包括疼痛宣教、疼痛评估、镇痛方法、术后优化镇痛方案、镇痛效果评估与不良反应处理等内容。在条件允许时,三甲医院全科病房可设立包括外科手术医生、麻醉师、病房医生和护士在内的急性疼痛管理小组,有助于更好地提高镇痛质量。

(一)疼痛宣教

疼痛宣教时应注意沟通方法和技巧,以患者能接受的语言进行交流,可适当准备与术后疼痛管理相关的图文资料、视频等,向患者及家属介绍手术过程、产生疼痛的原因、疼痛评估方法、镇痛方法、可能出现的不良反应及应对措施等,消除患者对疼痛的恐惧以及对镇痛药物成瘾、严重不良反应的担忧,鼓励患者主动反馈疼痛体验,积极配合进行疼痛评估及治疗,让患者及其家属共同参与术后疼痛的管理过程。

(二)疼痛评估

术后疼痛评估最重要的是评估疼痛的程度,还要注意疼痛的发生时间、持续时间、发生频率、疼痛位置在手术切口还是牵涉其他部位、疼痛出现或加重的诱发因素、疼痛减轻的缓解因素、镇痛药物治疗效果等,这些资料将为选择适宜的术后镇痛方式、调整镇痛药物提供依据。

评估术后疼痛的常用方法:数字分级评分法(NRS),语言分级评分法(VRS),视觉模拟评分法(VAS)、面部表情评分法(FACES)等。NRS 让患者用数字来表达疼痛程度,若疼痛完全不影响日常生活,评分<4 分,为轻度痛;若疼痛影响日常生活,但仍可自然入睡,评分为

4~6 分,为中度痛;若疼痛导致不能睡眠,需要使用镇痛药物或其他辅助手段帮助睡眠,评分为 7~10 分,为重度痛。VRS 让患者根据自身的疼痛程度选择相应关键词"无痛、轻度痛、中度痛、重度痛"。VAS 是在纸上或尺上画出 10cm 长的直线,一端为无痛,另一端为极痛,患者根据自身情况用笔在直线上画出与其疼痛程度相符的点。FACES 让患者从依次排列的 6 个不同程度的痛苦面部表情中选择最能代表自己疼痛程度的表情。尽管上述方法的实施均比较简单直观,但在进行评估时仍应注意患者是否因文化程度、语言不通等存在理解和表达障碍。

(三) 镇痛方法

术后镇痛的方法有非药物治疗、药物治疗、椎管内镇痛、外周神经阻滞、切口周围浸润注射、患者自控镇痛等。

1. 非药物治疗　方法包括冷敷、热敷、针灸、心理安慰、分散注意力、放松疗法、自我行为疗法等。

2. 药物治疗　包括非甾体抗炎药物、阿片类镇痛药物、催眠抗焦虑药物及局部外用药物等。对于炎性疼痛可选用非甾体抗炎药,包括对乙酰氨基酚、传统非选择性非甾体抗炎药(双氯芬酸、布洛芬、洛索洛芬钠、氟比洛芬酯等)和选择性 COX-2 抑制剂(帕瑞昔布、塞来昔布等);对于切口痛可选用阿片类镇痛药物,包括可待因、曲马多、羟考酮、哌替啶、吗啡、芬太尼等;改善因疼痛导致的精神焦虑和失眠可选催眠抗焦虑药物;术后局部软组织疼痛可选择局部外用药物以减少全身不良反应。

3. 患者自控镇痛(patient controlled analgesia,PCA)　是将预先设置的镇痛药物交由患者自我管理的一种镇痛技术,分为静脉 PCA(PCIA)、硬膜外 PCA(PCEA)、皮下 PCA(PCSA)、外周神经阻滞 PCA(PCNA),其中硬膜外患者自控镇痛和静脉患者自控镇痛应用最广泛。在使用患者自控镇痛前医师应做好宣教指导,获得患者的配合,指导患者掌握使用镇痛泵的方法,叮嘱一旦出现意外情况要及时告知医务人员。通过这一镇痛方法,患者可根据自身感受及对药物的耐受情况调整药物的剂量,不需要完全依赖医护人员给予镇痛治疗,达到按需止痛的目的。

(四) 术后优化镇痛方案

优化镇痛是指采用有效的方法对可能发生的或已发生的疼痛进行评估,根据评估结果采取相应的预防镇痛和多模式镇痛方法进行按时和充分镇痛,达到缓解疼痛的目的。规范的术后镇痛的理念包括预防性镇痛、多模式镇痛、个体化镇痛。

1. 预防性镇痛　是从术前到术后一段时期,采用持续的、多模式的镇痛方案,实现长时间覆盖术前、术中和术后的有效镇痛,从而减少手术应激和痛觉敏化。

2. 多模式镇痛　是目前较为理想的镇痛管理方案,指联合应用不同的镇痛方法和不同作用机制的镇痛药物,采用不同的给药途径,作用于疼痛发生的不同部位、时相和靶点,从而达到镇痛作用相加或协同的目的,减少药物的不良反应,多模式镇痛中常选择非甾体抗炎药为术后镇痛基础用药,尽量减少阿片类药物的使用以避免出现不良反应。

3. 个体化镇痛　是指患者对疼痛的耐受程度和镇痛药物的反应存在个体差异,不同手术的创伤大小和恢复时间也存在较大差异,应根据患者的具体情况,选择个性化的镇痛方法,制定最优化的疼痛管理方案,达到最佳的镇痛效果。

(五) 镇痛效果评估和不良反应处理

实施镇痛措施后要注意评估患者疼痛有无缓解,是否达到理想的镇痛目标。围手术期目标导向全程镇痛(comprehensive goal-directed perioperative analgesia,CGPA)是 ERAS 方案的核心要素之一。目标导向是指患者在此期间的疼痛程度至少控制在患者虽感知疼痛但能很好地耐受或依从(即 VAS 评分控制在 3 分以下),实现真实意义上的个体化镇痛。同时还需要观察有无不良反应发生,镇痛常见的不良反应包括镇痛不全、呼吸抑制、恶心呕吐、低血压和心动过缓、尿潴留、腹胀、便秘、下肢麻木及肌力下降等。术后应及时评估及记录镇痛效果及不良反应,并给予相应处理。镇痛效果得到患者满意,但出现了无法耐受的不良反应,需要对镇痛方案进行调整;若镇痛效果尚未达到最佳,也没有出现明显不良反应,可继续维持观察;若镇痛效果差,则应及时更换方案。

六、术后恶心呕吐(postoperative nausea and vomiting,PONV)的防治

根据 2020 年《术后恶心呕吐管理的共识性指南(第四版)》,术后恶心和呕吐在接受普通外科手术患者中发生率约为 30%,在高危人群中发生率更高达 80%,术后恶心和呕吐给患者造成了显著痛苦,可导致水电解质紊乱、吸入性肺炎、伤口愈合不良,延长住院日,增加住院费用,降低患者对医疗的满意度。防治术后恶心和呕吐,首先要识别 PONV 的危险因素,包括患者、手术和麻醉方面的因素。成年患者中的女性、有 PONV 和 / 或晕动病史者、不吸烟者和较年轻者(年龄<50 岁)具有较高的 PONV 风险;腹腔镜手术、减肥手术、妇科手术和胆囊切除术可能更容易出现 PONV;麻醉中使用挥发性麻醉剂、一氧化二氮和术后阿片类药物是 PONV 的危险因素,全身麻醉 PONV 发生率明显高于局部麻醉或神经阻滞。《术后恶心呕吐管理的共识性指南(第四版)》中指出对 PONV 进行风险评估可指导治疗、降低发生率,常用的 PONV 风险评估工具有 Koivuranta 评分和 Apfel 评分,Apfel 简化风险评分基于 4 个预测指标(女性、PONV 和 / 或晕动病史、非吸烟者和阿片类药物的使用),当存在 0、1、2、3 和 4 个危险因素时,PONV 的发病率分别约为 10%、20%、40%、60% 和 80%;Koivuranta 评分包括 Apfel 的 4 项风险预测指标以及手术时间>60 分钟。文中同时提到对有危险因素的患者应实施措施预防 PONV,做到尽可能减少围手术期阿片类药物的使用,选用多模式镇痛方案;优先使用局部麻醉;优先使用丙泊酚注射液作为主要麻醉药物;避免使用挥发性麻醉剂;手术当日补充足够的液体。防治术后恶心、呕吐的药物包括 5-HT$_3$ 受体拮抗剂、神经激肽 1(NK1)受体拮抗剂、糖皮质激素、抗多巴胺药、抗组胺药、抗胆碱能药等。成人的用药策略建议联合两种止吐药物,较单独用药效果好且不良反应轻,如 5-HT$_3$ 受体拮抗剂 + 地塞米松、5-HT$_3$ 受体拮抗剂 + 阿瑞匹坦、阿瑞匹坦 + 地塞米松、5-HT$_3$+ 氟哌利多等。非药物治疗也起到缓解术后恶心、呕吐的作用,术后针刺内关穴是防治患者术后恶心、呕吐的有效方法,其他方法如液体治疗、补充碳水化合物、香薰、生姜、吸氧、嚼口香糖、心理暗示、按摩、音乐等。

七、血糖管理

因创伤应激、感染、肠内外营养支持等原因,术后是血糖波动的高危期,也是血糖管理的重要时期,血糖升高可能导致伤口愈合不良、诱发和加重感染等并发症,低血糖可能可诱发心血管事件及昏迷,尤其对老年人可能造成严重后果。一般将术后血糖维持在 6~8mmol/L 更有利于减轻炎症反应,促进伤口愈合,同时注意预防低血糖的发生。术后监测血糖,在复

苏室内、无法进食、使用静脉/皮下胰岛素治疗时监测血糖的频率为每1~2小时1次；若饮食恢复到正常的一半左右，开始给予常规胰岛素或口服降糖药时监测血糖每2小时1次；出院前康复良好继续常规皮下胰岛素治疗或口服降糖药时监测血糖2~4次/d。对于术中持续静脉泵注胰岛素控制血糖者，术后继续泵注24小时以上，待病情稳定后过渡到皮下注射胰岛素，皮下注射和静脉泵注应重叠2小时左右。若患者仍在禁食状态，则只予基础中长效胰岛素，已开始进食则给予基础联合餐前短/速效胰岛素治疗。随着术后进食量恢复，逐步增加餐前短效胰岛素剂量，待出院前饮食规律，可恢复原来的口服降糖药治疗，恢复二甲双胍前应注意复查肾功能情况，出院前做好宣教，指导患者内分泌科门诊复诊。

八、液体管理

术中麻醉导致血管扩张、手术野液体丢失及液体重新分布至第三间隙会导致有效循环血量减少，术后患者常处于禁食状态，需要继续延续术中的液体治疗，保证血容量稳定和水电解质平衡，避免组织灌注不足。ERAS提倡以目标为导向的液体治疗理念，衡量手术大小及患者功能状态来决定液体治疗方案，具体包括输液类型、输液量、输液速度等，制定个体化的液体治疗方案，既达到恢复组织灌注的目的，同时避免因输液过多导致循环超负荷引起肺水肿和心力衰竭。

治疗用液体的类型包括晶体液和胶体液。晶体液有生理盐水、乳酸林格液、醋酸平衡盐溶液、高张氯化钠溶液等，可有效补充人体生理需要量及电解质，但扩容效果差，维持时间短，大量输注容易导致组织水肿。胶体液分为人工胶体液和天然胶体液，人工胶体液包括羟乙基淀粉、明胶、右旋糖酐等；天然胶体液主要有白蛋白、新鲜冰冻血浆等。胶体液扩容效能强，效果持久，达到一定容量，所需输注量少于晶体液，有利于减轻组织水肿，但存在过敏、干扰凝血功能及肾损伤等副作用。

对患者进行监测以判断血容量及内环境，可帮助制定液体治疗方案，无创循环监测指标包括心率、无创血压、尿量、颈静脉充盈度、四肢皮肤色泽和温度、脉搏血氧饱和度、超声心动图；有创血流动力学监测指标包括中心静脉压、有创动脉血压、肺动脉楔压、心脏每搏量变异，术后同时应注意监测动脉血气以了解机体氧合、电解质、酸碱、血糖和乳酸水平。

九、术后并发症的防治

（一）术后出血

术后出血是外科手术后常见的并发症，对患者的预后有严重不良危害，甚至危及生命。常见的原因包括术中止血不彻底、术后线结松脱、血管损伤、创面出血、急性溶血反应、凝血功能异常、术后血流动力学改变、高血压等。术后出血多出现在手术后24小时内，出血部位可发生在手术切口、空腔脏器及体腔内。若发现患者在术后24小时内出现血压下降、脉搏细速、心率加快、四肢湿冷、脸色苍白、少尿、呕血、便血等表现时，应注意失血性休克。

预防术后出血，首先在术前要做好凝血功能评估，识别出血风险增高的患者。术后应密切观察病情，注意生命体征、尿量及引流液情况、伤口浸血纱布数量重量、外周皮肤黏膜颜色等。注意复查血常规、凝血功能，若监测血红蛋白和红细胞压积持续下降，中心静脉压低于0.49kPa（5cmH$_2$O），每小时尿量少于25ml，有休克临床表现且经输血后不能改善，提示术后出血可能。发现出血后应快速采取补液、扩容、输血、升压、物理止血等措施，积极查找病因，若保守治疗无效应尽快手术探查彻底止血。

(二) 低体温

术后保持核心温度>36℃有利于减轻手术应激反应,保持术后正常新陈代谢与供氧,维持血流动力学稳定及凝血功能正常。各种原因导致的非治疗性的核心体温低于36℃,称为围手术期低体温,又称围手术期意外低体温,可能导致心血管事件、术后伤口感染及延迟愈合、凝血功能异常、输血风险增加等不良结局,因此,防治围手术期低体温是加速康复外科的重要组成部分。导致围手术期低体温的主要原因包括患者本身因素、手术麻醉因素、环境温度及使用药物等,如年龄≥60岁、BMI<25kg/m²、ASA Ⅱ级或以上、术前基础体温偏低、存在体温调节受损病史、手术时间>2小时、开放手术、手术分级高、术中使用未加温冲洗液>500ml、手术室温度低、联合麻醉等。患者术后返回病房应立即开始监测体温,建议至少每4小时监测1次,做好体温登记,指导家属或陪护者使用温水、被褥、衣物、空调等做好保温措施,注意观察患者有无寒战、竖毛反应,当患者清醒后,可询问患者的冷热舒适度。若患者体温低于36℃,应立即开始保温措施,可以使用压力暖风毯、加温输液、加温冲洗、吸入暖湿氧气、调高室温等以使体温尽快恢复正常,复温期间每半小时测量体温1次至恢复正常。

(三) 术后肺部并发症

术后肺部并发症在术后死亡原因中排第二位,在胸外科手术中是围手术期主要风险之一。常见的术后肺部并发症包括术后肺炎、肺不张、胸腔积液、肺水肿、呼吸衰竭等,其中术后肺炎(Postoperative pneumonia,POP)最为常见。

POP的诊断标准为外科手术患者术后30天内发生的肺炎,同时满足以下三条:①至少行两次胸部X线检查(对无心、肺基础疾病,如呼吸窘迫综合征、支气管肺发育不良、肺水肿、慢性阻塞性肺疾病或充血性心力衰竭等的患者,可行一次胸部X线检查),并至少符合以下一项,如新出现或进行性发展且持续存在的肺部浸润阴影、实变和空洞形成;②至少符合以下一项,如发热(体温>38℃)且无其他明确原因,外周血WBC>12×10⁹/L或<4×10⁹/L和年龄≥70岁的老年人没有其他明确原因出现神志改变;③至少符合以下两项,如新出现的脓痰或痰的性状发生变化,呼吸道分泌物增多,需要吸痰次数增多,新出现的咳嗽、呼吸困难或呼吸频率加快,原有的咳嗽、呼吸困难或呼吸急促加重,肺部啰音或支气管呼吸音,气体交换情况恶化,氧需求量增加或需要机械通气支持。

术后肺部并发症的危险因素包括患者基础情况及手术相关情况,如年龄超过70岁、男性、吸烟、酗酒、肥胖、慢性阻塞性肺疾病或哮喘病史、术前肺部感染、基础肺功能欠佳,麻醉方式为全身麻醉、手术麻醉时间>3小时、气管切开后气道开放时间长、失血量大、机械通气、侵入性治疗、术后留置鼻胃管、围手术期血糖高、术后卧床时间长、因疼痛不敢深呼吸和咳嗽、镇痛药物抑制咳嗽、排痰不充分、术后恶心呕吐导致误吸、胸腔积液积气、敷料过紧限制呼吸、机械辅助通气等。术后积极进行肺功能康复,可采用激励式肺量测定法,鼓励患者咳嗽和深呼吸,做好口腔卫生护理,对患者与家属进行宣教,鼓励早期且较频繁的床下活动(每天3次以上),休息时抬高床头30°以上等。应注意肺部体征及吞咽功能,保持气道通畅,可预防性应用氨溴索,雾化吸入支气管扩张剂,帮助湿化气道,稀释痰液,利于排痰;合理使用多模式镇痛,个体化用药,确切镇痛,避免药物导致呼吸、咳嗽抑制;尽早拔除不必要的引流管,进行下肢训练预防深静脉血栓形成及肺栓塞;术后补液应注意避免液体过多导致的肺水肿、心力衰竭。

（四）手术部位感染

手术部位感染（SSI）是有皮肤切口的外科手术后常见的并发症，当手术部位的致病微生物达到一定程度时即会出现，大多在术后30天内，可导致切口红肿、疼痛、愈合延迟、术后恢复缓慢、住院时间延长等。《外科手术部位感染预防与控制技术指南（试行）》中指出手术部位感染包括手术切口浅部感染、切口深部感染、器官及腔隙的感染。高龄、营养不良、免疫力低下、术前存在感染、备皮消毒或无菌操作不到位、预防性抗生素使用不当等均可能导致感染发生。为预防手术部位感染，术前应做好评估，甄别出有感染风险的患者；术中应规范操作；术后要强化无菌操作观念，注意观察病情，及时发现并控制感染。落实手卫生，在接触手术部位或者更换切口敷料前后应当进行手消毒。换药过程中严格遵守无菌技术操作原则，选择敷料时应根据切口渗液量、伤口深度、抗菌要求、清除难易程度、安全性和舒适度来进行，必要时联系专业的伤口护理师处理情况复杂的伤口。术后注意保持引流管通畅，若病情允许尽早拔除。注意观察切口情况，发现分泌物应当立即进行微生物培养，当怀疑手术部位感染、存在蜂窝织炎时，应结合手术情况、病原学培养结果及药敏试验结果选择覆盖可能病原体的抗生素治疗。当怀疑深部脓肿形成时，可行超声检查或CT检查明确诊断，脓肿定位后可予超声引导下穿刺置管引流治疗；若感染部位深且控制不佳，必要时再次行手术治疗。

（五）术后泌尿系统并发症

1. 术后尿潴留　是术后的早期并发症之一，指患者在手术后6~8小时未能排尿或排尿量少，膀胱中存留尿量超过600ml，可出现下腹胀痛、尿意急迫、烦躁不安等表现。查体时耻骨上区叩诊呈浊音，超声见膀胱充盈明显。术后尿潴留可能导致逼尿肌功能损害，诱发尿路感染，常见原因为前列腺增生、盆腔会阴部手术、麻醉药物影响、镇痛药物影响、不习惯卧床排尿等。为预防术后尿潴留，应注意监测尿量，若出现尿量明显减少，及时行膀胱区查体及超声检查，注意与肾功能不全导致的少尿、无尿鉴别。发现术后尿潴留后首先做好患者安抚解释工作，缓解焦虑情绪，使用屏风、遮挡帘创造安静的排尿环境，同时可使用温水冲洗会阴部、听流水声、热敷及轻柔按摩膀胱区、开塞露纳肛等方式诱导排尿。如病情允许，可协助不习惯卧床排尿的患者坐位或站立排尿。α受体拮抗剂可松弛膀胱颈及尿道前列腺平滑肌，改善尿潴留。若仍无效可行导尿、留置尿管，操作过程注意遵守无菌原则，一次放尿不可超过800ml，以防发生虚脱和血尿。拔除导尿管前先进行膀胱功能训练，针灸、膀胱理疗有助于改善尿潴留。

2. 急性肾损伤　术后肾灌注不足可导致术后急性肾损伤，与术后短期并发症和长期不良结局如慢性肾脏病、心血管事件有关。术前注意评估患者肾脏基础疾病情况及肾功能，筛选可能导致肾损伤的药物。手术后注意给予适当的平衡晶体液治疗，监测出入量，保持液体平衡，控制血糖，保持血压稳定，维持平均动脉压在60~70mmHg，积极防治感染，如非必要避免使用非甾体抗炎药、ACEI、ARB等有可能导致AKI的药物及肾毒性药物，除容量超负荷慎用利尿剂。

3. 尿路感染　常见于术前已有感染或行泌尿道操作的患者，建议非必要不留置尿管，术后尽早拔除导尿管，注意监测感染指标，完善尿常规、尿细菌培养，选择针对性的抗生素抗感染治疗。

（六）跌倒

患者术后常处于虚弱状态，躯体功能较术前减退，尤其是老年人、行下肢手术、神经外科手术的患者,麻醉及使用止痛药物后,在医院病房不熟悉的环境中,可能出现跌倒。跌倒可能造成患者软组织损伤、骨折、颅脑外伤等,导致卧床时间延长,引发其他并发症,产生焦虑、抑郁情绪,严重影响预后。为了避免患者出现跌倒,应保证病房环境光线充足,通道无障碍物,设置防跌倒扶手及防滑垫,时刻保持病床、桌板滚动轮处于锁定状态。术前应做好跌倒风险评估,了解患者基础病史,既往有无跌倒史,服药情况,进行认知功能、四肢肌力、共济平衡体格检查。对存在跌倒风险的患者,尤其是对多病共存的老年人、存在行动障碍、认知功能受损的患者及其家属做好预防跌倒及坠床的宣教。术后当患者意识尚未恢复或躁动不安时,应安排家属陪护,加装床栏,必要时使用身体约束护理。待患者神志转清,可进行早期活动时,安排在床上进行肢体功能训练,增加下肢肌力,早期下床活动时应循序渐进,先坐在床沿上进行适应性活动,下地活动时应注意做好陪同保护工作,预防跌倒,注意观察患者步态有无异常,同时应测量不同体位的血压、心率,注意有无体位性低血压或直立不耐受情况。

(七) 术后房颤

术后房颤或房扑是心脏、肺、食管手术后常见的心律失常。术后房颤可增加卒中事件、医疗费用、住院天数和死亡率。心脏术后房颤的高峰多发生在手术后 2~4 天,基础心脏情况、手术情况、术后状态均存在导致术后房颤的危险因素。高龄、房颤史、高血压、心功能不全、甲亢、冠心病、COPD、心脏彩超提示左房增大的患者更容易出现术后房颤;远离心脏及肺的小手术,诱发房颤风险低,针对心脏、肺的大手术,术后房颤的风险高,手术创伤、应激反应等均能触发房颤;术后炎症、疼痛及其他并发症也可能诱发房颤。用于预防术后房颤的药物包括 β 受体拮抗剂、地尔硫䓬、胺碘酮、索他洛尔等。术前已服用 β 受体拮抗剂的患者推荐继续用药,术前无服用 β 受体拮抗剂的患者如要加用建议从小剂量开始逐渐滴定,也可使用地尔硫䓬预防房颤;胺碘酮一般在存在 β 受体拮抗剂禁忌时使用,或对于高风险患者可联合用药,因胺碘酮有导致肺损伤的可能,胸外科手术若行肺叶切除的患者应谨慎使用;对于术后肾功能正常的心脏手术患者,索他洛尔也可预防术后房颤的发生;维持血钾在 4.0~5.0mmol/L,适当补充镁剂对减少术后房颤发生也有一定帮助。对于发生术后房颤的患者,首先应尽量去除可能的诱发因素,如电解质紊乱、血容量不足或过多、镇痛不佳等,是否复律取决于血流动力学情况,若血流动力学不稳定应尽快复律,可使用药物转复或同步电复律;血流动力学稳定则使用 β 受体拮抗剂、非二氢吡啶类钙通道阻滞剂、洋地黄类药物将心率控制在 110 次 /min 以内,术后房颤持续时间超过 48~72 小时若情况允许可考虑启动抗凝治疗。术后新出现的房颤多数会随着康复过程而恢复窦性心律,绝大部分患者不需要长期服用药物。

(八) 静脉血栓栓塞(VTE)

静脉血栓栓塞(VTE)包括深静脉血栓(deep vein thrombosis, DVT)与肺血栓栓塞症(pulmonary thromboembolism, PTE)。术后 2 周内 VTE 的风险最高,尤其是接受骨科大手术如人工全髋关节置换、人工全膝关节置换和髋部骨折手术的患者。术后卧床、血流速度变缓、促凝物质释放、容量不足均可导致 VTE 发生。DVT 中血栓形成的部位多为下肢静脉,表现为患肢肿胀、疼痛、浅静脉扩张,上肢留置经外周置入 PICC 的患者可能形成 PICC 相关血栓,表现为置管侧上肢臂围增大,酸胀疼痛,影响肢体活动。PTE 多发生在下肢深静脉血栓形成后的 3~7 天,表现为胸痛、呼吸困难、咯血、心悸、口唇发绀、休克、晕厥、猝死等。

1. 诊断 VTE 的诊断要结合临床表现、实验室检验、影像学检查综合判断。需要的检验检查包括 D- 二聚体、血管多普勒超声检查、肺动脉 CTA、磁共振静脉成像、静脉造影、心脏彩超等。D-二聚体敏感性较高,但特异性不强,不能用于确诊 VTE,但若 D-二聚体检测呈阴性,可基本排除不稳定或活动期 VTE;血管彩色多普勒超声可作为明确有无 DVT 的首选检查,诊断"金标准"是静脉造影;PTE 的首选检查和"金标准"是肺动脉 CTA。

2. 术后预防 术后预防 VTE 的措施有基本预防、机械预防和药物预防。基本预防有术后抬高患肢,开展早期活动,促进下肢静脉回流,PICC 置管患者可行握拳运动,鼓励饮水,适当补液。机械预防有足底静脉泵、间歇充气加压装置、梯度压力弹力袜、经皮电刺激装置等,可与药物预防联合使用。预防药物有凝血酶间接抑制剂如普通肝素和低分子肝素、凝血酶直接抑制剂如阿加曲班、维生素 K 拮抗剂如华法林、凝血因子 Xa 直接抑制剂如新型口服抗凝药物、凝血因子 Xa 间接抑制剂如磺达肝癸钠,使用抗凝药物时注意监测肝肾功能和凝血指标。术后视出血风险高低重新启用低分子肝素(或普通肝素)抗凝,一般手术后 24~72 小时重启,对于出血风险高的大手术,可推迟至术后 48~72 小时,若止血彻底,可在术后第二天恢复常用剂量华法林治疗,当 INR 达到 2 时停用低分子肝素。

3. 治疗 若确诊 DVT,监测双下肢周径;若确诊 PTE,应予重症监护,适当镇静镇痛,保持大便通畅,行血气分析、心电图、心脏彩超检查,予呼吸循环支持治疗。抗凝治疗是 DVT 及中低危组 PTE 最基本的治疗措施,高危 PTE 溶栓后也应序贯抗凝,临床高度疑诊急性 PTE 等待诊断结果时建议开始抗凝治疗。继发于外科手术的 VTE,抗凝治疗时间为 3 个月。对近端 DVT 与高危 PTE,考虑其血栓脱落及再次加重风险,建议在充分抗凝治疗之后尽早下床活动;对于远端 DVT 与低危 PTE,建议尽早下床活动。围手术期并发急性高危 PTE 若发生在手术 1 周内,不建议溶栓治疗,必要时考虑介入治疗;发生在手术 1 周后若出血风险较低,建议考虑溶栓治疗。髂、股静脉新发 DVT 造成血管严重闭塞,或抗凝治疗后仍存在肢体坏死风险的患者,可进行溶栓治疗。溶栓方法有导管接触性溶栓和系统溶栓,药物为尿激酶、重组链激酶、瑞替普酶、替奈普酶,溶栓前注意是否存在近期活动性出血(颅内出血、消化道出血、泌尿道出血)、严重外伤、难以控制的高血压、肝肾功能不全、细菌性心内膜炎、出血性或缺血性脑卒中病史、动脉瘤、主动脉夹层、动静脉畸形等禁忌,溶栓前后注意完善血红蛋白、血小板计数、凝血功能、肝肾功能等检查。急性期中央型或混合型 DVT 在出血风险较小的前提下,首选导管接触性溶栓,全身情况良好,发病 7 天内可考虑手术取栓,当出现股青肿时应立即手术取栓,高危 PTE 患者存在溶栓禁忌时可采用导管碎栓或手术取栓。对于存在抗凝禁忌或并发症,抗凝治疗无效的 VTE 患者,或使用了足量抗凝治疗仍出现 PTE 的患者可考虑放置下腔静脉滤器,但不推荐常规应用。

(李 晨)

参 考 文 献

[1] 中华医学会外科学分会,中华医学会麻醉学分会.加速康复外科中国专家共识及路径管理指南(2018版)[J].中国实用外科杂志,2018,38(1):1-20.

[2] 中华医学会心血管病学分会心力衰竭学组,中国医师协会心力衰竭专业委员会,中华心血管病杂志编辑委员会.中国心力衰竭诊断和治疗指南 2018 [J].中华心血管病杂志,2018,46(10):760-789.

［3］ 王天佑, 李单青, 崔永, 等. 胸外科围手术期肺保护中国专家共识 (2019 版)[J]. 中国胸心血管外科临床杂志, 2019, 26 (9): 7-14.

［4］ 支修益, 刘伦旭, 中国胸外科围手术期气道管理指南编写委员会. 中国胸外科围手术期气道管理指南 (2020 版)[J]. 中国胸心血管外科临床杂志, 2021, 28 (3): 251-262.

［5］ 姜格宁, 张雷, 朱余明, 等. 肺切除手术患者术前肺功能评估肺科共识 [J]. 中国胸心血管外科临床杂志, 2020, 27 (1): 1-9.

［6］ PROWLE J R, FORNI L G, BELL M, et al. Postoperative acute kidney injury in adult non-cardiac surgery: joint consensus report of the Acute Disease Quality Initiative and Perioperative Quality Initiative [J]. Nature Reviews Nephrology, 2021, 17 (9): 605-618.

［7］ 陈莉明, 陈伟, 陈燕燕, 等. 成人围手术期血糖监测专家共识 [J]. 中国糖尿病杂志, 2021, 29 (2): 81-85.

［8］ BENESCH C, GLANCE L G, DERDEYN C P, et al. Perioperative neurological evaluation and management to lower the risk of acute stroke in patients undergoing noncardiac, nonneurological surgery: a scientific statement from the American Heart Association/American Stroke Association [J]. Circulation, 2021, 143 (19): e923-e946.

［9］ LOBO D N, GIANOTTI L, ADIAMAH A, et al. Perioperative nutrition: recommendations from the ESPEN expert group [J]. Clinical Nutrition, 2020, 39 (11): 3211-3227.

［10］ 周新, 沈华浩, 钟南山. 支气管哮喘防治指南 (2020 年版)[J]. 中华结核和呼吸杂志, 2020, 43 (12): 26.

［11］ 中国心胸血管麻醉学会非心脏麻醉分会, 中国医师协会心血管内科医师分会, 中国心血管健康联盟. 抗血栓药物围手术期管理多学科专家共识 [J]. 中华医学杂志, 2020, 100 (39): 3058-3074.

［12］ 中华医学会外科学分会胃肠外科学组, 中华医学会外科学分会结直肠外科学组, 中国医师协会外科医师分会上消化道外科医师委员会, 等. 胃肠外科病人围手术期全程营养管理中国专家共识 (2021 版)[J]. 中国实用外科杂志, 2021, 41 (10): 1111-1125.

［13］ 张晓光, 郏文斌, 屠伟峰, 等. 围术期目标导向全程镇痛管理中国专家共识 (2021 版)[J]. 中华疼痛学杂志, 2021, 17 (2): 119-125.

［14］ 中华医学会胸心血管外科学分会胸腔镜外科学组, 中国医师协会胸外科医师分会微创外科专家委员会. 中国胸外科围手术期疼痛管理专家共识 (2018 版)[J]. 中国胸心血管外科临床杂志, 2018, 25 (11): 921-928.

［15］ GAN T J, BELANI K G, BERGESE S, et al. Fourth consensus guidelines for the management of postoperative nausea and vomiting [J]. Anesthesia and Analgesia, 2020, 131 (2): 411-448.

［16］ 中华预防医学会医院感染控制分会第四届委员会重点部位感染防控学组. 术后肺炎预防和控制专家共识 [J]. 中华临床感染病杂志, 2018, 11 (1): 11-19.

［17］ NICE. Surgical site infections: prevention and treatment [M]. London: National Institute for Health and Care Excellence (NICE), 2020.

［18］ 中国老年保健医学研究会老龄健康服务与标准化分会, 《中国老年保健医学》杂志编辑委员会. 中国老年人跌倒风险评估专家共识 (草案)[J]. 中国老年保健医学, 2019, 17 (4): 47-48, 50.

［19］ NGARMUKOS S, KIM K I, WONGSAK S, et al. Asia-Pacific venous thromboembolism consensus in knee and hip arthroplasty and hip fracture surgery: part 1. diagnosis and risk factors [J]. Knee Surgery & Related Research, 2021, 33 (1): 18.

［20］ 王乔宇, 武明芬, 柳鑫, 等. 2021 中国静脉血栓栓塞症防治抗凝药物的选用与药学监护指南 [J]. 中国临床药理学杂志, 2021, 37 (21): 2999-3016.

［21］ 中华医学会呼吸病学分会肺栓塞与肺血管病学组, 中国医师协会呼吸医师分会肺栓塞与肺血管病工作委员会, 全国肺栓塞与肺血管病防治协作组. 肺血栓栓塞症诊治与预防指南 [J]. 中华医学杂志, 2018, 98 (14): 28.

第三节　创 面 管 理

一、常见外科伤口处理规范

(一) 换药基本规范

换药是外科基本操作之一,换药可让医生观察伤口情况,去除不利于伤口愈合因素,促进伤口愈合。换药的目的在于以下几点。

1. 观察伤口愈合情况,对伤口进行适当处理。

2. 清洁伤口,去除异物、渗液或脓液,减少细菌的繁殖和分泌物对局部组织的刺激。

3. 伤口局部外用药物,促使炎症局限,或加速伤口肉芽生长及上皮组织扩展,促进伤口尽早愈合。

4. 包扎固定患部,使局部得到充分休息,减少患者痛苦。

5. 保持局部温度适宜,促进局部血液循环,改善局部环境,为伤口愈合创造有利条件。

(二) 切口换药时机

1. 无菌手术及污染性手术术后 24~48 小时换药并检查切口局部愈合情况,评估有无感染、脂肪液化等不良因素。

2. 手术后伤口有出血、渗血可能的或外层敷料已被血液或渗液浸透者,应及时换药。

3. 伤口包扎后如出现肢体或周围水肿、胀痛,皮肤颜色改变或局部疼痛、烧灼感或麻木感等,应注意以下情况:①伤口内安放引流物需要松动、部分拔除或全部拔除者;②伤口已化脓感染,需要定时清除坏死组织、脓液和异物者;③伤口局部敷料松脱、移位、错位,或包扎、固定失去应有的作用者;④外科缝合伤口已愈合,需要拆除切口缝线者;⑤需要定时局部外用药物治疗者;⑥手术前创面准备,需要对其局部进行清洁、湿敷者;⑦各种引流物计量过多者。

(三) 换药的基本原则

1. 无菌原则　换药过程要全程遵循无菌原则,包括备物及操作阶段。

2. 一般换药需遵循先清洁后感染,先简单后复杂的顺序进行,同一个患者多处伤口也按这个原则进行。操作前后均应认真进行手卫生清洁,若身上有污染体液,应及时更换白大褂,必要时可穿着一次性隔离衣换药。

3. 根据伤口情况准备换药敷料和用品,应勤俭节约,物尽其用,不要浪费。

4. 合理掌握换药的间隔时间,间隔时间过长不利伤口愈合,间隔时间过短因反复刺激伤口也会影响伤口愈合,频繁暴露伤口也会增加感染机会。

(四) 换药步骤

1. 准备工作　向患者讲解换药的目的和意义,消除患者的心理恐惧。协助患者摆出合适体位,既有利于其舒适,也有利于医生换药。着装符合要求、修剪指甲、洗手。环境准备:操作前半小时停止一切清扫工作,换药期间减少人员走动,若条件允许可到专门室间换药。

用物准备：消毒液（表 2-7-3）、治疗盘内盛无菌治疗碗 2 个、无菌镊子 2 个、棉球数个，置于无菌治疗碗内，无菌纱布数块，胶布或绷带，根据伤口情况可备开口纱、引流物、血管钳、注射器、凡士林纱、抗菌敷料等。

表 2-7-3　消毒液选择

切口类型	消毒液选择
闭合创口	皮肤伤口选用Ⅲ型安尔碘，靠近黏膜伤口可选用Ⅰ型安尔碘
开放创口	生理盐水或强力消毒碘
清创创口	安尔碘消毒后过氧化氢清创，生理盐水清洗，清洗后再次安尔碘消毒

2. 操作方法

（1）外层绷带和敷料用手取下，紧贴创口的一层敷料用镊子揭去，揭除敷料的方向与伤口纵轴方向平行，以减少疼痛。

（2）左手持另一把无菌镊子将药碗内的消毒棉球传递给右手的一把镊子操作，用以创口周围皮肤擦洗。清洁伤口先由创缘向外擦洗，勿使酒精流入创口引起疼痛和损伤组织。

（3）用消毒敷料覆盖创面，沿皮纹方向粘贴胶布固定。

（五）伤口拆线

伤口内一切皮肤缝线均为异物，不论愈合伤口或感染伤口均须拆线。所以外科拆线尤指在缝合的皮肤切口愈合以后或手术切口发生某些并发症时（如切口化脓性感染、皮下血肿压迫重要器官等）拆除缝线的操作过程。

1. 拆线时间　各部位拆线时间：①头、颈、面部伤口 4~5 天拆线；②胸、腹、背、臀部伤口 7~10 天拆线；③双上肢伤口 9~10 天拆线，双下肢伤口 9~11 天拆线；④手足背伤口 10~12 天拆线，足底部伤口 10~15 天拆线；⑤减张切 14~16 天拆线；⑥腹壁伤口裂开再次全层缝合伤口 15~18 天拆线。老年患者、糖尿病、营养不良者可酌情延长拆线时间。

2. 准备工作

（1）告诉患者拆线过程痛苦较轻微，解除患者心理紧张，协助其摆好合适体位，注意私密保护及人文关怀。

（2）物品准备：无菌换药包、小镊子 2 把、拆线剪刀及无菌敷料等。

3. 一般缝线拆线步骤

（1）皮肤可用Ⅲ型安尔碘皮肤消毒。颜面部、会阴部、黏膜、婴幼儿皮肤可用Ⅰ型安尔碘消毒。先清洗干净伤口血迹，并浸湿缝线线头，使线头不粘在皮肤上。

（2）操作者左手持血管钳或镊子，夹住线头，轻轻向上提起。用剪刀插进线结下空隙，紧贴针眼，从由皮内拉出的部分将线剪断，向对侧拉出。

（3）全部拆完后，用消毒液棉球再擦拭一遍，盖无菌敷料，包扎固定。

（4）如伤口缝线针孔明显红肿说明有线孔炎的情况，拆线后可用 10~12 层 70% 酒精纱布裹敷，适当加压包扎，以后每日换药一次。

（5）注意事项：操作中严格遵守无菌术原则；术后如无特殊情况，一般不必特殊处理，局部敷料酌情保留适当时间即可解除。

4. 皮肤缝合钉拆线（图 2-7-1）

（1）皮肤可用Ⅲ型安尔碘皮肤消毒。颜面部、会阴部、黏膜、婴幼儿皮肤可用Ⅰ型安尔碘消毒。先清洗干净伤口血迹，检查皮肤愈合情况。

（2）将拆针器头部下方两尖端插入针冠与皮肤的空隙处。

（3）握压手柄，缝合针即向上弹起，脱离切口完成拆针，再拆下一针。

（4）注意事项：使用前检查包装，包装破损或超过失效期请勿使用。打开无菌包装时，应注意无菌操作，避免污染。

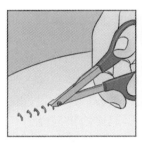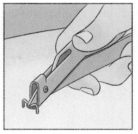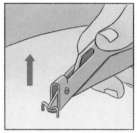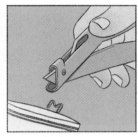

图 2-7-1 皮肤缝合钉拆线

二、常见切口并发症处理

（一）脂肪液化

脂肪液化（fat liquefaction）是指切口的大量脂肪细胞破裂，细胞内脂肪颗粒外溢、分解、形成液状油脂，积留于切口内。它是外科手术切口愈合过程中常见的一种并发症，尤其是对于肥胖和糖尿病患者，不仅延长了患者的切口愈合时间，还增加其痛苦及医疗开支，甚至可能导致创口感染，严重时危及生命。目前尚无统一的诊断标准，大多参考以下诊断标准：多发生在术后 1 周以内，大部分患者除发现切口有较多渗液外，无其他自觉症状；部分患者可在常规检查切口时发现敷料上有黄色渗液，按压切口皮下有较多渗液；切口愈合不良，皮下组织游离，渗液中可见漂浮的脂肪滴；切口无红肿及压痛，切口边缘及皮下组织无坏死征象；切口的脂肪液化并无细菌感染，属于无菌性炎症反应。临床上应注意区分脂肪液化与切口感染，具体对比见表 2-7-4。

表 2-7-4 脂肪液化和切口感染的鉴别

鉴别项目	脂肪液化	切口感染
症状	一般患者无自觉症状，主要首发症状为淡黄色液体渗出增多，渗液无气味	切口疼痛加重、局部渗液增多，渗液多有臭味或某些细菌感染有特殊气味，可有发热、畏寒、乏力、疲惫等全身症状
体征	伤口饱满，触之有波动感，局部皮温无升高，渗液呈淡黄色浑浊液体	伤口红肿，触之皮温升高，若有积液或积脓局部可有波动感，渗液根据不同细菌感染颜色不同，伴有异味
检验检查	白细胞、中性粒细胞不升高或轻微升高，降钙素原、C 反应蛋白等指标不升高	白细胞、中性粒细胞升高，降钙素原、C 反应蛋白等指标升高

1. 病因 手术切口脂肪液化发生的病理机制尚未明确,原因推测与体形肥胖、术中使用高频电刀、糖尿病、切口保护欠妥、缝合技术欠佳等有关。

(1)肥胖:皮下脂肪肥厚是术后切口脂肪液化的高危因素。肥胖患者易出现切口脂肪液化的原因可能是:与内分泌及代谢异常有关,脂肪组织体积扩增后保护性因子分泌减少,炎性因子活性增高,脂肪组织创伤后局部缺血水肿,促进脂肪组织坏死液化;肥胖患者脂肪组织丰厚,手术难度较常人困难,术中引起脂肪组织损伤的可能性更大;而皮下脂肪组织血运差,手术切口切断局部供应血管,术中脂肪组织受到灼伤、钳夹、挤压等影响,导致脂肪组织氧化分解发生液化,引起无菌性炎症反应,导致切口愈合不良。

(2)高频电刀的使用:高频电刀工作状态时的温度远超组织耐受温度,高温造成皮下脂肪组织不同程度碳化、变性、坏死,而且脂肪组织内的毛细血管也因热凝固栓塞,导致血运较差的脂肪组织血供进一步减少,脂肪组织无菌性坏死,形成渗液。电刀也会对切口切缘造成热性损伤,增加切口脂肪液化的风险。

(3)糖尿病:糖尿病患者存在切口不愈合或愈合延迟的问题,可能与糖尿病患者自身免疫力低下,高血糖环境易引起组织水肿,血液呈高凝状态及血管病变引起血液供应障碍有关。术后心血管并发症影响代偿功能,并降低切口区的血液供应,微循环灌注障碍,白细胞及成纤维细胞功能受损,肉芽组织形成减少等。

(4)手术切口保护欠妥:手术切口暴露时间相对较长、术中机械牵拉组织力量过大、牵拉时间过长或钳夹机体组织等机械刺激均会引起脂肪组织氧化分解,引起无菌性炎症反应,导致脂肪组织液化。同时,术中消毒药物渗入切口,切口脂肪组织因化学性刺激而液化。这些都是术者在手术过程中对切口保护不当引起切口脂肪液化的原因。

(5)缝合方法和缝合技术缺陷:缝合不当形成无效腔,在机械作用如挤压、钳夹、渗液等刺激下,很容易发生氧化分解反应,引起无菌性炎症,使脂肪组织发生液化。脂肪液化与脂肪缝合过密、缝合脂肪时留有无效腔、脂肪锐性损伤以及酒精接触脂肪有关系。

(6)其他因素:操作粗糙、结扎大块组织、止血不彻底、贫血、低蛋白血症、长期使用免疫抑制剂、术前切口周围存在软组织损伤等。

2. 治疗 治疗切口脂肪液化的方法大致可分为保守治疗和手术治疗。保守治疗方法有很多,如局部拆线、纱布条引流、置管引流、负压创面疗法、中医药疗法、湿性疗法等方法。手术治疗需要沿原切口切开,彻底清除液化的脂肪组织,并放置引流管以充分引流,为切口的愈合提供良好的条件。常见的治疗方法如下。

(1)切口液比较少,液化的范围也不大,则不需要拆除缝线,通过挤压切口的方式来尽量排出渗液,换药3次后可以拆线。

(2)切口渗液比较多,可以根据患者的实际情况来拆线2针;使用红外线照射切口,置高渗盐或高渗糖纱布或中药膏剂条引流,换药1次/d,创面逐渐长出新鲜肉芽组织,用无菌蝶形胶布或创可贴使切口紧密对合后切口愈合或者换药到有大量新鲜肉芽组织生长后扩创直接缝合伤口愈合。

(3)碘伏纱条引流:碘伏具有广谱抗微生物作用,对细菌、芽孢、真菌、衣原体、支原体及病毒均有效,其水溶液呈酸性,对黏膜无刺激性,无明显副作用,对病原微生物具有广谱的杀灭性,作用快,故能有效防止液化后再次被细菌等感染而影响伤口愈合。在清除患者渗液后可用无菌纱块剪成条状,用碘伏完全浸湿后一端放入液化伤口底部,一段外露引流,每日换药更换至伤口肉芽生长后闭合伤口(注意使用前须排除碘过敏)。

(4) 清创置管引流,需要把所有的缝线全部拆除,然后冲洗切口,清创,在切口旁边开一个小口,留置引流管并固定,接负压引流,在引流液减少之后就可以拔掉引流管继续换药至肉芽生长后再闭合伤口。

(5) 负压创面疗法:可明显加速创面愈合,与常规换药相比有明显优势。负压创面疗法是一种高效引流方法,可将引流区的渗出物及时彻底清除,实现引流区"零聚集";显著加快感染腔隙的闭合和感染创面的愈合,有效预防手术野积液;护理方便,便于进行切口或创面的观察;避免频繁换药患者的痛苦,降低医务人员工作量。负压创面疗法促进创面愈合的具体机制如下:①促进毛细血管生成,增加创面血流量、促进肉芽组织生长;②清除创面渗出液、细菌及炎性介质,减轻创面的感染及炎症反应;③负压机械应力促进修复细胞增殖并抑制其凋亡;④减轻组织水肿,减轻组织间压。研究表明负压创面疗法在治疗感染性切口方面是安全、有效的,可减少切口内的渗出及抑制细菌生长,控制感染,刺激肉芽组织生长,缩短切口愈合时间。

(6) 中医药疗法应用:大黄、芒硝混合外敷手术切口,两者互相促进,联合红外线理疗,与普通换药及挤压排液的方法相比能明显缩短切口愈合时间、减少换药次数、降低二次清创缝合的风险。大黄有效成分为蒽醌类衍生物,有解热镇痛、活血化瘀、增强免疫力、广谱抗菌消炎之功效;芒硝有效成分为硫酸钠,有高渗吸水而起干燥消肿、清热止痛、润燥软坚之功效。根据大黄、芒硝药理学特性,有促进切口愈合的作用。中医常将大黄、芒硝配伍治疗各种局限性炎症,两者能互补、互相促进,使脂肪液化切口保持干燥,促进血液循环,清热消肿,软化切口硬结,促进液化切口如期愈合。

(7) 湿性疗法:湿性疗法是指使用各种湿性愈合敷料保持切口适度湿润,促进组织细胞活性和生长,促进切口愈合的方法。随着湿性愈合理论知识的普及,以藻酸盐敷料为代表的湿性敷料在临床上的应用日益增多。与传统敷料比较,藻酸盐敷料为伤口的生长提供了适宜的湿润环境,保留渗液中的活性物质并促进活性物质的释放,促进坏死组织溶解和组织细胞的增殖、分化及上皮细胞的移行;切口内微环境刺激新生毛细血管生长,促进肉芽组织生长,促进切口愈合。另外,密闭、潮湿、微酸的环境有利于中性粒细胞发挥作用,增强局部杀菌能力,降低感染发生率。湿性愈合敷料治疗腹部切口脂肪液化,在切口平均愈合时间、换药次数、换药费用上与传统换药相比有较大优势。应用藻酸盐湿性敷料处理腹部切口脂肪液化,可减少换药次数,减轻换药带给患者的痛苦,促进肉芽组织的生长,缩短切口愈合的时间,避免切口继发感染。

(二) 切口积血

术后各种原因造成的出血流出切口外或切口内持续性出血导致切口内出血,可导致局限性浅层血肿或深部血肿。

1. 切口积血主要原因

(1) 基础疾病:血友病(第Ⅷ因子缺乏等)、血小板减少性紫癜、BMI>25kg/m^{2}等。

(2) 切口真皮层电凝结块脱落或缝合时出血;切口内血管止血不充分或结扎血管的缝线脱落。常见于以下情况:①术后血压升高和塌陷的血管再灌注;②手术后早期过度活动引起出血。

(3) 围手术期抗凝药物的使用,主要包括术前存在深静脉血栓、房颤等病史,存在长期服用抗凝以及抗血小板药物;术后发生深静脉血栓或者肺栓塞需要延长抗凝药物的时间或者增加抗凝药物的剂量。

2. 切口积血处理

(1)术中发现有出血倾向、止血困难的,应选择放置引流管观察术后引流情况。

(2)术后预防深静脉血栓形成的时间应根据患者个人身体状况、既往病史、术中情况选择合适的药物及使用时机。

(3)术后密切监测出凝血时间、凝血酶原和 INR。

(4)术后形成的出血外渗通常需要 24 小时,可加强缝合或加压包扎减少出血机会。

(5)局限性浅层血肿通常不需要行手术清除便可自行吸收。必要时拆线引流、清除血肿后再缝合伤口。

(6)深部血肿若引起的关节肿胀、活动受限、疼痛剧烈、持续性的出血以及渗液等并发症则常需要行血肿清除术,如明确有较大动静脉损伤,应行急诊探查手术治疗。

3. 切口积血预后 一般经处理后大部分积血可被引流或自动吸收,不对患者伤口愈合造成影响,但因局部出血可能导致切口感染机会增加,需加强观察。

(三) 切口感染

1. 切口感染分类 外科手术部位感染分为切口浅部组织感染、切口深部组织感染、器官/腔隙感染。

(1)切口浅部组织感染:诊断标准为手术后 30 天以内发生的仅累及切口皮肤或者皮下组织的感染,并符合下列条件之一:①切口浅部组织有化脓性液体;②从切口浅部组织的液体或者组织中培养出病原体;③具有感染的症状或者体征,包括局部发红、肿胀、发热、疼痛和触痛,外科医师开放的切口浅层组织。

下列情形不属于切口浅部组织感染:①针眼处脓点(仅限于缝线通过处的轻微炎症和少许分泌物);②外阴切开术、包皮环切术部位或肛门周围手术部位感染;③感染的烧伤创面及溶痂的 Ⅱ、Ⅲ 度烧伤创面。

(2)切口深部组织感染:无植入物者手术后 30 天以内、有植入物者手术后 1 年以内发生的累及深部软组织(如筋膜和肌层)的感染,并符合下列条件之一:①从切口深部引流或穿刺出脓液,但脓液不是来自器官/腔隙部分;②切口深部组织自行裂开或者由外科医师开放的切口,同时,患者具有感染的症状或者体征,包括局部发热,肿胀及疼痛;③经直接检查、再次手术探查、病理学或者影像学检查,发现切口深部组织脓肿或者其他感染证据。同时累及切口浅部组织和深部组织的感染归为切口深部组织感染;经切口引流所致器官/腔隙感染,不需要再次手术归为深部组织感染。

(3)器官/腔隙感染:无植入物者手术后 30 天以内、有植入物者手术后 1 年以内发生的累及术中解剖部位(如器官或者腔隙)的感染,并符合下列条件之一:①器官或者腔隙穿刺引流或穿刺出脓液;②从器官或者腔隙的分泌物或组织中培养分离出致病菌;③经直接检查、再次手术、病理学或者影像学检查,发现器官、腔隙脓肿或其他器官、腔隙感染的证据。

2. 切口感染的原因

(1)术前:患者术前住院时间过长,择期手术患者手术部位以外感染未控制,糖尿病血糖水平控制不佳,未纠正贫血、低抵抗力、水电解质平衡及营养不良等情况,术前术区皮肤未彻底清洁,使用有损伤方式去除毛发,术前未按规定采取预防性抗感染措施。

(2)术中:术中保证手术室环境洁净,避免频繁进出或者有过多参观人员,手术人员应身体健康,若有上呼吸道感染或者携带多重耐药菌的医务人员不应参加手术,关闭切口避免残留无效腔,避免缝合过密、过紧。

(3)术后:引流不通畅,换药不规范。

3. 切口感染治疗

(1)及时发现,尽早经验性使用广谱抗生素,并及时留取标本,进行细菌培养及药敏试验,待结果回报后根据药敏结果给予敏感抗生素治疗。

(2)清创术:目的是清除感染病灶,消除细菌生长环境,转变为有利于组织修复有利环境。操作方法如下。

1)消毒:按常规手术消毒,注意感染创口消毒应由外至内,一次性完成消毒,禁止反复擦拭。

2)清创操作过程:①生理盐水清洗污染的创口,尽量清除干净游离的腐败组织;②过氧化氢彻底清除坏死失活组织,可用手术刀轻轻刮除坏死组织,有怀疑组织均应刮除,刮除至有新鲜少量出血;③彻底止血后再次用生理盐水清洗干净;④若感染范围较小,程度较轻,清创后可考虑一期缝合,若积液较多,未能一次完全清除,则可放置引流条、负压引流等办法,每天换药至伤口感染完全控制再行缝合。

(3)脓肿切开术

1)浅部脓肿:用尖刀刺入脓肿腔中央,向两端延长切口,如脓肿不大,切口最好到达脓腔边缘;切开脓腔后,以手指伸入其中,如有间隔组织,可轻轻地将其分开,形成单一的空腔,以利于排脓。如脓腔不大,可在脓腔两侧切开做对口引流;填入蓬松湿盐水纱布、碘伏纱布或凡士林纱布,并用干纱布或棉垫包扎。

2)深部脓肿:切开之前先用针吸穿刺抽吸,找到脓腔后,将针头留在原处,作为切开的标志。先切开皮肤、皮下组织,然后顺着针头的方向,用止血钳钝性分开肌层,到达脓腔后,将其充分打开,并以手指伸入脓腔内检查。手术后置入干纱布条,一端留在外面,或置入有侧孔的橡皮引流管。有条件可置入封闭式负压引流装置。若脓肿切开后,腔内有大量出血时,可用干纱布按顺序紧紧地填塞整个脓腔,以压迫止血,术后2天,用无菌盐水浸湿全部填塞的敷料后,轻轻取出,改换卷或凡士林纱布引流。术后做好手术记录,特别应注明引流物的数量。

三、慢性难愈性创面

慢性难愈性创面目前尚无明确定义,通常可以理解为在各种内外因素的作用下,无法通过正常有序而及时的修复过程达到解剖和功能上完整状态,进入一种病理性炎症反应状态的创面。创面经久难愈,通常在1个月时间以上,皮肤软组织缺损不能修复。慢性难愈性创面是外科中长期难以解决的治疗难题之一。随着社会的发展,各种创伤、老年性疾病、代谢性疾病日益多发,并往往伴随着各种各样的创面问题。据统计,全世界有约1%的人被持续性的创面问题所困扰,约5%的医疗费用花在创面修复上。慢性难愈性创面发病率呈逐年增高趋势。创面问题是临床常见问题,给患者及其家庭造成沉重的经济与心理负担,同时也带来一些社会问题。由何种临床治疗机构、何种治疗团队进行标准化、规范化创面治疗,是当今临床医学必须尽快解决的严峻问题。建立创面修复专业治疗团队与临床机构是现代社会与医学发展的必然趋势。《国家卫生健康委办公厅关于加强体表慢性难愈合创面（溃疡）诊疗管理工作的通知》中指出,针对病情复杂的体表慢性难愈合创面患者,三级医院和有条件的二级医院要积极推行多学科联合诊疗模式,组织与创面修复相关临床科室组建多学科诊疗团队,通过联合会诊、病例讨论和联合查房等形式,制定科学、适宜的个体化诊疗方案,确保治疗针对性、保证治疗效果。

（一）发生机制

正常创面愈合炎症阶段持续数小时至数天,但如果在急性或慢性难愈性创面中炎症与抗炎症持续失衡,创面就难以进入修复阶段。适度的炎症反应能够清除创面的病原微生物,保护正常组织和间生态组织,加快自身损伤组织修复,促进创面愈合；持续炎症反应使表皮及肉芽组织无法形成,并阻碍组织重塑,造成创面难以愈合。

不同创面中细胞因子表达水平存在明显差异,烧伤早期创面炎性细胞因子、细胞间黏附分子（ICAM）、TGF-β 的基因表达水平均明显上调,有利于启动创面修复。而在慢性难愈性创面中,炎性细胞因子 IL-6 和 IL-1β 的基因表达水平明显上调,生长因子 TNF-α 和 ICAM-1 的基因表达水平下调。虽然都为慢性难愈性创面,压疮与糖尿病创面在炎性细胞因子、细胞间黏附分子以及生长因子的表达上,均存在明显差异,细胞因子表达水平紊乱是慢性难愈性创面修复困难的重要原因之一。

创面愈合是一个动态、有序而且复杂的过程,通常可以划分为 4 个相互联系、重叠的过程：出血、炎症、肉芽组织形成和组织塑型。但在各种系统或局部因素作用下,这种有序的过程被破坏,导致了慢性难愈性创面的发生。造成此种破坏的因素归纳起来主要有以下几点：营养不良,组织灌注不良和缺血再灌注损伤,细菌负荷、感染和坏死组织存留,糖尿病,细胞衰老等。在上述因素的影响下,创面修复能力被削弱,而以损伤因素为主导,最终导致了难愈性创面的形成。

（二）分类

1. 借鉴传统伤口的分类概念,可分为手术、烧伤、日常损伤、压疮、感染性伤口等。

2. 根据溃疡的污染程度,可分为清洁、污染、感染性等溃疡。

3. 根据皮肤解剖深度,可分为浅层、深层、全层、皮肤以下深层组织溃疡。

4. 按组织形态分为红、黄、黑、粉和混合型创面,不仅形象,而且反映了创面组织成分的现有状态。黄色对应的是存在较多脓性分泌物或血清样渗出的湿性创面。黑色对应的是表面覆盖黑痂或失活组织的干燥创面,红色指的是干净、肉芽新鲜的创面,粉色指的是开始上皮化的"健康"创面。

5. 系统性伤区评分法　将创面肉芽、纤维粘连组织和焦痂变化、伤口渗液等指标具体量化分类。比较细致但复杂、缺乏操作性。

6. 根据病因学目前通常可以将慢性难愈性创面分为 8 种类型。

（1）静脉性溃疡：周围血管病、静脉曲张、静脉栓塞。

（2）缺血性溃疡：动脉硬化、血栓闭塞性脉管炎引起的溃疡。

（3）压力性溃疡：压疮。

（4）营养代谢性溃疡：糖尿病性溃疡、痛风性溃疡、营养不良性溃疡等。

（5）感染性溃疡：包括细菌、病毒、真菌、螺旋体（如梅毒螺旋体）等多种微生物感染引起的溃疡。

（6）恶性溃疡：瘢痕癌、原发性皮肤肿瘤、转移性皮肤肿瘤、卡波西肉瘤、放射性溃疡。

（7）创伤性溃疡：如机械性损伤、烧伤、冻伤、严重骨折或皮肤撕脱伤引起的溃疡。

（8）其他：脓皮病、脉管炎、高血压性溃疡，伴有自身免疫性疾病、免疫缺陷性疾病、肾衰竭等基础疾病的患者出现的慢性创面等。

（三）治疗

慢性难愈性创面的治疗，慢性难愈性创面的发生与一些特殊致伤原因、特殊部位、全身情况、创面局部情况均有密切关系，治疗前应先对创面致伤原因、发生部位、患者全身状况、局部创面的具体情况进行充分评估，才能收到预期的治疗效果。由于不同原因导致的难愈性创面病因学和发病机制不完全相同，因此其治疗方法存在较大差异。总体上分为非手术治疗和手术治疗，无论选择哪种治疗方法，都需要在全身支持治疗以及病因治疗的基础上进行，即纠正水电解质紊乱，纠正贫血及低蛋白血症，改善全身营养状况，增加患者自身的抗感染能力和促进创面愈合的能力。对糖尿病溃疡的治疗，首先，必须控制血糖和治疗糖尿病，下肢静脉曲张溃疡首先必须处理静脉曲张本身的问题等；其次，创面的外科处理应当是局部治疗的前提和基础，如局部清创和抗感染等；最后，采用某些措施和方法来促进创面愈合。

1. 创面愈合理论　对慢性创面处理的探索，近年来有 3 个里程碑式的飞跃。第 1 个里程碑出现于 20 世纪的 60—70 年代 Winter 提出的"湿性创面愈合"理论：即湿性创面环境能够加快上皮细胞增生移行的速度，促进创面愈合；第 2 个里程碑出现于 20 世纪 80 年代：认识到机体中存在的多种生长因子，包括血小板衍生生长因子（platelet-derived growth factor，PDGF）、表皮生长因子（epidermal growth factor，EGF）、碱性成纤维细胞生长因子（basic fibroblast growth factor，BFGF）等，对创面具有极强的促修复作用，并且已经较广泛应用于临床，取得了确切的疗效；第 3 个里程碑式的重要进展是国外近年来基于对慢性创面的病理性愈合过程提出的"伤口床准备"理论。

2. 伤口床准备　随着对慢性创面发病机制研究的深入，2003 年 Douglass 提出了"创面床准备（wound bed preparation，WBP）"的概念，后将其定义为通过纠正可能延迟创面愈合的全身和局部因素，从而促进创面愈合的系统治疗方法。创面床准备包括对全身、局部的系统评估，处理创面（包括去除坏死组织、引流渗出液、恢复菌群平衡），应用敷料、酶、药物等创造相对适宜的创面微环境，确保形成优质的肉芽组织。其重点在于调整慢性创面的分子环境，将其转变为对治疗有反应的创面。

实施"创面床准备"理论指导治疗，可以提高创面的愈合率，减少创面愈合时间，加速缩小创面面积，减少换药次数，减少需要植皮手术率，提高植皮手术成功率，并不增加治疗费用。

（四）清创

清创是慢性伤口处理中重要的环节，目的在于去除创面在坏死组织，减少细菌生长，重新激活组织再生，为伤口创造一个良好的环境。清创方式多样，主要如下。

1. 外科手术清创　是指用手术的方式清除坏死组织，主要是对创面坏死组织、肌肉、筋膜及骨质破坏产生的碎骨片予以清除。常用于有大量坏死组织的创面或感染创面。其效果取决于手术医师的经验及肉眼对创面污染和坏死组织的判断。不彻底的清创是术后伤口感染的根源,反之彻底的清创又常以牺牲邻近正常组织为代价导致较大的组织缺损、愈合延迟甚至器官功能障碍。手术将不可避免地造成出血,且存在各种手术风险。因而在某些情况下(如大面积烧伤的除痂、贯通伤复杂伤道的清创等)表现出一定的局限性。清创往往需要多次手术,创伤较大,特别是深度创面,实施手术清创后组织大范围缺损。

2. 生物学方法(蛆)　蛆清创疗法是利用严选已测试及消毒后的蝇蛆来清理未能愈合的创面。主要适用于坏死组织已软化或难以清除的慢性创面。蛆虫清创疗法是一种安全有效的修复难愈性以及严重感染创面的生物清创疗法。与传统清创换药方法相比,蛆虫在难愈性创面中应用的优点有:①可有效去除坏死组织及渗出物而对附近健康组织没有损害;②蛆虫能产生多种生长因子,促进组织生长,且在创面蠕动时能够刺激正常组织修复;③以糖尿病足及压疮为代表的难愈性创面往往合并复杂细菌感染,而蛆虫能够分泌杀菌、抑菌功能的抗菌肽,可以抑制革兰氏阳性菌和革兰氏阴性菌生长,包括耐甲氧西林的金黄色葡萄球菌。

3. 酶清创　是指采用某些具有蛋白水解作用的外源性酶类,将坏死或失活的组织分解、清除,同时又不损害邻近正常组织,从而达到清创目的的一种方法。酶促清创作为一种具有选择性的非手术清创方法,用于全身情况稳定的皮肤烧伤患者除痂、压疮等表浅的慢性软组织创面清创,疗效肯定,无出血、痛苦小,无明显全身及局部毒副作用,尤其适用于不适合手术清创的患者。目前用于酶促清创的蛋白酶有枯草菌酶、胶原酶、菠萝蛋白酶、木瓜蛋白酶、磷虾酶、弧菌血溶素等,它们的共同作用为水解蛋白和胶原。

4. 自溶性清创　自溶清创是通过自身内源性酶的作用来进行的,这些酶包括弹性蛋白酶、胶原酶、髓过氧化物酶、酸性水解酶和溶酶体酶等。这是机体分解清除坏死物质的一种无痛性且高选择性的原始反应,往往需要借助新型敷料应用于创面,从而提供一个湿润的环境促进坏死组织自溶。所有创面都存在程度不同的自溶性清创,且自溶清创只会清除失去活性的组织,对创面周围健康组织无影响,是目前认为最安全的清创技术。自溶性清创术较其他方法用时更长,一般不产生疼痛,患者耐受性较好,但创面感染是自溶性清创术的禁忌证。

5. 机械清创　又称物理清创。有多种方式,包括敷料法、水疗法、冲洗法、超声水刀等。近些年兴起的超声水动力清创系统是以高压水流对人体组织进行切割,其水流的速度在精准切割人体组织的同时不产生任何热损伤,避免了目前常用的电刀在切割组织过程中产生的广泛组织损伤。同时,通过水流的超声处理为创面提供一个湿润的环境,超声波空化效应可造成水滴雾化,有效去除创面上的各种细菌和微生物。超声水刀清创作为较为先进的清创技术,具有清创效率高、对正常组织损伤小、杀菌促进肉芽生长等特点。

(五) 创面敷料

敷料是用于皮肤创面的覆盖物,其作用是暂时起到皮肤的部分屏障功能,等待创面再上皮化或过渡到重建永久性的皮肤屏障。因而敷料除要起到覆盖作用外,还要提供良好的愈合环境,有利于创面的修复。理想的创面敷料应具有以下主要特点:无毒性,良好的生物相容性和可降解性,增强创面抗感染能力,能促进皮肤组织愈合和修复,透气性和吸湿保湿性好等。

常见的敷料有:传统的医用敷料、水凝胶、水胶体敷料、亲水纤维敷料、氯化钠敷料、泡沫敷料、硅树脂敷料、海藻酸盐敷料、复合敷料、薄膜敷料、活性炭敷料、甲壳素类敷料、生长因子敷料等。

(六) 负压封闭引流(vacuum sealing drainage,VSD)

是由聚乙烯醇合成的高分子聚合医用泡沫敷料及具有黏合性的不透水防菌生物透性薄膜构成。VSD 技术在处理创面时,不仅可以变开放性创面为闭合性创面,而且可以全方位地持续引流,减轻组织水肿,去除细菌培养基和创伤后受损组织产生的毒性分解产物,减少机体组织对毒性产物的重吸收;半透膜的密封作用阻止了外部细菌进入创面,保证了创面内和皮肤的水蒸气正常透出;持续全方位的负压吸引为主动引流提供了动力,促进了局部的血液循环加快,刺激组织新生。间歇作用为组织提供了足够的静息生长期。

VSD 技术已不断应用于临床实践疾病的治疗中。VSD 技术更广泛地应用于慢性难愈合性伤口的处理,可促进创面肉芽组织的快速愈合,降低患者住院费用,减轻患者及其家属的心理负担,减少医疗资源的过度消耗等。由于现在对慢性难愈合伤口、糖尿病足溃疡等多种疾病的机制还不清楚,VSD 技术的进一步使用还需要不断探索。目前还存在一些不足:VSD 技术装置中生物半透明膜不易长时间固定,引流管会有结痂或者异物堵塞的情况,VSD 内胆敷料依然需要医护人员及时更换,一般敷料更换时间不能超过一周,当然具体要根据创面感染情况判定,对引流出的异物依然需要及时观察等。

(七) 细胞生长因子

狭义是指提高细胞质量、促进细胞增殖和合成活性的物质。广义是指任何细胞因子、细胞因子的结合子、多肽或其他促进伤口愈合的物质。参与组织修复的多种细胞,包括血小板、炎性细胞、成纤维细胞、表皮细胞和血管内皮细胞,都能合成并分泌生长因子。可通过自分泌刺激自身细胞,旁分泌刺激附近细胞,或内分泌刺激作用于远距离细胞。

富血小板血浆(platelet-rich plasma,PRP)是自体全血经浓缩、分离获得的血液制品,其特点是所含血小板浓度比全血高 4~5 倍,而且血小板经过激活后能释放大量高浓度生长因子,刺激细胞增殖分化,促进软组织修复。近年来富血小板血浆临床研究表明其能有效促进软组织伤口修复,对促进慢性难愈合性伤口愈合疗效显著。

(八) 基因疗法和干细胞疗法

随着基因工程技术的不断发展,基因治疗已经成为改善创面愈合的一种新的治疗方法。基因疗法用于治疗慢性伤口的主要原因是能在局部持续分泌促愈合物质,作用时间延长。基因治疗代表治愈慢性创伤很有潜力的发展方向,寻求高效转染,良好靶向性。安全无毒的载体以及真正的治疗性基因应用于今后的创面治疗前景广阔。

脂肪来源干细胞属于成体间充质干细胞,具有分泌各种细胞因子、免疫调控、多项分化等潜能,相对骨髓间充质干细胞,具有易获取、含量丰富、更易促血管新生等优势,已成为组织再生研究领域中理想的种子细胞。

(九) 生物工程产品

随着细胞培养技术和生物工程材料的不断更新改良,多种皮肤的生物替代品用于临床来促进创面愈合。目前已有几种商业化产品作为临床的常规应用。近年来人工真皮或脱细胞真皮用于难愈性创面的修复取得较好效果。

近年来,3D 生物打印技术在制造工程学领域内异军突起,并开始向生物医学领域延伸。从最初的科普介绍到研究领域内的初步探索,在较短的时间内,该技术为解决供体皮肤组织受限和皮肤创面修复带来了新的曙光,并正在成为创伤修复治疗领域内新的研究靶点。

(十)胫骨横向骨搬移

下肢慢性难愈性创面的治疗周期长且预后差,绝大部分患者最终会因疗效不佳而截肢。而胫骨横向骨搬移技术为部分截骨搬移治疗,创伤小,对肢体稳定性的影响小,手术操作简单,并发症少,主要应用于下肢难愈性创面的治疗,如糖尿病足、血栓闭塞性脉管炎、动脉粥样硬化闭塞症、静脉性溃疡、创伤引起的难愈创面等。胫骨横向骨搬移治疗重度糖尿病足取得了高愈合率、高保肢率及低复发率的良好疗效,是目前该技术治疗难愈性创面最成功的应用。胫骨横向骨搬移治疗血栓闭塞性脉管炎也可提高愈合率和保肢率,但总体疗效逊色于治疗重度糖尿病足。对下肢动脉硬化闭塞症,胫骨横向骨搬移通过刺激微血管网再生从而促进创面愈合,疗效优于传统方法,但应强调与血管重建术联合应用,以期达到最好的长期效果。有研究初步表明其作用机制与促进血管生长相关因子生成、平衡局部炎症微环境等相关。胫骨横向骨搬移治疗下肢难愈性创面的效果仍需大样本的随机对照研究证实。

(十一)高压氧

高压氧可以提高血氧分压和氧含量,增加氧弥散量和弥散距离。氧在组织损伤修复过程中发挥着关键作用,组织氧分压一般至少达到 40mmHg(1mmHg=0.133kPa)才能满足组织生长的需要。在 2ATA(1ATA=0.1MPa)高压氧下,血氧分压可以达到 1 400mmHg,组织氧分压随之也明显增高,有利于加快组织修复和愈合。高压氧对外周血管有缩血管作用,因此可降低毛细血管压力,加快血管外组织液重吸收,从而减轻局部损伤组织水肿。高压氧对许多厌氧菌或需氧菌的生长繁殖都有抑制作用,并与一些抗生素如氨基糖苷类药物有协同效应。白细胞在缺氧时杀菌力降低,高压氧则有助于增强白细胞杀菌力。高压氧增加损伤组织血管内皮生长因子产生,促进新血管生成,而新血管生成也有助于持久提高组织氧分压、减轻水肿、改善微循环。高压氧促进成纤维细胞增殖和胶原纤维合成。组织缺氧抑制成纤维细胞增殖,细胞更新、修复减慢。脯氨酸、赖氨酸羟基化是胶原纤维合成过程中的重要步骤,羟基化反应速率与内质网氧分压密切相关。高压氧有抗血小板聚集作用。血小板聚集参与糖尿病微血管病变并发症发生,因此抗血小板聚集是糖尿病足治疗方案中一个重要组成部分。高压氧有利于抑制过度的炎症反应。Benson 等发现脂多糖、脂质 A、植物血凝素、TNF-α 均可刺激人单核巨噬细胞合成 IL-1β,但若在刺激后经高压氧处理,则可以使 IL-1β 合成分别降低 23%、45%、68%、27%。另外,近年来研究也发现高压氧通过增高内皮细胞 NO 水平来抑制白细胞黏附、保护内皮细胞。

(十二)皮瓣移植术

皮瓣移植在先天或后天创伤后所致的机体软组织和器官缺损与畸形的修复重建中具有十分重要的地位。100 多年来,皮瓣的发明、皮瓣新的供区及新型皮瓣的不断出现及其在临床的应用,为整形外科治疗注入了新的活力,在机体的形态恢复、功能重建中起到了重要的作用,并大大拓展了整形外科的治疗范围。

难愈性创面的特点与修复难点在于创面局部缺乏良好的血液供应,新生血管缺乏,周围组织长期反复炎症刺激,造成纤维组织增生,瘢痕形成,皮肤和皮下组织萎缩变薄,骨、软骨及关节裸露,死骨、无效腔存在,骨质反复炎性增生,骨痂缺血硬化,导致创面难愈或不愈。

皮瓣移植术是修复此类创面效果较好的治疗方法。

皮瓣修复适用于以下情况：①具有骨、关节、肌腱、大血管、神经干等组织外露的慢性创面；②血供不良的慢性创面；③耐压和负重部位的慢性创面；④形态和功能要求较高部位的慢性创面。

（十三）多学科 MDT 治疗

糖尿病足溃疡合并难愈合创面很常见，而且经常导致下肢截肢，采取理性的、多学科治疗已成为广泛的共识。糖尿病足创面处理除了局部辅助治疗外，还应包括介入治疗、血管重建、清创和手术治疗等。及时控制创面感染，促进创面愈合，降低糖尿病足溃疡高发病率和高风险性以及由此引起的严重并发症。

（十四）护理辅助

1. 基础疾病护理　制订个性化护理策略，为创面修复创造条件，同时分析疾病与创面形成的关系，对导致创面不愈的原因进行必要干预和护理配合治疗，如减轻受压、肢体制动或负重训练、翻身等；必要时先以基础疾病治疗为主，控制基础疾病，稳定全身病情；妥善处置造成创面不愈的原因，如血运障碍导致的肢体畸形行手术再通或支架治疗，脏器功能改善，出血或凝血征象控制等；动态监控血糖、血压、心率等控制情况；预防潜在发生的治疗风险和疾病风险；及时沟通教育患者及其家属基础疾病与创面愈合的相关性，以取得配合积极治疗的意愿。

2. 心理护理　患者患病时间长，治疗效果差，活动能力及生活自理能力降低，从而产生不同程度的焦虑、烦躁、自卑心理，对治疗信心不足。因此，需要根据不同年龄、性格、文化、家庭环境，向其进行相关的疾病知识讲解，分析既往治疗（包括手术）失败的原因并进行康复教育，强调全身和创面局部术前充分准备的重要性和必要性，鼓励患者克服困难、树立信心。尤其术后对患者体位、肢体活动有特殊要求的患者，应对其进行耐心的讲解和术前模拟训练，术后着重反复强调。如骶尾部压疮皮瓣移植术后，为避免皮瓣张力过大，应指导患者术后不能坐立大小便，克服心理障碍，练习床上大小便等。

（十五）临床示例

1. 案例一　骶尾区压疮，患者为老年女性，长期卧床，骶尾区皮压疮 1 年余，见图 2-7-2。

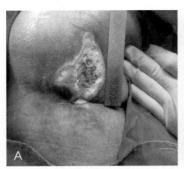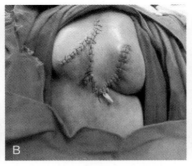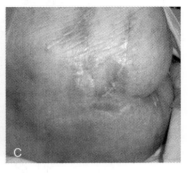

图 2-7-2　骶尾区压疮图例
A. 骶尾区压疮；B. 手术行病损切除，邻近皮瓣修复；C. 术后恢复良好。

2. 案例二　腹壁慢性溃疡，患者老年男性，伴有糖尿病史，腹壁皮肤瘙痒抓损后皮肤溃烂，创面扩大，前期多次治疗效果不佳，腹壁穿透，大网膜脱出，见图 2-7-3。

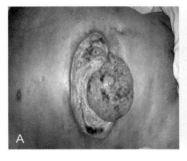
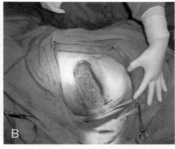
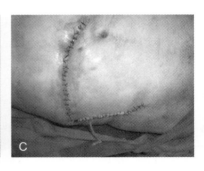

图 2-7-3 腹壁慢性溃疡图例

A.腹壁慢性溃疡 1 年余,经久不愈,大网膜脱出;B.手术切除病灶及脱出的大网膜;C.腹壁皮瓣修复创面。

3. **案例三** 小腿慢性溃疡,患者老年女性,患有自身免疫性疾病,长期服用激素,右小腿皮肤溃烂经久不愈,见图 2-7-4。

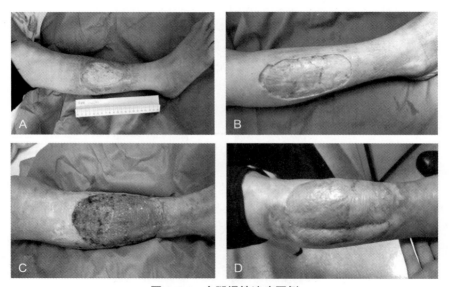

图 2-7-4 小腿慢性溃疡图例

A.小腿溃疡创面;B.手术扩创,切除坏死组织,见患者皮肤较薄,血运差;
C.手术行网状皮片移植术后皮片生长良好;D.术后 1 月随访,创面愈合良好。

4. **案例四** 坏死性筋膜炎,患者小儿男性,10 岁,车祸伤后 1 月余,右小腿窦道长期流脓,经久不愈,见图 2-7-5。

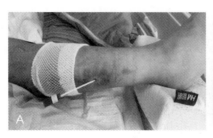
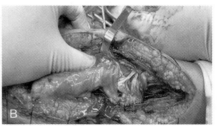

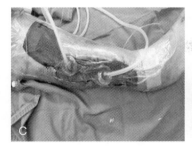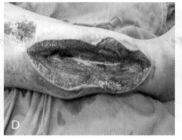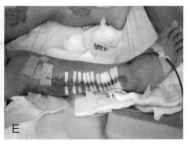

图 2-7-5　坏死性筋膜炎图例

A. 右小腿伤口, 窦道长约 10cm; B. 手术探查, 见小腿外侧肌群大范围坏死, 给予清除坏死组织; C. 创面负压吸引; D. 经负压治疗, 创面肉生长良好, 行伤口缝合; E. 缝合后伤口换药, 无红肿, 伤口张力大, 局部用拉扣减张, 术后恢复良好, 随访半年未见复发。

5. 案例五　坐骨结节压疮, 患者老年女性, 右侧坐骨结节溃烂 1 年余, 前期多次手术治疗无效, 见图 2-7-6。

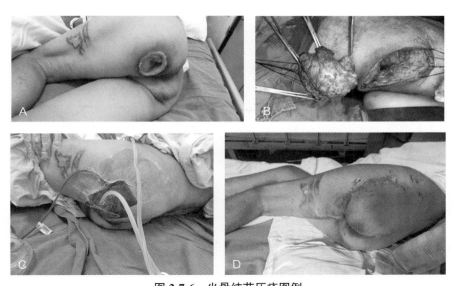

图 2-7-6　坐骨结节压疮图例

A. 右侧坐骨结节创面, 可容纳一拳头, 深及坐骨结节; B. 手术切除病损组织;
C. 伤口负压治疗; D. 设计臀大肌肌瓣修复, 手术后伤口愈合良好, 随访半年, 未见复发。

（朱　颉　黄良通　麦皓尘）

参　考　文　献

［1］陈孝平, 汪建平. 外科学 [M]. 9 版. 北京: 人民卫生出版社, 2018.

［2］汪涟, 郭菲, 闵定宏, 等. 炎症与修复相关细胞因子基因在临床慢性难愈性创面中差异表达分析 [J]. 中华烧伤杂志, 2019, 35 (1): 18-24.

［3］常春雷, 戚晓霞, 陈世红, 等. 超声清创联合自溶性清创治疗糖尿病足溃疡的临床研究 [J]. 华西医学, 2021, 04: 461-464.

［4］李山郎, 花奇凯, 刘光炜. 胫骨横向骨搬移治疗下肢难愈性创面的研究进展 [J]. 中华骨科杂志, 2021, 41 (11): 705-713.

［5］《多学科合作下糖尿病足防治专家共识 (2020 版)》编写组. 多学科合作下糖尿病足防治专家共识 (2020 版) 全版 [J]. 中华烧伤杂志, 2020, 08: E01-E52.

［6］陈群, 吴红. 老年难愈性创面的个性化护理 [J]. 中华损伤与修复杂志 (电子版), 2018, 13 (1): 75-78.

第八章

全科常见操作

第一节 静脉输液港的维护

一、概述

静脉输液港全称是完全植入式静脉输液港（totally implantable venous access port，TIVAP），也叫完全植入式静脉输液港装置（totally implanted venous access devices，TIVADs），是一种完全植入体内的中心静脉导管。

二、植入适应证

1. 长期或反复静脉输注各类药物、血液制品、营养液等的患者。
2. 外周血管条件差，难以建立静脉通道的患者。
3. 与其他静脉通路相比，更愿意接受静脉输液港的患者。

三、植入禁忌证

1. 任何确诊或疑似感染、菌血症或败血症的患者。
2. 对输液港材质过敏的患者。
3. 预期放置部位有放疗史。
4. 预期放置位置既往有血栓史或血管外科手术史。
5. 局部软组织因素影响设备的稳定性或放置。

四、输液港植入后常见并发症

（一）感染

感染可分为局部感染及全身感染。

1. 局部感染

（1）临床表现：局部皮肤的红、肿、热、疼痛或出现分泌物等。

（2）处理：①观察、评估、记录患者感染的临床表现和严重程度。②每天局部使用Ⅲ型安尔碘进行湿敷30分钟，莫匹罗星软膏外涂；若出现脓液等情况，应清理干净脓液；可选用银离子敷料覆盖，必要时请造口师会诊，进行相应的处理。

2. 全身感染

(1)临床表现:表现为寒战、高热(体温>38.5℃)、白细胞计数升高等感染征象。

(2)处理:①观察、评估、记录患者感染的临床表现和严重程度。②一旦发现导管相关血流感染征象应通知医生,在体温高峰值采集导管内和对侧外周静脉血标本做培养,以确定是否存在导管相关感染;如拔除导管,应做导管尖端培养。③如怀疑输注液体发生污染,送液体做培养。④局部及全身使用抗生素,无法控制感染须拔除输液港。

(3)预防:①导管维护时,须保持病房的清洁及安静;②按时、规范进行输液港维护操作,严格执行无菌操作;③间断输液者,每次输液完毕后及时拔除无损伤针,减少局部感染的发生;④定期开展相关的培训,增强医护人员的感染预防意识。

(二)导管破损或断裂

1. 临床表现　推注或输液困难,抽不到回血;局部皮肤肿胀、疼痛、胸闷、气促等不适。

2. 处理　包括:①排除无损伤针的问题;② X 线检查;③立即平卧、吸氧、心电监护,同时修复或取出导管。

3. 预防　包括:①置港中避免导管被锐器损伤,规范连接导管;②正确进行冲、封管,使用 10ml 以上注射器进行维护;③患者使用输液港输液时,重视患者的感觉和主诉,有异常及时进行处理;④指导患者带港期间,避免过度的颈部牵拉的动作,避免剧烈运动、提重物。

4. 夹闭综合征

(1)临床表现:患者上肢垂放或保持某种体位时输液不畅,上肢抬起外展后有改善,部分改善不明显。

(2)处理:①输液时上肢抬起外展;②密切观察患者输液的情况,严防导管断裂。

5. 血栓形成

(1)临床表现:颈部肩部疼痛;导管置管部位及颜面部皮肤肿胀、疼痛、皮温升高等。

(2)处理:①尽快完成血管 B 超的检查;②请血管外科医生会诊;③血栓部位避免热敷局部按摩及挤压;④进行抗凝、溶栓治疗;⑤密切观察患肢的皮温、颜色,及时询问患者疼痛的情况;⑥每天观察颜面部、颈部、输液港局部皮肤肿胀的情况;⑦监测凝血功能。

(3)预防:①置管时选择合适的管径导管;②规范的冲管、封管操作;③置管后指导患者进行规范的握拳等运动,保持日常活动;④无特殊治疗或检查,可以指导患者多饮水。

6. 药物渗出 / 外渗

(1)临床表现:局部皮肤肿胀、发红、疼痛等。

(2)处理:①立即停止输注液体;②分析造成渗出 / 外渗的原因,如输液港港座植入较深,选择合适长度(较长)的无损伤针重新穿刺;③根据外渗 / 渗出药物情况采取相应措施,如封闭、硫酸镁湿敷等。

(3)预防:①选择合适长度的无损伤针;②确保无损伤针垂直刺入输液港底座;③必须使用 10ml 的注射器冲、封管,避免产生过大的压力;④无损伤针穿刺成功后,妥善固定针头,防止无损伤针头的脱出。

五、静脉输液港维护

(一)备物

无菌小换药包(圆碗 2 个、镊子 2 把、棉球 6 个)、无菌治疗巾、无菌孔巾、30ml 注射器、

10ml 注射器、一次性无损伤针、无针接头、透明敷贴、无菌方纱、无菌手套、生理盐水 100ml、浓度为 100U/ml 的肝素盐水封管液、胶布、75% 酒精溶液、安尔碘或 2% 葡萄糖酸氯己定溶液,见图 2-8-1。

（二）操作流程

1. 核对医嘱及患者身份,向患者解释操作过程及目的,评估局部皮肤有无红肿、皮疹、疼痛、渗液、输液导管连接的位置是否异常等现象。

2. 洗手待干,戴口罩。

3. 患者取舒适体位,暴露输液港穿刺部位,再次仔细检查输液港周围皮肤的情况、注射底座位置等情况,见图 2-8-2。

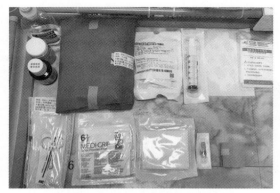

图 2-8-1　静脉输液港维护备物

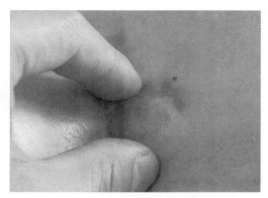

图 2-8-2　静脉输液港维护:检查底座

4. 规范做好手卫生后,打开无菌小换药包,按照维护用物需要依次投放物品到换药包里。

5. 以输液港注射座为中心,先用酒精再使用安尔碘由内向外,顺时针、逆时针交替螺旋状消毒皮肤三遍,范围直径 12cm 以上;如使用葡萄糖酸氯己定进行消毒,方式为上下摩擦消毒,见图 2-8-3。

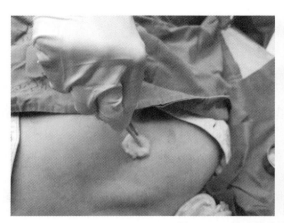

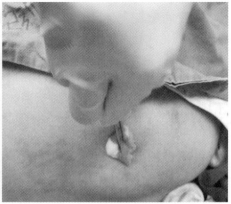

图 2-8-3　静脉输液港维护:消毒

6. 铺好孔巾后进行穿刺。用非主力手的拇指、示指、中指做成三角形固定注射座,将输液港拱起,主力手持无损伤针,避开前次穿刺部位处,自三指中心处垂直刺入,穿过隔膜,直达储液槽底部,抽回血确认针头位置无误,见图 2-8-4。

7. 在无损伤针下方垫纱布,注意不要遮盖穿刺口,透明敷料使用无张力粘贴、捏导管突起,边撕边框边按压,妥善固定后观察敷贴情况,见图 2-8-4。

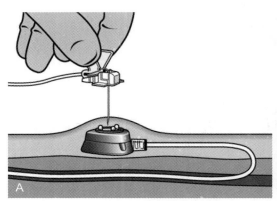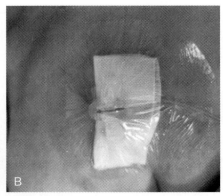

图 2-8-4 静脉输液港维护:穿刺和固定
A. 穿刺;B. 固定。

8. 整理用物,脱手套,做好手卫生,在敷料外注明操作者姓名、日期、时间。

9. 如穿刺后需要静脉输液,使用 75% 酒精棉球或棉片规范进行无针接头的消毒后连接静脉输液器,开始输液,输液完毕后使用生理盐水冲管,使用浓度为 100U/ml 的肝素液冲、封管,按要求进行拔针处理。拔针要求:左手拇指、示指固定注射座,右手垂直拔出针头,用纱布按压止血 5 分钟,消毒局部皮肤后无菌输液贴覆盖穿刺点。

10. 在静脉输液港患者维护手册上记录维护的日期、执行地点及执行者姓名、静脉通路回血情况、输液时通畅情况、冲洗与封管情况(有无阻力、使用生理盐水或肝素封管)。

(三)注意事项

1. 进行输液港维护必须使用无损伤针进行维护,治疗期间每 7 天需要更换一次无损伤针。

2. 治疗间歇期每 4 周冲管一次,冲管液为 0.9% 氯化钠注射液至少 20ml,封管液为 100U/ml 的肝素生理盐水,封管液量最少为导管容积加延长管容积的 2 倍。

3. 进行穿刺时针尖必须垂直刺入,以免针尖刺入输液港侧壁。

4. 穿刺动作轻柔,感觉有阻力不可强行进针,以免针尖与注射座底部推磨,形成倒钩。

5. 无损伤针的斜面背对港体的导管锁接口,冲管时更有效地冲洗储液槽,减少堵管及相关感染的发生。

6. 治疗期间每天需要观察患者输液港周围皮肤有无红肿热痛、穿刺点有无渗血渗液等,如患者出现穿刺点或周围皮肤以上情况时,应暂停输液,及时进行查找原因对症处理。

7. 如无菌敷料有渗血、渗液、松动、污染等情况,需要立即更换敷料。

8. 严禁使用非耐高压型的输液港和无损伤针高压注射造影剂,防止导管破裂。

9. 无针接头内有残余血液或接头损坏时应立即更换无针接头。

10. 禁止使用 10ml 以下的注射器进行冲、封管。

（四）健康宣教

1. 放置导管后 1~3 天切口周围皮肤可能出现瘀斑,1~2 周会自行消失。

2. 保持局部皮肤清洁干燥,观察输液港周围皮肤有无发红、肿胀、灼热感、疼痛等炎性反应;嘱患者发现有异常及时回医院处理。

3. 植入静脉输液港的患者可以从事日常生活工作,但应避免使用同侧手臂提过重的物品、过度活动;植入术后的肢体不要大幅度地牵拉,以防止注射底座的扭转。

4. 避免剧烈运动及避免重力撞击输液港部位。

5. 女性患者穿宽松的内衣,避免肩带反复摩擦输液港座。

（关冬霞）

参 考 文 献

［1］ 赵林芳, 胡红杰.静脉输液港的植入与管理 [M].北京: 人民卫生出版社,2019.

［2］ 王建荣.输液治疗护理实践指南与实施细致 [M].北京: 人民军医出版社,2012.

［3］ 福建省护理质量控制中心.静脉治疗护理技术操作标准化程序 [M].北京: 化学工业出版社,2017.

第二节　经外周静脉穿刺的中心静脉导管（PICC）维护

一、概述

（一）特点

1. 减少因反复静脉穿刺给患者带来的痛苦。

2. 保护外周血管。

3. 操作简单、留置时间相对较长、创伤少。

4. 保证刺激性药物的输注（如高渗性溶液、化疗药等）。

（二）适应证

1. 缺乏外周静脉通道或血管条件较差的患者。

2. 急危重症患者,开放生命通道。

3. 适用于医院、社区医疗、家庭照护及慢性病需要长期输液的患者。

4. 需输注刺激性药物（如高渗性溶液、化疗药等）的患者。

5. 需反复输注血液及血制品的患者。

（三）禁忌证

1. 无合适穿刺血管。

2. 穿刺部位有损伤或感染。

3. 置管路径曾有放疗史、手术史、血栓形成史、外伤史。

4. 乳腺癌根治术和腋下淋巴结清扫的术后患侧。

5. 上腔静脉压迫综合征。

二、留置期间的并发症

(一) 感染

1. 局部感染

(1) 临床表现：穿刺点局部皮肤红、肿、热、痛,有渗液或脓性分泌物。

(2) 处理：①清理干净穿刺口分泌物,局部皮肤进行湿敷,可使用安尔碘等；②局部进行红外线照射等物理治疗；③脓性分泌物进行培养；④密切观察局部皮肤的情况,重视患者的主诉,密切观察患者全身的情况。

(3) 预防：①置管前充分评估患者,选择合适的置管位置；②带管期间严格执行无菌操作、规范的维护；③按时进行导管维护(消毒皮肤、更换敷料、更换输液接头、冲管、封管)；④加强患者对导管日常护理知识的宣教。

2. 导管相关性血流感染

(1) 临床表现：患者局部皮肤红肿热痛,有分泌物；带有导管或者拔除导管 48 小时内的患者出现不明原因发热(体温>38℃),可伴有寒战或低血压等症状,除血管导管外没有其他明确感染源,实验室微生物学检查显示：外周静脉血培养细菌或真菌阳性,或者从导管端和外周血培养出相同种类的病原微生物。

(2) 处理：①观察患者置管肢体的局部皮肤温度、发红、肿胀、疼痛的情况；②发现导管相关血流感染征象及时报告医生,遵医嘱进行导管内及对侧肢体外周血标本培养,以确定是否发生血流感染；③使用局部或全身抗生素；④必要时进行拔管,拔除导管时,需要进行导管尖端的培养,进行采样时用无菌剪刀剪下尖端至少 5cm 放入无菌容器内送检。

(3) 预防：①进行导管维护时,保持病房的清洁干净。②严格遵守无菌技术操作原则和手卫生原则。③操作时做好穿刺皮肤的消毒,使用 75% 酒精、葡萄糖酸氯己定。④按时进行导管维护,保持导管的通畅,注意留置导管的时间和情况,尽早拔除不必要的导管,避免感染的发生。⑤配置药液时严格遵循无菌操作原则,配好的药液尽早使用,避免微生物污染。⑥宜选酒精棉片进行输液接头的消毒；用力擦拭消毒输液接头的横截面及外围表面不少于15 秒；输液接头至少每周更换 1 次或根据产品说明书确定更换的时间；输液接头内有血液或药液残留、疑似污染、破损或脱开等情况,应立即更换；⑦加强患者导管日常护理的知识宣教,如保持皮肤的清洁干燥,避免浸入水中,防止敷料的潮湿；有异常及时就医处理。⑧定期开展相关的培训,增强医护人员的感染预防意识。

(二) PICC 导管堵塞

1. 临床表现　输液速度减慢或停止,冲管时阻力大或无法冲管及抽回血,使用输液泵持续报警,导管内可见沉淀物或凝固的血液。

2. 处理

(1) 出现导管堵塞时,检查导管是否存在打折等机械性堵管情况,切勿用力进行推注或冲管,需要区分完全性堵管或不完全性堵管。

(2) 考虑出现血液完全性堵管时,可用负压方式再通,即去除输液接头,接上预冲好的三通,三通一边直臂连接导管,另一端直臂接尿激酶溶液(5 000U/ml),侧臂接 10ml 注射器,先使导管与侧臂相通,回抽注射器活塞 7~8ml,回抽的手不放松,然后迅速使三通两直臂相通,导管内的负压会使尿激酶溶液进入管内,药物停留导管内 30 分钟到 1 小时后连接注射器回抽。如见回血,回抽 2~3ml 弃去,再用 20ml 生理盐水以脉冲方式彻底冲洗导管。如不能回抽,先反复回抽多次,无效后重复以上动作。如此反复,仍不通者考虑拔管,千万不能用力向管腔内强行推入溶栓药,避免造成导管破裂或栓子脱落后形成肺栓塞。

(3)如考虑药物堵管,则使用药物相应的拮抗剂,方法同血液堵管,各种方法处理无效时及时进行拔管处理。

3. 预防

(1)严禁连续输注有配伍禁忌的药物。

(2)输注血制品、脂肪乳等黏稠液体后,必须使用不少于 20ml 的生理盐水脉冲式冲管,再输其他液体,若输注静脉高营养,每 4~6 小时应进行 1 次脉冲式冲管。

(3)规范冲、封管,封管液量应至少为导管和附加装置容积的 2 倍。

(4)定时进行维护,每周按时进行敷料更换、规范冲、封管及更换输液接头。

(5)尽量减少可能导致胸腔内压力增加的活动,如咳嗽等。

(6)保持导管的良好固定。

(三)导管相关性血栓

1. 临床表现　置管侧手臂疼痛、肿胀、颜色改变、皮肤温度升高,手臂麻痹感等。

2. 处理

(1)尽快完成血管 B 超的检查。

(2)请相关专科医生进行会诊。

(3)抬高患肢、制动,避免热敷局部、按摩及挤压等。

(4)进行抗凝、溶栓治疗。

(5)密切观察患肢的皮温、颜色,及时询问患者疼痛的情况。

(6)每天定时进行测量臂围,观察手臂、局部皮肤肿胀的情况。

(7)监测凝血功能。

3. 预防

(1)置管前充分评估患者血管的情况,根据血管的粗细,选择质地韧性合适、管径合适的导管。

(2)置管过程中送管的速度不宜过快,避免反复穿刺,以免损伤血管内膜。

(3)置管后加强导管维护知识宣教,如多喝水、交代患者多握拳或使用辅助器进行握拳运动,保持日常活动,促进血液循环。

(4)按时进行维护,规范冲、封管。

(四)导管破裂 / 断裂

1. 临床表现　输液过程中,穿刺口有渗液;推注液体或输注液体过程中发生漏液;导管体外部分可见回血。

2. 处理

(1)导管体外断裂或破裂部分,非一体式 PICC 导管可在严格无菌操作规程下修剪导管,更换新的连接器,送放射科行拍片确认导管位置,无异常则正常使用,保持导管通畅;必要时进行拔管处理;一体式 PICC 导管需拔管。

(2)如发生导管体内断裂时,需要迅速进行处理,使用止血带扎在置管上臂,指导患者制动、吸氧、心电监护、立刻送放射科 X 线检查,确定导管位置,专科医生行介入手术取出导管。

3. 预防

(1)避免暴力冲管、高压注射(耐高压导管除外),使用 10ml 以上的注射器进行冲、封管。

(2)正确规范地固定导管,保持导管良好的固定位置,避免打折、扭曲等情况,避免置换肢体进行血压测量。

(3)置管中避免锐器刺伤导管,避免暴力送管等。

(4)选择合适、质地柔韧的导管。

(5)指导患者置管肢避免做过度牵拉导管、提重物及剧烈的运动。

（五）接触性皮炎

1. 临床表现　置管肢体局部皮肤出现肿胀、发红、皮疹(丘疹、斑疹)甚至大片水泡等,患者主诉皮肤瘙痒,难以忍受。

2. 处理

(1)排除患者是否对消毒剂过敏,选择合适的消毒剂。

(2)暂停使用透明敷料,改用无菌纱布进行换药处理,隔天一次,可使用抗过敏软膏外涂。

(3)请专科会诊,使用合适的药物进行治疗。

(4)皮疹消退后可选择使用通透性强的透明敷料或抗过敏敷料。

3. 预防

(1)保持局部皮肤的清洁及干燥,避免粘胶残留。

(2)使用通透性强的透明敷料、低致敏敷料。

(3)进行导管维护时,消毒待干的时间确保足够,局部皮肤干燥。

(4)进行维护时动作轻柔,0° 或 180° 撕除敷料。

(5)无张力张贴透明敷料。

(6)使用皮肤保护剂。

（六）拔管困难

1. 临床表现　拔管有阻力,导管拔不出或导管回缩。

2. 处理

(1)避免暴力拔管引起导管的断裂,暂停拔管。

(2)到放射科行 X 线检查,确定导管的情况及位置,排除导管断裂、打折等情况。

(3)B 超排除是否有血栓、纤维蛋白鞘等情况。

(4)排除导管异常情况后,指导患者放松紧张的情绪,如沟通交流、喝热水等;局部进行热敷 30 分钟后可尝试进行拔管。

(5)如发生血栓时,规律进行抗凝治疗后复查血管 B 超后进行拔管,必要时请介入或血管外科专科进行手术取管。

3. 预防

(1)拔管过程中,做好宣教,分散患者注意力,减少紧张情绪,指导患者带管期间正常、安全的手臂活动。

（2）置管时选择耐高压型 PICC 导管，尽早拔除不需要使用的导管。

（七）静脉炎

1. 临床表现　置管肢体皮肤出现沿着静脉走行的发红、疼痛、肿胀，有条索样改变。

2. 处理

（1）密切观察患者置管肢体局部皮肤的情况，如皮温、颜色、肿胀等和患者的主诉疼痛等，观察动态的变化；

（2）抬高患肢，可做握拳运动。

（3）局部可使用 50% 硫酸镁及多磺酸粘多糖乳膏外涂。

3. 预防

（1）置管时需要使用无粉无菌手套，避免有粉手套直接接触导管，防止微粒对血管内膜的刺激。

（2）置管前做好患者的健康宣教，保持良好有效的沟通，让患者缓解紧张的情绪，防止血管痉挛导致送管困难。

（3）选择合适质地柔韧的导管。

三、导管维护操作流程

（一）用物准备

PICC 换药包（包含无菌巾、换药碗及弯盘、镊子、棉球、方纱）、消毒液（75% 酒精、安尔碘或葡萄糖酸氯己定）、无针接头或肝素帽、无菌敷贴、无菌治疗巾、无菌手套、棉签、30ml 注射器、100ml 生理盐水、皮尺、手套，见图 2-8-5。

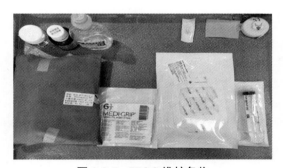

图 2-8-5　PICC 维护备物

（二）操作流程

1. 核对医嘱及患者身份，向患者解释操作过程及目的，评估局部皮肤有无红肿、渗液等情况。

2. 协助患者摆体位，置管侧手臂外展>45°。

3. 洗手、戴手套、测臂围（成人基础臂围为肘横纹上 10cm，小儿肘横纹上 5cm）。

4. 臂下铺防水无菌治疗巾、0° 或 180° 从远心端到近心端撕除敷贴，检查穿刺点皮肤有无红肿、有无渗血、渗液、导管置入及外露长度，注意导管有无滑出或回缩。

5. 打开 PICC 换药包，将无菌接头、无菌敷贴、注射器放入包内，用速效手消毒洗手，戴一只无菌手套,倒消毒液,抽吸生理盐水,戴另一只无菌手套。

6. 置管侧手臂下铺无菌巾,使用 75% 酒精棉球清洁皮肤,由内到外,顺时针 - 逆时针 - 顺时针交替螺旋状清洁 3 遍,以穿刺点为中心,范围直径 12cm 以上,再使用有效浓度不低于 0.5% 的安尔碘(或 2% 葡萄糖氯己定棉球,消毒方法上下摩擦消毒)顺时针 - 逆时针 - 顺时针以穿刺口为中心环形进行消毒 3 遍,消毒棉签需在穿刺点处稍停留,注意必要时重复上述消毒顺序;消毒导管外体部分及连接管,待干,见图 2-8-6。

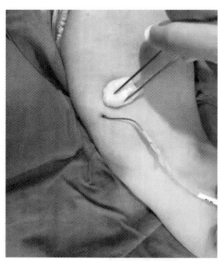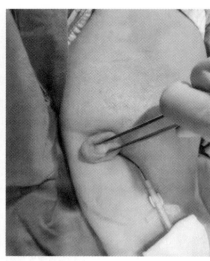

图 2-8-6　PICC 维护:消毒

7. 消毒外露导管,充分待干,再次检查外露刻度,导管可摆放"L""C"型后以穿刺点为中心无张力粘贴敷贴,见图 2-8-7。

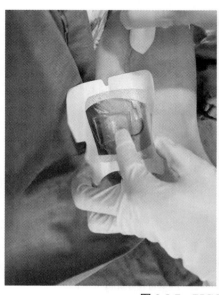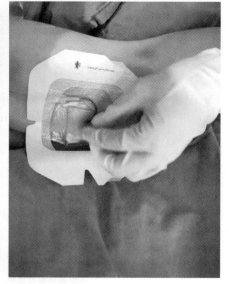

图 2-8-7　PICC 维护:粘贴敷贴

8. 取下原有输液接头,导管接口多方位擦拭横截面及外侧面至少15秒后更换接头,同时进行脉冲冲管、正压封管。高举平台固定延长管及接头。

9. 脱手套,用速效手消毒液消毒洗手,标签上注明更换日期时间,签全名,填写导管维护记录本,见图2-8-8。

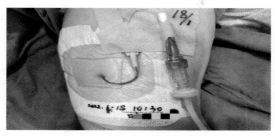

图 2-8-8　PICC 维护:标签记录

10. 护理记录上记录穿刺部位情况、更换无菌敷料以及接头时间,填写导管维护记录单。

(三) 注意事项

1. 治疗间歇期至少每7天进行冲管一次;使用透明敷料至少每7天更换一次,使用无菌纱布敷料至少2天更换一次,如敷料松脱、潮湿、卷边或污染,及时进行更换处理。

2. 如穿刺点渗血、渗液,局部皮肤出现发红、肿胀、疼痛等不适,及时就诊。

3. 冲封管:禁止使用小于10ml的注射器冲、封管;使用脉冲式冲管法进行冲管,防止药液残留管;正压封管,防止血液反流进入导管。

4. 封管液量应至少两倍于导管 + 延长管容积。

5. 输液接头至少每7天更换一次,如接头残留血液或药液时需要及时更换。

6. 导管堵塞时,不得用注射器强力推注,以免将血栓推进血管内。

7. 非耐高压型 PICC 导管,不能用于 CT、MRI 检查时的高压注射泵推注造影剂,耐高压型除外。

(四) 健康教育

1. 告知患者患肢避免提重物及剧烈运动,如不能做托举哑铃等持重的锻炼,不要提超过 5kg 的重物,禁止在置管肢体近心端进行血压测量。

2. 告知患者导管穿刺处防止进水,如需进行沐浴可选择使用 PICC 防水套或保鲜膜包裹保护置管侧肢体;避免盆浴或泡澡。

3. 观察穿刺点皮肤有无红、肿、热、痛的情况,治疗间歇期至少每7天进行冲管一次,有异常及时就诊;需要保持皮肤的清洁干燥,如出现敷料卷边、松脱、松动等情况,及时进行更换敷料等处理。

4. 需要按时进行导管的维护,如有异常应及时就诊。

5. 穿衣服的袖口不宜过紧,脱衣服时应先脱健侧衣袖,再脱置管肢体衣袖;穿衣服时应先穿置管肢体衣袖,再穿健侧衣袖。

(关冬霞)

参 考 文 献

［1］ 王建荣.输液治疗护理实践指南与实施细致 [M].北京:人民军医出版社,2012.
［2］ 福建省护理质量控制中心.静脉治疗护理技术操作标准化程序 [M].北京:化学工业出版社,2017.

第三节　人体成分分析仪使用规范

一、概述

人体成分分析仪适用于检测人体的身体总水分、蛋白质含量、无机盐、体脂肪、肌肉量、去脂体重、体重、骨骼肌、总肌肉量、体脂肪含量、体脂百分比、BMI、节段肌肉量、节段脂肪量、节段外水比例、内脏脂肪面积、相位角等人体成分数据。

二、应用

所测数据用途广泛,在横跨内外科的二十多个科室均有运用,在全科医学科主要有如下应用。

（一）慢性病管理

如肥胖症的诊断和减重指导、脂肪肝的筛查和康复效果评估等。

（二）老年综合评估

1. 老年肌肉减少症的诊断、营养治疗指导、干预后的治疗效果评估。

2. 老年营养筛查,如老年营养不良、老年型肥胖等慢性病的评估,康复效果的评估等。

3. 糖尿病风险评估等。

4. 临床营养筛查及营养治疗

(1)食管癌患者因难以进食引起的消瘦、后续产生的营养不良的筛查和营养治疗(部分鼻咽癌、口腔癌患者也存在同样的情况)。

(2)炎症性肠病的患者因疾病导致的消瘦、营养不良的筛查和营养治疗。

(3)中晚期消化道肿瘤患者的消瘦、营养不良的筛查和营养治疗,对于避免恶液质的发生有重要意义。

(4)胃肠外科的患者术后因消化道的切除,多数伴随营养流失,该检查也可为营养筛查、营养方案制定等提供参考。

三、禁忌证

（一）绝对禁忌证

佩戴心脏起搏器的患者禁止进行检测。人体成分分析仪是向人体通入微弱的交流电进行测量的,其测试电流可能打乱或者打断心脏起搏器的正常工作。

(二)相对禁忌证

1. 女性在生理期时,易产生生理性浮肿。

2. 在进行剧烈运动、沐浴、推拿治疗等活动后,出现血液循环加快、出汗、体液流失等生理反应,体内的水分波动较大且分布不均衡,易影响成分测量的结果。

3. 体内有植入金属物体如钢板钢钉等,易影响仪器测量结果。

四、仪器操作注意事项

1. 佩戴心脏起搏器或其他电子设备的患者,禁止使用人体成分分析仪。

2. 体内有植入金属物体如钢板钢钉等,易影响仪器测量结果,不建议进行人体成分的测量。

3. 女性生理期时不建议进行体成分测量。

4. 应空腹及排空大小便后进行测量;胃内容物、膀胱和肠道内容物的重量会被计算入身体重量,从而影响测量结果。

5. 测量前将受试者身上具有重量的物品摘除,如手机等,穿着轻便的衣物进行测量;过重的衣物和配饰会影响体重测量而引起体成分测量误差。

6. 测量前脱去袜子、手套等,暴露电极接触部位。

7. 静立 5 分钟后进行测量。

8. 在进行剧烈运动、沐浴、桑拿等活动后不宜直接立即进行体成分的测量。

9. 建议上午进行测量;人体站立较长时间时体水分会积聚于下肢,下午时此现象会更明显。

10. 重复测量时,应尽可能保证两次测量的条件相同,两次测量间隔时间不应少于 5 分钟;一致条件包括测量时间、环境及受试者的身体状态等。

五、检测操作步骤

1. 将仪器与打印机、电脑设备连接,启动打印机,打开仪器电源,等待仪器启动;仪器预热时,不要站立在底座上,保持底座上无物品。

2. 受试者脱去鞋、袜及多余的衣物、配饰,使用湿纸巾擦拭手部及脚部。

3. 受试者站到底座上,双脚脚后跟置于仪器底座上后跟金属电极处,脚掌顺势放置于前脚掌电极处,保持站立姿势,体重自动进行测量;体重测量期间不要说话、移动身体以及抓握手柄,防止产生测量误差。

4. 体重测量完成后,根据界面提示输入受试者 ID、身高、年龄和性别,然后按"Enter"键确认。

5. 受试者双手握住手部电极,大拇指接触手柄上方拇指电极,其余四指并拢指腹握住手柄下方指腹电极处,双臂自然下垂,向两边适度张开。调整好姿势后,自动开始体成分测量,测量期间不要说话以及移动身体。注意:测量过程中不需要用力抓握手柄,自然接触电极即可;测试时双臂应适量张开与躯干呈 15° 左右的夹角,不要与躯干接触,同时应注意避免双腿间皮肤的接触。对于过度肥胖者,可用毛巾等绝缘体进行隔离;测试过程中,应保持自然放松的状态,应避免由于肌肉过度紧张而导致的测量误差。

6. 测量过程中,屏幕上会显示测量进度。待进度至 100%,测量完成,受试者下仪器,打印机自动打印结果报告纸。

六、仪器的日常维护及消毒

1. 不得将手掌电极线拉出手掌或仪器主机。
2. 不得将任何物体放于踏板上。
3. 超过一天不使用仪器需要关掉电源。
4. 没有关闭电源之前不得移动仪器。
5. 勿把饮料、食物等掉进仪器,保持仪器的整洁。
6. 使用仪器后用软布轻轻擦拭机身,清洁仪器时不得刮擦液晶显示器。
7. 每次使用后需要用酒精棉球消毒手柄及踏板。

（关冬霞）

参 考 文 献

［1］ DI VINCENZO, MARRA D I, RGORIO A, et al. Bioelectrical impedance analysis (BIA)-derived phase angle in sarcopenia: a systematic review [J]. Clinical Nutrition, 2021: 3052-3061.

［2］ MOONEN HPFX, VAN ZANTEN ARH. Bioelectric impedance analysis for body composition measurement and other potential clinical applications in critical illness [J]. Current Opinion in Critical Care, 2021, 27 (4): 344.

［3］ WU W, ZHONG M, ZHU D M, et al. Effect of early full-calorie nutrition support following esophagectomy: a randomized controlled trial [J]. Journal of Parenteral and Enteral Nutrition, 2017, 41 (7): 1146-1154.

［4］ MIYATA H, SUGIMURA K, MOTOORI M, et al. Clinical assessment of sarcopenia and changes in body composition during neoadjuvant chemotherapy for esophageal cancer [J]. Anticancer Research, 2017, 37 (6): 3053-3059.

［5］ ENDO T, MOMOKI C, YAMAOKA M, et al. Validation of skeletal muscle volume as a nutritional assessment in patients with gastric or colorectal cancer before radical surgery [J]. Journal of Clinical Medicine Research, 2017, 9 (10): 844.

第四节　多频振动排痰机辅助排痰

一、概述

多频振动排痰机根据临床胸部物理治疗原理设计,其治疗头通过纯机械振动的方式,可对人体产生特定方向周期变化的综合治疗力(由垂直力及水平力合成),其中一种为垂直于体表的治疗力,它对人体产生的叩击、震颤作用可使呼吸道黏膜表面黏液和代谢物松弛、液化,使其变小变松。另一种为平行于体表的水平治疗力,它对人体产生的定向挤推、震颤作用可使支气管中已被液化的黏液按定向挤推方向逐步排出体外。

二、适用范围

协助术后、体弱患者增强排出呼吸系统痰液等分泌物的能力,改善淤滞的肺部血液循环状况,预防、减少呼吸系统并发症的发生。

三、禁忌证

由于排痰机对深、浅部组织有振荡、松动作用,使用时应遵照医嘱,严格区分治疗区域,根据患者情况及时调整振动力大小、振动频率和治疗时间。

禁忌证及禁忌部位包括:①肺出血及咯血;②房颤、室颤;③出血部位;④气胸、胸壁疾病;⑤肺部血栓;⑥急性心肌梗死;⑦不能耐受震动的患者。

四、操作流程

1. 开启电源开关,进入"治疗模式选择"页面,有手动模式和自动模式选择,旋转飞梭键,可选择模式。

2. 自动模式的治疗参数设置　自动模式分 P1~P4 四种模式,操作飞梭键盘可以选到四种模式中的任意一种进入启动治疗界面,以 P1 模式为例简要说明如下。

(1)治疗时间(启动后不可调节):时间初始值为 10 分钟,可在 5~20 分钟调节,步距为 5 分钟,操作飞梭键盘选到时间区域,按下中键进入治疗时间参数设置,旋移飞梭可改变治疗时间。

(2)治疗振频:振频在自动模式下,根据 P1~P4 模式的频率范围自动调节。P1 模式适合年老体弱或需要重点护理的患者,初次治疗可选择。P2 模式适合正常治疗或护理。P3 模式适合体质较好的患者。P4 模式可根据患者需要进行调整。

在使用儿童型治疗头治疗时:振频在 10~15Hz,适合婴幼儿的治疗或护理;振频在 15~20Hz,适合小龄儿童的治疗或护理;振频在 20~30Hz,适合大龄儿童的治疗或护理。

3. 手动模式的治疗参数设置

(1)治疗时间(启动后不可调节):时间初始值为 10 分钟,可在 1~60 分钟之间调节,步距为 1 分钟,操作飞梭键盘选到时间区域,按下中键进入治疗时间参数设置,旋移飞梭可改变治疗时间。

(2)治疗振频:振频初始值为 10Hz,可在 10~60Hz 之间调节,步距为 1Hz,操作飞梭键盘选到振频区域,按下中键进入振频参数设置,旋移飞梭可改变振动频率的大小。

4. 参数设置完成后的操作说明　治疗参数设置完成后操作飞梭键盘,选到启动区域,按下中键,治疗仪根据设定的模式及参数开始治疗。治疗仪进入工作状态后,液晶屏幕显示倒计时。当时间至 0 时,治疗完成,治疗仪的蜂鸣器发出提示声音。

5. 不同治疗头的选择

(1)Φ130mm 平面橡胶头:适用于成人体位性引流的治疗头,由于治疗头与患者人体表面接触面较大,所以产生的作用也较强,可产生明显的叩击、震颤、定向挤推的治疗效果。

(2) Φ130mm 凹面橡胶头:适用于成人的治疗头,但由于此治疗头中间是凹陷的,接触面较小,所以产生的作用力会相对于平面的较小。

(3) 240mm × 70mm 轭状治疗头:适用于术后患者的护理治疗。该治疗头有两个接触点,在患者采用侧卧位时,可在患者肋骨两外侧进行治疗;当患者肺部上叶感染时,也可将治疗头作用于患者肩部进行治疗。

(4) Φ90mm 海绵治疗头:适用于老年人或过于敏感的患者,其产生的作用力比较轻柔。在用于老年人或过于敏感的患者体位引流,将叩击头放在治疗师手背或手指背部,使其作用能通过手传递给患者,当对一些难于处理或有伤患者进行治疗时,这种方法较为有用,能让治疗师更好地感觉到治疗患者的反应。

(5) Φ68mm 和 Φ78mm 海绵治疗头:适用于婴儿、儿童,治疗头产生的治疗力轻柔。在对儿童进行治疗时,可经治疗师的手和手指间接传递到儿童,从而进行非常敏捷和轻柔的治疗。轻轻将手掌或手指放在患儿需要治疗的部位,然后将治疗头置于治疗师手上,很小的患儿仅使用 1 或 2 个手指。

五、注意事项

1. 使用仪器时,在调整频率过程中,应手持治疗头并暂时脱离患者身体。

2. 在关闭电源后若要再次打开电源,请延时 5 秒后再打开电源,否则易造成仪器的损坏。

3. 在使用仪器时,操作人员应注意叩击转向器上的标识,使呼吸系统痰液排出的方向与叩击转向器上的标识方向一致。

4. 仪器不使用时,请关闭电源,拔去电源线插头。在仪器治疗过程中,不要强行关闭电源,否则易造成损坏。在关闭电源前,确认仪器的动力输出处于停止状态,然后再关闭电源开关。

5. 治疗头和叩击转向器可用常规方式进行消毒,但不要用酒精清洁橡胶和海绵,以防橡胶和海绵老化。

6. 仪器应定期进行保养。清洁仪器之前,必须关掉电源开关并断开电源线。清洁时,用柔软的干布蘸少量水擦拭。不要让任何清洁液流在仪器的任何部位。

7. 仪器不使用时,应放置在通风干燥的地方,应防潮、防高温,尽量减少搬运,避免强烈振动。

8. 无论何种情况下,如需打开仪器的机箱,请先切断供电电源,以防电击引起人身事故。

9. 如仪器不能正常工作,只能由经过仪器厂商特别培训的人员才可维修,切勿自行开箱维修。

(关冬霞)

第五节　胸部叩击排痰

一、定义

胸部叩击排痰是借助叩击所产生的震动和重力作用,使滞留在气道内的分泌物松动,并移行到中心气道,最后通过咳嗽排出体外的胸部物理治疗方法。

二、适应证

包括久病体弱、长期卧床、排痰无力者。

三、禁忌证

包括未经引流的气胸、肋骨骨折、有病理性骨折史、咯血、低血压、肺水肿。

四、操作流程

1. 操作者洗手、戴口罩,向患者解释拍背排痰的方法及目的。

2. 叩击前进行听诊及测量血氧饱和度。

3. 协助患者取侧卧位或坐位,进行操作前可遵医嘱进行雾化吸入治疗处理,然后再进行拍背排痰;注意病房温湿度的情况,做好保暖措施。

4. 操作者站在患者的正面,上身稍前弯,一手扶住患者上侧肩部,另一手五指并拢,使掌侧呈杯状,以手腕力量,从肺底自下而上、由外向内、迅速而有节律地叩击胸壁。每一肺叶叩击 1~3 分钟,每分钟叩击 120~180 次,叩击时发出空而深的拍击音则表明叩击手法正确(图 2-8-9)。

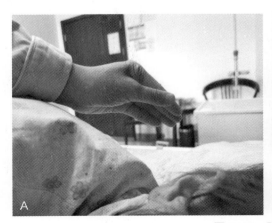
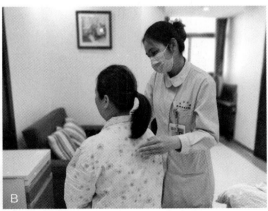

图 2-8-9　胸部叩击排痰
A. 叩击手势;B. 叩击站位。

5. 注意观察患者排痰的情况。

五、注意事项

1. 评估　叩击前听诊肺部有无呼吸音异常及干、湿啰音,明确痰液潴留部位。

2. 叩击前准备　用单层薄布覆盖叩击部位,以防止直接叩击引起皮肤发红,但覆盖物不宜过厚,以免降低叩击效果。

3. 叩击要点　叩击时避开乳房、心脏、骨突部位(如脊椎、肩胛骨、胸骨)及衣服拉链、纽扣等;叩击力量适中,以患者不感到疼痛为宜,每次叩击时间 3~5 分钟,安排在餐后 2 小时至餐前 30 分钟完成,以避免治疗中引起呕吐;叩击时应密切注意患者的反应。

4. 操作后　嘱患者休息并协助做好口腔护理,去除痰液气味;询问患者的感受,观察痰液情况,复查生命体征、肺部呼吸音及啰音情况。

5. 注意病房温湿度情况,及时根据患者的需要保暖,避免受凉。

(关冬霞)

第九章

综合性医院全科医学科在分级诊疗中的
作用及实践探索

根据国务院办公厅颁布的《关于推进分级诊疗制度建设的指导意见》(国办发〔2015〕70号),分级诊疗模式可概括为"基层首诊、双向转诊、急慢分治、上下联动"。大力推进分级诊疗已成为落实医疗卫生供给侧改革、保障群众健康要求的重大举措。我国分级诊疗的精髓是以患者为中心,提供便捷、优质、连续、高效的健康服务。全科医学科致力于健康管理、慢性病管理、全科医学人才培训与学术研究等,其发展趋势与分级诊疗本质不谋而合,已逐渐成为推动医改、落实分级诊疗的一个重要学科。因此,大力发展全科医学,培养全科医生,建立联动基层医院、覆盖社区卫生的全科医联体网络,成为实现分级诊疗的关键,也成为国内各三级综合医院潜心研究的课题。

一、三级综合医院构建全科医学区域医联体的必要性

(一) 国家对全科医学人才队伍建设的规划和要求

2018年,国家印发了《关于改革完善全科医生培养与使用激励机制的意见》和《住院医师规范化培训基地(综合医院)全科医学科设置指导标准(试行)》。文件指出,我国全科医生队伍建设情况与深化医改和建设健康中国的需求相比还有较大差距,基层仍然是医疗卫生事业发展的短板,基层人才队伍建设依然是短板中的短板。我国全科医学发展起步较晚,基层在医疗资源、人才队伍、社会影响力等方面远不及三级综合医院。单靠力量薄弱的基层医疗机构带动全科医学发展较为困难,而三级综合医院拥有优秀的人才队伍、完善的硬件设施和良好的学术氛围,有利于为全科医学的发展提供人力、物力和财力的支撑,促进学科快速稳步发展。此外,全科医生的岗位胜任力和要求具有自身特点,与专科大不相同,专科培训较难实现全科医学理念的传输和全科医生胜任力的培养。三级综合医院独立设置全科医学科,以人才培养为目的,联合基层医疗卫生机构共同培养全科医生,可为建设全科医学科人才队伍、壮大全科医学科梯队打下坚实基础。原因有三:①三级综合医院多个专科的联合实力能为全科医学规范化医师培训提供强有力的实体平台,提高全科医生的整体思维和综合能力;②三级综合医院可以成立协调管理全科医生培养的专门机构,对照国家标准和要求,制订严格的全科医生培养大纲、考核制度及细则等,督促全科医生专科轮转,避免偏离全科医学理念和范围,尽快培育出具备岗位胜任力的高素质的全科医学规培生;③三级综合医院建设全科医学科可充分利用其科研方面的人才及平台优势,结合社区卫生服务中心接地气的优势进行多方面的交流合作,联合并指导社区开展全科医学教育与全科医生培训、全科

医疗服务模式、人群健康促进与疾病预防、疾病治疗与临床疗效、社区康复延续性管理、全科医生绩效评价与岗位胜任力等方面的科研工作。全科医生的专项科研是专科医生无法取代的,也是最实用及最能够满足群众健康需求的。

(二)引领基层全科医学发展,三级综合医院快速适应分级诊疗

三级综合医院和基层医疗机构共建互惠互利的区域性一体化医联体。落实分级诊疗制度,首要是设置好标准,促使各级医院各司其职,无缝、规范、通畅衔接,建立连续性的医疗服务模式。目前,基层医疗机构中全科医学工作尚未形成同质化标准模式,部分偏离了全科医学的理念和范围。社区全科医生也因临床诊疗能力不足造成患者流失。因此,三级综合医院应当担起区域"龙头"责任,依托全科医学科能引领基层医院发展全科医学的理念,规范社区全科医疗的模式,进行常见病、多发病诊治规范的培训,全方位带动基层全科医学的发展,促进分级诊疗落地。

(三)建立区域双向转诊绿道,适应就医模式改变的需要

党的十九大报告明确提出,要加强基层医疗卫生服务体系和全科医生队伍建设。三级医院要承担双向转诊任务,但三级综合医院专科分类越来越细,各专科向"高、精、尖"发展,专科医生着眼于解决专科问题,无法为一些多病共存或专科指向不清的患者提供整体性的医疗照护,导致上转患者不能精准到相应专科,同时恢复期及慢性病患者下转难以对接。而全科医学科强调"以患者为中心",提供了并非靠各个专科代替或叠加完成的整体性医疗照护。全科医学科起承转合,可收治早期未分化疾病合并有多系统疾病的患者,根据疾病的轻重缓急安排患者转诊至相关专科治疗,体现了全科的"前锋"作用。对于部分术后患者和脑卒中后期康复患者,可由专科转诊至全科医学科继续治疗,这体现了全科的"后卫"作用。全科医学科与各专科紧密合作,实现精准转诊及院内分级诊疗,已成为对接区级医院、社区中心及院内各专科的"纽带"和"桥梁",既可流畅精准地上转患者,还可以使下转有效对接,与社区医生交接患者的随访计划、后续注意事项等,让专科医生具备主动、积极下转患者的意识,实现社区与三级综合医院一体化的双向转诊模式。

(四)构建区域性整合型的老年健康服务体系,适应社会老龄化发展需求

社会老龄化是全球需要解决的问题之一。糖尿病、高血压等慢性疾病对老年人健康的威胁日渐突出,亟待解除。实现老年居民健康服务的可及性和连续性,离不开基层,离不开社区卫生服务中心平台化发展。借助全科医学全面、偏慢性病的特点,由全科医生牵头,推动公共服务平台整合,促进社区中心平台升级,蜕变成全科医生执业、医养结合等服务落地支持平台,顺利与区域二级、三级医院衔接,构建区域性整合型的老年健康服务体系,促进真正的区域医联体落地,为老年人提供覆盖全生命周期的适宜的、综合的、连续的健康服务。

二、区域性全科医联体发展目前存在的问题

(一)组织架构不清,全科医联体发展缺乏方向感

目前国内三级综合医院全科医学科和全科教研室较为普遍的运行模式为:三级综合医院单独设置全科医学科,衍生的全科教研室归属医院教学部管理。全科医生大部分来自院本部专科医生转岗培训或本院全科住院医师规培后留院,小部分为社会招聘,选取有基层全科医生经验的医生。科室的运营需要医务科、护理部、质控科、信息科等职能科室提供不同的业务支持。建科初期,工作流程、业务归口缺乏一定的参考标准。全科医学科发展缺乏方

向感,往往会按照专科的功能定位对全科医学科进行管理,势必造成全科医学科束缚手脚,无法行使其原本的功能。基层工作方面,仅承担部分社区全科医学住院医师培训教学工作,与基层医疗机构无任何行政隶属关系。这样的运营模式有利于三级综合医院整体管理,发挥"龙头"作用,对标国家标准,完善全科医学科及教研室的建设。但在医联体建设、推进分级诊疗方面,就存在"断裂"的缺点。全科医学科与基层社区中心关系松散,起承转合的作用没有充分发挥;转诊通道没有统一运行机制和考核方案,患者双向转诊不通畅不积极;全科教学方面,全科医生受益不足。这样松散的医联体关系造成了工作中不同程度的羁绊,影响了分级诊疗的推进。

(二)全科医学科地位未受充分认可,全科区域医联体体系建设不健全

我国区域性全科医联体体系建设不健全,极大影响了先全科后专科,先基层后三级医院连续性就诊模式的建立,也导致糖尿病、高血压等慢性病管理率、有效控制率仍然偏低,这与我国日益突出的老龄化问题背向发展。要改变此状况,根本在于不断加强三级综合医院的全科医学科建设,解决存在于学科建设、人才培养、分级诊疗、双向转诊等方面的问题。学科建设方面,国内调查显示,大多数三级综合医院对全科医学认识不足,不能充分认识其重要性和有利面,在科室人员组织、空间分配、绩效考核等方面未予以应有的政策倾斜,不利于三级综合医院全科医学科的发展。人才培养方面,从质量上看,2021年在乡镇卫生院和社区卫生服务中心中的卫生人员,执业医师人员中大学以上学历的占比分别为32%和59%。虽然学历占比和结构都有所提升,但基层全科医生多数未接受过严格的住院医师规范化培训。有调查显示,许多三级综合医院把全科医学科挂靠在老年科、内分泌科等科室,或由专科医生培养全科医生,过多地以疑难、专科病例教学替代全科临床思维、工作方式、人文医学等方面的培训,难以培养出高质量的全科医生。从双向转诊方面看,分级诊疗要求执行双向转诊,这环节中,三级综合医院的全科医学科起到了桥梁衔接的作用,让疑难杂症或重症患者向上转诊精准而畅通,让病情稳定患者向下转诊流畅方便。但目前状况是"有制度,无机制;有政策,无流程;有需求,无动力",分级诊疗政策仍未完全落地。各层级医院为自身业务扩展不主动上转和下转患者,基层中一些多病共存患者需要上转时却找不到合适的专科接收,而三级综合医院专科中有多种疾病的患者,也未能及时进行综合全面的治疗,下转至各基层医疗机构。

(三)高素质全科医学人才队伍短缺,三级医院不重视全科医学多层次人才培养

基层医疗卫生发展到一定程度,急需大量全科医学人才,而专科医生不能满足当时发展需求,强烈呼唤培养全科医生的学科与基地的出现。因此,全科医学科的学科建设应顺应自身发展趋势,以规范培养全科医生为目的,为基层输送合格的同质化全科医生。我国全科医生目前还有一定缺口,研究显示,至2030年,每万人口需要配置5名全科医生。截至2021年底,平均每万人口全科医生数为3.08人。全科医学有着独特的理论体系和实践需求,需要在医疗和教学过程中体现贯穿全科理念,因此,三级综合医院全科医学科应担起培养全科医学科人才的主力军作用,以"在医疗过程中体现全科带教"理念为全科学科建设与发展的主要目标。

现行的三级综合医院对临床科室的管理往往以医疗为主,科教研为辅,势必制约全科医学科的发展。全科医生规范化培训阶段应当主要在全科医学科轮转,由全科医生带教全科规培生。我国全科医学科学科定位模糊,对全科医生缺乏针对性的培训和指导,培养后的全

科医生仍多是专科医生的思维。当前的规培,全科医生在三级学科轮转,与专科医生的规培唯一区别在于,全科医生要轮转更多的科室,有些科室甚至压缩至 2 周,由专科医生用同样的方法带教全科医生和专科医生。全科医生的"全",不在于轮转全部的科室、拥有全部的临床知识,而在于全科思维、全人理念。科研方面,目前全科医学慢性病管理、疾病预防、流行病学等研究的实用性和指导价值常被忽视。基层科研底子薄弱,但多病共患、慢性病等患者、病种的样本量大,三级综合医院往往忽视了基层科研的重要性,未充分利用其科研资源,制订激励机制,开展慢性病干预管理、常见多发病的预防、区域卫生的协同发展、全科医学教学模式的完善创建、社区联合课题、社区卫生综合服务能力评估等全科科研工作。

(四) 基层医院全科医学发展滞后的问题

基层医院由于在接诊病种上长期处于较单一和固化的模式,知识更新往往不及时、缺乏临床科研平台和规范化培训,使得其在知识的全面性、临床思辨能力、疑难病例的甄别以及一些新药和新指南上的知晓度上存在明显的缺陷,这势必影响社区医院提供的医疗服务质量。在教学上,由于带教老师自身能力的局限、教学理念陈旧、教学内容单调,缺乏统筹和监管等,教学任务完成质量常常不尽如人意。而在科研上,根据 2021 年 6 月对中山大学孙逸仙纪念医院全科规培基地 2015~2020 级学员及 10 家社区医院(其中广州 5 家、深圳 2 家、东莞 1 家、上海 1 家、宁波 1 家)的全科医生科研工作现况调查的结果,目前社区医生的科研参与度不高,他们在研究设计、经费支持、论文撰写、数据分析和课题实施上均存在明显的能力不足。目前正在开展的研究课题中,其研究内容大多数(76.7%)为某种疾病的流行病学调查,社区医疗服务问题占 11.6%,而社区医疗管理问题及全科医生的规培或继续教育问题仅各占 4.6%。科研内容单一盲目,缺乏创新或贴合全科医疗发展的深度思考,科研难以发挥促进临床发展和医疗改革的作用。综上所述,基层医院由于缺乏医教研的规范化管理和培训,缺少高端平台的引领和开拓,其医疗卫生服务水平难以提高,对分级诊疗的落实及肩负起社会医疗的"守门人"的胜任力有限。

(五) 全科医学发展与绩效考核的问题

全科医学面向社区与家庭,是整合了预防医学、临床医学、康复医学、人文社会学科等内容于一体的综合性医学专业学科。其主旨强调以人为中心、以家庭为单位、以社区为范围、以整体健康的维护与促进为方向的长期综合性、负责式照顾,并将个体与群体健康融为一体。全科医学科不仅是收治患者,解决患者本次门诊或住院的问题,更多的是要发挥全科医生的优势,利用全科理念,为患者提供个体化、机会性的健康教育,以达到预防为主、远期减低患者发病、降低医疗支出的目的。这种诊疗模式需要时间成本,与医院的绩效考核方式有冲突。全科医学科的发展受到绩效考核影响,运作模式不能形成长期有效机制。

三、中山大学孙逸仙纪念医院全科区域医联体建设实践

早在 2011 年,国务院就颁布了《关于建立全科医生制度的指导意见》。中山大学孙逸仙纪念医院高度重视,积极促进国家分级诊疗制度落地,次年成立了全科医学科的前身——综合科。2018 年 6 月,全科医学科变更为独立科室,创建了全科医学病房,进而开设了全科医学门诊。目前科室涵盖三个病区共 27 张床位,包括了全科病房、全科门诊、全科医学教研室和全科基层实践基地等。依托百年老院实力雄厚的临床基础和优良扎实的教学作风,全科医学科逐步推进学科建设,在医教研各个维度飞速发展的同时,对基层医疗机构进行了大

力帮扶,在推进国家分级诊疗政策落地,构建区域全科医联体中发挥了极大的作用。

(一)积极推动全科医学多层次人才培养,为落实分级诊疗提供人才保障

医院全科医学科拥有一支高素质、老中青结合的优秀医疗队伍:医生高级职称 6 人,中级职称 7 人。博士后 1 人,博士 1 人,博士在读 3 人,硕士 19 人。科室人才层次及年龄结构合理,各级医师具有较强的整体性、综合性、连续性的"全人"治疗能力。

目前科室 76% 的医生已转注或加注全科医生执业证,均具备扎实、完整的全科医学知识体系,在诊治多病共存或未分化疾病的患者时注重全人观、全局观;在多学科疑难复杂病例诊治及手术实践过程中逐步积累了丰富的经验,临床处置能力大幅提升,在诊治多病共存、危重症、疑难病、围手术期管理、预防保健管理方面形成一套以全科医疗为基础的多学科协作诊疗模式。病区每年收治患者 800 余名,病种来源于内科、外科、妇产科、儿科、五官科、肿瘤科等多个学科,精准诊治机化性肺炎合并隐球菌感染等疑难病症;三、四级手术占比 50%,收治并全程管理达芬奇机器人、肝移植等高精尖手术患者;开展无创呼吸机、床旁血液透析等危重症抢救,协调组织院级、市级、国家级及国际多学科会诊百余场,精准、高效完成患者诊疗。此外,科室通过编制《全科常见疾病最新诊疗指南或专家共识》手册、月度青年医生指南分享、在线会议、工作群实时分享等形式保持常态化学习,及时更新最新常见指南的知识储备,要求全科医生熟练掌握并开展定期考核;推崇人文素养的积极培养,不断夯实医生的临床和沟通能力,力求做到医患共同决策,把人文和以人为本做细做实;重视中青年医师的培养,结合医院人才计划,每年选送中青年医师到全国各地进修,学习全科新技术、新理论、新进展。一系列人才培养措施不仅加强了人才梯队建设,助推学科建设飞速发展,更为全科医生继续教育和全科专业研究生和住院医师规范化培训等人才培养提供了高标准高质量的医学培训与教育平台。

(二)带动区域全科医联体发展,指导基层全科基地建设

作为全国西医教育发源地和医学生的摇篮,中山大学孙逸仙纪念医院的全科医学发展迅速,师资力量较为齐备,架构相对成熟,目前共有全科师资 9 名,其中国家级 2 人,省级 7 人,院级 9 人,承担着国家级全科住院医师规范化培训基地的培训和带教任务。经过全科专家走访调研,医院选取了对标国家级示范社区服务中心建设的两个社区服务中心,作为该院全科在基层的培训实践基地。三级综合医院后方则设置了全科教研室,专门负责统筹协调,按培训标准严格制定轮科计划,监督管理轮转科室对基地学员的教学及考勤,保证学员按轮转要求完成培训,收集整理学员入科教育、出科教育及考勤表等材料,建立出科考题库及组织年度考核了解学员临床理论及技能操作的掌握情况。同时,全科教研室定期调研培训工作中师生面临的困难和问题,积极协助解决。为进一步夯实培训带教体系,保障全科人才培训质量,全科住培基地建立了导师制。全科导师定期约谈学员,跟进学习和生活情况,为有困难的学员答疑解惑,提供必要的帮助。2015 年至今,全科住培基地已培养学员 107 人,教学查房、疑难病例讨论、小讲课、技能操作课程正规有序开展,全科师资培训、全科医学与其他专科带教师资教学互评活动定期举办,不断加强全科医学带教老师与院内其他专科带教老师的沟通,提高全科带教师资的教学能力,完善和优化规培流程。

此外,深入基层,开展社区帮扶和带教,指导基层全科基地建设也是全科医学科的重要工作之一。为提升基层全科医生诊治疾病及临床带教能力,医院采取柔性帮扶形式,定期派专家到社区坐诊、查房、临床带教,协助指导全科基地建设及档案管理,逐步提高其疾病诊治

及临床带教能力,为社区培养全科医生、发展家庭医师团队、落实家庭医师签约提供技术支撑。通过联合教学会议、联合学术沙龙、联合教学查房、科研帮扶等形式,在每次基层带教中,积极引导全科思维、传输全科理念,启发式教育全科医学生培养全科思路;尊重全科医学学科特点和规律,注重培养全科专业住院医师的健康服务及常见病多发病诊疗能力。

(三) 联动基层医院,引领区域全科医学的科研发展

近年来,与社区开设联合科研课题,越来越受到三级综合医院的重视。同济大学医学院全科医学系专门开设社区联合课题,一方面利用大学老师的科研功底挖掘适合社区开展的课题,另一方面带动社区全科医生积极参与,提高其科研思维及能力,收到了很好的效果。医院全科医学科依托广东省高水平医院的引领作用,以科研帮扶的形式联动周边地区推动区域全科医学研究发展。2015年至今,医院全科医学科共获得2项国家自然科学基金、3项广东省医学科学基金及1项企业横向基金资助、1项广州市科技计划,发表SCI和核心期刊论文多篇。除了基础课题研究,全科医学科立足临床,把在临床工作中发现的问题凝练成科学问题,通过规范的临床研究,寻求解决方法,最终回馈临床,为患者提供更优质的医疗服务。

(四) 建立全科带教门诊,促进区域内双向转诊

《住院医师规范化培训基地(综合医院)全科医学科设置指导标准(试行)》明确规定:①具备符合全科教学要求的全科门诊、全科病房和满足基地培训任务需求的病种、病例和床位,配备独立示教室及相关教学设备,其中,全科门诊诊室≥2间(至少一间为全科门诊教学诊室);②人员配备能够满足全科医生培训及科室设置需求。其中,取得全科执业注册资格(含加注全科执业范围)的全科医生≥5名(主治及以上职称医师≥3名)。医院全科医学科现为国家级全科医生住培基地,早在2018年就设置了独立病房,次年开设全科医学门诊,共有全科师资9名,其中国家级2人,省级7人,院级9人,既满足了对基础设施与人员配置的核心要求,也为系统培养全科医生做好了充足的师资准备。全科教学门诊分布于三级综合医院临床基地和社区实践基地。全科病房接收院本部全科门诊收治的住院患者、社区卫生中心上转的住院患者以及其他专科转诊的住院患者。

(五) 优化绩效评估与团队沟通效率,强化自身全科医学建设

医院属于独立经营、自负盈亏的事业单位,在绩效管理中把业务量、成本核算列为权重项目。临床科室在运营过程中,除质量考核外,还要兼顾运营成本的问题。全科医学科不同于其他临床科室,对患者的照顾具有方便、连续和经济的特点。全科医学科门诊患者集中在社区,住院患者数量普遍较少。参考浙江大学邵逸夫医院和北京大学第一医院将体检中心和全科医学科合并的运营模式,中山大学孙逸仙纪念医院也将更多的功能定位赋予全科医学科,科室与体检中心、干部保健部门相结合,业务上互有交叉,一方面解决了体检者体检后做进一步治疗解决多病共存的问题,另一方面解决了科室成本核算的问题。医院全科医学科根据"全人"闭环式疾病管理的全科理念,设置了健康评估和后续治疗、健康管理环节,形成了全科"体检+治疗"一站式闭环式疾病管理特色,包括检前评估、连续诊疗、检后健康管理、心理咨询、饮食营养咨询、运动指导、各系统疾病知识科普等。

全科医学覆盖病种范围广,以慢性病居多,而慢性病的致病原因多样,症状复杂,这就要求全科医生既需掌握常见多发病的基本诊疗能力,又要针对某项老年慢性病,提升个人专业技能达到具备一定独立应对风险的能力。传统医护沟通模式中,护士分配到的病床区域中

往往包含多位医生,需要与多位医生沟通。由于人力不足,工作量大,多头沟通的合作模式使护士无法将重要信息第一时间反馈主治医生,信息不对称导致医护配合欠流畅,工作效率低下。针对该问题,医院全科医学科提出了"护士与医生对应组团"的合作模式,护士负责患者不再依据病房区域划分,而是跟随主治医生负责其诊治的患者,将护士与医生合作紧密化。高效的医护沟通模式,强化了医护团队的合作密切度,增加了交流次数,规范了交流内容,推动三级综合医院建立全科医学医护高效沟通示范模式,进而开通基层医务人员学习渠道,全方面为社区医院等基层医院医务人员提供经验增长来源,提升其专业素质,安心患者实现双向转诊。

四、全科医联体建设的发展策略与展望

(一) 借助互联网+,建立区域智慧型全科医联体

综合性、持续性、协调性的服务理念要求全科医学运用数字化信息技术,整合医疗信息资源,为患者提供连续性的数字化全科医疗服务。而今,信息技术未能很好地与全科医疗服务各环节进行有效整合,阻碍了数字化全科医疗的发展。患者社区医疗健康管理资料,如部分检查结果未能在三级医院得到认证,诊治资料和三级医院全科医学科的电子信息资料不能共享,导致患者重复检查和就诊,浪费财力及时间,也造成区域内双向转诊的不便。同时远程医疗技术尚未充分运用于全科医学科,对于一些处于偏远地区的卫生院或社区卫生服务中心,通过远程医疗将患者的病历资料包括心电图、X线、CT等检查结果进行远距离传输交流,实现任何时间、任何地点的远程会诊、远程教育,避免了患者跋山涉水的就医过程,将是全科医学科医疗服务的一大进步。

中山大学孙逸仙纪念医院牵头广东省智慧医疗体系,打造省市县联动网络化医疗协作新模式,推动便民惠民进一步拓展深化。利用信息化手段,如远程疑难病例会诊、远程移动查房、远程心电监控、乳腺机械臂诊断、5G机械臂AI心脏彩超检查、AI细胞学病理阅片、AI影像阅片、5G远程手术指导等,推动优质医疗资源向基层下沉,推动医疗服务均衡发展,缓解基层居民看病难、看病贵的医疗服务困境,为基层医疗机构建设提质增速,全方位全天候护航。未来计划通过开展"5G+远程医疗服务"示范建设,进一步推进全科医学体系及全科医学区域医联体的建设,建立健全疾病预防、治疗、康复、健康管理相结合,逐步实现医疗质量同质化管理,实现跨地域、体系配套、自上而下、专科特色化建设的远程医疗服务与技术传帮带体系。利用信息化手段促进资源纵向流动,全面提高优质医疗资源可及性和医疗服务整体效率。

(二) 依托与国际接轨的优势条件,打造高水平区域医联体

全科医学是一个面向社区与家庭,整合临床医学、预防医学、康复医学以及人文社会学科相关内容于一体的综合性医学专业学科。20世纪80年代正式引入我国后,全科医学科研发展在一定程度上远远滞后于其他临床医学专科。以采用的流行病学研究方法为例,其他临床医学专科研究人员已经经历从横断面研究发展至病例对照研究、队列研究以及随机对照试验等多种研究方法并存阶段。而在全科医学领域,尽管社区干预试验的数量近年来有一定上升,但仍停留在以现况研究占据主导地位的局面。

全科与其他专科的区别,决定了全科医学科研不应盲目追随其他专科科研步伐,而应牢牢把握学科自身优势,探索一条具有全科医学特色的科研发展道路。全科医学的任务与特

点决定了全科科研应为围绕社区人群健康展开的涵盖公共卫生、临床医学、康复医学、人文社会学科及管理等领域的科学研究。为建设世界一流的研究型医院,医院致力于搭建国际交流平台。依托种种优质资源,全科医学科将紧抓大湾区战略发展机遇,举办一系列高层次国际学术会议,开展国际远程会诊,与引进的海外高层次科研人才紧密配合,着力基础研究+临床问题+转发研究的闭环研究合作,推动新的临床技术与科研成果产生,打造与国际接轨的一流学科,加强区域龙头引领作用,建立高水平区域医联体。

(三)建立健全分级诊疗长期有效运作机制和绩效评价体系

全科医学科应利用全科理念,为患者提供个体化、机会性的健康教育,以达到预防为主、远期减低患者发病、降低医疗支出的目的。这种诊疗模式需要时间成本,需要充分调动与利用区域内的医疗资源,形成连续性长期有效的分级诊疗运作机制。深圳市分级诊疗构建工作运用了行政管理、经济调节、配套医保改革等多种方式,采取医保制度和家庭医生签约服务引导居民在基层首诊,进而通过分级诊疗、双向转诊实现"医院-社区"的一体化运作。全科医学科发挥在临床科室和各社区服务中心之间的纽带作用,依据区域内双向转诊流程与规定,简化社区患者到医院就诊或住院的繁杂手续,加强下转患者的流程规范及监管。此外,配套的绩效评价体系能保障与督促分级诊疗工作流程有效运作。其中,以薪酬支付制度为核心的激励机制是推动全科医生制度发展的主要动力,其薪酬待遇与全科医生的绩效直接挂钩。在英国,常住人口都必须到当地社区医疗机构选择一位全科医生进行签约。英国国家医疗服务体系根据签约的人头数,定期向全科医生支付一笔费用,让其覆盖签约者的健康管理。在我国,全科医生可为区域医联体内签约居民提供约定的基本医疗卫生服务,按签约服务人数收取服务费,对工作表现突出者给予相应的奖励。因此,借鉴以上两个案例,在区域全科医联体建设范围内建立健全分级诊疗长期有效运作机制和绩效评价体系,将有利于加强全科医学科与各社区服务中心的业务协作,促进全科医学科的发展。

(王鑫睿)

参 考 文 献

[1] 冯伟, 王卫忠, 辛文琳. 全科统筹门诊在分级诊疗中的实践与效果研究 [J]. 中国全科医学, 2019, 22 (1): 10-15.

[2] 吴冬梅, 葛许华, 何娟媚. 分级诊疗模式下三级综合医院建设全科医学科的必要性分析 [J]. 中国医刊, 2019, 54 (10): 1158-1160.

[3] 何媛媛, 李军山, 操文婷. 分级诊疗模式中全科医生制度建设研究 [J]. 卫生经济研究, 2018, 35 (3): 48-50, 54.

[4] 张玉彩, 谢春, 香利强, 等. 紧密型医联体模式下全科医学科建设探索 [J]. 中华全科医学, 2019, 17 (4): 661-664.

[5] 赵铁夫, 王盛宇, 邹晓昭, 等. 全科医师在非体外循环冠状动脉旁路移植术后患者焦虑抑郁倾向干预中的作用 [J]. 中国医药, 2018, 13 (3): 368-371.

[6] 汉业旭, 姚峥, 赵国光, 等. 分级诊疗背景下医联体发展的探讨与建议 [J]. 中国医院, 2018, 22 (1): 47-48.

［7］陈丽芬, 马力, 陈超, 等. 三级医院设置全科医疗科的实践与思考 [J]. 中国社会医学杂志, 2018, 35 (5): 439-442.

［8］杨秉辉. 全科医学概论 [M]. 3 版. 北京: 人民卫生出版社, 2008: 7.

［9］王朝昕, 陈宁, 刘茜, 等. 我国全科医学科研发展的回溯与展望: 发展历史、研究领域及瓶颈分析 [J]. 中华全科医学, 2019, 17 (7): 1069-1141.

第十章

综合性医院全科医学科和社区的转诊及连续性管理

第一节　全科医学科和社区的转诊

一、双向转诊的定义

根据人群健康和患者病情需要,由基层医疗卫生服务机构(社区卫生服务中心/站、乡镇卫生院/村卫生室)与上级综合医院全科医学病房或专科医院之间互相转诊称为双向转诊。这种转诊的实质应是全科医生负责式转诊,即由基层医疗卫生服务机构的全科医生首诊,将疑难、重症患者负责向上级综合医院转诊,上级综合医院全科医学科医生可以作为对接人,起分诊和协调作用,根据病情协调患者至相应专科就诊,诊治结束后再由全科医生根据专科医生的下一步诊疗计划继续管理,此过程中基层医疗卫生服务机构与上级综合医院两级全科医生承担相应的责任和义务。

二、双向转诊的重要性

(一) 双向转诊可以促进医疗资源合理配置

双向转诊充分利用上级医院医疗资源解决基层医疗卫生机构实际面临的问题,使医疗资源合理配置,促进卫生事业健康有序发展。

(二) 双向转诊可以有效引导患者合理分流

双向转诊既发挥基层医疗卫生服务机构作用,方便患者就医,又可以节省医疗费用,减轻上级医院就医压力,充分发挥基层医疗卫生机构基本医疗网底的作用。

(三) 双向转诊可以促进卫生资源合理利用

双向转诊有助于形成层次结构分明、功能定位准确、相互配合密切的医疗卫生服务框架,即多发病、常见病、慢性病稳定期、康复期患者由基层医疗卫生服务机构负责,急危重、疑难病患者由全科医生转诊至上级医院。

(四) 双向转诊可以为患者提供连续性服务

有些疾病尤其是慢性病并非一次短暂的诊治或处理就能解决所有问题,需要长期的、连续性的管理。全科医生这种连续性的管理可以覆盖患者的各个生活时期,也可以贯穿于患者的一生。

三、双向转诊的原则

双向转诊应该以满足基层居民基本医疗卫生服务需求、提高基层卫生服务能力为出发点，开展符合基层实际、多种形式并存的双向转诊工作；应该遵循患者自愿和确保医疗安全、有效、有序的原则；应该发挥全科医生和专科医生各自的优势和互助协同作用。

四、双向转诊的基本条件

（一）建立双向转诊制度，明确各级医疗卫生机构职能

基层医疗卫生服务机构与上级医院均需要建立双向转诊制度，制定转诊标准及安全、畅通的双向转诊路径，形成完善的双向转诊医疗卫生服务体系。

（二）全科医生应发挥健康"守门人"作用

1. 整个转诊过程中，全科医生应当担任患者和上级医院专科医生之间的桥梁。全科医生应该既充分了解患者病史、家庭背景等，向患者及家属解释转诊原因和注意事项，又负责向上级医院提供充分的转诊记录。避免基层医疗卫生服务机构仅是初级诊所，对诊断和治疗有困难的患者简单建议上级医院就诊。

2. 全科医生的能力是决定双向转诊成功的重要因素之一。不能正确转诊会受到患者及上级医院医生对其能力的质疑，也会贻误患者病情。因此，把握转诊时机是每位全科医生需要学习和提高的技能。其次，全科医生应不断提高医疗服务水平，具备对转回患者继续照顾的能力，既要了解患者在上级医院的诊治经过，又要清楚对转回患者如何进一步治疗和管理，保证其得到连续性医疗卫生服务。只有基层医疗卫生服务机构真正成为基本医疗卫生服务的网底，全科医生成为医疗保险系统和居民健康的"守门人"，患者才有可能自觉、自愿回到基层医疗卫生服务机构接受连续性照顾及保证双向转诊的畅通。

3. 上级综合医院全科医生应该充分发挥好对接人的作用。上级综合医院全科医生可以起分诊和协调作用，根据病情将患者安排至相应专科就诊，诊治结束后根据专科医生的建议，指导下一级全科医生按诊疗计划继续管理。

五、转诊指征

（一）特殊病种转诊指征

目前《国家基本公共卫生服务规范（2011 年版）》中已制订孕产妇、高血压患者、2 型糖尿病患者、重要精神疾病患者的转诊指征，可参照执行。

（二）普通疾病转诊指征

其他疾病尚未制定统一的标准，指征可参考如下。

1. 因社区卫生服务机构技术、设备条件限制无法诊断或者诊断不明（连续三次门诊不能明确诊断）需要到上一级医院做进一步检查的躯体疾病和精神心理问题。

2. 病情复杂、危重的患者及疑难病例。

3. 诊断明确但门诊治疗和干预条件有限的疾病和问题。

4. 经社区医生诊治后，病情无好转，有进一步加重趋势，需要到上级医院诊治者。

5. 有手术指征的危重患者。

6. 严重或较重的损伤、中毒、伤亡事故或者突发临床事件，处置能力受限的病例。

7. 社区医生发现甲类及参照甲类传染病管理的乙类传染病或疑似患者,应立即报告有关单位,迅速转诊到定点收治医院。发现其他乙类传染病及丙类传染病患者,社区医生按有关法律规定,报告有关单位,对需要在定点收治医院进一步诊治的患者转诊到相应医院。

8. 由上级支援医院与受援社区卫生服务中心(站)共同商定的其他转诊患者。

9. 其他原因(如医生水平有限)不能诊断、处理的病例。

10. 超出医疗机构核准诊疗登记科目,超越社区卫生服务中心诊疗范围的病例。

11. 患者强烈要求转诊的病例。

12. 精神障碍疾病的急性发作期病例。

13. 恶性肿瘤的确诊、系统化疗、介入治疗、手术及其他复杂治疗者。

14. 各种原因致大出血、咯血者。

15. 新生儿,婴儿期(1岁以下)的病例。

六、转诊目的

1. 进一步化验及辅助检查。

2. 进一步明确诊断。

3. 治疗(门诊或住院治疗)。

4. 专科复诊、随访。

5. 规定的转诊项目(公共卫生、某些传染病、地方病等)。

6. 患者的要求等。

七、转诊时限和紧急程度

为保证患者的安全,转诊时必须明确转诊的时限并跟进随访加以落实。按照紧急程度至少可划分为以下三个级别。

1. 一级　立即转诊,在行必要处理后尽可能快地将患者转诊到上级医疗机构。

2. 二级　尽快转诊,根据具体情况在1~2周内完成转诊服务。

3. 三级　常规转诊,根据具体病情或有管理要求择期安排的转诊。

八、转诊前的信息交流

双向转诊前应该与上级医疗机构进行及时有效的患者信息交流,尽可能建立患者的电子档案,转诊患者时应将患者必要的信息与上级医疗机构进行交流,按照双向转诊的要求建立患者信息共享渠道。

九、上级医院转回患者的参考指征

目前尚未制定统一的患者由上级医院转回社区基层医疗卫生服务机构的标准,结合基层医疗卫生服务机构的特点,指征可参考如下内容。

1. 急性期后病情稳定需要继续管理和治疗的患者。

2. 诊断明确但需要长期治疗的慢性病患者。

3. 慢性病或手术后需要康复的患者。

4. 需要建立家庭病床的患者。

十、双向转诊的实施

(一) 专人负责的原则

基层社区医疗卫生服务机构设专人负责双向转诊工作,加强与上级医院全科医学病房沟通,建立双向转诊制度,制订统一的双向转诊条件、程序标准并加强监督和管理,保证双向转诊工作的顺利开展。

(二) 基层社区医疗卫生服务机构全科医生的任务

基层社区医疗卫生服务机构全科医生对需要转诊患者,逐项填写双向转诊转出单存根和上转出单(表2-10-1),详细填写病情,并向患者交代注意事项,同时通知上级医院全科医学病房专门负责对接的全科医生。对符合标准但不同意转诊的患者,签字后记录在健康档案中。

1. 上级综合医院全科医学病房全科医生的任务 上级综合医院全科医学病房安排全科医生专人负责双向转诊,做好与下级全科医生的对接,起分诊和协调作用,根据病情将患者分诊至相应专科处理,诊治结束后再根据专科医生的建议,指导下一级全科医生按诊疗计划继续管理。

2. 急危重症患者的转诊 基层社区医疗卫生服务机构对接诊的急危重症患者,首先要采取必要的急救措施,尽快转入上级医院,并提供患者健康档案和相关抢救、检查资料。

3. 医疗服务连续性管理 基层医疗卫生服务机构对转回患者及时建立或完善健康档案,结合上级医院全科及专科医生的意见制定管理和治疗方案,保证其医疗服务连续性和有效性。

4. 上级综合医院的职责

(1)上级医院设立专职机构或指定部门(比如全科医学病房),统一协调管理双向转诊工作,制定具体实施方案,保证双向转诊的畅通。

(2)上级医院为基层社区医疗卫生服务机构转诊患者开辟绿色通道,使其得到及时、有效的诊治。

(3)患者诊断明确或病情平稳后,上级医院全科医生详细填写双向转诊回转单存根和回转单(表2-10-2),提出转回意见和建议,并通知基层社区医疗卫生服务机构。

表 2-10-1 双向转诊转出单

存 根

患者姓名: 性别: 年龄: 档案编号:

家庭住址: 联系电话:

于 年 月 日因诊断＿＿＿＿＿＿＿＿＿＿＿＿＿＿＿＿＿＿,病情等级:一级、二级、三级

转入单位: 科室: 接诊医生:

转诊医生(签字):

年 月 日

续表

双向转诊(转出)单

(拟转入机构名称):

现有患者　　　　　性别　　年龄　　　　,因病情需要,需转入贵单位,请予以接诊。

初步诊断:

转出原因:

既往病史:

治疗经过:＿＿＿＿＿＿＿＿＿＿＿＿＿＿＿＿＿＿＿＿＿＿＿＿＿＿＿＿＿＿＿＿＿＿

＿＿＿＿＿＿＿＿＿＿＿＿＿＿＿＿＿＿＿＿＿＿＿＿＿＿＿＿＿＿＿＿＿＿＿＿＿＿

病情等级:一级、二级、三级

转诊医生(签字):

联系电话:

(机构名称)

年　　月　　日

表 2-10-2　双向转诊回转单

存　　根

患者姓名:　　　　　性别:　　年龄:　　　　病案号:

家庭住址:　　　　　　　　　　　　　　　　联系电话:

于　　年　　月　　日因病情需要,现转回　　　　　　　　单位。

转诊医生(签字):

年　　月　　日

双向转诊(回转)单

(回转机构名称):

现有患者　　　　　　　　　因病情需要,现转回贵单位,请予以接诊。

诊断:　　　　　　　　　　　　　　　　　　病案号:

主要检查结果:

＿＿＿＿＿＿＿＿＿＿＿＿＿＿＿＿＿＿＿＿＿＿＿＿＿＿＿＿＿＿＿＿＿＿＿＿＿＿

＿＿＿＿＿＿＿＿＿＿＿＿＿＿＿＿＿＿＿＿＿＿＿＿＿＿＿＿＿＿＿＿＿＿＿＿＿＿

治疗经过、下一步治疗方案及康复建议:

＿＿＿＿＿＿＿＿＿＿＿＿＿＿＿＿＿＿＿＿＿＿＿＿＿＿＿＿＿＿＿＿＿＿＿＿＿＿

转诊医生(签字):

联系电话:

(机构名称)

年　　月　　日

第二节　全科医学科和社区的联动及连续性管理

一、连续性医疗服务的相关理论

连续性服务最早于 1966 年被提出，随后其概念得到了不断发展和丰富。连续性医疗服务的模型构建，从医疗服务提供者来看，包括信息连续、机构连续、学科连续、人际关系连续、管理连续。

（一）信息连续

信息连续是连续性医疗服务的基础，是由两级机构共同承担对患者疾病诊疗及相关信息持续追踪、管理、传递的责任。保证满足每一个卫生服务提供者都能获得患者基本信息，如诊疗过程和结果、患者现在的情况及未来的诊疗计划等。实现信息连续需要医院和社区卫生机构承担相应的职能：①社区卫生服务机构对居民健康信息进行持续追踪和管理，包括居民健康档案的建档、随访更新和有效使用。②当患者需要转诊服务时，社区卫生机构应及时、准确、完整地传递患者基本信息、已接受的诊疗。③转诊后，社区卫生机构应主动追踪患者院内诊疗信息，与医疗服务提供者及时交流和沟通患者病情变化和接受服务的信息。④当患者转回社区时，上级医院也应将患者院内诊疗信息及时、准确、完整地传递给社区卫生机构，并和下一位卫生服务提供者就患者疾病信息进行沟通。

（二）机构连续

机构连续是依据患者病情发展的需要，由两级机构安排的转诊服务，包括两层含义。

1. 患者得到的是根据其病情需要，从医学专业角度选择恰当的时间、医院、医生进行的转诊服务。

2. 转诊过程应由两级机构完成，确保转诊服务的方便，及时和安全。社区机构服务机构经患者同意后，由社区卫生机构直接与上级相关医院及科室取得联系。上级医院设立专门处理转诊的部门以及方便的转诊流程、院内专人负责安排患者及时得到进一步诊疗服务，必要时转诊医生和接诊医生通过多种方式进行直接交流，明确患者的重要信息和疾病情况。

（三）学科连续

学科连续是诊疗服务过程中全科和专科服务提供者利用各自功能定位和专业优势，借助多学科团队建设等方式将其各自的技术无缝衔接和配合，满足治疗疾病所需多学科的要求。依据时间框架分两个层次。

1. 一次诊疗过程中，两级机构的服务提供者执行各自功能定位的同时，依据患者病情需要，能够直接沟通和交流以保证技术的前后协调和配合。

2. 长期动态的技术沟通和融合，主要是以医院和社区卫生机构多种协作模式为依托，针对需要长期疾病管理的患者，通过组建团队等形式协调配合为其提供一体化医疗服务，包括社区医生开展随访，负责动态监测患者疾病变化情况，动态提供康复诊疗计划及疾病自我管理计划，在病情发生波动时由上级医院专科医生提供指导或直接给予药物、行为干预措施等。

(四) 人际关系连续

卫生服务提供者与患者之间、不同机构卫生服务提供者之间彼此熟悉,通过信任和责任建立起较为持续稳定的关系。包括两个部分。

1. 医患关系连续 社区卫生机构服务提供者在服务过程中,同患者进行有效及时的沟通,使其了解自己病情的变化及采取的诊疗方案,并将患者纳入其健康管理计划制订的过程中,使患者对社区医生感到信任,以此建立长期稳定的关系。

2. 上级医院和社区卫生机构服务提供者之间关系连续 首先,两级机构的医务人员对彼此所在机构大致卫生服务能力、设备配置以及特色科室、专家特长、人员资质等较为熟悉。其次,经常基于多种形式开展业务交流、沟通和协作,彼此认同、拥有统一的目标,并建立起彼此的尊重和信任。

(五) 管理连续

多个卫生服务提供者围绕患者个体化的疾病管理计划,在及时完整共享的基础上协调开展不间断的动态管理医疗服务。从患者角度看,包括三部分。

1. 感受连续 患者在接受服务的过程中体验到的是协调、不间断、平滑以及安全经济的医疗服务。

2. 地理连续 连续性服务的供给不受患者所在地点(工作、家庭、医院等)不同的影响。

3. 家庭连续 服务提供者对以家庭为单位的所有成员的健康问题均有持续的了解和认知,并负责家庭成员健康管理服务。

二、上级综合医院全科医学病房和社区联动

(一) 管理联动

医疗联合体(以下简称"医联体")的开展有助于缓解我国优质医疗资源总量不足、结构不合理、分布不均衡的现况,推进分级诊疗制度的建设。《国务院办公厅关于推进医疗联合体建设和发展的指导意见》指出,开展医联体建设有利于调整优化医疗资源结构布局,提升基层服务能力,更好实施分级诊疗和满足群众健康需求。医联体的联结方式主要包括虚拟联合和实体联合两种形式,也可以描述为紧密型和松散型两种形式。从形态结构上,可分为横向整合和纵向整合两种模式。

全科医学联盟也是联动的其中一种形式。联盟由不同层级医疗卫生机构组成,在同一地级市级别将全科联盟单位按地域划分成组,建立"分联盟群",形成全科医学联盟运行办公室 - 分联盟主席 - 全科医生的三级质管模式,促进联盟的质管力度,提升联盟的精细化管理能力。建立全科分联盟全科医生学习群,由三级综合医院全科医生组成,负责学习内容推送、转诊咨询交流及全科领域的科研调查等活动。

(二) 医疗联动

建立"全科 - 专科"转诊机制。社区全科医生作为首诊医生,负责将疑难、重症患者负责向上级综合医院转诊,上级综合医院全科医生应充分发挥好对接人的作用,起分诊和协调作用,根据病情将患者安排至相应专科就诊,诊治结束后根据专科医生的建议,指导下一级全科医生按诊疗计划继续管理。全科医生和专科医生各司其职,但互补互利,为患者提供"接力棒"式服务,其与专科医生两者功能互补,而非"低级全科 - 高级专科""下转上""上下级"的层级概念。

（三）教学联动

上级综合医院全科病房可提供全科医生的培训基地。三级医院全科医学科不仅依托三级医院充足的医疗资源（医疗设备、医学专家等）、各种教学实践和科研项目所需的资源，而且能运用全科理论思维对患者进行全面诊疗，指导社区全科医生理论和临床知识的学习，为全科医生搭建高层次培训平台。上级综合医院全科医生可深入社区开展讲座。健康教育是我国社区公共卫生服务项目中的重要组成部分，是促进基本公共卫生服务逐渐均等化的重点。当前我国逐步进入老龄化阶段，许多老年人获得信息渠道有限，所以社区宣传至关重要。除了使用电视、报纸、广播等传统媒介宣传手段外，还可以通过新媒体渠道向社会大众进行宣传，旨在增强社区居民的健康意识和慢性病自我管理能力，如冠心病预防、脑卒中预防、慢性阻塞性肺疾病、高血压诊治、痛风预防、糖尿病足预防等，逐步提升居民对社区医疗的认可度和信任感。让群众充分了解各级医疗机构的功能定位、分级诊疗的优势、医保报销等优惠政策和内容，引导群众树立合理的就医观念，推进分级诊疗制度建立。

（四）科研联动

三级医院拥有雄厚的科研实力，上级综合医院全科医生具备了较好的科研能力和基础，可指导社区全科医生开展一些简单的临床科研活动，比如疾病流行病学调查、临床资料收集、药物治疗效果评价与分析等；可引导社区全科医生参与到课题研究中，了解全科科研的最新进展，学习先进的科研方法等。社区全科医生可将收集的临床一线资料与上级综合医院全科医生共享，上级综合医院全科医师负责设计研究方案，下级全科医生负责收集资料，分工合作，共同开展临床研究。

三、全科医生对疾病的连续性管理

在确认现患问题并制定实施处理方案后，全科医学医生应对现患问题实施连续性管理。所谓连续性管理就是指在时间上的不间断管理。

（一）患者行为生活方式的管理

连续性管理首先体现在对患者行为生活方式的管理，尤其是与现患问题关系密切的不良行为生活方式的管理，例如，现患问题以原发性高血压病为主的患者，全科医生在完成及时的高血压诊断治疗的同时，应教育劝解患者及其家人控制或减少对食盐的摄入。

（二）患者心理状态的管理

不良心理状态是构成现患问题的重要因素，也是长期连续性管理的主要内容。例如，在对原发性高血压患者进行管理时，应教育患者保持愉快、轻松和谐的心态。

（三）现患问题的长期管理

有些现患问题尤其是慢性病并非一次短暂的诊治或处理即能解决所有问题，需要长期、连续性的管理。这种连续性的管理可以覆盖患者的各个生活时期，也可以贯穿患者的一生。全科医生对患者的健康负有长期、全面的责任，还必须警惕暂时性问题对长期性问题的影响。如患者以感冒就诊，要考虑是否会加重其原有的糖尿病、高血压或哮喘的发作，其慢性问题是否得到了规范化管理，其症状和体征乃至并发症是否得到了有效的控制，因病导致的生活、心理及社会压力是否已经适应或缓解。即使患者没有提出任何要求，医生也不应忘记自己在这方面的责任，要利用每次应诊的机会对其慢性问题进行适当的检查与评价。对于不熟悉的患者，可利用病历记录查找有关记载。这种管理将会有效地提高患者对医生的信任与合作程度,并改善慢性病的管理状况。

(四) 社会功能方面的长期管理

连续性管理应该注重社会功能方面的长期管理,如因现患问题引起患者的休工休学、社会或家庭角色功能的缺失等方面的管理。

(五) 慢性病与老年病的连续管理

由于长期、低强度的暴露所造成的累积作用,机体发生持久性甚至不能逆转的病理损害,一般病程在三个月以上的均可称为慢性病。慢性病、老年病是社区常见问题,必须长期连续地得到系统的规范管理。这些病通常无法根治,全科医生应努力控制疾病的症状和进程,尽力提高患者的生命质量,维护其躯体、精神和社会交往上相对的最佳功能状态。慢性病管理强调患者在管理中的主动地位,全科医生能够系统、有效地对社区慢性病进行管理与评价。慢性病管理强调居民健康教育和不良生活习惯的行为干预。

四、加快信息化建设,促进医院资源共享、连续性服务

医院的医疗卫生信息化使各级医疗机构资源共享,促进医院连续性服务。加快建设信息化平台,如云医疗、医联体内双向转诊信息平台等,实现患者信息、诊疗记录、检查结果等资源共享,提高资源利用率和工作效率。通过全科医学病房与社区卫生服务点的纽带作用,有利于开展家庭医生签约服务、日间病房服务,落实"双向转诊""全科 - 专科"制度以及早期筛查、慢性病患者的远程监测。在社区卫生服务点解决不了问题时,基层医师可以立刻通过诊间转诊模式,如门急诊即时转诊、转诊预约就诊、开具和预约转诊检查单、转诊入院等,将患者转诊到上级医院就诊,扩大远程医疗覆盖面,让偏远地区的群众能够在当地享受到城市大医院的诊疗服务。在实现区域卫生资源共享的同时,提高医疗服务的连续性、有效性、安全性和居民满意度。

(周天恩　李俊航)

参 考 文 献

[1] 任飞.完善区域纵向医联体建设的思考:基于制度理性选择框架 [J]. 中国卫生政策研究, 2016, 9 (10): 1-5.

[2] 刘娟娟, 朱贤呈, 任菁菁. 综合医院全科医学联盟模式的实践与探索 [J]. 中华全科医师杂志, 2019 (10): 1007-1009.

[3] 王家骥. 全科医学基础 [M]. 北京: 科学出版社, 2010.

[4] 崔树起. 全科医学概论 [M]. 2 版. 北京: 人民卫生出版社, 2007.

[5] 梁万年, 路孝琴. 全科医学 [M]. 北京: 人民卫生出版社, 2013.

第十一章

全科医疗助力特需医疗健康发展

一、特需医疗的基本属性

(一)特需医疗的概念

特需医疗服务是指在公立医疗机构保证基本医疗服务的前提下,为满足多元化、个性化等不同层次患者的医疗服务需求,根据医院现有设施条件、医师队伍、学科优势、品牌特色,在服务质量、时间、内容、环境等方面提供更优质、快捷和舒适的配套服务,供患者知情同意并自愿选择的医疗服务。医疗机构被政府部门批准备案的特需医疗服务项目可按成本加适当盈余同时兼顾市场供求情况的定价原则自主定价,但不纳入基本医疗保险报销。

特需医疗涵盖了预防、保健、医疗、康复等多种服务,需求者不仅希望其疾病得到满意的诊治,而且追求生理和心理上也能获得满意的服务。它是基本医疗服务和非基本医疗服务的一种补充形式,通过满足患者个性化需求、提高就医舒适度,以达到更好的康复效果。特需医疗服务的需求者要求医院提供的高效服务,期盼医院能够提供优质优价的配套服务,做到技术精湛、接待热情、服务细致周到、设施设备先进、环境优雅、收费合理等,从而享受更好的就医体验。特需医疗同基本医疗相比,主要在空间、时间、生活设施等服务空间方面给予患者特殊服务,而不是在医疗原则、措施和医疗质量上有所特殊。特需医疗服务的支付方式方面,以自付或者商业保险的方式承担对应的医疗服务费用,体现的是医患双方的双向供求关系。特需医疗服务能极大满足人们的需求,同时也能有效结合社会资本,完善医疗供给结构建设,也属于社会主义市场经济下一种多元"社会服务功能"提供方式。

(二)特需医疗服务的需求特征

1. 需求的广泛性　随着人民生活水平不断提高,人们的健康观念也在不断更新,越来越多的人对生命质量、健康水平有了更高的要求,并且在支付能力上有了提升,开始逐步接受和认可特需医疗服务这种新型医疗模式;此外,特需医疗需求对象的群体也呈现广泛性,如亚健康人群、老年人群、儿童都成为特需医疗服务的潜在对象;外企高管和外商经营者来华投资工作,更扩大了我国特需医疗服务的需求领域。

2. 需求的品牌性　特需服务的突出特点就是患者在选择医院时非常注重医院的品牌。我国公立医院拥有优质的医疗资源和高端的检查设备,同时由享誉国内外的相关专业教授主诊,造就了患者看病只相信大型公立综合医院的思维定式。较好的医院品牌是影响患者选择特需医疗的一个重要因素。

（三）特需医疗服务中存在的问题

1. 公立医院作为特需医疗服务的承载主体出现结构性冲突

特需医疗服务的本质是为群众提供便利性，与基本医疗服务的公益性、可及性有着一致的目的，所以借助公立医院的医疗资源可以有效地实现特需医疗服务的发展。公立医院由于医疗技术过硬和价格优势，成为居民就医看病首选，患者人数众多，导致医生所能提供的医疗服务有限、服务流程过于烦琐、医院硬件设施维护困难等问题。而特需医疗不仅要求服务个性化、及时性、效率高，也要求服务人性化、合理化、专业化，要求舒适的服务环境和简便的服务流程；换言之，公立医院的有限资源可能无法满足特需医疗患者的个性化需求。当下，特需医疗服务的性质呈现出多元化、逐高性，公立医院为主体提供特需医疗服务时，如果加大投入特需医疗服务的配置，不仅压缩了非公立医疗机构的发展空间，或者因满足特需医疗要求而侵占公共医疗资源，造成了医疗服务资源配置的失衡、分配不公的问题，不利于卫生事业的正常发展。

2. 人民群众对于特需医疗的需求日益精进 随着社会经济的发展和人民生活水平的提升，城乡居民对健康水平的要求不断提高，现有的"单纯治病"医疗模式无法满足大众的健康需求，特别是希望得到特需医疗服务的患者，更加盼望医疗机构能够从全生命周期的宽度、预防-治疗-康复的深度进行全方位的医疗指导。过去的特需医疗服务，大多讲究如何提供温馨舒适的环境设施，接诊过程中营造愉悦轻松的环境，使患者在就医检查过程中享受快速便捷的服务；在结束医院内的此次医疗服务后，即代表医患双方关系的终止。而当今特需医疗服务的需求者们，更希望能够从对医疗和疾病认知、自主和知情同意、医疗保密权等多维度参与到自身疾病诊治的过程中；另一方面，特需医疗服务的需求者们，还有着更高的家庭照顾服务需求，意味着这类患者出院后，希望医疗机构能够继续提供全方位、多层面的医疗、健康指导，甚至是对其他家庭成员的健康保健，即能够为整个家庭提供医疗服务。

3. 特需医疗人才培养的瓶颈 特需医疗对医疗技术、服务的要求高，在临床方面对医生要求严格，服务的提供者一般都是高年资的专家，而年轻医生由于资历的限制，少有机会或没有机会接触特需医疗服务，减少了青年医师的临床实践机会，不利于其自身技术水平和服务水平的提高；并且特需医疗在科研和教育方面给医师提供平台的范围局限，在职称晋升上竞争力较弱，优秀中青年医师不愿到特需部门工作，难免出现人才的断层，高年资专家工作任务繁重，低年资医师闲置，为建立优质特需医疗梯队带来困难。而医疗辅助部门的卫技人员不隶属于特需医疗管理，缺乏有效的培训和考核，导致人员素质和服务质量参差不齐，也无法为特需医疗提供有效的人力保障。

二、特需医疗服务的现状

发达国家一般对特需医疗有着明确的提供主体和市场划分，基本医疗服务大都由公立医疗机构或非营利性医疗机构提供，特需服务主要由营利性医疗机构提供，但公立医疗机构或非营利性医疗机构也有涉及，只是规模上受到严格控制，例如澳大利亚、新加坡等。特需医疗作为医疗产业的重要组成部分，在整个国家卫生服务中占有较高的比例，形成了体制，并为广大公众所接受，可以为患者提供细致、周到的服务。

从20世纪80年代起，为了适应市场经济的宏观环境，打破我国原有计划经济模式下的卫生体制，国家以扩大医疗服务范围，解决群众"看病难、住院难"为卫生改革的突破口，在全国范围的各级医院中开展了由浅到深、由单向到综合的医疗卫生改革,并推行了一系列特需医疗服务的改革措施。2000年,国家计委、卫生部印发的《关于改革医疗服务价格管理意见的通知》中明确提出:"放宽非营利性医疗机构提供的供患者自愿选择的特需医疗服务的指导价格,以满足不同层次患者的需求"。我国公立医疗机构拥有国内较高水平的医师队伍、技术和设备,一直作为特需医疗服务的主体,各级各类公立医疗机构,只要略具规模的,也都先后开设了特需医疗服务项目。

国内比较耳熟能详、较早开展特需医疗服务的医疗机构,如中日友好医院国际部、复旦大学附属华山医院国际医疗中心、南方医科大学南方医院惠侨楼。中日友好医院成立于1984年,当时为满足外籍驻京工作人员的就诊需求,成立之初就设置了"外康部",成为北京最早涉足涉外医疗服务的公立医疗机构,中医友好医院的特需服务的五大特色中也凸显了"专科、全科并进"的特点,2020年被北京市卫生健康委指定为唯一的国际医疗联合体牵头单位。复旦大学附属华山医院国际医疗中心自1989年成立以来,长期全面推进以患者为中心的全方位服务,重点加强国际化全科医疗的学科建设和人才培养。南方医科大学南方医院惠侨楼医疗中心创办于1979年,是全国开办最早、规模最大、收治海外患者最多的集医疗、健康管理、保健、康复于一体的涉外特需医疗服务机构之一。截至2019年,先后收治了来自91个国家和地区的13万多名患者。2014年,惠侨医疗中心成立全科医生培训基地,现在的惠侨医疗中心正着力培养一支技术精湛、服务优质的高端全科医生队伍,将打造"全科 + 专科"的国际化诊疗模式。

综合以上国内几家知名的提供特需服务医疗机构的发展现状来看,特需医疗服务纷纷借力于全科医学,由全科医生担当特需医疗发展的"主力军"。

三、全科医疗助力特需医疗,打造健康中国梦

随着经济的不断发展,医疗需求不断增加,加上人口老龄化趋势日益明显,医疗消费需求越来越呈现出多层次、多元化的追求,享受高品质的健康服务从治病发展到治未病。随着高收入群体的不断增加,健康已成为第一需求。据调查,88%的高收入人群愿意投资健康,认为其相比教育、社会责任等更为重要,在各项需求中位列第一,越来越多的人注意到,注重健康不仅对自己负责,也是对家庭、社会负责。

为了满足社会不同层次患者的医疗服务需求,公立综合性医院发展特需医疗已经成为必然的趋势。目前,全国大多数城市均已开展特需医疗服务,尤其是北上广等地区在21世纪初就开展了特需医疗服务。从中央到地方对于公立医院的特需医疗服务规模一直都有着严格的限制,2021年8月,广州市医疗保障局和广州市卫生健康委员会根据《中共中央 国务院关于深化医疗保障制度改革的意见》,共同出台《广州地区新增和特需医疗服务价格项目管理办法》,其中也明确提到"严格控制特需医疗服务规模,公立医院提供的特需医疗服务不得超过该院全部医疗服务的10%,并且特需项目的收入不得超过该院全部医疗收入的10%。"各大公立综合性医院纷纷运筹帷幄,合理分配医院资源,切实落实好特需医疗服务,为医患双方创造双赢的局面。

(一)提高特需医疗效能

特需医疗开展至今,一直饱受的热议,"花更多的钱看特需门诊,但同普通门诊没有区别""多病共存的患者,需要看3~4个甚至更多的特需门诊才能解决问题""疑难杂症想看

特需门诊找专家教授,但没法挂号""住在特需病房,服务虽好,但没有解决根本关心的医疗问题"……

　　特需医疗服务的重点在于"以人为中心"的医疗服务,从这一点出发,它与全科医学的服务重点不谋而合。全科医学是"以人为中心"横向发展的综合性临床医学学科,其他临床学科以器官、系统的疾病为中心,是纵向发展的学科,全科诊疗服务模式最大限度地避免了对患者局部治疗的弊端和对疾病的疏漏以及医生因现代医学分科过细而产生的"头痛医头、脚痛医脚"的现象发生,避免了由于医生知识领域的狭窄给患者治疗带来的不利影响甚至错误的诊疗方案,有利于患者得到多方位、多学科的综合诊疗服务。举例来说,专科医生发现患者血压高,就会给他降压药,容易忽视高血压背后的不良生活方式问题、代谢问题、心理问题;而全科医生不仅要看到"高血压",更需要通过与患者沟通了解其生活习惯问题、家庭情况、压力情况、睡眠情况等各种影响高血压的因素,最终从药物和非药物(生活习惯、心理状态、家庭因素)等多方面指导患者控制血压。全科医生作为首诊医生,能做到小病善治、大病善识、急病善转、慢病善管;让80%以上的临床常见问题得到"一站式"正确处理。尤其对某些主诉无法确定问题所属专科或涉及多个系统,需要连续性、综合性服务的患者,通过全科医疗"生物 - 心理 - 社会"的新型医学模式,可以得到预防、治疗、康复、保健、健康教育、心理咨询等一体化服务,达到其他专科所不及之处。特需医疗整合全科医疗力量后,可以大大提高特需患者的就诊效能,让他们感受到方便、全面、有效的临床救治。

　　综合性公立医院的各大专科特色鲜明、技术力量雄厚、品牌优势突出,发展目标多为"成为一定国际影响力的疑难危重症诊疗中心和医疗技术创新、临床医学人才规范化培养的主要基地",在促进健康服务业发展中发挥重要作用。特需医疗需求者也更加倾向于到各大综合性公立医院的强势科室就诊,然而临床工作任务繁重,科研、教学任务压力大,各大专科医生分身乏术。适时将特需医疗挂靠于全科医疗,可以一定程度上协助改善就医模式,规范就医流程。例如,特需医疗中常见预检分诊制,先通过全科诊疗,了解特需医疗患者整体病情,并且逐一梳理各系统问题,根据疾病的严重程度再考虑相应专科的转诊,进一步优化就诊流程;同时,可为特需患者建立健康档案,进行追踪随访,所属医联体内各级医院可以共享患者的健康档案,根据特需患者的不同需求,提供更为有效的全程健康保健工作,加强特需患者对于全科的信任与依从性。促使特需患者逐步适应先到全科就诊,再到专科就诊的良好就诊习惯,可以部分缓解专科就诊压力过大,进一步提高综合性医院的医疗工作质量和内涵。

　　综合性公立医院通过整合全科医疗及特需医疗,充分利用全科医疗作为目前最为适合提供整个生命周期健康管理的载体,使公立医院的特需医疗真正做到:一是改善就医体验,解决拥挤、候诊长、就诊短的问题;二是补充专科服务不能满足特需需求的不足,如解释咨询、个性化服务、照护家人;三是培养民众主动健康的意识与能力,如自助服务、自主管理、长期合作,及时解决患者需求。此举不仅可以缓解医患矛盾、改善就医环境,弥补综合医院提供的生物医学专科化服务的不足,保证各学科健康、持续、快速、有效的发展,提高特需医疗服务效能,进而提升医院综合竞争力。

　　(二)提升特需医疗服务特色

　　从医疗卫生发展的方向看,医学正从治愈型医学向照护型医学转变,从以疾病诊疗为中心向以维护和促进健康为中心转变,从以单一的诊疗为主向预防、诊疗、康养一体化转变。

医院的工作将会由诊治向防治转变,从生理干预向心理服务转变,从院内服务向院外服务延伸,从为患者治疗扩展到同时为健康人提供医疗保健服务。医院承担的社会责任会扩大到医疗知识的普及、常见病的预防、特殊人群的护理和院外患者的指导与反馈。这些职责对于医院的长远发展是一种新的考验,更是导向医疗服务人性化、个性化、减轻院内医疗资源紧张的有效办法,提升特需医疗服务特色成为当下亟待解决的问题。

全科医生正是提升特需医疗服务特色的最佳助力。全科医生可以很好地胜任大批的慢性病患者和高危人群的全方位管理工作。

1. 为老年患者服务　随着年龄增长,老年人的慢性疾病发生风险逐渐增加,此外,一些老年人由于子女不在身边或对退休后的生活无法适应而出现孤独问题,也会导致老年人患病可能增加;针对老年患者的增多,提供特需医疗的全科医生可以根据其需求提供针对性的老年病服务,达到疾病的预防和控制,做好心理的沟通和疏导。

2. 为亚健康、健康人服务　随着人们健康意识的增强,需要医疗服务的已不仅是生病的人,越来越多的亚健康、健康人开始寻求医生的帮助,希望获得健康的指导。特需医疗服务也会通过开展因病体检项目,为一些想专门针对某项疾病检查的患者提供体检咨询、报告分析等快捷体检服务,并针对体检结果由全科医生进行逐一解答,达到预防疾病和早期干预治疗的效果。

3. 健康管理服务平台　健康管理是对个体或群体的健康进行全面监测、预防、保健的过程。全科医生可以通过网络技术和服务平台,整合一流的技术、设备和人才,为个人或者家庭提供全面、科学、系统的健康管理和服务。服务的内容包括个性化健康检查、私人健康顾问、远程会诊、在线专家咨询、门诊预约等各个方面。

通过不断完善的全科住院医师规范化培训制度,综合医院联合社区医院培养更多符合新时代特需医疗服务要求的全科医生,使其除了具有扎实的临床诊疗能力外,在诊疗中还能注重体现"以人为本、以健康为中心"的全生命周期健康管理特色;并能注重临床预防环节,可以合理应用如健康档案、健康护照、互联网及人工智能等工具。

（三）优化特需医疗服务能力

2016 年中共中央、国务院印发《"健康中国 2030"规划纲要》,为我国卫生健康事业发展指明了方向。国务院《关于促进健康服务业发展的若干意见》明确指出,健康服务业以维护和促进人民群众身心健康为目标,主要包括医疗服务、健康管理与促进、健康保险以及相关服务。习近平总书记深刻指出:"人民对美好生活的向往,就是我们的奋斗目标。"满足不同层次患者的医疗需求,解决好老百姓关心关注的健康民生问题,是人民的期盼,也是中国梦的重要组成部分。

近年来随着药品耗材加成取消、医疗市场放开、养老保险职业年金制度施行、医保组合拳持续发力等改革的不断推进,现代医院管理制度建设目标也有了更高标准,医院运营管理面临巨大挑战。新冠疫情发生后,医院收入下滑、成本支出增高,"十四五"期间,如何实现社会效益和经济效益的统一,成为医院发展面临的迫切问题。对临床医务人员来说,借助全科医学这一二级学科,是整体专业水平的展现和知识深度广度的延伸;对患者来说,既可以保证得到最优临床医疗资源,诊疗安全性得以保障,保证了健康管理的全面性、周密性、针对性和长期性。面对经济社会发展、群众需求变化、医改政策调整、科学技术进步的新形势,公立医院的传统功能和结构必须调整优化,在调整和优化中实行转型升级,全科医疗＋特需医疗新模式的产生和发展符合经济社会和医学发展的规律性,因此综合性公立医院应积极利用好全科医学科这一新引擎,并且将其规划好、发展好。这不仅对全科医疗、特需医疗的发展十分重要,对医院的未来建设也十分重要。

从全科医疗"全程、全人"的学科服务特性出发,全科医疗服务对象中部分人群渴求能够得到特需医疗服务;尽管特需服务作为"准高端"医疗服务由社会办医机构承担更为科学,但我国公立医院的规模、数量、人才资源、服务能力、发展程度和社会认知度等均远超私立医疗机构,两者实力的对比决定了公立医院有余力细化医疗市场和服务人群。公立医院根据消费者的不同需求提供不同层次的服务,收取不同的诊疗费用,既能满足群众多层次医疗需求,又可体现医务人员的技术劳务价值,填补基本医疗收入的不足,实现自身收支平衡,是促进公立医院发展、赢得市场竞争力的有效途径。因此,应正确处理好公立医院提供特需医疗服务的床位和服务规模,医院提供特需医疗服务的比例不得超过本院医疗服务资源的10%,在全科开展特需医疗服务项目时应尽可能选择内涵与基本医疗不同的项目。正确处理好全科特需医疗服务需求与医疗资源分配的关系,在特需服务的形式及内容上要深化,让接受全科医疗的参与人群真切地享受到特需服务。

全科医疗同特需医疗除从服务理念到服务内容的融合外,也应当结合我国经济以及社会保障制度的发展现状,创建出以社会保险为主导、商业保险为辅助的新型保障体系,以此为全科医疗中特需服务发展创造更为有利的支付环境和发展基础。切实发挥商业保险优势,推动多层次医疗保障体系的完善。首先,开发更多符合目前国情的商业保险产品,针对老龄化、慢性病的长期商业护理保险和健康养老产品,针对康复、照料等的家庭信托商业保险等,从而创新医疗供给形式和途径,与基本医疗保险衔接互补,形成合力,夯实多层次医疗保障体系。其次,借助商业健康保险市场化医疗筹资的特点,为公立医院特需医疗服务发展公私合作提供资金支持,降低财政医疗保障支出负担和患者自付医疗费用支出。最后,商业健康保险机构可凭借其专业人才和精算优势作为第三方介入医疗行为,以有效平衡医患之间的地位不平等和信息不对称问题,加强医疗风险管控,控制虚假和不合理医疗消费。商业医疗服务保险的多层次、多元化发展可以更好地满足民众在全科医疗中享有多元化的特需服务。

作为公立医疗机构,普通医疗永远是医院发展的根基和核心,医院要不断提升普通医疗患者的就诊感受,不断进行环境改造、流程优化,如翻修普通医疗病区、改造急诊、整合一站式服务大厅、修缮医院基础设施等。而特需医疗服务作为普通医疗的延伸和补充,是社会和经济发展的必然产物,是社会进步的表现。随着中国特色社会主义进入新时代,党的十九大报告提出了"实施健康中国战略";国家卫生计生委和国家中医药管理局于 2017 年 12 月发布了《进一步改善医疗服务行动计划(2018—2020 年)》,以进一步加强医疗服务管理,提高医疗服务质量,改善人民群众看病就医感受。医疗机构要不断满足人民群众对美好生活的需求,提供多层次的医疗服务。通过三甲医院全科医疗与特需医疗有机结合,恰好能够构建国内国际"双循环",保障民众通过特需医疗享受高品质的全科医疗服务,从而达到改善医疗服务,回应人民期盼的目的。

(张璟璐)

参 考 文 献

［1］戴志鑫, 张鹭鹭. 上海市三级公立医院在健康服务业发展中的定位探讨 [J]. 中华医院管理杂志, 2019, 35 (8): 694-697.

［2］陈文姬, 汤仕忠. 全科医学病房在综合医院中的重要作用 [J]. 中国全科医学, 2009, 12 (5): 396-399.

［3］沈忆光, 卢楠, 衣志勇. 我国保健人群慢性病监测现状与新思路 [J]. 中华保健医学杂志, 2013, 15 (3): 267-268.

［4］方欣叶, 施莉莉, 王贤吉. 高端医疗服务发展的国际经验与启示 [J]. 中国卫生政策研究, 2015, 8 (3): 5-9.

第十二章

中医学中的全科管理理念

中医是我国传统科学的瑰宝,它讲求把人作为一个整体来辨证施治,是全人管理、全科理念的典范。中医学认为,人体是一个有机的统一,任何一个不适的症状,不仅仅是主要关联脏器的不调,还是机体"血气"(总体状况)、"志意"(心理因素)不和的体现。

咳嗽,是门诊最常见的症状之一。一般,西医会把病因区分为炎症或者过敏,治疗则对应进行抗感染或抗过敏。但临床上医生常常会接诊到经过治疗仍然久咳不愈的患者。民间常有"热咳""寒咳"的说法,中医对顽固的咳嗽确实有独特的疗效,辨好"寒、热、虚、实",对症下药,往往有立竿见影的效果。下文将以"咳嗽"为例,展现中医学的"全人"诊断思路。

一、概述

咳嗽是肺系疾病的主要证候之一,中医的肺系所指范围比较狭小,类似于西医呼吸道中的气管、支气管、肺。有声无痰为咳,有痰无声为嗽,一般痰声并见,故咳嗽并称。中医学的咳嗽既具独立的证候,又是肺系多种疾病的一个症状。

《黄帝内经·素问》写道:"五脏六腑皆令人咳,非独肺也",强调外邪犯肺,或脏腑功能失调,病及于肺,均能致咳嗽。

明代张景岳执简驭繁,将咳嗽归纳为外感、内伤两大类,《景岳全书·咳嗽篇》中提到,咳嗽之要,一曰外感,一曰内伤而尽之矣。

内伤所致的咳嗽病程缠绵,迁延日久,反复发作,渐成慢性。可见于现代医学的老年慢性支气管炎、慢性阻塞性肺疾病、支气管扩张、肺癌、肺脓肿、肺结核等多种疾病所致的咳嗽。

肺主气,司呼吸,居上焦,为脏腑之华盖,肺为娇脏,为清虚之脏,只受得本然之正气,受不得外来之客气,客气干之,则呛而咳矣,只受脏腑之清气,受不得脏腑之病气,病气干之,亦呛而咳矣。

二、病因病机

慢性咳嗽为脏腑功能失调,内邪干肺,引起肺失宣肃,肺气上逆作咳,可分其他脏腑病变涉及于肺和肺脏自病两端。

他脏及肺的咳嗽可因情志所伤,肝失条达,气郁化火,气火上逆犯肺所致;或嗜好烟酒,熏灼肺胃,或过食肥厚辛辣生冷,或体弱多病,脾失健运,痰浊内生,上干于肺致咳;因外邪入侵,素体虚弱,肺脏自病;或因肺系多种疾病迁延不愈,肺脏虚弱,阴伤气耗,肺的主气功能失常,肃降无权,气逆为咳。

"肺不伤不咳,脾不伤不久咳,肾不伤只咳不喘"是中医认识治疗慢性咳嗽的实践总结。

三、辨证诊治

整体观念与辨证施治是中医学的特点与精髓。咳嗽是肺系多种疾病常见的主要症状,也可由他脏病变及肺而引起。内伤咳嗽多属邪实与正虚并见,深入分析症状的特点,可以作为辨别其病理性质的重要依据,有助于联系有关疾病,达到辨证与辨病相结合的目的。

了解慢性咳嗽的时间、节律、性质、声音以及加重的有关因素。

1. 病势缓而病程长多为气虚或虚寒;咳声粗浊者为痰热伤津;早晨咳嗽阵发加剧,咳嗽连声重浊,痰出咳减,多为痰湿或痰热咳嗽;午后黄昏咳嗽加重,或夜间时有单声咳嗽,咳声轻微短促,多属肺燥阴虚;夜卧咳嗽较剧,持续不已,少气或伴气喘者,为久咳致喘的虚寒证。

2. 咳而声低气怯者属虚,洪亮有力者属实;饮食肥甘生冷加重者多属痰湿;情志郁怒加重者因于气火;劳累受凉后加重多为虚寒。

3. 痰的色、质、量、味,可提供临床辨证的客观依据。咳而少痰多属燥热、气火、阴虚;痰多属湿痰、痰热、虚寒;痰白稀薄属风属寒;痰黄而稠者属热;痰白质黏者属阴虚、燥热;痰白清稀透明呈泡沫样的属虚属寒;痰中带血,可见于肺热、阴虚或肺癌;如脓血相兼,为痰热瘀结成痈。有热腥味或腥臭气的为痰热;味甜者属痰湿;味咸者属肾虚。

4. 慢性咳嗽多为久病,常伴他脏证型,多属邪实正虚,治当祛邪止咳,扶正补虚,标本兼顾,分清虚实主次,分别治之。

"祛邪不忘扶正,补虚不忘祛邪""急则治标,缓则治本""至虚有盛候,大实有羸状",既不可妄攻而"攻伐无辜",也不可蛮补而"闭门留寇",切不可犯"虚虚实实"之诫。这些临床总结,在治疗慢性咳嗽中,有极其重要的指导意义。

以下将从慢性咳嗽几种常见的证型——道来。

(一) 痰湿蕴肺

1. 症状 咳嗽反复发作,咳声重浊,因痰而咳,痰多易咯,痰出咳平,痰黏腻或稠厚有块,色白或带灰色,早晨或食后则咳甚痰多,进甘甜油腻食物加重,胸闷脘痞,呕恶,体倦食少,大便溏泻,舌苔白腻,脉濡滑。

2. 证候分析 脾为生痰之源,肺为贮痰之器,脾湿生痰,上渍于肺,壅遏肺气,故痰多咳嗽,咳声重浊,痰黏腻或稠厚;脾失健运,食甘甜肥腻之食,助湿生痰,湿痰中阻则胸闷脘痞,呕恶;脾气虚弱故食少,神疲乏力,大便溏泻。舌苔白腻,脉濡滑,为痰湿内盛之征。

3. 治法 健脾燥湿,化痰止咳。

4. 常用方药 二陈汤(半夏、白茯苓、橘红、甘草),三子养亲汤(苏子、白芥子、莱菔子)前方用半夏、茯苓燥湿化痰;橘红、甘草理气和中。常加苍术、厚朴,加强燥湿化痰作用。适用于咳而痰多稠厚,胸闷脘痞,舌苔白腻之证。后方三子降气化痰止咳,适用于痰浊壅肺,咳逆痰涌,胸满气急,舌苔浊腻之证。

加减:若寒痰较重,痰黏白如沫,畏寒怕冷,加干姜、细辛,温肺化痰;若久病脾虚,神倦乏力,加党参、白术健脾益气;症状减轻后,用六君子丸调理。

5. 临床体会

(1)此型是慢性咳嗽中最常见的证型,中医对治疗此型咳嗽有较大优势,可减少痰量。

中医治痰有清热化痰、燥湿化痰、温肺化痰等方法,尤以燥湿化痰见长,多见于现代医学的老年慢性支气管炎的咳嗽。

(2)二陈汤中的半夏,应为法半夏,为石灰水制成,半夏有姜制半夏、水制半夏、法半夏、半夏曲等之别,生半夏多外用,法半夏燥湿化痰作用较好;茯苓用量宜大,常用20~30g;单用二陈汤,势单力薄,舌苔白厚,加平胃散中苍术、厚朴,如偏热者,加炒薏苡仁30g。寒甚加干姜、细辛、五味(张仲景《金匮要略》),防止收敛过早,五味子不宜早用。三子养亲汤的三子应炒用。

(3)以上二方,治因痰致咳,治痰有余,止咳不足,临床应加款冬花以温肺止咳化痰,紫菀化痰止咳,前胡肃降肺气,白前可去除毛细支气管痰液,杏仁无论热咳寒咳,新咳久咳,皆可使用,止咳化痰。二方合用,只是治标之法,咳止后,当遵从"病痰饮者,当以温药和之",及时调整药物。

(4)加减中的党参,对腹胀的患者,以太子参代替,太子参补气作用虽不及党参,但无致壅塞之虞,倍用太子参,补气作用不逊色。可加黄芪补营卫之气,党参补脏腑之气,内外并补,相得益彰。六君子丸或汤的运用,不可运用太早,以防闭门留寇。

(5)中医认为咳嗽、痰、喘,有时候有紧密联系,有时则没有必然的联系。临床所见:有痰的未必咳嗽,咳嗽的未必有痰,咳嗽的未必喘,喘的未必咳,有的炎症控制了,咳嗽不减反增。

(6)对于痰多易咯的患者,不主张过多过量使用稀释痰液药物。

(7)治咳嗽的三组药对

1)桔梗与前胡:桔梗主宣发,前胡主肃降,一升一降。两药并用时,前胡用量一定多于桔梗。

2)杏仁与枳壳:辛开苦降,常治疗寒热互结,气机失常,如治疗脾胃病的《半夏泻心汤》,干姜与黄连、半夏与黄芩,辛可开,寒则降,寒热并用,常治"胸痞",杏仁与枳壳的配伍,同为辛开苦降法,主治胸闷脘痞。

3)冬花与紫菀:两药同时用于寒咳,款冬花重在止咳化痰,止咳为优,紫菀化痰止咳,化痰为重,紫菀可润肠通便,如大便稀溏,不宜用。

(二)痰热郁肺

1. 症状　咳嗽气息粗促,或喉中痰鸣声,痰多,质黏厚或稠黄,咯吐不爽,或有热腥味,或痰中带血,胸肋胀满,咳时引痛,面赤,或身热,口干欲饮,舌苔薄黄腻,质红,脉滑数。

2. 证候分析　痰热壅阻肺气,肺失清肃,故咳嗽气息粗促,痰多质黏稠,色黄,咯吐不爽;痰热郁蒸,则痰有腥味;热伤肺络,故胸肋胀痛,咳时引痛,或咯吐血痰;肺热内郁,则有身热,口干欲饮,舌苔薄黄腻,舌质红,脉滑数,均属痰热之候。

3. 治法　清热化痰肃肺。

4. 常用方药　清金化痰汤加减。

(1)药物组成:由黄芩、栀子、桑白皮、瓜蒌、川贝母、桔梗、茯苓、甘草、橘红、知母、麦冬组成。本方清热化痰,用于咳嗽气急胸满,痰稠色黄。方中黄芩、栀子、桑白皮、知母清泄肺热;川贝母、瓜蒌、桔梗清肺止咳;麦冬、橘红、茯苓、甘草养阴化痰。

(2)加减

1)痰黄如脓或腥臭,应加鱼腥草、金荞麦、薏苡仁、冬瓜子清化痰热。

2)胸满咳逆,痰涌便秘,应加葶苈子、玄明粉泻肺逐痰。

3）痰热伤津,应加南沙参、麦冬、天花粉养阴生津。

5. 临床体会

(1)以上大热大实症状,可见于西医学的急性气管炎、支气管炎、肺脓肿等。有中西医结合治疗呼吸道疾病专家报道,曾运用自《神农本草经》以来数十个中医治疗"热咳"的方剂,不能完全有效控制临床症状。但中西医结合治疗,可以缩短病程、缓解咳嗽、增强疗效。

(2)中医辨寒热,注重大便情况,中医"肺与大肠相表里"的理论,在慢性咳嗽的治疗中尤为重要。大便秘结,应是肺热咳嗽的重要临床表现。瓜蒌仁有清热化痰、润肠通便的双重作用,应为首选,杏仁通便,次之。热甚加玄明粉以清热泻火通便。大便正常后,咳嗽可立即减轻。

(三)肝火犯肺

1. 症状　上气咳逆阵作,咳时面赤,咽干,常感痰滞咽喉,咯之难出,量少质黏,或痰如絮条,胸胁胀痛,咳时引痛,口苦口干。症状可随情绪波动增减。舌苔薄黄少津,脉弦数。

2. 证候分析　肝气郁结,气郁化火,上逆侮肺,肺失肃降,气逆作咳;肝火上炎,故咳时面红,口苦咽干;肝气犯肺,故胸胁胀痛,咳而引痛,受情绪影响。舌苔薄黄少津,脉弦数,皆为肝火肺热之征。

3. 治法　平肝清肺,顺气降火,化痰止咳。

4. 方药

(1)加减泻白散合黛蛤散,桑白皮、地骨皮、知母、黄芩、青黛、蛤壳、甘草清热泻火,直折火势;桔梗、青皮、陈皮化痰顺气,肺气清肃,咳逆自平。

(2)加减

1)可加栀子、牡丹皮清肝泻火。

2)紫苏子、竹茹、枇杷叶化痰降气。

3)加枳壳、旋覆花利肺降逆。

4)加郁金、丝瓜络理气和络止痛。

5)痰黏难咯,加海浮石、川贝母清热化痰。

6)咽燥口干,加南沙参、天花粉等养阴生津。

7)咳久不减,加诃子、五味子敛肺止咳。

5. 临床体会

(1)本证型可见于现代医学的急性支气管炎、支气管扩张等。常与痰热郁肺型有关联。

(2)其病因不只在肺热,治疗宜行肝气,泻肝火。行气药青皮、陈皮、枳壳、郁金治咳嗽胸胁胀痛。五色入五脏,白入肺,泻白即清泻肺热。养阴生津敛肺药的运用,可见咳嗽日久,初病不宜。

(3)当运用多种抗生素后,久咳不止,中医从肝气肝热论治,可增进疗效,会收到事半功倍的效果。

(四)肺阴亏耗

1. 症状　干咳,咳声短促,痰少黏白,或痰中带血,或声音嘶哑,口干咽燥,伴午后潮热颧红,手足心热,盗汗消瘦,起病缓慢,神疲乏力,舌红少苔,脉细数。

2. 证候分析　肺阴亏虚,虚热内灼,肺失润降,则干咳,咳声短促;肺络损伤,故痰中带血;阴虚肺燥,则咳声嘶哑,口干咽燥;午后潮热,手足心热,颧红盗汗为阴虚火旺;病久故形瘦神疲乏力。舌红脉细数均为阴虚内热之征。

3. 治法　滋阴润肺,化痰止咳。

4. 方药

(1)沙参麦冬汤,百合固金汤加减。沙参麦冬汤甘寒养阴,润燥生津,用于阴虚肺燥,干咳少痰。方中沙参、麦冬、天花粉、玉竹、百合滋养肺阴;桑叶清散肺热;扁豆、甘草甘缓和中。

(2)加减

1)可加川贝母、苦杏仁润肺化痰。

2)桑白皮、地骨皮清肺泻火。

3)气促加五味子、诃子敛肺。

4)银柴胡、青蒿、胡黄连、鳖甲清虚热。

5)盗汗加乌梅、浮小麦收敛止涩。

6)黄痰加知母、黄芩清热化痰。

7)痰中带血加丹皮、栀子、藕节清热止血。

5. 临床体会

(1)此证型多见咳嗽日久不愈,干咳无痰少痰,舌红苔少,脉细数为辨证要点。

(2)上述症状包括了现代医学中的支气管炎、肺结核等原因引起的咳嗽,中药对结核分枝杆菌无能为力,但能有效地改善低热、咳嗽等症状,百合固金汤中用地黄、当归、白芍等,可以提高抗病能力。使用本方的同时,要用西医的抗结核药治疗。

四、总结

慢性咳嗽多呈反复发作过程,病因复杂,其病较深,治疗难取速效。

痰湿咳嗽中部分患者,反复久病,肺脾两伤,可发展成为痰饮,咳喘。在病理演变上有两种转归,一因阳气渐衰,病延及肾,表现为"肺气虚寒"的虚性咳喘,即西医难治性的咳嗽,终致支气管哮喘;或因痰湿转从寒化,气不布津,停而为饮,表现为本虚标实的"寒饮伏肺"证,类似西医的胸腔积液。

慢性咳嗽时除药物治疗外,年老体弱者,拍背排痰,有助缓解。

慢性咳嗽缓解期,择机补虚固本,补益肺脾肾,尤为重要。"补脾不如补肾,补肾不如补脾",补脾肺就是补气,补肾阳药则类似西药的糖皮质激素。咳嗽暂停,并非完整的治疗过程。

对慢性咳嗽的预防,特别是虚寒性的咳嗽,注意气候变化,防寒保暖,饮食不宜肥甘厚腻,辛辣生冷,戒烟戒酒。缓解期选择适当的体育项目,锻炼身体,以提高抗病能力。

中医学的和态健康观及其养生、治未病理念,与现代健康管理的理念和目标高度一致。鼓励全科医生学习中医知识、具备基本中医体质辨识技巧,把中医的优势和西医有机地融合起来,治标兼治本,治病加调理,更好地为广大群众服务。

(张哲明)

第十三章

全科医学科的人文素养和随访管理

第一节　全科医学应是人文素养的先行者

全科医学是面向个人、家庭及社会的医疗专科,是真正的生物 - 心理 - 社会医学模式的体现,其内容不仅局限于临床医学,还包括预防医学、康复医学及其他人文学科,是人性化的医疗,是综合性医疗卫生服务。全科医学是对每个居民生命活动过程中的整体性全程服务,强调早期预防疾病、维持健康;强调早期发现疾病并治疗。通过个体化、持续性、综合性的照顾,利用家庭、社区内外的各种资源为患者提供方便性服务。全科医生作为全科医学理念的践行者,是人文素养的先行者,在工作中要充分展现人文关怀,渗透在方方面面,要展现全科医生的情怀与担当。

人文素养是指对人的尊严及价值的关心、维护,是提高医疗卫生服务质量的关键因素。全科医生作为接触患者的第一人,其人文素养水平,会影响与患者沟通的情况。优秀的全科医生,在沟通过程中会给患者带来舒适安心的体验,取得患者的信任,相信医生是与其是同一战线 "战友",为日后的沟通及治疗构建起坚实的根基。因此,全科医生要具备人文情怀,这是行医之根本,包括医学情感、医学良知、医学容忍以及医学理性。其中医学情感最为重要,包括同情感、责任感及事业感。同情感是最基本的医学情感,其中感性因素居主导地位,是服务患者的原动力,是知晓患者的遭遇和不幸,而后在自己的情感上产生怜悯之情,产生愿为其缓解病情的感觉。责任感是起核心作用的医学情感,其中理性因素居主导地位,是自觉的道德意识,可弥补同情感的不足之处,使医务人员的行为更具有稳定性,并引导履行对患者的道德责任。最后,事业感是责任感的升华,是更高层次的医学情感。强烈的事业感能激励医务人员为医学事业的发展而努力,不计较个人得失,为患者的利益承担风险,真正实现全心全意为人民健康服务的道德原则。为了更好地践行人文素养,全科医生也要具备人文科学知识,包括哲学、宗教、历史、经济等方面的知识,并体现出以人为对象、以人为中心的理念。作为三甲医院的全科医生,应在上述方方面面都做到更加出类拔萃,起表率、教育作用。具体而言,需要做到以下各个方面。

一、以人为本

全科医学是一门面向个人、家庭、社区,整合临床医学、预防医学、康复医学以及相关人文社会科学于一体的医学专科,即以问题为目标的健康照顾、以人为中心的健康照顾、以家庭为单位的健康照顾、以社区为中心的健康照顾和以预防为先导的健康照顾,其本质是一种人性化的医疗。

全科医学服务与专科医学服务的区别就是：专科医学主要针对的是"疾病和治疗或预防"，思考的是对于这个病应该如何治疗，而常常忽略患者本身，如针对老年、儿童或妇女的诊疗思路基本类似，往往只考虑用量、方法上的调整和区别；而全科医学则是以"人的健康"为思路主线，遵循社会 - 心理 - 生物模式，首先介绍自己建立关系，引出患者需求，理解患者观点，表达同理心，提出诊断，共同决策，最后讨论。而且，全科医生在考虑疾病治疗之外，还要关注疾病的预防，也要考虑此服务对象需要怎样的健康宣教及管理。如上呼吸道感染，针对儿童、老年人的处理是不同的。除了基本的疾病治疗外，对于儿童需要考虑本社区儿童保健及计划免疫项目的落实，同时也要考虑家庭对儿童健康发育的影响，并进行相应的健康指导；而对于老年人，需要了解本社区的主要健康问题，再针对高危人群进行相关筛查，对既往主要健康问题进行随访，同时还要对高危因素、家庭主要不良健康因素进行干预等。

大型三甲医院全科医生接触到复杂、危重患者的可能性更大，更应明白健康、疾病都是人类的正常经历，要加强沟通，了解患者及家属需求，充分尊重患者，要以最适合每个人的方式缓解、治疗疾病。全科医生评估、管理疾病始终是围绕着患者的需要、价值观和期望的结果。

二、连续服务

全科医生与居民个人及其家庭应建立起一种长期、固定、亲密的关系，为居民提供从出生到死亡的全过程服务。在全科医疗服务的过程中，其连续性一般体现为服务时间的连续性、服务地点的连续性、医患关系的连续性、临床信息的连续性、患者管理的连续性以及对患者照顾责任的连续性六个方面。坚固持久的医患关系建立是在相互了解、理解及信任的基础上。积极的医患关系是治疗过程中非常重要的因素，可为治疗带来许多积极有益的影响，如可以帮助医生更全面细致地收集病史，使患者更准确地反映症状，并提高患者治疗依从性和就诊的满意度。

全科医生可在工作中通过以下措施建立持续友好的医患关系。

1. 要提高医护人员的人文素养。医生是解决医患关系的关键点。"有时是治愈，常常是帮助，总是去安慰。"医者仁心，要记住医学的初衷，是缓解人类的痛苦。医学是人学，医道重温度。要用心去感受、回应就诊者的期待，缓解其不安。

2. 加强医学科学传播，提高民众健康素养。就诊过程中常可听见不少医学、健康话题的错误言论，部分就诊者还会有过激言论，其原因大多是健康素养欠缺、科学文化推广不够。遇到这种情况，医者要用更多的耐心去解释，并更好地投入到科学的健康传播中去。

3. 要促进医患的相互了解，这是改善医患关系的基础。医生要站在患者的角度思考，将心比心，理解患者的心境，并加以疏导沟通。这需要全科医生具备同情心、同理心、敏锐的洞察力和较强的理解力，及时了解患者的精神状态，体会患者的痛苦，在心理和精神上对患者进行关怀，让患者获得精神上的满足和心灵的宽慰。全科医生是在家庭环境中照顾个体。因此，全科医生不仅要了解个体，还要对个体家庭的背景、环境、结构、条件和功能等方面进行了解和评价，寻找个体健康问题的根源，并通过家庭干预或家庭咨询寻求解决个人健康问题的办法,与家庭一起制订治疗计划,在控制和解决患者的健康问题的基础上,帮助家庭构建新的平衡生活。因此,全科医生还应建立起主动进行家庭评估与干预的意识。全科医生通过建立持续友好的医患关系,在扎实的临床知识技能的支持下,通过协调临床团队资源及服务,给予患者持续、最优的照顾及治疗。

三、综合服务

全科医疗跨学科、跨领域,具有"全方位、多角度和立体化"特点。全科医生需要在家庭、社区、医院等场所,对各种年龄、性别、罹患各种疾病的人群,提供包括预防、早期干预治疗、各种急慢性疾病及心理健康的管理。全科医生逐渐成为患者重要临床信息、资料的保管者,特别是三甲医院的全科医生,获取的信息更为全面。患者在三甲医院所进行的检查更为全面,得到的治疗更加细致精准,更应该把信息资料储存记录好,协助社区全科医生快速掌握情况。

四、全人管理

全科医生的身份是个人、家庭、社区的医生、顾问、倡导者、代理人,通过了解生理、心理与社会与健康的相互作用,有助于全科医生了解"人",更好地应对复杂环境及情况。除了对躯体疾病的诊断及治疗,全科医生还要关注患者的情感、心理问题及家庭问题,如关注其人格障碍、抑郁、焦虑情绪、烦恼、沮丧等不良情感,了解其生活环境及家庭成员的疾病情况,完成家庭评估。评估后再制订新的计划,具体内容已在持续照顾中说明,此处不再赘述。

五、诊疗技术

全科医生高水平的诊断和治疗技术对患者而言是极其有价值的。全科医生擅长处理各种未明确诊断的、复杂的情况,充分利用循证医学证据,通俗易懂、有规划地指导患者及家属规划、管理健康。全科医生与专科医生所处的医疗环境不同,全科医生必须更加重视病史采集和体格检查,要有更强的临床思维能力,注意疾病的典型性,也不忽略对疾病的综合分析,从表象中深入认识问题的本质。同时,医疗技术发展日新月异,作为三甲医院全科医学的医生,更应该及时更新知识,如最新指南推荐、新药的使用等各方面知识。同时,要发挥在三甲医院的优势,医院内有许多优秀专科同仁,要加强业务交流学习,通过会诊、讲课、共同查房等方式,进一步提升自身业务水平。同时,也要加强学科建设,构建学科高地,促进全科医学科与全科医生的共生发展,互惠互利,共同进步。

六、团队合作

全科医疗是三级医疗网的基础部分,主要是解决居民常见的健康问题,对于部分疑难或严重情况还需专科会诊或转诊。大型三甲医院全科医学科作为社区全科医疗中心向上转诊的部门之一,应该全力支持社区工作,做好双向转诊:指导社区向上转诊的时机及方法,建设健全快速转诊通道;在转诊过程中占据主导地位,重视与社区医务人员关系的维护,具备优秀的沟通、协调能力和合作精神;为慢性病患者提供诊断、康复、护理、营养以及社会支持等常见社区卫生服务。全科医生应在相互尊重、紧密沟通的团队氛围中为患者提供便利、综合的治疗及护理。团队的领导者应全面支持团队工作,灵活配置团队工作,合理分配资源,必要时与其他专家、外部团队、机构合作,旨在为患者及其家属提供更切实有效的方案及服务。

七、持续精进

全科医生能够根据自己的专业水平情况,通过不断的学习,在整个职业生涯中不断提升自己的临床水平及新的技术,以应对不断变化的临床和社区环境。在三甲医院,全科医生更应加强这方面学习。三甲医院收治的患者病种更为丰富,病情更复杂、严重,常常合并多种疾病,需要更充分、扎实的临床知识。在实践、服务层面,高质量的医疗需要领导、团队合作、规划、系统的信息管理,通过在这些方面不断精进,在各个方面提升患者体验及疗效。同时,必须重视加强全科医学培训、继续教育,建立继续教育学习制度,不断精进临床水平,提高诊疗技术。

1. 临床、伦理标准　目前,针对各种疾病,国内外均有不少专业标准(指南),为全科医生在复杂环境下的决策提供了必要的框架。在这种环境下,全科医生首先需要掌握社区常见疾病的诊疗规范,在临床工作中不断积累经验,认真学习临床实践指南,紧跟临床前沿。同时,仍需要个体化地为患者提供尽可能好的治疗。同时,全科医生面对的是不同年龄、经济状况、教育水平的患者,必须不断地思考如何以最低成本,利用有限的公共资源,为最弱势群体实现尽量同等的符合伦理的救治。

2. 领导、倡导和公平　全科医生了解社会经济和环境是健康的决定因素,同时也知道其他医疗卫生人员、部门和社区团体为人民健康所做的贡献。全科医生通过领导、宣传及促进各方合作,从而影响当地环境,使个人、家庭和社区受益,其中边缘化和高危人群获益尤为明显。作为三甲医院全科医学科,应协助构建"医联体",以三级医院、综合医院为核心领导作用,带动几个二级医院,辐射一片社区、乡镇一直到村里,助力基层全科医学发展。

3. 持续发展　全科医生根据个人的兴趣、技能水平等情况,通过对教学、研究和参与地方卫生服务规划和服务发展,为全科医学的发展做出贡献。这些都是临床实践的重要组成部分,是优质的医疗和高素质人才队伍的延续。在大型三甲医院,每月均有教学查房、业务学习等机会,可以极大程度地锻炼全科医生的教学能力,提高其带教水平。同时,医院每年均有教学比赛、临床技能大赛等,可以进一步促进全科医生的成长与进步。再者,全科医生应在立足全科的基础上,有自己的相关研究方向,做出特色。

全科医学是一门独特的学科。严格的科学医疗培训和在社区环境中适当应用循证医学的能力,使全科医生成为有效初级卫生保健系统的核心。这些能力与全科医学的以整体、相互关系为基础及广泛、全面的临床实践相结合,是其区别于其他医学学科的特点。

全科医生是综合程度较高的医学人才,主要在基层承担预防保健、常见病多发病诊疗和转诊、患者康复和慢性病管理、健康管理等一体化服务,被称为居民健康的"守门人"。以人为本、持续性的医疗是以患者与全科医生之间的信任关系为基础的,并贯穿于整个医疗过程中。作为三甲医院的全科医生,面对病情更重、更复杂的患者,更应把以人为本的理念牢记于心,充分体现人文关怀,让患者接受最优的治疗。

第二节 全科医学应建立随访管理的规范

全科医学是以人为本、全人管理、连续服务的学科。全科医生被称为居民健康的"守门人",很多患者并发多种疾病,如高血压、糖尿病、痛风等,而全科医生在慢性病管理中具有难以替代的基础性作用,是遏制日益加剧的疾病和经济负担的中流砥柱。但是目前全科医生在慢性病管理中的重要性仍然没有得到充分的认识,其原因主要源于三个方面:一是由于全科医学的科普宣传不足,首诊制度目前没有得到全面的推广,患者常将医院专科作为治疗慢性病的首选。二是专科医生、专科医疗长久以来在疾病诊疗上占绝对主导地位,专科与全科的分工合作机制没有充分形成,导致专科医生仍旧是管理慢性病患者的"主力军"。很多患者即使从全科医学科出院后,后续仍会前往专科门诊就诊。三是多数管理者并不了解慢性病管理的特点和社区医疗现状,没有做好政策引导。

全科医生在慢性病管理服务方面一定要以实事求是的态度,尊重客观因素,充分发挥其初级保健的作用。因此,有必要重新审视,全科医生在目前医疗环境下能为患者提供什么样的健康照料服务,从这个角度去反思当前全科卫生服务中的不足,从而提出有助于解决问题的方法思路。特别是大型三甲医院全科医学科具有慢性病管理的优势及迫切性,如接诊的全科患者病情更为复杂多样,更需要做好随访管理,在患者出院后继续指导慢性病管理。通过医院综合随访管理系统建设,借助现代信息技术、网络及通信手段对医院患者进行定期和不定期的随访,灵活制订各种个性化随访计划,更好地找到患者、服务患者、留住患者,与患者建立更紧密、更持久的医患沟通和服务关系,从而更好地对患者进行跟踪随访,使患者得到持续的关怀和合理有效的治疗和指导,大大提高医院诊前和诊后服务水平,建立稳固的医患关系。同时还可通过随访系统进行满意度调查及汇总统计分析,提高医院服务水平,促进医院自身能力建设,增强医院核心竞争力。而三甲医院全科医生有以下进行慢性病管理服务的优势,必须充分利用。

一、自我管理教育

与以医生主导的急重症处理不同,慢性病的治疗效果更多是依靠患者配合及自身控制而改善,但患者的健康意识和能力是处于一个动态变化的过程,所以治疗慢性病多用"管理"一词。全科医生要管理好慢性病,首先必须加强患者对疾病的认识,让患者摆正自我管理的理念,并愿意为达到理想目标投入精力和时间。在此基础上,再协助患者了解疾病与治疗等相关知识。

以高血压病的自我管理为例,全科医生首先要向初诊患者反复强调高血压病的危害、可能引起的并发症及其可预防性。其次是介绍血压测量的方法、服药时间和频率。再者是科学服药的方法,包括用药过程中可能出现的副作用等,非药物治疗的手段,比如适当增加运动,这就需要根据患者的实际情况,医患共同商讨决策运动的种类、持续时间、频率、地点等,最后是交代随访和复查的相关事宜,如记录监测血压情况,用药后有无出现相关副作用,什么时候复诊,什么时候进行高血压并发症相关检查等。考虑到全科医生接诊患者的时间以及患者接受的健康教育水平有限,全科医生可以提前将相关材料搜集准备好,必要时打印或通过媒介传播给患者,方便患者日后查阅。如果条件允许,全科医生在随访时还应了解患者对疾病的认知,及时纠正偏差,从而保证患者对科学治疗方式的依从性。

二、处理合并症与并发症

全科医生在慢性病管理上与专科医生相比具备另一大优势:全科医生可以更快更及时地处理患者的各类合并疾病,包括患者所患的其他慢性疾病、与慢性病有关或无关的临床表现。在慢性病管理过程中,及时处理合并疾病不但可以帮助患者节省大量的时间和费用,还可以减轻患者的心理负担,并提高其继续自我管理的动力。例如,高血压病是非常常见且相对简单的慢性病,但它的并发症处理却十分复杂。2017 年,国家卫生计生委合理用药专家委员会组织更新了《高血压合理用药指南》,对高血压的各类合并症都有相应的基于证据的处理策略。全科医生如果能充分掌握本指南,可以尽早识别相应并发症,并予以正确处理,延缓进展速度等,改善患者预后。

许多慢性病患者在初诊后早期并没有明显症状,不愿意定期来医院复诊,依从性较差,全科医生不能及时了解患者的治疗效果及进展情况。所以全科医生要真正落实主动随访,在随访的过程中,及时发现并发症,并帮助患者治疗并发症,缓解症状。此时全科医生更容易赢得患者信任,成为后续继续慢性病随访管理的突破点,患者更加愿意配合慢性病管理,健康服务的完整性也得到体现。

三、维持连贯治疗

治疗的连贯性是指患者初诊疾病后,相关医疗服务按照临床规范得以持续,且治疗模式不发生变化。患者自行终止治疗、更换主治医生、重新制定治疗方案都不属于治疗连贯性。治疗的连贯性并不是指需要患者绝对遵循,患者始终有终止治疗、更换治疗方案的权利。但从整体上看,有调查提示,高治疗连贯性能降低急诊率、住院率及并发症的发生概率,改善患者预后情况,减少医疗开支。

目前我国实行首诊医生负责制。首诊全科医生对诊断有疑惑的患者,在保证患者安全的基础上,向其解释清楚,主动迅速联系会诊。当三甲医院全科医生成为慢性病患者的首诊医师时,为确保诊疗计划的合理准确,应进行详尽检查,必要时专科会诊,进一步完善初诊内容,但应注意重视治疗连贯性是全科医师的职责。

在确诊制定方案或某些急性期治疗好转后,三甲医院全科医生遵照患者意愿将其转诊至社区医院时,除了要清楚地告知医院和科室的名称外,最好书面开具转诊单,向接收该病患的社区全科医生说明病史情况、治疗情况、目前情况及后续希望监测的情况以及预期得到的结果。这样做不仅提高了诊疗效率,避免过度医疗,也保证了慢性病患者的治疗连贯性,让患者在三甲医院治疗结束后继续回社区接受管理。但是部分患者并不完全接受社区全科医生随访管理,或者当地并没有社区随访管理,那就要求三甲医院全科医生规范随访流程,提高随访效率。

患者随访是指医院对患者通过电话、微信、电子邮件、上门访视等方式与患者取得联系,了解患者的治疗效果、病情变化、康复情况、心理状态等,并有针对性地给予健康教育、指导患者康复的一种方法。患者随访工作是医疗工作的重要组成部分,是随着医学模式的转变而出现的开放式、延伸式的医疗服务形式,医院应该对随访工作进行规范化管理,提高随访效率,减少随访人员工作量,实现随访的最大效益。

（一）随访的原则

首先,应明确随访目的。了解随访患者的康复情况、心理状态及需求,及时、准确地给予健康指导,提高患者自我护理能力及生活质量,促进患者的身心康复,并通过了解患者对医疗护理质量及医院管理方面的意见与建议,促进医疗护理质量持续改进,提高患者满意度,构建和谐医患关系,增强患者忠诚度,并为临床科研提供统计数据。

其次,应建立规范的随访管理制度。制订随访管理的标准操作流程,并对随访人员、随访时间、随访方式、随访内容等进行规范和指导,以便更好地提高随访效率和成效。通过随访,全科医生能更好地了解随访患者的康复情况、心理状态及需求,及时、准确地给予健康指导,提高患者自我护理能力及生活质量,促进患者的身心康复,并通过此系统收集患者对医院医疗护理质量及医院管理等方面的意见与建议,建立与患者更紧密的沟通与服务关系,促进医疗护理质量持续改进,提高患者满意度,构建和谐医患关系,使患者得到持续的服务和合理有效的治疗和指导,充分体现医院关怀。

（二）综合随访管理系统流程

综合随访管理系统一般分为三级随访流程,分别如下。

1. 一级随访　由临床给患者拨打随访电话,了解患者的治疗效果、病情变化、康复情况、家庭用药情况、健康自检状况、心理状态等,并有针对性地给予健康教育,指导患者康复。

2. 二级随访　由客服随访中心随机抽取一级随访完成的患者,电话询问患者对医院环境、医疗质量、护理质量、人员态度等各方面的意见和建议,测评患者满意度,同时对一级随访的情况进行评估核实。定期将患者反映的问题书面反馈给各相关科室,并要求各科室限期制订相对应的计划和措施,医院根据科室制订的计划和措施进行追踪。

3. 三级随访　院领导对一级、二级随访进行随机抽查,并对一级、二级随访进行评估核实。一级、二级、三级随访权限逐级增大,三级随访权限最大,可查看调阅所有随访记录和分析报告,并对一级、二级随访人员进行评价考核;一般是一级随访由临床进行,二级随访由随访中心进行,三级随访由院领导进行;一级随访完成后提交给二级随访,二级随访完成后提交给三级随访,但不少医院二级随访（即随访中心）同时承担大部分一级随访的工作,即随访中心直接开展一级随访工作对患者进行随访跟踪,本系统灵活支持各种随访方案,可根据医院实际随访流程通过参数快速进行配置,满足医院各种随访流程需求。

全科理念下"连续动态随访"新模式强调"全人管理",是以个人的健康为中心,要求家庭与社区融合,实现疾病预防、身体保健及身体康复的医疗行为,是连续性的卫生服务工作。它实现了对所有病种的患者进行全方面服务,其中包括未生病患者、即将生病患者及已经生病患者。在随访过程中,通过给患者拨打随访电话,了解患者的治疗效果、病情变化、康复情况、家庭用药情况、健康自检状况、心理状态等,并有针对性地给予健康教育,指导患者康复;主要从患者心理、生理和社会关系方面进行沟通了解,涵盖时间、空间和人群 3 个层次。全科医生在进行随访过程中,需要对全科理念下"连续动态随访"新模式进行学习,加强全科医生的职业技能和综合素质,提升综合能力。

（三）"连续动态随访"新模式

大型三甲医院全科医学科患者出院之后进行全科理念下"连续动态随访"新模式,应主要做到以下方面。

1. 强化社区的健康宣教工作,每月安排医护人员前往社区进行健康讲座,动员患者及其家属参与,解答相关疑问,提升患者及家属认知度。

2. 评估患者心理状况,引导患者释放负面、不安情绪,形成良好的心态,主动、积极地面对疾病。

3. 为患者建立电子医疗档案,根据实际状况,针对用药过程中患者所产生的疑问,及时进行解答,指导患者形成安全、合理的用药习惯,并指导患者家属做好监督工作。

4. 依据患者身体状况,指导制定运动方案,提升患者运动耐量,改善身体素质,提高免疫能力。

5. 饮食干预。告知患者戒烟戒酒,根据患者疾病情况,予适当饮食指导,如糖尿病患者行糖尿病饮食指导,高血压病患者低盐低脂饮食,老年患者提醒其注意白天的尿量等。

6. 用药指导。告知患者需要服用的药物剂量是根据患者自身情况和药物作用、代谢特征所制订的,禁止患者私自改变药物剂量,若患者服用剂量不够,治疗效果不佳,极易导致并发症;若患者服用剂量增多,可能会产生药物不良反应。对合并多种疾病,使用多种药物的患者,为患者优化用药计划,评估多重用药的合理性,药物种类严格遵医嘱,并为患者详细介绍不同药物的作用、特点、禁忌等,使患者理解不同种类药物作用情况,知晓随意更换药物会产生不良影响,指导患者认真执行医嘱。

7. 调整服药时间。部分药物需要在特定时间服用,疗效更好或副作用越少,做好调整药物服用时间的讲解,让患者明白服药时间的重要性,坚持遵医嘱服用药物,如部分药物需要早上空腹服用,部分药物需要在餐后服用,部分药物要睡前服用。还有部分高血压患者,医生按照患者的血压监测结果,对患者的服药时间进行调整。

8. 对于部分需要长期监测的疾病,应加强宣讲教育,指导定期规范监测。如高血压患者,鼓励患者居家进行血压监测。为患者详细介绍血压计的使用方法及注意事项,并发放血压监测记录表,告知患者准确记录测量时间及具体血压,为后续调整患者的服药时间、服药剂量提供依据。

在互联网医疗时代,三甲医院全科医学科通过信息技术增强医疗领导能力是一个符合趋势的做法。慢性病管理中的许多服务,如健康咨询、预约转诊、慢性病随访、健康管理、延伸处方等,都可以通过互联网开展,打破了原来的地域限制,全科医生应尽快适应即将到来的医疗服务模式的转变。

(四)"互联网+联合社区"防控与管理模式

三甲医院全科医学科采用"互联网+联合社区"防控与管理模式进行综合干预。

1. 建立健康管理团队,包括医院团队及社区团队。

2. 健康团队进行综合干预,建立电子健康档案,主要内容包括患者的个人信息、主要病史、体检表、生活方式以及随访表。

3. 积极开展教育,向患者普及疾病相关知识,如高脂血症发病原因、危险因素、临床表现及治疗方法等,根据不同年龄、性别、婚姻等个人特征实施不同教育方式,改善患者生活方式及血脂相关知识。

4. 加强医院信息化建设,利用现代网络技术和健康管理软件,为患者建立健康档案,设计具备提醒功能和检查结果汇总分析的智能系统,提高随访效率和精准度。

5. 医院团队每月对社区团队开展知识讲座,提高社区团队业务水平。

随访工作是全科工作的重要组成部分,全科医学科通过随访管理系统进行定期和不定期的随访,方便高效地对患者进行跟踪,与患者建立更紧密、更持久稳固的医患沟通和服务关系,增强患者忠诚度,使患者得到持续的关怀和合理有效的治疗和指导,及时了解患者对诊疗质量及管理等方面的意见与建议,便于及时准确决策,加强相关方面的管理,大大提高医院诊前和诊后的服务水平,促进医院全科发展,增强全科核心竞争力。

（杨世亮）

参 考 文 献

[1] 陈虾, 邓晓燕. 全科医学服务中以人为本、以人的健康为中心的服务理念 [J]. 中国全科医学, 2010, 13 (16): 1748-1752.

[2] 黄洋, 胡燕平. 对新型医患关系下全科医生人文素质教育的思考 [J]. 中国初级卫生保健, 2013, 27 (06): 6-7.

第三篇
教学管理实践

第一章

全科教学组织架构

为进一步加强医院全科医生规范化培训的领导和管理,培训基地需完善住培制度,明确院级层面、全科专业基地层面的组织架构和职责。

第一节　毕业后医学教育委员会

毕业后医学教育委员会下设培训实施机构和培训质量监控机构。培训实施机构负责培训的管理和培训制度的落实,由毕业后医学教育工作委员会、毕业后医学教育管理办公室、专业基地培训管理小组三级管理机构组成。培训质量监控机构负责检查培训制度的落实和培训质量监控,由毕业后医学教育监督委员会组成。

一、毕业后医学教育委员会

（一）组成（图 3-1-1）

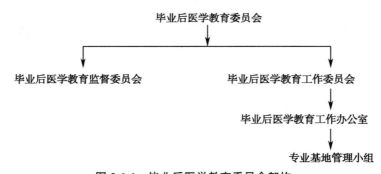

图 3-1-1　毕业后医学教育委员会架构

1. 主任　院长。
2. 副主任　主管副院长。
3. 成员　总会计师、教育处处长、人事处处长、医务处处长、质评处处长、后勤处处长、护理部主任、分院主管院长、内科基地主任、外科基地主任、妇产科基地主任、儿科基地主任、毕业后医学教育管理办公室主任、学员代表等。
4. 秘书　毕业后医学教育管理办公室副主任。

（二）职责

1. 毕业后医学教育委员会为医院毕业后教育的最高管理机构,实行院长全面负责,主管副院长具体负责,多部门联合管理模式对住培和专培工作进行系统规范的管理、质量进行严格有效的监控。

2. 研究制定医院毕业后医学教育发展的方针、政策,确立以岗位胜任力为导向的培训总目标。

3. 协调全院各相关部门,统筹安排培训资源,拟订医院住培和专培的招生规模、待遇方案以及经费使用方案,制定评优、奖惩管理办法。审核住培和专培年度预算,监控国家住培补助资金的使用情况。

4. 每年组织召开毕业后医学教育总结大会,总结住培和专培年度工作内容,分析亮点与不足,明确下一年度工作重点;表彰优秀专业基地、带教老师、培训学员以及管理人员。

5. 对培训期间发生的重大事件进行仲裁。

二、毕业后医学教育监督委员会

（一）组织架构

1. 主任　住培专家。

2. 副主任　国家督导专家。

3. 成员　放射科教研室主任、病理科教研室主任、皮肤科教研室主任、康复科教研室主任、省督导专家、质评处处长、质评处质控科科长、质评处管评科科长。

4. 秘书　主管老师。

（二）职责

1. 熟悉国家住培和专培政策及要求,熟读基地认定标准、培训标准与要求,熟悉国家专业基地评估指标,掌握实地评估方法。

2. 以岗位胜任力为导向,培训质量为核心,制订专业基地、带教老师、学员评估指标;制订住培和专培基地质控检查指标、科主任目标绩效考核住培和专培部分指标。

3. 组织专家进行督查能力培训,确保评估和检查统一、规范。

4. 拟定年度督查工作计划,严格按计划和要求开展督查工作,认真负责,实事求是,做到公正、合理。

5. 每季度对院内专业基地的过程管理、培训和考核等任务执行情况进行交叉检查。

6. 每年定期组织专家对协同医院的专业基地的培训过程和培训质量进行实地评估和督查。

7. 及时汇总督查结果并形成书面报告与建议,反馈至专业基地进行整改和持续性改进,并对改进结果进行回头看。

8. 每半年召开一次工作会议,总结督查工作落实情况,必要时对督查方案进行调整。

9. 每年向毕业后医学教育委员会提交当年的工作总结和下一年度工作计划。

三、毕业后医学教育工作委员会

（一）组成

1. 主任　主管副院长。

2. 副主任　教育处处长。

3. 成员　各住培基地主任、临床能力培训中心科长、研究生科科长、毕业后教育管理办公室主任和副主任、分院主管院长、分院科教科长。

4. 秘书　主管老师。

（二）职责

1. 在毕业后医学教育管理委员指导下，在主管副院长的直接领导下，负责住院医师规范化培训的管理、培训与考核工作。指导毕业后医学教育管理办公室和各专业基地管理小组开展住培和专培的各项工作。

2. 制定培训基地、师资、学员管理办法，审核各专业基地制订的以岗位胜任力为导向的培训目标、培训大纲和配套课程。

3. 建立培训考核体系，制定包含过程考核和结业考核在内的考核管理办法。

4. 审核医院住培和专培公共必修课程方案。

5. 建立多样化、多途径的学员沟通反馈机制，重视学员的人文关怀。

6. 每年开展评优活动，树典型立标杆，营造争先创优的培训氛围。

7. 每半年召开一次工作会议，落实工作进展，深入分析质控检查和年度自评发现的问题，提出解决方案，做到持续改进。

8. 讨论研究培训期间发生的各类重大问题和突发事件，提出解决方案和初步的处理意见，必要时呈报毕业后医学教育委员会仲裁。

9. 每年向毕业后医学教育委员会提交当年的工作总结和下一年度工作计划。

四、毕业后医学教育管理办公室

（一）组成

1. 主任　继续教育科科长。

2. 成员　继续教育科副科长、继续教育科全体老师、院区主管科长。

（二）职责

1. 在管理委员会的指导下，负责组织全院各专业基地有计划地落实培训与考核工作，并做好培训基地和学员的管理。

2. 指导专业基地拟订招生计划和招生简章，协助人事科做好招生工作，负责向上级部门上报学员信息。

3. 组织专业基地根据国家细则制订住培和专培总目标、三年分目标以及配套的培训大纲和课程体系。

4. 组织专业基地开展入科教育、临床能力测评、培训年限界定、培训计划制订、导师匹配等系列入培工作，负责学员培训档案的建立和管理。

5. 督促各专业基地严格执行培训计划，落实专人带教，按国家和医院要求开展规范化培训，落实年度授课计划。

6. 督促专业基地完善出科和年度考核题库建设，完成形成性评价、出科考核、年度考核，按上级要求组织结业考核。

7. 组织学员报名参加学校公共课程学习、全国执业医师资格考核；严格审核学员结业考核资格，组织学员参加结业理论考核，组织并协助专业基地按上级要求严格做好临床实践能力结业考核。

8. 定期召开学员座谈会,广泛收集学员的意见和建议;成立学员兴趣小组,充分调动学员学习的积极性,丰富学习生活;开展多样化的学员关爱行动。

9. 积极组织并开展院内师资培训;组织师资外出参加各级师资培训;组建医院骨干师资团队。

10. 督促专业基地每月按时填报月度监测数据,并汇总医院培训管理数据一并上报国家住培平台;指导专业基地做好国家住培和专培基地自评和实地检查准备工作。

11. 统计各类人员培训工作量,为评优、绩效、晋升教学分提供具体数据;拟订住培年度财务预算提交管委会讨论,与财务处、人事处共同做好学员补助资金的发放。

12. 对日常工作中发现的问题,深入分析、提出解决方案,做到持续改进;及时处理突发事件,必要时上报管理委员会讨论。

13. 每年向毕业后医学教育委员会提交当年的工作总结和下一年度工作计划。

（陈淑英）

第二节　全科教学组织

全科教学组织由全科基地、全科教研室、全科教学小组构成。以全科基地为主导,全科教研室及全科教学小组协同管理,促进综合医院医学资源共享,提高各科间的沟通及协作效率,提升全科专业基地住培水平,增强全科学员岗位胜任力,为培养优秀全科学员奠定基础。本节根据《2021 年住院医师规范化培训评估指标——全科专业基地》《住院医师规范化培训管理办法(试行)》《住院医师规范化培训内容与标准(2022 年版)》等文件精神,制定以下各级人员职责。

一、全科基地

（一）全科基地主任职责

全科教学基地主任应具有医学本科及以上学历、高级专业技术职务任职资格,含全科专业执业范围,从事全科医疗、科研和教学工作至少 5 年;参加过省级及以上全科医学师资培训或全科基地管理人员培训,并获得培训证书。全科基地实行基地主任总负责制,基地主任为第一责任人,职责如下。

1. 管理协调本基地的住院医师规范化培训工作。

2. 负责组织成立本基地教研室、教学小组,全面制定专业基地管理制度、管理方法、培训方案、年度考核方案、结业考核审核方案等,并组织实施,监控培训质量。

3. 负责领导教学小组,组织师资培训,遴选本专业基地的师资人员,每年组织两次对带教师资的教学工作评价,保证培训质量。

4. 根据培训标准结合培训对象受教育程度、工作经历及就业需求,负责安排全程导师,在学习、生活、思想等方面提供指导和辅导,帮助培训对象树立正确的人生观、价值观,养成良好的工作作风和学习习惯。

5. 建立本专业基地指导老师、规培秘书激励机制,将教学工作与个人绩效考核、评优、晋升等挂钩。

6. 每季度至少召开一次专题工作例会,解决培训过程中遇到的问题。

7. 年底根据国家住院医师规范化培训评估指标要求,组织完成专业基地的自查工作,并向医院职能管理部门汇报。

(二) 全科基地教学主任职责

全科基地教学主任专门负责本基地住培教学工作的组织实施,职责如下。

1. 全面负责基地住院医师规范化培训的组织管理与业务指导。

2. 根据培训细则要求,制订本科室培训计划并组织实施,督促检查,确保培训计划的有效实施。

3. 负责安排指导老师带教工作,并组织落实科室的师资培训,定期对指导老师带教情况进行质量评估,提高教学和管理水平。

4. 制定并落实科室培训对象的入科教育方案,有计划地组织科室的教学查房、床边教学、病例讨论和专题讲座等教学活动。

5. 制定科室出科考核实施细则,对培训对象进行考勤、医德医风、专业英语、专业理论、病历书写、临床操作技能等内容的出科考核。

6. 每季度至少召开一次教学工作会议,交流教学经验,研究解决问题,并及时反馈、上报。

7. 配合专业基地主任做好基地建设、检查工作。

(三) 全科基地秘书职责

各基地应遴选熟悉全科住培政策、具有一定管理经验的人员担任住培秘书,职责如下。

1. 在基地主任、教学主任的领导下,全面统筹安排、组织实施本专科的培训管理工作。

2. 协助教学主任负责落实日常教学工作安排,包括入科教育、业务学习、教学讲课、教学查房及病例讨论等,并负责做好教学工作记录,妥善保存。

3. 协助教学小组管理培训对象的培训考核,包括日常考核、出科考核、年度考核等,出科考核应在出科前一周完成。

4. 做好基地培训对象的档案管理,如个人信息登记表、培训计划表、出科考核评分表及总结表、出科评价表、出科理论考试试卷、出科技能考核评分表及年度考核等原始资料。

5. 协助做好培训对象的结业考核资格审查、临床实践能力考核的组织安排工作。

6. 协助做好基地检查工作。

7. 负责培训对象的考勤上报。

8. 每月 1—6 日完成中国医师协会"住院医师规范化培训基地在线平台"系统中的月度监测报表填报。

9. 每季度完成一篇有关住院医师规范化培训工作的通讯稿。

10. 做好各基地科室之间及职能管理部门的协调、沟通,协助解决培训工作中存在的问题。

11. 协助定期召开培训工作专题会议,不断改进和提高培训质量。

12. 年终对培训工作进行总结,同时对科室培训工作提出意见和建议。

二、全科教研室

全科专业覆盖面广,其培训涉及多个学科。为保证全科住培工作顺利开展及推进,应由综合医院的全科基地为主导,成立全科教研室,由全科医学科、内科、外科、急诊科、妇产科、儿科、感染科、精神科及基层实践基地等共同构成。教研室结合国家相关文件,制订各级教学人员职责、全科教学要求、全科学员培训要求。全科教研室定期召开教学活动,如全科师资遴选,制订师资培训计划,设置师资培训课程,反馈教学效果,共同制订出科考、年度考、结业考题库等,一方面加强全科师资队伍的建设,提高全科师资教学水平,另一方面规范化住培管理,提高全科住培基地水平。

(一) 全科教研室主任职责

全科教研室主任应具有高级技术职称,热爱教学,有全科教学背景或教学管理经验,职责如下。

1. 管理协调全科的住院医师规范化培训工作。

2. 统筹落实入科教育、培训、过程考核、出科考核、上下联动和定期评估,确保培训质量。

3. 建立全科医学指导老师、规范秘书激励机制,将教学工作与个人绩效考核、评优等挂钩。

4. 每年召开至少 2 次专题工作例会,解决培训过程中遇到的问题。

5. 年底根据国家医师培训评估指标要求,完成本专科的自查工作。

(二) 全科教研室副主任职责

全科教研室副主任为基层实践基地负责人,职责如下。

1. 管理协调社区全科的住院医师规范化培训工作。

2. 统筹落实社区入科教育、培训、过程考核、出科考核、上下联动和定期评估,确保培训质量。

3. 建立社区全科医学指导老师、规范激励机制,将教学工作与个人绩效考核、评优等挂钩。

4. 每季度召开至少 1 次专题工作例会,解决社区培训过程中遇到的问题。

5. 年底根据国家医师培训评估指标要求,完成社区自查工作,并向全科教研室主任汇报。

(三) 全科教研室秘书职责

全科教研室秘书为主治及以上技术职称,熟悉全科住培政策,具有一定沟通、协调、管理能力,其职责如下。

1. 协助教研室主任落实教学计划,协调组织安排任课老师。

2. 深入了解住培教学并参加各种教学活动,加强与各专科、社区、住培学员的沟通,了解住培中存在的问题,注意收集师生双方面的意见和建议,及时上报教研室。

3. 协助教研室主任完成全科师资遴选,制订师资培训计划,设置师资培训课程,制订题库等任务。

4. 协助教研室主任定期召开教研室活动,整理及收集相关档案资料。

5. 做好学员全面考核及统计工作。

6. 整理保管好教学档案资料。

(四) 全科教研室成员职责

各轮转专科的主任和高年资主治或低年资副高各一名以及基层实践基地带教老师,具体职责如下。

1. 管理协调本科室轮科的全科住院医师规范化培训工作。

2. 统筹落实本科室轮科的全科学员的入科教育、培训、过程考核、出科考核、上下联动和定期评估,确保培训质量。

3. 每年召开至少 2 次专题工作例会,解决培训过程中遇到的问题。

4. 年底根据国家医师培训评估指标要求,完成全科教学自查工作,并向全科教研室主任汇报。

三、全科教学小组

全科医学科及各轮转专科、基层实践基地均应设置全科教学小组。教学小组由教学主任担任组长,成员由 3 名以上具有丰富教学经验、熟悉住院医师规范化培训相关政策法规的高级职称专家组成,职责如下。

1. 根据培训内容与标准要求和本专业特点,制订和落实培训大纲和计划等,完善教学案例库,交职能管理部门审核备案。

2. 组织落实科室培训对象的教学安排,包括教学查房、病例讨论、病历书写指导及修改、技能操作培训、小讲课等,并督促指导老师按培训细则要求完成教学任务。

3. 检查督促培训对象完成各项培训工作,包括纪律、医疗文书书写、病例讨论、查房、临床操作等,并给予必要的指导。

4. 负责科室培训对象的日常考核、出科考核及年度考核。

5. 监控科室培训质量,收集师生意见并及时反馈、上报;定期召开会议,分析总结教学管理中存在的问题,并提出整改意见,不断改进住院医师规范化培训教学质量。

6. 每年组织两次对指导老师的评价考核。

7. 配合专业基地做好基地建设、检查工作。

（阳 盼）

第二章

全科教学大纲

第一节　住院医师规范化培训目标与内容

一、全科住培的目标

规培是医学生和临床医生过渡的重要桥梁,重在锻炼基本技能和临床思维能力,适当兼顾带教和基本科研素养。通过规范化培训,为基层培养合格全科专业住院医师,其应具备以下能力:有高尚职业道德和良好职业素养;掌握全科专业知识、基本技能及沟通合作技巧;能够在基层独立开展全科医疗工作;以人为中心、以维护和促进健康为目标,向个人、家庭与社区居民提供综合性、协调性、连续性基本医疗卫生服务。

二、以胜任力为导向,在不同阶段的培训目标

1. 第一年　系统学习全科医学核心问题的诊疗技能,在上级医师指导下不断提高全科临床诊疗能力;参与指导医师在基层实践基地的全科医疗工作。

2. 第二年　横向拓展相关专业临床技能,奠定扎实的临床医疗工作基础;在上级医师指导下完成基层医疗卫生工作。

3. 第三年　掌握全科临床思维与基层医疗卫生服务能力,独立完成全科医疗相关工作;参与科研及低年资住院医师教学工作,培养基本带教及终身学习能力;培养科研素养和健康素养。

三、分层培训目标

不同地区的三级综合医院招收的全科住培学员,包括新入职的全科住院医师、全科研究生、社会招收的学员、高级师资及社区全科骨干师资、转岗培训人员等。学员的理论知识及临床能力基础有明显差异,未来就业方向也不同,因此不同性质学员培养目标略有侧重点。

(一)高级师资

有较高的全科医学临床诊疗思维能力、全科医学教学理念、管理能力、科研能力。

(二)社区全科骨干医生

有较强的全科医学临床诊疗思维能力、全科医学教学理念、慢性病综合管理能力及较强的临床实践能力、一定的科研理念。

（三）社会人员及专硕并轨研究生

掌握全科专业知识，具备较强的社区常见病的诊治能力、接诊能力，能够独立开展工作；具备终身学习能力、科研能力。

（四）转岗培训

具备常见疾病症状识别以及接诊能力、转诊能力、随访能力。学习临床基础技能及全科医学基础理论，参加相关培训。

（五）学术型硕士研究生

掌握全科专业知识，具备较强的社区常见病的诊治能力、接诊能力，能够独立开展工作，学硕型研究生已具备一定的科研能力，可较早开始科研工作及教学工作。

（六）专业型硕士研究生科研能力培养目标

1. 第一年　病例的收集与初步的处理，临床数据的收集、整理与基本分析，文献检索与汇报。

2. 第二年　学习常用实验室技术、常用统计学方法、实验设计、论文撰写方法。

3. 第三年　独立完成部分实验设计、科研论文撰写，参与科研课题的申报工作。

此外，定期参加各类学术交流活动，全科基地定期召开科研沙龙或者组会，研究交流最新科研动态，逐步培养学员的科研思维。

四、培训方法

全科专业住院医师规范化培训方法包括理论学习、全科医疗实践及其他临床科室轮转培训。

1. 理论学习　理论学习以临床实际需要为重点，时间安排可集中或分散在 3 年培训过程中完成。培训方法可采用集中面授、远程教学、系列讲座、专题讲座、临床案例讨论、读书报告会等多种形式进行。随着互联网＋教育的兴起，高校可搭建住培公共理论课程培训平台，实现医学教育资源的共享。

2. 全科实践　全科实践总计培训时间为 10 个月。由临床基地全科和基层实践基地共同完成相关培训工作。每周应安排不少于 4 学时的全科相关知识学习与技能训练。学习形式包括接诊示范、全科教学查房、教学门诊、小讲课、病例点评、案例讨论、专题讲座、社区卫生调查及自学读书笔记等。

3. 其他临床科室轮转　其他临床科室轮转培训时间总计为 23 个月。轮转地点为临床基地各相关科室。主要参加临床科室的诊疗工作，接受临床基本技能训练，学习相关专业理论知识。

五、培训内容和要求

全科专业住院医师规范化培训内容包括理论学习、临床技能训练和基层医疗卫生实践（详见本篇第四章）。

（金小岩）

第二节 全科医学科轮转教学大纲

全科医学科病房收治的病种范围广,未分化疾病、多系统慢性病占相当大比例,且与多学科交叉,可能涉及内科、外科、神经科、妇科、儿科、肿瘤科、皮肤、耳鼻喉、眼科等,培训难度大。因此,需统一培训轮转目标,制订详细的教学计划,建立完善的培训制度,落实严格的考核体系,才能保证培训质量。

一、轮转目的

通过全科医学科培训,系统学习全科医学基本理论、培养全科临床思维,并应用于基层常见病与多发病的处理中。掌握病史采集、体格检查、全科病历书写、诊断与鉴别诊断、常见病疾病治疗、慢性病随访管理、医学人文等临床技能。通过制订不同阶段的培训目标,由浅入深、循序渐进,既保证教学质量,又能实现个性化教学。

二、理论学习内容

(一) 第一年

1. 全科 / 家庭医学的主要概念与原则包括:医学模式转变与健康观的理论;全科医学、全科医疗、全科医生概念;全科医学对个人、家庭和社区进行综合性、连续性、协调性一体化照顾的理论;全科医疗与专科医疗的区别和联系。

2. 常见症状学的理论学习重点是病因分析、诊断及鉴别诊断。症状包括发热、乏力、消瘦、肥胖、淋巴结肿大、头痛、头晕、眩晕、发绀、结膜充血、视力障碍、耳鸣、耳聋、口腔溃疡、牙痛、咽痛、胸闷、胸痛、胸腔积液、咳嗽、心悸、吞咽困难、呕吐、腹痛、黄疸、腹水、腹泻、便秘、血尿、蛋白尿、关节痛、水肿、贫血、腰腿痛。

3. 常见疾病的早期临床表现、诊断与鉴别诊断。

4. 常见健康问题的识别与干预。

(二) 第二年

1. 常见症状学的理论学习,重点是处理原则、生活方式指导。

2. 常见急危重症状的紧急处理与急救措施、病因分析、诊断与鉴别诊断、进一步处理原则、生活方式指导。包括晕厥、意识障碍、咯血、呼吸困难、鼻出血、呕血与便血、尿潴留等。

3. 全科医生的临床思维与工作方式:以人为中心、家庭为单位、社区为基础、预防为导向的基本原则和方法。

4. 全生命周期健康维护原则和内容,生命周期各阶段常见健康问题与周期性健康体检。

5. 慢性非传染性疾病的全科医疗管理技能,包括冠心病、高血压、糖尿病、脑梗死、慢性阻塞性肺疾病等的危险因素及评价、筛检方法、防治原则、慢性病管理。

(三) 第三年

1. 疑难病例的临床诊断思维模式与基层医疗卫生机构及专科的双向转诊,复杂疑难病例会诊与转诊的内容与方式。

2. 合并多种疾病特别是慢性并发症患者的综合治疗。

3. 多病共患时的主要处理原则,与各临床科室的分工协作方式。

三、基本技能学习内容

掌握系统查体、全科接诊流程及方法技巧、多病共患案例分析、医患沟通、SOAP 及全科住院病历书写。

1. 第一年　掌握系统查体,学习接诊流程、常见病处理,学习全科住院病历及 SOAP 病历书写。

2. 第二年　掌握接诊方法与技巧,学习多病共患案例分析、医患沟通,培养全科理念、人文关怀,熟悉和掌握专科操作技能。

3. 第三年　学习全科诊疗思维、慢性病照顾、健康管理,组织病房多病共患案例病例讨论。

四、培训方法

1. 临床实践　完成临床工作任务,学习并掌握大纲要求的常见病、多发病诊治,补充学习专科遗漏的病种,学习慢性病、多病共存患者的管理、健康教育、疾病预防、培养全科理念。

2. 参加规范的教学活动　每两周一次教学查房、小讲课、教学病例讨论,其中查房、病例讨论可由学员准备病历汇报 PPT,教学活动做好记录。教学活动中灵活运用多种教学方法。

3. 讲课　学员每月讲课一次,内容可以是病例总结、临床指南等,应符合大纲要求。

4. 临床实践　每周跟带教老师出门诊,学习接诊技巧、全科诊疗思路、医患沟通,每周完成一份 SOAP 病历。

5. 强化学习基层常用技能操作　每周 2~3 次强化培训系统查体、换药、心电图、吸氧、吸痰等社区常用操作。

(金小岩)

第三章

全科轮转培训计划

　　全科医生是对个人、家庭和社区提供优质、方便、经济有效的、一体化的基础性医疗保健服务,进行生命、健康与疾病的全过程、全方位负责式管理的医生。这一定义,意味着全科医生需要学习的知识广泛,不仅需要有临床知识、技能,也要有预防、康复以及健康教育的知识。全科医生是社区居民健康的"守门人",但我国每千人口全科医生的数量在世界上仍处于中下水平。另外,相当一部分全科医生为本科或以下学历,因此,国家对全科医生的培养十分重视。

　　在我国现阶段,全科医生培养方式主要是住院医师规范化培训,总时长为 3 年。3 年时间的培训,最终目标是让全科医生能够在基层独立开展全科医疗工作,成为以人为中心、以维护和促进健康为目标,向个人、家庭与社区居民提供综合性、协调性、连续性基本医疗卫生服务的合格全科专业住院医师。为达到此目标,3 年科室轮转培训,在临床基地及基层实践基地学习均很重要,而制定科室轮转培训计划是规范化培训的关键环节。

一、轮转培训计划

　　按照中国医师协会的《全科专业住院医师规范化培训内容与标准(2022 年版)》,培训分为三部分。

(一) 全科医疗实践

　　全科医疗实践总计培训时长 10 个月,轮转地点包括临床基地和基层实践基地。其中,临床基地全科医学科轮转时间为 3 个月,基层实践基地轮转时间为 4~7 个月。此部分可以选择拆分轮转,即每学年轮转 1~3 月,这样可以强化记忆;另外,还可以有反思的机会,降低盲目轮转而造成的学习机会浪费,还有可能增加轮转过程中遇见的疾病种类,增加临床诊治经验。另外,基层实践基地总时长为 7 个月,与临床轮转基地的科室穿插同步进行,对于锻炼全科思维大有裨益。

(二) 其他临床科室轮转培训

　　此部分总时长为 23 个月,其中内科总计 10 个月,安排在心血管内科、内分泌内科、呼吸内科及消化内科,既往曾有风湿内科、血液内科及肾内科的病房轮转时间,由于这三个专科病房的患者专科性较强,而部分病种如关节病、贫血、尿路感染等需要掌握、熟悉,所以仍保留这些科室的轮转,但是调整为门诊学习,更侧重培养全科住院医师的工作岗位胜任力;儿科轮转时间为 2 个月,神经内科轮转时间为 2 个月;其余还有急诊科、外科门诊各 2 个月,妇产科、皮肤科、精神科、传染科、五官科各 1 个月。

　　此部分轮转科室是否进行拆分轮转、反复实践,实际上存在争议,有部分全科基地会实行反复轮转实践,以0.5~1个月为1个单元进行安排,各科室穿插学习。但是,住院医师只有投入临床实践中,参与主管患者,参与观察病情以及讨论医疗决策,才能真正将理论转化为实践,把脑海中的基本知识、基本理论和基本技能,转变成临床思维和握在手中的临床技能。而将2个月的轮转科室拆分,住院医师可能刚熟悉科室工作模式,摸清科室工作状态,刚适应轮转科室节奏,正要开始形成该专科临床思维的时候便戛然而止;下一次再返回同一科室,又需要重新适应,时间若总花在适应周围环境上,会出现得不偿失的情况。所以,是否拆分轮转,需要根据医院各科室的工作情况去考量。

(三) 选修科室

培训最后1年安排3个月的选修时间,住院医师根据其轮转期间的学习情况、基层工作的实际需求和当地疾病谱发病情况(如乙肝、儿童肿瘤、血液病、老年病等),选择临床培养基地的相关轮转科室及基层实践基地等相关科室轮转。

若让只有见习和实习经历的大学刚毕业的医学生,在刚入培训基地之时即选择对未来工作实用性强以及自身需要加强学习的科室,未免有点不实际。以下两种方法可供参考:第一种,在一年级之初由住院医师自选,鼓励其与生活导师、住院医师秘书或者高年级住院医师沟通,了解全科医生的职业需求,结合自身兴趣以及临床实践基地各科室的特色,制定符合自身需求的选修方案。第二种,在三年级之初制定,因为此时住院医师已经在临床实践基地的大部分科室轮转,对培训基地的特色有所了解;也已经轮转基层实践基地,对全科医生的职业需求有所了解;再一个是经过2年的轮转学习,对自身的兴趣和需要深刻学习的方面有了反思的依据。

(四) 门诊

门诊是学习住院患者出院后随访的理想场所,是对学习疾病的进一步延伸。所以可以采取在同一个轮转科室,门诊与病房穿插轮转的方式实施轮转培训。在病房轮转的时候,住院医师可以跟随本医疗组组长出门诊,在住院患者出院后至门诊复诊中更深入地了解疾病的发展与治疗方案的制定。亦有学者提出,门诊轮转学习应该安排在一段相对长的时间段,如美国辛辛那提大学的住院医师培训安排连续12个月的轮转,保证门诊学习的连续性,可以减少住院医师对于病房和门诊的患者同时监管的压力,还可以培养全科住院医师作为全科医疗团队的管理者的能力,但是目前门诊的指导老师的队伍、教学功能完备的门诊仍需进一步建设。以上两种门诊学习方案的效果比较还有待进一步研究。

二、脱产学习与轮转培训计划

(一) 专业型硕士研究生

按国家要求,临床型硕士研究生有1个月脱产至学校上课的时间;另外,住培总轮转训时长为33个月。开始住培轮转是在7月份中下旬,开始的半个月一般是安排岗前培训和入院教育,8月份开始轮转学习,而脱产上课时间为9月份,会穿插在住培轮转中,所以8月份的轮转科室建议选择全科医学、心血管内科、内分泌内科、呼吸内科、消化内科等科室。全科医学本来按照分层教学,拆分为以1个月为单元,对于保证其他科室的学习连续性有一定好处,且能使住院医师对全科有一定感性认识,同时学习全科医学科概论的基础知识,对于以后轮转过程中有针对性地反复锻炼全科思维有一定的帮助。但若出现全科住院医师扎堆而降低带教质量的情况,可以选择以上所述的内科三级学科,因为此类科室一般安排时长为

2个月,且这类疾病会在其他轮转专科中反复遇见,避免住院医师在初开始适应环境的时候懵懂轮转,以致对该学科的疾病学习不充分。

(二)委托培训医师

对于部分市级委托培训医师(简称"委培医师"),有考取同等学力硕士研究生需求的,在制订轮转计划时需要考虑到脱产至学校上课的情况。参照国家对于临床型研究生的要求,轮转3年中有1个月需要脱产学习,这个月可以利用选修时间,但是如果在轮转初期已经确定了选修科目,需要与委培医师充分沟通,脱产学习时间占用哪一个选修科室的时间。但建议入基地教育之时了解清楚委培医师的需求,若已经确定有考取同等学力硕士研究生的意向,应排空学校脱产学习的月份,其后制订选修科室按照2个月的时长来安排,可以避免中途因为需要脱产学习而调整轮科计划所带来的不便。

三、轮转培训计划制订的管理

为了保证带教质量,一名带教老师只能同时带教一或两名住院医师,而全科住院医师轮转3年所涉及的住院医师科室多,轮转计划需要考虑医院各个科室的实际情况而制订,避免轮转医师扎堆而影响培训质量,这里需要全科医学科基地制订好轮转计划之后,交由医院继续教育科结合其他专科情况做好统筹。

既往新招收住院医师的初始轮转计划制订一般是交由全科住培秘书负责,再由继续教育科审核。实行"传、帮、带"的方式,即安排三年级住院医师与一年级住院医师"一对一"或"一对二"组成学习小队,由三年级住院医师结合自身轮转经验和国家标准来制订一年级住院医师的轮转计划,并进行互相讨论,既能为低年级住院医师制订出贴合实际的轮转计划,又能促使高年级住院医师对自身轮转进行反思及改进。接下来由全科住院医师秘书和教学主任审核,检查是否符合国家要求的标准,审核通过之后再上交继续教育科进行全院统筹,根据每月各个科室轮转人数的情况进行微调。

四、其他方面

轮转培训计划还可以依据某些疾病发病率的季节性变化来制订。比如冬春季节呼吸道疾病发病率较高,可以安排至呼吸内科;秋冬季的心脑血管疾病发病率较高,可以安排至心血管内科、神经内科;皮肤病、阴道炎在夏季发病率较高,可考虑安排至皮肤科、妇科;春夏季抑郁、躁狂等精神疾病高发,可安排至精神科轮转。以上季节与疾病的对应关系可能依各地区的气候、医院收治患者的情况而有所不同。各基地可结合全科住院医师需要掌握、熟悉的疾病,统计本院相关疾病的季节性发病率,制定轮转计划时有季节性侧重地安排科室轮转顺序,以便住院医师在短暂的轮转时间内尽可能多地接触到需要掌握或熟悉的疾病,尽可能达到学习效率最大化。

除了轮转的科室之外,每个科室的教学内容也应大致一致。比如上午主治医师带领住院医师查房,下午各种学术活动,主任医师主持教学查房或者疑难病例讨论,科主任在查房时进行提问,考察住院医师的理论水平及检查文献阅读情况。在国外,高年资的住院医师还可以做急诊会诊的工作或者做住院总医师,参与排班、排手术、管理病房、主刀较大的外科手术等。目前国内很多规培医师并没有实训到住院医师应该有的水准。应从以下方面优化轮转的外部环境:一是丰富培训的方法,利用讲座、读片会、学术交流、操作示范、病例讨论、手术、科研、查房等多种形式进行培训,激发住院医师参加培训的兴趣。二是同伴激励,组织规培医生进行病例分享、学术讲座和技术"比武",营造学术气氛。

所谓"工欲善其事,必先利其器",住院医师的轮转计划是保证住院医师效果的一个关键节点,需要教学基地、专科基地重视,并结合客观条件和住院医师的需求个性化制订。

(梁淑敏)

参 考 文 献

［1］苏巧俐, 李双庆, 赵茜, 等. 综合性医院全科医师培训方案的策略解读与轮转实施 [J]. 中国毕业后医学教育, 2018, 2 (3): 180-184.

［2］李新农, 徐宇红, 杨乔欣, 等. 美国家庭医生/ 全科医生规范化培训的门诊培训新趋向 [J]. 中国毕业后医学教育, 2019, 3 (1): 13-15, 23.

［3］赖玉华. 阴道炎真菌及细菌感染情况及其季节性变化分析 [J]. 临床合理用药, 2017, 10 (3C): 85-86.

第四章

教学活动的实施

第一节 理论课程建设

全科专业住院医师规范化培训方法包括理论学习、全科医疗实践及其他临床科室轮转培训。其中规培理论课程的教学内容与院校教育截然不同,全科医学理论课程以临床实际需要为重点,可弥补规培生在院校教育中全科医学教育的不足。目前规培理论课程建设还未成体系,课程大纲、内容、考核等方面均缺乏全国统一的模式。各地正在积极探索适合当地的规培课程建设和实施方案。

一、授课师资

依托大学,凭借优质的教学资源、强大的师资团队以及规范的教学管理统一组织实施。成立教研室,共同制订教学计划,建立管理机制,加强教学管理。师资由医学院校的全科理论师资、各培训医院的临床专家、社区卫生服务中心的全科医生共同组成,符合 3 年主治以上并经过遴选和省级师资班及以上师资培训合格。

二、授课形式

大班授课,专家讲座,可编写系列课程教材。建议建设全科医学理论课程的网络教学平台,部分理论课可让学员利用空余时间在线学习。

三、授课内容

理论课程由全科基地教研室统筹安排,应兼顾专业型研究生培养要求的相关课程,建议包括以下课程。

1. 医德医风、思想政治、医学人文。
2. 医学伦理与医患沟通。
3. 有关法律法规、规章制度的学习,医疗风险防控与纠纷处理。
4. 临床科研基础知识,如医学统计学方法及其临床应用、临床研究设计与实施、医学论文的撰写。
5. 循证医学的基础知识,如循证决策在临床实践中的应用、循证医学理论与实践。
6. 临床各专业相关理论、临床思维与分析能力。
7. 相关医学英语知识。

8. 全科医学概论。

9. 社区卫生服务、公共卫生服务、社区预防保健。

10. 各类传染病防治、突发公共卫生事件应急处理等相关理论。

四、考核

以理论笔试为主,采用日常考核、网络教学平台题库建设等方式优化考核方式。

（梁淑敏）

第二节　入基地教育及入科教育

规培学员在进入临床培训基地前,首先在医院层面进行岗前培训,内容包括医院规章制度、医疗核心制度、病历书写制度及基本的三基培训。此后,各专业基地开展入基地前教育,进入轮转科室时开展入科教育,以下介绍全科专业的相关教育。

一、入全科基地教育

(一) 定义

入全科基地教育是指学员进入全科培训基地前进行的宣教活动。

(二) 目的

使全科规培医师明确三年培训目标,熟悉培训基地情况。

(三) 形式

在入基地第一个月进行,时长 1 小时,由教研室秘书负责,全体学员参加。以多媒体形式、PPT 讲述等方式进行。

(四) 内容

1. 全科医学、全科医生、全科概论的简介。

2. 全科基地的架构,基地主任、教研室主任、教学主任、教学秘书、全程导师及其联系方式,各专科教学小组名单。

3. 培养计划及要求

(1)培训内容及教学大纲,各科要求掌握的病种及例数,技能操作种类及例数。

(2)各类教学活动要求。

4. 不同性质学员轮转方案。

5. 全科基地每月开设的小讲课、教学查房、教学病例讨论、技能操作培训课程表。

6. 基层实践基地轮转方案及要求。

7. 介绍培训期间各类考试、考核及方式

(1)出科考核(月底出科前):理论、技能。

(2)年度考核(每年年底):理论、技能(公共 + 专业)。

(3)规培结业考核(规培第三年 5~7 月份):理论、技能。

（4）公共理论考（3 月份网络学习,5 月份考）。

（5）执业医师考：每年 6 月技能,8 月理论。

（6）全国业务水平测试及其他考试。

8. 出科相关资料准备　考勤表、理论考试卷、技能考评分表、病历书写、360 评价表。小讲课、教学病例讨论、教学查房,轮转时真实、规范填写轮转登记手册。

9. 优秀学员评选方法

（1）遵纪守法,职业道德高尚,医德医风良好。

（2）积极参加各类培训活动、竞赛。

（3）有较强的临床分析、解决问题的能力,临床基本技能操作熟练。

（4）年度考核综合成绩前 20%。

二、入科教育

（一）定义

是以各个轮转科室为单位,教学秘书作为宣教人员,为每个月新入科的住院医师进行本科室住培相关内容宣教的活动。

（二）目的

使规培医师短时间内快速适应培训环境,进入角色,明确学习目标,顺利完成培训任务,取得良好的培训成绩。

（三）形式

入科第一天,时长 1 小时,教学秘书负责,以多媒体形式、PPT 讲述、环境体验等方式进行,可将入科教育编写成手册,人手一份。

（四）内容

1. 科室情况介绍　包括工作环境、病房布置、抢救仪器摆放位置、床位安排、门诊单元安排,科室人员、秘书、带教老师介绍,科室常见收治疾病种类介绍。

2. 规章制度

（1）科室纪律、考勤、请假制度。

（2）再次强调医院核心制度,详细阐述科室专有的制度。

（3）医德医风、医患沟通须知。

3. 轮转培养计划及要求

（1）全科医学科轮转期间要求掌握的临床知识、学习内容及例数要求,包括：大纲要求的常见病、多发病诊治；专科遗漏的病种补充学习；慢性病、多病共存患者的管理；健康教育；疾病预防；全科理念。

（2）技能操作要求及例数（接诊、医患沟通等）。

（3）全科病房住院病历及门诊 SOAP 病历书写要求。

4. 教学活动安排

（1）至少每两周一次小讲课：具体时间、内容、课表。

（2）至少每两周一次教学病例讨论：具体时间、内容、课表。

（3）至少每两周一次教学查房：查房流程、准备工作。

（4）教学门诊安排：每周两次跟随带教老师出门诊,学习接诊技巧、诊疗思路、医患沟通技巧,每周完成一份 SOAP 病历。

(5)学员讲课安排及要求:在带教老师指导下每月一次,内容可以是病例总结、临床指南等,应符合大纲要求。

5. 临床实践

(1)完成临床工作任务。

(2)管理床位数。

(3)科室工作流程介绍。

6. 考核与评价

(1)过程评价:每月两次,以 Mini-CEX、DOPS、门诊接诊评价为主。

(2)出科考核:理论考、技能考、SOAP 病历、住院病历、360 评价。不同年级考核重点不同。

(3)入科考核:与出科考题目部分相同,入科考完不给答案,最后对比差距,体现教学成效。

7. 填写入科计划表,包括以下内容。

(1)学员性质、年级。

(2)已轮科室遇到的问题、需要查缺补漏项目。

(3)自我评价知识技能,制订学习计划。

(4)老师根据入科计划表制订个性化教学计划,分门别类,因材施教,有针对性地进行培训,有助于提高培训的教学质量。

8. 参加各项教学活动并做好记录

(1)出科前准备好各类资料。

(2)出科反馈机制:对科室临床工作、教学等提出问题及改进建议。

(金小岩)

参 考 文 献

［1］陈亚青, 徐艺园, 李鹏, 等. 探讨入科教育在全科住院医师规范化培训中的实践与体会 [J]. 中国毕业后医学教育, 2019, 3 (05): 466-468.

［2］朱晓丹, 周林玉, 胡瑛. 以 "同质化" 为导向的规范化培训入科教育模板建立的探索 [J]. 医学教育研究与实践, 2021, 29 (04): 514-517.

第三节　临床教学查房的实施与评估

查房的模式有:①医疗(临床)查房。针对患者,解决医疗问题。②带教查房。针对医学生(实习生、见习生),强调基础理论与临床实践的结合,认识疾病及体征。③临床教学查房。在临床带教老师组织下,以真实病例为教授内容,针对住院医师,同时进行传授知识和解决问题的临床教学活动;以学生为主,强调师生互动,目的是培养临床思维,提升岗位能力。

临床教学查房是最基本的临床教学活动,是理论知识与临床实践相结合的重要过程,是落实住培教学质量的重要保障。把真实的临床工作场景变成教学课堂,通过床旁示范,现场教学,让住培学员置身于真实的临床工作中,参与讨论患者的诊断及治疗全过程,促进学员学习积极性,促使理论联系实际,从而完成临床思维的培养。

通过教学查房达到以下目标。

1. 提高住院医师采集病史、体征,分析辅助检查等收集临床资料的能力。

2. 培养住院医师掌握相关疾病的临床特点、诊治方法。

3. 培养住院医师临床思维能力,提升岗位胜任力。

4. 培养住院医师主动学习与思考、发现并解决实际问题的能力。

5. 培养住院医师的医患沟通能力、人文素养及职业精神,培养团队合作精神。

教学查房应有固定的流程、步骤、规范的形式,查房内容可以有一定的灵活性和机动性。要有档案记录,有学员听课后的心得体会和总结,并融入对师资的评价等。根据培训的要求,教学查房应每 1~2 周安排 1 次。

一、教学查房前准备工作

参与查房的人员包括带教老师、主治医师(如查房老师为副高以上)、管床的住院医师、其他培训医师(总共约 3 名学员)、社区师资、管床护士。各类人员均应做好准备工作。

(一) 带教老师准备

1. 明确本次教学查房的教学目标和要求。教学目标以 1~2 个为宜,最多不超过 3 个,以所查患者当前最需要解决的实际临床问题作为主要教学目标;明确要求住院医师掌握的知识点以及教学过程中的重点和难点。

2. 选择合适的病例,病例的选择主要参照以下几点。

(1)教学查房的病例应为全科培训大纲要求掌握的病种,如常见病、多发病、多系统慢性病,以症状学为表现的常见健康问题。不选疑难病、罕见病、诊断不清、待查病例。

(2)病史清晰,症状和体征典型,辅助检查资料相对完整,诊治规范,病情在诊断、鉴别诊断、检查和治疗等方面存在需要进一步分析的问题;能够突出全科综合性、协调性诊疗及以患者为中心的特点。病例的选择应利于培养全科医生的临床思维能力。

(3)病情相对稳定,易于配合。

(4)首选住院医师主管的运行病例。

3. 提前做好与患者和家属的沟通,并征得同意。

4. 提前查看患者,掌握患者全部临床信息及近期病情变化。

5. 掌握专业教材、文献资料、诊治指南中的相关内容。

6. 撰写教学查房教案,包括教学目标、教学要求、知识点、教学重点和难点、时间安排、查房流程、主要讨论的问题、思考题、参考文献等内容。

7. 准备的教学内容制作成 PPT 课件,约 15 张。

8. 教学查房前应与参与查房的住院医师进行充分的沟通,指导其准备病例资料、查阅相关文献及指南,告知教学目标、教学要求、查房的过程及安排。

(二) 住院医师准备

1. 所有参与查房的医师均应对教学查房病例进行认真分析,熟练掌握患者的病情,包括病史、查体、辅助检查结果、入院后的病情变化、诊疗过程、目前存在的问题。

2. 所有查房医师思考病例特点、诊断、鉴别诊断及依据、进一步检查方案及其依据、处理原则和治疗方法。主管医师可将所准备的病例资料和病例分析制作成课件。

3. 根据教学目标查阅和复习相关的指南、进行文献检索。

4. 主管医师准备好病历资料,包括入院记录、病程记录、化验单、检查报告、医嘱单;准备好查体用物,如电筒、棉签,压舌板、检眼镜、尼龙丝、叩诊锤、消毒液、血压计、听诊器等。

可根据参与人员数量进行分工,由一个住院医师主要承担或多个住院医师分工承担教学查房所需要完成的任务。

(三) 其他医师准备(主治医师,社区师资)

1. 应提前查看患者资料,掌握患者全部临床信息及近期病情变化。

2. 掌握专业教材、文献资料、诊治指南中相关内容。

3. 社区师资准备好相关随访、管理、预防等方面的教学内容。

(四) 主管护士准备

1. 患者护理相关资料,如营养风险评估、血栓风险,基本生活活动能力、跌倒风险评估等。

2. 目前存在的护理相关问题及解决方法。

二、查房过程

查房过程分为三部分,总时间控制在 60~70 分钟左右,包括①开场白(包括医疗目的、教学目的及基本介绍);②床边(包括病史采集、查体、人文沟通);③示教室讨论。

(一) 开场白

1. 时间　2~3 分钟。

2. 地点　病房外。

3. 内容

(1)人员介绍:查房老师自我介绍,介绍参加查房的管床住院医师、其他培训医师、社区师资、护士等。

(2)本次教学查房的目标,通过本次教学查房,要求学员探讨的内容、掌握的内容,如掌握疾病的哪些知识点,掌握哪些临床思维方法等。

(3)交代注意事项及人文关怀:如手卫生、隐私保护。

(二) 床边

1. 时间　25~30 分钟。

2. 地点　床边。

3. 内容

(1)准备工作

1)清场:无关人员在病房外等候。

2)提前备好查房车(消毒液、血压计、听诊器、叩诊锤等查房必需用物)。

3)站位：查房的学生站在床左侧，教师站在床右侧，其他参加人员分布在左侧或床尾。由管床学员汇报病历，必要的问诊，然后到病床右侧进行体格检查，查体完成后再到病床左侧。

（2）病史采集（约10~15分钟）

1)管床住院医师汇报病史，要求脱稿。内容包括：①病史；②体格检查的重要阳性体征；③具有鉴别诊断意义的阴性体征；④辅助检查阳性发现及有意义的阴性结果；⑤目前诊断；⑥简单的诊疗计划，目前存在的问题。

汇报病史到入院时或到目前均可，只要与讲述的内容相符。不同情况下汇报的内容可参考如下：①初入院者，主要汇报病史，体格检查的重要阳性体征及具有鉴别诊断意义的阴性体征，初步诊断和下一步诊疗计划。②住院一段时间者：主要汇报入院病情摘要、阳性体征、主要实验室检查结果、目前诊断、治疗方案、入院后治疗及病情变化、目前需要解决的问题。

2)其他医师补充病史：如带教老师是副高，则主治补充病史，如带教老师是主治，则住院医补充病史。

3)带教老师补充问病史，包括：①对学生汇报不全的或对诊断鉴别诊断有意义的阴性症状。②核对重要病史细节，补充遗漏的相关病史，尤其要注意关注全科的重点内容，如生活方式、心理、社会、家庭环境等，患者对所患疾病的了解程度。③要询问患者几个问题，如本次住院的目的，是否了解自己的病情，有什么想法、担心、期望。（平时查房常忽略患者的心理）。

4)管床护士提出护理相关问题。

（3）体格检查（10~15分钟）

1)有启发：先引导并和学生讨论，重点查体项目，简单讨论后确定做什么体格检查，不能指定查体。通过启发讨论可培养住院医师的临床思维能力。

2)有重点：查体时全面且突出重点，围绕主要症状，重点强调在诊断及鉴别诊断中具有重要意义的阳性体征及阴性体征，注意不能只查某一项。

3)检查前要先洗手，注意环境，保护隐私，体检时与患者进行必要的沟通交流，体现爱伤观念、人文关怀。

4)带教老师全程指导，放手不放眼，及时纠正错误手法，示范准确手法，补充遗漏部分。同时应注意对住院医师的保护，避免在患者面前直接批评学员。

5)学员操作并汇报结果，要求能发现重要的阳性、阴性体征，可简单分析重要阳性体征的临床意义。

（4）与患者及家属简单交流（5分钟）

1)说明诊治计划，询问患者的想法，尊重患者的知情权、选择权。

2)进行健康教育，交代注意事项。

3)与护士沟通在护理中应该注意的问题及存在问题。

4)感谢患者配合。

（三）示教室讨论

1. 时间　30~40分钟。

2. 内容

（1）点评病史汇报情况，查看病历，点评医疗文书，提出1~2个问题。

（2）规培医师总结病例特点，教师进行点评、补充。

（3）分析、判读主要的实验室检查或影像学结果，点评 1~2 项。

（4）引导培训对象运用病史、查体及基本辅助检查做出正确的诊断、鉴别诊断，并提出相应依据；诊断未明者，为明确诊断、鉴别诊断或治疗方案的选择，需要进一步完成的辅助检查项目，并说明检查的依据、必要性、合理性、可行性。

（5）指导培训对象提出正确的治疗计划、治疗目标、预后。

（6）药物治疗及相关问题（如药物副作用、药物相互作用等），提出具体的处理意见并形成医嘱。

（7）非药物治疗原则是全科重点，应以健康教育、二级预防等为主。

（8）注意强调转诊指征，转诊前处理。

（9）社区管理相关问题。

（10）讨论医患沟通、护理问题，可演示床边健康教育。

（11）双语教学，掌握疾病部分相关专业术语。

（12）可介绍治疗方法的循证医学证据、相关诊疗研究进展、研究前沿。

（13）布置作业，提出思考题，提供参考文献、学习网站、杂志。

（14）总结：回应教学目标，对学生的表现进行评价。

三、注意事项

在示教室坐在一起讨论，而不是以讲课的形式站在讲台上。注意查房的讨论环节不要变成小讲课。教学查房的形式，不同于日常查房、讲课或疑难病例讨论，强调师生互动、学员互动、师患互动、学患互动、医护互动，住院医师是讨论的主体，学生要讲 50% 以上。

讨论要有重点，不可面面俱到。

1. 若诊断明确，则应以治疗为讨论重点；慢性病讨论疾病发生发展进程，疾病管理。

2. 若诊断不明确，则应以诊断、鉴别诊断为重点；讨论诊疗思路、问诊内容和技巧、病情危险度、转诊指征等。

3. 着重解决患者目前存在的问题。可以分不同场次来分别解决不同的问题，这样会更清晰、更容易理解、更容易接受并让学员记住重点要点，且仍能保持教学的完整性。

应充分结合病例的特点，对诊断、鉴别诊断、检查和治疗中的重点问题进行深入分析，引导住院医师建立正确临床分析思路。

引导学员提出检查计划，心电图、胸部 X 线、CT 等要拿出原图（片）指导学生阅读，检验结果不应由老师直接解释，而应引导学员，由学员解读，培养其自主分析问题的能力。

诊疗方案应围绕患者，而不是围绕疾病；能出医嘱，而不仅为治疗原则；应解决患者的实际问题，而不是脱离患者空谈原则。

强调"提出问题、分析讨论、归纳总结"等启发式教学模式。带教老师应充分发挥引导作用，启发性提问，有层次地设疑提问，启发其独立思考，充分调动积极性。提问不可过于简单，不具启发性；学员答不出时不要马上说答案，要引导其思考并回答；鼓励住院医师表述观点，引导其提出问题，发表不同意见。

全科教学查房应突出宽广的全科诊疗思维；全科思维应贯穿整个疾病分析；关注全人、全程；治疗重点是对患者的连续性管理；强调预防为主的理念、心理疏导；讲授社区慢性病规范化管理知识。

要针对患者担心的问题进行讨论,这是我们最应该关注的患者感受,也是体现全科特色的内容。关注患者心理的过程应体现在教学查房中,强调分析具体患者,不是疾病。了解患者如何看待自己的疾病以及患病感受与诊疗疾病本身同等重要。因此,以人为中心的基本点需要充分了解患者信念、看法、担忧、恐惧、期望和需求。能按患者意愿选择治疗,体现医患共同决策。患者常提出的问题有:①我得的是什么病? ②为什么做这么多检查? ③检查结果是什么? ④我这个病能否治好? ⑤这么久了怎么还不好? ⑥下一步怎么诊治? 药物有副作用吗? ⑦需要住多长时间的医院? ⑧要花多少钱? ⑨出院以后有哪些注意事项,饮食是否有禁忌等。

体现分层教学及培养学员的教学能力:针对不同类型、不同层次、不同年资、主管与非主管的学员,提问深度不一;一年级查体,二年级纠正;一年级的提问,二年级回答,均可体现分层,也培养了学员的教学能力。

讨论结束后,可通过对学员提问,评估查房效果。

小结应包括:①医疗小结。针对该患者的诊断、治疗及下一步措施。②教学小结。是否达到教学目的,有无涉及要求学生掌握的内容,有无突出重点、强调难点;点评住院医师在基本理论、基本知识、基本技能、全科临床思维能力、医学人文等方面的优点和不足,提出切实可行的改进建议。③方式。通过学生自我点评、互相点评、教师点评进行总结分析,提出改进意见。

四、评估反馈

基地通过高级师资对临床教学查房的质量进行评估,并及时完成反馈和分析工作,保障临床教学查房质量的持续提升,达到教学相长的目的。

附:全科教学查房评分表(表 3-4-1)、专科查房与全科查房的不同点(表 3-4-2)。

表 3-4-1　指导医师教学查房评分表

专业基地:　　　　　　　　　　　　　　培训基地(医院):
指导医师姓名:　　　　　　　　　　　　专业技术职称:
患者病历号:　　　　　　　　　　　　　疾病名称:

考核项目	考核内容	分值	得分	扣分原因
查房准备 (10分)	1. 准备工作充分,认真组织教学查房	3		
	2. 病例选择合适	4		
	3. 熟悉患者病情,全面掌握近期病情演变	3		
查房指导 (50分)	1. 有教书育人意识,尊重和关心患者,注意医德医风教育和爱伤观念教育,体现严肃、严谨、严格的医疗作风	5		
	2. 与患者核实、补充病史,指导培训对象认真询问病史、强调全科医生关注的重点内容(如生活方式、心理、家庭环境等)	5		
	3. 查体示范准确标准,及时纠正培训对象不正确手法并指导规范查体	5		

续表

考核项目	考核内容	分值	得分	扣分原因
查房指导 (50分)	4. 指导培训对象正确判读心电图、影像学资料等,分析各种辅助检查报告单,并提出个人见解	5		
	5. 点评培训对象病历书写并指出不足,指导规范书写病历及总结病例特点	5		
	6. 指导培训对象做出正确的诊断、鉴别诊断,并提出相应依据,特别注重如何运用病史、查体及基本辅助检查作出初步诊断	5		
	7. 指导培训对象提出正确的诊疗计划			
	(1)进一步诊查计划	4		
	(2)药物治疗及相关问题(如药物副作用、药物相互作用等)	5		
	(3)非药物治疗原则	3		
	(4)转诊指征及转诊前处理、注意事项等	5		
	8. 结合病例,联系理论基础,注重横向拓展,适度讲解疑难问题思维方法和介绍医学新进展,并指导培训对象阅读有关书籍、文献、参考资料等	3		
查房方法 (25分)	1. 结合病例有层次地设疑提问,启发培训对象独立思考问题、训练独立诊疗疾病的思维能力	5		
	2. 鼓励培训对象主动提问,并耐心解答各种问题	5		
	3. 合理使用病例资源,鼓励培训对象临床实践,提高动手能力	5		
	4. 用语专业、规范,合理教授专业英语词汇	5		
	5. 及时归纳查房内容,指导培训对象小结学习内容	5		
查房效果 (10分)	1. 通过查房训练培训对象医患沟通、采集病史技巧,体格检查手法,临床思维	3		
	2. 查房内容及形式充实,重点突出,时间安排合理,培训对象能掌握或理解大部分查房内容	5		
	3. 查房基本模式、过程、效果达到预期目的	2		
指导医师总体印象 (5分)	态度严肃认真,仪表端正,行为得体,着装大方,谈吐文雅	5		
总分		100		

表 3-4-2 专科查房与全科查房的不同点

内容	专科查房	全科查房
查房对象	专科规培生/研究生/博士	全科规培生/研究生
参加人员	老师+学员+管床护士	老师+学员+护士+社区带教老师
病例选择	专科常见病、多发病、典型病例	社区常见病、慢性病、以症状体征查因的病例
查房目的	临床工作能力,疾病诊断、治疗、思维能力	疾病诊断、鉴别诊断,病情判断和转诊能力,慢病管理能力
思维理念	专科思维理念,注重专科特点和最新进展,培养高精尖人才	全科思维理念,健康教育,全人全程管理,关注患者、家庭、社区
医学模式	生物医学模式为主,关注人文心理	生物-心理-社会医学模式

(金小岩)

参 考 文 献

[1] 柳俊,赖佳明,沈振宇,等.广东省住院医师规范化培训临床教学查房实施指引 [J].广东医学,2021 (05):499-503.

[2] 中国医师协会住院医师规范化培训教学查房规范专家论证组,毕业后医学教育部数字培训中心.住院医师规范化培训教学查房规范(征求意见稿)[J].中国毕业后医学教育,2017,1 (2):81-83.

[3] 陈文娟,王冬,李蓉,等.临床住院医师规范化培训的思考与方法探索 [J].中国继续医学教育,2018,10 (30):1-3.

第四节 教学病例讨论

教学病例讨论不同于疑难病例讨论,教学病例讨论是一种启发式教学模式,通过教师针对具体病例进行的提问、讲解和启发,锻炼学生运用理论知识独立思考分析,通过病史、查体及基本辅助检查判断病例最可能的诊断,指导住院医师掌握正确的临床诊疗思维,或对多系统慢性病患者的管理进行讨论,培养其发现问题、分析问题、解决问题的能力,并充分调动学员学习的积极性、主动性和创造性。

一、计划及时间安排

制订整年病例讨论计划安排,教学小组集体备课,明确时间安排、教学目标、教学内容、教学方式等。按照培养计划每月至少两次,固定时间,每次讨论时间约 60 分钟。

二、主持师资

主持老师为全科医学科师资及各专科的全科师资。

三、参加人员

各类全科住院医师,包括本科生、研究生、社区骨干师资;在专科还包括其他专科培训医师、实习生、进修生、住院医师等。

四、病案选择

病例讨论可选真实典型的病例或标准案例。病种选择如下。

1. 全科社区常见病、多发病,最终诊断明确,但又有一定的深度;讨论以诊断、鉴别诊断、辅助检查分析、循证决策为主;不选疑难病、罕见病。建议以症状为切入点,培养学员的临床诊断思维。全科医生的诊断思维应是发散性思维,一个症状不能只想到某个专科的疾病,应全面考虑。介绍莫塔五问思维法、经典的全科问诊思路。

2. 多系统慢性病,涉及多学科交叉的典型病例,控制欠佳者、病情变化者,讨论以进一步治疗方案及疾病综合管理、全人管理为主。

五、实施过程

(一) 讨论前准备

1. 带教老师选择合适病例,准备教案,设置讨论提纲,如诊断、诊断依据、鉴别诊断、诊疗计划、病例资料及病情变化的逐步递呈、下一步处理方法等,做好课件,并提前 3 天将病案资料分发给参与讨论的全体医师。

2. 学员根据病案资料,复习相关的理论知识,查阅文献资料,对病例进行初步分析思考,归纳病例特点并做成 PPT。

(二) 讨论过程

1. 学员汇报病例特点,要求简明扼要、条理清晰、重点突出。可汇报初步诊断、鉴别诊断、治疗情况,提出在诊治过程中感到困惑的问题。

2. 老师根据设置的提纲逐一提出问题,引导学员讨论,讨论过程中灌输全科莫塔五问诊断思维法。逐渐呈现病情的演变,引导讨论层层深入、逐步递进。围绕疾病的诊疗思路、指南、研究进展、疾病管理等进行针对性讨论。

3. 讨论结束后对病例总结,呼应教学目标;点出本次学习需要掌握的重点难点,包括疾病相关知识,全科诊疗思维等。解答学员的问题,点评学员表现。

(三) 注意事项

1. 讨论主体是学员,带教老师起引导作用,可以通过提问、反问、假设、推理、总结等多种方式实现。

2. 灵活采用各种教学方法,提高学员学习积极性,包括基于问题的学习(problem-based learning,PBL)、基于案例的学习(case-based learning,CBL)、基于团队的学习(team-based learning,TBL)、情景模拟教学、研讨式教学模式等。

六、教学评分

讨论结束后由高级师资进行教学评分,评价指导医师临床实践教学能力,帮助发现问题,不断学习、改进、提高自身教学能力。

附:结合《广东省住院医师规范化培训教学病例讨论评分表》修改的全科病例讨论评分表(表3-4-3)。

表 3-4-3　全科医学科教学病例讨论评分表

培训基地:

指导医师姓名:　　　　　　　　　　　职称:

讨论题目

考察项目	评价指标	分值	得分	备注
讨论前准备 (20分)	教学(讨论)目标明确、合理	5		
	选题内容应紧扣培训大纲,深度符合教学对象	5		
	讨论相关资料准备完善;提前发放讨论资料	5		
	住院医师准备充分(有发言稿/提纲,且表述时思路清晰、逻辑性强)	5		
讨论过程 (45分)	指导住院医师正确归纳总结病例特点	5		
	引导住院医师从问题入手推导假设,紧密结合病例展开讨论,使问题逐一达成"共识"得以解决	5		
	指导住院医师综合运用各学科(如基础医学、临床医学、预防医学、社会心理学等)知识,解决临床问题	5		
	鼓励住院医师评估病例诊断方案并合理利用医疗资源(如正确选择检查方法等)做出正确诊断、鉴别诊断	10		
	指导住院医师对相关辅助检查进行判读,提出独立见解	5		
	指导住院医师提出诊疗计划(包括药物、非药物治疗原则)预防、转诊方案等,慢性病管理原则	5		
	结合病例,讲解相关疑难问题;适当介绍相关医学新进展;合理教授专业英语词汇	5		
	归纳小结(包括医疗与教学);点评住院医师的表现;引导其查阅有关书籍、文献、参考资料	5		
讨论方法 (20分)	讨论以住院医师为主体,指导医师引导为主;鼓励并引导所有住院医师积极参与讨论	5		
	针对不同问题,生生、师生之间讨论;充分体现教学互动而非"一问一答"的形式	5		
	指导医师及时给予具体指导(包括引导、反馈意见和结果等)	5		
	合理应用各种教学方法;指导医师用语专业、规范	5		

续表

考察项目	评价指标	分值	得分	备注
总体评价 (15分)	住院医师临床思维培训效果良好(四个特性:发散性、批判性、综合性、逻辑性)	5		
	课程中融入思政内涵,将价值塑造、知识传授和能力培养三者融为一体	5		
	指导医师仪态端庄、情绪饱满、语言亲切;对重点、难点指导和把握适当;时间分配合理	5		
总分		100		

(金小岩)

参 考 文 献

[1] 高艳华, 战亚玲, 樊凡, 等. 全科医师教学病例讨论规范探讨 [J]. 中国医刊, 2021, 56 (12): 1388-1390.
[2] 广东省医师协会毕业后医学教育工作委员会. 广东省住院医师规范化培训教学病例讨论实施指引 [J]. 广东医学, 2021, 42 (05): 504-507.
[3] 王筝扬, 吴卓璇, 慕心力, 等. 探索内科住院医师培训中结构式的教学病例讨论方法 [J]. 中国毕业后医学教育, 2021, 5 (04): 289-292.
[4] 陈文娟, 王冬, 李蓉, 等. 临床住院医师规范化培训的思考与方法探索 [J]. 中国继续医学教育, 2018, 10 (30): 1-3.

第五节　技能操作指导

临床基本操作技能是一名合格的临床医师必须熟练掌握的关键技能,也是我国住院医师规范化培训的最核心内容。临床技能操作指导是指教师根据教学大纲的要求,指导学生进行临床基本诊疗操作的一种教学形式,它是学生提高临床操作技能、培养动手能力的最直接和最有效的途径。临床技能的培养过程包括学习基本理论知识、模拟操作、床旁指导下操作、独立操作。

一、全科规培需要掌握的技能操作项目

全科规培医师需要掌握的临床技能项目众多,分布于临床各科(表 3-4-4),但与专科不同,全科要求掌握的主要是基层常用的基本技能。由于全科学员大部分时间在各专科轮转,全科专业基地难以独立实施技能培训,需要各专科的全科带教师资进行教学。全科专业基地将培训大纲要求的考试操作项目分解分配至各专科,起总体协调作用。

表 3-4-4 全科规培医师需要掌握的临床技能

科室	操作技能名称
心内科	心脏查体,心电图机操作,书写心电图诊断报告,临床常用检验正常值及临床意义
呼吸内科	肺部查体,吸氧术、吸痰术,胸部 X 线读片,胸腔穿刺,临床常用检验正常值及临床意义
消化内科	腹部查体,腹腔穿刺术,直肠指诊,临床常用检验正常值及临床意义
内分泌科	系统查体,临床常用检验正常值及临床意义,指尖血糖检测
血液内科	系统查体,临床常用检验正常值及临床意义,骨髓穿刺术
肾内科	系统查体,临床常用检验正常值及临床意义
风湿科	系统查体,临床常用检验正常值及临床意义
神经科	神经系统查体,头颅 CT 阅片,腰穿
外科	无菌操作,小伤口清创缝合,各种伤口换药与拆线,体表肿物切除,浅表脓肿的切开引流,小夹板、石膏固定,直肠指诊检查技术,导尿
急诊科	心肺复苏术、电除颤术、简易呼吸器的使用,洗胃术操作方法及准备工作,创伤的包扎止血固定
儿科	小儿生长发育与评估,小儿查体方法,婴儿配奶方法,小儿用药特点、药物剂量计算方法
妇科	围生期保健,更年期保健,生育指导
眼科、耳鼻喉科	外眼一般检查,视力检查,检眼镜的使用及正常眼底的识别,结膜异物处理方法,眼冲洗治疗;外鼻、鼻腔、鼻窦、外耳、鼓膜及咽喉的检查方法,鼻镜、耳镜的使用方法
全科	全科接诊流程训练,多病共患案例分析,SOAP 病历书写

二、全科基地统筹安排技能操作的培训

(一) 建设师资队伍

联合医院继续教育部门、技能操作中心,建立一支高素质的住培师资队伍,进行统一、规范的临床技能操作培训,打造经验丰富、标准化的住培师资队伍,以便开展标准化的技能指导工作。在带教过程中,融入师资技能带教评价,不断提升指导教师的带教能力。

(二) 参考教学大纲和培养要求设计课程

全科基地联合技能中心、教师队伍统一备课,包括编写教案,制定规范标准的操作流程,录制视频,制定课程实施方案和考查评估反馈方案。技能操作中设计适合的临床案例场景,学生在结合案例场景的情境中可以逐步掌握基础知识,并反复在情境中训练基础技能,同时进行职业素质和医患沟通技能等人文素质培训。

(三) 建立评价体系

虽然《住院医师规范化培训内容与标准》对技能操作考核形式和内容做出要求,但对考核评分细则缺乏统一的标准,部分技能考核细则要求与实际临床操作不相符,不同基地制订的考核标准有差异,部分自制的考核标准与大纲标准存在出入。建议根据国家及省考标

准,建立完善的临床操作能力考评体系,评分标准应精细化,并充分量化,以减少主观打分。此外,除专科技能操作评分表外,针对全科接诊、医患沟通、全科病案分析、SOAP 病历书写等全科需要掌握的技能均应制订相应的评分体系,还应对带教老师制订相应的操作指导评价表。

(四) 培训项目及分配

1. 基本操作技能及专科操作技能由各专科在技能中心充分利用模拟教学,为学员提供一个无风险的学习临床知识和技能的条件与环境,提升医疗质量与安全,并能反复训练。一些轮转时间短的科室,动手机会少,建议充分利用技能中心补充培训。

2. 全科医学科需要掌握的技能(接诊、多病共患、病案分析、病历书写)属综合能力的培养,可在全科病房或门诊模拟临床的工作场景或真实场景,进行教学。

3. 全科病房除培养大纲要求的上述全科技能外,还应对社区常用的基本技能操作进行重点培训。(包括系统查体、临床检验和结果判读、心电图机操作、伤口换药与拆线、胸部 X 线读片、书写心电图报告、健康教育、初级心肺复苏、规范管理慢性病如糖尿病)。

(五) 培训计划

1. 制订培训计划和安排　全科基地根据大纲要求,制订详细的培训计划,如每年的课程表,系统地对学员进行培训。日常技能培训应系统地安排,要常态化,制订一个可持续、可推动的计划,并根据年级安排技能培训计划。如一年级要求熟练掌握技能、熟悉各种适应证、禁忌证;二、三年级的学员,需要结合病例在临床情境中进行训练,并要求学员具有初步的教学能力。

2. 模拟教学　临床技能中心和带教老师对规培医师进行模拟教学,在模具上进行技能操作的带教和培训。可采用老师示范教学、学员讲课等方式。可利用临床案例设置情景,讲解内容包括操作的适应证、禁忌证、操作目的、可能发生的并发症及处理措施、操作前准备、操作过程、操作后处理及病情变化等理论知识和操作技能。操作中,模型即为患者,需要体现以人为本,充分沟通交流,进行人文关怀。课后学生结合录像自主练习,其间老师在固定时间进行答疑。

3. 学员练习　学生首先需要熟悉评分细则,熟练掌握标准化的操作流程,模拟真实的医疗环境,在模具上反复练习,通过模拟学习全面掌握标准化规范化的临床操作技能要点。

4. 考核　经过模拟培训并参加考核,考核通过后才能在平时真实的临床环境下,在老师指导下在患者身上操作。

5. 由于在每个科室轮转时间短,操作机会不多,三年培训时间容易遗忘,因此要求学员每月至少在技能中心学习两次,反复训练各项技能。

三、临床技能操作指导

(一) 操作前的准备工作

1. 教师准备

(1)熟悉操作带教的要求。

(2)根据细则选取病例或设计题干,确定操作内容及带教计划,实行分级分层带教。

(3)选择好合适的病例:病例典型,病情相对稳定,易于配合,依从性好的患者。尽量避免选择可能会有医疗纠纷、病情危重或无法配合操作的患者。

（4）与患者做好沟通工作，获得患者的理解与配合，签署操作知情同意书。

（5）做好各项准备工作，包括：①操作相关的知识点；②如选择模型操作应准备好模拟病情介绍；③学生在操作过程中可能出现的问题、患者在操作过程中可能出现的问题及处理对策；④设计好培训的内容、目标、策略等，准备本次操作相关思考题；⑤了解学员情况：学员年级、性质、有无做过此类操作，做过多少次；布置学生任务；要求学生熟悉病情，并准备相关理论知识，熟悉操作步骤、操作用品。

2. 学员准备　部分操作需要 2 名住培学员一起准备，其中 1 名主操作，1 名助手。

（1）复习有关操作的理论知识，如适应证、禁忌证、并发症及处理原则，操作流程和注意事项。

（2）已完成模型操作培训并通过考核，具备临床操作的能力。

（3）熟悉患者的病情、辅助检查结果等相关临床资料。

（二）临床技能操作指导的实施过程

临床技能操作指导应按操作前讨论、操作中指导和操作后总结三个基本步骤进行，做到程序要规范，内容要充实，细节要做好。时间安排：总时间 30~45 分钟。第一步，操作前讨论（5~10 分钟），于示教室进行；第二步，操作过程（15~25 分钟），于治疗室 / 床旁进行；第三步，总结反馈（5~10 分钟），于示教室进行。

1. 操作前讨论

（1）关于患者的讨论：患者的诊断，本次操作的目的，适应证，禁忌证，配合程度，核实是否已签署知情同意书。操作取得的标本需要完善哪些检查。

（2）关于操作步骤的讨论

1）教师采用提问的方式让学生陈述操作的基本步骤、操作后的处理，可能出现的并发症的表现、发生原因和处理原则。

2）教师应结合自己的临床经验向学生讲解本项操作的重点、难点、细节、技巧和最常出现的问题及相应对策，加深学生对该项操作的认识与理解，帮助学生建立信心。

3）教师应指导学生准备好所有的操作及处理并发症所需物品、药品，准备必要的检查结果（如 X 线片），并逐一清点，保证物品在有效期内。

操作前讨论是非常容易忽略的步骤，通过讨论，能让学员对操作的理解更深刻，更加熟练，且心中有底，能够处理各种突发情况，也是体现带教老师带教水平的一个重要环节。

2. 操作中指导

（1）操作主要由学生进行，需要多人配合时则由教师或其他学生协助。先向患者讲明操作的必要性和注意事项，简单查体、定位。

（2）教师对整个操作过程中的每一个步骤都应做到放手不放眼，注重每一个细节，力求规范、顺利。特别要注意无菌观念。

（3）教师在操作中指导要到位，一旦发现学生出现操作不到位或失误时，应及时纠正或补位。若差错轻微、未造成不良影响者，可在纠正失误的前提下继续由学生操作；若差错明显，必要时由指导的教师及时补位，亲自完成后面的操作或中断操作。

（4）教师在观察学生操作的同时也要注意患者的反应，及时发现并处理患者出现的特殊情况。

（5）操作后患者处理：操作完毕后，学生应先将患者安全送返病床，测量血压、脉搏、呼吸等生命体征,并交代操作后的注意事项。

(6)操作后物品处理:处理患者后,学生应自觉收拾用过的物品,标本送检,部分器材需要清洗干净,非一次性物品放到指定的回收点,医疗垃圾分门别类放置。剩余的患者的胸腔积液、腹水等体液要按照消毒规定处理。

(7)学生要及时在病程记录上记录本次操作的过程,并在轮转登记本做好记录。

3. 操作后总结

(1)操作结束时教师应对学生整个操作过程进行点评、小结,对学生在操作中符合规范的、做得充分的部分给予肯定,而对不符合规范的甚至失误的,应具体地指出原因和改进措施,避免下次再犯。

(2)可以让学生自己先总结本次操作的优缺点并对自己作出评价,以加深印象。

(3)当教师补位成功时,应详细介绍自己成功的技巧和经验。

(4)操作后总结不在患者旁边进行。

(三) 注意事项

1. 学生首先在模拟患者上反复练习,熟悉评分细则,熟练掌握操作流程,并通过考核,然后才可在老师指导下在患者身上操作。

2. 操作一般在治疗室中进行,某些特殊情况如患者行走不便、腰椎穿刺术等,可在床旁进行,但应注意避免其他患者、陪人或家属的干扰,注意保护患者隐私,尽量使用屏风阻隔,并保护好操作平台免受污染。

3. 指导医师必须对操作中的关键步骤进行核对,如操作前应核对患者信息、重要的检验、检查资料;操作中应核对操作部位或穿刺部位,核对各类药物等。

4. 学生在进行操作时,教师应注意避免在患者旁边做过多的讲解,以免分散学生的注意力和影响患者;避免在患者面前直接批评学生。

5. 对于学生出现的不规范动作或失误,教师应及时用适当的方式指出与纠正,不应在操作完总结时再说。

6. 操作后讨论不需要详细讲解整个流程,只需要总结学员做得对的地方及不足之处。

7. 在操作前、操作中及操作结束后都应注意与患者的沟通交流,及时发现与处理患者出现的特殊情况,并体现人文关怀。

8. 在整个操作过程中,学生和教师都应严格执行无菌操作。

(四) 示范

1. 操作前(5~10 分钟)教师与学员的沟通

我们今天进行一项 ×× 操作,请问以前是否做过? 模拟或真实? 做过多少次? 是否成功? 存在什么问题?

该患者的诊断是什么? 是否有操作的适应证? 有无禁忌证? 操作中可能会出现哪些并发症? 应如何处理?

操作过程中需要注意哪些问题?

是否已签署知情同意书?

需要准备哪些物品?

2. 操作过程中(10~15 分钟)与患者的沟通

您好,我是某某医生,这位是某某医生。根据您的病情需要进行 × 操作,操作过程中请尽量保持不活动,有任何不舒服请告诉我们。

我们先确定操作部位。

现在我们开始消毒,可能有点凉……现在准备打麻药,可能有点痛……您有没有哪里不舒服……

您好,操作已经完成了,谢谢您的配合,请您注意以下事项……

3. 操作完成后(5~15 分钟)教师与学员的沟通

某某医生,你认为刚才的操作完成得怎么样? 有哪些方面觉得完成得比较好? 你觉得哪些方面需要改进? 为什么会出现这样的问题?

你在 ×× 地方做得很好,×× 地方出现了 ×× 问题……以后可以这样改进……希望你复习 × 操作的相关内容,下次操作可以更加顺利。谢谢!

四、评价

1. 可通过各项操作评分表、DOPS 评分表对学员操作评分。

2. 由高级师资评价指导医师临床实践教学能力,发现问题,有针对性地改进、提高自身教学能力。

附:技能操作指导评分表(表 3-4-5)。

表 3-4-5 广东省住院医师规范化培训指导临床技能操作指导评分表

培训基地　　　　　　　　　　　　　　　专业 / 专科

指导医师姓名　　　　　　　　　　　　　职称

住院医师姓名　　　　　　　　　　　　　专业　　　　　　年级

操作名称		分值	得分	备注
考查项目	评价指标			
操作前指导(25 分)	教学指导目标明确、合理	5		
	了解住院医师对本次操作的熟悉程度	5		
	恰当指导操作前的各项准备	5		
	观察并指导住院医师在操作前与患者交流、沟通情况,并进行必要的补充	10		
操作中指导(40 分)	能正确地发现住院医师存在的问题	10		
	能正确地进行指导与示范	10		
	指导的时机与方式正确	10		
	指导过程"放手不放眼",确保医疗安全	10		
操作后指导(20 分)	针对操作中存在的问题进行恰当的指导	10		
	对住院医师进行相关提问	5		
	提问的问题恰当,有针对性	5		

续表

操作名称		分值	得分	备注
总体评价(15 分)	正确评价住院医师的优点与不足	5		
	指导住院医师下一步学习的方向或内容	5		
	注重医德医风,体现人文关怀	5		
总分		100		

评估专家:　　　　　　　　　　　　日期:

（金小岩）

参 考 文 献

［1］广东省医师协会毕业后医学教育工作委员会.广东省住院医师规范化培训指导临床技能操作实施指引 [J]. 广东医学, 2021, 42 (05): 511-514.

［2］陈文娟, 王冬, 李蓉, 等. 临床住院医师规范化培训的思考与方法探索 [J]. 中国继续医学教育, 2018, 10 (30): 1-3.

［3］季丽莉, 许丽莉, 娅娜. 探讨技能培训中心共享平台的模拟教学课程建设 [J]. 中国毕业后医学教育, 2019, 3 (03): 216-219.

第六节　临床小讲课

临床小讲课是在指导医师的组织下,以指导医师为主体,住院医师集中学习,以传授临床理论、知识和经验为特点的临床教学活动。通过临床小讲课,可以完善住院医师的临床理论知识体系,训练住院医师临床思维的形成,帮助学员进行知识的更新,同时提高带教老师的教学水平和专业水平。

一、授课师资

授课老师为全科医学科师资及轮转专科师资。

二、授课对象

全科基地制订的小讲课针对性强,不同于专科,建议所有学员参加,包括在其他专科轮转者,必要时可线上参加。

三、授课计划及时间安排

1. 制定两年课程方案,包括教学目标、教学对象、教学内容、教学方式和任课教师安排,建议进行集体备课,保证教学质量。

2. 讲课时间安排为每月两次,固定时间,每次授课时间约 30 分钟。建议安排在中午或晚间,尽量不影响正常的医疗工作。

四、授课内容

讲课内容应符合大纲要求,以"六大核心能力"为导向,以常见病、多发病为主,范围应覆盖大部分专科:内科、外科、妇科、儿科、神经科、急诊科、眼科、皮肤科、耳鼻喉科等。与专科不同,全科应以横向教学为主,以某个临床知识点的扩展为切入点,涵盖疾病的预防、治疗、康复、保健、教育,注重培养全科住院医师的临床思维,提高临床诊治能力。通过讲课,帮助学员解决实际临床工作中的困惑,从临床实际出发,重新整理和进一步扩充理论知识。

1. 全科医学概论。

2. 常见症状　发热、乏力、消瘦、肥胖、淋巴结肿大、头痛、头晕、眩晕、发绀、结膜充血、视力障碍、耳鸣、耳聋、口腔溃疡、牙痛、咽痛、胸闷、胸痛、胸腔积液、咳嗽、心悸、吞咽困难、呕吐、腹痛、黄疸、腹水、腹泻、便秘、血尿、蛋白尿、关节痛、水肿、贫血、腰腿痛等的病因分析、诊断与鉴别诊断、处理原则、生活方式指导。

3. 常见急危重症状如晕厥、意识障碍、咯血、呼吸困难、鼻出血、呕血与便血、尿潴留的紧急处理与急救措施、病因分析、诊断与鉴别诊断、转诊指征及转诊前处理。

4. 常见慢性病(高血压、冠心病、糖尿病、脑梗死、慢性阻塞性肺疾病)及合并多系统慢性病的管理、二三级预防。

5. 常见健康问题与周期性健康体检,疾病预防。

6. 常见专科疾病的规范诊疗,在专科内容的基础上增加全科内容,如预防、转诊、康复、随访,适用于基层的专科科普知识、最新进展。

7. 常见病的基层诊疗指南。

8. 常见临床检验、影像学、超声报告的解读和心电图的基本知识等。

9. 全科需要掌握的技能,如 SOAP 病历书写、全科接诊方法、全科诊疗思维模式、问诊方法与技巧、医学人文、医患沟通技巧。

10. 科研思维和科研方法介绍等。

五、教学方法

灵活采用各种教学方法提高学员学习积极性,如 LBL、PBL、TBL、翻转课堂及微课、慕课等网络平台,避免单纯的知识灌输,可围绕教学重点提出问题,并进行拓展或纵深式讨论,可进行课后小测评估教学效果。

六、教学流程

1. 备课　①选择合适的内容,符合全科大纲要求。②准备教案及 PPT 课件,约 20 张,短语为主,表格规范,适当双语,图片与文字比例恰当,可适当使用动画、视频。③设计提问及互动环节。

2. 实施技巧　①生动有趣的开场引发学员好奇心、吸引注意力和调动课堂气氛。②注重授课语言,使用规范的专业术语、简洁明了的词汇,咬字清晰,语速适中,语调抑扬顿挫,避免照本宣科。③运用恰当的肢体语言,如表情、眼神、动作等。④加强师生互动,引发思考,强化记忆。

3. 学员提问、反馈。

4. 学员及时登记、记录。

七、教学改进

组织教学小组高级师资进行教学督导,并及时分析及反馈,不断改进教学内容和方法,保障教学质量的持续提升。

附:根据《广东省住院医师规范化培训临床小讲课评分表》修改的全科住院医师规范化培训临床小讲课评分表(表 3-4-6)。

表 3-4-6 全科住院医师规范化培训临床小讲课评分表

培训基地:　　　　　　　　　　　　　　专业 / 专科:

指导医师姓名:　　　　　　　　　　　　职称:

考查项目	评价指标	分值	得分	备注
授课准备 (15分)	选题内容紧扣住培大纲,结合临床实际需要	5		
	内容深度符合教学对象	5		
	授课所需物品、教具等准备完善,课件准备充分	5		
授课内容 (50分)	基本概念讲解清晰、准确	5		
	内容包含全科重点:预防、保健、康复、教育、管理、转诊等	15		
	课程内容包含新进展,且内容合适	5		
	有合适的临床例证,且运用恰当	5		
	有双语教学的应用,且应用恰当	5		
	课程体现全科诊疗思维	10		
	课程内容重点突出、条理清楚、逻辑性强	5		
授课方法 (25分)	多媒体课件格式合理	5		
	灵活运用各种教学方法	5		
	恰当应用提问等互动形式	5		
	充分调动学员的学习积极性和主动性	5		
	课程小结恰当	5		
总体评价 (10分)	课程中融入思政内涵,将价值塑造、知识传授和能力培养三者融为一体	5		
	教学态度认真、作风严谨、情绪饱满、仪表庄重、穿着得体	5		
总分		100		

(金小岩)

参 考 文 献

［1］广东省医师协会毕业后医学教育工作委员会.广东省住院医师规范化培训临床小讲课实施指引 [J]. 广东医学, 2021, 42 (05): 508-510.

［2］朱海霞, 姚晨娇, 曾赵军. 住院医师规范化培训小讲课的组织与实施 [J]. 中国继续医学教育, 2019, 11 (02): 10-11.

第七节　全科病历书写

　　住院病历是一切医疗活动的载体,全面反映医疗活动的整个过程,贯穿着临床思维与决策环节,反映医务人员的诊疗行为、诊疗思路、诊疗计划,是临床思维呈现的客观载体,是住院医师医学基础理论和基本知识融会贯通于临床实践的培训过程,熟练并规范书写住院病历是合格医师成长的必由之路。

　　病历书写的六项原则——"客观、真实、准确、及时、完整、规范"是住院医师病历书写必须遵守的基本准则。此外,全科医学因特有的专科特色,其住院病历与门诊病历也与专科不同。复制粘贴、模板化流程、套路式语言,不利于培养学员系统的临床思维、完整的诊疗思路、临床标准语言的培养。因此培训要求轮转全科医学科期间,住院医师每周完成一份门诊 SOAP 病历书写,每月完成手写入院病历一份。带教老师要严格按照 SOAP 格式修改学员的住院病历。

一、门诊 SOAP 病历书写

(一) SOAP 病历的概念

　　SOAP 是一种结构化病历书写模式。S(subjective)即主观资料;O(objective)即客观资料;A(assessment)即评估;P(plan)即处理计划。

(二) 为什么全科门诊要用 SOAP 病历

　　以症状学来诊的诊断未明的患者,主诉的症状与体征通常不典型且涵盖多系统,难以短时间内明确病因,不同于专科门诊多为诊断明确者。因此难以写出条理清晰、诊断指向明确的病历。

　　慢性病管理的患者,全科医生需要关注其健康的全过程,会涉及患者健康问题的诸多方面,传统专科病历无法体现。

　　SOAP 病历以问题为导向,较全面地反映患者生物、心理、社会、行为问题和未分化疾病的情况。SOAP 病历格式能较好体现全科诊疗思维。按照 SOAP 结构化模式书写病历,可培养学员全程、全人管理多系统慢性病患者。因此,通过门诊教学及 SOAP 病历书写,可培养全科医生全科诊疗思维及慢性病管理能力。

(三) 具体内容

　　1. S——主观资料　指患者提供的资料,主要是通过临床问诊的方式获得。包括主诉、现病史、既往史、个人史、家族史、健康行为等。

（1）主诉：是促使患者就诊的主要症状或体征及持续时间，可以是单一问题，对于多系统慢性病者，也可以同时写 2~3 个问题。

（2）现病史：按照主要健康问题逐一描述，需要管理的慢性病（如高血压、糖尿病、冠心病、脑梗死）均写在现病史中，如患有其他慢性病可在既往史中描述。对于慢性病患者，重在管理过程：简单描述诊断经过，重点描述疾病管理情况，如并发症、治疗情况（包括药物、非药物）、疾病控制情况等。

（3）个人史：包括生活、心理、体力活动状态等健康行为。

1）饮食：主食种类、油、盐、热量的摄入，饮食习惯等。

2）运动：运动强度、持续时间、运动方式、运动量评估（心率或自我感觉）。

3）烟酒嗜好：具体的量及时间。

4）睡眠情况：熬夜、失眠。

5）家庭资源、社会资源。

6）工作环境、家庭环境。

7）心理状况，对疾病了解程度、担忧、期望等。

2. O——客观资料　医务人员在对患者评估过程中所观察到的信息，包括以下内容。

（1）体格检查，如生命体征、身高、体重、BMI、腰围、腹围等，心肺基本内容、重点查体（重要阳性和相关阴性体征）。

（2）实验室检查、影像检查、心理行为测量、社会能力、生活能力测试结果等。

（3）查体结果不应简单堆砌，内容须突出重点，应列出对于诊断、鉴别诊断及预后判断有重要价值的阳性及阴性检查结果。

3. A——评估　系统地评估患者的情况，在专科疾病诊断的基础上增加健康评估。包括以下内容。

（1）诊断同专科诊断。

（2）鉴别诊断（诊断明确的慢性病，可不写鉴别诊断）。

（3）目前存在的危险因素及主要健康问题，健康问题轻重程度及预后及心理问题等。

（4）患者对疾病了解程度、依从性、家庭社会支持度、可利用的资源。

（5）应注意采用"以问题为导向"而非"以疾病为中心"。尤其对慢性病患者的健康问题，是多维度的评价，不是单纯疾病诊断。应熟练掌握高血压、糖尿病、冠心病、COPD 等常见慢性病的评价。

4. P——处理计划　针对患者健康问题制订的处理计划。体现"以患者为中心、预防为导向"，按照生物 - 心理 - 社会医学模式制订出策略。

（1）检查计划应以问题为导向，制订帮助诊断、鉴别诊断、评估病情的检查计划。

（2）治疗建议包括对因治疗、对症治疗、护理。

（3）药物治疗及相关问题，如目标值、副作用。

（4）非药物治疗，包括饮食、运动、行为干预计划，患者及家属健康教育指导，注意事项。

（5）随访计划。

二、全科病房住院病历

三级综合医院住院病历应体现"以人为中心、以家庭为单位、以社区为范围，以预防为

"导向"的全科特色,体现慢性病全程管理理念及未分化疾病宽广的全科思维,体现生物 - 心理 - 社会医学模式。将 SOAP 病历书写模式引入全科病历,通过反复的书写和修改,使全科医生掌握 SOAP 模式的住院病历书写要求,不断提高发现问题、分析问题、解决问题的能力,从而进一步提升全科临床思维和综合应用能力。要求在轮转全科医学科时至少完成 2 份手写住院病历。

(一) 入院记录

在专科内容的基础上,增加全科重点关注的内容,可穿插在病历各部分中,或另起一段专门书写。

1. 基本信息(年龄、性别)。

2. 主诉 本次就诊的主要原因,描述症状或体征 + 持续的时间,尽量简洁,字数 <20 字。

3. 现病史

(1)主要症状特点:包括发生(onset)、部位(location)、持续时间(duration)、性质(characterization)、加重 / 缓解(alleviation/aggravating factor)、发生时间规律(temporal pattern)、严重程度(severity)。

(2)伴随症状。

(3)有关鉴别的症状及重要的阴性症状。

(4)疾病发展过程、治疗经过及效果。

(5)与本次疾病虽无紧密关系,但仍需治疗的其他疾病情况,可在现病史后另起一段予以记录。

4. 既往史、过去的健康和疾病情况 内容包括既往一般健康状况、疾病史、传染病史、预防接种史、手术外伤史、输血史、食物或药物过敏史等。

5. 个人史 在专科病历基础上,增加患者生活方式的描述,包括饮食习惯、运动情况、烟酒嗜好、睡眠情况、心理(对疾病的了解、担忧、期望、依从性)、工作性质、压力,与疾病相关的免疫接种情况。

6. 家族史,月经婚育史 同专科病历。

7. 其他 家庭、社会资源,如医疗付费方式,所在的社区卫生服务站。

8. 体格检查

(1)生命体征、其他重要数据(如腰围、腹围、腰臀比、BMI)。

(2)系统查体、专科查体、重要阳性和相关阴性体征;

9. 辅助检查 实验室检查、影像检查、心理行为测量结果。

10. 诊断(同专科病历)。

(二) 首次病程记录

1. 病例特点 对病史、体格检查和辅助检查进行全面分析、归纳和整理后写出本病例特征,包括阳性发现和具有鉴别诊断意义的阴性症状和体征。

2. 诊断 诊断依据、鉴别诊断,鉴别诊断需要鉴别是否有心理疾病。

3. 诊疗计划 体现"以患者为中心、预防为导向",按照生物 - 心理 - 社会医学模式而制订出的策略。要有实际内容,不空洞笼统。

(1)诊断计划 需要进一步完善相关辅助检查及其目的,注意避免"大撒网""打包",要有目的性、预期性。

（2）治疗计划：除药物治疗计划外,应增加生活方式干预计划、教育计划、心理评估及干预计划、护理计划,并体现医患共同决策。

（三）病程记录

按生物-心理-社会医学模式分析病情,按 SOAP 格式书写。

1. 主观资料　目前的症状、病情变化、治疗反应、药物副作用。

2. 客观资料　体格检查、有意义的辅助检查结果（重要信息总结后呈递,要有条理、经过凝练,可按系统、时间列表）。

3. 评估　分析病情变化的原因,辅助检查的诊断意义,治疗效果评估,有无副作用,尤其需要关注患者及家属对病情的了解程度、对疾病的担心、对疗效的评价及期望,护理评估。

4. 处理计划　下一步需要完善的辅助检查、药物及非药物治疗方案、教育、医生与患者及家属的沟通情况知情同意、心理行为治疗。

完整清晰的 SOAP 病程记录,将患者信息、资料进行整合,形成完整的问题列表,记录每个问题的诊疗计划,体现每天的病情变化、医疗过程,有效锻炼临床思维。

（四）出院记录

要体现综合性、协调性、连续性照顾以及慢性病的全程管理。

1. 住院经过　可按照 SOAP 模式书写,涉及多系统慢性病者可按系统分别书写。

2. 出院医嘱

（1）药物治疗医嘱,注意观察药物副作用。

（2）非药物治疗医嘱

1）生活方式改善方法：饮食处方、运动处方、心理治疗处方、预防原则。

2）社区建档管理。

3）随访、复诊频率及内容,转诊指征。

4）全科门诊出诊时间、预约就诊流程。

（五）其他记录

SOAP 模式还可应用在会诊申请单、转科记录、交接班记录、查房时汇报病历。完整清晰的 SOAP 汇报或记录有利于交流和沟通,是全科学员应当掌握的重要技能,日常工作中按照该模式可有效训练临床思维。此外,还可作为一种形成性评价工具,出科考、年度考需要考核 SOAP 病历书写；日常病历书写、交接班、汇报病历时采用 SOAP 模式进行评分。

因此,SOAP 理念应贯穿教学全过程,在学员进入临床的初始阶段,就需要灌输 SOAP 病历概念,并对其中的重难点问题进行讲解,在后续的轮转中,充分发挥 SOAP 病历的作用及不断强化训练全科临床思维及决策。

三、小结(表 3-4-7)

表 3-4-7　专科病历与全科病历的不同点

内容		专科	全科
主观资料	主诉	单一问题	可以多个问题
	现病史	只关注疾病	关注患者,关注全人管理
	其他资料	个人史、家族史、月经婚育史等	增加对患者生活方式的描述,包括饮食、运动、嗜好、睡眠情况、心理、工作性质、压力,家庭社会资源
客观资料	体格检查	系统查体,专科查体	增加心理评估
评估	诊断、鉴别诊断	对疾病的单一诊断	疾病状况、生理、心理、社会问题的综合评价
计划	诊疗计划	针对疾病的检查计划,药物、手术治疗计划	个体化治疗方案、非药物治疗(健康行为)、随访、管理、健康教育、预防

附:门诊 SOAP 病历评分表(表 3-4-8)、全科病房病历评分表(表 3-4-9)。

表 3-4-8　门诊 SOAP 病历评分表(参考)

基层基地:　　　　　　　　　　　　　培训基地(医院):
培训对象姓名:　　　　　　　　　　　培训开始时间:
指导医师姓名:　　　　　　　　　　　专业技术职称:
患者姓名:　　　　　　　　　　　　　疾病名称:

项目	评分标准	分值	得分	备注
S——主观资料 (25 分)	1. 格式、主要健康问题、逐一描述	5		
	2. 主要书写内容			
	(1)主诉	2		
	(2)主要症状描述,病情演变	5		
	(3)诊治经过及结果	3		
	(4)相关病史	3		
	(5)家族史	2		
	(6)生活方式、心理及社会因素	5		
O——客观检查 (15 分)	1. 重点查体无遗漏,操作规范	8		
	2. 必要的实验室检查及辅助检查等	4		
	3. 其他评估	3		

续表

项目	评分标准	分值	得分	备注
A——评价(30 分)	1. 主要诊断	8		
	2. 存在的危险因素及健康问题	10		
	3. 并发症及其他临床情况	6		
	4. 患者的依从性	3		
	5. 家庭可利用的资源	3		
P——处置计划(30 分)	1. 进一步诊查计划	6		
	2. 治疗计划			
	(1)药物治疗及相关问题	9		
	(2)非药物治疗;行为干预计划,饮食、运动等健康教育指导、注意事项	9		
	3. 转诊指征	3		
	4. 随访计划	3		
总分		100		

表 3-4-9　全科病房病历评分表(参考)

基层基地:　　　　　　　　　　　　　培训基地(医院):
培训对象姓名:　　　　　　　　　　　培训开始时间:
指导医师姓名:　　　　　　　　　　　专业技术职称:
患者姓名:　　　　　　　　　　　　　住院号:

项目	考核内容及评分标准		得分	备注
主诉(5 分)	1. 主要症状有错误	扣 2 分		
	2. 发病时间有遗漏或错误	扣 1 分		
	3. 主诉叙述不符合要求(如主诉用诊断用语,主诉过于烦琐)	扣 2 分		
现病史(15 分)	1. 起病情况及患病时间叙述不清,未说明有无诱因与可能的病因	扣 1~2 分		
	2. 发病经过顺序不清,条理性差或有遗漏	扣 0.5~1 分		
	3. 主要症状特点未加描述或描述不清	扣 2~3 分		
	4. 伴随症状描述不清	扣 1~2 分		
	5. 有关鉴别的症状或重要阴性症状描述不清	扣 1~2 分		
	6. 诊疗经过叙述不全面	扣 1~2 分		
	7. 一般状况未叙述	扣 0.5~1 分		
	8. 现病史与主诉内容不一致	扣 1~2 分		

续表

项目	考核内容及评分标准	得分	备注
其他病史(既往史、家族史、个人史等)(8分)	1. 项目有遗漏	扣1~3分	
	2. 有关阴性病史未提及	扣1分	
	3. 无全科重点关注内容:生活方式、心理、社会因素	扣1~3分	
	4. 顺序错误	扣1分	
体格检查(10分)	1. 项目有遗漏	扣1~2分	
	2. 顺序错误	扣1分	
	3. 结果错误	扣1~2分	
	4. 重要体征特点描述不全或不确切	扣1~2分	
	5. 专科情况描述不全或不确切	扣2~3分	
辅助检查(5分)	血尿便常规、重要化验、X射线、心电图、B超等相关检查遗漏或描述不正确	每项扣1分	
诊断(10分)	1. 主要诊断及主要并发症有错误或有遗漏、诊断不规范(如甲亢、风湿性心脏病等)	扣2~5分	
	2. 次要诊断遗漏或有错误、不规范	扣1~3分	
	3. 诊断主次顺序错误	扣1~2分	
首次病程日志病例特点(5分)	1. 内容有遗漏	遗漏1项扣0.5分	
	2. 条理性差(未逐条写出,叙述过繁)	扣1~2分	
	3. 顺序错误(一般项目、症状、体征、辅助检查)	扣1~2分	
诊断分析(10分)	1. 诊断依据不足	扣1~2分	
	2. 未作必要的鉴别诊断、缺少鉴别的依据或方法	扣2~4分	
	3. 仅罗列书本内容,缺少对本病例实际情况的具体分析与联系	扣2~4分	
诊疗计划(8分)	1. 有错误、有遗漏	扣2~3分	
	2. 针对性差	扣1~2分	
	3. 无非药物治疗计划:行为干预如饮食、运动心理、健康教育、全程管理计划	扣2~3分	
病程记录(24分)	1. 病程记录不及时、入院后3天无病程记录,长期住院患者超过一周无病程记录	扣1~2分	
	2. 病程记录不能反映三级查房的意见	扣2~6分	
	3. 病程不能反映病情变化、无病情分析、对重要化验及其他辅助检查结果无分析评价、未记录病情变化后治疗措施变更的理由	扣2~6分	
	4. 危重症病例无抢救记录或记录不及时、不准确	扣1~2分	

续表

项目	考核内容及评分标准		得分	备注
病程记录(24分)	5. 长期住院患者无阶段小结,无交接班记录	扣1~2分		
	6. 无体现医患沟通(如了解患者对疾病的担心、治疗期望、依从性)及健康教育内容	扣2~4分		
	7. 会诊记录单及各种记录检查单填写有缺项(姓名、病历号、日期、诊断、签名等)	扣0.5~2分		
总分				

(金小岩)

参 考 文 献

[1] 周凤丽, 李玉萍, 刘小云, 等. 综合医院全科医学科住院病历书写模式的探讨 [J]. 中国毕业后医学教育, 2020, 4 (06): 556-560.

[2] 蒋兴国, 金玉珍, 刘瑛, 等. 规范化的病历书写是培养合格住院医师的基石 [J]. 中国毕业后医学教育, 2019, 3 (06): 510-513.

[3] 杨雪艳. SOAP 病历评估在临床教学中的应用 [J]. 医学教育, 2021, 9: 254.

第八节　全科门诊教学

《国务院办公厅关于推进分级诊疗制度建设的指导意见》指出:"建立分级诊疗制度,是合理配置医疗资源、促进基本医疗卫生服务均等化的重要举措,是深化医药卫生体制改革、建立中国特色基本医疗卫生制度的重要内容,对于促进医药卫生事业长远健康发展、提高人民健康水平、保障和改善民生具有重要意义。" 分级诊疗的关键是基层首诊,全科门诊的诊治工作是全科医生最重要的工作内容之一,美国的家庭医生能够在门诊解决患者 85%~90% 的医学问题,只有提高门诊接诊能力才能保障全科在基层解决老百姓 80%~90% 的健康问题。综合医院住院患者的管理及专科思维的模式无法满足基层实际工作需要,故应重视门诊教学培训,培养住院医师门诊接诊能力,提高岗位胜任力。

教学门诊是以门诊诊室为教学场地,通过观摩跟诊及参与诊疗,将门诊诊疗实践及接诊技巧讲授给全科住院医师,培养其独立接诊能力,是全科住院医师临床实践教学的重要部分。通过门诊教学,达到以下目标:①提高全科住院医师系统询问病史、规范查体、获取辅助检查等信息能力;②帮助全科住院医师掌握常见病、多发病的诊断与治疗;③提高对常见症状的诊断和鉴别诊断能力,掌握全科临床思维模式;④培养全科住院医师良好的沟通技巧、医学人文素养;⑤引导全科住院医师主动实践和思考,提升自我学习能力。

一、教学门诊设置

（一）独立的全科诊室

1 间独立全科诊室,设备包括洗手台、电脑、诊疗床、诊疗桌、医师椅、患者椅、观片灯、身高体重仪、软尺、检眼镜、检耳镜、鼻镜、血压计、温度计、压舌板或组合式诊断系统等。有条件的可以增加全科相关的其他设施,如妇检床、扩阴器、换药器械等。

（二）独立教学评估室

1 间教学评估室,与全科诊间相邻,用于带教师资和全科住院医师讨论、评估。增加录音、录像系统,配备可视系统,也可以单向玻璃间隔两间诊室,配备录音系统,用于教学观摩,也可以兼做全科诊室。

二、教学门诊安排

教学门诊每单元(半天)设置接诊 4~6 位患者,每位患者接诊时间约 45 分钟。每周安排至少两单元教学门诊。学员在全科轮转期间,需要跟随带教老师每周出两次门诊。教学门诊不同于普通门诊,带教师资和门诊患者都需要满足如下要求。

1. 门诊带教师资要求

(1)热爱全科教学,具有良好的职业道德和职业素养。

(2)无重大投诉或医疗纠纷问题。

(3)执业范围包括全科医学,高年资(3 年及以上)主治医师及以上职称医师。

(4)应掌握全科住院医师规范化培训大纲内容。

(5)参加国家或省级全科医学师资班培训(不少于 56 学时)并取得全科师资培训合格证书。参加教学门诊培训并获得相应的教学资质。

2. 门诊患者遴选

(1)临床基地教学门诊可为初诊患者、复诊患者或出院后门诊随诊患者。通过预约,全科专业住院医师和指导医师能提前知晓,做好准备,达到最佳全科教学效果。

(2)患者需要知情告知,征得同意,签署知情同意书,以保证患者配合度,并有充分的就诊时间(告知诊疗约需要 45 分钟)。

(3)教学门诊病种范畴:由基层转诊的慢性病患者,须评估后给出诊疗建议;合并多种慢性病需要综合评估指导用药者;以症状学为主要表现者(排除危急重症患者);复诊患者;有意愿来教学门诊就诊者。

三、门诊分层、分阶段教学安排

（一）第一阶段

以理论学习为主。全科住院医师通过小讲课、病例讨论的方式学习接诊流程、问诊方法、常见症状诊疗思维、医患沟通方法与技巧。

（二）第二阶段

以模拟场景演练为主。教学小组编写教学案例脚本,设计课程、教学评价方案,应用CBL、PBL 等教学模式,组织学员进行模拟演练,及时评估反馈及改进。

(三) 第三阶段

为教学门诊实践。学员在进入门诊实践前需要完成第一、第二阶段的学习。门诊实践教学过程中,针对不同年级学员的教学重点不同。在第三阶段教学门诊实践中,根据学员情况采用不同形式,大致可以分为 3 种。

1. 跟诊式教学　师生在同一诊室,老师接诊,学员在旁边观摩,老师在接诊过程中给学员简单讲解,重点教学门诊接诊流程、病史询问技巧、体格检查等基本功训练。适用于一年级学员。

2. 指导式教学　师生在同一诊室,学员接诊,老师在旁边观察及指导。在老师监督下完成问诊、查体等工作,并分析诊断、治疗原则。适用于有一定临床基础的一、二年级学员,教学重点是病例特点分析、诊疗思路的训练。

3. 独立实践式教学　按照门诊教学四步法:学员在诊室独立接诊;老师在教学评估室通过视频系统观看学员接诊;学员到评估室与老师讨论;学员与老师回到诊室处理患者。培养学员独立接诊、处理患者及医患沟通能力。适用于二、三年级,已具备较好的门诊接诊能力的住院医师。

四、门诊教学内容

全科医学是集社区预防、保健、医疗、康复、健康教育及计划生育技术指导六位于一体的综合性学科,全科门诊是其主要服务形式。全科医生大部分医疗工作均在门诊完成。在有限的时间内,能以有效的手段解决患者的健康问题,并建立医患信任、合作关系是全科医生的工作重点。

全科医生接诊能力的培训包括接诊的临床技能和医患交流技能两方面。临床技能包括常见病、多发病的诊断治疗、急救转诊,慢性病管理,基本技能操作。医患交流技能包括建立医患关系,信息收集和反馈,从患者角度理解问题。因此,门诊教学内容应包括:①常见病诊治(包括病史采集、体格检查、门诊病历书写、辅助检查结果判断、病例分析);②慢性病、多系统慢病的管理;③接诊流程;④问诊方法及技巧;⑤症状学的全科思维模式;⑥全科人文素养。

接诊过程应注意:①应仔细倾听患者的倾诉,了解患者就诊的主要原因,对其表示尊重,表达同理,耐心回答患者的问题,医患共同决策;②问诊应体现全面性又有侧重点;③要排除危重症和疑难问题(转诊);④以生物 - 心理 - 社会医学模式确认现患问题。

(一) 常见病和慢性病诊治

全科门诊常见患者包括常见病、未分化疾病、明确诊断的慢性病患者,尤其是多系统慢性病、健康检查及健康咨询。全科门诊能遇到很多以症状学来诊的初诊患者,患者带着常见的医学问题就诊,甚至未做过任何检查。住院医师真正体验从症状出发,通过询问病史,查体,建立诊断思路,并选择进一步检查或处理。门诊是学习常见症状诊断与鉴别诊断思路的重要场合。对出院后需要随访的患者及需要慢性病管理的随访患者进行长期照顾和管理,与患者一起制定目标,指导生活方式调整,药物治疗,随访,筛查并发症,指导改善就医行为。

(二) 接诊流程

1. 向患者问好,自我介绍,请其就座,询问需求,说明就诊流程,洗手。

2. 问诊,内容包括:询问主要临床表现、诱因、性质、持续时间、严重程度、伴随症状(注意问及红旗征)、加重缓解因素,用药,治疗情况,一般情况,既往史,婚育史,个人史(包括生活习惯),家族史,患者对疾病的理解、担忧,疾病的影响(个人、家庭),现有的经济支持,依从性,家庭可利用的资源等。

3. 体详细而重点突出的体格检查。

4. 进行全科评估,反馈检查结果,与患者分析讨论病情。

5. 解决现患,管理慢性病,预防疾病,进行健康教育,医患共同决策,随访要求(建立安全网)。

6. 询问患者是否有其他问题并解答。

7. 结束感谢语。

(三)问诊方法技巧

1. 问诊技巧

(1)有逻辑性、系统性、针对性地进行询问,按照现病史—既往史—个人史—婚育史—家族史的顺序。

(2)现病史按照疾病的特点(部位、性质、持续时间及程度、诱因、缓解因素、伴随症状)、演变、治疗结果。

(3)使用开放 - 封闭式的问话技巧:一般遵循从开放性问题到封闭性问题,两者互为补充的原则;开放性问题(也称为一般性提问)常用于问诊开始,如:"你哪里不舒服?""你能描述一下,你的腹痛是怎样的吗?"以患者主动陈述病史为主,可以获得全面、客观的信息。封闭性问题(也称为直接提问)主要用于确定一些具体细节,如"你有没有呕吐?""疼痛是持续的吗?"注意避免诱导式提问,如"你的腹痛会一直痛到腰部吗?",这可能导致得到错误的信息。

(4)语言简单易懂,不用难懂的医学术语提问。

(5)注意对心理、社会资料的采集,关注患者的感受。

2. 问诊模式

(1)传统的问诊模式:以医生为主导,单纯解决医生认为需要解决的健康问题:采集病史,查体,诊断,给出治疗方案。医生以疾病为中心,解决"问题"为导向,快速而高效,但忽略患者的感受,缺乏医患沟通,结果患者往往不满意,治疗依从性差。

(2)RICE 问诊模式:带教老师应教会全科学员懂得"医生看的不只是病,而是患病的人。"以患者为中心的问诊,不仅能全面、深入地了解疾病的发生发展,同时也能了解患者内心的看法、顾虑和期望。通过 RICE 明确患者就诊原因,能更好地了解患者的需求,站在患者的立场上考虑问题,以患者为中心,从而达到既治病又治人的目的。RICE 问诊模式,即原因(reason)——患者为什么来?想法(idea)——患者认为自己出了什么问题?担忧(concern)——患者在忧虑什么?期望(expectation)——患者认为医生可以帮助其做些什么?

【参考脚本】

原因(reason):

我看得出,您好像有点担心?(开放式反问,了解患者就诊目的)

详细询问病史(诊断、鉴别诊断相关症状)

想法(idea):

你认为是什么导致了疾病?

你是如何看待这个疾病的?（对疾病的认识）

担忧(concern):

你最担心的是什么?

为什么会有这样的担心?（开放式提问,引出患者担心的原因）

疾病会对你的生活、工作产生怎样的影响?

期望(expectation)

你希望我怎么帮你?

你认为疾病最好的治疗方案是什么?

(3)Pendleton 全科问诊:Pendleton 全科问诊通过以下 7 方面,与患者达成统一、综合性的目标。

1)确定患者就诊原因(主诉、病史,患者的想法、担心和期望,疾病的影响)。

2)确定患者是否存在其他问题(继发问题,危险因素)。

3)确保患者的每个问题都有恰当解决方案。

4)医患之间对每个问题达成共识。

5)邀请患者参与管理疾病并鼓励患者承担自己的责任。

6)恰当地使用时间和资源(包括咨询时间和长期随访)。

7)建立和维持良好的医患关系。

同时,Pendleton 问诊模式也适用于总结评估全科规培学员问诊的准确性。

(四) 症状学的全科思维模式——发散思维

教学门诊需要关注住院医师全科临床思维的训练,学会常见症状的鉴别诊断和分析,提高常见疾病的诊治能力。综合医院的专科医生每天接触固定的病种,疾病谱是单一的,其思维定式是找到客观的证据,明确诊断,然后治愈疾病。全科医生面对的疾病谱广泛,服务对象广泛,需要考虑引起该症状的所有疾病,容忍一切不确定性,根据概率将疾病排序,避免遗漏危急重症及被掩盖的疾病。

用约翰·莫塔教授的临床安全策略(John Murtagh's safe diagnostic strategy)——临床五问思维法能很好地锻炼全科诊断思维。

1. 具有这种症状或体征的常见病有哪些?

2. 有什么重要的不能被忽略的疾病吗?（排除危重症）

3. 是否有潜在的常被掩盖的疾病?

4. 有哪些容易被遗漏的病因?

5. 是不是有什么话还没有说?（可能伴随心理、社会问题）

(五) 人文素养及医患沟通

门诊教学既要体现全人理念和连续性医疗照顾等全科特色,更应将全科人文素养贯穿于全科门诊的接诊全过程,培养学员良好的医患沟通能力、人际交往能力、协调能力、共同决策理念、应对坏情绪、突发事件应变能力和病情变化处理技巧,培养合格的全科专业住院医师。接诊开始打招呼,开放式问诊,人性化询问生活史,既能拉近与患者之间的距离,也能了解到一些病史线索和背后的隐情;在体格检查之前征求患者的意见,并告知检查结果,让患者放心;沟通时少使用专业术语,尽量用患者能理解的语言;反复确认患者对病情的了解及对治疗方案的理解,确保医患共同决策,提高依从性等。培养学员在接诊整个过程,都充满人文关怀(详见本章第九节)。

五、门诊教学方法及模式

(一) 模拟场景教学

设计门诊病例剧本:教学小组根据大纲要求设计一系列病例案例脚本,配合使用标准化病人(standardized patient,SP)、教师标准化病人(teacher standardized patient,TSP)或学员扮演角色,全方位训练学员的病史采集、诊断思路、处理原则等全科诊疗思维。

1. 未分化疾病 发热、头痛、头晕、咳嗽、咯血、胸痛、腹痛、腰背痛、咯血、心悸、水肿、口干、身心疾病等全科常见症状门诊病例,重点在诊断、鉴别诊断。

2. 常见慢性病 高血压、糖尿病、冠心病、脑卒中后遗症、慢性阻塞性肺疾病及合并共病,重点在康复、管理及转诊指征。

3. 健康咨询 体检及报告解读,重点在预防、疾病早诊断、健康教育。

4. 根据临床工作、教学经验,设置可能遇到的接诊场景,给出特定情境,如不同年龄、不同性别、不同性格、不同家庭社会背景患者就诊,模拟门诊诊疗过程中患者的各种心理状况,真实再现就诊环境,培养学员人文素养,如医患沟通、隐私保护、交流态度、突发情况的处理。

(二) 门诊实践教学

1. 教学前准备 选择患者:复诊、出院后门诊随诊的慢性病患者;初诊以常见症状学为主要表现者(排除危重)。预约患者:知情告知(包括教学门诊的时长、方式),签署知情同意书。

2. 门诊教学实施 四步教学法(表3-4-10)。

表3-4-10 门诊教学实施

步骤	全科诊室	教学评估室	时间
第一步	学员单独接诊患者,问病史及体格检查	带教老师及其他学员观察学员接诊全过程,并做必要记录	15min
第二步	患者在诊间等候	学员按照SOAP形式向带教老师汇报病史及查体结果,给出初步诊断处理意见	5min
第三步	带教老师补充问诊和示范性查体,给出诊治建议,指导学员解答患者问题,健康教育		10min
第四步		带教老师和学员讨论并总结,指导书写SOAP病历	15min

3. 带教要点

(1)培养全科住院医师按照规范的接诊流程单独接诊患者。

(2)指导医师及其他观摩者在评估诊室观察并做简单记录。

(3)带教老师应亲自诊治患者,包括复核查体结果。

(4)汇报病史,锻炼学员归纳病史及整合分析信息的能力。

（5）讨论总结内容包括：①以患者为中心，对疾病的诊断、治疗方案进行归纳分析；②总结学员对相关知识点、基本技能的掌握程度；③总结接诊要点，点评住院医师接诊方式中的优点、存在问题及改进措施；④尤其注重接诊技巧、全科诊疗思维、医患沟通、医学人文方面的分析；⑤点评应具体，并提出切实可行的改进建议。

六、门诊接诊能力考核

培训前后均可进行门诊接诊能力考核。围绕全科门诊常见症状进行案例脚本编写，考官及 SP 经过统一培训。从看诊前准备、信息采集能力、医患沟通能力、临床管理能力等方面进行考核。考核评价表可参考以下内容。

1. 莱斯特评估包（Leicester assessment package，LAP）及各基地改良版　是评估全科医生接诊能力的工具，多个国家应用于评估全科医生培训效果及制订全科医学专业资格认证考核标准，各基地可对条目进行细微的调整（表 3-4-11）。

表 3-4-11　莱斯特评估包

内容	分值
病史采集（14 个条目，20%）	
向患者做自我介绍	0.5
让患者放松下来	0.5
让患者畅所欲言，充分表达自己的问题	1.0
专心聆听	1.0
必要时，进一步澄清患者表达的意思	0.5
简单和清晰地提问	1.0
恰当地保持沉默	0.5
留意患者语言的意思和含义，尤其是前后表达不一致或语言与其行为不一致时	0.5
留意患者的非语言线索	0.5
识别患者就诊的原因、看法、忧虑及期待	4.0
适当地考虑患者的生理 - 心理 - 社会三方面因素	4.0
从患者的记录中找出相关和特殊的资料，协助疾病鉴别	1.0
从患者自身找出相关的和特异性的信息帮助疾病鉴别	1.0
有条理地收集病史资料	4.0
体格检查（3 个条目，10%）	
体格检查规范，熟练地找出体征	6.0
体格检查须谨慎，尤其是一些"亲密"检查前，应征求患者同意，检查时注意患者感受等	2.0
熟练并规范地使用常用的检查仪器	2.0
解决问题（6 个条目，20%）	
依据所收集的资料，做出恰当的初步诊断或识别出问题所在	5.0
寻求相关的、具有鉴别意义的体征，协助明确诊断或否定初步诊断	4.0

续表

内容	分值
正确地分析和应用所收集的资料,包括患者档案、病史、体格检查及辅助检查结果等	4.0
能够运用基础知识、行为科学及临床知识鉴别、管理并解决患者的健康问题	5.0
认识到个人能力的局限性	1.0
认识到个人能力的局限性并适当采取措施	1.0
患者管理(11 个条目,20%)	
根据诊断结果和患者个人情况,制定一套个体化的管理方案	3.0
与患者共同制定管理方案	3.0
了解对患者解释、使其放心及消除疑虑的重要性	1.0
使用清晰易懂的语言,提供适量的信息,解释患者病情,消除其疑虑	2.0
有区别地合理使用药物,并给予适当的指导和解释	3.0
有区别地合理转介	2.0
有区别地合理运用辅助检查	2.0
恰当地安排观察未分化疾病的时间	0.5
了解患者对管理方案的理解程度	2.0
恰当地安排复诊或随访	1.0
尝试合理地改变患者就医行为	0.5
医患关系(3 个条目,10%)	
和患者保持友善而专业的关系,恰当地考虑医学职业操守	6.0
敏锐地察觉患者的需求	2.0
明确认识到患者的态度会影响疾病管理、医患合作及遵医嘱程度	2.0
预防保健(3 个条目,10%)	
抓住机遇做好健康促进和疾病预防	6.0
充分解释要采取的预防措施和建议	2.0
试图取得患者的合作,促进健康的生活方式	2.0
病历记录(18 个条目,10%)	
准确、清楚、适当地记录每次医患沟通和转诊情况	4.0
记录须包括就诊日期、相关病史、体格检查结果、诊断/健康问题、管理计划及预约检查	3.0
如开药,须记录药物名称、剂量、数量以及与患者密切相关的注意事项	3.0

2. 参考上海某三甲医院制订的全科住院医师接诊技能评分表,通过 SP 评估、教师评估,内容包括临床技能(病史采集和体格检查,50 分)、临床思维(诊断、鉴别诊断、治疗计划,26 分)、健康教育(4 分)、门诊病史书写(16 分)和接诊时间控制(4 分)5 个方面,评价临床接诊技能。

3. 沟通能力评价表　评价内容包括：准备、信息收集、信息给予、理解患者和结束问诊五大方面。参考：医患沟通技能评价量表（在美国西北大学编制的 SEGUE 量表中文版基础上，对某些项目进行了修改和增减），见表 3-4-12。

表 3-4-12　医患沟通技能评价量表

项目	是	否
准备		
1. 有礼貌地称呼患者		
2. 建立个人信任关系（如适当的自我介绍、讨论一些目前疾病以外的话题）		
3. 介绍接下去要进行的问诊和体格检查等过程		
4. 保护患者的隐私（如关门等）、尊重患者的隐私和选择		
信息收集		
5. 系统询问疾病的发生发展及其诱发、缓解等因素，详细询问既往治疗经过		
6. 了解影响疾病的社会、心理、情感因素（如生活水平、社会关系、生活压力等）		
7. 给患者说话的时间和机会，但需要适时引导患者讲述疾病相关内容		
8. 避免诱导性提问或命令式提问		
9. 用心倾听（如面朝患者、肯定性语言、非语言的意见反馈等）		
10. 适度复述所获得的信息		
11. 与患者讨论目前疾病对其生活的影响（如生活质量）		
信息给予		
12. 解释患者目前健康状况（如体格检查、实验室检查、诊断的结果）		
13. 进一步说明下一步的诊治方案		
14. 与患者讨论健康的生活方式、疾病预防措施（如疾病的危险因素）		
15. 避免使用专业性术语		
16. 根据患者的理解能力耐心解答患者的提问（语速、语调、音量等）		
理解患者		
17. 认同患者所付出的努力、所取得的成绩、所需要克服的困难（如感谢患者的配合）		
18. 理解患者的暗示、配合默契，安慰鼓励患者		
19. 始终保持尊重的语气，表达关心、关注，使患者感到温暖、树立信心		
问诊结束		
20. 询问患者是否还有其他的问题需要探讨		

参 考 文 献

［1］李亚茹, 裴力锋, 张佳, 等. 以岗位胜任力为目标的全科医生门诊教学探讨 [J]. 中国毕业后医学教育, 2020, 4 (04): 307-310.

［2］闫红梅, 姜岳, 李天姿. 英国全科门诊范例的接诊技巧分析 [J]. 中国全科医学, 2020, 23 (18): 2342-2345.

［3］王静, 王敏. 全科医学 RICE 问诊病案研究 [J]. 中国全科医学, 2018, 21 (05): 563-565.

［4］柴栖晨, 王静. 全科医学临床诊疗思维研究: 腹痛 [J]. 中国全科医学, 2021, 17: 2241-2244.

［5］李帅, 刘颖, 刘娟娟, 等. 综合医院全科医学科住培基地开展全科医师三部曲培养模式的应用 [J]. 中国毕业后医学教育, 2021, 5 (04): 360-363.

［6］魏学娟, 吴浩, 葛彩英. 导师制莱斯特评估包教学模式在全科门诊教学中的应用效果分析 [J]. 中华全科医师杂志, 2021, 20 (8): 823-829.

［7］郝立晓, 贾建国, 陈丽芬, 等. 社区全科医生对列斯特评估量表认识及体验的质性研究 [J]. 中国全科医学, 2020, 23 (03): 344-347.

［8］陈亮, 夏秀萍, 何达. 标准化病人在助理全科医生门诊接诊能力培训中的应用效果分析 [J]. 中华全科医师杂志, 2015, 14 (10): 790-793.

［9］王美荣, 杜娟, 刘英杰, 等. 全科医学规范化培训应诊能力评价指标体系探索 [J]. 医学教育管理, 2019, 5 (05): 449-454.

［10］夏慧玲, 潘志刚, 王天浩. 全科教学门诊对全科住院医师医患沟通能力的培训效果评估 [J]. 中国毕业后医学教育, 2018, 2 (06): 451-454, 463.

第九节　人文素养及医患沟通培训

随着医学科学领域的巨大进步, 疾病诊断及治疗方法取得颠覆性的成果, 年轻的医生逐渐出现了重视疾病治疗效果和新技术的应用, 但忽视患者主观体验、心理变化和忽视道德及社会因素的现象。近年来医患关系的紧张, 大部分是由医患沟通不畅造成的, 归根结底是医学人文教育缺乏导致。医学教育应该培养有人文素养的医学人才, 医学人文素养教育是现代医学教育中的重要环节。医师人文执业技能包括正确的价值观、医疗工作管理能力、医患沟通与心理适应能力等, 而医患沟通能力是核心。通过医学人文素养教育, 帮助医生形成正确的价值观, 使住院医师树立良好医德医风, 具备尊重、敬畏生命和关怀患者的医学人文精神, 加强医患沟通, 构建和谐医患关系; 培养其对工作的自信心, 在团队中的合作能力以及面对临床复杂情景时做出正确决定的能力。

2014 年, 教育部等六部门联合出台了《关于医教协同深化临床医学人才培养改革的意见》, 明确提出了要加强医学人文教育和职业素质培养。2017 年, 国务院办公厅出台了《关于深化医教协同进一步推进医学教育改革与发展的意见》, 明确提出 "推动人文教育和专业教育有机结合, 引导医学生将预防疾病、解除病痛和维护群众健康权益作为自己的职业责任"。现代医学模式 "生物 - 心理 - 社会模式" 也要求医生在关注疾病的同时更注重患者的心理需求,需要掌握有效的医患沟通方法。

《国务院关于建立全科医生制度的指导意见》指出,到 2020 年,我国初步建立起充满生机和活力的全科医生制度,基本形成统一规范的全科医生培养模式和"首诊在基层"服务模式。医患沟通是医患和谐关系基石,有效的医患沟通能力是良好的医疗实践的关键要素之一。现代医学模式的转换要求住院医师必须掌握沟通技巧,以达到与患者、家属、同事的通畅交流,建立融洽关系。全科医生只有具备良好沟通能力,才能获取患者信任,才能进行全人、全程的管理,更好地服务于辖区居民,成为具备全面岗位胜任力的合格全科医生。因此在全科医生规范化培训中必须加强人文素养及医患沟通的培养。

一、医学人文素养的培训

(一) 全科医生应该具备的人文胜任力

1. 沟通能力　倾听患者的主诉,理解患者的痛苦,了解患者的需要,回应患者的请求。
2. 共情能力　能够理解患者的境遇,设身处地为患者着想。
3. 关怀能力　关注、关心、安慰患者。

(二) 培训方式

医学人文教育应包括:人文理念,职业素养,医德医风、医学伦理、医学心理等。通过采取以下综合措施培养全科住院医师人文胜任力。

1. 在全科医学教学中加入人文医学课程,包括卫生相关法律法规、医学哲学、医学法学、医学社会学、医学伦理学、医学心理学、职业礼仪与形象、临床决策技能、医疗纠纷典型案例分析。

2. 举办人文社会学讲座,包括团队协作、职业素养、医德医风、医患沟通技巧、患者权利与知情同意教育、医生义务与责任教育、医疗安全与风险管理教育、临终关怀。

3. 举办全科学员读书报告会,进行小组讨论,带教老师从医学人文的视角引导学员从医学、道德、法律等多个角度研究思考医疗活动中出现的问题。

4. 组织全科学员参加各种医疗社会志愿活动,如开展义诊、健康宣教、下基层社区服务,敬老院送医、农村精准扶贫、到患者家中随访等社会实践活动,提升学员的职业自豪感和高度使命感、强烈的社会责任感,敬畏生命关怀患者的情怀,从而培养其正确的理想信念和道德修养。

5. 情景模拟教学,建立经典案例库,将角色扮演、对话练习和情景教学融为一体,提高医学生伦理矛盾认知能力和解决能力。

6. 带教老师言传身教,拥有良好人文素质的教师队伍是人文素质教育的重要保障。临床带教老师在工作中以身作则,处处体现以患者为中心,构建和谐医患关系,感染身边的全科规培生。在临床诊疗过程及培训中融入人文素养的培训。

(1)病史采集培训中,引导住院医师耐心聆听,站在患者的角度理解他们的痛苦。

(2)查体时注意患者隐私的保护。

(3)关注患者的整体性,充分考虑患者的心理、社会因素。

(4)详细讲解诊疗注意事项。

(5)对患者的疑问耐心解释,安抚患者的情绪,换位思考和共情。

(6)站在患者的角度提出最恰当的治疗方案,医患共同决策。

（7）在操作技能培训中，注意术前与患者及家属的沟通交流，详细向患者解释，尊重其知情权和选择权；操作中注意语言沟通，保护隐私，观察患者感受；操作后整理收拾衣物等。

（8）关注患者家属的情绪变化，给予他们得体的人文关怀。

（9）在教学查房及床旁教学中，要提前告知并取得患者同意。

医学人文教育不是纸上谈兵，也不是只在某一时间学习，而应该贯穿于整个培训过程，并融入日常医疗活动中。

二、医患沟通能力的培训

医患沟通是指医务人员在诊疗过程中，与患者及其家属针对疾病、诊疗、健康及相关因素（如服务、费用等），以诊疗服务的方式进行沟通交流，主要内容包括医疗信息方面的沟通和思想情感方面的沟通。医患沟通是诊疗的重要组成部分。

（一）目标

1. 全面获取患者疾病、心理、社会的相关信息。

2. 使用专业而又易懂的语言，向患者简明、清晰地解释疾病的相关情况。

3. 富有同理心地进行沟通，使患者敞开心扉，表达内心的想法及愿望，建立和谐的医患关系，取得患者及家属的信任与配合。

4. 在出现医疗隐患或纠纷时，及时给予协调并顺利解决。

（二）医患沟通能力培训方式

1. 理论知识教学

（1）医德医风、医疗法规、医学人文教育。

（2）患者心理特点分析。

（3）医患沟通原则及技巧

1）开始会谈：如何建立和谐的氛围，确定就诊的原因。

2）采集信息：探讨患者的问题及理解患者观点的技巧。

3）接诊时：如何使组织结构清晰明朗。

4）建立良好医患关系：如何恰当使用非肢体语言与患者构建和谐的氛围。

5）如何与患者取得共同的理解，如何在接诊结束时合理结束会谈。

通过专题讲座、理论大课、入培教育、在线课程等方式进行。可配合临床具体案例学习，如讲述因医患沟通不到位引起的医患矛盾，进行案例分析，讲解医方示善、医方倾听、医患交流、医患合作的具体内容。

2. 情景模拟教学　综合运用标准化病人、角色扮演、情景回放、小组讨论等多种教学形式，提高医患沟通的教学效果。选择临床典型案例，结合常见难沟通问题，编写教学案例及相对应的脚本，反复训练示善、倾听、交流、合作、心理疏导等沟通技巧，注意案例的编写在专业知识方面难度适中，以免因为不熟悉专业知识导致沟通不畅。

（1）设置临床沟通场景模块，如初次接诊、病情告知、诊治方案确定、用药注意事项、健康教育、疾病预防、行为生活方式干预、疾病自我管理。

（2）常见病、多发病的真实典型案例，设置特定的人群，如妇女、儿童、老年人、临终者；特定的情景及患者的心理状态，如恐惧、忧虑、怀疑、不合作等，患者对疾病的观点和想法、担心、期望值及疾病对个人、家庭、社会的影响。

3. 示范教学 接诊患者示范,以教师为主导与患者进行沟通。言传身教,向学生展示正确的医疗行为,潜移默化地做出影响。

4. 体验性、实践性练习 如按照门诊教学四步法(见本章第八节)在门诊接诊患者。带教老师可通过评分表对学员的医患沟通能力及接诊能力进行指导及评分。

三、建立并完善考核制度与考评体系

将住院医师的人文素养及医患沟通能力纳入其轮转期间的考核成绩,有利于调动住院医师参与医患沟通的积极性,并不断督促其主动提高医患沟通能力。

过程考核中可利用 360 度评价法、自行设计满意度调查表等进行评价。阶段考核中理论、技能考都应包含医学人文的考核:理论考核形式为计算机考试,均为选择题,包括医学心理学、医学伦理学、卫生法律法规等,主要考查基本知识和重要原则;临床基本技能考试将沟通能力、表达能力、人文关怀等职业素养融合到各站案例中,在采集病史、体格检查、技能操作中,考官及 SP 共同对考生的人文素养进行评分。评分表可根据具体案例自行设计。

此外,还可借鉴及改良国外一些较成熟的医患沟通评价量表。如利物浦医生沟通能力评价量表(Liverpool communication skills assessment scale,LCSAS)及改良版该量表,共 4 个维度,11 个条目。4 个维度包括基本沟通能力、尊重与同理心、提问能力、给出信息能力。11个条目包括问候患者,确认此次就诊原因;自我介绍和工作能力介绍;声音清楚,阐述清晰;目光接触;非言语沟通的运用;尊重患者;对患者感受的同理心;适当的开放式和封闭式问题;阐明并总结问题;问题的敏感性;确认患者是否理解并结束本次就诊。医患沟通技能评价量表(SEGUE)及改良版也有详细的评分条目,可用于评价及培训(表 3-4-12)。

(金小岩 苏 磊)

参 考 文 献

[1] 谷士贤, 张爱京, 霍刚, 等. 医患沟通技能评价表在住院医师规范化培训中的应用 [J]. 中华医学教育杂志, 2018, 38 (03): 435-438, 454.

[2] 罗银丽, 何国栋. 住院医师规范化培训中加强医学人文教育的探讨 [J]. 中华医学教育杂志, 2019, 39 (01): 27-29.

[3] 孙绍武, 李阳阳, 张真真, 等. GLTC 医患沟通模式对全科规培医生医患沟通能力的影响 [J]. 医学理论与实践, 2021, 34 (10): 1787-1789.

[4] 朱文叶, 李敏, 罗壮, 等. 卡尔加里- 剑桥指南联合 LCSAS 量表在医学生医患沟通技能培训中的应用 [J]. 继续医学教育, 2019, 33 (05): 32-34.

[5] 杨扬, 李爽, 吴亚军, 等. 中外医学院校医学人文素养教育的现状及发展 [J]. 中华医学教育探索杂志, 2021, 20 (12): 1387-1391.

[6] 张东奇, 韩春梅, 董灿. 中美临床执业医师资格考试中关于医学人文考核的比较研究 [J]. 中华医学教育探索杂志, 2020, 19 (1): 18-21.

[7] 黄颖, 吴静, 宁旺斌, 等. "医患沟通技能学" 金课的建设与实践 [J]. 中华医学教育探索杂志, 2021, 20 (4): 378-382.

第五章

常用教学方法在规范化培训中的应用

第一节　理论授课相关的教学方法

理论知识授课相关的教学模式,如讲授式教学法(lecture-based learning,LBL)、翻转课堂式、学生讲课式、思维导图等,目的在于传授理论知识,提高学员理论知识水平。

一、讲授式教学法

是传统的教学模式,以讲授为基础,以教师为主体,以讲课为中心,采取大班全程灌输式教学。适用于所有的阶段,传授知识具有准确性、系统性和连贯性,大班教学可节省教学资源。LBL 有一定的局限性,表现为以下几点。

1. 不利于调动学生的积极性。老师为了完成教学任务容易出现满堂灌的情况,学生认为学习与自己无关,容易产生倦怠心理。因此,需要注意在讲述过程中增加向学生提问以促进互动。

2. 不利于培养学生的独立思考能力。学生容易对老师产生依赖。因此,需要在课后留出一定的问题供学生思考,并在下一次课进行解答。

3. 学生对知识的运用能力较差。LBL 教学法注重知识点的讲解,这使得学生的应试能力较强但对知识的应用性较差。现代科技发展丰富了 LBL 这种传统教学模式,多媒体教学结合互联网技术,使授课更加灵活和生动,有助于调动学生的学习兴趣和积极性。全科规培中主要用于小讲课和通识课程教学。

二、翻转课堂式教学模式

学生在课前观看教师的视频讲解,自主学习,教师课堂上不再讲授知识,更多的责任是去理解学生的问题和引导学生去运用知识。具体步骤:老师明确教学目的,设计教学内容和讨论主题,发布微课或慕课视频讲解及提供相关知识点;学员自主学习,查阅文献,制作相关PPT,并通过自学发现疑难问题;课堂上学生进行 PPT 讲述,并在老师引导下交流、讨论,并最终解决问题,最后进行小结。课堂变成了师生互动的场所,学生成为课堂主角,讲述所学内容,提出问题,而教师答疑解惑,交流讨论,从而达到更好的学习效果。翻转课堂的模式充分调动了学生的积极性和参与度,培养学生的独立思考、自主学习和创新思维能力。翻转课堂对教师提出了更高的要求,需要教师准备高质量的教学资料,提高教学水平,把控翻转课堂的质量。翻转课堂的主要对象是学生,因此加强学生自主学习能力的培养,是推行翻转课堂的基本条件。

三、学生讲课

由学生选择或老师指定讲课内容,可以是其主管患者病情相关的知识点、指南、新进展、病例分享、学习心得、读书报告。学生备课、查阅相关资料,做课件,带教老师给予适当指导。讲课要求表达准确、流畅,其他学生和教师可以提问、纠错,对于学生讲授不清的,还有疑问的以及漏掉的知识点,带教教师及时进行纠正补充,最后带教进行点评。

学生讲课时,学生成为临床教学中的主体,可增强其责任心,激发学习兴趣、调动学习积极性,加深对知识点的理解,将全科医学理念融入疾病管理,学会在临床工作中发现问题、解决问题,建立循证医学思维的能力,培养写作能力、科研思维能力、教学能力,提高语言表达和组织能力。学生讲课的知识点宜小而深,力求从解剖、生理、病理、生化、再到诊断讲透一个小内容。

四、思维导图

思维导图又叫心智图,是由英国学者 Tony Buzan 在 20 世纪 60 年代提出的一种强化记忆的笔记方法,是将发散性思维有效图形化的思维工具,形成结构化的放射性思维模式,能够帮助使用者提高记忆力,使思路清晰化。思维导图不依赖大量的文字,只是通过线条、符号、关键字、图像等使资料更简单、易记。在规培教学中,可帮助学员建立网状的知识体系,增强其对多系统疾病知识体系的掌握和对内涵的理解。让学员在病史采集和查体时更有条理性和目的性,有的放矢地安排辅助检查,提高临床分析和解决问题的能力,培养全科临床思维。

全科接诊患者未分化疾病占很大一部分,某一症状的病因需要考虑多个系统,知识点纷繁复杂,利用思维导图可以高效梳理诊断思路,培养发散性思维。教学中以全科培训细则要求掌握的症状为主题,指导学员对症状的病因、诊断、治疗原则逐一制作思维导图,将复杂的临床知识体系进行梳理,绘制在一张图表中,整合多学科、多系统知识,形成完整的构架体系,使规培医师更加全面地理解和掌握相关疾病,构建全科诊断思维。例如莫塔临床五问思维导图、症状鉴别思维导图等。具体应用如下。

1. 带教老师在临床工作中可以利用思维导图进行教学查房、教学病例讨论。如可以根据某一临床症状绘制思维导图,更好地把握教学内容,在细节上厘清教学思路,突出教学难点和重点。

2. 住院医师自制思维导图,可以提高文献检索及查阅的能力,通过制作思维导图加深所归纳的诊断思路记忆,又培养了动手和实践能力,提高了学习的主动性和热情。

3. 可以作为一种考试形式,考察住院医师对疾病的诊疗思路。

（金小岩）

参 考 文 献

［1］战京燕, 娄景秋, 王少坤, 等. 我国全科住院医师规范化培训教学模式及应用效果研究 [J]. 中国全科医学, 2021, 24 (19): 2401-2407.

［2］朱延梅, 曲悠扬, 孙胜男, 等. 翻转课堂联合雨课堂在癫痫授课中的应用 [J]. 全科医学临床与教育, 2020, 18 (08): 730-732.

［3］刘雅妮, 唐灵, 刘树娇. "学生讲课"教学模式在全科规培带教中的实践与评价 [J]. 中国药物与临床, 2019, 19 (04): 658-659.

［4］吴南楠, 赵冬. 全科住院医师内分泌代谢疾病临床规范化培训问题与对策 [J]. 基础医学与临床, 2020, 40 (04): 589-592.

［5］董靖竹, 薄红, 胥娇, 等. 思维导图在全科住院医师规范化培训教学中的应用 [J]. 中华医学教育探索杂志, 2018, 17 (11): 1175-1179.

［6］刘培红, 张庆国, 周炜, 等. 思维导图在全科住院医师规范化培训门诊带教中的应用 [J]. 全科医学临床与教育, 2020, 18 (12): 1117-1119.

［7］王琦侠, 常文星, 雷涛. 分层递进思维导图在全科住院医师临床思维能力培养中的应用 [J]. 中国毕业后医学教育, 2021, 5 (03): 273-277.

［8］周雅, 王静. 全科医学临床诊疗思维研究: 排尿困难 [J]. 中国全科医学, 2021, 11: 1436-1440.

第二节　小组讨论式教学模式

PBL、CBL、TBL、情景模拟教学、巴林特小组（Balint groups）教学模式、研讨式教学模式, 均可提高学员的参与度及学习积极性。有助于培养学员的团队意识、沟通表达能力和自学能力, 能够全方位提高学员的临床诊疗能力。

一、基于问题的学习

1969 年, 美国的神经病学教授 Barrows 首先把 PBL 引入了医学教育领域。PBL 是以学生为主体, 以小组讨论为形式, 在教师的参与下, 围绕某一医学专题或具体病例的诊治等问题进行研究的学习过程。教学目标是构建知识体系, 训练发现、分析、解决问题的能力, 培养临床思维。

PBL 让学员从临床实际问题着手, 主动发现问题, 然后通过查阅课本、文献资料以及小组讨论等方式去解决问题, 带教老师负责引导与答疑。该模式充分调动学员的积极性和主动性。

教学内容打破了学科间的界限, 进行学科间的横向联系, 将多学科知识有机融合在一起, 加强学生综合素质的培养。而全科医学科患者中, 以症状就诊最常见, 全科教学中应用 PBL 对未分化疾病进行讨论, 通过"提出问题、建立假设、收集资料、讨论假设、总结"五个方面, 有效地培养学员的诊断思路。

实施流程：以症状学为切入点，分次逐层递进提出问题，引导解决问题。过程中体现生物 - 心理 - 社会医学模式。如选择教学内容"腹痛查因"，布置学员查阅相关资料，整理并提出问题，带教老师引导学员解决问题。

【问题举例】

1. 腹痛的常见原因有哪些？

2. 可以帮助诊断的病史应重点询问哪些内容？

3. 重点查体项目有哪些？

4. 哪些实验室检查可以帮助诊断？

二、基于案例的学习

是 PBL 发展而成的案例教学法，其核心是"以病例为先导，以问题为基础，以学生为中心，以教师为主导"的小组讨论式教学法。前提是学员具有良好的基础知识框架和一定的临床思维能力，可用于全科教学病例讨论。

实施流程：根据大纲选择真实病例（或事先准备好的标准化案例），给出病史、查体、实验室结果或逐步递呈病情发展，通过师生互动，对案例进行分析、思考和讨论，培养学员体验、思考、分析和决断实际问题，建立逻辑思维能力。

【"腹痛"脚本】

1. 给予简要病史：患者自诉腹痛。

问题：患者腹痛可能的原因有哪些？

答：……

问题：还需要询问什么病史？ 或你最关注患者的什么情况？

答：疼痛部位、性质、程度、放射痛、持续时间、诱因、加重和缓解因素。

2. 给出详细病史的相关叙述。

问题：体格检查应重点关注哪些器官，对你的诊断可能有哪些帮助？

答：腹部查体，皮肤巩膜，心血管系统……

3. 给出体格检查结果。

问题：体检结果对诊断有何帮助？

答：考虑诊断排序：……

问题：还需要什么信息？ 说明理由。

答：相关实验室检查……

4. 实验室检查（给出患者的检查结果）。

问题：对检查结果应如何解读？

问题：诊断是什么？

5. 评估转诊指征。急诊转诊或 120 转诊的指征是什么？ 普通转诊的指征是什么？

6. 如何对该患者进行健康宣教？

7. 患者回到社区后随访的时间、内容是什么？

8. 如果患者对疾病担忧或依从性差，该如何解决？

将学习设置在复杂、有意义的问题情境中，甚至可以设定患者就诊的环境是社区医院，开始给出的辅助检查也是社区医院能获得的，让全科学员运用最基本的接诊技能评估和分析病情,通过合作来解决真实性的问题,培养学生解决问题的积极性,提升学生自主学习、终身学习的能力。以上两种是教学病例讨论常用的教学方式。通过"剥洋葱"式的启发式教学模式,充分调动学员学习的积极性、主动性和创造性。同时可以针对不同性质的学员设置不同的问题,体现分层教学。

三、基于团队的学习

又称为团队导向学习,在 2002 年由美国的 Larry K. Michaelsen 等正式提出,是有助于促进学习者团队协作精神的新型教学模式。国内学者赵琼在 2010 年首次提出并在循证医学教育中引入。TBL 可应用于基础理论学习、研究性学习、病例讨论。

课堂形式是根据测试水平,将班级分为多个团队小组,每个小组 5~7 人,以自学、思考、讨论、演示等方式学习并解决问题。用于病例讨论时,以规培学员为主体,小组内自行分工,每位组员分配任务,包括病例资料的收集、查体、诊断、治疗方案,所有临床问题的提出及解决均由规培学员主导,带教老师全程协助,发挥引导、辅导作用,如引导深层次思考、总结归纳。

TBL 应用在规培教学中有利于全面提升规培学员临床思维与决策能力、团队合作能力。不同层次的学员如专培医生、研究生、进修生、助理全科、全科规培学员,进行组合、分组,小组内讨论,组员间相互交流,取长补短,发挥各自的专长,共同进步。同时能培养竞争意识、团队合作能力及沟通能力。

四、巴林特小组

巴林特小组由精神病学家 Michael Balint 于 20 世纪 50 年代创建,是一种为全科医生提供督导的培训方法,旨在提高沟通技巧,改善医患关系。

1. 小组由 10 名以下全科医生和 1~2 名经过培训的主持医师组成,每两周一次活动,每次活动时间 1~2 小时,活动持续 1 年以上。

2. 小组活动是一个诉说和倾听的过程,当事人将自己的心理活动呈现出来,表达对事件的感受、情绪,倾听者进行共情及心理分享,最后提出建设性的意见,帮助其应对各种心理应激,从而缓解压力。

3. 小组讨论内容主要是在临床工作中遇到的与心理社会因素有关的案例,重点是针对医患关系方面的问题,案例场景如下。

(1)医患矛盾:患者的不信任、不尊重与刁难,对临床工作的不理解。

(2)工作压力:担心无法胜任临床工作,害怕工作失误,担心考试不通过,对带教老师不满意,无法胜任科研任务,在科室的工作未能得到应有的认可。

(3)价值观冲突:患者就医与费用之间的权衡,患者因费用放弃治疗,患者要求与医院规定冲突时的矛盾。

巴林特小组能够帮助学员正确认识目前的学习工作状态及人际关系,正确面对挑战。更重要的是,能够帮助全科医生处理医患互动中的负性情绪体验,提升全科医生识别、理解、处理复杂情绪反应的能力,改善医患关系,提升共情能力,提高职业认同感,改善职业倦怠。

小组讨论式教学模式的三大主体包括学生、教案和教师。基于问题的学习需要以问题为学习的兴趣点,吸引并引导学生开展学习和讨论,激发学习动力,主动探讨问题的本质。在临床教案的设计中,如何整合系统内的基础和临床知识,如何串联疾病的内外科知识点还需要进一步探讨。

（金小岩）

<h1 align="center">参 考 文 献</h1>

［1］米卓琳, 张大庆, 苏静静. 基于问题学习的起源和发展现状探究 [J]. 中华医学教育杂志, 2019, 39 (6): 430-436.

［2］潘旭东, 陈思文, 俞丽娟, 等. 症状学驱动的 PBL 教学法在全科临床教学查房中的应用 [J]. 中国继续医学教育, 2021, 13 (15): 24-28.

［3］蒋宜, 李宝善, 李婷婷, 等. PBL 教学法在全科医学住院医师规范化培训中的应用 [J]. 中国继续医学教育, 2018, 10 (29): 3-5.

［4］俞腾, 蒋华蔚, 金雪立, 等. TBL 教学在住院医师规范化培训典型病例讨论中的应用 [J]. 中国高等医学教育, 2020,(10): 8-9.

［5］钟帼钰, 杨少灵, 蓝淑玲, 等. 医学模拟教学中儿科学 TBL 教案编写的实践与思考 [J]. 中华医学教育探索杂志, 2019, 18 (03): 231-235.

［6］刘婵, 许琰, 罗荧荃, 等. 巴林特小组在全科医师规范化培训中的实践应用 [J]. 中国全科医学, 2018, 21 (31): 3858-3862.

<h1 align="center">第三节　医学模拟教学</h1>

医学模拟教学（medical simulation teaching, MST）是指利用标准化病人或者高仿真技术模拟临床场景来代替真实患者或医疗环境, 达到临床教学目的。医学情景模拟教学是利用模型、设备、人机交互（见本章第四节）、标准化病人等手段模拟还原临床真实场景, 完成既定学习目标的结构化教学实践活动。其将角色扮演、对话练习和情景教学融为一体, 仿真模拟练习, 充分激发学生学习的热情和积极性, 增强学生的角色情感和责任感, 提高学生交流与合作及随机应变等能力。

现代医学伦理要求在保证患者安全和健康的前提下提供最佳治疗, 需要大量经验丰富的医务人员才能实现这一目标, 既往医学生们需要患者的配合才能实现经验积累和技能提升。另一方面, 随着社会的进步, 患者维权和保护隐私意识提高, 不愿意配合学员的临床技能练习, 导致医疗纠纷出现, 医学生临床实践的机会越来越少, 临床实践教学质量受到了较大的影响。两种需求的冲突表明现代医学教育面临伦理学的挑战, 模拟教学安全、优质, 是解决该矛盾的最佳途径。医学模拟教学为医学生理论与实践教学相结合及临床实践能力、操作能力和思维能力的提高起到了关键作用。

一、教学模具技能训练

现代化的临床技能培训中心能够为学生提供相对真实的临床环境, 对全面培养医学生的临床技能尤为重要。最常用来培训临床操作的模拟教具包括四大穿刺(腰穿、骨穿、腹穿和胸穿)、换药缝合等外科操作及插胃管、导尿、吸氧等护理操作和婴幼儿体格检查、妇科检查、急救技术等相关操作模型。智能化高端医疗模拟人还可以真实模拟患者各种生命体征比如呼吸、心率等,提供广泛的培训,包括心肺复苏、高级心脏生命支持、核生化、创伤救治、出血控制和现场急救、搬运和院内设定。通过反复模拟练习,让学员掌握体格检查以及临床基本操作技能。

二、情景模拟教学

带教老师依据教学内容及计划,设计案例情景,模拟临床实际诊疗过程,让学生在高度仿真的情景中获得知识,锻炼临床思维和掌握临床技能。情景模拟教学可用于查体、技能操作、全科接诊、临床思维、医患沟通等教学环节。如在技能操作中,设置一定的病案情景,使学员能够更加直观地面对模拟患者的病情变化,加深对理论内容的理解,更好地掌握重点,同时锻炼学员的临床决策及思维能力。在全科接诊、医患沟通等情景模拟教学中常用到SP、TSP或学生扮演角色。

(一) 运用 SP 及反馈式教学模式

SP 在 1968 年由美国人 Barrows 提出,加拿大及美国 7 成以上医学院使用 SP,加拿大及美国在医师执照的客观结构化临床考试(OSCE)中使用 SP。

严格意义的 SP 是指招募并经过培训的没有医学背景的人士,通常有一定文化水平,具备一定的理解能力、记忆力、口头表达能力以及表演能力,自愿为医学服务。培训内容包括SP 的发展历程、意义、基础医学知识、典型病例特点,培训后经过考核并录取。SP 既可以作为教学的工具,还可以兼任考官和教师的角色。

SP 经过标准化、系统化培训后,能够按照案例要求准确呈现患者的临床症状、部分体征和情绪,并达到模拟临床真实情景的效果。SP 在扮演患者的同时,又作为评价者对受试对象可做出更加合理的评判,这是以往测验手段所不能做到的。这是一种客观、有效的教学资源,可重复多次使用,缓解教学资源匮乏,解决医学教育需求与患者安全、伦理之间的矛盾。经过培训的 SP 能逼真地表演患者的临床情况,能较为全面地考查学员的临床能力,培养人文关怀,评估其交流技巧。

(二) 教师标准化病人

指从事医疗或卫生教育事业者,通过培训能表演出患者典型临床症状和体征,能充当患者、评估者和教学指导者的角色。由于有医学背景,能更好地模拟出患者的真实状态,对突发情况的把控能力强,充当评估者评价更准确,还可同时进行教学指导。TSP 的培训强调语言应贴近生活,避免使用医学术语或引导式对话。局限性是学生接触的是口头表达能力较强的"患者",而实际患者的病史表达能力参差不齐,其心理社会状况复杂多变。

卧底 SP 指教师扮演患者,直接挂号,以患者身份就诊,被评估者并不知道患者为 TSP,也不知道自己正在被评估,以真实状态接诊,可以评估学员真实的接诊能力。

(三) 学生标准化病人(student as standardized patient,SSP)

是指由受培训的住院医师担任 SP,在模拟教学中通过分小组反复演练、医患角色互换、分组讨论等,使学员掌握各种疾病诊疗,尤其有助于锻炼其医患沟通能力,培养医学人文素养。

SP 培训学员的教学模式,可重复使用,能缓解教学病例匮乏、患者不配合等矛盾,减少医患矛盾,但缺点是阳性体征难以模拟,SP 培养成本较高。同时融入评价、反馈环节,可有效提高学员接诊能力、规范查体手法、增强医患沟通能力、提高人文素质,但对学员的评价有一定的主观性。TSP 能更好地模拟患者的临床情况,也能更正确地评估学员的临床能力。学生角色扮演更加深入体会不同角色的内心真实感受,有助于医学人文素养的培养。

三、案例教学

案例教学是基于实践编写的案例,通过模拟或场景重现进行教学的一种方法,注重学生分析问题和解决问题能力的培养。案例是情景模拟教学的核心和灵魂。全科教研室应根据住院医师六大核心能力的要求,结合全科住培大纲,编制教学案例(内科、外科、急诊科、神经科为主),以培养住院医师岗位胜任力。案例教学可用于教学、年度考、出科考、各种模拟考。全科医学科组建案例库后,每次考核只需要抽取一个疾病案例,其中的内容调整附分值后可构成:案例分析题、SOAP 书写、医患沟通题、模拟接诊考核题。

(一) 教学案例库构成

以疾病为单元进行案例编写,包括全科要求掌握的常见病、危重病、慢性病(包括多系统慢性病)。

1. 常见慢性病　如高血压、冠心病、糖尿病、脑卒中、COPD 等,尽量同时合并 2~3 种以上疾病,并存血脂、尿酸、体重等代谢异常及饮食、睡眠、心理等问题。内容以慢性病管理、疾病合并症、慢性病急性加重处理为主。

2. 危重症　晕厥、意识障碍、咯血、呼吸困难、呕血与便血、尿潴留、急腹症,以病因分析、诊断与鉴别诊断、转诊前处理、稳定后生活方式指导为主。

3. 常见病　如呼吸道感染、肺炎、阻塞性睡眠呼吸暂停低通气综合征(OSAHS)、胃肠炎、消化性溃疡、泌尿系感染、缺铁性贫血、关节炎、老年病等,以诊断、治疗、预防为主。

(二) 每个疾病单元内容

包括病史、查体、辅助检查、诊断、鉴别诊断、危险因素及存在的健康问题及评估;全科治疗原则:药物、非药物(生活方式、患者教育、转诊等),可以以 SOAP 模式提供上述资料;疾病相关的医患沟通内容(问答方式)。

(三) 教学案例来源

教学案例可选取全科病房、全科门诊、专科病房等临床实际发生案例或典型的教学查房案例。病例讨论案例修改后也可纳入案例库。可以参考国内外已经有的案例库,根据本单位实际情况进行修订。

(四) 编写要求

全科师资编写(署名),由全科教学小组进行讨论及修改,以保证教学案例的内容、形式符合大纲要求。以案例作为考核题目时需要制订各项目细化的评分标准。教学案例的好坏直接影响培训效果,编写优秀的案例需要投入大量的人力、物力、时间、精力,需要教学团队的反复研究、修改,因此需要医院在各方面的支持和帮助以及全体教学、考核小组成员的通力合作。

(五) 教学案例的使用

在教学中,以问题为导向,设计讨论点,并思考学生在讨论中可能提出的问题,比如患者的诊断是什么,下一步要做什么检查,患者的治疗方案有哪些利弊。

医学模拟教学因其可重复性好、安全性高,已在世界范围内广泛应用。互联网、人工智能、虚拟现实技术将为模拟教育起巨大的推动作用,而构建高质量的临床技能中心则是实施高质量医学模拟教育的基础。各院校及医疗机构应设立合格的技能中心,包括齐全的模拟设备,经过培训的高水平的师资考官队伍、标准化病人库,完备的课程体系、考核方案、教学及考核案例库。需要注意的是,医学模拟教育不仅是培养学员掌握单纯的技能操作,更重要的是解决临床问题的能力、分析应变能力、与患者沟通的能力,因此需要加强模拟教学内容的建设,组织专家编写有深度的、符合临床需求的、丰富的模拟病案库,培养学员的核心胜任力。

（金小岩　苏　磊）

参 考 文 献

[1] 董毅, 李晨, 李博涵, 等. 应用情景模拟教学模式指导全科医师掌握头痛鉴别 [J]. 继续医学教育, 2021, 35 (10): 43-45.

[2] 冯妍, 曾汝园, 王以新, 等. 模拟教学在全科医师培训中的应用 [J]. 中国继续医学教育, 2017, 9 (02): 5-6.

[3] 赵金萍, 戴晓晖, 王晶晶, 等. 情景模拟教学法在医学伦理学教学中的应用体会 [J]. 中国医学伦理学, 2017, 30 (03): 355-358.

[4] 周琳, 王永晨. 教师标准化病人在全科医师接诊能力评价中的应用 [J]. 中华全科医师杂志, 2021, 20 (04): 508-511.

[5] 胡建荣, 张焕云. 医学生标准化病人在全科住院医师规范化培训中的运用 [J]. 全科医学临床与教育, 2021, 19 (02): 155-157.

[6] 贺漫青, 曾多, 万学红, 等. 我国标准化病人和标准化病人培训师现状调查与问题分析 [J]. 中华医学教育探索杂志, 2021, 20 (6): 718-722.

[7] 郑妍, 章能华, 范轶. 全市系统化医学模拟教育体系构建的探索与实践 [J]. 中国毕业后医学教育, 2020, 4 (3): 254-257.

[8] 蒋军, 夏欧东, 姚新颖. 我国模拟医学教育现状与思考 [J]. 中华医学教育探索杂志, 2021, 20 (4): 402-405.

第四节　信息化技术在全科教学中的应用

教育部于 2018 年印发的《教育信息化 2.0 行动计划》中指出:"人工智能、大数据、云计算、物联网、区块链等技术迅猛发展,将深刻改变人才需求和教育形态。"2020 年 9 月,国务院印发了《关于加快医学教育创新发展的指导意见》,提出优化学科专业结构,体现"大健康"理念和新科技革命内涵,强力推进医科与多学科深度交叉融合。因此,将信息技术与医学教育进行深度融合,切实提高全科医学人才岗位胜任力是当今的研究热点,也成为具有竞争力的综合性医院的共同特征。本节将从互联网信息技术在全科理论教学中的应用、模拟医学教育在全科临床综合能力培养中的应用、信息化考核平台在全科考核体系中的应用三方面进行阐述。

一、互联网信息技术在全科理论教学中的应用

我国目前医学教育存在不公平、不均衡的现象，主要表现为各院校办学水平参差不齐，师资力量薄弱不一，教学资源分配不均。另外，新冠疫情的防控已成常态化，如何避免疫情影响，顺利开展全科教学是当下亟待解决的问题。"互联网＋教育"作为科技信息时代的产物，不仅扩大了优质教育资源覆盖面，逐步缩小区域、院校间的医学教育差距，实现优质资源共享，促进医学教育资源公平、均衡发展，而且突破时间、空间限制，成为新冠疫情防控期间重要的教学手段。

"互联网＋教育"是互联网技术与教育领域相结合的一种新型教学模式，其与传统教学互相融合、补充，协调发展，并为传统教学模式灌注新活力。慕课（massive open online course，MOOC）的教学方式逐渐引入全科教学中。各大名校的著名教授可根据全科大纲要求掌握的病种、全科门诊常见疾病的理论知识，设计一系列精品课程，以提前录制视频的形式上传至 MOOC 平台。MOOC 具有开放性、大规模性及课程完整性等特点，不仅实现了优质教学资源共享，而且能促进医学教育资源公平、均衡发展。随着在线课程教育的发展，MOOC 也逐渐凸显出弊端，比如缺乏个性化教学，课程管理模式单一等。私播课（small private online course，SPOC）应运而生，主要针对特定学员，可允许教师自定义教学过程，结合翻转课堂、微课等模式，实现精细化教学，从而进一步提高教学质量。

PBL 教学方式是以问题为导向，以学生为中心的教育方法。"提出问题—检索资料—小组讨论—教师总结"是 PBL 教学的经典方法。CBL 教学是案例教学法，是由 PBL 教学法发展而来的，它以临床案例为基础，根据教学目标设计与之相关的问题，引导并启发学生进行独立思考，充分发挥学生的主体作用。"互联网＋PBL/CBL"是融合 MOOC、线上讨论课等互联网资源的一种新型 PBL 教学模式，借助信息技术和网络通信构建了一种全新的教学环境，充分发挥 PBL/CBL 教学的优点。

除此之外，移动端应用平台也进入了人们的视野，一些含有全科医学内容的 APP 以及各种小程序实现了不同形式的资源整合与优化。这些软件使用方便，操作简单，具有课前推送、考勤签到、随时点名、课后测试等功能。将 MOOC 在线课程与 APP 软件有机衔接与整合，构建课前知识获取、课中知识应用、课后知识巩固三个维度的混合式全科教学模式。全科学员在临床工作之余，可利用碎片化时间学习网络课程。教学资源具有可重复使用、不受时间和空间限制的优点，可弥补轮转专科因临床工作繁重和轮转时间短而没有足够时间授课的不足，同时促进终身学习的教育体系构建。

二、模拟医学教育在全科临床综合能力培养中的应用

全科医学是一门定位于基本医疗卫生服务领域的临床专科。全科医生在临床工作中主要解决患者的基本医疗卫生服务问题，基层医疗卫生机构的设备条件有限，不具备高精尖的医疗仪器和设备，因而全科医生的临床综合能力尤为重要。人体结构具有复杂性、立体性、精准性等特性，对于复杂的人体结构和临床疾病，全科医生往往需要在经验丰富的教师指导

下反复学习观摩和练习,才能逐步掌握临床诊治能力。然而全科学员轮转科室较多,每个科室轮转时间短,接触病例病种有限,仅仅通过病例学习的方式很难在短时间内真正提升临床综合能力。因此,传统教学方式在训练临床思维能力和激发学习兴趣上的效果欠佳,需要开拓新型的教学方式和手段来提高教学效率。模拟医学教育是指利用医学模拟技术创设出模拟患者和模拟临床场景,代替真实患者进行临床教学和实践的教学方法。模拟医学教育具有对患者无伤害、操作可重复、方便省时等优点,逐渐成为一种常用的医学教学方法,并且已应用至全科医生的各种培训中。可以根据全科教学目标,设计临床思维、临床技能、医患沟通、团队合作、人文知识、重大传染病、急救等课程,培养全科医生的临床综合能力。如今,医学模拟技术在功能性和仿真性上日趋完善。3D 打印、虚拟现实、生理驱动模拟人、可视化虚拟患者的技术发展为提高模拟医学教育中模具的仿真程度提供了技术支持,通过与全科临床综合能力培训有机融合,推动模拟医学教育的发展。

(一) 3D 打印技术

3D 打印技术又被称为快速成型技术,是以三维数字化模型为基础,运用逐层制造方式,将 3D 数字模型转换成立体实物模型的数字化制造技术。简单来说,3D 打印技术通过计算机读取数据,可等比例、高度逼真地制作出人体正常或病态的解剖模具,如神经通路、血管走行、头颅结构、肿瘤与周围组织等。解剖组成和空间结构复杂,医学生需要较强的三维立体构想力才能理解及掌握,是医学教育的难点。3D 打印技术利用 CT、MRI 获得的真实人体扫描数据,制作出人体任意部位的高精度 3D 模型,该模型能够将复杂的人体目标结构进行全方位、任意角度的三维可视化,帮助学员从直观的角度了解人体器官的位置及其比邻关系、各器官的数目及形态。无论是正常人体结构还是病理解剖模型都可以通过影像资料轻松获取,并将这种高精度的 3D 模型应用在医学教学当中。3D 打印技术现已广泛应用于心血管、口腔、肿瘤、骨科等多个医学领域的教学中。如研究者利用 3D 打印技术建立了一个基于MRI 的肾癌大体解剖模型库,其涵盖了肿瘤、肿瘤周围及对侧肾脏组织、毗邻大血管等重要结构,医学院校师生双方均认可 3D 打印技术对病理解剖学学习的积极作用。

带教老师针对正常或病变及周围重要解剖结构,结合临床表现进行讲解,具有教学直观性和生动性,能进一步加深学员对疾病的生理、病理变化的理解,大大提高教、学的效率,从而提高全科学员的临床思维能力。3D 打印技术还能给医学生和培训医师展示各种各样的教学病例资料,使他们在尽可能短的时间内更有效率地接触大量不同种类的病例,并理解相关的常见病例,丰富其经验。现已经有一些研究试图建立完整、成熟的医学教育和继续教育平台,该平台是今后医学教育及继续教育的发展方向。3D 打印技术在医学教学中能够显著提升临床教学效果,但在国内使用仍有一些制约因素和一定的局限性。如 3D 打印效果与真实情况仍有差距,3D 打印成本昂贵,打印机和打印材料的高成本限制、打印模型制作从数据采集到实物模型的时间成本、打印材料的局限性等导致产品质量良莠不齐,目前 3D 打印仍不能广泛地推广。3D 打印技术用于教学也可能存在着人体组织器官伦理方面的问题。

(二) 虚拟现实技术 (VR 技术)

是指采用以计算机为核心的现代高科技手段生成逼真的视觉、听觉、触觉等一体化的虚拟环境。用户借助一些特殊的输入、输出设备,采用自然的方式与虚拟世界的物体进行交互,互相影响,从而产生身临其境的感觉和体验。简单来说,通过虚拟现实技术模拟临床环境,构建虚拟患者,对全科学员进行临床综合能力的培训。如通过 VR 技术创造出不同的医疗场景,如模拟门诊场景、病房场景、新冠病毒感染诊治场景等。基于 VR 技术创建的虚拟患者具有三维立体性,能塑造各种表情、动作,实时模拟出真实人体的各种症状,并且具有自然语音交互功能,根据提前制作的剧本,与全科学员进行语言及行为上的互动。虚拟现实技术构建的虚拟患者及临床情景具有沉浸感强、模拟逼真度高的优点,全科学员就诊过程如同身临其境。全科学员对虚拟患者进行病史采集,做出诊断,并指导下一步治疗,从而锻炼全科学员的临床思维能力、临床处理能力、临床应变能力、心理承受能力、医患沟通能力、人文关怀能力等综合能力。通过持续地进行学习、练习、反馈、改进,形成学习闭环,缩短了全科学员的学习曲线,使其临床综合能力呈螺旋式上升。如中南大学以常见症状为切入点,基于临床收集的典型病例,通过运用 VR 技术构建临床情景以及独特的临床鉴别诊断专家对比教学方法,将每个案例分为病史采集、体格检查、辅助检查、检查结果、鉴别诊断、治疗计划等多个功能模块,并通过大量的临床数据采集,将诊疗过程的资料以文字、声音、影像等多媒体互动的形式展示给学习者,并将虚拟的临床操作技术融合到案例中,进一步通过运用系统中在线考核和评价对比功能,综合提高医学生的临床技能和临床思维能力。

尽管 VR 技术在医学教育、技术培训等方面取得了显著的发展和进步,但目前仍然存在着许多不足,比如长时间使用 VR 可能造成使用者视觉疲劳、头晕不适,有些 VR 技术成本高而运行性能低等。VR 技术虽然能够提供高度的沉浸感,但也隔离了现实,减少了师生互动。由于 VR 设备昂贵,维护费用相对比较高,因此在全国大范围内推广受到很大的限制。

(三) 生理驱动高仿真模拟人(human patient simulator,HPS)

HPS 利用多种局部功能模型、计算机互动模型以及虚拟科技等模拟系统,模拟患者的生理及病理特征,并且对所实施的胸外按压、电除颤、药物等各项操作及治疗产生相应的生理反应。它具有与人一样的外形,有呼吸、心跳、脉搏等体征,可以连接正常监护设备、呼吸机、麻醉机和诊疗设备等,模拟完整的诊疗过程。与其他计算机辅助模型的根本区别在于其使用数学模型来模拟人的生理学特征和病理学特征。模拟医学教育同传统的医学教育相比,有更好的培训效果。全科医生作为居民健康的守门人,需要在第一时间及时正确处理突发医疗事件,挽救患者的生命,降低致残率和致死率。因此对于全科医生而言,掌握基本的急救技能尤为重要。HPS 作为急救技能培训的教学手段越来越受欢迎。研究发现应用 HPS可以显著提高全科医生的判断决策能力、任务管理、情景意识和团队协作等能力,增加学习兴趣,促进团队精神的培养。北京大学的么改琦等人通过 HPS 构建"精品考试"教学体系。具体操作如下。

1. 利用 HPS 系统,结合科室特点以及教学大纲的具体要求开发出"精品考试"系统的典型病例。同时融入医患沟通,医护配合等培训,从多角度培养学生的能力,引导其形成良好的职业态度和行为。

2. 为了使考试的效果更加逼真,构建逼真的临床场景,并配置治疗设备,如吸氧装置、监护仪、除颤仪,简易球囊等,并配有全程录音录像设备。

3. 借助 OSCE 的理念,创建"精品考试"系统的标准化评分体系。在这种客观结构化临床考试中,考官用相同的标准系统评定学生的表现。

4. 具体考核时,要求考生针对模拟人的病情进行诊治,模拟人病情变化由电脑系统控制。由 3 名高年资主治医师以上职称担任考官,按照统一的考评标准进行考评。考生的考核分为三部分。

（1）接诊：设置急诊接诊患者的场景，完成接诊、问诊等初步处理工作。

（2）诊治：考生要对患者进行监护、体检、诊断、处理以及治疗效果的评估等工作，同时要有强烈的爱伤观念、良好的临床沟通能力和医护配合的观念。

（3）查房：通过向上级医师汇报病情，考查考生的临床思路。通过调查问卷的反馈和评价，发现利用 HPS 系统进行模拟教学和考核具有以往传统的临床考核方法所不能比拟的明显优势。目前的 HPS 虽然能够模拟近似于真实的疾病过程，但不能完全模拟人体在内外环境中的复杂反应，且模拟人没有社会和心理属性，不能与医生进行交流，这可能影响医生对病情的判断，因此模拟教学还不能完全取代真实的临床训练。另外，模拟教学依赖设计者的临床理论和实践经验，而且也可能由于设计者的考虑不周而出现效果欠佳的情况。

（四）可视化虚拟患者

是集临床诊断、治疗于一体的智能化医学培训系统。该系统利用计算机虚拟技术，开发出了虚拟患者界面，且能根据不同病情呈现出不同临床环境，如院外、急诊室、ICU 等场景，目的在于为医学生提供在各种临床情境下利用所掌握的临床理论知识对模拟患者进行诊疗的过程，通过反复的训练而掌握临床思维。学生通过以问题为基础的案例，与虚拟患者进行实时互动，从虚拟患者中得到病史数据，进行体格检查和各种临床诊断结果的判读，得出不同的鉴别诊断，决定下达何种深入的检查，列出治疗计划，实时处理患者意想不到的状况。系统根据学生的诊断、治疗表现实时进行评估。相较于借助高端模拟人的实验教学模式，该系统大幅减少了病例搜集、编辑、实验室场景及用物准备等前期准备工作。通过友好的操作界面，使学生更易于掌握和运用，解决学生基本、中级或高级临床技能提升需求，提高临床带教质量。它的缺点是无法实现学生动手操作能力的训练。

三、信息化考核平台在全科考核体系中的应用

现今，新冠疫情防控常态化，如何合理安排培训时间，有针对性地强化考核，以考验教，以考促教，是全科教学工作的重点。信息化考核平台具有弹性培训、定期考核、实时监控、自动整合和反馈数据等功能，可提高管理效能。利用信息化的自动通知和反馈性，能保障学员参与率，简化管理环节，增加培训和考核密度，提高培训质量。

近年来，全科医学住院医师规范化培训业务水平测试及住培结业考核已实行全国统一考核，并可现场监控考场纪律，保证同质性。通过人工智能对学员进行考卷分析、知识点测试，有利于指导带教老师开展精准分层教学，提高住培学员的积极性，不同水平的学员实现个性化学习甚至人机交互的教学模式。人工智能还可以提供完善、客观的教学考核与评估。当前，人工智能系统可以针对学者的学习特征进行分析，并进一步为学者优化学习路径、定制学习资源、反馈学习效果。另外，人工智能技术还可以通过捕捉学习时的时间数据、眼动数据、质性信息等，更加科学地认识学员的学习规律和学习习惯。如果将所有学习过程信息和考核信息纳入人工智能系统，将会有利于高效精准地对教学情况进行评估，并实时向学习者反馈，为培养优秀的医学人才提供坚实保障。

中南大学湘雅二医院将信息化考核系统应用于医学教学的考核中。该系统建立在病史采集、体格检查、辅助检查、技术操作、临床思维、沟通技巧和人文关怀等七项临床能力评价模型基础上，具有考务管理、能力测评、统计分析和反馈报告等功能。考务人员可在电脑上便捷地完成考务管理，考官通过移动终端评分，系统自动统计成绩，不仅实现了考务管理智

能化和无纸化,节约了 70% 的管理成本,还彻底消除了统分的人为误差。系统还能将分散、异构的数据资源进行聚合,运用决策树理论、聚类分析、神经网络等算法处理数据,全方位进行深层次的大数据挖掘,详细分析每位学生的 7 个基本能力,精准找出学生的学习薄弱环节,实现对学生不同时期临床能力的纵向评价和个体在同层次学生中的横向评价,个性化指导学生学习。系统还能自动对整个考试的学生表现进行综合评价,分析学生知识整体掌握水平,反映教学质量。该考核系统很好地实现了信息技术、数据挖掘、云计算等技术与医学教育的深度融合,极大促进了教学模式改革,推进医学教育的内涵式发展,形成教学与考核的良性促进。

中山大学附属第三医院借助智能化考核系统规范出科技能统考流程。该系统兼顾自主性和公平性。同一专业每月至少设置两场考核,考官和住院医师自由选择场次申请监考或报名考核,并可随时查询自己的状态、取消申请或报名。为了确保考核的公平性,系统禁止两种身份互查信息,即住院医师不能查询所报场次的监考老师名单,反之亦然。系统自动推进考核流程如下。

1. 关联评分标准　根据住院医师报名的出科科室,系统后台自动为每一位住院医师关联相应考核项目的评分标准。

2. 截止报名　通过人数上限或开考时间限定,系统自动截止报名。报名截止后,系统生成正式监考和考核名单。

3. 考核结果反馈　考官完成评分后予以提交,系统生成最终成绩并保存。考试结束后,住院医师、各种身份的住培管理员均可查询成绩。系统支持通过考核日期、场次、项目、专业、学员工号、姓名等关键词检索并导出成绩单,以便用于成绩的反馈、统计、分析、归档等。整个出科考程序流畅、规范,不仅优化考务,节省人力,而且促进了教学基地依托数据科学分析教学效果、调整和优化教学方式,有助于教学基地科学决策、精准管理。

未来的大数据分析不仅应用于考试过程中,还应贯穿整个培训过程,自动抓取各项特征,比如管理的床位数、手术操作数量、手术分级、平均住院日、疾病诊断相关分组(DRG)、病例组合指数(CMI)、患者满意度,并赋予不同的权重分值,从多个维度进行人才评价。

医学教育者必须充分认识到,信息技术只是一种教学手段,是对传统教学的有益补充,而非对传统教学的完全取缔。信息技术与全科教学的有机结合,对传统教学模式的优化具有重要作用,其旨在教育场域激活"人机融合"的优势力量,挖掘信息时代所蕴藏的创造力,实现培养全科医学人才的目标。

(阳　盼　吴敬国)

参 考 文 献

[1] 邓宇, 伍筱梅, 李新春, 等. "互联网 + 教育"信息化促进高等医学教育公平及均衡化 [J]. 继续医学教育, 2020, 34 (03): 48-50.

[2] 胡皓源, 赵佳辉, 王家乐, 等. "互联网 +"PBL 与传统 PBL 教学模式的对比研究 [J]. 中国继续医学教育, 2021, 13 (33): 9-14.

［3］JONES D G. Three-dimensional Printing in Anatomy Education: Assessing Potential Ethical Dimensions [J]. Anatomical Sciences Education, 2019, 12 (4): 435-443.

［4］何雨晨, 谢似平, 罗雄, 等. 虚拟仿真实验教学在临床思维训练中的应用 [J]. 高校医学教学研究 (电子版), 2019, 9 (03): 3-6.

［5］高阳, 赵沁平, 周学东, 等. 虚拟现实技术在新医科人才培养中的作用及应用现状 [J]. 四川大学学报 (医学版), 2021, 52: 182-187.

［6］王长远, 秦俭. 生理驱动高仿真模拟技术在急诊教学中的应用 [J]. 中国误诊学杂志, 2008 (21): 5058-5060.

［7］曹怡妹, 王长远, 王晶, 等. 生理驱动高仿真模拟人在全科医生急救非技术技能培训中的应用 [J]. 中华全科医学, 2019, 17 (01): 1-3, 86.

［8］蒋伟, 马海涛, 郑鸿, 等. 人工智能在研究生外科教学中的应用探索 [J]. 中国继续医学教育, 2022, 14 (01): 152-155.

［9］赵晓华, 黎志宏, 马若飞, 等. 医学教育中信息技术的探索与实践 [J]. 中国高等医学教育, 2019 (05): 38-39.

［10］李瑭, 范秀平, 唐紫兰, 等. 智能化管理系统与模拟医学支撑住培出科技能统考的实践探索 [J]. 中国毕业后医学教育, 2020, 4 (04): 333-339.

第六章

全科住院医师规范化培训基地考核制度

考核是住院医师规范化培训的重要组成部分,是检验规培效果的有效方法,也是确保规培质量的重要环节。此外,学员可通过"以考促学",不断发现自己的长处和不足,逐步提高自己的学习效果和质量;带教教师可通过考核,发现自己在教学过程中的优点和弱点,不断改进不足,逐步提高教学水平,达到"以考促教"的目的;教学管理部门可通过督导和反馈,总结住培管理工作中的经验和教训,改进工作方法,达到"以考促建"的目的。为了使临床能力的评价客观、准确,应该将临床能力考核贯穿整个培训过程,定期对学员临床能力进行评价和考核。

第一节 全科住院医师规范化培训基地考核管理制度

目前规培考核存在以下问题包括:①出科考核流于形式,未区分不同专业学员培训需求,特别对于全科专业学员,轮转专科考核未体现全科特点;②考核项目过于单一(如所有学生出科都只考同一项技能操作)或不符合大纲要求;③评分表过于简单或者未采用统一的客观评分表;④带教教师打分时较主观,存在人情分,宽进宽出;⑤对不同年级、不同性质、不同专业的学生考核内容没有区分,不能体现分层递进式培训要求;⑥考核时间较随意,未固定统一考核时间。

为实现培训质量的标准化、同质化,须建立完善的考核管理制度。

一、设立考核小组及明确职责

(一) 全科医学科考核小组

1. 组长 为基地主任,统筹落实各项考核。

2. 副组长 为教学主任,研究制定考核方案,负责考官培训,指导各项考核工作。

3. 组员 为高年资师资,建议由副高以上职称或高年资主治担任,经过国家级师资培训,共5~6人,讨论制订考核题库,负责各类考核的组题、评分及担任考官。

4. 秘书 组织安排各类考核,管理考核资料。

(二) 全科基地考核小组(由教研室统筹)

1. 组长 为教研室主任,统筹落实各项考核。

2. 副组长 为全科医学科高级师资,研究制定考核方案,负责考官培训,指导各项考核工作。

3. 组员　教研室成员,建议由副高以上职称或高年资主治担任,经过国家级师资培训,制订本专科考核题库,负责本科室出科考核的组题、评分,全科医学科的组员负责审核各专科针对全科规培生的出科考题。

4. 秘书　组织安排各类统一考核,组织结业考、国家业务水平测试、执业医师考试报名,管理考核资料。

二、制订考试规则,统一考核流程,有序实施考核

1. 出科考时间应在出科前一周内完成,最好固定统一时间,提前安排好考官和内容。

2. 形式包含理论考、技能考。理论考应包含多选题、简答题、病例分析,全科病房技能考包含全科需要掌握的技能,包括接诊、共病分析、常用专科技能操作。

3. 理论考由秘书组织,技能考考官由考核小组成员担任。

4. 建立科室考官制度,开展考官培训。

5. 针对不同年级、不同性质学员考核内容不同,体现分层递进式培训原则。

6. 考核后及时分析、总结及反馈。

7. 定期开展考核效果评价和督导,保证实施水平。

三、制订统一的考核内容和评分标准

考核小组根据大纲要求,对主要病种建立综合题库并定期更新,包括理论题库和临床案例题库。每个病种至少设置一套案例考题库,内容应包含病史采集、查体、辅助检查判读、诊治原则、医患沟通、病历书写、社区慢性病管理,同时制订标准化、要点化的评分标准。其他技能操作也需要统一考核项目及评分标准。考核形式包括笔试、口试、操作、情景模拟等多种模式。越来越多的学校采用 OSCE。在这个框架当中,每个医院可以根据自己的教学大纲加入相应的考核内容与考核方法。OSCE 是一种知识、技能和态度并重的临床能力评估方法,通过案例和 SP 分站点模拟临床场景考核临床实践技能,能较为全面地考查学员在面临不同情境时的评估能力、决策能力、临床思维能力及其理论知识的临床实际应用水平。

四、做好教考分离

考官队伍应独立于带教师资之外,并经过同质化培训,对考核内容、评分标准熟悉,精准打分,使考核更客观、公平,能客观体现轮转培训质量,有效避免出科考流于形式,保证培训质量,有利于提高学生学习的积极性和自主性。通过教考分离,以考促培、以考促教、以考促学。

1. 各专科出科技能考　全科教研室制订各项全科技能考核标准,协同继续教育部门、技能中心、各专科,共同组建专业的考官队伍,并对考官队伍进行培训,全科规培学员轮转各专科的出科技能考,以模拟考核的形式在模拟中心进行考核。

2. 各专科出科理论考　由专科在相关题库抽取出题后,全科教研室审查修改,模拟中心统一组织考核。

3. 全科病房的出科考　由全科医学科考核小组组建题库及细化的评分标准,技能考考官由考核小组成员担任,原则上带教老师不可担任所带学员的考官。

五、做好反馈工作

考试结束后及时反馈,考核小组分别向住院医师、带教教师反馈考核情况。

1. 以讨论、示范的方式向住院医师指出考核中存在的问题,并分析薄弱环节,促进学员反思,在今后的学习中持续改进,最终正确且标准化掌握该项技能。

2. 针对该住院医师的考核情况,指出带教教师在教学方面的长处及不足,促使改进今后的教学方法及调整重点。

3. 可利用胜任力雷达图,它综合了师资、学员胜任力的评价内容,能够动态地观察师资、学员能力成长历程,便于发现薄弱环节。胜任力包括了照顾患者、医学知识、基于实践的学习和改进、人际和沟通能力、职业精神和素质等方面。

（梁淑敏　吴敬国）

参 考 文 献

宫亮, 姚文婧, 陈倩, 等. "教考分离" 式住院医师规范化培训过程考核体系的构建及临床实践 [J]. 中华医学教育探索杂志, 2020, 19 (02): 194-198.

第二节　考 核 体 系

我国目前全科专业住培的考核评价体系主要由形成性评价(即过程考核)和终结性评价组成。形成性评价贯穿整个培训全过程,包括日常考核、出科考核、年度考核;终结性评价主要在培训结束时进行,如结业考核、执业医师考。多维度考核评价机制使考核公平、客观、全面。各类考试的时间、方式、内容、组织者如下。

一、过程考核

(一)日常考核

主要反映全科学员日常临床实践工作能力,轮转科室在临床工作中利用各种形成性评价工具进行考核。

(二)入科考核

评价学员基线水平及对科室规章制度的掌握情况,制定个性化的培养方案。入科、出科两次考核,部分题目相同,入科考后不给答案,最后对比差距,可以评价教学效果。

1. 考核形式　理论考,操作考。

2. 考核时间　入科宣教后进行。

3. 考核内容　宣教内容、临床理论、专科基本技能操作。

（三）出科考核

在本科室培训完成后进行临床实践能力和岗位胜任力的评估。

1. 考核资格　完成大纲中要求掌握的疾病种类、管床及操作例数、手写病历,建议全科学员至少完成 2 份 SOAP 病例书写,完成手册登记,考勤符合要求。

2. 考核形式　包括理论、技能、360 度考核、病历质量、培训手册。

3. 考核时间　出科前一周内。

4. 考核内容

（1）理论:各专科根据教学大纲要求掌握的内容进行组题,包括选择题(A2 型为主)、问答题、病例分析题;全科病房理论出科考应包含全科概论。

（2）技能:各专科要求掌握的技能操作,如神经科 - 神经查体、头颅 CT 阅片,呼吸科 - 胸穿、吸痰、吸氧操作;全科病房技能考核内容应包括医患沟通、接诊、SOAP 病历书写、多病共患病例分析、社区常见操作。考核内容应能评价学员的全科诊疗思维。

5. 说明　如学员在全科轮转是分阶段进行的,则建议每次轮转全科均进行出科考核以评估每阶段的教学效果。

（四）年度考核

年度培训完成后进行临床实践能力和岗位胜任力的评估。

1. 考核资格　按照轮转大纲要求完成本年度轮转的在培学员,当年所有出科考核均通过者,完成手册登记,考勤符合要求。

2. 考核形式　由全科基地组织,包括理论考试、OSCE。

3. 考核时间　每年的年底。

4. 考核内容

（1）理论:基地根据教学大纲要求掌握的内容进行组题,包括选择题(A2 型为主)、问答题、病例分析题。

（2）技能:采取 OSCE 形式,综合考查学员接诊、医患沟通、SOAP 病历书写、多病共患病例分析、社区常见操作。

二、规培结业考核

规培结束时综合评价学员的全科医疗服务胜任力。

1. 考核资格　按照轮转大纲要求完成全部培训计划,年度考核合格,已经取得执业医师资格证,登记手册完整,考勤符合要求。

2. 考核形式　由省卫生健康委员会统一组织,包括理论、OSCE。

3. 考核时间　每年 5—6 月份。

4. 考核内容

（1）理论考核由国家统一组织,采取人机对话模式进行。

（2）临床实践能力考核由本省统一组织,采取 OSCE 形式,综合考查学员接诊(病史采集与体格检查)、医患沟通、SOAP 病历书写、多病共患病例分析、社区常见操作。

5. 说明　结业考核中理论考核与临床实践能力考核中任何一项不合格者,即为结业考核不合格。临床技能实践考核采取单站淘汰制,单站不合格即认定为临床技能实践考核不合格,并实行单站补考。

三、执业医师考试

全国医师资格考试由国家医师资格考试委员会统一组织,各省分别实施,分为实践技能考试和医学综合笔试两部分。医学综合笔试考试时间一般在9月,分为四大模块:基础医学、临床医学、预防医学、医学人文,实行全国统一考试,全部采用选择题形式,采用A型和B型题,共有A1、A2、A3、A4、B1五种题型。实践技能考试时间一般在每年7月,主要考查考生在模拟临床情景下的临床思维、基本操作能力和医学人文素养,一般分为三个站点,第一站为病史采集和病例分析,第二站为体格检查和基本技能操作,第三站为辅助检查结果判读和医德医风。

四、全国住培年度业务水平测试

由中国医师协会组织,测试对象为拟参加全国住院医师规范化培训结业考核的学员,一般为住培二年级学员,重点测试住院医师的专业理论水平和临床思维能力,在每年的年底举行,按培训专业全国统一考试,全部采用选择题形式进行理论考核。

（梁淑敏）

参 考 文 献

姜睿, 王永晨, 姜礼红, 等. 全科住院医师规范化培训考核体系的应用与评价研究 [J]. 中国全科医学, 2020, 23 (25): 3212-3215, 3219.

第三节　常用考核评价工具

随着医学教育以胜任力为导向的改变,评价也从"以知识、技能内容为核心"转变为"以知识和能力为核心"。目前我国全科专业住培的考核体系主要包括过程考核(日常考核、出科考核、年度考核)和结业考核,尚缺乏统一、详细的全科住培考核评价标准,因此需要探索一套有效且便于推广的全科医生培训评价体系。

一、评价知识的方法

评价知识的方法是理论考核,包括:①多选题考试(multiple-choice questions),考核记忆为主的临床专业知识;②病例分析题,包括短病例考试和长病例考试,考核临床专业知识掌握情况、逻辑思维能力;③计算机模拟病例考试(computer-based case simulation),考核临床知识以及推理技能;④论文书写。

二、评价操作技能和临床能力的方法

评价操作技能掌握的方法是模拟操作或临床实际操作考核。评价临床能力的方法是基于工作场所的考核,包括以下常用方法。

(一) 临床模拟评估

1. SP 标准化病人和教师对住院医师接诊能力、查体等进行评估。

2. OSCE,多用于终结性评价。

3. VR、高级模拟人等信息技术用于临床能力评估。

(二) 临床场所评价

1. 迷你临床演练评估(mini-clinical evaluation exercise,mini-CEX)。

2. 操作技能直接观察评估(directly observed procedural skills,DOPS)。

3. 置信职业行为(entrustable professional activities,EPAs)。

4. 门诊 LAP 评估(详见第四章第八节)。

5. 系统性病例汇报(SNAPPS)、简短病例汇报(one-minute preceptor,OMP)。

(三) 病例思维能力评估

病历书写,如 SOAP 结构化病历书写、全科病房病历书写。

(四) 素质评价

多元反馈(360 度评价)、满意度调查等。

三、形成性评价

形成性评价指在教育的过程中及时向教师、学生反馈以指导教学改进。最早是由美国教育学家 Michael Scriven 于 1967 年提出。评价贯穿整个教学过程,不以区分评价对象的优良程度为目的。其特点是及时、反馈、改进、激励。评价内容不仅反馈、指导学员,还可以发现培训中存在的问题和不足,有利于教师及时改进教学方法,提升培训质量,达到教学相长的目的。形成性评价重视知识、技能和能力,能更好地促进胜任力导向的教育。其实施包括"评价—反馈—改进—再评价"的过程及对教学各环节的监控,形成对老师和学生即时性的影响效果。

形成性评价属于过程考核,其中常用评价胜任力的方法有 mini-CEX、DOPS、多元反馈(360 度评价)、SP 评价、TSP 评价、EPA、LAP。在学员培训过程中进行多维度综合评价及反馈,能持续改进培训质量,有效提升学员胜任力。形成性评价强调师生之间探讨,包括反馈(feedback)、鼓励(encouragement),指导(direction),其中鼓励是形成性评价取得良好效果的重要手段。以下介绍几种工具。

(一) 迷你临床演练评估(mini-CEX)

于 1995 年由美国首次提出,是在传统的评估演练(CEX)量表基础上简化而来,用于量化考核评估住院医师的临床综合能力,包括病史采集问诊、体格检查、辅助检查分析、疾病诊断及鉴别诊断、人文关怀、健康宣教等。通常在门诊、急诊或住院部真实的临床工作中进行,由带教老师直接观察住院医师对患者进行某项临床诊疗工作,如接诊、健康教育等,通过结构化表格进行评分,及时给予反馈,指出其亮点部分和有待提升部分,并记录观察时间和反馈时间,同时学员对该方法进行反馈。

优点：不受场地限制，无须特殊设备，与临床工作同时进行，受试者在完成例行临床工作的同时接受老师的评价和反馈，使学员能及时认识到自身的知识缺陷，并针对性地改进，同时也减轻了考官和受试者的负担；耗时短，一般 20~30 分钟完成；可完成多方面考核，包括理论知识、技能（如查体）、医患沟通、人文关怀等。临床老师在直接观察学生与患者的互动后，立即给予 5~10 分钟的评价反馈。缺点：有一定的主观成分，只能评价部分临床能力，需要患者的配合。

1. 内容

（1）评估指标：共 7 个项目，若干考核点。①病史询问（medical interviewing）；②体格检查（physical examination skills）；③人文素养（humanistic qualities）；④诊疗决策（clinical judgment）；⑤沟通能力（counseling skills）；⑥组织能力（organization/efficiency）；⑦整体临床能力（overall clinical competence）。

（2）评分标准：分 3 等级、9 分制（住院医师 6 分为合格线）。1~3 分：有待加强；4~6 分：合格；7~9 分：优良。

（3）实时反馈：包括整体表现、优缺点、具体改进措施等。

2. 评估前准备　评估前，师资需要经过培训，理解实施方法，掌握评估反馈，向患者解释本次诊疗带教的目的。学员需要了解实施过程。

3. 评估过程（20~30 分钟）

（1）学员接诊，老师在旁观察学员诊疗患者。

（2）边观察边记录及评分，尽量不干扰或打断学员。

（3）学员诊疗结束后，老师可补充诊疗患者。

（4）师生在单独隐私的场所进行评价及反馈。

4. 注意　mini-CEX 的核心内容是及时反馈，可以口头或书面的方式，对正确的表现予以肯定，对不足之处给出具体的建设性评价。

（1）建议找隐私、安静的地方面对面反馈，不要在公共场合或患者床旁反馈。

（2）诊疗结束后立即反馈，以免遗忘。

（3）不同年级标准一致，体现自我进步。

（4）反馈应为真实的，明确反馈目的是指导和帮助，内容要具体、针对性强，针对可以改变的行为反馈。

（5）尽量采用客观描述性反馈，而不是主观批判式反馈。

（6）注意同理心的运用。同理心就是设身处地地去感受、去体谅他人。

5. mini-CEX 评估具体内容

（1）病史询问（病史采集）

1）称呼患者，自我介绍，向患者说明采集目的，以开放性目的询问病情。

2）鼓励患者叙述病史。

3）适当提问及引导以获得正确足够的信息。

4）条理清晰，主次分明，遵循一定顺序，重点突出，完整。

5）耐心倾听并及时整理记录病史。

6）避免学术用语。

7）恰当的医患沟通交流。

8）有眼神、语言、肢体交流。

（2）体格检查

1）告知患者检查目的及范围。

2）检查场所隐秘性,保护隐私,避免不必要的暴露。

3）检查工具准备齐全,注意手卫生。

4）根据病情需要进行全面、有序、规范而有重点的检查,能识别阳性体征。

5）运用正确的检查顺序及手法,避免反复改变体位。

6）适当且谨慎处理患者的不适,手法轻柔,不对患者造成不适或痛苦。

（3）临床判断（临床诊疗）

1）能归纳总结病史特点和查体情况（整合分析）。

2）判读基本检查结果。

3）合理、正确、全面的临床初步诊断。

4）相关的鉴别诊断。

5）下一步的诊断计划和治疗方案。

（4）职业素养（人文关怀）

1）尊重及关心病患。

2）建立良好的医患关系及信任感。

3）适当满足患者寻求相关信息的需求（对患者咨询的问题和提出的要求进行适当解答）。

4）注意患者的不适并适当处理。

（5）健康咨询

1）解释所做检查及处理的原因。

2）解释检查结果的临床意义。

3）提供治疗咨询。

（6）组织效率

1）能按合理顺序处理,能依据临床状况提供适当的健康诊疗计划。

2）诊察过程有系统性及逻辑性,合理安排整个诊疗过程,注意控制时间。

3）言语、操作简洁。

4）有效总结汇报。

（7）整体临床能力

1）学生在整个考核过程中的综合表现。

2）学生的临床诊疗水准。

3）学生的人文素质。

附：医院全科医学科 mini-CEX 评分表（表 3-6-1）。

表 3-6-1　××医院全科医学科 mini-CEX 评分表

教师姓名：＿＿＿＿＿＿＿＿

学员姓名：＿＿＿＿＿＿＿＿　　性质：＿＿＿＿＿＿　　年级：＿＿＿＿＿＿

患者姓名：＿＿＿＿＿＿

诊断：＿＿＿＿＿＿＿＿＿＿＿＿＿＿＿＿

病情严重度：□轻　□中　□重

地点：□病房　□门诊

诊治重点：□病史采集　□诊断　□治疗　□宣教

评分项目	各项考评结果								
	未符合要求			符合要求			表现优异		
	1	2	3	4	5	6	7	8	9
医疗面谈									
体格检查									
沟通技能									
临床判断									
人文关怀									
组织效能									
整体表现									

直接观察时间：＿＿＿＿＿＿＿　　反馈时间：＿＿＿＿＿＿＿＿

教师对此次测评满意度程度

差　□1□2□3□4□5□6□7□8□9　优

学员对此次测评满意度程度

差　□1□2□3□4□5□6□7□8□9　优

教师评语：

良好之处：＿＿＿＿＿＿＿＿＿＿＿＿＿＿＿＿＿

不足之处：＿＿＿＿＿＿＿＿＿＿＿＿＿＿＿＿＿

　　　　　　　　　教师签名：＿＿＿＿＿＿　学员签名：＿＿＿＿＿＿＿＿

（二）临床操作技能直接观察评估（DOPS）

DOPS 最早由英国皇家内科医师学会设计而成，主要用于评估住院医师的临床操作技能，是由教师直接观察，并以客观量表评估学员临床操作技能的评估方法，适用于评估临床实际操作能力、在操作过程中的沟通能力及专业素养，在临床实践技能培训的各个环节中都可应用。可同时准备技能操作评分表进行评分。

1. 评估地点　门诊、病房、临床技能训练中心。

2. 评估前准备　师资需要经过培训，理解实施方法，掌握评估反馈，了解学员对操作的熟练程度，确定床边操作或模拟操作，向患者解释本次诊疗带教的目的。学员需要了解实施过程，复习操作流程。

3. 评估过程(约 20 分钟)

(1)学员按照临床技能规范进行操作,老师在旁观察。

(2)边观察边记录及评分,尽量不干扰或打断学员。

(3)学员操作失败时,老师补位。

(4)操作结束后回到办公室,教师立即对学生进行评价及 5~10 分钟的反馈,反馈的内容包括学生表现优秀的地方,需要改进和注意的地方,学生继续学习的方向。学生对教师的教学效果进行反馈,对教师的教学提出改进建议。

4. DOPS 评价计分标准　DOPS 评估表为 11 项内容:①适应证、相关解剖结构的了解及操作步骤的熟练程度;②获取知情同意;③临床技能操作前的准备工作、患者身份识别;④适当止痛及镇静;⑤执行临床技能的技术能力;⑥无菌操作技术(包括正规"七步洗手法"洗手、手消毒);⑦能够视需要寻求协助;⑧操作后物品的处理及注意事项;⑨医患沟通技巧;⑩是否顾及患者感受并具有职业素养;⑪ 整体表现。每项内容满分为 9 分。

DOPS 量表不仅考查了临床操作动手能力,还考查了人文关怀、沟通技巧等住院医师规范化培训的重要培训内容。

附:医院全科医学科 DOPS 评分表(表3-6-2)。

表 3-6-2　××医院全科医学科 DOPS 评分表

教师姓名:＿＿＿＿＿＿＿＿＿

学员姓名:＿＿＿＿＿＿＿＿＿　性质:＿＿＿＿＿＿＿＿＿　年级:＿＿＿＿＿＿＿＿＿

患者姓名:＿＿＿＿＿＿＿＿＿

诊断:＿＿＿＿＿＿＿＿＿＿＿＿＿

技能操作名称:＿＿＿＿＿＿＿＿＿

难易程度:□简易　□一般　□困难

学员执行同样技能的经验:□ 0 次　□ 1~4 次　□ 5~9 次　□ 10 次以上

地点:□病房　□门诊

评分项目	各项考评结果								
	未符合要求			符合要求			表现优异		
	1	2	3	4	5	6	7	8	9
明确适应证									
进行告知后同意									
术前准备									
适当且安全的麻醉									
技能的熟练度									
无菌观念									
适当时机寻求协助									
术式完成后的处理									
沟通技巧									

续表

评分项目	各项考评结果								
	未符合要求			符合要求			表现优异		
	1	2	3	4	5	6	7	8	9
专业素养与同理心									
整体表现									

直接观察时间：＿＿＿＿＿　反馈时间：＿＿＿＿＿

教师对此次测评满意度程度

差　□1 □2 □3 □4 □5 □6 □7 □8 □9　优

学员对此次测评满意度程度

差　□1 □2 □3 □4 □5 □6 □7 □8 □9　优

教师评语：

良好之处：＿＿＿＿＿＿＿＿＿＿＿＿＿＿＿＿＿＿＿＿＿＿＿

不足之处：＿＿＿＿＿＿＿＿＿＿＿＿＿＿＿＿＿＿＿＿＿＿＿

教师签名：＿＿＿＿＿＿＿＿　学员签名：＿＿＿＿＿＿＿＿

评分标准

(1)1~3 分：为未达到预期标准，即受试医师目前能力尚有不足，有待加强。

(2)4~6 分：表示接近或达到预期标准，合格。

(3)7~9 分：表示超过预期标准，即受试医师非常熟练，并能帮助指导其他人员。

（三）多元反馈（360 度评价）

又称"全方位反馈评价"或"多源反馈评价"。2007 年，美国开始使用 360 度评价法作为住院医师能力评估的重要手段之一。360 度评价法是通过问卷调查的形式，从与被评价者发生工作关系的多方主体那里，获得被评价者的信息，以此对其进行全方位、多维度的绩效评估的过程。

特点是多评价方对单一对象进行评价。评价内容多方位，因此能较全面客观地反映被评价者实际学习、工作情况，尤其在医患沟通、任务完成时效性、责任心评价方面更有优势。通过反馈环节，让被评价者了解到各方对自己的评价，了解自身能力现状和找到不足之处，针对薄弱环节再次强化训练。虽然评估者含非专业人员，评估内容也包含非技术技能，但由于评估者来自不同层面，收集的信息是全方位、多角度的，故可信度较高，能够公正评价学员。但也应该注意，当评价者对被评价者承担的职位角色不是非常了解时，会使评价结果产生误差。所以，评价人应该是被评价人周围相关的人士，以获取可靠的信息。

目前我国主要将 360 度评价法用于临床轮转出科考核时，对学员进行人文素养、医患沟通、团队合作、处理问题、决策能力等综合能力的评估。

1. 评价者

(1)上级评价者：带教老师、教学秘书、管理人员。

(2)同级评价者：同年资其他住院医师。

(3)下级评价者：医学生与实习生。

(4)其他合作者：护士、医技部门。

(5)患者。

2. 评价指标　360度评价关注的核心是住院医师各个维度的能力状况,量表的编制主要是基于中国核心能力评估模型,结合各地住院医师规范化培训的基本要求确定,包括以下内容。

(1)考勤情况,医德医风:遵守医院和科室的劳动纪律,仪表仪容干净整洁。

(2)培训内容完成情况:按照大纲要求完成病种、操作、病历书写及业务学习。

(3)临床能力综合评价:诊疗行为、完成工作情况与培训年限相符,能有效解决患者的健康问题,能回答上级提问,及时书写医疗文书。

(4)工作态度、责任心。

(5)医患关系:尊重患者,与患者有良好沟通,清楚解释患者的医疗问题、用药问题,体现人文关怀,保护患者隐私,患者对其诊疗行为满意等。

(6)团队沟通配合:尊重护士、上级、其他同事,需要时向上级请示,需要时请其他专业团队会诊(表3-6-3)。

表3-6-3　住院医师规范化培训轮转评价表(带教老师版)

住院医师:＿＿＿＿＿＿　轮转科室名称:＿＿＿＿＿＿

轮转时间:20　年　月　日—20　年　月　日　共＿＿个月

考核项目		考核内容	考核成绩		评分说明
			分值	评分	
日常考核	考勤情况	遵守医院考勤制度,有无旷工、迟到早退、脱岗等情况	5		(1)旷工记0分; (2)满勤记5分; (3)迟到或早退或脱岗一次,扣1分,直至扣完5分
	医德医风	遵守规章制度,廉洁行医,服务态度,工作责任心,团队协作精神	5		
	培训内容完成情况	完成疾病种类及例数的情况	5		
		完成手术或技能操作例数的情况	5		
		完成手写2份大病历的情况	5		
	临床能力综合评价	(1)问诊技巧,体格检查规范; (2)对常见病的临床表现、诊断和鉴别诊断、治疗的掌握程度; (3)常见急、重症的处理能力; (4)对所管患者的病情熟悉程度,医患沟通能力; (5)对所管患者日常的诊疗是否及时,是否按时查房; (6)值班情况	30		带教老师根据住院医师平时的工作表现进行综合评价
	业务学习	参加轮转科室组织的业务学习、病例讨论及各项教学活动的情况	5		
	小计	日常考核合格线:42分	60		

带教老师签名:

3. 评价流程

(1)培训相关人员评价前进行培训,统一规范评分方法。

(2)轮转结束前秘书发放评价表,以匿名方式现场填写。

(3)评价结束后及时反馈,由临床带教教师结合评价指标和不同评价者的评分结果,与学员进行针对性反馈,帮助学员进行改进。

(四) LAP 评估

是评估全科医生接诊能力的工具,目前已被多个国家应用于评估全科医生培训效果及制订全科医学专业资格认证考核标准。评估内容包括病史采集(20 分)、体格检查(10 分)、解决问题(20 分)、患者管理(20 分)、医患关系(10 分)、预防保健(10 分)及病历记录(10 分)7 个方面,具体细化为 58 个条目,总分 100 分,重视全科医生解决问题的能力,重视评价全科医生的沟通能力。该套件对于培训全科医生接诊能力、医患沟通、技能操作、思维培养均有较好的效果。各基地可对条目进行细微调整。(详见本篇第四章第八节)。

(五) 置信职业行为(EPAs)

于 2005 年由荷兰的 Ten Cate 提出,EPAs 的定义是对于一项专业的操作,当学员达到足够的胜任能力,能够被信任而放心其独立执行的医疗行为,是一种基于工作环境和基于胜任力的评价。

"信任" 在医疗活动中是一个重要的核心价值。在临床教学中,指导教师逐步减少监控与支持的程度,最终培养学员成为一位成熟的医师。在学员的每一阶段学习中,都可以根据专业、专科的学习目标,制订不同的 EPAs。诸如采集病史、形成初步诊断和鉴别诊断、某项技能操作等,EPAs 提取其中的关键行为,由上级医师通过观察住院医师日常的临床行为来判定所能给予他们的信任程度,从而确定他们在临床工作中的权责。

以胜任力为导向的医学教育培养模式需要胜任力导向的评价。目前培训中的困境:胜任力的概念相对抽象、模糊,现有模型对胜任力的分层过细,评价繁复,且迫于对患者安全的考虑,上级医师须尽可能早期介入,因此难以在日常工作状态下进行持续评价。EPAs 能够兼具基于工作环境和基于胜任力的评价,兼顾住院医师学习和患者安全,有利于胜任力导向医学教育(competency-based medical education,CBME)的实施。

1. 评价分级　上级医师通过对住院医师的直接观察,对住院医师的 EPAs 进行直接判断,用 1~5 个等级来表示。

(1)住院医师在上级医师的直接监督下无法完成,不允许执行,只能观摩。

(2)住院医师在上级医师的全程、直接、主动监督下完成。

(3)住院医师在上级医师的被动监督下完成,即监督者不在现场,但必要时可以迅速到场。

(4)住院医师能够独立完成,允许无监督。

(5)住院医师能够监督指导其他人完成。

2. EPAs 构建过程

(1)文献回顾。

(2)根据专科特性设计 EPAs 草案(重点疾病、症状、操作项目)。

(3)确定核心置信职业行为(常用方法包括专家会议、专家调查与访谈、德尔菲法及名义小组法)。

（4）开发 EPAs 评估策略。

（5）锚定胜任力和里程碑，将里程碑映射到 EPAs；

（6）设计评估表单，主要包括评估内容、置信等级及文字反馈。

（7）由一名带教老师对住院医师的临床行为进行观察并给予及时的反馈。

美国、加拿大、澳大利亚等国学者开发了全科 EPAs 清单。比如美国的 76 条清单包括了进行成人体检、管理糖尿病患者、管理发热儿童、进行儿童体检、进行新生儿体检、管理腹痛患者等，基于清单对住院医师认知技能的知识、理解及应用三个方面进行高频率观察。目前中国学者 EPAs 的相关研究刚起步，已有方案的可行性还待实践验证。

（梁淑敏）

参 考 文 献

［1］陈东晖, 关春丽, 王艳丽. 浅谈加拿大全科医师规范化培训过程考核模式 [J]. 中国毕业后医学教育, 2019, 3 (03): 284-288.

［2］ERFANI KHANGHAHI M, EBADI FARD AZAR F. Direct observation of procedural skills (DOPS) evaluation method: systematic review of evidence [J]. Med J Islam Repub Iran, 2018, 32: 45.

［3］石羽茜, 朱惠娟, 薛华丹, 等. 基于核心胜任力的 360° 评价体系的构建及其在临床医学博士后培养中的应用 [J]. 协和医学杂志, 2021, 12 (04): 584-588.

［4］邹春莉, 于瑞英, 李民, 等. 多源反馈评估机制在临床实践评估体系中的应用 [J]. 中华医学教育探索杂志, 2021, 20 (5): 502-505.

［5］张勇, 黄荣彩, 蒋品, 等. 德国全科医师培训教学模式和考核评价体系介绍及其对中国的启示 [J]. 中国全科医学, 2019, 22 (34): 4179-4184.

［6］美国医学院校协会. 入职住院医师核心置信职业行为课程开发者指导手册 [M]. 李海潮, 译. 北京: 北京大学医学出版社, 2021.

［7］金哲, 齐心, 李海潮, 等. 置信职业行为在临床医学教育中的应用 [J]. 中华医学教育杂志, 2019, 39 (04): 314-320.

［8］齐心. 置信职业行为与住院医师胜任力关系探讨 [J]. 中华医学教育杂志, 2020, 40 (4): 306-310.

［9］陈心航, 吴红斌, 江哲涵, 等. 国际置信职业行为研究在医学教育中的发展与启示 [J]. 中华医学教育杂志, 2020, 40 (12): 945-950.

［10］齐心, 金哲, 韩晓宁, 等. 住院医师置信职业行为指标的构建研究 [J]. 中华医学教育杂志, 2021, 41 (2): 104-108.

第四节　全科出科考核内容

目前无统一的全科实践基地全科医学科出科考核大纲, 全科医学专业规培出科考核兼顾临床知识理论考核、全科基本技能考核、临床思维考核等。可以采取笔试、面试、操作、情景模拟等多种方式。规范化的出科考核,能够及时、准确地暴露学员的短板和不足,更好地达到以考促学、查漏补缺的教学目的。

一、理论考(见本章第六节)

二、技能考核内容及方式

根据国家卫健委结业考核方式及内容,制订全科出科考模式。

(一)医患沟通考核

1. 考核方式　使用SP或TSP进行考核。

2. 考核内容　向SP解释病情(如可能的诊断、鉴别诊断及处理方案),归纳患者病情、医患共同决策、进行健康教育等。

3. 考核过程　给考生提供病情介绍,建议病史以慢性病管理为主,如冠心病、高血压、糖尿病、COPD、脑梗死后遗症等。

(1)考生向SP补充询问关键病史。

(2)SP回答考生问题,提出考核问题。

(3)考生根据提供的基本信息,与SP沟通、回答提问。

4. 评分表　根据国家卫生健康委《住院医师规范化培训结业临床实践能力考核标准方案(试行)》制订(表3-6-4)。

表3-6-4　医患沟通评分表(通用表)

考点		参考答案	分值	得分
沟通准备(5分)		态度和蔼,问候与自我介绍(1分)	5	
		核对患者基本信息(1分)		
		营造宽松和谐的气氛(1分)		
		询问患者需求及期望(2分)		
回答患者提出问题(60分)	问题1 交流方法 循证分析 解释安慰	用循证医学方法分析患者提出的问题(5分)	10	
		合理进行解释及安慰(5分)		
	问题2 交流方法 分析利弊 共同决策	分析患者提出问题可采取措施的利好及风险(5分)	10	
		了解患者偏好(2分)		
		医患共同决策诊治方案(3分)		
	问题3 交流方法 了解个体 健康教育	了解患者个人生活方式情况(2分)	10	
		健康教育,饮食、运动等生活方式指导(5分)		
		指导改变不良嗜好指导(3分)		

续表

考点		参考答案	分值	得分
回答患者提出问题(60分)	问题4 交流方法 理解安慰 心理干预	了解患者心理及担忧、烦恼及痛苦(2分)	10	
		用同理心对患者情况表示理解(5分)		
		运用心理干预方法进行安慰与疏导(3分)		
	问题5 交流方法 解决方法 科学指导	结合患者困惑,告知具体解决问题的方法(5分)	10	
		告知注意事项,给予正确的干预指导(5分)		
	问题6 交流方法 合理解释 定期管理	合理解释定期管理(随访)的必要性(5分)	10	
		告知管理(随访)的时间与方法(5分)		
归纳总结(10分)		用全科思维及方法有条理总结患者情况(4分)	10	
		了解有无其他问题,告知如有问题的咨询方法(2分)		
		耐心倾听,及时反馈,关注患者的情绪及整体(4分)		
非语言沟通(10分)		考生与患者有亲切眼神的交流(2分)	10	
		表情和蔼、坐姿良好,服装整齐等(3分)		
		整个过程考生无打断患者的陈述(2分)		
		表情有笑容,有亲和力(3分)		
沟通效果(5分)		注意用患者可以理解的词语、注重患者满意度(3分)	5	
		确认患者了解知识点、学会的方法及管理能力(2分)		
整体印象(10分)		用以人为中心的全人理念进行交流(5分)	10	
		体现职业素养、人文关怀、沟通流畅(5分)		
总分			100	

（二）全科接诊能力考核

门诊接诊能力是全科医生临床胜任能力的重要内容,是培训的重点,是出科考核的必要项目,可同时考核多方面能力。

1. 考核方式 一年级可使用 SP 或 TSP 进行考核,二、三年级可在门诊选取合适患者进行考核。

2. 考核内容 社区常见病、慢性病的接诊、问诊技巧、查体、医患沟通。

3. 考核过程 给考生提供主诉,要求考生做病史采集、体格检查、医患沟通、临床诊断、治疗方案。

4. 评分表 可采用简化问诊评分表(《广东省住院医师规范化培训结业考核临床实践能力考核规程 2020 年》,表 3-6-5),mini-CEX 评分表,LAP 评估表(见门诊教学章节)。

表 3-6-5　简化全科问诊及医患沟通评分细则

考生姓名：_____　　准考证号：_____

一	问诊内容	分值	得分
1	介绍自己,向患者问好,询问需求	5	
2	询问主要临床表现		
2.1	诱因	3	
2.2	部位	3	
2.3	性质	3	
2.4	持续时间	3	
2.5	严重程度	3	
2.6	加重、缓解因素	3	
2.7	伴随症状(有问及红旗征为满分)	5	
2.8	目前用药、治疗情况	5	
2.9	一般情况(胃纳、大小便、睡眠、体重改变等)	5	
3	既往史(过敏史 2 分,手术史 2 分,外伤史 2 分,输血史 2 分,传染病史 2 分)	10	
4	婚育史	2	
5	个人史(未问及生活习惯不得分)	5	
6	家族史	3	
7	患者对疾病的理解、担忧	5	
8	关心患者现有的经济支持、依从性、家庭可利用的资源等	5	
二	问诊技巧	分值	得分
1	有逻辑性、系统性、针对性地进行询问	5	
2	使用开放 - 封闭式的问话技巧	5	
3	语言简单易懂,不用难懂的医学术语提问	5	
三	总体评价	分值	得分
	整体印象,接诊、问诊整体流畅、有序,对患者表示尊重,懂得倾听,表示同理,有肢体表情等非语言反应,正确处理患者反馈	20	

考生本站实际得分

填表日期 _____ 年 _____ 月 _____ 日　　考核专家签名：

(三) SOAP 病历书写

SOAP 病历书写是全科医生基层工作中的基本技能,SOAP 病历书写应作为全科专业出科考核的必考项目。

1. 考核方式　可在门诊选取合适患者接诊后书写 SOAP 病历。

2. 考核内容　建议选取社区常见病诊治、慢性病管理。

3. 评分标准(表 3-6-6)

表 3-6-6　SOAP 评分表

基层基地：　　　　　　　　　　　　　　　　培训基地(医院)：

培训对象姓名：　　　　　　　　　　　　　　考试时间：

指导医师姓名：　　　　　　　　　　　　　　专业技术职称：

患者姓名：　　　　　　　　　　　　　　　　疾病名称：

项目	评分标准	分值	得分	备注
主观资料(S,25 分)	1. 格式,按主要健康问题,逐一描述	5		
	2. 书写内容			
	(1)主诉	2		
	(2)主要症状描述,病情演变	5		
	(3)诊治经过及结果	3		
	(4)相关病史	3		
	(5)家族史	2		
	(6)生活方式、心理及社会因素	5		
客观检查(O,15 分)	1. 重点查体无遗漏,操作规范	10		
	2. 必要的实验室检查及辅助检查等	4		
	3. 其他评估	1		
评价(A,25 分)	1. 主要诊断	8		
	2. 存在的危险因素及健康问题	10		
	3. 并发症及其他临床情况	4		
	4. 患者的依从性	2		
	5. 家庭可利用的资源	1		
处置计划(P,25 分)	1. 进一步诊查计划	5		
	2. 治疗计划			
	(1)药物治疗及相关问题	8		
	(2)非药物治疗:行为干预计划,饮食、运动等健康教育指导、注意事项等	8		
	3. 转诊指征	2		
	4. 随诊要求	2		
提问(10 分)	专家结合病例提问			
	1. 问题 1	5		
	2. 问题 2	5		
合计		100		

(四) 多病共患病历分析

共患病的疾病群可以依据特定疾病名称(例如:糖尿病、高血压、高脂血症),也可以是更宽泛的种类群(例如:心血管/代谢性疾病或焦虑/抑郁/心理疾病)。这些共患病需要患者长期就诊,导致生活质量下降,甚至预期寿命降低。

1. 考核方式　提供详细病史、查体、基本辅助检查,病情逐步演变,设置问题,考生口头或书面回答问题。或以症状为线索,信息分步骤提供,模拟临床实际的诊治和思维过程,考核全科诊疗思维。

2. 考核内容　疾病诊断、鉴别、主要健康问题评估、诊疗方案、病情演变后的诊疗方案、社区综合管理方案。

3. 建议病种　多系统慢性病患者,诊断较明确,病情有变化,涉及综合治疗、慢性病管理的。

4. 评分标准　根据具体病例自行制订。

(五) 社区常用的基本技能操作

虽然全科学员在各专科轮转期间进行了专科技能操作的培训和考核,但基层常用的基本技能,仍需要在全科病房加强培训及考核。

1. 考核方式　可用 SP 或病房需要查体或操作的患者,解读典型心电图、胸部 X 线读片、检验报告单。

2. 考核内容　社区常用操作:系统查体、临床检验和结果判读、心电图机操作和书写心电图报告、伤口换药与拆线、胸部 X 线读片、初级心肺复苏。

3. 评分标准　详见各项技能操作评分标准、DOPS 评分表(表 3-6-2)。

(六) 体现分层

不同年级全科考核重点不同。

1. 一年级　全科概论、社区常见操作、系统查体。

2. 二年级　常见病诊疗、接诊、SOAP。

3. 三年级　多病共患病历分析、诊疗思维、医患沟通、SOAP。

4. 研究生　除以上胜任力考核外,增加专业英语(英文医患沟通)、科研能力考核(课题设计)、英文翻译(病历翻译)、个人述职(医、教、研)、科研汇报(文献综述、开题报告、研究结果)等方式。

(梁淑敏)

参 考 文 献

柯箫韵, 周桂桃, 毕朝芳, 等. 全科医学规范化培训实践基地出科考核问题与分析 [J]. 中国高等医学教育, 2020,(09): 32-33.

第五节 年度及结业技能考核

结业考为临床综合能力的终结评价,是对住培的全面总结和评价,目前为全省统考,以后逐渐过渡至全国统考。目前多采用理论考加国际通行的 OSCE。年度考为阶段评价,建议模拟结业考使用 OSCE 模式进行。传统的临床能力评价采用纸笔考试和病房床边考试形式,存在评价方法单一、评价不全面的问题。OSCE 方法避免了传统考试的偶然性和变异性,减少了主观性。

OSCE 是一种客观、有序、有组织的考核框架,主要用于医学生临床综合素质的考核评估。OSCE 要求考生不但要有扎实的理论基础,还要有在真实临床环境中分析解决问题的能力、临场应变能力、语言交流能力,能考核学员的真实水平,近年来在我国住院医师规范化培训考核中得以逐步使用。通过模拟临床场景、多站循环考核,要求考生在规定的时间内在各站内完成规定的临床任务,考核覆盖临床知识及思维,评价临床的综合胜任力(知识、技能、专业态度)。考核内容包括问诊、查体、检验结果判读、诊疗处理、病历书写、技能操作、沟通技巧、病历分析。受人力、财力、物力与时间、空间限制,不可能把所有技能都设立考站,有一定局限性。应把 OSCE 考核的理念分散在各个专科的过程评价中,能更客观地评价学员胜任力情况。

一、OSCE 考站设置

考站的设置需要兼顾可靠性和有效性,各院校探索并自行设计的考站站点数量 4~10 个不等,数量少,所需时间少、成本低,适合大规模考核,但考站数量和任务的增加是保证考核可靠性的有效方法。

根据《住院医师规范化培训结业临床实践能力考核标准方案(试行)》,全科专业设置考站如下。

考站	考核项目	考核内容	考核方式	考试时间	分值占比
第一站	基本技能操作	各轮转科室要求、掌握的项目	模拟设备上操作	20min	25%
第二站	医患沟通	模拟场景进行、医患沟通	SP 或模拟患者	20min	15%
第三站	全科接诊	病史采集、体格检查、病例分析、SOAP 书写	病史采集、体格检查、病例分析采取考官面试形式,其中病史采集为模拟患者或 SP,体格检查为真人模特或模拟人;SOAP 书写采取笔试形式	70min(面试 40min,笔试 30min)	60%
	合计			110min	100%

二、组织实施

(一) 考前准备

1. 考核小组出题

(1) 明确住培 OSCE 命题基本原则：注重理论、知识、技能、临床思维能力、沟通能力、人文素养的考核。

(2) 讨论确定考核内容，设计病例剧本、病例相关问题提问、评分标准。

(3) 选取合适病例：建议以多系统慢性病管理为主，以大纲要求掌握的及社区常见慢性病为重点。全科接诊考核的病例须有完整的病历资料，包括病史、体格检查、辅助检查结果、诊断、鉴别诊断、治疗原则、社区管理原则。

医患沟通考核常见的提问包括：①大夫，我得了什么病？ ②有什么好办法，有药治疗吗？ 药物有副作用吗？ ③有什么预防发作的方法吗？ ④我很担忧我的病好不起来，会越来越厉害，该怎么办？ ⑤还有哪些需要注意的问题呢？ ⑥我平时需要多长时间来门诊就诊？ ⑦为什么做这么多检查？ ⑧检查结果是什么？ ⑨需要住院吗？

脚本设计：用一问一答的方式体现一个正常的问诊过程，应当包含一些必要的社会 - 人文 - 心理背景，如让患者表达焦虑、抑郁和对疾病、检查的担心。

(4) 设计评分表：包括问诊评分表、查体评分表、医患沟通评分表、SOAP 病历书写评分表。评分项目需要权重合适，标准清晰、细化、明确，减少考官的主观因素的影响，有客观评价，也有综合表现评价。

2. 考核秘书准备工作

(1) 设置考站轮转方式。

(2) 制订考试指引。

(3) 准备操作设备、模型、用物 (物品清单)。

(4) 准备考试资料。

1) 给 SP 的脚本：详细病史资料。

2) 给考官的资料：详细病历、考题、评分标准。

3) 给考生的资料：全科接诊的简单主诉、查体后提供的查体结果、SOAP 书写纸，医患沟通的详细病史资料。

3. 培训考官

(1) 熟悉考场环境，考场纪律。

(2) 熟悉考场站点设置、考试流程。

(3) 掌握考核内容、剧本、具体评分项目及评分标准。

(4) 严格依据评分表进行计分。

(5) 每个考站设置两名考官，取平均分为最终成绩。

4. 招募及培训考务人员　熟知各种考场设备操作、考试时间限制、考试站点切换以及考核成绩收集等。

5. 培训 SP　病史采集和体格检查环节，熟悉病例资料及临床情景，熟记病历脚本内容，能用患者的语言描述，可表达一定的情绪如焦虑、忧郁、担心或对检查的顾虑。必要时预先演练。

6. 培训考生

(1)考试流程,轮站方式。

(2)考核项目(包括操作技能、问诊、查体、SOAP 书写、医患沟通、病历分析)及时间设置。

(二)考核评分

OSCE 的评分实施通常由一或两位考官(或 SP),用统一制订的评分表进行现场评分。在评分过程中,存在诸多影响考评客观性、准确性的因素。试题因素包括考试项目的内容、难度、区分度,评分表的制订对成绩影响较大。此外影响考生水平发挥的因素包括考场环境、设备模型的真实度、考站先后顺序、考试时间、是否了解或参加过 OSCE 等。影响考官判分的因素包括考官的专业水平、对 OSCE 熟悉程度、对评分量表的理解以及疲倦度等。因此完善考前的培训、准备工作,增加考站数目,保证试题覆盖面,制订难度适中的考题,细化评分标准,尽可能减少影响因素,都是保证考评客观、准确的重要措施。

各考站考核评分方法:2 名考官根据评分表独立评分,取平均分为该考站得分。总分 = 基本技能操作考站得分 × 0.25 + 医患沟通考站得分 × 0.15 + 全科接诊考站得分 × 0.6。总分达到 70 分为合格,不单独设定各站合格线(此标准为推荐标准,各考区可依据国家卫健委相关指导意见确定)。

(三)考后反馈及总结

1. 考后即刻口头反馈　每个考站评分结束后考官进行 2 分钟的口头反馈,有研究表明,即刻反馈可降低考生获取反馈信息的难度,能获得个体化的反馈以明确自身存在的不足,还可减少考官事后的工作量,2 分钟的反馈时间对考试进程无明显影响。

2. 书面反馈　针对考核结果,及时总结分析,寻找差距和不足,并将结业考核结果作为评价教学和管理工作的重要依据。

(1)考核完成后将学员的考核成绩和具体评分细则反馈给带教教师和培训学员。

(2)教学小组及考官及时召开研讨会,分析总结学员普遍存在的问题,发现教学过程中的薄弱环节,制订针对性的改进方法。

(3)对学员召开结业考总结分析会,培训学员及时发现自己的理论或技能缺陷,进行针对性训练。

（梁淑敏）

参 考 文 献

［1］杨春丽, 李庆钰, 唐俊. 客观结构化临床考试在住院医师规范化培训中的应用 [J]. 继续医学教育, 2020, 34 (02): 30-32.

［2］廉东波, 刘晨, 张东东, 等. 外科住院医师规范化培训实践中《出科考核指南》的建立及应用总结 [J]. 重庆医学, 2019, 48 (08): 1270-1274.

［3］周玉皆, 黄阿红, 姜燕, 等. 客观结构化临床考试在内科住院医师规范化培训中的应用评价 [J]. 中华医学教育杂志, 2019, 39 (11): 880-883.

［4］何睿, 齐心, 刘瑾, 等. 即刻口头反馈在客观结构化临床考试中的运用 [J]. 中华医学教育探索杂志, 2018, 17 (1): 41-45.

第六节　理论考核题库的建立

医学理论是一名医生职业生涯的基石, 在住院医师规范化培训期间要继续不断学习, 因此管理住院医师的理论学习和理论考核十分重要。将教育测量学融合进建立题库、质控题库以及组卷中, 增加融合型题目, 将"考教分离""及时反馈"原则实施在考核过程中, 让理论考核与规范化、科学化更加贴合, 以全科住院医师临床胜任力为导向进行培养。

一、住院医师规范化培训理论考试的重要性

医学"三基", 包括基本理论、基本知识、基本技能, 将基本理论放在第一位, 是因为它是医生生涯中的"铺路石", 职业发展的第一步。因此, 医学教育需要重视理论教育的质量。医学理论教育质量管理包括考核与整改, 旨在"以考促教, 以考促学"。通过理论考核, 除了可以达到督促作用, 使住院医师可以参照考试时间, 制订学习计划, 有目标、高效地完成知识点的学习、巩固, 还可以通过考核检查是否有缺漏或是理解不够深刻的知识点, 做出学习总结以及下一轮学习计划, 如此良性循环。

住院医师规范化培训总培训时长为 3 年。全科住院医师 3 年里面需要轮转的科室总共有 27 个之多, 埋头轮转学习, 难免会出现盲目忙碌、学习低效的情况, 所以设置出科考核、年度考核的环节是一项重要的过程管理。这两项考核包括理论考核以及技能操作考核。以下将围绕理论考核着重讲述。

二、教育测量学应用于理论考核

(一) 教育测量学的重要性

教育测量学是实现教育规范化、科学化、现代化的重要指导理论之一。目前, 很多住培基地理论考核的试卷质量与管理尚没有达到制度化、科学化、规范化, 其中的每一个方面均存在着很多欠缺和短板。既往, 多数医学试卷的组成缺乏科学依据, 对考试结果的分析仅仅局限于分数的简单分类计算, 故这样的理论考核很难成为衡量住培质量的客观标准, 其分析结果具有的信服力亦较低。解决这一问题的唯一途径, 就是以教育测量为基础、以计算机技术为载体, 通过对题目质量的分析来指导建设, 提高试题的质量, 进而提高组卷的质量, 形成对全科指导老师带教质量和全科住院医师临床学习效果的准确评价, 使住培过程管理的理论考核这一重要环节不断规范和完善。

(二) 教育测量理论的指标

教育测量是对某种教育现象按照教育目标规定的要求 (准则) 用数字加以确定的过程, 就是针对在学校教育影响下学生各方面的发展, 侧重于从量的规定上予以确定和描述的过程。经典测量理论的指标包括以下四个。

1. 信度 (reliability)　指测量的可靠程度或稳定程度, 即用同样的方法重复测量同一对

象,重复测量所得结果之间的一致性程度。

2. 效度(validity)　指测量的有效程度,即测量工具能够准确测出所要测量的特性的程度。

3. 难度(difficulty)　指测试题目的难易程度,难度的计算一般采用题目的通过率。难度值越高,题目越容易。难度值为 0.1 为难题,0.2~0.4 为偏难题,0.5~0.7 难度适中,0.8~0.9 偏简单,0.9~1 则为简单题。

4. 区分度(discrimination)　指题目能把不同水平的人区分开来的程度,即题目的鉴别能力。区分度取值在 −1.00 至 1.00 之间,取值越高时,题目的质量越好。区分度 0.40 以上,题目的鉴别能力很好;在 0.30~0.39 之间,题目的鉴别能力较好;在 0.20~0.29 之间,题目的鉴别能力尚可,需要进行修改;在 0.19 以下,题目应淘汰。难度值和区分度两个指标同时影响且决定试卷的鉴别性。

三、题库的建立

住培指导老师同时有大量的临床工作以及科研任务,而住培教育中有大量的考核工作,所以理论考核组卷过程要提高工作的效率和质量,题库的建设与管理十分重要。题库不是单纯的题目集合,而是需要根据教育测量学的原理,对每道试题进行详细的分析,赋予每道试题一系列的特征指标,形成题库。在使用时,根据不同的测量目标设定参数指标,然后筛选出合适的试题进行组卷。题库的建设以及持续、有效的管理有利于提高理论考核试卷的质量和效率,是住培教育真正走向规范化的必经途径。

(一) 题型的选择

2020 年 10 月,《国务院办公厅关于加快医学教育创新发展的指导意见》指出,应当加快基于器官系统的基础与临床整合式教学改革,加快以能力为导向的学生考试评价改革。融合型试题(即 A2 型选择题)是一种将基础医学、医学人文、公共卫生知识融合到临床病例分析中的考核,主要考查住院医师运用多学科知识去解决临床问题的能力。另外,增加题库中带图试题的数量也有助于通过理论考核提高临床技能。对于全科住院医师,阅读心电图、胸部 X 线片、腹部平片、胸部 CT、头颅 CT、眼底照片等是需要掌握的基本技能,可以嵌合进相应疾病的病例分析中。对于查体,还可以尝试增加声音、录像或动态影像等考核介质,模拟真实的临床场景,协助夯实“三基”中的基本知识、基本技能。以上两种题目可以加强对住院医师的实践能力的考核,体现了以临床医师岗位胜任力为导向的医学教育理念,以期经过全科住培,全科住院医师可以独立完成临床基地和基层实践基地的全科接诊工作。

建议全科教学大纲中“了解”部分的内容以 A1 型题为主,大纲中“掌握”“熟悉”部分的内容以 A2、A3、A4 和案例分析题为主。

1. A1 型题　A1 型题为单句型选择题,其优点是可以简明扼要地考查知识点。

2. A2 型题　A2 型题为基于临床情境的最佳选择题,命题的流程和基本原则包括每道试题应该反映一个重要概念、重要临床问题或是临床潜在风险,通过临床情景提出问题,题干和问题清晰,给出回答问题所需信息,遮盖选项亦能正确作答,干扰选项和正确选项性质相同,避免技术缺陷,避免过度专科化。处理原始信息是考核考生临床思维(理解)不可缺少的重要方法。

(1)题干:拟定题干时尽量模拟临床情景,提供完整的原始、合理的信息,提供具有疾病诊断指向性的典型特征,包含能够回答问题的必要信息,但是并不需要全部为有效信息,亦不是全部为充分必要信息,按病历记录顺序和临床处理程序编制,需有一定的阅读量。

(2)题目引导句:为协助明确诊断需要完成的辅助检查,可参考以下引导句:"患者首选的检查是""患者需要紧急完善的检查是";当问及诊断时,可建立假设,如"患者最可能的诊断是""患者最可能的健康问题是";问及发病机制时,考查的是基本知识,可参考以下引导句,"患者出现上述症状,最可能的原因为(病理生理学)""导致患者出现上述情况,最可能的机制是""患者最可能的损伤部位是(解剖)""最可能的病原菌是(微生物)";当问及临床决策时,可参考以下引导句"患者下一步应进行的处理是""下述最有效的治疗措施是""最恰当的药物治疗方案是""对患者下一步的健康教育是"。引导句应避免包含可能指向备选答案的提示。例如,"下一步的治疗需要静脉输入的药物是",建议替换为"下一步的治疗是"。建议引导句应用陈述句,少用否定句,尤其应避免与选项一起出现双重否定,造成阅读和理解困难。

(3)选项:这种题型的选项设计中,正确选项不一定绝对正确,而是和其他选项相比最正确或最合理,而其他选项能形成有效干扰,注意选项的同质性,尽量避免完全错误或无关选项。选项的设计亦应注意避免技术缺陷,如逻辑暗示、语气暗示、汇聚式表达,如"以上都是"或"以上都不是"。

3. A3/A4型题　此类题型为共用题干单选题,A3型题为病历组型最佳选择题,叙述一个临床情境,根据要考核的点提出2~3个互相独立的问题,命题过程中注意避免问题间的相互提示,如能通过计算机考试,则能避免提示提问和选项的结构与A2型题相同。当病例情境逐渐展开时,A4型题可逐步提供新的信息,这些新信息与临床情境的演变有一定的逻辑关系。

4. B1型　此类题型为最佳配伍题,由2~3个题干和5个选项组成,选项在前,题干在后,每个题干对应一个选项,选项可以重复选择,应该保证题干和选项之间的同质性,题干可以是单句,也可以是临床情境。

5. 案例分析型题　此类题型优点是覆盖知识点多,认知层面考核效度高;考核不受学生表达或写作能力的影响;客观性强,不受老师、判卷人员影响,信度高;可以反复考核,效度一致;容易分析住院医师学习成果、难度、效度以及改进方向;但是其限于行为层面考核、解决问题实际能力考核效率不足,属"纸上谈兵";考生应答容易投机取巧;较高的命题规范和技巧,需要专业培训,反复修正。

(二)命题及审题

严格把控试题的入库关口,是保证试题库高质量的关键。建立题库首先需要根据《全科专业住院医师规范化培训内容与标准》(简称"全科教学大纲")划分各系统疾病,量化知识点,将其分为掌握、熟悉以及了解三个层次水平,保证重点考核内容的题量充足,覆盖全面,才能满足考试的出卷要求,保证考试的均衡性和全面性,而命题和审题是严控试题入库的关键。

1. 命题

(1)甄选富有责任感、专业技术水平高且对理论考核工作有兴趣的专家参与命题。

(2)先召开命题工作动员会,制订科学、规范、实用的命题手册,加强对命题专家的系统培训。请专家命题时要注重原创性,适度增加临床实践相关的病例分析题的比例,减少纯理论题目的比例。

（3）题库工作人员根据试题库现存试题总量，在满足组卷题量及覆盖全面的条件下，制订命题细目表，细目表应包括知识点、题型、难度三个维度。根据各位命题专家的专长，结合命题细目表，科学合理地分配任务。每位命题专家的任务量不宜过大，以质量优先，且需要给予充足的时间。

2. 审题

（1）收集完毕各命题专家的题目，题库工作人员先对试题进行预审核以保证试题的规范性和完整性。工作人员的预审核主要包括审核题型设置的准确性、试题表述完整性、试题格式准确性（标点符号、病例描述、提问方式），试题对应大纲的知识点的是否准确，选项设置是否合理，考核知识点是否为核心知识，临床情景编写是否真实、规范、问题是否已用陈述句，选项是否同质且具有较好的干扰性，最后还有错字、漏字、名词术语、计量单位等的检查。

（2）预审核完成后再组织另外一批专家进行集中审核，包括试题内容的科学性、与临床实践结合的紧密性、预估难度的准确性、试题与知识点的匹配性等。其中，紧密性、匹配性可以邀请全科住院医师协助审核，一方面更能确保试题的实用性，另一方面可以提高全科住院医师的培养质量。

四、题库的质量控制与维护

然而，题库建立完成并不是一劳永逸的，题库中的试题要不断更新，试题库才能可持续发展。对题库试题的运维，是加强试题质量控制的关键环节。试题库的运维，可以根据已测试题和未测试题分别进行。

（一）已测试题

对于已测试题，每次考试后进行题目的质量分析，获得分析数据，为累积优质题目、提高题库质量提供科学依据。试题的质量参数指标包括实测难度、区分度及题目选项的选择率。综合运用这三项指标筛选出内容可能错误的试题。难度及区分度如上所述。如果大多数住院医师选择的答案与正确答案不符，可能是正确答案错误，需要出题专家对这道题目再次进行审核修改；也可能答案是正确的，但题目的难度值及区分度均不高，说明住院医师对题目所对应的知识点理解欠佳。另外，若出现选项几乎没有考生选择，说明此备选答案不具迷惑性，还需要请出题专家审核。

（二）未测试题

对于未测试题的运维，并不意味着所有入库的未测试题全部审核一遍。在这个方面，需要重点关注的是这些已入库的未测试题是否因为医学领域的知识不断发展与医改的不断深入而出现考点过时的现象，主要包括以下几种情况。

1. 与政策密切相关的专业。

2. 不断更新的诊疗指南。因此，在题干描述中带有明确年份的关于诊疗指南的试题是具有时效性的，需要及时维护更新。

3. 涉及药物的试题，若出现已淘汰的药物，应将其筛选出来，组织专家进行审核，由专家来决定题干或选项是调整成当下常用新药还是直接删除题目。

4. 对于全科住院医师，尤其需要重视突发公共卫生事件比如新冠疫情的题目的增加，加强突发公共卫生事件的理论教育质量控制。

五、出科理论考核的组卷

(一) 考试类型

考试从结果解释和利用的角度看,可以分为两种:一是常模参照考试,即选拔性考试;二是标准参照考试,即水平性考试。R.W.Tyler 的教育评价目标原理指出,教育评价必须建立在清晰的目标的基础上。由于住培出科考核、年度考核的主要目的在于衡量学生能否达到课程目标(即教学大纲)所要求的程度,所以住培过程中的这两个考试主要属于标准参照考试。标准参照考试与常模参照考试一样,也需要很高的信度和效度,但它并不依靠分数变异的增加来达到考试设置的目的。住培出科理论考核和年度理论考核的选题原则是按国家标准需要达到掌握以及熟悉的理论水平作为测量目标,所以全科住培的标准参照考试的选题需要对全科教学大纲有很好的代表性。因此住培出科考核和年度考核的多数理论试题并不需要具备很高的区分能力,只要区分度大于零并具有很好的内容代表性即达到教育评价目标。实际上,如果根据全科教学大纲出题,而全体住院医师都按照教学大纲扎实地学习,一些基本且容易理解或临床上常见病、多发病的知识点甚至可允许个别试题全体住院医师均回答正确,难度值为1,区分度为零。

(二) 出科理论考核内容

全科医学科在临床基地的轮转目的是使全科住院医师系统学习全科医学基本理论、锻炼全科临床思维,并将其应用于基层常见病与多发病处理中。全科医学科的出科理论考核需要根据大纲要求掌握的内容着重考核,试卷考核内容的权重需要由全科基地师资结合当地社区常见病、多发病进行讨论决定,组卷时多采用融合型题目,尽量多地覆盖知识点。组卷时考查实际工作背景下的处理问题以 A2、A3、A4 和案例分析型试题为主体,辅以部分 A1型试题(占比约 25%)。

(三) 理论知识点的考核分配

由于全科医学科在临床知识方面涉及广泛,与其他临床轮转专科会有交叉重叠的学习内容。因此,可以由继续教育科牵头召开全科出科考核动员会,组织全科教研室的其他专科师资与全科医学科的师资进行考核知识点的横向分工或纵向分工。

1. 纵向分工 纵向分工如高血压病和冠状动脉粥样硬化性心脏病的病例,全科住院医师培训时基本在心血管内科和全科医学科均可以遇到,两个科室的师资可以讨论决定一个科室着重考核冠状动脉粥样硬化性心脏病,而另外的科室着重考核高血压病。

2. 横向分工 横向分工如冠状动脉粥样硬化性心脏病,心血管内科着重考核症状、体征、诊断与鉴别诊断、治疗原则,而全科医学科着重考核危险因素及评价、筛检方法、防治原则、健康管理及生活方式指导。通过这样的分工,全科住院医师在 3 年的住培中,出科理论考核的知识点紧扣大纲、具有代表性且足够全面,则可最大化地达到标准参照考试的目的。

3. 全科病房的分层出科理论考核 根据教学大纲,全科医学科的轮转时长为 3 个月,推荐分成每学年轮转 1 个月。出科理论考核可以实行分层考核,比如第一年的出科考核重点设定为全科理论、症状学;第二年则着重考核常见病、多发病的知识点;第三年同时考核常见病、多发病知识点以及慢性非传染性疾病的知识点。入科教育时可以预先告知全科住院医师出科理论考核的重点,既起到督促其积极学习理论知识的作用,也能引导其在本次临床轮转中有重点、有目标地学习。若出科理论考核成绩理想,对提高其能力自信有重要影响,如此形成良性循环,最终提高全科住院医师的职业认可度以及岗位胜任力。但是,需要向全科住院医师强调,在临床学习中不仅要根据本次考核重点来学习,临床上的学习机会可遇而不可求,所以应主动抓住学习的机会,可学尽学。

六、出科理论考核后的质量控制

上面所提及题库的已测题目的质量控制,可以用到难度、区分度等指标进行评价,尽量保证题库的质量;而出科试卷同样需要反馈、总结以及改进。倡导人机对话的出科理论考核方式,节约纸张,可以自动出分,效率较高。考务可以设置结束考试后,参加考试的人员可以查看考试记录。临床带教老师、组卷老师和出科住院医师可以采用网络视频会议的形式及时进行组卷、带教以及学习情况反馈。教学秘书做好会议记录,供复习和改进效果对比。若是采用纸质试卷,批改之后,指导老师、组卷老师和住院医师应实行面对面的讨论,同样做好会议记录,督促限时改进。

理论是医生职业发展中的"地基",需要得到科学、有效、规范的实施,才能培养出具有高水平、具备临床岗位胜任力的医学人才。

（梁淑敏）

参 考 文 献

［1］韩春红, 季晓辉. 应用教育测量学提高医学教育管理水平 [J]. 中华医学教育杂志, 2010, 30 (4): 629-631.

［2］程力, 柳博. 自学考试试题实测难度和区分度指标的研究 [J]. 黑龙江高教研究, 2011,(2): 49-51.

［3］李国建, 朱智威, 何惧, 等. 融合型试题在医学考试中的应用探索 [J]. 高校医学教学研究 (电子版), 2016, 6 (2): 49-53.

［4］李国建, 何惧, 丁一民. 医学考试中 A2 型客观题长度、难度和区分度关系的初步研究 [J]. 中华医学教育探索杂志, 2017, 7 (16): 653-656.

［5］张莉, 汪本奎, 张迎春, 等. 试论医学考试题库中试题的质量控制 [J]. 中华医学教育杂志, 2013, 33 (4): 621-623.

［6］高升. 题库建设中的试题沉积问题及其应对策略分析 [J]. 中国考试, 2010,(3): 16-21.

第七章

优秀全科人才及师资队伍建设

三级综合性医院全科医学科建设的核心目标是人才培养,建立面向高校全体医学生、规范化培训医师、社区全科医生和社区卫生管理人员等不同对象、涵盖多层次培训内容的全科医学人才培养体系;以全科医学科门诊及病房为依托,建立高校(全科医学系)- 医院(全科医学科)- 社区卫生服务中心(基层实践基地)的三层次教学体系,建立以临床技能与疾病管理、以预防为导向的健康管理、以康复医学及人文医学为主要内容的全科医学知识与技能模块;通过临床实际病例诊疗的规范化带教,使学员能够深入体会全科医学诊疗特点,培养学员全科思维与素质。全科医学人才培养是专业化的基层卫生从业队伍建设的关键环节,建立健全全科医学人才培养体系是保障公共卫生事业和维护广大人民群众健康的迫切需要。

一、整合综合医院优势,推进全科优秀人才培养

(一)现有全科医学人才的培养方式

为了在短时间内增加全科医生数量以满足基层卫生改革和发展的需要,应通过多渠道和多层次培养中国的全科医生。目前,我国全科医学人才培养主要通过两种模式:"5+3"全科医生培养和"3+2"助理全科医生。"5+3"全科医生培养模式即临床医学专业本科生先在校经过 5 年的学习后,再进行 3 年的全科医生规范化住院医师培训并结合专业学位全科医学硕士研究生培养,最终获得包括全科医学研究生毕业证书、全科医学硕士学位证书、全科医生执业医师资格证书、全科医生规范化住院医师培训合格证书在内的四个证书。"3+2"助理全科医生培养模式是针对在经济欠发达的农村地区工作的 3 年制临床医学专科毕业生,他们在国家认定的培训基地经过 2 年的临床技能和公共卫生培训合格并取得助理全科医生执业医师资格证书后注册成为助理全科医生。

结合目前的全科人才培养方式,一部分全科医生是经过"5+3"模式培育出来的高校大学生,这类学员虽然有扎实的理论基础,但大多是由高校的教师教授,临床实习是一些专科医生带教,这些老师虽然有坚固的理论知识,但是在带教中缺乏全科思维,无法凸显与专科培训的区别、体现全科培训的特色,学员接受的并非系统、全面的全科知识体系,从而使得培育出来的新一代全科医生忽略了最重要的"以人为中心"的理念。另一部分全科医生的重要来源就是转岗培训,根据《国家卫生健康委办公厅关于印发全科医生转岗培训大纲(2019年修订版)的通知》的要求,转岗培训的总时长不少于 12 个月,其中面授 56 学时、基层医疗卫生实践不少于 1 个月。转岗培训的带教师资较薄弱,一部分由临床专科医生担任,他们往往会着重于疾病本身而忽略人;另外一部分为社区师资,社区师资主要为城乡基层医疗卫生机构全科医生或公共卫生人员,他们有比较丰富的基层全科诊疗经验,但这类全科医学师资

学历普遍偏低,基础医学知识、临床操作技能、带教经验及带教意识相对欠缺;同时,转岗培训实际培训时间较短,可能会影响转岗医生的全科胜任力。经过上述两种途径培养的全科医生,在培训生源、培训实践、临床经验、带教师资等方面均存在明显不同,没有能够均质化地培养全科医生,也是对全科医生的成长有所禁锢的原因所在。

(二) 全科医学人才培养教学过程中亟待解决的问题

1. 教学方法未能紧贴培养需求　全科医学人才培养对于教学模式有新的需求。全科医学体系与很多新兴学科之间有着交叉渗透,如若继续沿用传统的、旧的教学思想,将严重阻碍全科医学教育的发展。在传统教育模式下,照本宣科、填鸭式教学的现象极为普遍,不管学员的专业程度、学习兴趣、学习中有没有遇到问题,教师在课堂中将教学计划中规定的内容讲完就算完成了任务。学员不仅没有办法吸收教学内容,其思维能力和创新意识反而受到阻碍,不利于学员自身能力的培养与提高。

2. 教学内容侧重于临床医学　全科医生是具有处理社区居民常见健康问题的临床医生,临床医学是一门实践性很强的科学。目前全科医生岗位培训理论讲解多,让学员们在几乎没有任何临床感性认识的情况下,在课堂上灌输内、外、妇、儿科等大量的书本知识;由于理论脱离实际,不少学员认为全科医生培训是学校教育的翻版。教学内容侧重于临床医学,学员大多以前在课堂中均有学习,且讲授具体疾病多,对于社区卫生服务中如何防病治病、如何与患者沟通的内容少。全科医学基本理论学习、基础医学知识强化、临床医学技能训练和预防保健能力增强的构建比例不合理,各个层次的全科医学人才培养没有区别对待。

3. 对人文类课程重视程度不够　全科医生的服务对象是以社区居民为主的患者,熟练的人际沟通技能和人文素养教育需要深根在每个全科医生的日常工作中。无论是与患者的沟通,对各种信息的理解、掌握和应用,临床经验的总结、发表,还是对年轻医师的培养和教育等,都离不开人文教育。在美国,95% 以上的医学院校都开设有全科医学课程,美国全科医学课程除了设置临床医学专业课程外,还注重安排全科理念融入全科实践当中,如安排常见急慢性病的处理、疾病预防、心理咨询和健康教育、社区医院医疗卫生系统的运转、与社区居民沟通技巧等。而我们现有的全科医学教育,仍然多以强调关注疾病发生发展的整体过程,对于学员医学人文相关培训以及指导的内容较少。

(三) 提高全科人才培养质量的途径

1. 三级综合医院建立全科医学科,开展医学教育改革　尽管我国目前已经拥有 40.88 万名全科医生,但绝大多数在基层,三级综合性医院的全科医生大多是加注全科专业的专科医生,或是由其他专业转至全科,对全科医学的理论、实践、政策调整和国外进展的研究专业性和专注度明显弱化。但学科的发展离不开高水平、专业化的人才队伍,因此,全科医学人才的培养需要在政策支持、经费保障以及培养方式等方面供给充分,并与社会需求之间保持平衡,才能实现人才培养资源的最优配置。

全科医学的相关内容在医学本科阶段,往往仅在"全科医学概论"课程中出现。这门课程在许多高等医学院校仍只是一门选修课,甚至还有一些医学院校连选修课亦未能开展。医学生在医学院校学习期间,没有接触过全科医学,对全科医学的工作范畴模糊不清。承担临床医学教育是各医学院校的附属医院以及一些教学医院,但各院校的附属医院、教学医院必定是各地的大型医院,这些医院以治疗各科疑难杂症、开拓新技术为己任。医学生在这些医院中实习,看到的是冠状动脉支架植入术、白血病的化疗、器官移植等。他们毕业后,不但不明白全科医学,甚至对一些常见病、多发病的处理也无实际经验。因此,医学生们在未来职业方向选择时必然不会志愿投身全科医学服务,甚至也难以适应医疗机构的全科工作要求,导致优秀的医学新秀流失。

解决这一问题的关键就是在各医学院校的附属医院、教学医院中设置全科医学科,以满足全科医学教学的需要。由于全科医学属于临床医学,应该有门诊、病房、医疗、科研。作为一个独立的二级学科,其学科设置需要和其他专科一样,有完善的学科体系。从发展的角度来看,全科医学科要成为全科医学师资和高级人才培养的摇篮,可以从以下方面着手安排。

(1)突破传统,创新性地建好全科门诊、病房及基层实践基地。

(2)遵循医学教育规律和全科医生的成长规律,提升针对不同培训对象制订规范化、个体化培训计划的能力,完善教育管理和质量保证体系。

(3)抓紧培养一批爱全科、懂全科、会教学的高级师资。

(4)加快培养具有开展教育教学改革、引领基层服务模式创新、指导基层基地开展医教研工作和适宜技术的能力。

2. 优化三级医院全科医学教育结构,加强学科建设 充分发挥三级医院全科医学科的诊疗优势,利用较强的学科综合实力为高质量的全科医疗服务提供支持,对门诊未分化疾病、慢性多病共存患者提供优质的一站式服务。对于全科医学科收治的住院患者,通过相关学科专家联合会诊为患者提供良好的综合治疗方案,也可为全科规范化培训学员、社区医生及本科室医生提供学习提高的机会。通过建立规范的全科医学门诊,提供现代医疗服务的综合模式,补充专科生物模式的不足之处,为改善患者传统就医习惯、探索健康良好的新型就医模式奠定基础。依托三级医院的学科优势,全科医学科根据不同层次的培训对象,开展不同内容的专项培训。全科示范门诊和病房作为全科规范化培训学员和社区师资培训的平台,提供实际临床病例,进行全科病例分析和临床指导,起到示范指导的作用。全科门诊通过与专科的联合协作,也可以为专科师资提供全科诊疗思路,使之了解全科医学的基本理念,为轮转至专科的全科规范化学员培训提供帮助。定期将临床实际病例及经验汇总分析,进行定期的全科师资培训及全科学员培训,使得全科规范化培训带教具有全科特色,也能通过提升专科的全科思维,更好地提升医院的整体医疗质量。

加强全科医学科学研究,优化全科医学学科建设体系。全科科研是专家团队持续发展的关键点,在科研工作中,通过"课题-项目-成果"三位一体联动体系,明确科研主攻方向和研究目的,不断促进专家团队通过科研项目将科研课题转化为科研成果,提升科研工作的实用性和创新性。科研工作也是专家指导的切入点,通过全科实践提取科研问题,由科研成果理论指导实践应用,形成社区科研工作的良性循环。在科研工作中边科研,边实践,相辅相成,不断推进全科医学的学科体系建设。

3. 发展全科继续教育,完善全科医学人才培养体系 开展全科医学继续教育是加快全科医生队伍建设的重要途径。而目前我国全科医生继续教育存在参与积极性不高、教育效果不佳等问题,极大地影响了全科医生从业后获取新理论、新知识、新技术和新方法,阻碍了全科医生执业能力的提高。首先,我国对全科医生继续教育的监管力度不足、规定性不足。虽然提出了医生每年接受继续教育学分的要求,但未完善相关考核制度,对继续教育的成果未能定期开展考核。其次,我国全科医生继续教育培训项目在针对性和实用性上目标不明确。既往全科医生继续教育培训项目的授课教师基本上都是专科医生,以临床专业技能培训为主,与专科医生的继续教育培训项目相似。此前,中国社区卫生协会的调查显示,全科医生对继续教育中的师资、形式和内容的满意度均处于较低的水平。近年来,由中华医学会、各省级医学会组办的各类继续教育项目已经认识到,只有全科医生主导的继续教育培训方可使得全科医学的专业技能、科学研究得以更好地交流、传播。

在全科医生继续教育工作中应发挥三级医院应有的作用。鼓励科室全科医生积极参与到全科继续教育学习当中;积极主动承担全科医学继续教育工作,开设各类全科继续教育学习班,通过多种形式的线上、线下培训方式,提高全科医生参加继续教育的积极性,引入继续教育考核,促使全科医生重视继续教育,杜绝为了凑学分而学习的现象,从根本上提高全科医生继续教育的质量。全科医学继续教育中更可以突出构建医学人文理论课程体系,结合临床实际总结和提炼近年来我国医学人文教育的经验,将人文与执业精神贯穿起来,持续培养全科医生高尚的医德素养,同时也注重医学知识与人文知识的统一,使全科医生能更好地理解和诠释大健康社会的服务特点。

二、加强全科师资队伍建设,提升全科师资综合能力

2018年1月,国务院印发《关于改革完善全科医生培养与使用激励机制的意见》。该意见指出,要大力提高全科医生的培养质量与数量。全科师资的教学水平及综合素质直接影响着全科人才的培养质量。因此,全科师资队伍建设是全科医学事业持续发展的核心内容,更是实施健康中国战略的重要举措。全科师资队伍建设的本质是建设一套以师资人才队伍为中心,包含师资队伍构建、准入与退出、培训、评估考核、激励机制在内的完整人才梯队建设管理体系。因此本章从综合性医院全科师资的构建、准入与退出、职责、培训、评估考核、激励制度六个方面进行阐述,以全科师资胜任力为导向,多维度、全方位师资培养为模式,建立规范的师资建设体系,促进全科师资队伍的发展,为培养全科医学人才提供保障。

由于我国全科师资水平差异显著,不同地域的全科医学发展水平差距较大,因此不能采用"一刀切"的师资准入与退出、培训、考核、激励方式。本章根据《住院医师规范化培训基地评估指标(2022年修订版)——全科专业基地》以及参考相关文献制订适合我国国情的全科师资队伍的构建、准入与退出、职责、培训、评价标准、激励制度,其具有一定的弹性,各全科基地可根据自身情况予以调整。

(一)综合性医院全科师资队伍的构建

1. 构建"全科医学科师资-专科师资-全程导师"师资队伍 按师资来源,我国综合性医院全科师资主要包括全科医学科师资、专科师资、全程导师(包括全科硕士研究生导师)。构建"全科医学科师资-专科师资-全程导师"的师资队伍,以全科医学科师资为主导,专科师资和全程导师为辅,打造高素质、多元合力的师资队伍。并且根据不同师资专业特点及背景,发挥教学过程中各自的作用,优势互补,协同管理,有机衔接,实现全科-专科联合培养,优化全科师资结构,全方位、多维度地培养全科高层次人才。

(1)全科医学科师资:是综合性医院全科师资的主体,不仅具有较高诊疗水平,而且有全科理念及全科诊疗思维,熟悉全科学员培训内容和培养目标,清楚全科教学活动要求,是最有潜力成为全科医学师资骨干的类型。全科师资侧重培养住培学员常见病和慢性病的管理、急危重症的识别、沟通等综合能力。全科医学科充分利用桥梁作用,与各临床专科共同构建"全科医学科师资-专科师资-全程导师"师资队伍,协同合作,共同管理,提高全科学

员培养质量。

(2)专科师资:是指全科学员在各临床专科轮转中的带教老师,其整体素质高,教学意识强,在专业学科领域的诊疗、带教、科研能力均达到了较高水平。专科师资侧重培养全科住培学员的临床专科知识及专业技能能力。全科学员在培训过程中大部分时间在临床各专科轮训,所以专科师资的管理和带教尤为重要,直接影响了全科学员的培养质量。因此,全科医学科师资应与专科师资加强联系,及时沟通住培中存在的困难,共同解决问题,加快全科住培工作推进的步伐,促进全科住培事业的发展。

(3)全程导师:是指在全科学员培养过程中全程指导的师资(包括全科硕士研究生导师)。在师生双向选择的前提下,由专业技术过硬、素质较高的师资对学员进行学习、生活方面全程指导。了解培训对象的基本情况和思想动态,负责全程指导培训对象至培训结束。全程导师侧重人文素养以及科研能力的培养。

2. 构建"初级 - 中级 - 高级"全科师资梯队　根据不同全科师资专业特点、背景、带教经验,建立"初级 - 中级 - 高级"全科师资梯队。按层次,分阶段地对全科师资进行培养,培养目标清晰明确,逐步、有条不紊推动师资队伍建设。在分层的同时还予以分类建设,如构建理论教学师资库、技能教学师资库、培养专家师资库等。师资具有成长性和流动性的特点,因此师资梯队应动态管理,不断更新全科师资名单。通过严格分层培训,最终形成"分层递进"的师资队伍。

(1)初级师资:指刚进入全科师资队伍的青年师资,即为低年资主治医师,主要负责临床带教工作,承担常规基础的教学活动(教学查房、小讲课、病例讨论、技能操作等)。初级师资是未来全科师资的希望,是骨干师资的储备军,加快青年师资的培养,提高带教水平是首要目标,也是全科师资建设的重要战略部署。

(2)中级师资:为高年主治医师或低年资副高,是住培带教的核心师资、全科师资的中坚力量。主要负责出科考、年度考、结业考等考试命题,具有一定的团队领导力,承担重要项目性教学任务。集中力量打造中级师资团队是规范化培训师资制度改进的重大举措。

(3)高级师资:为高年资副高及以上,是教学管理的核心师资、全科师资的领军力量,除常规教学工作外,还承担师资培训与考核、教学管理、教学督导、教学创新、科研指导等任务,对初、中级师资进行传、帮、带和督导作用。虽然高级师资培养的难度大、周期长、成本高,但我们仍需花费大量人力、物力、财力去培养高级师资,因为其管理水平决定了住培基地建设的高度与宽度。

(二)全科师资准入、退出标准

制订全科师资准入和退出标准是师资队伍建设的首要任务,也是选拔优秀师资的重要措施。严把关口,保证师资质量,优胜劣汰,优化师资结构,循序渐进,从而建立一支结构优、素质高、能力强、积极性高的全科师资队伍。

(1)准入标准:全科师资具有医学本科及以上学历、主治医师及以上专业技术职务,职业道德高尚、富有带教热情及带教能力,具备良好的临床工作能力、业务水平。符合以上条件,可自愿申请、科室推荐,经全科基地教研室同意、医院审核方式遴选带教师资。被遴选带教师资要参加院级或省级以上的全科住院医师规范化培训师资培训班的学习并考核合格,带证上岗。

(2)退出标准:有重大投诉或医疗问题,态度不端正、带教不认真而造成不良后果及影响,年度评估不合格的全科师资,应暂停带教,待观察期过后再重新遴选和认证。退出师资如需要重新加入,需要提出带教申请,参加师资培训,经全科基地教研室考核合格后方能重新加入全科师资队伍。

各综合性医院可根据其临床培训基地情况,决定是否进一步遴选出更优秀的全科师资。如基地师资队伍庞大,可在上述师资准入标准上进一步遴选,最终纳入具有全科医学职业精神,临床水平更高,带教能力、科研能力及管理能力更强的多元化师资。

(三) 全科师资工作职责

全科师资兼具教师和上级医师的双重身份,肩负教学和医疗工作的双重责任,由具有医师资格、并任临床主治医师专业技术职务,接受过住院医师规范化培训师资培训并获得结业证书,且具备积极的带教热情的人员担任。每名指导老师同时带教不可以超过 2 人,职责如下。

1. 应熟悉培养目标和培训标准,钻研培训带教方法,注重指导、引导和示范,配合必要的模拟教学手段,提高培训的实战性、针对性和有效性。

2. 带教老师应恪尽职守、关爱培训对象、严格执行标准培训,将住院医师规范化培训贯穿于医疗工作全过程。

3. 带教老师应根据学科自身的特点,为培训对象创造更多的实践机会,评估培训对象的学习效果,引导培训对象根据自身情况调整学习安排,追求最佳培训效果。

4. 采取多种教学方法,指导并督促学员完成培训大纲所要求的各项培训内容,培养岗位胜任能力。

5. 负责核实培训对象完成的培训内容,并对完成情况做出适当评价(培训对象出科前一周完成对住院医师的评价和鉴定),提出建议。

6. 及时查阅、修改培训对象书写的电子病历、手写系统住院病历,对其进行考核评分。

(四) 全科师资培训

不同阶段、不同专业背景的全科师资能力和要求不一致,其统一化的培训计划势必造成师资培养目标不明确,培养效果欠佳。只有明确培养目标,才能在全科师资队伍建设的过程中起到事半功倍的效果。因此根据“全科医学科师资 - 专科师资 - 全程导师”“初级 - 中级 - 高级”两种不同层次的师资构架进行进阶式和针对性地培训,为各级师资“量身定制”培训计划,逐步地培养全科师资的职业素养、临床专业能力、教学能力、科研指导能力、管理能力,从而提高全科医生岗位胜任力,提高全科住院医师规范化培训质量。

1. 按“全科医学科师资 - 专科师资 - 全程导师”师资队伍进行培训

(1)全科医学科师资:我国全科医学发展较晚,综合性医院独立建设全科医学科时间不长,全科医学科师资数量不足,大部分全科医学科师资由专科医生转岗而来,因此部分综合性医院的全科医学科师资缺乏全科理念,带教水平也参差不齐。因此应重点培训全科理念、全科诊疗思维、带教水平、全科学员管理等内容。

(2)专科师资:临床各专科面对的主要为急危重症和疑难病,服务模式、服务对象与全科医生不同,此类师资可能会缺乏全科医学理念和诊疗思维,不清楚全科学员教学要求和培养目标,易导致全科医生培训过程中偏离培养目标。因此,此类师资须接受全科医学师资培训。培训内容包括全科理念、全科教学要求、全科学员管理要求等。

(3)全程导师:全科导师熟悉培训对象的培养目标和培训标准,帮助学员建立良好的学习方法,树立正确的世界观、人生观及价值观。每三个月至少与培训对象沟通一次,帮助学员解决学习、生活上遇到的困难和问题,并做好沟通记录。因此应重点培训全科学员培养目标与标准。如为全科硕士研究生导师,应重点培训科研相关带教内容。

2. 按"初级 - 中级 - 高级"全科师资梯队进行培训

(1)初级师资:培训目标主要包括建立教学意识,提升全科理念和思维,规范教学活动、提高带教能力等。可通过日常临床实践,参加初级师资培训班、全科教学能力比赛等方式进行培训。初级师资在临床教学活动实践中,科室资深全科师资给予指导和反馈后进行改进,通过不断进行练习、反馈、改进,形成学习闭环,使教学活动规范化,师资能力呈螺旋式提升。工作之余参加全科师资培训班、教学工作坊,培养全科理念和思维,进一步提高带教水平。积极参加全科师资各类比赛,横向比较,取长补短,共同进步。

(2)中级师资:培训目标主要包括掌握常规教学方法与沟通技巧,具备一定的团队领导力,进一步提升专业能力及教学能力。可通过参加中级全科师资培训班、专项技能教学班(模拟教学、情景教学)等方式进行培训。培训过程中可采用以团队为单位的讨论式教学模式,以网络为载体的互动教学,以反思为策略的创新教学模式。

(3)高级师资:培训目标为具备较高的教学素养,掌握教学规律,熟练掌握各类教学方法,指导、督导培训下级带教老师更好地完成教学任务,保证教学质量。另一方面为全科医生提供科研相关指导,提高全科医生的科研能力。临床培训基地应为资深师资提供国际交流机会,在全科理念、教学能力等方面与国际接轨。

(五) 全科师资评价及考核

科学合理的全科师资评价及考核是促进教学工作持续改进和提升住培内涵的有效措施。随着全科住院医师规范化培训工作的大幅度推进,全科基地的建设逐渐规范化,我国的住培工作已从制度建设阶段过渡到质量建设阶段,住培的内涵质量主要体现在过程与结果两个方面,可概括性表述为"过程重在规范,结果体现同质",这也是住培管理的核心目标。全科师资队伍逐渐壮大,师资培训有序进行,但全科师资的评价及考核却流于形式化。目前国际上已有较为成熟的全科师资培养体系,而我国全科医学发展起步较晚,国内目前没有标准的全科师资评价及考核体系。以下介绍我国权威专家及优秀全科基地对全科师资评价及考核体系建设的探索。

2016 年,陆媛等对 8 名上海市卫计委、70 名全科教育专家进行咨询,对 150 名全科临床师资和 93 名全科规范化培训学员进行问卷调查,通过多层次问卷分析和科学计算制订全科医学师资的纳入、评价及考核标准,构建了全科医学师资的评价体系。准入标准除学历、职称、教学背景、科研能力外,还通过患者满意度调查、同行评议等对全科医学师资的医德医风、教学热情进行客观分析。全科师资评价考核主要通过教学能力评价和带教质量两个维度进行评估。教学能力包括教学态度、教学方法、教学内容及沟通能力四个元素,通过这四个元素充分体现全科教学的特色。带教质量主要包括教学效果、反馈评估、继续教育、科研成果四个方面,通过全科学员出科考成绩、学员及教学管理部门等 360 度评价、继续教育学分、论文及课题数量进行全方位的定期考核,实现全科教学的动态管理,保证全科医学培训的质量。

方力争等对全科医学师资评价及考核模式进行了多方位的探索,提出基于全科医生岗位胜任力的全科师资考核新模式。考核内容主要包括职业素养、专业能力、教学能力、研究能力、管理能力(具体见表 3-7-1)。通过以下四个维度进行师资考核:①采用 360 度评估(表 3-7-2)。进行教学小组、带教师资、住培学员、护士对全科师资评价。②场景评估。通过模拟、实际带教或视频回放的形式,基地教学小组和资深全科师资采用相应的结构化评分表对全科师资进行每年 1 次场景评估。③文案评估。由教学小组通过对教学查房教案、住院医师门诊及住院病历的抽查,根据相应的结构化评分表对带教老师进行每月 1 次的文案评估,评估其教学设计、教学组织以及对教学文书的指导能力。④问卷评估。问卷评估是理论授课时采用的评估形式。问卷包括选择题和开放性问题,通过微信小程序在课前和课后发送给住院医师,课后问卷包括理论课传授的全科医学知识和对带教老师的评估,评估内容包括教师带教能力、引导能力、住院医师对课程的接受程度以及对带教老师的建议等。⑤基地科教科每年 1 次评估全科师资教学论文、课题的数量以及所指导住院医师的健康科普推文、医学论文数量,考核全科师资的科研能力、科研指导能力和对学员解决问题能力的培养。

表 3-7-1 全科医学师资考核评估体系

一级指标	二级指标
职业素养	个人素质、心理沟通、个性特质
专业能力	决策能力、临床技能、疾病管理
教学能力	教学设计、教学技能、教学评估
研究能力	拓展能力、学术能力、科研能力
管理能力	基地管理、教学管理、团队管理

表 3-7-2 全科医学师资横向评估指标

指标	职业素养	专业能力	教学能力	研究能力	管理能力
教学小组评价全科师资	医德医风、教学认知	医学整体观、全科理念	教学领导力、教学组织与评价	教学论文、教学课题	决策与执行能力、统驭能力
全科师资互评	团队协作、工作责任	临床思维、复杂情况处理	教学技能、教学方法	教学研究、教学科研实践	规划与统整能力、培训能力
住院医师评价全科师资	教学热情、教学互动、支持和帮助学生	临床知识、技能操作、临床思维	教学氛围、教学引导、教学设计	解决问题能力、科研思维指导、文献查阅指导	统筹协调能力、设计能力、合理安排
护士评价全科师资	职业道德、敬业精神	医患沟通、共同决策	教学修养、教学热情	严谨作风、继续学习能力	协调能力、沟通能力

客观结构化教学评估(objective structured teaching evaluation,OSTE)是以标准化学生为基础、以标准化临床教学场景为依托、以多站点训练或考核为形式、培训和客观评估教学能力为目的的一整套方法的总称。祝墒珠等采用客观结构化教学评估方法来评估全科师资教学能力,既设置门诊带教、教学查房、病例讨论、小讲课、问题学生的教育等教学管理类场景,又有各种临床问题的处理、临床操作的教学技能类场景,几乎涵盖了临床带教的各个环节,各项教学技能均融入其中。通过这些场景,可以有效地培训和评估全科师资的管理、沟通、

反馈、临床专业水平、带教水平等能力。但需要注意的是,师资考核是综合性、多元化考核,客观结构化教学评估是考核体系中一个客观而重要的手段,不能唯 OSTE 化,以偏概全。

(六) 师资激励机制

2018 年 1 月发布的《国务院办公厅关于改革完善全科医生培养与使用激励机制的意见》中指出:深入实施健康中国战略,深化医药卫生体制改革,完善使用激励机制。作为培训基地带教师资,需要协调好医疗、教学、科研三项工作任务,各项工作任务均比较繁重。因此,需要建立和完善有针对性、可操作、行之有效的住培带教师资评价与激励体系,引导带教师资重视教学质量、重视自身教学能力提升。对带教师资而言,做好住培带教工作,能力是基础,精力是条件,动力是关键。评价与激励有机结合,提升带教意识,激发师资动力,增强师资的积极性、主动性和创造性,促使规范带教。

1. 教学工作与绩效考核挂钩 各临床培训基地应严格按照国家住培基地评估指标中要求的 "将带教活动与专业基地绩效考核挂钩,并在科室二次分配中将专业基地负责人、教学主任、教学秘书的教学管理活动和指导医师的带教活动,纳入个人绩效考核范围,且绩效考核不低于考核总分的 8%" 的规定执行,同时根据实际,在核定绩效工资总量时向全科给予进一步倾斜。以绩效考核为 "指挥棒",通过院长 - 继教科 - 科主任压力层层传导的方式,全院上下充分理解和把握住培政策的总体方向和具体要求,明确各自职责,有效地促进科主任、科室决议小组以及带教师资对住培带教工作的理解和重视。

2. 教学工作与教学补助挂钩 每月对承担住培带教工作的基地负责人、教学主任、住培秘书、带教师资给予教学补助,具体补助金额根据当月的带教量、补助标准、评价结果三个方面确定。将教学工作与教学补助挂钩,有利于推动师资体系的整体发展,实现带教师资的自我价值,提高带教的热情与自觉性,切实保障住院医师的培训质量。

3. 教学工作与评优挂钩 全科基地每年度进行优秀带教师资的评选。按照基地推荐、医院复核和公示的程序,评出基地优秀带教师资,以树立先进典型,激发师资带教热情和荣誉感,推进师资队伍建设和提升带教效果。在每年度的医院工作会议上,对获得住培优秀带教师资者进行表彰,并授予荣誉证书和奖金。同时对于优秀的带教师资和优秀住培秘书,优先提供国内师资培训以及国际交流机会。

4. 教学工作与晋升挂钩 在职称晋升时,住培教学工作应作为一项重要指标纳入考核。考核指标包括教材编写、课程建设、教考工作量、住培课题、住培带教成果及专利、担任省级及以上住培学员大赛教官、指导学员获得国家级住培大赛相关奖项等。各全科基地可根据实际情况,给予各指标系数权重,制订评分细则。职称晋升严格按照规定条件执行,并且按照住培带教的质量和数量适当拉开差距,从而提高临床医生对住培带教工作的重视,激发承担住培带教工作的动力。

(七) 师资队伍建设要点

1. 师德师风建设 加强教师队伍的师德建设,培养教师热爱党,热爱社会主义祖国,忠诚于人民的教育事业,树立正确的教育观、质量观和人才观,提高教师的思想政治素质,教书育人,为人师表,敬业爱岗,增强实行素质教育的自觉性。同时不断加强教师的教学意识和自身修养,激发教师从教热情,强化优良教风。

2. 年龄构造 要逐年有筹划地充实教师队伍,以中青年教师为主,以保证教师队伍稳定和可持续发展。同时整合教学科研团队,加强专业教学与科研的团队力量,带动相关学科的整体发展。在各年龄段上要重点培养青年教师,形成合理的学术梯队。按照岗位设立比例,比如 5:3:2(即高级职称占 50%,中级职称占 30%,初级职称占 20%)。

3. 教师的教育培养　教师的水平决定着教学的水平和科研水平,决定着专业的实力与发展的可持续力。应设立详细且规范的人才培养计划。计划中包括学历学位的培养、住院医师及专科医生培训计划、专科继续教育课程的学习以及结合学科发展需要的短期进修计划。

通过整合教学资源,采取"送出去、请进来"多渠道培养,进行医学信息共享平台等的建设并开展线上培训课程,分层次、分批次安排医师参加相应的继续医学教育活动等措施,妥善解决工学矛盾。在继续医学教育学习人员安排上,建议具有副高级及以上专业技术职称且从事全科医学科工作满 5 年的医师,参加学术会议、教学或管理方面的培训,及时了解学科最新进展,掌握最新诊疗技术,指导下级医师开展临床和科研工作;具有主治医师及以上专业技术职称的,参加全科医学科医师岗位培训,结合业务开展需要,选择性参加全科医学诊疗技术的专项培训;具有初级专业技术职称的全科医学科医师,应当系统学习全科医学、健康管理知识体系和临床技能,首选进入毕业后医学教育阶段的学习。通过整合教学资源,积极开展病例讨论、学术交流,并定期组织具有丰富临床经验和较高学术造诣的高职称专家进行专题讲座,以提高各级医师对疑难病的诊治水平和危重患者的救治能力。

为实现临床教学师资的国际化与规范化培养,鼓励中青年教师参加由欧洲医学教育联盟(AMEE)授课的老年医学、医学教育基本技能、OSTE 等培训课程。

(张璟璐　阳　盼　苏　磊)

参 考 文 献

［1］武宁,程明羡,闫丽娜,等. 中国全科医生培养发展报告 [J]. 中国全科医学, 2018, 21 (10): 1135-1142.

［2］朱文华,方力争. 全科医师队伍发展现状与展望 [J]. 当代医学, 2019, 25 (21): 1-4.

［3］GEARY RS, GUROL-URGANCI I, MAMZA JB, et al. Variation in availability and use of surgical care for female urinary incontinence: a mixed-methods study [J]. Health Services and Delivery Research, 2021, 9 (7): 1-94.

［4］赵轶明,王永晨. 全科医学师资标准构建的现状与展望 [J]. 中国全科医学, 2018, 21 (31): 3855-3857.

［5］金小岩,罗兴喜,刘世兴. 综合医院全科医学科病房教学在全科住院医师培训中的价值 [J]. 全科医学临床与教育, 2019, 17 (8): 673-674.

［6］REN W, HASENBIEKE N, LIU Y, et al. Motivations and training needs of general practitioner preceptors [J]. Chin Med J (Engl), 2017, 130 (14): 1689-1693.

［7］吴丽红,朱文华,戴红蕾,等. 基于全科医生岗位胜任力的全科师资考核模式探索 [J]. 中华医院管理杂志, 2021, 37 (2): 163-166.

［8］虞智杰,祝墡珠,杨华,等. 全科教学门诊"双师"培训在康健社区中的实践 [J]. 上海医药, 2018, 39 (5): 58-60.

［9］朱文华,方力争,戴红蕾,等. 四元合力全科师资队伍构建研究 [J]. 中国全科医学, 2021, 24 (22): 2866-2869.

［10］高艳华, 李亚男, 樊凡, 等. 全科住院医师规范化培训指导医师绩效考核体系的探索 [J]. 中国医药导报, 2021, 18 (07): 70-74.

［11］吴丽红, 朱文华, 戴红蕾, 等. 基于全科医生岗位胜任力的全科师资考核模式探索 [J]. 中华医院管理杂志, 2021, 37 (02): 163-166.

［12］戴红蕾, 卢崇蓉, 裘力锋, 等. 全科专业师资团队建设的探索与实践 [J]. 中国高等医学教育, 2019 (08): 39-40.

［13］陆嫒, 王朝昕, 王明虹, 等. 基于层次分析法全科临床师资标准的构建研究 [J]. 中国全科医学, 2016, 19 (04): 442-446.

［14］陆嫒, 于德华, 潘莹, 等. 国内外全科医学师资标准现状及建设设想 [J]. 中国全科医学, 2015, 18 (21): 2493-2497.

第八章

全科相关的联动

第一节　轮转专科联动

全科学员三年的规培时间大部分是在各专科轮转,在全科医学科只有 3 个月,专科带教对全科规培的效果起着至关重要的作用,专科师资的素质及带教能力是全科住院医师培训质量的重要保证。现代医学的专业划分呈现不断细化的趋势,亚专科的发展越来越"专",收治入院的患者大部分诊断明确,均为本专科疾病,无法培养全科学员从症状入手逐步分析得出诊断、鉴别诊断及处理等的全科临床思维。未经过全科系统培训的专科带教老师缺乏全科理念,临床思维局限于本专科疾病,对于未分化疾病、多病共患及全人理念缺乏带教经验,即使经过培训,绝大多数专科医生的全科理念仍不足,大部分专科带教老师不清楚全科学员的学习需求、培训目标,传统的轮转培养计划已不能完全满足全科医生的培养需求。因此,全科基地与轮转专科的密切联动,对加强专科医生的全科理念及培养合格的全科医生起到至关重要的作用。

一、组织架构

(一)基地层面:教研室

1. 每年举办宣教会,到专科宣教,研读全科规培细则,帮助专科带教老师了解全科培训的带教要求、专科带教注意事项。

2. 组织专科医生参加各类全科师资培训班,对专科骨干师资进行重点培训,每年举行院级师资培训,必须做到持证上岗。

3. 每季度召开教学研讨会,召集各轮转专科全科骨干师资,讨论如何改进教学方法。

4. 教研室骨干师资每年集体备课一次,讨论制订教学计划。

(二)专科层面:设置全科专业的教学小组

1. 小组构成

(1)教学主任:1 人,一般由专科主任或专科教学主任担任。

(2)全科轮科秘书:1 人。

(3)全科带教骨干师资:1~2 名(内科每个专业均需要 1 名),安排有全科师资证的指导老师带教全科学员,每位带教老师同时带教学员不能超过 2 人。

2. 小组任务　定期参加基地组织的教学研讨活动,提高专科带教老师的全科教学理念,学习全科教学方式方法。

二、教学方面

(一) 培训内容

1. 专科带教老师应掌握全科规培细则(大纲),根据大纲,以需求为导向(以胜任力为导向),制订教学计划。

2. 全科学员需要掌握的病种、学习的内容与专科规培学员不完全一致,涉及面宽而广。全科学员应注重各专科疾病急危重症表现,比如"红旗征",做到及时转诊,并且更注重社区随诊的注意事项。教学内容应有全科特色。

(1)社区常见疾病诊断、鉴别诊断、治疗。

(2)常见慢性病的基本理论、基础知识和基本技能传授,包括诊断、治疗、三级预防、危险因素的防治、康复治疗。

(3)常见急症的识别、病情严重程度的评估,掌握转院时机,转诊前处理。

(4)外科常见病的快速识别、基本处理及转诊。

【举例】

内分泌代谢疾病包括两大类:一类为代谢性疾病(如糖尿病、高脂血症、高尿酸血症、肥胖、骨质疏松等),社区常见,发病率较高;甲状腺结节非常常见,应知道良恶性鉴别,药物治疗的适应证、副作用和转诊指征。另一类为内分泌性疾病(如下丘脑 - 垂体疾病、性腺疾病、肾上腺疾病和甲状旁腺疾病等),社区少见,实验室检查依赖性大,疾病诊断相对困难。在全科住培教学中,要遵循大纲要求,以常见病、慢性疾病为重点,注重诊断、治疗和疾病综合管理、预后判断及急危重症转诊指征。

(二) 教学活动的实施

各项教学活动(小讲课、教学病例讨论、教学查房)可与专科学员一并实施,不需要单独实施,全科学员除了掌握和了解专科疾病的基本理论、病理生理、新进展、新技术外,对于常见危险因素、非药物治疗措施、转诊指征、社区管理、三级预防等也要熟练掌握。另外,全科学员来源不同(转岗、骨干、研究生、规培生),完成培训后就业方向不同,大多数回到基层,部分留在综合医院,对他们的教学目标也要遵循个体化原则。

(三) 管床要求

临床培训基地专科细分化,收的病种比较单一,导致学员固定在某一个组,管理疾病种类单一,比如心内科整个轮转周期接触的都是冠心病患者。建议定期换组,创造机会管理学习各种疾病,满足培训要求,如果某些病种在病房非常少见,可通过小讲课、病例讨论的形式学习补充。

(四) 小讲课

每两周一次,内容要符合大纲要求:常见专科疾病的规范诊疗、适用于基层的专科科普知识、最新进展、基层指南。在专科内容的基础上增加全科内容:预防、转诊、康复、随访。

(五) 病例讨论

每两周一次,可选真实或标准案例,针对首选诊断不明或病情变化的,培养学员的临床诊疗思维,运用各种教学模式,如 PBL、TBL、CBL 等,发挥专科特色,组织各类学员通过小组讨论互相学习,发挥各自的专长,也培养团队合作能力。建议做好一年的讲课、病例讨论计划,小组集体备课,全科师资参与备课,将教学内容同质化,对带教老师进行同质化要求和培训。

（六）教学查房

每两周一次，查房内容应增加全科知识点，定期进行专科 - 全科联合查房，可以在全科病房或专科病房进行。可帮助提高专科带教师资的全科理念，查房中专科师资巩固相关学科的基础知识、学科新进展，发挥其临床专业能力，提高全科医生的岗位胜任力，培养全科医生的亚专长；全科师资则就患者的整体化、连续性照顾等问题讲授相关知识，如疾病的预防、早期发现和初步处理、转诊及专科治疗后的长期社区管理等方面。

（七）技能操作培训

全科住培培训大纲要求各专科需要掌握和熟悉的技能操作均需要培训，虽然四大穿刺属于熟悉的技能，不要求全科学员掌握，但执业医师考试要求掌握，所以专科轮转时必须培训及考核。此外应以大纲要求为基础，以需求为导向，使培训具有针对性，尤其应注重临床基础技能培训，如病史采集、系统查体（特别注重如何运用病史、查体及基本辅助检查作出初步诊断），熟练掌握社区常用检验结果判读和社区常用技能操作（如心电图、换药）。

三、双向转诊

与专科协同，双向转诊：未分化疾病收入全科病房，诊断明确后，如需要在专科继续治疗，可转入专科，专科治疗结束进入康复期或需要其他慢性病管理，可转回全科。患者在专科治疗期间，全科医生可参与查房，管理共病，保证治疗的延续性，体现全人、全程管理的理念。

四、学员管理方面

1. 全科基地秘书与轮转专科秘书应做好沟通交流，及时反馈学员轮转情况和表现，调整轮转安排，定期举行座谈沟通会。

2. 学员的全程导师应定期与学员所在专科的带教老师联系，了解学员工作、生活的各方面情况，给予帮助，定期与学员进行面谈。

五、考核

（一）考核重点

全科学员的出科考试应与专科学员有所区别，应根据大纲要求制定适合全科专业特点的考核方案。全科专业学员接受轮转培训结束后，往往在社区工作，接触的是门诊患者，而门诊患者的特点有两类：一是未分化疾病，其诊断未明确，病史未经整合，没有完整的辅助检查资料，要求全科医生根据病史、体格检查、基本辅助检查独立做出诊断，提出治疗方案。二是慢性病管理，包括高血压、糖尿病、冠心病、脑梗死、COPD 等。诊断思维的考核重点是通过问诊及体格检查及临床综合分析能力进行评估判断；治疗的考查重点是对疾病的管理能力，包括三级预防、康复、随访、转诊等。

基于此，对全科学员考核重点应包括：①对全科多发病、常见病的独立诊治能力，考查其临床思维及决策；②慢性病管理能力，包括药物、非药物治疗原则，健康教育，随访要求、注意事项（安全网）及预防接种等。技能考核方面，应考核全科住培培训大纲要求掌握和熟悉的操作，重点是社区常用基本技能操作。

（二）考核后反馈

考核小组分别向住院医师、带教教师及专业基地反馈考核情况。向专业基地反馈内容可涉及住院医师规范培训中的各个方面,包括教学管理、科室纪律、学习态度、知识掌握情况等。

（三）考教分离

轮转专科的出科考可能存在的问题:①过于专科化;②评分过于宽松。因此建议各专科针对全科规培学员出科理论考题库建设,全科师资参与,先经全科审核,应重点突出,难度适宜;技能考可以在各专科进行,更为规范的方法是继续教育科组织专业的考官队伍,统一评分标准,在模拟中心进行技能操作考核。

六、全科督导

全科教研室应发挥督导作用,定期参与专科教学查房、小讲课、教学病例讨论等教学活动,对其教学内容、教学方法提出改进建议,不断完善专科的全科带教理念。

组织全科骨干师资定期抽查评估专科考核情况,对学员进行专科操作的考核,了解学员在专科掌握该技能的情况,发现问题并整改。分析专科带教的全体全科学员理论考试卷,了解其对知识的掌握程度,发现问题并整改。

七、激励制度

国家、省级、学校、医院各层面举办的优秀带教老师评选,除了全科医学科里的带教老师参加,还应该包括轮转专科里的优秀全科带教老师。选拔优秀全科师资,并建立激励制度,包括晋升优先、奖励金等。对全科教学有热情并符合条件的专科医生,鼓励其参加全科执业转岗培训。

第二节　社区上下联动

全科医疗是立足于社区的基层医疗服务,主要的工作场所在社区卫生服务中心。基本原则是以全科医生主导的医疗团队提供以人为中心、以家庭为单位、以社区为基础、以预防为导向的连续性、综合性、可及性、协调性的照顾。综合医院的全科医学科承担着全科医生的培养工作,它是全面提高全科执业医师的重要教育培训基地。指导老师应当熟悉基层全科医生的工作情况,结合其执业能力和适宜技术,开展密切贴近社区卫生服务需求的教学活动。因此,开展临床基地与基层实践基地上下联动对促进中国全科发展有重大意义。

一、教学

（一）联合教学门诊

在基层实践基地利用社区真实的病例开展教学门诊,可以加快临床基地全科指导老师(临床基地的全科指导老师包括全科医学科指导老师以及医院其他专科具有全科带教资格的指导老师)对基层工作内容的熟悉。根据社区常见病、多发病种类,尤其以临床基地的心血管内科、内分泌内科、呼吸内科、消化内科、眼科、皮肤科等科室的全科指导老师在基层实践基地开展教学门诊,对提高全科住院医师的岗位胜任力作用会更显著,同时可以指导基层实践基地师资教学方法的改进。

(二)专家会诊

基层实践基地的病房或家庭病床的患者在病情需要时,可以请临床基地的全科指导老师进行会诊,指导专科诊治,加快临床基地的全科指导老师熟悉社区的工作内容及性质,同时提高基层实践基地的诊疗水平,进而推动临床基地与基层实践基地的上下联动。

(三)联合教学活动

联合教学活动可以有效提高教学效果和质量,如联合教学查房、联合教学病例讨论。联合教学的价值在于临床基地与基层实践基地可以相互借鉴学习,加强学科间的合作和交流;有效利用临床基地与基层实践基地的教学资源,提高教学活动质量,提升全科住院医师在培训中的职业定位感;利于对患者系统性、连续性的管理。此类活动应由临床基地与基层实践基地的继续教育科组织管理,由两个基地分别安排一名主治医师以上职称的全科指导老师进行主持,组织正在基层实践基地轮转学习的全科住院医师参与教学活动。

1. 联合教学查房 是由全科医学科指导老师或是医院其他专科具有全科带教资格的指导老师,与基层实践基地的指导老师共同完成的一项教学活动。由两个基地的全科指导老师讨论并选定适宜联合教学查房的病例,查房时长以 60~90 分钟为宜。

(1)查房前准备:①提前通知社区基地指导老师和全科住院医师(尽量包括一、二、三年级不同层次学员)教学查房时间及地点;②下发选定的教学查房病例的病情摘要和基层版指南至全科住院医师,交代提前熟悉病情和学习相关知识;③准备教学查房物品。

(2)查房流程:①由基层或临床全科指导老师在病房外介绍参与教学查房人员以及查房预期希望达到的学习目标及查房注意事项(5~10 分钟);②由主管医师(全科住院医师)在患者床旁汇报病史,进行重点查体,由指导老师补充问诊及示范查体(20~30 分钟);③由临床和社区基地的全科指导老师指导住院学员围绕患者的病情进行讨论分析,包括病例特点总结、病情评估、转诊指征及健康管理,查房以学员为主体,指导老师合理引导,其中穿插师生之间、学生之间、临床与社区老师的讨论,可以提问解答等形式或者辩论的形式进行互动(30~40 分钟);④先由住培学员对本次教学查房的收获和不足进行总结,并提出下一步的学习重点,最后由指导老师做本次教学查房的总结,除了对本次教学查房内容的总结,还要总结本次教学查房的效果,可与现场指导老师及培训医师讨论此次教学查房的不足以及改进措施,作为下一次教学查房的改进目标,并布置查房后作业(5~10 分钟)。

(3)查房后效果评价:关于该病例病种的题目,可依据全科住院医师规范化培训细则,结合基层版指南选题,由参与教学查房的所有全科培训医生作答。教学活动宜有文字记录、活动照片。若条件允许,可录制教学查房视频,基层实践基地的指导老师可以反复学习回顾教学查房方法。同时,临床基地的指导老师可以回顾自身教学查房过程,了解是否存在需要改进的地方。

2. 教学病例讨论 是在指导老师的引导下,住培学员之间、学员与指导老师之间采用讨论的形式,以诊断与治疗方案均明确的临床病例作为素材,旨在提升学员的临床思维能力的临床教学活动。高质量的联合教学病例讨论,无疑会多方位提升全科住院医师的临床思维能力。

(1)病例讨论前准备：①由临床基地与基层实践基地全科指导老师共同选定病例，以常见病、多发病为主，且有清晰的病史、明确的症状和体征、较完整的检查资料、规范的治疗过程、确切的治疗效果的典型病例。但病例应存在诊断或治疗需要进一步分析的问题。②下发病例摘要，其中包括需要讨论的重点和难点。③通知联合病例讨论地点及时间，督促全科住院医师自主学习，搜索病例相关文献、指南或规范，并分配好参加讨论的住院医师的任务和角色。④两基地指导老师共同讨论制作课件，以便教学中呈现。

(2)病例讨论过程：①由全科指导老师介绍参与病例讨论人员以及预期希望达到的学习目标；②了解全科住院医师的知识准备情况，了解培训医师认为需要讨论的其他问题；③指导老师安排一名全科住院医师进行病例摘要汇报，另一名培训医师进行病史总结、补充；④指导老师对培训医师的归纳总结做点评，展示自己的总结，包括个人对病例的认知及理解；⑤展开讨论与分析，鼓励学员发散思维，以临床证据及提前检索的知识作为基础，提出自己的见解，临床基地的指导老师及基层实践基地的指导老师共同引导，专科及全科临床思维互相穿插，最后达成共同的病例诊断、治疗和健康管理方案；⑥提供医学新进展，布置作业，并交代下一次病例讨论时检查作业完成情况。

(3)病例讨论后：①评价本次病例讨论前以及过程中全科住院医师的参与度以及表现；②做讨论后效果评价，可采用讨论病例的相关临床知识组成电子试卷，由学员完成；③两基地全科指导老师之间互相评价，使临床思维相融合，共同开展全科住院医师的独立执业能力的培养。教学过程同样可以采用文字、照片记录。条件允许时，可录制视频供指导老师及参与讨论的学员进行反思及复习。

3. 小讲课　临床小讲课旨在对本科系统理论课程进行拓展、深化及补充。临床基地及基层实践基地的课程安排可相互穿插于各自的课程年度计划中。全科住院医师可以得到提升，两基地的全科指导老师也可互相观摩学习，相互进行知识补充。通过双向开展临床小讲课，相互做示范教学，让临床基地和基层实践基地的指导医师逐渐拓宽临床知识层面，这样全科住院医师无论是在临床基地还是基层实践基地，均可以得到成长为一名合格的全科医生所需的引导。

4. 其他　开展联合义诊、居民健康宣教活动，在活动中熟悉基层实践基地的工作。

二、师资

(一) 师资培训

目前，我国正处全科医生培养的黄金时期，与全科医生的培养相比较，全科师资的选拔、培养和提升同样重要。有研究表明，临床师资和基层实践师资对于核心教学能力的认知水平相当，包括为学生营造优质的教学环境、知道如何教导学生、能够传授学生医学知识和技能、具备反馈能力、能够展现为人师表的高尚德行，大部分全科师资均认为这五项很重要。但是，基层实践师资普遍比临床师资年轻、临床工作年限短、临床带教年限短，曾接受过教学方法培训和首次带教前已接受过师资培训的比例较低。综上所述，在实际的全科住培带教中，基层实践师资普遍存在的短板是教学方法。他们作为医疗的"守门人"，具有全科教学所需的最真实的素材，毫无疑问地成为传授全科医学实践经验的最佳人选。因此，为了保证全科医生的培养质量，基层实践师资的培训亦应得到重视。

1. 开展师资培训　国家已十分重视全科住培师资培训，现每年均有开展全科师资培训，省级全科住培师资培训每年也有数次。

2. 基地间师资培训　临床基地全科指导老师对基层实践基地指导老师开展关于教学方法的培训，实现两基地师资联动，教学相长，共同寻找、讨论教导全科住院医师最适宜、贴切的教学方法，此举对于全科师资的提升具有重要的影响。

另外，临床基地全科指导老师对基层实践基地指导老师应起督导作用，通过指导老师间面谈、电话或视频沟通、师生座谈会等方式，指导带教过程，及时沟通及改进教学中的疑惑及不足，从而提高基层实践基地老师的教学水平。

3. 短期进修　协同安排基层实践基地的师资到临床基地参与教学活动，进修教学方法。

（二）师资管理

基层实践基地的师资管理纳入临床基地全科基地的师资管理范畴，包括师资经费、师资培训班名额、评优名额的共同分配，与临床基地共享教学资源。

三、召开教学会议

将基层实践基地师资代表纳入临床基地全科教研室，定期召开教研室教学总结会议。

四、督导

除了以上所述的教学门诊、会诊、师资培训以及联合教学活动的联动之外，临床基地也应每年至基层实践基地指导、督查教学工作，包括检查基层实践基地规培资料的台账、访谈基层实践基地的师资、访谈本基地在轮的全科住培学员、走访各个科室日常教学情况、观摩教学活动和教学门诊等，并记录值得被肯定的和仍需要改进的事项，作为教学督导总结会议的依据。开展教学督导总结会的人员，除了临床基地教学管理组督导人员、基层实践基地教学管理组人员，可以邀请本基地住培学员共同参会。会议议程包括总结台账、日常教学、教学门诊和教学活动的督导情况、限期整改计划、确定整改效果对接管理员；邀请学员参会，意在增设一个师生讨论互动的环节，此时临床基地督导管理组可作为一道桥梁，以访谈得到的信息作为引子，鼓励师生畅所欲言、互相讨论，倾听各自的心声，促进教与学之间和谐发展。

五、科学研究

全科医学学科成立较晚，其科学研究是在学科发展稳定之后才逐渐被重视，故全科医学的科学研究相比其他医学专科仍明显不足；而且其服务地点、内容和方式与其他医学专科有明显差异，能效仿的地方有限。所以，全科科学研究是现今学科发展的重要课题。临床基地的科学研究是学科发展的重要支柱，但是由于服务地点、内容和方式与基层实践基地有所区别，与基层实践基地共同进行科学研究可以更加深入与优化，所得科研成果可以更加实在地服务于临床全科。在科研内容上可以涉及医疗与教育两方面，例如共同探讨教学中提高全科住院医师的职业定位感、职业认同感以及能力自信的方法；共同探讨社区人群的发病特征；综合医院在社区健康管理的定位与职能研究；整体人群中才能开展的疾病或健康问题的科学研究等。另外，临床基地在学术、技术支持上可以开展培训，例如文献检索、临床研究设计与实施、研究数据整理与展示和书写论文等课程。

（梁淑敏）

参 考 文 献

［1］于晓松, 路孝琴. 全科医学概论 [M]. 北京: 人民卫生出版社, 2018: 21-26.

［2］周亚夫, 方力争, 于德华, 等. 综合医院全科医学科的定位与发展策略 [J]. 中国全科医学, 2021, 24 (13): 1581-1584, 1591.

［3］广东省医师协会毕业后医学教育工作委员会. 广东省住院医师规范化培训教学病例讨论实施指引 [J]. 广东医学, 2021, 42 (5): 504-507.

［4］广东省医师协会毕业后医学教育工作委员会. 广东省住院医师规范化培训临床小讲课实施指引 [J]. 广东医学, 2021, 42 (5): 508-510.

［5］顾杰, 王天浩, 任利民, 等. 全科临床师资和基层实践师资教学能力相关认知、培训和评估的比较 [J]. 中华全科医师杂志, 2018, 17 (12): 970-975.

［6］高圆圆, 居蓉, 毛荣, 等. 医联体模式下全科住院医师规范化培训网络体系的构建研究 [J]. 中国毕业后医学教育, 2020, 4 (4): 356-360.

第九章

全科住院医师规范化培训档案管理

本章从全科住培档案定义、重要性、特点、内容、现状、方法及建议几个方面进行阐述,提出应将住培档案管理工作日常化、常规化,加强住培基地建设,优化住培档案管理结构,从而提高培养质量。

一、全科住培档案的定义

全科住院医师规范化培训档案是指全科学员在规培全程中,各环节动态管理产生多种形式的、伴随始终的、具有保存价值的原始记录,包括各种文字、声像、图像、照片等。它是培训单位培训工作的方针、政策、原则、方法、途径和效果的真实记录,反映了住培基地培训工作开展情况、教学水平、培养质量,刻画了学员、师资、基地的成长轨迹,是获取最真实的住培基地整体运行信息资源的途径。

二、全科住培档案管理的重要性

全科住培档案的管理是住培工作中重要的工作组成部分,是对住培进行条理化、规范化、有序化管理的过程。培训单位需要构建完善的档案管理机制,建立科学、规范的管理系统,优化管理结构,提高档案信息的利用率。

(一)持续提高培养质量,促进规培体系建设

住培档案是住培基地评估和迎检的重要资料,评审专家可通过住培基地的档案,充分了解住培工作的开展情况、存在的问题、培训的质量等,并提出改进意见,督促各基地不断完善和进步,逐步提高培养质量。优秀的规培基地也可通过档案资料的展示,介绍具有特色的管理方法,通过辐射放射效应,进行广泛推广。各规培基地间取长补短,不断摸索前进,最终形成一套规范的规培体系。住培档案记载了规培计划(plan)、实施过程(do)、总结反馈(check)、持续改进(act),这四个环节形成循环管理模式(P-D-C-A),使培养质量呈螺旋式上升。因此只有做好住培档案的管理工作,才能为住培工作的开展提供决策性依据,才能持续提高培养质量。

(二)全程记录成长历程,推动规培事业发展

住培档案全程记录了学员、师资、基地的成长历程。从招收、入基地教育、轮转计划、教学活动、培训考核,档案管理始终贯穿全程,见证每一位优秀全科医生的诞生。从基地获得规培资格、完善教学设施、建立规章制度、成立教研室、上下联动,档案管理记录基地的成熟与壮大。从师资培训、师资申请、师资遴选、教学活动、师资评选,档案管理督促师资不断进步,提升带教水平。常将档案与培训大纲对照,能够及时发现培养过程中的短板,从而及时

查缺补漏。住培档案从学员、师资、基地三个维度推动规培事业的发展。

(三) 深刻理解培训标准,提高培训规范性

在创建培训档案的过程中,住培秘书、带教老师、学员都是档案的建立者。学员根据培训要求,掌握常见病、慢性病的诊治。在整个培训过程中,学习目标明确,培养自主学习能力,提高学习的积极性。带教老师根据培训要求,批改学员的病历,按计划进行教学查房和小讲课等教学活动,同时教学相长,通过考核反映带教教师的教学质量,督促教师在规范化培训过程中不断自我完善。基地根据培训内容与标准,制定相关制度,使规培进一步规范化、科学化、合理化。因此,档案的管理有助于深刻理解规培内容与标准,进一步提高培训的规范性。

三、全科住培档案管理原则

(一) 分级管理,合理分工

住培档案管理工作长期而烦琐,且具有分散性、专业性的特点,因此只有完善分级管理制度,各级人员合理分工,才能有条不紊、科学、规范地完成这项工作。医院层面需要健全规培管理体系,完善管理规章制度和各级人员职责,规范管理流程,督促培训实施,定期督查及反馈,检查整改执行情况。全科基地需要制订轮转计划,设置生活导师,组织教学活动,定期培训及考核,同时全科基地还需要与临床轮转科室、社区定期组织会议及联动活动。学员及时做好轮转手册登记和教学活动内容记录,参加培训及考核、教学质量反馈等。各级人员需要掌握岗位职责,并严格执行。

(二) 真实及时,整齐规范

档案的基本属性是原始记录性,其记录形式多种多样,包括文字记录、照片、PPT 等。储存形式包括电子版和纸质版。真实可靠、整齐规范是档案管理最基本的要求。因此学员、带教老师、教学秘书等均应真实记录,保持整齐规范。基地基本条件档案需要红头文件及盖章,门诊及住院人数等需要统计室统计及盖章。制度及重要文件要有出处及日期,不仅方便查找,而且可体现持续改进。

(三) 适时总结,完善传承

档案管理不是将所有的文件资料收集即可,而是将文件资料收集、整理、剔除,最终有机整合成档案,是一个批判、传承的过程。应适时总结,充分分析,发现规律,制订计划,持续改进,完善传承。如进行年度总结时,应回顾年度教学活动完成情况,学员岗位胜任力是否具备,师资的带教水平是否提升,教授授课内容是否需要定期更新等,不断提升住培基地管理水平。

四、全科住培档案管理的内容

全科住培档案管理的内容参照《2021 年全科基地评估指标》,具体见表 3-9-1。此外,有条件的单位还可以将学员的课题、论文和成果纳入住培档案管理。

表 3-9-1　全科住培档案管理的内容

分类		档案主要内容
基本条件	基地条件	临床培训基地：年出院患者数、年门诊量、年急诊量、必备科室
		基层基地：基层管辖区人口数、必备科室
		全科医学科：教学门诊、病床数、示教室、门诊量、收治患者数、培训任务病种数及技能操作数
	协同培训	专业基地与基层紧密联系：签订协议、培训基层师资、联合教学活动、教学会议
师资建设	师资要求	临床基地师资条件：学历、专业技术职称、注册范围、至基层会诊、门诊
		基层师资条件：学历、专业技术职称、注册范围、基层工作经历
		师资队伍组成
		专业基地负责人条件：学历、专业技术职称、执业范围、工作经历、师资培训证书
		全科教研室、教学小组、教学活动及工作会议
	师资管理	师资培训：省级及以上全科师资培训、院级全科师资培训
		师资评价
		激励制度：激励方案、教学补助、绩效考核、评优、职称晋升
过程管理	培训制度与落实	主要领导、基地负责人、教学主任、教学秘书、招收计划、轮转计划、考勤制度
	培训活动	入院及入科教育、培训计划、教学查房、小讲课、病例讨论、建立教学案例库、建立题库等
	过程考核	出科考、年度考、结业考等
	培训强度	管理床位数、门急诊工作量
质量控制	培训质量	执业医师通过率、规培结业考通过率、年度理论测试成绩
	考核师资	教学查房质量、技能操作带教情况
	考核学员	病历书写、SOAP 书写、技能操作、培训手册填写情况

五、全科档案管理存在的问题

(一) 档案管理意识不足,管理制度不够完善

目前全科基地大都把重点放在培养质量、管理水平上,而忽视了档案管理的重要性。也有部分基地等到国检或省检时才进行档案的收集及整理,因未及时真实记录而导致培训档案缺失。各管理部门间缺乏共同筹划设计、协同推动,导致住培档案繁杂、零乱,管理效率低下。另一方面,目前缺乏全科住培档案管理制度标准,其归档范围、内容、形式也没有明确的规定,也无管理约束机制,造成了档案管理的不规范性、不连续性,增加了管理难度。甚至有些基地每年住培档案的归档项目、形式都在变化,缺乏统一性,学员不清楚交至基地和轮转科室的分别为哪些资料,也不清楚是交纸质版还是电子版资料。

(二) 档案管理人员不足,管理工作无常态化

目前大部分全科基地的住培档案未设置专人专管,而是由临床医生兼管。临床医生不仅需要处理临床事务,还要负责规培事宜,因此常常疲于应付,等上级部门来检查时才进行加班整理材料,未将管理工作日常化、常态化。兼管员无档案管理基础,缺乏档案管理的专业知识,对保管期限、立卷原则、归档程序、查询流程等不了解,出现档案杂乱无章的现象。档案管理员更换频繁,住培资料繁杂,增加交接难度,导致档案资料和管理理念不能顺承,容易出现数据丢失、遗漏、重复现象。

(三) 档案管理方法传统,缺乏信息化建设

随着全科住院医师规范化培训工作的大幅度推进,全科住培学员数量骤增,住培档案管理工作量明显增加,然而仍有大部分的全科基地还在使用人工记录、收集、管理、查询的传统方法,不仅增加档案管理的工作难度,而且增加出错概率。有的培训基地档案管理已经由传统方法过渡到信息化技术,但缺乏一体化档案管理模式,需要登录多个系统,增加工作量。大量的纸质档案信息需要庞大的储存空间,已毕业学员的档案信息往往因空间不足而被丢弃,不能进行数据的挖掘和利用,从而失去了档案的再利用价值。如果没有科学性、系统性、规范化的管理档案资料,很难做到数据快速、精准查找和充分利用。

目前档案管理多局限于一头一尾的文档管理,未能覆盖整个培训的过程,包括每一天的医疗和教学活动,信息颗粒度较为粗糙,评价维度单一,不能更精准地对规培学员进行评价。

六、全科档案管理的建议

(一) 增强档案管理意识

增强住培档案管理意识是推进档案管理工作的第一步。在日常工作中,应强化住培档案的宣教工作,慢慢渗透住培管理理念,定期召开相关的教学会议,不断增强档案管理意识。基地秘书、师资、学员等都是住培档案的共同建设者。因此,可将住培档案管理内容纳入基地教育里,学员们可以清楚了解到在培训过程中需要提交的材料以及期限。同时,也应将档案管理内容纳入师资遴选及培训中,一方面师资能更深刻理解培训内容与标准,另一方面档案管理能更加规范。

(二) 健全档案管理制度

建立档案管理的三级管理制度是培训档案管理工作顺利开展的重要举措。三级管理模式即培训单位 - 培训基地 - 个人(师资、住培学员)。培训基地为住培档案管理的第一负责人,其可指定具有一定经验或经过培训的人负责档案管理,日常负责档案的收集、管理、整理、保存、分析、查找等。师资和住培学员将培训过程中产生的原始资料交给档案管理者进行审核、归档。专业基地将归档目录报给培训单位的继教科,从而构建一个培训档案规范化工作网络。落实档案监管分层责任制是档案管理质量的根本保证。档案监管包含档案形成、保管、移交、利用等过程。按照教学管理系统权限落实分层监管责任制。全科住培档案资料所涉及的科室多,需要各轮转科室、专业基地、培训单位职能部门协同管理,分层监管。临床轮转科室实施教学活动,督促住培学员真实记录培训内容,收集签到表、教学照片、PPT等资料,同时做好学员考勤、日常考核、出科考核,将其资料进行整理,形成规范的住培档案。全科基地整理基地住培学员、师资的基本信息,督促学员填写轮科手册等,定期检查档案内容是否符合全科住培标准与内容。培训单位管理部门定期检查基地台账,提出反馈,督促整改,共同解决教学问题。

(三) 加强档案管理队伍建设

加强档案管理队伍的建设是提升档案管理质量的关键。全科住培档案管理工作量大,档案管理又是一门综合性强的学科,所以应设置专人专管。对没有档案管理背景的人,在担任档案管理工作前,应对其进行相关理论和技能的培训及考核,保障档案管理人员综合素养达到档案管理要求。其次,培训单位可引进档案管理人才,提高档案管理待遇,进而提升档案管理水平。随着现代信息技术的不断发展,知识更新周期越来越短,信息技术不断革新,培训单位应鼓励档案管理工作人员掌握必备的办公和信息技术,并将其运用到管理工作上来,与医院信息科联动,创建一体化的档案管理模式。

(四) 构建信息化档案管理平台

随着全科规范化培训工作的不断推进,全科住培学员人数的增加也给培训单位在住培档案管理方面带来了新的挑战。在这一背景下,业务流程驱动的数字化转型尤为重要,最终目标是使用现代技术收集多维员工数据和海量内容数据,并集成和提取这些数据信息,以形成针对每个员工的自动学习决策模型。为迎接时代的挑战,我们必须运用现代化技术,以提高档案管理质量为导向,构建新的管理平台。例如,中国医科大学附属盛京医院、中山大学附属第三医院等医院采用电子化住培管理系统,系统主要模块包括继续教育管理端、专业基地主任端、专业基地秘书端、住院医师端、指导老师端等。基地主任模块具有根据医教数据自动形成分析报表等功能。基地秘书模块具有一键设置轮转计划,自动安排生活导师,自动记录教学活动数据等功能。指导老师模块可进行教学活动信息通知,具有 360 评价、出科考无人监考等功能。住培学员模块有教学活动登记、疾病种类和操作数量登记等功能。希望能够在信息安全的情况下,与医院 HIS 系统关联,减少手动记录的时间,增加档案的丰富性。档案信息化平台还能实现一键查询、一键提取,提高档案利用率。

(阳 盼)

参 考 文 献

[1] 梁洁. 基于住院医师规范化培训基地评估角度浅谈住院医师培训档案管理 [J]. 黑龙江档案, 2020 (02): 96-97.

[2] 贾建国, 樊洁. 探讨全科医师规范化培训基地的规范建设 [J]. 中国毕业后医学教育, 2018, 2 (02): 88-91, 102.

[3] 陈丽芬, 王亚军, 贾建国. 住院医师规范化培训档案管理体会 [J]. 中国毕业后医学教育, 2018, 2 (02): 110-113, 125.

第十章

综合性医院如何做好全科住院医师规范化培训管理

党的十九大报告明确提出,要加强基层医疗卫生服务体系和全科医生队伍建设。2018年《国务院办公厅关于改革完善全科医生培养与使用激励机制的意见》发布,要求认定为住院医师规范化培训基地的综合医院(含中医、中西医结合、民族医院)要加强全科专业基地建设,增加全科医疗诊疗科目,独立设置全科医学科,以人才培养为目的,开展全科临床、教学和科研工作,与基层医疗卫生机构联合培养全科医生。综合医院全科医学科的战略定位和发展重要性日渐凸显。综合医院如何建设全科医学科,如何做好全科住院医师规范化培训管理,提升全科医生培养质量,是亟待探讨和规范的工作。

一、深刻认识全科的重要性,准确定位学科功能

随着我国医药卫生体制改革的深化,推进全科医学教育,培养合格的基层全科医生"守门人"成为我国强化基层医疗卫生服务、建立分级诊疗制度的关键举措。综合医院尤其是教学医院,拥有丰富的医学教育资源和临床实践资源,设置全科医学科并开展医、教、研工作,是全科医学发展的重要保障。结合我国综合医院全科医学科发展现状,在综合医院独立设置属于一级临床科室的全科医学科,是加强全科医学学科建设和推动全科医学快速持续发展的当务之急。目前我国大多数综合医院独立设置了全科医学科,开设了全科门诊与全科病房,并拥有固定的基层实践基地,基本符合国家要求,发展良好。全科医学科应立足临床,强化教学,联动社区,提升科研,推进全科医学人才队伍建设,引领全科医学学科发展,带动社区全科医学学科发展和加强区域医疗合作。

二、建立分级管理机制,上下联动促进发展

鉴于全科医学科的特殊功能定位和历史使命,全科医学科的建设和发展需要医院更强有力的支持和更多的投入,国家也在顶层设计上给予了制度保障。主要体现在以下几个方面:培训基地动态评估、重点专业基地遴选等工作中,将全科作为"一票否决"项目;要求医院领导班子每年讨论工作总结和工作规划时,必须体现全科医学的相关内容;培训基地负责人作为"第一责任人"统筹指挥,主管副院长则需要亲自参加全科专业的培训课程,全面了解全科的方针政策和内涵要求。

全科医学科的教学工作与医院众多科室、协同单位、基层实践基地甚至政府部门密切关联。要保证教学顺利开展,培训基地层面也必须制度先行。医院应根据国家有关文件精神,

结合自身的发展规划,制订完善的分级管理架构,成立全科教研室(含基层实践基地成员),负责全科培养方案的设计和实施推进。在临床培训基地主要科室(全科医学科、内科、神经内科、外科、急诊科、儿科、基层实践基地等)分别设立全科教学小组,明确相应成员的职责,定期组织研究全科教学工作。医院牵头与协同单位、基层实践基地签订联合培养协议,明确各方的权利和义务。工作模式上,尤其在全科医学科运行初期,职能管理部门参与协调组织相关临床科室和单位配合全科开展各项工作非常必要,逐步以制度形式推上轨道后再由全科医学科主要牵头。

三、建设结构合理的高水平全科师资队伍,完善激励机制

《国务院办公厅关于改革完善全科医生培养与使用激励机制的意见》从宏观层面对全科师资队伍建设进行了部署,包括制订全科医学师资培训标准,实行双导师制,遴选建立一批全科医学师资培训基地,加强骨干师资培训,增强带教师资的教学意识和带教能力,要求各级部门、培训基地将教学业绩纳入绩效考核,带教经历和教学质量作为职称晋升的重要因素。

全科师资队伍的体系构建相较其他专业基地更为细致,对临床培训基地的全科医学科和相关临床科室、基层实践基地设置了分层次的要求。

首先,体现在基地负责人资质规定方面。全科专业基地负责人应具备医学本科及以上学历、高级专业技术职务任职资格,含全科专业执业范围,从事全科医疗、科研和教学工作至少5年。基层实践基地负责人应具备医学专科及以上学历、中级及以上专业技术职务、至少5年基层工作经历。均要求基地负责人参加过省级及以上全科医学师资培训或全科基地管理人员培训,并获得培训证书。

其次,体现在师资组成、师资条件和培训要求方面。临床培训基地全科专业指导医师应具有医学本科及以上学历、主治医师及以上专业技术职务,总人数至少15人,其中内科、全科医学科至少各3人,神经内科、外科、儿科、急诊科至少各1人,副主任医师及以上专业技术职务师资不少于1/3。全科医学科指导医师要求全部加注"全科医学专业"执业范围,熟悉基层全科医生工作情况,在基层实践基地承担以教学为主的专家门诊、会诊及示范教学等工作,全科医学科指导医师至少每月下沉基层指导1次,其他科室指导医师至少每年1次。培训方面,主管教学院领导参加省级及以上全科医学师资培训或基地管理人员培训班,并取得培训证书;所有指导医师每年均应参加院级全科师资培训,全科医学科和内科从事全科带教的指导医师均应参加过省级及以上全科医学师资培训,其他临床科室至少各1人;经过骨干师资培训或国家级师资培训的人数不低于1/5。

基层实践基地指导医师应具备医学专科及以上学历、主治医师及以上专业技术职称、3年及以上基层卫生工作经历、执业注册范围含"全科医学专业",总人数至少5人,其中全科医学科至少3人,预防保健科至少1人,副主任医师及以上专业技术职务不少于1人。培训方面,所有指导医师每年均应参加临床培训基地院级全科师资培训,至少5人参加过省级及以上全科医学师资培训,并获得师资培训证书。

由于全科专业基地涉及众多临床科室、基层实践基地,为统筹规划、整体推进全科教学工作,国家从制度上也给予了指引和保障,要求设立全科教研室与教学小组,有效汇集核心师资的智慧和力量。全科教研室应包含基层实践基地成员,临床培训基地主要科室(全科医

学科、内科、神经内科、外科、急诊科、儿科、基层实践基地等)分别设立全科教学小组,明确相应成员的职责,定期组织研究全科教学工作。

带教质量是影响住院医师规范化培训质量的决定性因素。建立行之有效的师资激励机制,是保证全科医学师资队伍持续稳定发展的关键举措。以中山大学附属第一医院为例,医院配套"医学教育职业发展路径""教学晋升推优""医学教育专项奖"等办法,激发师资内驱力,促进师资教学水平国际化和同质化,建立师资指导能力可持续发展的长效机制,促进师资自主发展。该医院与国际著名机构合作,搭建师资进阶式、专业化培养体系和职业发展路径,目前已培养国际化医学教育师资 400 余名。为激励师资潜心教学,医院建立了教学量化综合评分体系和高级职称晋升教学推优机制,设立年度"柯麟医学教育奖",增强师资的荣誉感和价值感。此外,江苏省人民医院构建实施师资多元评价与激励体系,激发了带教师资的带教热情,促进住培工作的持续改进和健康发展。

四、建立严格的过程管理机制,保障培训质量

严格规范的过程管理是培训质量的根本保障。实施覆盖培训初始环节、中间环节和终末环节的"三环管理"模式,有助于落实全过程监管。初始环节指住院医师报到至入培 1 个月内(通常每年 7—8 月)应完成的工作,包括开展医院和专业基地两级的岗前培训、组织临床能力测评、确定培训年限、制订个性化培训计划、确定全程导师和建立个人档案等。中间环节是从住院医师进入第一个科室培训到完成全部轮转计划的过程,是培训工作的核心部分,要求医院层面、专业基地、各轮转专科和带教老师"四位一体",有效协作,围绕临床胜任力,建立完善的培训和考评体系,为住院医师提供富有实效的临床培训和学习检验标准。终末环节主要包括审核住院医师结业考核资格,组织实施住院医师结业理论和临床实践能力统考,复核发放培训合格证书,总结分析结业考核成绩,开展结业培训满意度调查和毕业后住院医师发展追踪等,促进培训工作持续改进、培训质量不断提升。

密切的交流和监督是过程管理规范的有力保障,具体形式有定期(建议至少每季度一次)召开全科教研室、教学小组会议,开展不少于每季度一次的院级督导和专业基地内部督导,每月组织全科医学科和相关临床科室下沉基层实践基地检查和指导教学工作落实,上下联动,多方、多举措形成合力推进全科医学科人才培养工作高质量发展。

五、多渠道提升全科医生职业认同感,吸引优质生源

《国务院办公厅关于改革完善全科医生培养与使用激励机制的意见》提出,到 2020 年,城乡每万名居民拥有 2~3 名合格的全科医生,到 2030 年城乡每万名居民拥有 5 名合格的全科医生,全科医生队伍基本满足健康中国建设需求。按照我国人口 14 亿人估算,现阶段我国需要约 70 万名全科医生。近年来,在各级政府、高校和医疗机构的共同推进下,全科医生培养工作取得积极进展,全科医生培养体系初步形成,培养模式基本确立,培养力度不断加大,队伍人数不断增加,正加速为基层医疗健康服务"造血"。截至 2019 年,我国已有约 30 万名全科医生。截至 2021 年底,全国共有 143.5 万名家庭医生,组建了 43.1 万个团队为居民提供签约服务。但与日益增长的基本医疗保健需求相比,我国仍存在着全科医生数量和质量有待提高、培训体系不健全、城乡及地区间人力资源不平衡、岗位吸引力较弱等问题。

加大全科医学理念宣传力度,提高社会普遍认同感;增加财政投入,改革完善全科医生

薪酬制度,提高全科医生待遇;完善聘用管理办法,拓展全科医生职业发展前景,鼓励社会力量举办全科诊所,全面提升全科医学专业的职业吸引力和荣誉感;同时提高全科医生规范化培训和继续教育阶段的培养质量,才能切实建好基层医疗队伍,提高基层医疗服务能力。

（陈淑英）

参 考 文 献

［1］周亚夫, 方力争, 于德华, 等. 综合医院全科医学科的定位与发展策略 [J]. 中国全科医学, 2021, 24 (13): 1581-1584, 1591.

［2］邱艳, 刘颖, 任文, 等. 综合医院全科医学科设置现状分析 [J]. 中国全科医学, 2020, 23 (3): 272-275.

［3］齐学进. 中国住院医师规范化培训的回顾与思考 [J]. 中国毕业后医学教育, 2017, 1 (1): 5-9.

［4］陈淑英, 唐丽娜, 吴东, 等. 构建三环管理模式提升住院医师规范化培训质量 [J]. 中国毕业后医学教育, 2018, 2 (1): 55-58.

［5］唐皓, 陈淑英, 吴敬国, 等. 全科医学基地建设的思考与展望 [J]. 中华全科医学, 2019, 17 (10): 1753-1757.

［6］武宁, 程明羕, 闫丽娜, 等. 中国全科医生培养发展报告 (2018)[J]. 中国全科医学, 2018, 21 (10): 1135-1142.

［7］杨辉, 韩建军, 许岩丽. 中国全科医生队伍建设的发展、挑战与展望 [J]. 中国全科医学, 2019, 22 (19): 2267-2279.

第四篇
科研管理实践

第一章

全科医学科科研现状

党的十九届五中全会提出，坚持创新在我国现代化建设全局中的核心地位，把科技自立自强作为国家发展的战略支撑，这是以习近平同志为核心的党中央把握世界大势、立足当前、着眼长远作出的重大战略部署。充分认识新形势下科技自立自强的极端重要性，深刻理解科技自立自强的核心要义，准确把握科技改革发展的重点和方向，对于加快建设科技强国和现代化强国具有重大意义。当前，全球新一轮科技革命和产业变革深入发展，可能引发更为剧烈的变革。从微观到宏观，各层次、各领域的技术都在加速突破，新方法、新手段不断涌现。科技的渗透性、扩散性、颠覆性特征，正在引发国际分工重大调整，重塑世界竞争格局，改变国家力量对比。如果缺乏独创独有的能力，不能实现科技自立自强，没有在战略性科技领域方面实现重大突破，就难以在新一轮科技和产业变革中赢得主动。

卫生和健康科技创新是中国科技创新体系的重要组成部分，也是推动健康中国的核心动力和支撑。医疗卫生事业的发展为卫生与健康科技创新提供基础保障，而卫生与健康科技进步和创新能力的提高又促进卫生事业的发展。2016 年 10 月，中共中央、国务院印发的《"健康中国 2030"规划纲要》明确了健康中国建设的行动纲领，健康中国策略强调实现"更高水平的全面健康"，要求强化面向全人群和生命全周期的全方位健康管理，要求健康管理社区化，强调以基层为管理和服务平台。全科医学科是基层医疗管理和服务的核心力量，全科科研创新才能促进更高水平的全民健康。

全科医生是社区居民健康的"守门人"。一名合格的全科医生，要为居民、家庭、社区提供健康保障和管理，也是全科科研的重要执行主体，因此不仅要有综合性的知识、良好的人文素养和出色的管理能力，还应有执着的科学精神和参与科研的能力。但由于我国全科起步较晚，而且长期观念存在差异，加上全科与专业人才培养机制的不同，所以全科医学相较于专科处于相对弱势的局面。科研工作与学科建设工作是一种互为基础、相辅相成的关系，科学研究和平台建设是学科建设的重要组成部分，一个学科的建设水平和层次往往取决于该地区科研水平的高低和平台建设的成效。了解中国全科医学科的科研现状，有助于更好地做好学科建设。

一、中国特色的全科医学科模式——三级综合医院全科医学科引领基层，促进全科共同发展

全科医学起源于 18 世纪的欧美发达国家，全科医生（general practitioner，GP）是英国的叫法，美国则是叫做家庭医生（family doctor）。美国是世界上最早开展全科医学的国家之一，也叫家庭医学，是集预防、诊断、健康管理于一体的学科，重点是以人为本，以家庭为单

位,在社区范围为个人和家庭提供基本的医疗服务,关注的是患者本身基本情况的处理与健康维护,而非疑难疾病的救治。全科医学也是一个整合了生物医学、临床医学与行为科学的宽广专业,医疗范围涵盖了所有年龄、性别,每一种器官系统以及各类疾病实体。

欧美国家经过数十年的发展与积累,目前已形成了较完整的体系。服务方式有两种:一种是门诊的形式,一种是家访。和专科医生不同,全科医生是最基层的医生,也是患者最先接触的医生,对患者的健康理念的干预效果最明显、最有效。美国早在1915年就成立了内科医师学会(ACP),旨在促进医学的科学和实践,这是一个多元化的内科专家和专科医生社区。1947年美国家庭全科医生协会(AAFP)成立。目前这两个全美最大医生组织的人数已达到30多万,AAFP代表了全美全科医生组织,有近14万成员;ACP则以内科医师为主,亦包含很多全科医生,成员有16万多人。两个最大的医师组织构成了全美家庭全科的主要力量。在美国,人们对家庭医生充分信任。这与美国严格的医学教育密不可分,家庭医生经历的医学训练毫不亚于综合医院的专科医生,同时大医院预约后等待时间较长,因此首诊找家庭医生已经成为一种约定俗成的就医习惯,在这种文化影响下的就医习惯,为美国实践分级诊疗提供了有力的支持。

中国全科医学发展较晚,1986年北京市卫生局成立"全科医学会",标志着全科医学正式引入中国。1991年由中华医学会与北京全科医学会共同举办的第一届国际全科学术会议标志着全科医学正式引入中国。其后,中国成为世界家庭医生组织的正式会员,中国全科医学开始与国际接轨,并在北京、天津、上海、浙江等许多省市开展了社区卫生服务与全科医疗试点。2010年,国家发改委等六部委联合发布《以全科医生为重点的基层医疗卫生队伍建设规划》,鼓励综合医院设置全科医学科,加强全科医学学科建设,开展全科医学医、教、研工作。2011年,国务院又发布了《关于建立全科医生制度的指导意见》,提出建设以临床培养基地和实践基地为主的全科医生培养实训网络。

全科医生从2006年前的不足1万人,增长到2019年的近30万人,增长幅度远远超过了其他任何一个医学类学科,这从另一个角度说明了社会对全科医学发展的迫切需要。中国的卫生事业正面临着人口老龄化的问题,老年人口占总人口的比例高速增长。老年病、慢性病日益增多,卫生资源的分布利用不合理,同时人们对卫生服务的要求越来越高,医疗费用的上涨与人类总体健康改善之间的成本效益矛盾日渐突出,这些实际需求,直接促进了综合性医院全科医学的发展。2015年11月17日,国家卫生计生委、国家中医药管理局印发《关于进一步规范社区卫生服务管理和提升服务质量的指导意见》,提出到2020年,各地要力争实现让每个家庭拥有一名合格的签约医生,每个居民有一份电子化的健康档案。这一系列法律法规的颁布与实施,全面推进了中国全科医学的发展。

中国的全科医生大多分布在社区和乡镇等基层医院,以门诊的形式看病。除了在社区卫生服务中心坐诊,还要负责社区巡诊、上门照顾家庭病床和健康讲座等科普工作。在中国百姓以前的理解中,全科医生意味着什么病都看,也就是所谓的"万金油"医生。由于以前的全科医生不是各个大医院里的专科医生,没有接受过系统的培训,普遍存在学历低、职称低、知识结构老化、临床经验不足等问题,他们的业务水平在整体上难以获得居民的信任。所以不管大病小病,城乡居民还是喜欢舍近求远到大医院就诊,也因此耗费了大量医疗资源。

为了突破这个瓶颈,让中国的全科医生跟上医学发展,做合格的守门人,能真正跟专科医生平起平坐,我们就不能照搬发达国家的经验和全科医学科的架构,而要发挥综合医院的优势,"强基层,促发展",立足临床,发展科研,由综合医院来带动基层全科医学科共同发展。因此,2018年,国务院和国家卫生健康委员会办公厅先后出台了《国务院办公厅关于改革完善全科医生培养与使用激励机制的意见》和《住院医师规范化培训基地(综合医院)全科医学科设置指导标准(试行)》,要求认定为住院医师规范化培训基地的综合医院(含中医、中西医结合、民族医医院)要加强全科专业基地建设,增加全科医疗诊疗科目,独立设置全科医学科,以人才培养为目的,开展全科临床、教学和科研工作,与基层医疗卫生机构联合培养全科医生;认定为住院医师规范化培训基地的综合医院必须承担全科医生培养工作任务,最迟在2019年12月底前独立设置全科医学科,人员配备符合标准要求。综合医院全科医学科的战略定位和发展重要性日渐凸显。

综合医院与基层医疗卫生机构实现功能互补、结构优化、上下联动、相互促进,建立符合中国国情、具有中国特色的全科医学体系,目的是脱离专科习惯的束缚,培养出真正的全科医生。

二、中国全科医生科研能力的现状

科研工作是全科医学科建设的重要内容之一。真正的临床科研,是循证医学的需要,是医学科学进步的阶梯。科研论文是对学科创造性研究成果所做的理论分析和总结,是科研活动产出的重要形式之一,在一定程度上可以反映一个科研机构在基础研究与应用研究等方面开展工作的情况。以下从文献角度来客观评价目前中国全科医学科的科研产出影响力和学术水平,并为今后的研究和发表途径提供信息和方向。

(一) 论文发表的总体趋势

据统计,以中国期刊全文数据库(CNKI)和万方数据库作为文献检索库,选取"全科医疗、基层医疗、家庭医疗、基层卫生、社区卫生、全科医师、全科医生、家庭医生、全科团队、全科医学、家庭医学、社区医学、社区卫生服务、社区慢病管理、社区慢性病管理、健康教育、社区康复"为检索词,以中文摘要和关键词为检索条件,匹配方式为精确匹配,利用文献计量学和内容分析法对近年全科医学学科相关的科研论文进行统计分析,2003—2012年共发表论文3 872篇,第一作者发表论文数量最多的机构为高校和科研单位,占总数的一半。从2006年开始,全科医学相关科研论文发表的数量呈较快的上升趋势,近年更是增长迅速,2018年单年发文量就超过了3 500篇。这说明全科医学科的科研建设进入快速发展期。

(二) 论文研究主题的类型和数量

据早前的统计,10年前研究主题涉及健康问题研究的占32.1%,卫生服务管理的21%,需求和满意度的占16.5%,心理、行为和社会学的占16.1%,而全科医学教育与人才培养的仅占5.7%。论文中所采用的研究方法最多的是流行病学中的现况调查(77.3%);研究的内容以对心脑血管、内分泌、代谢和营养等基层医疗常见疾病和健康问题研究居多。近10年研究热点除了慢性病(尤其是糖尿病、高血压、脑卒中等)、影响因素分析、流行病学等研究,关于全科医学科的教育模式探索、质量控制分析方面的论文明显增加,但是关于未分化疾病的研究仍然不多。全科医生对患者的健康照顾应该以问题为目标,要解决的临床问题不仅仅指疾病,更加强调的是患者主诉、常见症状、体征、诊断性试验检查结果,以及与患者的疾病和健康有关的心理、行为、社会、经济、文化等方面的问题,因此全科需要解决的科学问题跟专科不同,流程也不同。

近期有学者以"消瘦的全科诊疗思路"为题在核心期刊上发表论文,通过对国内外相关文献的回顾,从全科医生的视角,对消瘦的诊疗思路进行论述。消瘦是全科医学门诊一种常见的患者主诉,包括自愿性体重减轻和非自愿性体重减轻。作为一种可能与多学科相关的未分化疾病,需要从生理-心理-社会等多方面以问题为导向进行规范的诊治和连续性管理。全科医生所遇到的疾病与专科医生不同,往往是以症状为主导的未分化疾病,部分属于心理、社会层面上的问题或健康咨询,而目前未分化疾病在全科医学门诊中虽十分常见,但是对其诊治及管理仍缺少统一的指南和标准流程,需要全科医生进一步研究探讨。

（三）全科论文主要发表的杂志

我国早在 1992 年就出现了全科医学相关的期刊《全科医师》(已停刊),随后出现了一系列全科医学专业期刊。作为传播科技成果的媒介,这些专业期刊为科研成果的转化提供了平台,有效地促进了整个全科医学科医学、教学、科研的发展和进步。近 10 年《中国全科医学》发表的论文数量独占鳌头,其他全科论文发表较多的杂志包括《中华全科医师杂志》《中国社区医师》《上海医药》《中国卫生》《健康报》《中国初级卫生保健》等期刊。

三、中国全科医学硕士的科研现状

提高科研能力是提高社区全科医生临床诊疗能力、促进社区医疗发展的重要方面。社区全科医学发展起步较晚,科研水平较临床水平更为薄弱。全科医学硕士研究生是全科医生学历层次较高的人群,接受过较为系统的临床和科研培训。医学生硕士学位论文是硕士研究生 3 年专业学习和科研工作成果的凝结,可以反映其学术水平和科研能力,能够从科研角度体现硕士研究生的培养质量。

据统计,全科医学硕士毕业生数量较多的院校有西安医学院(14.1%)、北京大学(5.9%)、广州医科大学(5.9%)、青海大学(5.3%)、天津医科大学(5.0%)。全科医学硕士毕业生导师所属科室主要集中在急诊科(13.2%)、老年科(11.0%)、心血管内科(10.7%)以及全科医学科(7.1%)。这是因为大型综合医院全科医学科成立时间不长,或者可能与目前部分三级综合教学医院尚未建立独立的全科医学科有关,全科医学科导师往往是由急诊科、内科等其他专业的导师兼职带教,但随着全科医学科的快速发展,加上国家政策导向,要求在三级综合医院,尤其是在教学医院成立独立的全科医学科,因此目前全科医学科专职导师所占比例已经越来越高,能更有针对性地指导临床和科研工作,提高全科医生的整体临床思维和综合能力。

按发表硕士论文的省(市)划分,全科医学硕士毕业生所属院校主要集中在陕西省(16.0%)、北京市(11.6%)、广东省(11.0%)、安徽省(6.9%)、上海市(5.4%)等地,这与当地医学院校全科医学的学科发展水平及招生规模相关,而海南、黑龙江、湖北、西藏、甘肃等地的全科医学硕士毕业生较少。其实,相对偏远、地广人稀的地区更加需要全科医生,但因为缺乏规范的教学基地和稳定的师资,所以这些地方很难在本土培养出优秀的全科医生队伍,科研能力比临床能力的培养更加滞后。

据统计,从全科医学硕士学位论文的研究类型上来看,病例-对照研究、现况调查、病例报告和病例分析所占比例高达 79.3%,可能与其设计简单、研究投入时间少、可行性高等特点有关。其他研究方法如实验性研究、meta 分析、社区干预试验、临床试验较少,其中具有全科医学学科特点的社区干预性试验研究仅占 4.5%,可能与全科医学研究生社区轮转时间较短,实行社区干预性试验可行性不高有关,也与缺乏全科医学科专科导师有关。未来在全科医学科导师的统筹安排下,可以进行更有深度和广度的全科科学研究,逐个方向深挖,才能得到系统、有意义的科研结果。

四、不同地区全科医生科研的需求和能力的差异

根据 2019 年的一项大型调研,从科研投入、科研产出、科研管理和科研效率 4 个方面来评价我国不同地区的社区卫生服务中心科研能力,得到评分前 100 名的社区卫生服务中心科研能力评价结果。结果显示,我国社区卫生服务中心科研能力发展水平地区分布差异巨大,上海市占绝对优势,中西部地区明显落后,而东部地区尤其是江浙沪地区占比超过 70%,与此同时,反映绝对差距的综合得分在地区之间差异尤为明显。这足以说明地方经济水平对基层科研能力发展的制约。下面以北京、上海、广东、西藏为代表来看中国不同地区全科医学科的科研现状。

(一) 北京全科医学科科研现状

根据 2016 年的一项调查,在北京市社区卫生服务机构工作的全科医生,平均年龄为 34.7 岁,本科学历占 81.7%,硕士研究生占 17.4%;其中绝大部分是主治医师(66.1%)。57.4% 的全科医生未发表过论文,75.7% 的全科医生未主持过课题,64.3% 的全科医生认为进行科研的目的是晋升需要。有 77.4% 的全科医生认为进行科研的主要困难是科研水平有限,也有部分原因是没有时间搞科研。高等院校和科研机构是全科医学科研工作的主体,而工作在一线的全科医生发表科研论文数量较少,基层医生进行科研工作的主要困难是缺乏系统的科研技能和培训,而且没有时间和精力去申请和承担研究课题。

(二) 上海市全科医学科科研现状

据调查,2006—2015 年上海市杨浦区 11 家社区卫生服务中心发表文献数量总体呈上升趋势,2011—2015 年文献发表数量明显高于 2006—2010 年。而且,不同社区卫生服务中心在文献发表数量上和质量上有着明显的差距,这些差异在某种程度上反映了其医务人员的科研水平和写作能力差距,说明部分社区卫生服务中心科研基础较差,人才队伍较弱,专家资源短缺,整体发展较慢,需要建立科研激励政策,提高社区医生参与科研的积极性;科研实力较强的社区卫生服务中心做好示范和帮带,帮助其他社区提高整体科研水平;要加强与综合医院的合作实践,后者有高水平的医学专家、充沛的科研经费、先进的实验设备和条件,为社区全科医生培养提供了有力的科研支撑。

2019 年和 2020 年上海市全科医学临床质量控制中心对上海市 243 家基层医疗卫生机构全科进行临床质控督查。2020 年的督查结果提示,与 2019 年结果相较,各社区卫生服务中心对科研、教学的重视程度增加,但整体的科研、教学能力仍较为薄弱。在科研能力方面,虽然上海市社区卫生服务中心科研能力达到国内领先水平,但多数社区全科医生承担课题、发表论文的数量仍然较少,缺乏高级别项目的申报经验。

(三) 广东省全科医学科科研现状

2021 年 6 月,中山大学孙逸仙纪念医院牵头对中山大学孙逸仙纪念医院、中山大学附属第三医院、广州医科大学附属第二医院、华中科技大学协和深圳医院的全科医学科在岗医生、全科规培基地 2015~2020 级学员及 10 家社区医院(其中广州 5 家、深圳 2 家、东莞 1 家、上海 1 家、宁波 1 家)的全科医生进行问卷调查。其中 29% 为综合性医院全科医生,46% 为

社区全科医生,25% 为中山大学孙逸仙纪念医院全科教学基地学员。问卷结果统计显示,64.5% 的全科医生和学员没有发表过文章,只有 6.6% 发表过 SCI 论文;46% 有主持或参与科研项目经历。与其他城市对比,广东省全科医学科的科研产出稍逊于上海、北京等经济发达地区,文献的质量有待提高。

在获得资助的科研项目里面,63% 为院级至区级项目;68% 为纯临床研究;课题的研究内容 76.7% 为某种疾病的流行病学调查,社区医疗服务问题占 11.6%,社区医疗管理问题及全科医生的规培或继续教育问题各占 4.6%,综合性医院全科医学科建设问题仅占 2.3%;53.1% 作为独立主体完成,34% 和院内其他科室合作,12.8% 和院外机构合作。由此看出,广东省全科医学科的科研能力仍较薄弱,研究方向相对单一,获得的基金级别较低,全科规培基地应在医师教育和科研能力培养上加大力度,应鼓励社区全科医生积极参与到综合医院举办的科研学习和科研活动中,要学习以不同的研究方向为切入点,运用多种流行病手段和社会学研究的方法去研究不同领域的内容。

在看待全科医生的科研意义上,57.5% 的全科医生和学院认为有一定意义,34.5% 认为意义重大,仅 7.9% 认为没有意义。在对 75 名未参与科研项目的全科医生的调查中发现,81.2% 有意愿申报,但自认为能力不足或无申报渠道;最希望得到的帮助依次为研究设计(32.2%)、经费支持(18.2%)、论文撰写(15.7%)、数据分析(13.2%)和课题实施(11.5%);65.3% 的医生所在单位或科室尚未建立全科医学科科研平台;但 61% 的医院已开启宣讲及动员工作;在全科医生开展科研时,87.6% 认为应采取和专科或院外其他机构合作的模式;在全科规培课程中如增设科研素养培训课程,希望涉及的主题依次是科研设计(81.0%)、论文撰写(68.6%)和医学统计学(67.8%)。在国家政策导向和社会的迫切需求下,全科医学科迅速发展,年轻医生成为全科医学科的主体,他们有充沛的精力、迫切的学习需要,也接受过较好的科研培养,因此也有较强的信心和能力去参与科研工作。目前全科医生的科研参与度不高,科研能力不足,希望通过加强多方合作、医院帮扶和科研素养规范化培训提升科研胜任力。针对综合医院、社区医院的全科医生以及规培基地的学员,他们在科研团队的角色不同,在科研能力培训上也应该制订与其相匹配的科研培养计划。全科医学科要实现快速发展,还要实施开放办学战略,加快推动实现师资队伍、学生队伍、教育教学、科学研究、管理服务以及文化氛围的国际化,将学科发展置于全球教育的竞争中,对标世界一流学科,注重学科建设国际化的发展导向,全方位推进对外交流合作。

(四) 西藏自治区全科医学科科研现状

西藏地域辽阔,道路崎岖,群众看病远、看病难。新中国成立前的西藏,没有一所现代的医疗卫生机构,因为缺医少药,疾病肆虐,天花、霍乱、伤寒等传染病流行,孕产妇死亡率和婴儿死亡率高居不下,人均寿命只有 35.5 岁。民主改革后,在党中央的领导和全国各族人民的共同努力下,如今西藏的医疗卫生事业已经形成了藏、中、西医结合的卫生体系,特别是 2015 年"组团式"医疗援藏以来,通过"传帮带",填补了无数空白,也把医药带到了高海拔的"生命禁区"。2020 年,西藏人均预期寿命提高到了 70.6 岁。虽然西藏的医疗技术有了长足的进步,但由于地广人稀,交通不便,高海拔、低氧、干燥寒冷等困难,加上当地疾病谱和生活习惯、饮食习惯与低海拔地区的巨大差异,西藏的人均预期寿命与经济发达地区仍有很大的差距,这决定了必须走出适合西藏特色的医疗道路,不能全盘照搬发达地区成功的经验。

西藏近年在各地"组团式"援藏医疗队和"柔性"援藏医疗队的帮助下成功创建三级甲等医院,但实际水平与发达地区仍有差距,综合医院的全科医生规培基地更少。截至2017年的统计发现,全国平均每万人口全科医生数为1.82名,但分布不均匀,西藏、陕西每万人口全科医生数低于1名,浙江、上海、北京、江苏每万人口全科医生数高于3名。西藏的全科医生大多分布在社区和乡镇等基层医院和私人诊所,综合性医院的全科医学科则在起步阶段。笔者于2021年11月对西藏林芝市的全科医生科研情况进行调研,48名全科医生和学员中有43.8%来自综合性医院,35.4%为社区医生,过半的全科医生工作年限在10年以上。75%的全科医生和学员没有发表过文章,只有6.3%发表过中国核心期刊和SCI论文;只有25%的医生有主持或参与科研项目经历。大部分医生认为全科开展科研项目意义重大,从事科研的目的是提升自身临床思维和诊疗水平,而不是为了晋升。87.5%的医生有意愿参加科研工作,而没有参加的原因主要是没有申报的途径和自身能力不足。而且,有建立针对全科医学的科研课题平台的单位还不足一半,大部分医生希望全科规培基地能开设包括文献检索、科研设计、统计、论文撰写方面的课程。

　　对于以西藏为例的边远地区医疗和科研发展,全科医学规培基地的建设极其重要。但是,这些地区往往地广人稀,城市、乡镇、村庄之间距离遥远,仅依靠当地自身力量和外来医疗队的帮助,要在短时间内变"输血"为"造血"存在困难。中国已经进入信息化和大数据的时代,可以凭借"5G+医疗互联网"的平台,由发达地区的三级综合性医院全科医学科通过"线上教学,线下帮扶"的模式,帮助这些地区综合性医院的全科规培基地实现规范化管理,并辐射到周边乡镇,全面提升全科医学的医疗、教学、科研水平。另外,通过发达地区和边远地区的科研合作,引领当地全科医学科进行科研工作,达到立足临床,发展科研的目的,促进当地全科医学科实现快速发展。

　　综上所述,中国全科医学科总体的科研基础比较薄弱,大部分全科医生在基层形如一盘散沙,缺乏真正系统、全科的培养。近年在国家政策的导向下,综合医院纷纷成立了独立的全科医学科,全科医生的科研培养有望脱离专科习惯的束缚,有利于培养出真正的全科医生。综合医院的全科医学科就是一支高水平、专业化的人才队伍,从既往的专科独立出来,专注于从事全科医疗,培养全科人才、研究全科方向,并带动周边社区全科医学发展,加强区域医疗合作,这是促进全科医学发展的重要举措。

(林小鸿)

参 考 文 献

[1] 钟华, 范少萍, 李勇, 等. 中国卫生与健康科技创新指数构建与评价研究 [J]. 中华医学科研管理杂志, 2020, 33 (04): 183-184.

[2] 王秀峰. 健康中国战略背景下强化全民健康管理的若干思考 [J]. 中华健康管理学杂志, 2020, 14 (2): 105-109.

[3] 邵爽, 金光辉, 陈超, 等. 2003—2012 年全科医学学科相关科研论文的分布情况研究 [J]. 中国全科医学, 2015, 18 (01): 116-120.

［4］ 杨辉, 韩建军, 许岩丽. 中国全科医学行业十年发展: 机会和挑战并存 [J]. 中国全科医学, 2022, 25 (01): 1-13, 28.

［5］ 马仁杰, 陈央央, 任菁菁. 消瘦的全科诊疗思路 [J]. 中国全科医学, 2021, 24 (23): 3009-3012.

［6］ BOSCH X, MONCLÚS E, ESCODA O, et al. Unintentional weight loss: clinical characteristics and outcomes in a prospective cohort of 2677 patients [J]. PLoS One, 2017, 12 (4): e0175125.

［7］ 马勇, 朱继红. 我国全科医学硕士学位论文状况分析 [J]. 医学与社会, 2021, 34 (09): 121-124, 133.

［8］ 于德华, 王朝昕, 陆媛. 2019 年中国社区卫生服务中心科研能力评价及展望 [J]. 中国全科医学, 2019, 22 (28): 3406-3410.

［9］ 赵家义, 韩一平, 沈璐, 等. 上海市杨浦区基层医疗机构科研能力现状及对策研究 [J]. 中国全科医学, 2017, 20 (16): 1941-1945.

［10］ 金花, 易春, 倪衡如. 上海市社区卫生服务中心全科医学临床质量状况及存在问题分析 [J]. 中国全科医学, 2022, 25 (01): 35-42.

第二章

全科医学科研的必要性

　　全科医学为什么要做科研？不仅仅是为了晋升职称的需要。其终极目的是为患者提供更好的医疗服务。科研工作会促进临床水平的提高，而临床工作又为科研提供了基础和研究方向，两者互为正反馈的作用。但现状是临床医疗工作非常繁忙，很多全科医生开展科研工作的积极性不高，同时由于缺乏相应研究方法的培训和实验室的支撑，全科医学科研的质量不高。但是，在全科医学进行科研有其他科室无法比拟的益处。

一、在全科医学进行科研的益处

（一）全科有在其他科室难以招募到的患者

　　专科化是医学发展的现象之一，比如普通外科，进而分化为乳腺外科、肝外科、肠外科、骨外科等。但是专科面对的患者多数诊断明确，治疗方式单一。全科医生面对的患者群和专科明显不同，全科的患者来自各个年龄段、各个阶层，这部分患者多为高龄，大量的多病共患，有着日益增长的医疗服务需求，但是却被专科临床试验排除在外。因此，全科可以从这部分患者的医疗需求出发，研究患者的共性问题，比如疾病预防、慢性疼痛、衰弱、尿失禁、跌倒等。

（二）参与研究的医生有机会提高临床能力

　　参与研究的医生有机会较早地使用仍在研究探索的新技术（如人工智能、基因检测、液体活检等）。新技术从临床试验到常规应用往往需要几十年的时间，而参与临床试验可以较早地接触新技术，辅助疾病的诊断。例如人工智能眼底病筛查技术，使用数十万张眼底图片进行训练，可以识别糖尿病视网膜病变、糖尿病黄斑水肿、青光眼、白内障、老年黄斑变性等病灶特征，其诊断能力甚至可以媲美眼科医生，可以帮助全科医生提升鉴别诊断的能力。新的影像学技术（如功能磁共振、三维重建技术等）可以在重大疾病的早期进行诊断。例如，阿尔茨海默病是一个包含无症状期、痴呆前期（轻度认知损害）与痴呆期（痴呆）的三阶段连续疾病谱，病理生理改变在出现临床症状的15~20年前就已经开始，而医生往往难以发现、束手无策。研究发现，淀粉样蛋白正电子发射断层显像、功能磁共振等可以作为阿尔茨海默病早期诊断的标志物。

二、循证医学的要求

　　因环境、人群和系统间存在差异，通过高度分化的专科研究所建构的知识体系（如临床实践指南、系统综述）和全科实践间存在转化鸿沟，因此需要更多的全科角度的循证医学研究。全科医学讲究以人为中心，以家庭为单位，以社区为范围，照护具有终身连续性。医学不断发展,证据越来越多,循证医学不仅是个体临床经验和外部最优证据的结合,更是一个终身的、自主导向的学习过程。进行科研有助于医生掌握和运用批判性思维,将自身的专业知识与外部指南和患者的实际情况结合,明智地使用当前的最佳证据,为个体患者提供最佳照护。

循证"金字塔"针对同一研究问题,一层一层往上,因果关系越来越强。不同类型的研究之间也有关联。从临床中发现问题,提出假设,并通过病例报告、病例系列、病例-对照、队列研究等一步一步强化因果地证实原假设,最后通过大型的随机对照研究对假设进行定性或者定量的分析(图 4-2-1)。

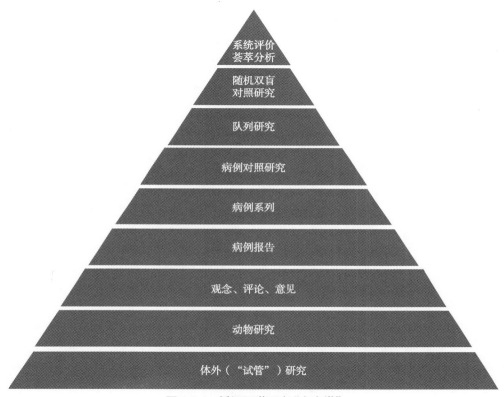

图 4-2-1 循证医学研究"金字塔"

但是需要注意的是,发表的文献很多,全科医生应如何批判性地阅读文献结果?这意味着在阅读时,应深入思考所遇到的观点,同时对这些观点的有效性或合理性提出疑问。例如,思考作者提供的数据和材料是否有其他解读的方式。某文献报道了两种降压药物对于心血管事件发生率的影响,研究分为试验组和对照组,每组各 1 000 人,2 年后试验组有 5 人发生了心血管事件(0.05%),对照组有 10 人发生了心血管事件(1%),文章宣称发生心血管的 *RR* 为 0.5(0.05%÷0.1%),也就是试验组心血管事件发生率较对照组下降了 50%,看起来两种降压药的益处似乎很大。但如果考虑了绝对危险度(*ARR*),*ARR*= 对照组心血管事件发生率 – 试验组心血管事件发生率 =0.1%–0.05%=0.05%。也就是说,使用试验药心血管事件的绝对发生率只比对照组降低 0.05%。那么,可以进一步思考:需要治疗多少患者才能避免一例不良结局呢? NNT(需要治疗人数)=1÷*ARR*=1÷0.05%=2 000。换言之,2 000 例服用该两种降压药的人中,只有 1 例能避免心血管事件。这样医生可能会做出不一样的临床决策。所以进行科研有助于锻炼医生的批判性思维和对循证医学证据的准确理解。

(何 文)

第三章

全科医学如何开展科研

第一节　全科医学的研究领域

全科医学的研究领域应该较专科更广。全科科研应为围绕社区人群健康展开的涵盖预防医学、临床医学、康复医学、公共卫生、人文社会学科及管理等领域的科学研究。常见的研究领域包括以下内容。

1. 全科/家庭医学临床问题研究,有对症状的研究比如腰背痛、跌倒、尿失禁等,也有对常见慢性病的研究,比如高血压、糖尿病、肿瘤等。

2. 有对技术应用的评估,比如诊断技术和监测技术、药物和辅助疗法。

3. 在疾病预防方面,比如肺炎球菌疫苗预防社区获得性肺炎,带状疱疹疫苗预防老年人带状疱疹。

4. 全科医学教育研究。

第二节　全科医学的研究类型

临床研究分为定量(quantitative)研究和定性(qualitative)研究。定量研究是指确定事物某方面量的规定性的科学研究,就是将问题与现象用数量来表示,进而去分析、考验、解释,从而获得意义的研究方法和过程,强调客观的标准化资料收集。定量研究包括试验性研究和观察性研究。试验性研究对研究对象有干预措施,可以干预前后自身对照,也可以设置对照组进行组间比较。观察性研究没有干预措施,通过回顾或者前瞻性随访观察临床结局。

定性研究是指通过发掘问题,理解事件现象,分析人类的行为与观点以及回答提问来获取敏锐的洞察力。定性研究非常期望研究者能够利用已有经验对问题进行综合分析,包括被研究者对问题的主观阐释。

杨慧等对国际上 10 个全科医学期刊发表文章进行了主题分析,结果显示:最常见的为定量研究方法,占全部文章的 61.3%(284/463)。在定量研究中,试验性研究有 47 篇,包括随机对照试验 23 篇、非随机对照试验 24 篇,其余 237 篇为观察性研究。约 23.3% 的文章采用定性研究,包括了个人访谈和焦点小组访谈。

一、定量研究

（一）试验性研究

试验性研究是指研究者根据研究目的人为地对受试对象（包括人或动物）设置干预措施，按重复、对照、随机化原则控制混杂因素的影响，总结干预因素的效果。

在试验性研究中，随机对照试验（randomized controlled trial，RCT）位于循证医学的"金字塔"顶端，其证据级别最高。使用 RCT 的最佳时机是干预可以随机化的时候。随机对照试验通过确保潜在的混杂因素平均分布在研究的不同分组中来最大限度地减少混杂因素。并且，RCT 需要前瞻性的数据收集以及盲法的使用，只要有有效的数据收集工具和详细的随访，它可以最大限度地减少偏倚。RCT 应在"意向治疗"（intention-to-treat）的基础上进行分析。意向治疗分析的是为了避免在干预性研究中可能产生的各种容易误导的人为因素。例如，如果受试者患有更严重或者难治的疾病而以很高的比例中途退出研究，那么，仅仅在完成治疗的受试者中（忽略最初入选、但是以后被排除或者中途退出的受试者）比较治疗前后的状况，即使是一个完全无效的治疗可能也会产生治疗获益。意向治疗分析将受试者随机分入 RCT 中的任一组，不管他们是否完成了试验或者是否真正接受了该组的治疗，都保留在原组进行结果分析。这种分析方法最大限度地保留了随机化的信息。

【举例：研究一】

左甲状腺素是否对老年亚临床甲状腺功能减退症患者有临床益处？以 ≥65 岁老年患者为研究对象的随机对照试验，干预组服用左甲状腺素 50μg/d，对照组接受安慰剂治疗，1 年后比较两组的甲状腺功能减退症状评分、疲劳评分。结果显示，左甲状腺素对老年亚临床甲状腺功能减退症患者无明显益处。

【举例：研究二】

每月补充大量维生素 D 是否可以预防心血管疾病？从新西兰奥克兰的家庭医疗实践中招募参与者，最终纳入 5 110 例（年龄 50~84 岁）开展 RCT。干预组（$n=2\,553$）的初始维生素 D_3 服用剂量为 200 000U/ 月，1 个月后改为 100 000U/ 月，对照组（$n=2\,557$）接受安慰剂治疗。中位随访时间为 3.3 年，以心脏病发作并死亡为主要结局，以心肌梗死、心绞痛、心力衰竭、高血压、心律失常、动脉硬化、卒中及静脉血栓形成为次要结局。结果显示，每月补充大量维生素 D 不能预防心血管疾病。

当然，随机对照研究也有一些局限。对于罕见或需要很长时间才能形成的结果，RCT 的实施成本可能过高。用 RCT 研究可能有害的干预措施（比如吸烟）通常是不道德的。

（二）观察性研究

旨在记录和交流临床经验的研究都是观察性研究。观察性研究有几种类型。

1. 涉及疾病自然过程和结果的研究   所研究的疾病可以是明确定义的疾病类别（如带状疱疹）或症状（如头痛）。严格来说，疾病的自然史是指疾病未经治疗的结果。然而当疾病通过治疗得到改善时，就不再可能研究真实的自然史。在这类研究中，分母是患有该疾病或症状的患者总数。例如，在一项头痛研究中，分母是所有出现头痛的患者，分子是该人群中具有与特定结果相关的特殊特征的不同亚组。

2. 涉及发病率和患病率的研究   全科医生使用有关症状和疾病的发病率和患病率的信息来估计诊断概率。发病率是一年内每千人中出现的问题或疾病的新病例数。患病率是在某一时间点(点患病率)或一段时间内(期间患病率)每千人中的病例总数。对于急性疾病,发病率是更有用的数字;对于慢性病,患病率更有用。由于发病率的记录取决于患者是否就诊,社区人群的发病率和患病率与住院人群可能有很大的不同。

3. 诊断性试验是对疾病进行诊断的试验方法。诊断性试验的评价指标为灵敏度、特异度和预测值。

(1)灵敏度:即在金标准判断有病(阳性)人群中,检测出阳性的概率,也就是真阳性率。例如,想估计"脾大"在诊断早期传染性单核细胞增多症时的灵敏度,需要记录每一位患者是否可以触及脾脏,则灵敏度 = 有脾大的传染性单核细胞增多症的患者 × 100 ÷ 所有传染性单核细胞增多症的患者。

(2)特异度:是指实际为阴性的样本中,判断为阴性的比例,例如,真正未生病的有 150人,其中 145 人检查为阴性,而 5 人检查为阳性(假阳性),特异度为 145/(5+145)≈96.7%。

(3)阳性预测值:也就是诊断阳性结果的人,有多大的可能是真正患病的人。阳性预测值 = 真正患病的人 ÷ 诊断结果阳性的人。例如,一项诊断试验有 100 位受试者,其中 8 人真正患病。经诊断试验检查,18 人结果阳性,那么阳性预测值就是 8/18 ≈ 44%。

在观察性研究中,医生可以对数据进行分析,通过比较来阐明疾病的病因或治疗效果。例如,一项关于冠心病的研究表明,与非移民相比,迁入该地区的人患冠心病的患病率似乎更高。为了证明观察到的现象不是偶然的,必须进行比较研究。有两种方法可用,首先,在一项横断面研究中,在某个时间点对研究人群的随机样本进行调查,显示 10% 的本地人和 20% 的移民患有冠心病。然后可以对此四格表资料进行卡方检验,结果显示 $P<0.05$,差异有统计学意义,详见表 4-3-1。

表 4-3-1　横断面研究

人群分组	冠心病 / 人	无冠心病 / 人
本地人	10	90
移民	40	160

另外一种方法是病例 - 对照研究,为每个冠心病的病例选择一个与年龄和性别相匹配的对照。同组的两人都会被问到是否为移民。表 4-3-2 中选择了 50 例冠心病病例和 50 例对照病例,进行卡方检验,结果显示 $P<0.05$,差异有统计学意义。

表 4-3-2　病例 - 对照研究

患病情况	本地人 / 人	移民 / 人	合计
冠心病	10	40	50
无冠心病	20	30	50
合计	30	70	100

临床病例报告是医学文献的第一线证据,呈现原始观察的内容,对医学生和医生来说都是进入学术写作很好的起始点。全科医生经常接触不同或特殊的病患,比如令人困惑的综合征、复杂的已知疾病、不寻常的副作用、对治疗方式产生的不良反应、对常见的医学情况采

用新的方式等。例如,笔者在临床工作中发现少数患者前列腺切除/活检围手术期停用抗血小板药物阿司匹林,导致了急性心脑血管事件。这就对临床工作提出了进一步研究的线索,最终问题是如何平衡围手术期患者出血和梗死的风险,每位患者的情况不同,取决于手术的大小和方式、梗死的风险大小等因素。

　　病例报告一般包括四大部分:摘要、前言、病例介绍、讨论。在摘要部分,病例报道不需要强调罕见性,病例报道更看重的是对后续临床研究的指导意义。在病例介绍部分,需要病理作为金标准,并且需要有一定的随访时间,知道治疗后的最终结局如何。讨论是病例报告最重要的部分,通常是期刊判定病例是否值得发表的关键章节,主要说明病例中引发疑惑的主要原因以及最主要的挑战。最后作者需要将病例与文献相结合,阐明这个病例与目前对该问题的认知是否相同,本案例的证据对未来的研究有何价值与贡献。

二、定性研究

　　在自然环境中,使用实地体验、开放性访谈、参与性与非参与性观察、文献分析、个案调查等方法对社会现象进行深入细致和长期的研究。分析方式以归纳为主,在当时当地收集第一手资料,从当事人的视角理解调查对象行为的意义及其对事物的看法,然后在这一基础上建立假设和理论,通过证伪法和相关检验等方法对研究结果进行检验。例如,研究者对荷兰的 20 名全科医生采用半结构化的方式进行访谈,研究全科医生如何决定患者是否需要及开始姑息治疗的时机。结果发现,全科医生根据各种通常是微妙的信号认识到姑息治疗的必要性,比如患者对护理的依赖性增加。其他定性研究的题目包括全科医生如何与患者家属相处,患者本人对疾病的感受如何等。

　　医学教育研究也常使用定性研究方法。因为对受教育者进行随机对照试验很困难,如果对选择新项目的学生与未选择新项目的学生进行比较,很难确定差异是来源于该项目而不是由于学生的个人因素。一项定性研究描述了高年级护理专业学生在临床环境中学习挑战的认识,作者通过访谈、问卷,聚焦个体对某现象(临床环境中学习面临的挑战)的亲身体验。调查旨在指导教育者和政策制定者进行决策,目标是使临床环境成为护理教育的一种较好的形式。与定量数据分析不同,定性数据的分析没有特定的公式或规则。研究者的总体任务是将意义上相似的数据聚合在一起,以便生成主要类别。

第三节　全科医学的研究步骤

　　科学研究的基本逻辑是发现问题、分析问题、提出问题和解决问题。一项研究通常包括研究的问题、研究的背景和意义、研究的设计、研究的对象、研究的变量、统计学方法。

一、提出研究问题

　　提出恰当、可操作的研究问题,是很多初级研究者遇到的第一个难点,但也是最重要的一环,研究问题常常决定了最终研究的意义。临床工作中会面临许多的问题,例如某种疾病似乎在男性中多见,某种药物只对患同一类疾病的部分患者有效。研究问题首先来源于研究兴趣。怎样找到自己的研究兴趣呢？临床上总有一些令人困惑,治疗棘手的问题。首先要注意自己在工作中对哪些患者更为关注,或者通过和上级医生的交流发现该患者尚待解决的问题,然后熟悉该领域的指南,如果指南中也没有明确说明,往往可以提出研究问题。

患者可能会问"我应该多吃鱼吗？"这样的问题过于宽泛,首先我们要将这一类"终极问题"转化为可以研究的一个个小的"科学问题",然后围绕其中一两个问题展开研究。比如"患有冠心病的中国人平均每年摄入多少鱼类？""多吃鱼可以降低心血管的发病风险吗？""鱼油补充剂和吃鱼对心血管病是否具有相同的益处？""吃鱼会不会增加金属汞中毒的风险？"又比如"护士少是否对患者不利？"可以把它具体化为"对住院患者而言,护士/患者的比例是否与住院死亡率相关？"

研究问题需要具有 5 个特征(FINER)。即可行性(feasible)、趣味性(interesting)、创新性(novel)、符合伦理(ethical)、相关性(relevant)。可行性是指能够招募到足够的患者,有技术、经费、人员的保障。有时需要进行预实验来确定样本量。人员是指团队中有研究助理、研究生、统计师等。趣味性是指寻求答案的过程能够引起研究者和同事的兴趣,保证足够的动力完成实验过程。创新性是指使用新的概念、方法或者干预,结果有助于改变临床实践。重复性研究并非没有意义,尤其是针对还没有定论的研究问题,关键在于学会分析既往研究所存在的不足,并在自己的研究中加以改进。相关性是指与已有知识密切相关的问题,通过研究这个问题,其答案可以加深或扩大研究者原有的认识。符合伦理是指不能对实验对象造成身体损害或者其侵犯隐私,所以实验方案需要通过伦理委员会的审查。

确定研究问题之后,下一步要制订一个研究目标和假说。研究目标就是想做什么。假说是先验的,是对研究者认为将要发生(或已经发生的事情)的可测试的期望。下一步是制订研究计划。写下标准化的课题申请书有几个目的:①迫使研究者解决研究设计和执行中可能出现的所有问题;②有助于研究者向他人解释本研究、获得反馈和改进方法;③有必要获得机构审查委员会的批准并在需要时获得资金。

表 4-3-3 列出了项目申请书的主要内容。

表 4-3-3 项目申请书的主要内容

申请书内容	解释
研究问题	研究将解决哪些问题？
背景和重要性	为什么这些问题很重要？我们对它们了解多少？
目标和假设	你打算做什么？你期望会发生什么？
对象、入组标准、知情同意书	研究哪些人群？他们将如何同意参与？
设计	你将如何实际进行研究？有没有预案？
数据来源	你将在哪里获取数据？你打算收集什么？
结局变量	哪些数据是你的问题(或假设)的关键？
预测变量(协变量)	哪些因素会混淆问题？
统计方法	这项研究有多大,将如何分析？
伦理	你将如何保护患者的权利？

确定研究问题之后,可以按照 PICOT 原则对其进行分解设计。PICOT 即人群(population)、干预(intervention)、对比(control)、结果(outcome)、时间范围(time frame)。例如一项研究题为:Evaluation of geriatric assessment and management on the toxic effects of cancer treatment(GAP70+):a cluster-randomised study。其中,P 即选择了 70 岁以上拟开始化疗的实体瘤或者淋巴瘤患者;I 即老年综合评估;C 即没有老年综合评估;O 即化疗后发生 3~4 级毒性反应的比例;T 即 3 个月。结果发现:对老年肿瘤患者进行包括躯体健康、心理和功能的综合评估,减少了化疗毒副作用。对 PICOT 各项进行改变,就是一个新的研究,但是否有创新性,还需要结合研究假说进一步判断。

二、选择研究对象

研究对象应是具体的,是社区中医疗和健康服务的高需要和高危人群。老年人、儿童青少年、妇女、弱势群体仍是最需要考虑的研究对象。全科医生及其团队、医学生和全科学员,也是重要的研究对象。患特定疾病的人群是否能作为研究对象,则取决于研究者的兴趣和专长以及研究者所在社区人群的主要问题。

如果研究对象是患有某种疾病的人群,通常比较容易在医院门诊或病房招募到。如果是相对健康的人群,需要去社区中招募。由于资源的限制,不可能招募到患有某种疾病的所有人群,因此需要在人群中进行抽样,抽出的样本是总体的一个子集。

在抽样之前,总体应划分成抽样单位。抽样的方法有 4 种:简单随机抽样、系统抽样、分层抽样、整群抽样。在实际调查研究中,常常将两种或几种抽样方法结合使用,进行多阶段抽样。

简单随机抽样就是从总体中随机抽取单位。每个样本单位被抽中的概率相等。通常只是在总体单位之间差异程度较小和数目较少时,才采用这种方法。比如研究某医院所有行甲状腺癌手术的患者,研究者要列出研究期间内所有手术的患者,然后按照随机数字表选择个体进入研究。

系统抽样将总体中的所有单位按一定顺序排列,在规定的范围内随机地抽取一个单位作为初始单位,然后按事先规定好的规则确定其他样本单位。先从数字 1 到 k 之间随机抽取一个数字 r 作为初始单位,以后依次取 r+k、r+2k……单位。

分层抽样将抽样单位按某种特征(比如年龄、性别、城乡等)划分为不同的层,然后从不同的层中独立、随机地抽取样本,从而保证样本的结构与总体的结构比较相近,提高估计的精度。

整群抽样将总体中若干个单位合并为组,抽样时直接抽取群,然后对中选群中的所有单位全部实施调查。抽样时只需要群的抽样框。比如在广东省进行一个调查,比较简单的方法是,从广东省里抽取几个地级市,然后在地级市里面抽取几个区县,每个区县里再选几家医院或者几个社区,在某一个医院/社区里,全部进行调查。

确定了抽样方法,还要确定研究对象非常具体的入组标准和排除标准,比如在上文的例子中,患者的纳入标准为:年龄 70 岁及以上;按照评估标准具有 1 种及以上老年学治疗风险(具体项目包括患者体能活动、多重用药、共存疾病、功能状态、营养、认知、社会支持以及心理状态);开始接受具有较高毒性风险的姑息性治疗。这个标准决定了研究的结论能否外推的其他人群。排除标准为 3 个月内有手术计划以及存在肿瘤的脑转移患者。

三、设计测量

测量就是确定可以用于统计分析的指标。数值型变量如血压、血糖、疾病发生率等。分类变量如生存或死亡。对比几种方案降糖效果的研究,结果可以是数值型变量,如血糖下降的幅度。连续性变量可以提供更多的信息,比如研究 BMI 与死亡率之间的关系,可以将 BMI 作为连续性变量,可能发现 U 形曲线,即体重过低或者过高都与死亡风险相关。再比如前文老年综合评估的试验,纳入试验的患者以 1∶1 的比例被分配至干预组和常规护理组。对于干预组患者,研究人员将其老年学评估结果以及临床管理建议提供给主管医生进行参考。在治疗的三个月中,干预组患者对比常规护理组患者 3~5 级毒副作用的发生率显著降低,从 71% 降至 51%。此外,干预组老年患者与常规护理组相比,治疗前 3 个月的跌倒风险低 42%(RR: 0.58,95% CI: 0.40~0.84; P=0.035)。两个研究组患者 6 个月和 12 个月的总体生存率并无显著差异。

测量的指标需要一定的精确度(precision)和准确度(accuracy)。精确度是指每次测量可以得到相同的数值,以误差来表示。比如使用肌力仪测定受试者的肌力,需要将测量方法标准化,测定者要经过培训考核,受试者要正确理解仪器的使用方法,需要至少测定两次重复取得平均值,需要对仪器进行校准,并且要使用经过验证的仪器。使用电子设备可以减少变异,对于受主观影响比较大的项目比如水银血压计,可以改用电子血压计。准确度是指测量值和真实值之间的符合程度,以偏倚来表示。比如调查参与者家庭患肿瘤的情况,可能存在回忆偏倚。访谈时提问带有主观色彩可能会导致测量结果失真,带来观察者偏倚。

测量的方法还需要有灵敏度和特异度。比如在老年吸烟人群中筛查肺癌,使用传统胸部 X 线检查就不如低剂量薄层 CT 灵敏。

四、估计样本量与效能

不同的研究设计类型,其样本量估计公式是不同的。但是有几个要素是必须的,即差异性假设、界值、Ⅰ类错误和Ⅱ类错误。

差异性假设,即原假设 H_0 为两组主要评价指标相等,备择假设 H_1 为两组主要评价指标不相等。界值 Δ 为参照的等效、优效和非劣效假设的研究。比如研究者假定 A 健康管理方案(试验组)非劣效于 B 健康管理方案(对照组),取非劣效界值 δ=10mmol/L,也就是如果研究结果显示 A 组效果比 B 组差 10mmol/L 以内,都可以认为 A 健康管理方案非劣效于 B。Ⅰ类错误和Ⅱ类错误,Ⅰ类错误的概率 α 一般取 0.05;Ⅱ类错误的概率大小 β=1− 把握度,一般取 0.1 或 0.2。当 β=0.1 或 0.2 时,即研究都有 90% 或 80% 的把握拒绝假的 H_0。

【举例】

一个对比减肥药物利拉鲁肽和安慰剂对体重影响的随机对照试验。

1. 研究设计类型(随机对照试验)。

2. 结局指标类型(二分类变量——体重下降 10% 以上的人数比例)。

3. 结局指标的预计值(安慰剂组 10%,利拉鲁肽 14%)。

4. 检验水准 α(通常取 α=0.05)。

5. 把握度 1−β(通常为 80% 或更高,本研究为 90%)。

6. 利拉鲁肽组和安慰剂对照组的样本量比值为 2∶1。进入统计软件 PASS,选择 Test

for Two Proportions，输入以上参数，在 Find（Solve for）中选择 N1，Power（1-Beta）中输入 0.9，Significance level（也就是 P 值）输入 0.05，Sample Allocation Ratio（样本量比值为 2∶1）选择 0.5，$P(H_1)$ 为假设利拉鲁肽组体重下降 10% 以上的研究对象比例为 14%，输入 0.14；$P2$ 为假设安慰剂对照组体重下降 10% 以上的研究对象比例为 10%，输入 0.1。计算结果：干预组需要 2 097 例研究对象，对照组需要 1 049 例研究对象。实际操作中，考虑 10% 左右的失访率，可能需要比计算值多 10% 左右的患者。

五、伦理问题

在临床研究开始前要取得伦理委员会的批准，并鼓励在临床试验网站上注册。临床研究的主要伦理问题包括：研究的科学设计与实施、研究的风险与受益、受试者的招募、知情同意书告知的信息、知情同意的过程、受试者的医疗和保护、隐私和保密、涉及弱势群体的研究、国外机构发起的研究。伦理学上具有合理性的基本特征有：该研究采用的方法所获取的资料是用其他方法无法获取的；研究设计科学合理，所用研究方法应合乎研究目的并适用于研究阶段与研究领域；研究风险相对于预期收益是合理的；在研究的实施中尊重、保护和公平地对待受试者，并且符合研究实施所在社会的道德规范；所有研究人员在教育和经验方面都有资格承担并胜任该项研究。

在试验过程中，也可能出现违背伦理方案的情况。比如研究中心访视的过程，一个受试者有一项血液检查指标比方案规定的上限高了一点（违背了一条排除条件），但也被纳入研究，这就是违背伦理的一个事件。此时，仅研究者批准是不够的，需要立即报告伦理委员会，并再次得到批准，否则患者不能够入组。在这个事件中，如果方案允许，有一个相对简单的办法是重新筛选血液指标，如果重新筛选合格，患者即可入组。

受试者随时有权无理由退出试验。临床科研不仅要保护受试者的权利和隐私，还要注意在不影响结果的情况下，能够给受试者带来益处，虽然这一点并不是必需的，但有利于减少失访。比如建立母婴出生队列，如果能为所有的入组者提供更便捷的就医途径，则有利于增加依从性。

六、研究设计

（一）横断面研究

横断面研究的目的在于描述特定人群在特定时间内的疾病或健康状态，并且对暴露和结局进行相关性分析。暴露和结局是在同一个时间点进行测量的，好比是照相机照相一样，得到的是调查对象一个断面的情况，有患者，也有非患者，能得到患病率。比如为了了解糖尿病患病率及其危险因素，一项横断面研究于 2015—2017 年在中国大陆 31 个省份抽样调查了 75 880 名年龄在 18 岁及以上的成年人，按美国糖尿病学会标准诊断的总糖尿病加权患病率为 12.8%。横断面研究也可以描述各种危险因素的暴露率，还可以通过 logistic 回归去分析各种危险因素的 OR 值。比如一项研究为了估计中国 8 个省份 ≥50 岁人群跌倒伤害发生率和人群分布情况，分析跌倒伤害相关的生理、心理和社会危险因素，在 2007—2010 年之间在中国共选择 8 个省份 16 个抽样层进行了调查，结果发现中国 8 个省份 ≥50 岁老年人群中，跌倒伤害的发生率为 3.2%，logistic 模型按城乡进行分层分析相关因素与跌倒伤害的关系，发现在城市地区，增龄、罹患 ≥3 种的慢性病（$OR=2.55$）可以增大跌倒伤害的发生危险;在农村地区,罹患抑郁(*OR*=4.33)和罹患 ≥ 3 种慢性病(*OR*=2.46)也可以增大跌倒伤害的发生危险。

虽然在分析数据时,可以根据研究对象的患病或暴露情况自然产生患病组 / 非患病组、暴露组 / 非暴露组,并进行互相比较,但是无法推断结局与暴露之间的因果关联,为下一步更深入的病例 - 对照研究、队列研究和 RCT 做准备。如体检人群中有人患病,有人不患病,形成两个组,但所有指标在体检时测量收集,是典型的横断面研究方案。如果利用体检资料分析发现肥胖和糖尿病存在相关性,因而下结论说肥胖是糖尿病的危险因素,则不够严谨,因为不清楚是肥胖导致糖尿病,还是糖尿病导致肥胖。

(二) 队列研究

队列研究是对危险因素的分析手段,通过对某一特定患病或未患疾病的人群纵向的追踪观察,根据相关性来确定被观察对象疾病变化或患病的风险。队列研究的目的是检验病因假设,评价预防的效果,研究疾病的自然史。队列研究的设计,首先要确定危险因素,危险因素的选择建立在描述性研究和病例 - 对照研究的基础上,比如血压、血糖,要测量危险因素的暴露水平、暴露时间、暴露方式。然后确定研究结局,结局可以是发病、死亡、分子标志(血清学指标、分子标志物)。结局的测量应客观、明确、严格;采用国际或国内通用的标准。其次确定研究现场及人群。研究人群可以是患有某一种疾病的人群,称为专病队列,比如糖尿病、COPD、肿瘤等,也可以是自然人群,从社区招募。国外最经典的前瞻性人群队列研究当属 1948 年开始的美国弗明汉心脏研究(Framingham Heart Study,FHS)。该研究确定了心脏病、脑卒中和其他疾病的重要危险因素(比如血压、血脂等),带来预防医学的革命。再比如中国的慢性病前瞻性研究,项目目标为调查主要慢性病及相关危险因素状况,通过长期随访,探讨环境、个体生活方式、体格和生化指标、遗传等众多因素对复杂慢性病或症状的发生、发展的影响。项目包括农村和城市的 5 个地区。2004—2008 年完成募集和基线调查,共 512 891 人。

队列研究中各统计指标的计算方法如下。①累积发病率: 在某一特定的人群中新发病例数与时期开始时总人数之比。②相对危险度(*RR*): 暴露组累积发病率与非暴露组累积发病率之比。*RR* 说明暴露组发病(死亡)的危险性是非暴露组的多少倍。估计总体的范围,应考虑抽样误差的存在,需要计算其置信区间,通常用 95% 置信区间。③归因危险度: 暴露组的发病率与非暴露组的发病率之差的绝对值。归因危险度反映暴露组中完全由暴露因素所致的发病率,也即由于暴露增加或者减少的率的大小,说明暴露的生物学效应。

近十年来建立的人群队列研究都注意采集和长期保存队列成员的生物学样本(血液 DNA、血清、尿液、粪便微生物),这些人群队列通过整合基因组学、表观组学、蛋白组学、代谢组学等多个水平上的生物标志物,结合传统流行病学宏观暴露,可以更好地理解疾病发生、发展的生物学机制。

临床医学研究者应积极参与大型队列的顶层设计。既往队列设计由流行病学专家主导,到研究完成后,临床医学研究者才发现队列不能回答临床问题,缺乏关键指标。因此,临床医学研究者应该结合临床诊疗实践中遇到的问题,对队列的具体规模、人群选择、问卷设计、样本收集等具体细节提出建议与要求。

(三) 病例 - 对照研究

病例 - 对照研究也是一种观察性研究,将已患病(或相关症状)的人与没有患病的人做出比较,以找出一些病症的特征。病例 - 对照研究的方法先是确定"结果"(如肺癌、心脏病)及一系列可能的成因。举例来说,如果研究的是肺癌,成因可以包括吸烟史及石棉暴露史等。接着是选出一组的病例,当中包含出现正在研究的结局。透过患者的病历,研究员会记录各种危险因素及其他非危险因素(包括一些人口统计的资料,如年龄、性别、种族、收入、居住地区等),可以用作配对病例。此后,会从中选出没有出现结局的对象作为对照。对照组在非危险因素方面尽可能与病例组匹配,以便日后分析时可忽略非危险因素。有时可能会使用多于一个的对照。病例及对照会在危险因素上做出比较,利用统计方法来评估成因及结果关联的强度。

最常用的统计学分析工具是线性回归分析或 logistic 回归。结果得到优势比(OR),反映暴露因素对阳性事件发生的影响。优势(odds)是指二分类事件中一类事件相对于其对立事件的优势。OR 是病例组中暴露人数与非暴露人数的比值除以对照组中暴露人数与非暴露人数的比值。OR 大于 1,提示暴露因素是阳性事件的促进因素。OR 大于 1,提示暴露因素是阳性事件的促进因素。OR 越远离 1,暴露因素对结局的影响程度越大。比如,$OR=2$,意味着暴露组相对对照组,产生阳性结局的可能性几乎增加 1 倍。病例 - 对照研究是由果及因的研究,也就是先有研究结局,再回顾性地分析其原因,由于抽样偏倚、回忆偏倚等因素,在作出因果关系的推论上需要谨慎。在实施过程中要采用匹配、使用多个对照组等方法控制偏倚。

可以在队列研究中进行巢式病例 - 对照研究。其研究对象是在队列研究的基础上确定的,以队列中所有的病例作为病例组,再根据病例发病时间,在研究队列的非病例中随机匹配一个或多个对照,组成对照组。比如,有一项研究观察 2 岁以内儿童疫苗注射后是否增加 2~4 岁发生不良反应(如感染性疾病)的风险。研究人群来自 6 个综合医疗保健机构,是于 2003 年 1 月 1 日至 2013 年 12 月 31 日出生的儿童,从生出后 6 周开始,一直随访至出生后 47 个月。收集的信息包括人口学信息,疫苗接种情况,患儿在门诊、急诊或住院的诊疗记录等(队列研究)。病例组由急诊科和住院医疗机构中传染病的国际疾病分类代码确定,然后通过病历审查进行验证。根据这些疾病的 ICD 编码,如果队列中的儿童在出生后第 24 到 47 个月内第一次发生上述疾病,均可作为病例组的候选对象。采用分层随机抽样的方法,共抽取了 385 名儿童,通过专业人员来回顾其医疗档案记录,以确定抽取的病例符合入选标准,最终共有 193 名儿童确定为病例组。研究人员按 1:4 的比例进行匹配,匹配条件为疾病诊断日期(±2 周)、性别、医保地点、慢性疾病状态。最终共有 751 名儿童被确定作为对照组。暴露是指累积疫苗抗原暴露,通过对从出生到 23 个月大的每剂疫苗中抗原数量相加来估计。结局是指 24 到 47 个月的非疫苗靶向感染,感染性疾病包括上呼吸道感染、下呼吸道感染、胃肠道感染及其他病毒、细菌性感染以及这些感染与从出生到 23 个月的估计累积疫苗暴露之间的关联。采用 logistic 回归用于估计匹配的优势比,估计每增 30 个单位的疫苗注射量增加的感染概率。结果发现,在前 23 个月中,病例的估计平均累积疫苗抗原暴露量为 240.6,对照组为 242.9。估计累积抗原暴露的组间差异为 -2.3(95% CI: -10.1~5.4; $P=0.55$)。23 个月时估计累积抗原暴露的匹配优势比不显著(OR: 0.94; 95% CI: 0.84~1.07)。研究结果说明疫苗注射后不增加 2~4 岁感染性疾病的风险,为疫苗的安全性提供了证据。

(四)随机对照试验

将研究对象随机分组,对不同组实施不同的干预,在这种严格的条件下对照效果的不同。在研究对象数量足够的情况下，这种方法可以抵消已知和未知的混杂因素对各组的影响。在循证医学临床证据的分级中，RCT证据等级最高是Ⅰ级证据。

1. RCT的原则 核心原则是随机和对照。随机化的原则是指每位受试者都有同样的机会进入不同的试验组或对照组中。有的研究将医生分为两组，患者就诊时碰到哪组就接受对应的治疗。这不是随机，因为医生与患者都可以进行选择，而随机是指医生和患者无法进行选择。随机化可通过随机数字表或计算机软件实现。为避免出现实施偏倚，必须限制患者和医护人员对分组情况的知晓，就是所谓的盲法。对照的原则就是使对照组与试验组的非处理因素相同，抵消其影响，使处理的效应得以显露。对照组的选择一定要是公认、安全、有效、法定的治疗方法，这时试验组与对照组比较进行非劣效性或等效性检验。安慰剂也可用来做对照，这时的检验需要做优效性检验。选安慰剂做对照容易显示统计学意义且所需样本量较少。但安慰剂对照有时存在伦理学问题，这时可以选择标准治疗方案作为对照。

2. RCT试验的步骤 ①从目标人群中选出合适的研究对象；②进行随机化分组；③对不同组实施不同的干预；④随访一段时间；⑤然后比较试验组和对照组之间的结局，以比较干预效果的不同。

比如张惠杰等以"Look Ahead研究"为例解析RCT的实验设计。研究问题：通过严格的饮食和运动管理降低体重能否减少合并超重或肥胖的2型糖尿病患者的远期心血管疾病风险。目标人群：超重或肥胖T2DM患者。纳入标准：年龄45~74岁、BMI ≥ 25kg/m² 的2型糖尿病患者。排除标准：糖尿病并发症未得到良好控制，包括HbA$_{1c}$>11%，血压 ≥ 160/100mmHg，血清甘油三酯 ≥ 6g/L；存在可能限制坚持干预或影响试验进行的因素。干预措施：对照组仅遵从糖尿病管理指南的建议，接受每年不超过3次的糖尿病宣教课程以及门诊复查的干预（标准治疗）；而强化生活方式干预组则有系列的干预措施以达到研究者设立的减10%目标，比如受试者需要定期参加规定的糖尿病宣教课程（面对面或者网络，增加随访次数）。

随机对照试验受试者流程图，详见图4-3-1。

3. 统计分析 实验组和对照组治疗前基线资料的比较：定量资料用独立样本 t 检验，定性资料用卡方检验或确切概率，等级资料用Wilcoxon符号秩检验。各指标治疗前和治疗后的比较：定量资料用配对 t 检验，定性资料用卡方检验或确切概率，等级资料用秩和检验。干预效果的大小是用治疗组和对照组在临床结局方面的差异来测量的。

如果结局为连续性变量，可以比较平均获益的大小和获益者的百分数。比如"Look Ahead研究"干预措施，其统计分析结果为：平均4年之后，干预组的体重减轻百分比高于对照组参与者（–6.15% vs. –0.88%；P<0.001），干预组的HbA$_{1c}$（–0.36% vs. –0.09%；P<0.001）、收缩压（–5.33 vs. –2.97mmHg；P<0.001）、舒张压（–2.92 vs. –2.48 mmHg；P=0.01）和高密度脂蛋白胆固醇（3.67 vs. 1.97mg/dl；P<0.001）和甘油三酯（–25.56 vs. –19.75mg/dl；P<0.001）的降低幅度均高于对照组。

如果结局是二分类变量，可以用两组临床事件发生率的差别定量测定治疗效果的大小。两组之差可以用绝对差值和相对差值来表示。常用的绝对效果有危险度差值（risk difference）和需治人数（number needed to treat）。需治人数是危险度差值的倒数，是指欲使一人得益所需要治疗的总人数。常用的相对效果指标包括相对危险度（RR）、优势比（OR）和相对危险降低(relative risk reduction,*RRR*)。比如"Look Ahead 研究"发现,在中位 9.5 年的随访中,对照组左心室肥厚的患病率为 5.2%,干预组为 5.0%(*P*=0.74),两组的左心室肥厚增加相似(*OR*: 1.02,95% *CI*: 0.83~1.25;组 × 时间相互作用,*P*=0.49)。说明长期生活方式干预并未显著降低患有 2 型糖尿病的超重和肥胖成人的左心室肥厚患病风险。

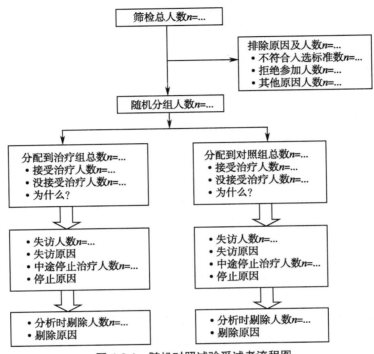

图 4-3-1　随机对照试验受试者流程图

亚组分析是针对干预在亚组中的疗效和 / 或安全性进行实验设计和统计分析的过程。亚组多由一到两个变量来定义,比如 18~65 岁和 65 岁以上两个年龄组;又比如在抗肿瘤药物研究中,把患者按照基因突变水平,分成不同的亚组,使用现有数据进行研究。

在没有资源的情况下,也可以使用现有数据进行研究。meta 分析是对原始研究的二次综合分析与评价,一般遵循这几个步骤:包括选题、文献检索、提取数据、文献质量评估、分析数据、报告结果等基本过程。meta 分析是为了解决临床的问题,比如"进行强化降压治疗,收缩压降低的同时,也会引起舒张的降低,那么强化降压是否会增加低血压发生?"一项系统性综述首次围绕强化降压与直立性低血压之间相关性,对系列研究进行分析。结果显示,在 18 466 例病程 ≥6 个月的高血压患者中,与标准降压相比,强化降压降低直立性低血压相对风险 7%(95% *CI*: 0.86~0.99)。

由于使用的是现有数据,所以第二步要对这些数据的质量进行评价。常用的工具为 Cochrane 风险偏倚评估工具。针对 RCT 从选择偏倚、实施偏倚、测量偏倚、随访偏倚、报告偏倚和其他偏倚 6 个方面进行偏倚风险评价。Cochrane 偏倚风险评估工具的评价标准分为 7 个条目,每个条目采用低偏倚、偏倚风险不确定和高偏倚对研究质量进行判断和划分。

七、设计问卷

广义的问卷指由一系列问题和提示性语言构成的用于收集信息的研究工具,可以分为量表、标准化问卷和一般问卷。量表为一系列规范化、标准化的问题,对调查对象进行量化评估。如反映睡眠质量的匹兹堡睡眠质量指数量表。评价等级:0~5分:睡眠质量很好;6~10分:睡眠质量还行;11~15分:睡眠质量一般;16~21分:睡眠质量很差。详见表4-3-4。

表4-3-4　评价睡眠质量的匹兹堡睡眠质量指数量表

成分	条目	评分标准			
A	1. 最近一个月,您的睡眠质量如何	□很好	□较好	□较差	□很差
B	2. 近1个月,从上床到入睡通常需要时间	□小于15min	□16~30min	□31~60min	□大于60min
	3. 最近1个月出现入睡困难(30min内不能入睡)的次数	□0次	□1次	□2次	□3次
C	4. 近1个月,每夜通常实际睡眠时间(不等于卧床时间)	□小于7h	□6~7h	□5~6h	□小于5h
D	5. 睡眠效率=实际睡眠时间÷(起床时间-上床时间)×100%	□大于85%	□75%~84%	□65%~74%	□小于65%
E	6. 近1个月出现夜间易醒或早醒的次数	□0次	□<1次/周	□1~2次/周	□≥3次/周
	7. 近1个月出现夜间去厕所的次数	□0次	□<1次/周	□1~2次/周	□≥3次/周
	8. 近1个月出现夜间呼吸不畅的次数	□0次	□<1次/周	□1~2次/周	□≥3次/周
	9. 近1个月因睡眠期间咳嗽或鼾声高而影响睡眠的次数	□0次	□<1次/周	□1~2次/周	□≥3次/周
	10. 近1个月因感觉冷而影响睡眠的次数	□0次	□<1次/周	□1~2次/周	□≥3次/周
	11. 近1个月因感觉热而影响睡眠的次数	□0次	□<1次/周	□1~2次/周	□≥3次/周
	12. 近1个月因做噩梦而影响睡眠的次数	□0次	□<1次/周	□1~2次/周	□≥3次/周
	13. 近1个月因疼痛不适而影响睡眠的次数	□0次	□<1次/周	□1~2次/周	□≥3次/周
	14. 近1个月因其他原因而影响睡眠的次数(请写明)	□0次	□<1次/周	□1~2次/周	□≥3次/周
F	15. 近1个月催眠药使用情况	□0次	□<1次/周	□1~2次/周	□≥3次/周
G	16. 近1个月您感觉困倦的次数	□0次	□<1次/周	□1~2次/周	□≥3次/周
	17. 近1个月您做事情的精力不足吗	□没有	□偶然有	□有时有	□经常有

问卷的设计要体现研究目的,比如研究饮食与健康的关系,就需要详细记录过去一周每

一种饮食的种类、数量、烹饪方式等。当然,可能存在回忆偏倚的现象。可以酌情使用膳食生物标志物来克服这一偏倚。比如,要研究食用乳制品(特别是酸奶和奶酪)与 2 型糖尿病的发病是否有关。由于奇链饱和脂肪和天然反式脂肪在人体组织中的浓度与食用富含脂肪的乳制品相关,研究者使用了 16 项跨国研究的 63 682 名成年人的乳制品脂肪摄入的特定生物标志物。当基线时,这些参与者都没有 2 型糖尿病,随访 20 年,其中 15 158 人在随访期间发展为 2 型糖尿病。分析结果发现乳制品脂肪生物标志物浓度越高,罹患 2 型糖尿病的风险越低。

问卷选择包括三个步骤:首先通过发表论文或者专业网站检索问卷,选择已经发表研究验证过的问卷。其次评价问卷。使用量表前,要在预实验中确定调查量表在目标人群中的可信度和效度(正确性)。

八、实施研究和质量控制

研究设计得再好,在实施过程中也可能走样。在研究前,要整合资源,保证研究所需要的场所、人员和经费。一些医院成立了临床研究中心,具有专门的随访室、专职的护士、管理人员、统计师和专业的管理系统,保证所有研究人员有一致的研究目标和共同的兴趣。同时,编写统一的操作手册,规范每个操作环节的实施步骤和细节。在招募患者之前,建立一个录入数据的数据系统。在研究开始后,定期举行会议,回顾招募的患者,定期分析目前的数据,发现特殊情况,必要时上报伦理委员会对方案进行修正,比如修正排除标准。

所有的研究原始数据(如纸质版问卷)要专门保管,以供监管机构随时检查,电子数据要存储在具有定时备份功能的网络云盘中。传统依靠病例报告表(case report form,CRF)来收集临床数据的方式存在周期长、中间环节多且无法保证数据的可靠性和安全性的缺点。临床试验电子数据采集(electric data capture,EDC)系统在临床试验中的应用可以有效解决纸质 CRF 的不足,是通过互联网从试验中心直接远程收集临床数据的一种数据采集系统。EDC 具有逻辑检查功能,比如入组标准为>65 岁,如果"年龄"一栏填写的数字<65,系统会自动跳出质疑,并提示此处数值应大于 65。

2020 年国家药监局发布了《药物临床试验必备文件保存指导原则》。临床试验进行阶段必须保存的文件,详见表 4-3-5。

表 4-3-5　临床试验进行阶段必须保存的文件

序号	必备文件	目的	研究者 / 临床试验机构	申办者
1	更新的研究者手册	证明所获得的相关信息被及时反馈给研究者	X	X
2	对下列内容的任何更改: (1)试验方案及其修订版、病例报告表 (2)知情同意书 (3)其他提供给受试者的任何书面资料 (4)受试者招募广告(若使用)	证明临床试验期间,生效文件的修订信息	X	X

续表

序号	必备文件	目的	研究者 / 临床试验机构	申办者
3	伦理委员会对以下各项内容的书面审查、同意文件,具备签名、注明日期 (1)试验方案修改 (2)下列文件修订本 (3)知情同意书 (4)其他提供给受试者的任何书面资料 (5)受试者招募广告(若使用) (6)伦理委员会任何其他审查,同意的文件 (7)对临床试验的跟踪审查(必要时)	证明临床试验修改和修订的文件经过伦理委员会的审查、同意;确认文件的版本号和日期	X	X
4	药品监督管理部门对试验方案修改及其他文件的许可、备案	证明符合药品监督管理部门的要求	X (必要时)	X
5	研究者更新的履历和其他的资格文件;经授权参与临床试验的医生、护士、药师等研究人员更新的履历和其他资质证明	证明研究者有资质和能力完成该临床试验,和能够对受试者进行医疗监管; 证明参与研究人员有资质和能力完成承担该临床试验的相关工作	X X	X X
6	更新的医学、实验室、专业技术操作和相关检测的参考值和参考值范围	证明各项修订的检测的参考值和参考值范围及有效期	X	X
7	更新的医学、实验室、专业技术操作和相关检测的资质证明(资质认可证书、资质认证证书、已建立质量控制体系、外部质量评价体系、其他验证体系)	证明完成试验的医学、实验室、专业技术操作和相关检测设施和能力能够满足要求,保证检测结果的可靠性	X (必要时)	X
8	试验用药品及其他试验相关材料的运送记录	证明试验用药品及其他试验相关材料的运送日期、批编号和运送方式;可追踪试验用药品批号、运送状况和可进行问责	X	X
9	新批号试验用药品的检验报告	证明试验用药品的成分、纯度和规格		X
10	监查访视报告	证明监查员的访视和监查结果		X
11	现场访视之外的相关通讯、联络记录: (1)往来信件 (2)会议记录 (3)电话记录	证明有关临床试验的管理、方案违背、试验实施、不良事件的报告等方面的共识或者重要问题的讨论	X	X
12	签署的知情同意书	证明每个受试者的知情同意是在参加临床试验前,按照《药物临床试验质量管理规范》和试验方案的要求获得的	X	

续表

序号	必备文件	目的	研究者／临床试验机构	申办者
13	原始医疗文件	证明临床试验中采集受试者数据的真实性和完整性,包括受试者与试验相关的所有源文件、医疗记录和病史	X	
14	已签署研究者姓名、记录日期和填写完整的病例报告表	证明研究者或者研究团队的人员已确认病例报告表中填写的数值	X（复印件）	X（原件）
15	病例报告表修改记录	证明所有的 CRF 在首次填写记录后,进行的任何修改记录	X（复印件）	X（原件）
16	研究者向申办者报告的严重不良事件	研究者致申办者严重不良事件的报告及其他相关问题的报告	X	X
17	申办者或者研究者向药品监督管理部门、伦理委员会提交的可疑且非预期严重不良反应及其他安全性资料	申办者或者研究者向药品监督管理部门、伦理委员会提交的可疑且非预期严重不良反应及其他安全性资料	X（必要时）	
18	申办者向研究者通报的安全性资料	申办者向研究者通报的安全性资料	X	X
19	向伦理委员会和药品监督管理部门提交的阶段性报告	研究者向伦理委员会提交的进展报告;申办者向药品监督管理部门提交的进展报告	X	X（必要时）
20	受试者筛选表	证明进入试验前筛选程序的受试者身份	X	X（必要时）
21	受试者鉴认代码表	研究者和临床试验机构要保存所有入选试验的受试者的名单及其对应的鉴认代码表,以备研究者和临床试验机构对受试者的识别	X	
22	受试者入选表	证明临床试验的受试者是按照时间先后顺序依次入组	X	
23	试验用药品在临床试验机构的登记表	证明试验用药品是按照方案使用的	X	X
24	研究者职责分工及签名页	证明所有参加临床试验研究人员被授权的职责和签名样张,包括填写或修正病例报告表人员的签名	X	X
25	体液／组织样本的留存记录(若有)	证明重复分析时,留存样本的存放位置和标识	X	X

注:X 为保存项。

九、撰写标书,申请研究基金

在具有一定的研究基础之后,产生了更多的研究假设,研究者需要申请研究基金来进行研究。通常一本标书的内容包括:①题目;②基本信息;③预算表和预算说明书;④项目的立项依据;⑤目标、内容和关键问题;⑥研究方案和可行性分析;⑦特色和创新之处;⑧年度计划和预期研究成果;⑨研究基础和工作条件;⑩摘要。评审专家首先看摘要,其次看研究内容,再次看研究基础。从摘要中要让评审知道:该研究要解决什么问题,必要性和创新性如何? 已有的前期研究结果如何? 科学假说是什么? 该项目采用什么方法来解决提出的假说? 预期研究结果是什么? 有什么科学意义和应用前景?

十、文章撰写与投稿

论文是研究完成后,向大众和同行分享研究成果的方式。在研究的过程中,研究者就要有意识地总结研究方法。在研究结束后,首先经过细致严谨的分析,确定研究结果,结果部分一般提供表和图。表格能清晰展示论文获得的第一手结果,便于后人在研究时进行引用和对比。图示能将数据的变化趋势灵活地表现出来。故意隐瞒或遗漏某些重要的数据点,会使研究的真实性受到怀疑而被拒稿。展示结果的过程可以与实际研究的过程不同。理想的情况是,每一组新的结果都应该建立在前几组结果的基础上,呈现出一种逻辑性的叙述。随后从研究结果中推导出研究结论,然后进行前言和讨论部分的写作。通常一篇文章的写作不应超过 3 个月,否则容易产生疲劳失去兴趣。

通常研究水平的高低、结果的好坏已经决定了文章可以发表在什么样的杂志上。杂志的选择通常参照既往已经发表的类似研究。投稿前要确保所有作者已经阅读并同意最终的稿件。一般由第一作者或者通讯作者投稿。

十一、科研能力培训的要素

1. 导师制　名师出高徒,很多诺贝尔奖获得者的导师本身就是诺贝尔奖得主。在入门阶段选择一位对科研有兴趣,有经验的导师非常重要。

2. 科研技能培训　包括研究类型、研究设计和方法、生物统计学、研究伦理等。科研也像胸穿、骨穿等临床操作一样,是一种需要正规培训的技能。在这方面,可以参考相关书籍和视频教程。

3. 科研实践　理论要和实践相结合。科研实践是指参与从设计到完成的整个研究过程。科研要有产出,论文、专利等就是产品。有了理论指导,就要亲自动手完成课题。第一个课题最好选择一个能够完成的小目标,需要研究者事无巨细、亲力亲为。

4. 科研活动时间的保证　科研需要投入大量的试错时间。在繁忙的工作中保证科研的时间非常困难。可以尝试将医疗的对象作为科研的对象。

5. 多方的科研支持　比如科研基础设施、种子基金、实验室会议、研究助理和统计支持等,需要管理部分顶层设计。研究者要善于利用公共的科研平台,从申请院校、省市的基金开始。

（苏　磊）

参 考 文 献

［1］ LIN D, XIONG J, LIU C, et al. Application of Comprehensive Artificial intelligence Retinal Expert (CARE) system: a national real-world evidence study [J]. Lancet Digit Health, 2021, 3 (8): e486-e495.

［2］ 杨辉, 韩建军, 许岩丽. 国际全科期刊的主题分析 [J]. 中国全科医学, 2021, 24 (1): 1-11.

［3］ 吴红斌, 王维民. 医学教育研究中的定量和定性研究方法 [J]. 中华医学教育杂志, 2019, 39 (2): 81-92.

［4］ MOHILE SG, MOHAMED MR, XU H, et al. Evaluation of geriatric assessment and management on the toxic effects of cancer treatment (GAP70+): a cluster-randomised study [J]. Lancet, 2021, 398 (10314): 1894-1904.

［5］ LI Y, TENG D, SHI X, et al. Prevalence of diabetes recorded in mainland China using 2018 diagnostic criteria from the American Diabetes Association: national cross sectional study [J]. BMJ, 2020, 369: m997.

［6］ GLANZ JM, NEWCOMER SR, DALEY MF, et al. Association between estimated cumulative vaccine antigen exposure through the first 23 months of life and non-vaccine-targeted infections from 24 through 47 months of age [J]. JAMA, 2018, 319 (9): 906-913.

［7］ 张珮真, 刘德英, 张惠杰. 随机对照试验实例解析: 以 Look AHEAD、ACCORD 研究为例 [J]. 中华糖尿病杂志, 2021, 13 (3): 296-300.

［8］ BRINKLEY TE, ANDERSON A, SOLIMAN EZ, et al. Long-term effects of an intensive lifestyle intervention on electrocardiographic criteria for left ventricular hypertrophy: the Look AHEAD Trial [J]. Am J Hypertens, 2018, 31 (5): 541-548.

［9］ JURASCHEK SP, HU JR, CLUETT JL, et al. Effects of intensive blood pressure treatment on orthostatic hypotension: a systematic review and individual participant-based meta-analysis [J]. Ann Intern Med, 2021, 174 (1): 58-68.

第四章

如何规范地开展临床研究

不管是全科医学还是其他学科,临床科研的目的都是揭示疾病发病机制,认识疾病发展规律,探索防治疾病和促进疾病康复的方法。规范开展临床研究包括研究方案合理设计,规范执行以及最后形成规范的论文报告。这是正确评估临床试验结果真实性和证据强度的基础,对指导临床治疗决策和指南的制定,合理配置和使用卫生资源至关重要。本文将阐述如何规范开展临床研究及形成规范的临床研究论文报告。

第一节 临床试验方案的设计

一、临床方案设计方法

前面章节中已经阐述了临床研究的重要性及开展全科科研的方法,并提出科学研究的基本步骤是发现问题、分析问题、提出问题和解决问题。目前,国际上已经发布了临床试验研究方案的撰写指南《SPIRIT 2013 声明》,定义临床试验的标准方案。《SPIRIT 2013 声明》主要针对的是实验性研究的方案规范,其他观察性研究可以根据 SPIRIT 2013 声明以及结合相应的研究报告规范进行修改。《SPIRIT 2013 声明》会将临床试验方案各项内容进行一一说明,具体内容也可以参考相关解读文献。

二、临床方案设计的基本内容

(一) 首页

1. 项目名称 《SPIRIT 2013 声明》对干预性实验题目要求进行了说明:题目应描述该研究的设计、人群、干预措施,如果适用,也要列出题目的缩写,以及举例说明。

2. 申请单位。

3. 实验方案的版本及日期。

4. 项目负责人。

(二) 方案摘要

包括题目、研究简要描述、研究对象、结局指标、研究干预、样本量等。

(三) 研究背景(资料中应标注引用的参考文献)

1. 研究理论基础 / 背景 描述研究问题,说明进行试验的理由以及说明临床前研究、药理学研究和相关研究的发现、研究的重要性。

2. 风险 / 获益评价　已知潜在风险、已知潜在效益、潜在风险效益评价。

（四）研究目的和目标（特定的目的或者假设，与结局指标对应）

1. 研究目的　包括主要目的、次要目的、探索性目的。

2. 研究指标　包括主要指标、次要指标、安全性指标。

（五）研究人群

1. 入选标准。

2. 排除标准。

3. 生活方式注意事项　生活方式有关的限制条件：吸烟、饮酒、运动、饮食等方面；如果受试者需要使用方案中禁止使用的药物、治疗或手术时，将采取何种处理措施。

4. 筛选失败　对于筛选失败的定义以及如何处理筛选失败研究对象。

5. 招募和保留策略　为达到足够目标样本量而采取的招募受试者策略。

（六）研究设计

1. 实验设计　试验设计的描述，包括试验种类（如平行组、交叉、析因以及单一组），分配比例及研究框架（如优劣性、等效性、非劣势性、探索性）。

2. 研究设计流程　包括研究具体实行流程、研究流程图、研究日程表。

3. 减少偏倚的方法　例如：随机化、盲法、匹配方法等。

4. 研究结束的定义　例如：最后一个研究对象完成最后一次随访。

（七）干预措施及分配方法

1. 研究干预内容　每组的干预措施、实施步骤、试验组和对照组的产品等。

2. 准备 / 处理 / 储存 / 职责　当干预为药物时，应明确药物与对照品的分配计划。

3. 提高依从性　提高干预方案依从性的策略及其他监督依从性的措施，如药物片剂的归还、实验室的检查等。

4. 合并治疗及抢救　被允许的辅助性用药、补充 / 替代疗法、抢救药物等。

5. 分配序列产生　产生分配序列的方法（如计算机随机）及分层因素。

6. 分配隐藏方法　分配顺序的实施方法（如中心电话、序列编号、不透光密封信封等）和干预实施前隐藏序列的方法。

7. 分配实施　明确产生分配序列、募集受试者、分配干预措施的人员。

8. 盲法　对谁采用盲法（如受试者、实施干预者、结局测量者、数据分析者）和如何实施盲法，何时揭盲和揭盲的程序。

（八）结局指标

主要、次要和其他结局指标，包括特定的测量变量，如收缩压；量化分析，如从基线开始的改变、最终值、至终点事件发生的时间等；整合数据的方式，如中位数、比例；每个结局指标的时间点。

（九）数据收集、管理和分析方法

1. 数据收集方法　评估和收集结局指标、基线和其他试验数据的方案，包括任何提高数据质量的相关措施以及研究工具可靠性和准确性的描述。如数据收集表没有在研究方案中列出，应指明可以找到其内容的信息数据；避免退出和完成随访的方法，对中途退出者结局指标的处理方法。

2. 数据管理　可以病例报告表 / 电子数据记录形式呈现,优化数据录入、编码及保存方法,提高数据质量的措施。

（十）统计分析

1. 预计达到研究目标所需要的受试者数量以及计算方法,包括任何临床和统计假设方法。

2. 分析主要和次要结局指标的统计方法。

3. 附加分析的统计方法,如亚组分析和校正分析。

4. 违背试验方案者（如退出、失访或未完成完整的试验方案）的相关分析（如意向性分析）,处理缺失数据的方法。

（十一）研究干预中止 / 受试者中止和退出

1. 研究干预中止　暂时中止的原因 / 标准:如出现多少不良事件,中止研究的时间长短,在中止研究期间如何收集数据以及如何重新启用研究干预,中止干预期间是否继续随访。

2. 受试者中止 / 退出研究　受试者中止试验的可能原因;涉及植入性器械,讨论怎么取出 / 替代,替代材料的获取,与受试者的后期联系等。

3. 失访　减少失访和减少因失访导致数据缺失的措施。

（十二）监控方法

1. 资料监控　数据监管人员的组成、职责及工作流程;是否独立于申办者和有利益冲突。若遇到试验方案未尽事宜,应说明如何解决,做好中期分析和终止方案。

2. 不良事件　有关干预措施或试验实施过程中出现任何不良事件和其他非预期反应的收集、评估、报告和处理方案。

3. 审核　审核试验实施的频率和措施以及这种审核是否会独立于研究者和赞助者。

（十三）伦理与传播

1. 研究伦理的批准　临床试验需要取得相关审查或伦理委员会同意。

2. 研究方案的修改　向相关人员沟通重要研究方案修改的计划。

3. 知情同意　受试者或其授权代理人或监护人对研究方案的知情同意,收集和使用受试者信息和生物学样本进行其他研究需要征得其额外知情同意。

4. 保密　如何收集、共享和保存潜在的或入组的受试者个人信息,确保个人隐私得到保护。

5. 利益声明　各研究单位主要研究者的资金来源和利益声明。

6. 数据采集　明确哪些人能获得最终数据,并说明研究者获得数据的限定条件。

7. 传播政策　①试验者及赞助者将试验结果向受试者、医疗专业人员、公众和其他相关团体传递的计划（如通过发表、在结果数据库中报道或者其他数据分享的安排）,包括任何发表限制;②合格的著作权指引及是否使用专业撰写人员;③如果适用,确保公众取得整个研究方案及受试者层面的数据集和统计编码的计划。

（十四）附录

1. 知情同意材料　知情同意书及其他相关文件。

2. 生物学标本　如何收集、分离和保存生物学样本以用于本研究或其他研究的基因或分子检测。

第二节　伦理学审查

随着临床研究的广泛开展,开展临床研究伦理规范的重要性愈发突出。研究者应保证其项目遵守尊重(respect for persons)、有利(beneficence)和公平(justice)的伦理原则。

一、国际伦理规范和国内法规

针对涉及人体的生物医学研究和临床试验,世界各国都发布了伦理指南与法规性文件。当前国际公认的临床研究的伦理规范包括《赫尔辛基宣言》《临床试验质量管理规范指导原则》(ICH-GCP)和国际医学科学组织理事会 2002 年颁布的《涉及人的生物医学研究的国际伦理准则》。我国的相关法规有:2003 年中国食品药品监督管理局(CFDA)颁布的《药物临床试验质量管理规范》,2020 年 5 月 28 日颁布的《中华人民共和国民法典》,以及 2023 年 2 月 27 日国家卫生健康委发布的《涉及人的生命科学和医学研究伦理审查办法》等,都对伦理进行了相关的规定。

国内各医疗机构及医学院校也纷纷成立了伦理委员会,并对临床试验进行伦理审查。伦理委员会的职责是保护受试者的合法权益。

二、伦理审查范围

《中华人民共和国民法典》第一千零八条规定:"为研制新药、医疗器械或者发展新的预防和治疗方法,需要进行临床试验的,应当依法经相关主管部门批准并经伦理委员会审查同意,向受试者或者受试者的监护人告知试验目的、用途和可能产生的风险等详细情况,并经其书面同意。"2023 年 2 月 27 日国家卫生健康委颁布的《涉及人的生命科学和医学研究伦理审查办法》指出,以人为受试者或者使用人(统称研究参与者)的生物样本、信息数据(包括健康记录、行为等)开展的研究活动都必须报伦理审查,包括以下 4 方面。

(1)采用物理学、化学、生物学、中医药学等方法对人的生殖、生长、发育、衰老等进行研究的活动;

(2)采用物理学、化学、生物学、中医药学、心理学等方法对人的生理、心理行为、病理现象、疾病病因和发病机制,以及疾病的预防、诊断、治疗和康复等进行研究的活动;

(3)采用新技术或者新产品在人体上进行试验研究的活动;

(4)采用流行病学、社会学、心理学等方法收集、记录、使用、报告或者储存有关人的涉及生命科学和医学问题的生物样本、信息数据(包括健康记录、行为等)等科学研究资料的活动。

三、伦理审查的资料准备

由于每个医院、科研机构的要求不同,建议提前了解各自单位伦理委员会的审查要求后早做准备,除了上文提到的研究方案及知情同意书以外,常见的需要提交的文件包括:项目批准文件；研究所涉及的相关机构的合法资质证明；研究项目负责人信息，如简历、资格证书、培训证书等；临床研究和动物实验数据；风险分析等资料；评价对象如药物或器械的质量检验报告，如自检报告和具有资质的检验机构出具的检验合格报告等；其他伦理委员会的重要决定。

四、研究者的责任

研究者必须具有道德诚信，不能具有学术不端行为（包括法规定义为捏造数据、篡改数据以及剽窃的行为）。研究者需要公开并适当管理利益冲突，遵守适当的署名标准，即只有为论文做出实质性才智贡献时，才能将自己作为一篇论文的作者，并确保所有对论文做出实质性贡献的人均被列为作者。特定类型的研究需要注意其他的伦理问题。在随机对照临床试验中，每个人获得干预的机会均等，对照组必须接受适合的干预。并且如果已经证明一种干预更有效或更有害则必须停止试验。当研究使用已收集的标本和数据时，需要特别注意参与者的隐私保密。

五、研究运行过程中需要关注的伦理问题

按照《赫尔辛基宣言》，在医学研究中，保护受试者的生命和健康，维护他们的隐私和尊严是医生的职责。医生作为研究者时，还需要重视受试者的知情同意。伦理委员会为了保护受试者，也会对临床试验的实施过程进行持续性的审查。研究者需要在研究运行中注意以下伦理问题。

1. 任何研究操作开展前，需要获得受试者自愿签署的知情同意书。受试者及执行统一过程的研究者均需要在知情同意书上签字并注明日期。对无行为能力、限制行为能力的受试者，应当获得其监护人或者法定代理人的书面知情。对于不能做出知情同意或拒绝知情同意的受试者、可能在胁迫下才做出知情同意的受试者、从研究中本人得不到受益的受试者及同时接受治疗的受试者，不仅需要获得其知情同意的过程记录，还需要收集相关证明材料。

2. 研究过程中信息如研究方案、知情同意书等进行了更新，需要再次获得伦理批准后方可使用。研究过程中新信息的产生可能影响受试者知情同意的变更时，需要再次签署知情同意书。

3. 研究期间发生受试者安全性的问题需要及时对受试者进行治疗。涉及研究造成的损害，需要按照约定进行赔偿。

4. 研究期间发生的严重不良事件、方案违背、研究进展报告、安全性报告等需要及时总结并报告伦理委员会，以便伦理委员会对已批准的研究项目进行定期跟踪审查，确保研究不会将受试者置于不合理的风险之中。

5. 最后，当研究完成，完成研究论文后要将结题报告递交给伦理委员会。

总之，进行任何临床研究均需要注意：了解法规及规定，科学设计，充分准备，在研究开展前获得伦理委员会的批准。研究过程中，尊重受试者的知情权，保护受试者的生命和健康，维护受试者的隐私和尊严，这样的研究方能符合伦理原则。

第三节　人类遗传资源审查

凡是涉及人的生物医学研究,最开始均需要先进行伦理审查,部分单位还要求通过有学术委员会的审查,有些研究还需要报人类遗传资源审查。人类遗传资源审查是属于国家层面的对临床研究的管理规定。为了有效保护和合理利用我国的人类遗传资源,维护公众健康、国家安全和社会公共利益,我国进行了相关规定。最早的条例是 1998 年发布的《人类遗传资源管理暂行管理办法》,该办法在 2019 年进行了修订。2019 年 7 月 1 日,《中华人民共和国人类遗传资源管理条例》开始实施。

一、人类遗传资源行政审批适用范围

人类遗传资源包括人类遗传资源材料和人类遗传资源信息。人类遗传资源材料是指含有人体基因组、基因等遗传物质的器官、组织、细胞等遗传材料。人类遗传资源信息是指利用人类遗传资源材料产生的数据等信息资料。研究者发起的临床研究在开展涉及人类遗传资源采集、保藏、利用、对外提供过程中应当遵守《中华人民共和国人类遗传资源管理条例》的相关规定。项目须在获得中国人类遗传资源管理办公室批准或备案后方可启动开展。

（一）采集

人类遗传资源采集活动包括重要遗传家系(患病家系、具有遗传性特殊体质或生理特征成员五人以上,涉及三代)、特定地区人类遗传资源和国务院科学技术行政部门规定种类(罕见病、具有显著性差异的特殊体质或生理特征的人群)、数量(累计 500 人以上),需要报人类遗传资源行政审批,经国务院科学技术行政部门批准。

（二）保藏

主要是针对生物样本库,进行保藏的单位进行申报。保藏单位应当对所保藏的人类遗传资源加强管理和监测,采取安全措施,制订应急预案,确保保藏、使用安全。保藏单位应当完整记录人类遗传资源保藏情况,妥善保存人类遗传资源的来源信息和使用信息,确保人类遗传资源的合法使用。保藏单位应当就本单位保藏人类遗传资源情况向国务院科学技术行政部门提交年度报告。研究者可能只是从生物样本库里面利用这些标本,如果是达到采集的样本量,也需要另外去申报人类遗传资源审查。如果不涉及,就由单位统一申报。

（三）国际合作科学研究

利用我国人类遗传资源开展国际合作科学研究,或者因其他特殊情况确实需要将我国人类遗传资源材料运送、邮寄、携带出境的,都应取得国务院科学技术行政部门出具的人类遗传资源材料出境证明。

（四）信息对外提供或开放使用

将人类遗传资源信息向外国组织、个人及其设立或者实际控制的机构提供或者开放使用,应当通过国务院科学技术行政部门组织的安全审查,应当向国务院科学技术行政部门备案并提交信息备份。

二、人类遗传资源行政审批办理方式

(一) 创建账号

项目负责人自行在科技部网站注册账号。注册成功后提供账号名称及密码、项目负责人姓名和身份证号码至各单位的临床研究设计部。单位管理员对账号进行授权后,方可在网上平台进行申报填写。

(二) 网上申请

项目负责人登录人类遗传资源网站,点击进入网上平台—服务事项—采集审批 / 国际合作科学研究审批 / 信息备份及备案,填写项目信息。

(三) 科技部预审查

项目通过单位形式审查后即可提交单位管理员,由单位管理员进一步将审批项目提交至科技部。科技部收到在线提交的电子版申请材料后将进行预审查。项目通过预审查后方可打印纸质材料。若预审查不通过,则需要根据科技部预审查意见进行相应修改和补充。

纸质版申请材料递交项目通过科技部预审查后,项目负责人根据《服务指南要求》打印纸质版申请材料,盖单位公章,扫描并上传单位盖章页至科技部申报网站,而后向科技部寄送纸质申请材料。

(四) 科技部审批决定

科技部收到纸质申请材料后,会完成形式审查,对申请材料齐全、符合规定形式的申请,予以正式受理并出具受理单,否则予以退回处理。审批结果会在科技部网站公布。审批不通过的项目需要重新进行申报。

第四节　临床试验注册

一、临床试验注册的重要性

国际医学期刊编辑委员会(International Committee of Medical Journal Editors, ICMJE)要求所有临床试验在发表之前必须进行国际注册,否则不予发表试验结果。因此,对希望将研究成果发表在国际医学期刊上的国内医学研究人员来说,临床试验注册是一个必须加以重视的环节。《赫尔辛基宣言》要求:"每个临床试验必须在招募第一例受试者前在公开可及的数据库中注册。"注册成功后,该研究问题的研究方案、研究进程及最终的研究结果都会在这个可视化的平台被其他感兴趣的读者看到。临床试验注册可以帮助研究者避免类似或相同试验的重复研究,防止选择性发表以及选择性报告,对社会大众和患者保持信息共享和透明,也是作为各部委材料评审时的重要依据,也是药品注册审批的需要。

二、临床试验注册的适用范围

临床试验注册就是通过共享的平台将研究者感兴趣的研究问题进行记录并向公众公布研究方案信息及实验结果。所有临床研究项目,包括各种干预措施的疗效和安全性的有对照或无对照试验(如随机对照试验、病例对照研究、队列研究及非对照研究)、预后研究、病因学研究和包括各种诊断技术、试剂、设备的诊断性试验,均需要注册并公告。尤其是研究者发起的临床研究(不以药品、医疗器械注册为目的),均应在项目启动前完成网站注册,未在注册网站进行注册的项目,不予正式立项。当前要求干预性试验及前瞻性的队列研究必须在开始前注册,观察性研究尚未进行统一要求,但越来越多的医学期刊对注册研究的范围进行了扩大,要求与人相关的临床试验都要进行注册。多中心临床研究由组长单位进行注册即可,参与单位无须重复注册。若在研究过程中更改方案,组长单位应及时更新网站注册信息。

三、临床试验的注册方式及费用

(一) 注册方式

临床试验预注册:在第 1 名受试者入组前注册;临床试验后注册:纳入第 1 例受试者后进行注册。

(二) 注册费用

临床试验注册中心为非营利机构,一律免费注册。美国临床试验注册平台不接受补注册实验,而中国临床试验注册中心接受补注册。中国临床试验注册中心补注册试验的注册本身是免费的,但需要交纳数据审核和数据库维护费。补注册试验均需要通过临床研究电子管理公共平台(ResMan)提交原始数据供审核和公示。获得注册号的时间取决于申请者提交数据的时间。有些国际医学期刊已明确政策:只接收预注册试验、不接收补注册试验。

四、临床试验的注册流程(图 4-4-1)

获得国际上公认的临床研究注册网站的注册号是发表临床研究论文的必要条件。目前符合世界卫生组织注册标准并获得 ICMJE 批准的试验注册机构和平台包括美国临床试验注册平台、国际标准随机对照试验注册中心、中国临床试验注册中心等。各个国家对临床试验的实施和监督过程在法律、伦理、资金、管理等方面的要求都不相同,而美国临床试验注册中心在上述所有临床试验注册平台中,在临床试验注册数量和参与注册国家的广泛性上居于首位。因此,本文将主要介绍美国临床试验注册平台的注册具体步骤。

(一) 获取注册系统账号

试验方案注册系统(PRS)是注册平台为临床试验注册人员提供的一个网络数据输入系统,注册人通过该系统获得登录权限,方可进行试验注册和结果的提交。注册平台为每一个组织(如医院、医药公司、大学、医学中心等)都建立了一个 PRS 账户,该组织中的所有研究者都是该账户的使用者。因此在试验注册前,注册人员需要在平台列出的已有 PRS 账户的组织列表中查询所属组织的账户名。如果所属组织已有注册账户,申请注册的临床研究项目负责人需要提前准备好伦理审查批件,向单位申请开通注册登录账号。倘若该组织不在列表中,申请者可以指定一名 PRS 管理员,代表所属组织向 PRS 申请账户;也可直接申请个人账户。一旦账户建立,就可通过电子邮箱获得登录信息,然后输入账户名、用户名和密码登录注册平台。在开始注册前,应先修改登录密码。一旦登录成功,将会进入标准功能菜单中。

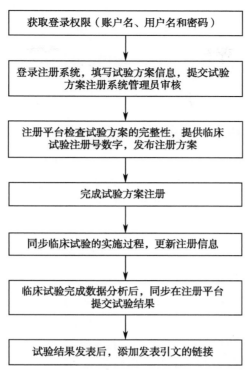

图 4-4-1　美国临床试验注册平台临床试验方案注册和结果提交流程图

（二）登录注册系统，完成注册信息表，提交数据

进入主菜单后，点击"建立（Create）"即进入数据输入页面，左栏蓝色部分为信息的标题，点击标题可进入平台词典，了解该条目的内容及填写要求；右栏白色部分空格区可进行数据输入或选择；填写模式为向导式，填写完成后即可继续下一项内容的填写。研究方案的注册信息包括研究题目、方案代码、简要描述、实验类型、设计类型、干预措施和对照措施、结局指标、患者招募、试验开始和结束的预计日期、试验进展的阶段、患者入组信息等。填写工作如果不能一次完成，也可先退出登录，在下一次登录时点击"修改（Modify）"进入数据输入页面，继续补充信息直至完整。具体可参考网站相关指引信息。

（三）完成注册

项目负责人完成项目填写（"In Progress"）后，点击"Entry Complete"提交至单位设计部管理人员的审核，审核通过后提交至网站 PRS 管理人员进行最终审核。通过审核后，即可获得相应研究注册号。如若发现问题，即会被退回至"In Progress"过程。

（四）同步更新实验实施信息

在实验进行的过程中，要及时对注册信息加以更新，如实验开始或结束时间要从"估算日期"更改为"实际日期"；实验整体患者入组状态及各分中心患者入组状态的更改，患者入组状态要从"未纳入"到"纳入"，再到"入组完成"直到"实验结束"。

（五）发表实验结果

实验的结果分析一旦完成并核实，就要对结果进行提交。结果的报告和提交与论文的发表不存在冲突。在研究发表后，要将电子发表文献的链接补充到实验注册信息中。

第五节　医学研究登记备案

一、医学研究登记备案使用范围

全国获准从事干细胞研究的机构均应在系统上进行机构登记注册；全国各级医院、科研院所对所有在人体中和采用取自人体标本进行的研究，包括干细胞研究，各种干预措施的疗效和安全性的有对照或无对照试验（如随机对照试验、病例对照研究、队列研究及非对照研究）、预后研究、病因学研究和包括各种诊断技术、试剂、设备的诊断性实验，均须进行注册并公告。

二、医学研究登记备案具体流程

医学研究登记备案信息系统包括干细胞临床研究机构信息和医学研究项目备案两个子系统。干细胞临床研究机构信息子系统主要用于进行干细胞临床研究机构备案，医学研究项目备案子系统用于涉及人体的医学研究项目信息备案。多中心临床研究由组长单位进行备案即可，参与单位无须重复备案。一般流程如下。

（一）获取备案信息系统账号

进行项目登记备案的机构（单位）应首先进行注册，申请账号和密码，填写机构信息，填写完成后提交各省卫生厅的信息管理员进行审核，审核通过后，系统将激活机构账户，表明机构账户创建成功。待省级管理员审核通过后，登录账号和密码生效。有项目登记备案需求的科研人员向本机构科研项目管理人员申请账号和密码，成为本机构内用户，申请成功的机构内用户可以凭用户名和密码登录系统。一个机构内用户可以备案多个研究项目。

（二）填写备案信息

机构内用户（需要填写项目进行登记备案的科研人员）登录系统后，点击"医学研究项目备案"—"新项目登记"。备案信息包括基本信息、实施信息、研究内容、研究设计、招募信息、其他信息、数据共享、相关附件共 8 个模块。按照方案设计逐项进行填写，每填一个模块后可选择保存，保存后可再次编辑，有标记"*"的为必填项。相关附件栏需要上传研究方案和知情同意书，仅支持 PDF 格式。当填写完整无误后，可点击"提交"按钮，由所属机构管理员对该信息进行审核。

（三）备案审查

机构管理员审查通过后，项目登记备案成功。

（四）项目变更

对已登记备案的项目，如发生更改，则用户应点击"医学研究项目备案"—"我的项目管理"—"项目变更"，进行相应变更内容的填写。项目变更后，需要经机构管理员审核。

（五）组长单位项目备案流程

选择左侧"医学研究备案"栏目，点击本机构项目后添加医学研究；已添加过的项目可在临床研究项目备案栏中查看。

(六) 分中心项目备案流程

由牵头单位通过伦理审查后统一填报备案,分中心研究者与牵头单位咨询备案完成情况,设计部质控人员在项目启动前,年度报告核对分中心备案情况。组长单位已经完成备案,分中心研究项目研究者可进入平台点击"分中心项目"选中项目,点击编辑后显示分中心备案上传文件,文件包括研究团队情况、招募人数、招募状态并上传知情同意书模板/知情同意豁免申请。

第六节　书写规范的研究报告

研究完成后,研究者需要将研究成果呈现给读者。临床研究论文是研究成果的主要呈现形式。临床研究报告规范是研究论文的指南性文件,能指导研究者和出版机构清楚、准确地将临床研究设计、实施过程和研究结果呈现出来,其本质要求是要研究者在论文撰写时按照指南要求将研究设计、试验实施过程和测量方法及结果完整、清楚地进行描述。因此,使用临床研究报告规范能够提高研究论文的完整性、科学性和规范性。

目前已经发布了多个临床研究报告撰写指南,主要包括 CONSORT(consolidated standards of reporting trial)指南(适用于随机对照研究论文)、STROBE(strengthening the reporting of observational studies in epidemiology)指南(适用于观察性研究论文)、PRISMA (preferred reporting items for systematic reviews and meta-analysis)指南(适用于系统评价和 meta 分析)、STARD(standards for reporting diagnostic accuracy)指南(适用于诊断性研究论文)等。

一、CONSORT 指南

CONSORT 指南是随机对照试验论文报告规范。2010 版 CONSORT 指南是针对两组平行设计的 RCT 报告规范,包括 6 个大项目内容及受试者招募流程图,6 个大项目中含有 25 个条目的检查清单,具体包括题目和摘要(条目 1a 和 1b)、前言(条目 2a 和 2b)、方法(条目 3~12)、结果(条目 13~19)、讨论(条目 20~22)和其他信息(条目 23~25),具体可见表 4-4-1。将该指南与《2010 年 CONSORT 解释和阐述》一起阅读,可更好地理解所有项目内容。另外,在 CONSORT 网站也可下载其他的报告规范,如其他临床研究设计类型,包括群组试验和交叉设计试验、非劣效性试验、等效性试验、析因设计试验等及干预措施(非药物干预、中药、针灸等)、特殊结局(患者报告结局、危害/不良事件)。随机对照试验是原始研究中证据等级最高的研究类型,良好的研究设计和规范的论文报告有助于研究者获得高质量临床研究证据,为制定临床诊疗指南或临床实践提供参考。

表 4-4-1　CONSORT2010 条目清单

章节主题	条目编号	条目清单	页码
标题和摘要	1a	标题中注明研究类型为随机对照试验	
	1b	摘要应是结构式,包括研究的设计、方法、结果以及结论	
引言部分			
背景和目的	2a	研究的科学背景和试验的理由	
	2b	说明研究假设或目的	
方法			
实验设计	3a	试验设计描述(如平行、析因设计),包括分配比例	
	3b	试验开始后方法的重要变更及原因	
研究对象	4a	研究对象的纳入和排除标准	
	4b	采集数据的设置和机构来源	
干预	5	每组的干预措施具有足够的详细信息从而确保研究能重复,包括实际给药的方式和时间	
结局	6a	完整定义的预先规定的主要和次要结局指标,包括如何和何时进行评估	
	6b	试验开始后试验结局的任何变化,并附上原因	
样本量	7a	样本量计算依据	
	7b	如有需要,对中期分析和终止的指南进行解释	
随机化			
序列生成	8a	用于生成随机分配序列的方法	
	8b	随机化类型;任何限制的详细信息(如区组和区组大小)	
分配隐藏机制	9	用于实现随机分配序列的机制(例如按顺序编号的容器),描述在分配干预措施之前隐藏序列所采取的任何步骤	
实施随机化	10	生成随机分配序列、入组受试者和将受试者分配至干预组的人员	
盲法	11a	如果进行了盲法,在分配干预措施后对谁设盲(例如参与者、护理人员、评估结局的人员)以及如何进行	
	11b	如果相关,描述干预措施的相似性	
统计方法	12a	用于比较组间主要和次要结局的统计方法	
	12b	其他分析方法,如亚组分析和校正分析	
结果			
参与者流程(强烈建议提供图表)	13a	对于每组,随机分配、接受预期治疗、纳入分析主要结局的受试者数量	
	13b	对于每组,随机化后的脱落和排除情况以及原因	
招募	14a	定义招募和随访的日期	
	14b	试验结束或停止的原因	

续表

章节主题	条目编号	条目清单	页码
基线数据	15	用表格显示各组基线人口统计学和临床特征	
纳入分析的受试者数量	16	对于每组,每项分析中纳入的受试者数量(分母)以及分析是否按原始分配组进行	
结局和效应估计	17a	对于每个主要和次要结局,各组的结果、估计的效应量及其精确度(如95% 置信区间)	
	17b	对于二分类结局,建议列出绝对和相对效应量	
辅助分析	18	进行的任何其他分析的结果,包括亚组分析和校正分析,区分预先规定的结果和探索性结果	
损害	19	组中的所有重要损害或非预期效应	
讨论			
局限	20	试验局限性,解决潜在偏倚来源、不精确和分析多重性(如相关)	
普遍性 / 外推性	21	试验结果的普遍性(外部效度、适用性)	
解释	22	解释与结果一致,平衡了受益和损害,并考虑了其他相关证据	
其他信息			
注册	23	登记编号和试验登记名称	
研究方案	24	可访问完整试验方案的地方(如可用)	
资助来源	25	资金来源和其他支持(如药品供应)、资助者的作用	

二、STROBE 指南

STROBE 指南是观察性研究的论文报告规范。目前 STROBE 指南仅限定于病例对照研究、队列研究和横断面研究这 3 种研究设计类型。STROBE 指南包含六大项目及 22 个条目的检查清单,具体包括题目和摘要(条目 1)、前言(条目 2 和 3)、方法(条目 4~12)、结果(条目 13~17)、讨论(条目 18~21)和其他信息(关于赞助资金的条目 22)。其中条目 6、12、14 和 15 的内容及表述因这 3 种研究设计类型而异。表 4-4-2 将详细描述 STROBE 指南中队列研究报告中应包括的项目清单。病例对照研究和横断面研究这两种类型,其中条目 6、12、14 和 15 的内容有所不同。

表 4-4-2　STROBE 指南:队列研究必需项目清单

章节主题	条目编号	推荐	页码
题目和摘要	1	(a)在题目或摘要中用常用术语表明研究所采用的设计	
		(b)在摘要中对所做工作和获得的结果做一个简要的总结	

续表

章节主题	条目编号	推荐	页码
引言			
背景/原理	2	解释研究的科学背景以及研究动因	
目的	3	阐明具体研究的目的,包括任何预先设定的假设	
方法			
研究设计	4	尽早陈述研究设计的关键内容	
研究设置	5	描述研究机构,即研究地点及相关资料,包括招募患者的时间范围(起止时间)、暴露、随访和数据收集等	
参与者	6	(a)给出纳入标准,病例和对照的来源及确认病例和选择对照的方法,病例和对照选择原理	
		(b)如果是配对设计,应说明配对标准和每个病例配对的对照数	
变量	7	明确定义结局、暴露、预测因子、可能的混杂因素及效应修饰因素,如果相关,给出诊断标准	
数据来源/测量	8*	对每个有意义的变量,给出数据来源和详细的测量方法,如果有一个以上的组,描述各组之间测量方法的可比性	
偏倚	9	描述解决潜在偏倚的方法	
样本量大小	10	描述样本量确定的方法	
定量变量	11	解释定量变量是如何分析的,如果相关,描述分组的方法和原因	
统计方法	12	(a)描述所用的所有统计方法,包括减少混杂因素的方法	
		(b)描述所有分析亚组和交互作用的方法	
		(c)解释如何解决数据缺失	
		(d)如果相关,描述如何对病例和对照进行配对	
		(e)描述所有的敏感性分析方法	
结果			
参与者	13*	(a)报告研究各阶段参与的人数,如可能合格的人数、参与合格性检查的人数、证实合格的人数、纳入研究的人数、完成随访的人数及完成分析的人数	
		(b)解释在各阶段参与者退出研究的原因	
		(c)建议使用流程图	
描述性数据	14*	(a)描述参与者的特征(人口学特征、临床与社会特征)以及暴露和潜在混杂因素的相关信息	
		(b)表明每一个待测变量的缺失数据的参与者人数	
		(c)随访时间的总结(均值和总量)	
结局数据	15*	报告各种暴露类别的人数或暴露综合指标	

续表

章节主题	条目编号	推荐	页码
主要结果	16	(a)报告未校正的估计值,如果相关,给出混杂因素校正后的估计值及其精确度(如95% CI),指明按照哪些混杂因素进行了校正以及选择这些因素进行校正的原因	
		(b)如对连续变量进行分组,要报告每组观察值的范围	
		(c)对有意义的危险因素,最好把相对危险转化成针对有意义的时间范围的绝对危险度	
其他分析	17	报告进行过的其他分析,如亚组分析、交互作用分析和灵敏性分析	
讨论			
关键结果	18	根据研究目标概括关键结果	
局限性	19	讨论研究的局限性,包括潜在的偏倚或不准确的来源、讨论任何潜在的偏倚的方向和大小	
解释	20	结合研究目标、研究局限性、多重分析、相似研究的结果和其他相关证据,谨慎给出一个总体的结果解释	
可推广性	21	讨论研究结果的普适性(外部真实性)	
其他信息			
资助来源	22	提供研究资金的来源和资助机构在研究中的作用,如果相关,提供资助机构在本文基于的初始研究中的作用	

注:* 为暴露组和未暴露组分别提供资料。

　　一项过度加工食品摄入与心血管疾病的风险研究(Ultra-processed food intake and risk of cardiovascular disease:prospective cohort study),其论文是按照 STROBE 指南进行报告的。指南要求是在题目或摘要中用常用术语表明研究所采用的设计,该项目的标题是"过度加工食品摄入与心血管疾病的风险研究:前瞻性队列研究"。指南要求在摘要中对所做工作和获得的结果做一个简要的总结,该文章按照指南要求,将实验目的、设计类型、对象、主要观察指标、结果、结论都一一进行阐述。摘要指出实验目的是评估食用超加工食品与心血管疾病风险之间的潜在关联。设计类型:基于人群的队列研究。对象:105 159 名参与者,年龄在 18 岁以上。主要观察指标:超加工食品摄入量与心血管、冠心病和脑血管疾病总体风险之间的关系,通过对已知危险因素进行调整的多变量 Cox 比例风险模型进行评估。其结果及结论提示:在这项大型观察性前瞻性研究中,超加工食品的高消费量与心血管、冠心病和脑血管疾病的高风险相关。

三、PRISMA 指南

　　PRISMA 指南是系统评价和 meta 分析的报告规范。2020 年版 PRISMA 指南包括 7 个大项目,7 大项目含有 27 个条目的检查清单,具体包括文章的标题(条目 1)、摘要(条目 2)、背景(条目 3 和 4)、方法(条目 5~15)、结果(条目 16~22)、讨论(条目 23)和其他信息(条目

24~27）。PRISMA 指南具体可见表 4-4-3。系统评价和 meta 分析用统计的概念与方法，去收集、整理与分析之前学者专家针对某个主题所做的众多实验研究，为解决问题的决策者提供科学依据。例如，一项探讨短期碳水化合物能否缓解 T2DM 患者疾病进展的系统综述和 meta 分析研究（Efficacy and safety of low and very low carbohydrate diets for type 2 diabetes remission: systematic review and meta-analysis of published and unpublished randomized trial data），该研究论文就是按照 PRISMA 指南进行报告的。该研究共纳入 23 个 RCT，通过对已发表和未发表共 1 357 例受试者的研究数据的分析，结果发现相比于传统饮食，T2DM 患者连续 6 个月进行低碳水化合物饮食更有助于缓解 T2DM。

表 4-4-3　PRISMA 2020 条目清单

章节主题	条目编号	条目清单	页码
标题			
标题	1	明确本研究为系统评价	
摘要			
摘要	2	见 PRISMA 2020 摘要清单	
背景			
理论基础	3	基于现有研究描述该系统评价的理论基础	
目的	4	明确陈述该系统评价的研究目的或待解决的问题	
方法			
纳入和排除标准	5	详细说明纳入和排除标准以及在结果综合时纳入研究的分组情况	
信息来源	6	详细说明获取文献的所有来源，包括所有数据库、注册平台、网站、机构、参考列表以及其他检索或咨询途径；明确说明每一项来源的检索或查询日期	
检索策略	7	呈现所有数据库、注册平台和网站的完整检索策略，包括用到的过滤器和限制条件	
研究选择	8	详细说明确定一项研究是否符合纳入标准的方法，包括每项检索记录由几人进行筛选，是否独立筛选；如使用自动化工具，应作详细说明	
资料提取	9	详细说明数据提取的方法，包括几人提取数据，是否独立提取以及从纳入研究的作者获取或确认数据的过程；如使用自动化工具，应作详细说明	
资料条目	10a	列出并定义需要收集数据的所有结局指标。详细说明是否收集了每一项纳入研究中与各结局相关的所有信息（例如所有效应量、随访时间点和分析结果）；若没有，需要说明如何决定收集结果的具体方法	
	10b	列出并定义提取的其他所有变量（例如参与者和干预措施的特征、资金来源）；须对任何缺失或不明信息所作假设进行描述	
偏倚风险评价	11	详细说明评价纳入研究偏倚风险的方法，包括使用评价工具的细节，评价人数以及是否独立进行；如使用自动化工具，应作详细说明	

续表

章节主题	条目编号	条目清单	页码
效应指标	12	详细说明每个结局在结果综合或呈现中使用的效应指标,如风险比、均数差	
方法综合	13a	描述确定结果合并时纳入研究的过程。例如,列出每个研究的干预特征,并与原计划在各项数据合并时进行研究分组的情况(条目 5)进行比较	
	13b	描述准备数据呈现或合并的方法,例如缺失合并效应量的处理或数据转换	
	13c	描述对单个研究和综合结果使用的任何列表或可视化方法	
	13d	描述结果综合使用的所有方法并说明其合理性。若进行 meta 分析,则需要描述检验统计异质性及程度的模型或方法以及所使用程序包	
	13e	描述用于探索可能造成研究结果间异质性原因的方法(如亚组分析、meta 回归)	
	13f	描述用于评价综合结果稳定性的任何敏感性分析	
报告偏倚评价	14	描述评价因结果综合中缺失结果造成偏倚风险的方法(由报告偏倚引起)	
可信度评价	15	描述评价某结局证据体的可信度(置信度)的方法	
结果			
研究选择	16a	描述检索和研究筛选过程的结果,从检索记录数到纳入研究数,最好使用流程图呈现	
	16b	引用可能符合纳入标准但被排除的研究,并说明排除原因	
研究特征	17	引用每个纳入研究并报告其研究特征	
研究偏倚风险	18	呈现每个纳入研究的偏倚风险评价结果	
单个研究的结果	19	呈现单个研究的所有结果:(a)每组的合并统计值(在适当的情况下)以及(b)效果量及其精确性(例如置信区间),最好使用结构化表格或森林图	
结果综合	20a	简要总结每项综合结果的特征及其纳入研究的偏倚风险	
	20b	呈现所有统计综合的结果;若进行了 meta 分析,呈现每个合并估计值及其精确性(例如置信区间)和统计学异质性结果;若存在组间比较,请描述效应量的方向	
	20c	呈现研究结果中所有可能导致异质性原因的调查结果	
	20d	呈现所有用于评价综合结果稳定性的敏感性分析结果	
报告偏倚	21	呈现每项综合因缺失结果(由报告偏倚引起)造成的偏倚风险	
证据可信度	22	针对每个结局,呈现证据体的可信度(置信度)评价的结果	

续表

章节主题	条目编号	条目清单	页码
讨论			
讨论	23a	在其他证据背景下对结果进行简要解释	
	23b	讨论纳入证据的任何局限性	
	23c	讨论系统评价过程中的任何局限性	
	23d	讨论结果对实践、政策和未来研究的影响	
其他信息			
注册与计划书	24a	提供注册信息,包括注册名称和注册号或声明未注册	
	24b	提供计划书获取地址或声明未准备计划书	
	24c	描述或解释对注册或计划书中所提供信息的任何修改	
支持	25	描述经济或非经济支持的来源以及资助者或赞助商在评价中的作用	
利益冲突	26	声明作者的任何利益冲突	
数据、代码和其他材料的可用性	27	报告以下哪些内容可公开获取及相应途径:资料提取表模板;从纳入研究中提取的资料;用于所有分析的数据、分析编码和其他材料	

四、STARD 指南

STARD 指南是诊断性研究的论文报告规范。为了改善诊断性试验研究报告的质量,STARD 的最初目的是提高诊断性试验研究报告的质量。完整而准确的数据报告可以让读者检测出潜在的偏倚,还能让读者判断结果的普适性和应用性。出于这个考虑,STARD 工作组开发了一个单页清单。清单中的所有条目都与结果的偏倚、变异或限制结果应用的因素等有关。这份清单可以用于验证研究报告的所有条目是否已全部纳入。2015 年版 STARD 指南包括 7 个大项目检查清单和流程图。7 个大项目含有 30 个条目的检查清单,具体包括题目(条目 1)、摘要(条目 2)、引言(条目 3 和 4)、方法(条目 5~18)、结果(条目 19~25)、讨论(条目 26 和 27)和其他信息(条目 28~30),具体项目见表 4-4-4。流程图能够直观地反映研究对象的代表性以及研究中可能存在的偏倚。诊断性研究主要探讨某一指标或技术是否能用于临床,区分被诊断者的疾病状态,其研究目的可以是诊断、分期或预测。例如白介素 27 对结核性胸腔积液的诊断准确性研究(Diagnostic accuracy of interleukin 27 for tuberculous pleural effusion:two prospective studies and one meta-analysis),其论文按照 STARD 指南进行报告。该研究发现白介素 27 可用于诊断高患病环境下的结核性胸腔积液,阴性结果也可以可靠地用于排除高患病环境下的结核性胸腔积液。

表 4-4-4　STARD 2015 条目清单

章节主题	条目编号	条目清单	页码
题目或摘要	1	确定文章为诊断试验,使用至少一个准确性评价指标(如灵敏度、特异度、预测值或受试者工作特征曲线面积)	
摘要	2	结构式摘要,包括试验设计、方法、结果和结论(具体指导可参考 STARD 摘要)	
引言	3	科学和临床背景,包括待评价诊断方法的预期用途和作用	
	4	研究目的和假设	
方法			
研究设计	5	在完成待评价诊断试验和参考标准之前(前瞻性研究)收集数据,还是之后(回顾性研究)	
受试者	6	纳入标准	
	7	基于哪些条件招募合适的受试者(如症状、以往检查结果、注册登记数据库等)	
	8	何时何地纳入合适的受试者(场所、地点和日期)	
	9	研究对象是连续、随机入组还是选取方便样本	
试验方法	10a	充分描述待评价诊断方法的细节,使其具备可重复性	
	10b	充分描述参考标准的细节,使其具有可重复性	
	11	选择参考标准的理由(如存在其他可替代的参考标准)	
	12a	描述待评价诊断方法的最佳截断值或结果分类的定义和原理,区分截断值是否为预先设定的还是探索性的	
	12b	描述参考标准的最佳截断值或结果分类的定义和原理,区分截断值是否为预先设定的还是探索性的	
	13a	待评价诊断方法的检测人员或是读取结果人员是否知晓研究对象的临床资料和参考标准结果	
	13b	参考标准的评估者是否知晓研究对象的临床资料和待评价诊断方法结果	
分析	14	用于评估诊断准确性的计算或比较方法	
	15	如何处理待评价诊断方法或参考标准的不确定结果	
	16	待评价诊断方法或参考标准中缺失数据的处理方法	
	17	任何关于诊断准确性变异的分析,区分是否为预先设定的还是探索性的	
	18	预期样本量及其计算方式	

续表

章节主题	条目编号	条目清单	页码
结果			
研究对象	19	使用流程图报告研究对象的入选和诊断流程	
	20	报告研究对象的基线人口学信息和临床特征	
	21a	报告纳入的研究对象的疾病严重程度分布	
	21b	报告未纳入的研究对象的疾病严重程度分布	
	22	报告实施待评价诊断方法和参考标准的时间间隔及期间采取的任何临床干预措施	
试验结果	23	对照参考标准的结果,使用四格表来展示待评价诊断方法的检测结果(或分布)	
	24	报告诊断准确性的估计结果及其精度(如95%置信区间)	
	25	报告实施待评价诊断方法或参考标准期间出现的任何不良事件	
讨论			
	26	研究的局限性,包括潜在的偏倚来源,统计的不确定性及外推性	
	27	实际意义,包括待评价诊断方法的预期用途和临床作用	
其他信息			
	28	研究注册号及注册名称	
	29	能够获取完整研究方案的地址	
	30	研究经费和其他支持的来源;经费赞助方的角色	

　　总之,临床研究论文报告是临床研究的最后也是非常重要的环节,研究者可根据不同的论文研究类型选择相应的报告规范进行论文撰写,以提高临床研究论文报告的完整性、科学性和规范性。高质量的研究报告能准确报告设计方案、实施过程和结果测量方法,是正确评估临床试验结果真实性和证据强度的基础,对指导临床治疗决策和指南制定、合理配置和使用卫生资源至关重要。反之,低质量的论文报告会导致影响研究结论的评价与传播以及研究证据的整合,甚至会导致不正确的临床实践决策。

　　综上,当我们提出研究问题进行临床研究时,首先需要设计合理的研究方案,进行伦理的审查。其次,干预性实验及前瞻性的队列研究等需要完成临床试验注册及医学研究登记备案,部分实验需要报人类遗传资源行政审批。最后,完成项目后,要形成规范的研究报告。临床研究立项的流程图如图4-4-2。

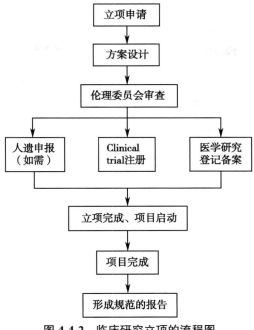

图 4-4-2 临床研究立项的流程图

（张 萌）

参 考 文 献

［1］CHAN A W, TETZLAFF J M, ALTMAN D G, et al. SPIRIT 2013 statement: defining standard protocol items for clinical trials [J]. Ann Intern Med, 2013, 158 (3): 200-207.

［2］钟丽丹, 郑颂华, 吴泰相, 等. SPIRIT2013 声明: 定义临床研究方案的标准条目 [J]. 中国中西医结合杂志, 2014, 34 (01): 115-122.

［3］冯芳. 如何遵循临床研究伦理原则 [J]. 中国循环杂志, 2019, 34 (11): 1127-1129.

［4］左书凝, 赵明. 药物临床试验中纳入弱势对象作为受试者相关问题的思考及审评实践 [J]. 中国临床药理学杂志, 2018, 34 (15): 1744-1747.

［5］沈力, 于祥田, 胡承. 临床研究论文撰写及报告规范的介绍 [J]. 中华糖尿病杂志, 2022, 14 (02): 208-212.

［6］KWAKKENBOS L, IMRAN M, MCCALL S J, et al. CONSORT extension for the reporting of randomised controlled trials conducted using cohorts and routinely collected data (CONSORT-ROUTINE): checklist with explanation and elaboration [J]. BMJ, 2021, 373: n857.

［7］PERKOVIC V, JARDINE M J, NEAL B, et al. Canagliflozin and renal outcomes in type 2 diabetes and nephropathy [J]. N Engl J Med, 2019, 380 (24): 2295-2306.

［8］BHARUCHA T, OESER C, BALLOUX F, et al. STROBE-metagenomics: a STROBE extension statement to guide the reporting of metagenomics studies [J]. Lancet Infect Dis, 2020, 20 (10): e251-e260.

［9］SROUR B, FEZEU L K, KESSE-GUYOT E, et al. Ultra-processed food intake and risk of cardiovascular disease: prospective cohort study (NutriNet-Sante)[J]. BMJ, 2019, 365: l1451.

［10］ PAGE M J, MOHER D, BOSSUYT P M, et al. PRISMA 2020 explanation and elaboration: updated guidance and exemplars for reporting systematic reviews [J]. BMJ, 2021, 372: n160.

［11］ 高亚, 刘明, 杨珂璐, 等. 系统评价报告规范: PRISMA 2020 与 PRISMA 2009 的对比分析与实例解读 [J]. 中国循证医学杂志, 2021, 21 (05): 606-616.

［12］ GOLDENBERG J Z, DAY A, BRINKWORTH G D, et al. Efficacy and safety of low and very low carbohydrate diets for type 2 diabetes remission: systematic review and meta-analysis of published and unpublished randomized trial data [J]. BMJ, 2021, 372: m4743.

［13］ COHEN J F, KOREVAAR D A, ALTMAN D G, et al. STARD 2015 guidelines for reporting diagnostic accuracy studies: explanation and elaboration [J]. BMJ Open, 2016, 6 (11): e12799.

［14］ WANG W, ZHOU Q, ZHAI K, et al. Diagnostic accuracy of interleukin 27 for tuberculous pleural effusion: two prospective studies and one meta-analysis [J]. Thorax, 2018, 73 (3): 240-247.